糖尿病心脏病中医诊断与治疗

——从基础到临床

倪 青 主编

科学技术文献出版社
SCIENTIFIC AND TECHNICAL DOCUMENTATION PRESS
·北京·

图书在版编目（CIP）数据

糖尿病心脏病中医诊断与治疗：从基础到临床/倪青主编. —北京：科学技术文献出版社，2019.9
ISBN 978-7-5189-5421-6

Ⅰ.①糖…　Ⅱ.①倪…　Ⅲ.①糖尿病—并发症—心脏病—中医疗法
Ⅳ.① R259.871

中国版本图书馆 CIP 数据核字（2019）第 066277 号

糖尿病心脏病中医诊断与治疗——从基础到临床

策划编辑：付秋玲　　责任编辑：付秋玲　王丽霜　　责任校对：文　浩　　责任出版：张志平

出　版　者	科学技术文献出版社
地　　　址	北京市复兴路15号　邮编 100038
编　务　部	（010）58882938，58882087（传真）
发　行　部	（010）58882868，58882870（传真）
邮　购　部	（010）58882873
官 方 网 址	www.stdp.com.cn
发　行　者	科学技术文献出版社发行　全国各地新华书店经销
印　刷　者	北京虎彩文化传播有限公司
版　　　次	2019 年 9 月第 1 版　2019 年 9 月第 1 次印刷
开　　　本	787×1092　1/16
字　　　数	857千
印　　　张	41　彩插2面
书　　　号	ISBN 978-7-5189-5421-6
定　　　价	188.00元

编委会

内容提要

本书内容紧贴糖尿病心脏病临床实际，系统介绍了糖尿病心脏病的基础理论与临床诊断、治疗知识。书中详细叙述了糖尿病心脏病前沿诊治要点、最新非药物疗法、近年基础研究方法与范例、诊疗进展等。

全书共分为基础篇、临床篇和展望篇三部分。(1)基础篇主要介绍糖尿病心脏病中西医认识渊薮、心脏生理、糖尿病与心脏损伤的关系及发病机制、糖尿病心脏病病因病理等。(2)临床篇，为本书的重点。主要内容为最前沿的糖尿病心脏病流行病学、诊断与鉴别诊断技术、中医治疗方案、营养治疗与生活调摄、心脏康复方案、名医经验和治疗该病的名医验案等。(3)展望篇，基于权威专家观点，系统介绍了近年来糖尿病心脏病的诊疗方案、研究进展等。

本书供从事内分泌专业的临床医生、研究人员、医学生，阅读、借鉴、参考。

前　言

糖尿病心脏病是指糖尿病并发或伴发的心脏血管系统的病变，涉及心脏的各级血管损害，包括特异性冠状动脉粥样硬化性心脏病及微血管病变性心肌病，属于中医消渴病心病范畴，由消渴病进一步发展演变而成，主要病机为心、肺、脾、肾等脏腑在阴虚燥热致气血阴阳失调基础上，不断耗气伤阴，致心脏气阴耗伤，心脉瘀阻，心神不宁，形成消渴病心病。其基本病机是气阴两虚，痰瘀互结，心脉痹阻。

根据流行病学报道，2016年全球糖尿病的患病率为9%，而糖尿病心脏病发病率是同年龄非糖尿病心脏病发病率的2～4.5倍，糖尿病患者死于心血管病者高达70%以上。糖尿病心脏病心脏自主神经病变在疾病初期临床症状多不明显，但病情发展快，预后差。从某种意义上讲，糖尿病防治的最终目的就是尽可能地预防和延缓糖尿病心脏病的发生，从而降低糖尿病心脏病的死亡率，减少糖尿病终点事件。为加强对糖尿病心脏病的认识，更好地解决临床工作中遇到的各种问题，我们根据临床实际，围绕该病诊疗前沿进展，系统梳理相关文献、临床研究成果和名家经验编成此书。

本书共分为3篇共15节，从基础、临床和进展三个层次，阐述糖尿病心脏病的基础与临床。第1篇"基础篇"5个小节，主要论述心脏生理、糖尿病心脏病的病因与发病机制，以夯实临床基础；第2篇"临床篇"6小节，为本书重点内容。紧贴临床实际介绍糖尿病心脏病的流行病学、诊断及鉴别诊断、中医治疗与康复、名医经验与医案等，供临床选择采用；第3篇"展望篇"共4小节，主要为编者关于糖尿病心脏病的诊疗方案、相关机制研究，综述了糖尿病心脏病的最新研究进展，供临床和研究人员参考。

本书虽然付梓，但编写时间仓促，涉及的研究内容较多，谬误之处在所难免，敬请各位同仁、学者不吝赐教。

中国中医科学院广安门医院

倪　青

目 录
CONTENTS

第一章 基 础 篇 1

　第一节　心脏生理 1

　　一、心脏的泵血功能 1

　　二、心脏的生物电活动和生理特性 9

　　三、心血管活动的调节 21

　　四、冠脉循环 30

　第二节　糖尿病发病机制 33

　　一、胰岛细胞功能与糖尿病 33

　　二、代谢紊乱与糖尿病发病 38

　　三、胰岛素抵抗与糖尿病并发症 53

　第三节　糖尿病心血管病发病机制 60

　　一、动脉粥样硬化的组织学分型 61

　　二、糖尿病冠状动脉粥样硬化病变特征 61

　　三、糖尿病对动脉粥样硬化发病机制的影响 62

　　四、内皮－白细胞黏附 63

　　五、糖尿病的内皮功能障碍 66

　　六、糖尿病对血管顺应性和动脉僵硬度的影响 69

　　七、糖尿病对凝血和血栓形成的影响 69

　　八、糖尿病心血管危险因素 69

　　九、引起血管并发症的生化机制 74

　第四节　糖尿病心脏病的病因与发病机制 79

　　一、糖尿病与冠心病 79

　　二、糖尿病性心肌病变 86

　　三、糖尿病心血管自主神经病变 95

第五节 糖尿病心脏病的病理 96

一、DCM 中各级血管形态结构病变严重并发生纤维化 97

二、DCM 血管胶原纤维堆积 98

三、DCM 炎性细胞明显增加，血管周围以巨噬细胞浸润为主 98

四、DCM 血管弹力纤维紊乱变形，炎性细胞对血管的浸润以巨噬细胞为主 98

第二章 临床篇 100

第一节 糖尿病心脏病的流行病学 100

一、糖尿病冠心病 100

二、糖尿病心肌病 101

第二节 糖尿病心脏病的诊断与鉴别诊断 101

一、糖尿病冠心病 101

二、糖尿病心肌病 106

第三节 糖尿病心脏病的中医治疗 109

一、心脏疾病的中医认识 109

二、疾病源流 113

三、病因病机 117

四、辨证论治 126

五、单验方 149

六、中成药治疗 154

七、单味中药 162

八、中医外治法 203

第四节 糖尿病心脏病的营养治疗、生活调摄与心脏康复 228

一、糖尿病心脏病的营养治疗 228

二、糖尿病心脏病的生活调护 247

三、糖尿病心脏病的康复治疗 273

第五节 糖尿病心脏病名医经验 289

一、陈可冀临证经验 289

二、程益春临证经验 292

三、丁学屏临证经验 294

四、李果烈临证经验 297

五、李赛美临证经验 299

六、林兰临证经验 301

　　七、吕靖中临证经验 ……………………………………………………………… 305

　　八、吕仁和临证经验 ……………………………………………………………… 306

　　九、南征临证经验 ………………………………………………………………… 312

　　十、任继学临证经验 ……………………………………………………………… 314

　　十一、仝小林临证经验 …………………………………………………………… 315

　　十二、魏执真临证经验 …………………………………………………………… 319

　　十三、魏子孝临证经验 …………………………………………………………… 327

　　十四、熊曼琪临证经验 …………………………………………………………… 330

　　十五、祝谌予临证经验 …………………………………………………………… 331

　第六节　验案精选 ………………………………………………………………… 335

　　一、祝谌予医案 …………………………………………………………………… 335

　　二、林兰医案 ……………………………………………………………………… 338

　　三、仝小林医案 …………………………………………………………………… 338

　　四、魏子孝医案 …………………………………………………………………… 340

　　五、丁学屏医案 …………………………………………………………………… 340

　　六、栗锦迁医案 …………………………………………………………………… 342

　　七、张素清医案 …………………………………………………………………… 342

第三章　展望篇 ……………………………………………………………………… 344

　第一节　糖尿病合并冠心病病证结合诊疗方案 ………………………………… 344

　　一、研究对象 ……………………………………………………………………… 344

　　二、研究方法 ……………………………………………………………………… 345

　　三、结果 …………………………………………………………………………… 347

　　四、讨论 …………………………………………………………………………… 380

　　五、结论 …………………………………………………………………………… 386

　第二节　益气活血方治疗糖尿病心肌病的疗效和有效组分处方优化 ………… 386

　　一、丹参饮抗糖尿病心肌病大鼠心肌纤维化疗效及分子机制 ……………… 387

　　二、生脉散抑制高糖环境心肌细胞凋亡疗效及分子机制 …………………… 406

　　三、基于均匀设计抗糖尿病心肌纤维化中药有效组分处方优化 …………… 418

　　四、益气活血方有效组分配伍验证研究 ……………………………………… 447

　第三节　2型糖尿病合并冠心病证候规律及益气活血方抗心肌间质纤维化的

　　　　　分子机制 ………………………………………………………………… 458

　　一、基于结构化住院病历数据库的2型糖尿病合并冠心病中医证治规律 ……… 458

二、益气活血方抗心肌纤维化分子机制..................................473
第四节　糖尿病心脏病相关研究进展..................................506
一、研究方法..................................506
二、糖尿病心脏病动物模型研究进展..................................525
三、流行病学..................................535
四、相关诊疗进展..................................536

参考文献..................................547
附录一　缩略语表..................................567
附录二　方剂索引..................................573
附录三　糖尿病、糖尿病前期与心血管疾病指南..................................578
一、绪论..................................578
二、引言..................................578
三、血糖代谢异常和心血管疾病..................................579
四、糖尿病发生心血管疾病的分子基础..................................584
五、血糖紊乱患者心血管风险评估..................................586
六、在糖尿病患者中预防心脑血管疾病..................................588
七、糖尿病患者稳定型和不稳定型冠状动脉疾病的管理..................................604
八、心力衰竭与糖尿病..................................613
九、心律失常：心房纤颤与心源性猝死..................................619
十、外周血管和脑血管疾病..................................624
十一、眼睛和肾脏等部位的微血管病变..................................628
十二、以患者为中心的医疗护理..................................631

附录四　糖尿病合并心脏病中医诊疗标准..................................633
一、范围..................................633
二、引用标准..................................633
三、术语、定义和缩略语..................................633
四、诊断［参照 ZYYXH/T 3.8—2007《糖尿病中医防治指南》"糖尿病合并心脏病"］..................................634
五、鉴别诊断..................................635
六、处理原则（见附录 B）..................................635

第一章

基 础 篇

第一节　心脏生理

在整个生命活动过程中，心脏不停地跳动，推动血液在心血管系统内循环流动。心血管系统（cardiovascular system）由心脏和血管组成，血管又由动脉、静脉和毛细血管组成。血液循环的主要功能是完成体内的物质运输。细胞代谢所需的营养物质和 O_2，以及代谢产生的代谢产物和 CO_2 都依靠血液循环来运输。此外，由内分泌细胞分泌的各种激素及生物活性物质也通过血液循环运送至相应的靶细胞，实现机体的体液调节；机体内环境理化特性相对恒定的维持及血液的防卫免疫功能的实现，都依赖于血液的循环流动。循环功能一旦发生障碍，机体的新陈代谢便不能正常进行，一些重要器官将受到严重损害，甚至危及生命。心血管系统的活动受神经和体液因素的调节，且与呼吸、泌尿、消化、神经和内分泌等多个系统相互协调，从而使机体能很好地适应内、外环境的变化。

一、心脏的泵血功能

心脏是推动血液流动的动力器官，其主要功能是泵血。心脏的泵血依靠心脏收缩和舒张的交替活动而得以完成。心脏收缩时将血液射入动脉，并通过动脉系统将血液分配到全身各组织；心脏舒张时则通过静脉系统使血液回流到心脏，为下一次射血做准备。正常成年人安静时，心脏每分钟可泵出血液 5L 左右。

（一）心脏泵血的过程和机制

心脏的一次收缩和舒张，构成一个机械活动周期，称为心动周期（cardiac cycle）。在一个心动周期中，心房和心室的机械活动都可分为收缩期（systole）和舒张期（diastole）。由于心室在心脏泵血活动中起主要作用，故心动周期通常是指心室的活动周期。

心动周期是心率的倒数。如果心率为每分钟 75 次，则每个心动周期持续 0.8s。在心房的活动周期中，先是左、右心房收缩，持续约 0.1s，继而心房舒张，持续约 0.7s。在心室的活动周期中，也是左、右心室先收缩，持续约 0.3s，随后心室舒张，持续约 0.5s。当心房收缩时，心室仍处于舒张状态，心房收缩结束后不久，心室开始收缩。心室舒张期的前 0.4s 期间，心房也处于舒张状态，这一时期称为全心舒张期。在一个心动周期中，心房和心室的活动按一定的次序和时程先后进行，左、右两个心房和左、右两个心室的活动都是同步进行的，心房和心室的收缩期都短于其舒张期。心率加快时，心动周期缩短，收缩期和舒张期都相应缩短，但舒张期缩短的程度更大，这对心脏的持久活动是不利的。左、右心室的泵血过程相似，而且几乎同时进行。

1. 心室收缩期　心室收缩期可分为等容收缩期和射血期，而射血期又可分为快速射血期和减慢射血期。

（1）等容收缩期：心室开始收缩后，心室内压力立即升高，当室内压升高到超过房内压时，即可推动房室瓣使之关闭，因而血液不会倒流入心房。但此时室内压尚低于主动脉压，因此半月瓣仍处于关闭状态，心室暂时成为一个封闭的心腔。从房室瓣关闭到主动脉瓣开启前的这段时期，心室的收缩不能改变心室的容积，故称为等容收缩期（period of isovolumic contraction）。此期持续约 0.05s。由于此时心室继续收缩，因而室内压急剧升高。当主动脉压升高或心肌收缩力减弱时，等容收缩期将延长。

（2）射血期：当心室收缩使室内压升高至超过主动脉压时，半月瓣开放。这标志着等容收缩期结束而进入射血期（period of ventricular jection）。在射血的早期，由于心室射入主动脉的血液量较多，血液流速也很快，故称为快速射血期（period of rapid ejection）。此期持续约 0.1s。在快速射血期，心室射出的血液量约占总射血量的 2/3，由于心室内血液很快进入主动脉，故心室容积明显缩小，但由于心室强烈收缩，室内压继续上升并达到峰值，主动脉压也随之升高。在射血的后期，由于心室收缩强度减弱，射血的速度逐渐减慢，故称为减慢射血期。此期持续约 0.15s。在减慢射血期，室内压和主动脉压都由峰值逐渐下降。必须指出的是，在快速射血期的中期或稍后，乃至整个减慢射血期，室内压已低于主动脉压，但此时心室内的血液因具有较高的动量（momentum），故仍可逆压力梯度继续进入主动脉。

2. 心室舒张期　心室舒张期可分为等容舒张期和心室充盈期，心室充盈期又可分为快速充盈期、减慢充盈期和心房收缩期。

（1）等容舒张期：射血后，心室开始舒张，室内压下降，主动脉内的血液向心室方向反流，推动半月瓣关闭；但此时室内压仍高于房内压，故房室瓣仍处于关闭状态，心室又暂时成为一个封闭的心腔。从半月瓣关闭至房室瓣开启前的这一段时间内，心室舒张而心室的容积并不改变，故称为等容舒张期（period of isovolumic relaxation）。此期持续 0.06～0.08s。由于此时心室继续舒张，因而室内压急剧下降。

（2）心室充盈期：当室内压下降到低于房内压时，血液冲开房室瓣进入心室，心室便开始充盈。由于室内压明显降低，甚至造成负压，这时心房和大静脉内的血液因心室的抽吸作用而快速流入心室，心室容积迅速增大，故称为快速充盈期（period of rapid filling）。此期持续约0.11s。在快速充盈期进入心室的血液量约为总充盈量的2/3。随后，血液进入心室的速度减慢，故称为减慢充盈期（period of slow filling）。此期持续约0.22s。在心室舒张期的最后0.1s，心房开始收缩，即进入心房收缩期（period of atrial systole）。心房的收缩使心房压力升高，容积缩小，心室的充盈量可再增加10%～30%。

如上所述，心室肌的收缩和舒张是造成室内压变化，并导致心房和心室之间及心室和主动脉之间产生压力梯度的根本原因，而压力梯度则是推动血液在心房、心室及主动脉之间流动的主要动力。由于心脏瓣膜的结构特点和启闭活动，使血液只能沿一个方向流动。

右心室的泵血过程与左心室基本相同，但由于肺动脉压约为主动脉压的1/6，因此在心动周期中右心室内压的变化幅度要比左心室内压小得多。

（二）心动周期中房内压的变化

在心动周期中，左心房内压力曲线依次出现a、c、v 3个较小的正向波。心房收缩时房内压升高，形成a波的升支；随后心房舒张，房内压回降，形成a波的降支。a波是心房收缩的标志。当心室收缩时，心室内的血液向上推顶已关闭的房室瓣并使之凸入心房，造成房内压略有升高而形成c波的升支；当心室射血后心室容积减小时，房室瓣向下移动，使心房容积扩大，房内压降低，遂形成c波的降支。此后，由于血液不断从静脉回流入心房，而此时房室瓣仍处于关闭状态，故心房内血液量增加，房内压持续升高，形成v波的升支；当心室充盈时，房室瓣开放，血液迅速由心房进入心室，房内压很快下降而形成v波的降支。在心动周期中，右心房也有类似的房内压波动，并可逆向传播到腔静脉，使腔静脉内压也发生同样的波动。

（三）心脏泵血功能的评定

心脏的主要功能是泵血。在临床医学实践和科学研究工作中，常常需要对心脏的泵血功能进行判断，或对心脏的功能状态进行评价。对心脏泵血功能的评定，通常用单位时间内心脏的射血量和心脏的做功量作为指标。

1. 心脏的输出量

（1）每搏输出量和射血分数：一侧心室在一次心搏中射出的血液量，称为每搏输出量（stroke volume），简称搏出量。正常成年人在安静状态下，左心室舒张末期容积（end-diastolic volume）约125mL，收缩末期容积（end-systolic volume）约55mL，二者之差即为搏出量，约70mL（60～80mL）。可见，心室在每次射血时，并未将心室内充盈的血液全部射出。搏出量占心室舒张末期容积的百分比，称为射血分数（ejection fraction），即射血分数＝搏出量（mL）/心室舒张末期容积（mL）×100%。健康成年人的射血分数为55%～65%。正常情况下，搏出量与心室舒张末期容积是相适应的，即当心室舒张末容积增加时，搏出量也相应增加，而射血分数基本保持不变。心室功能减退、心室异常扩大的患者，其搏出量可能与正常人无明显差异，但与已经增大的舒张末期容积不相适应，实际上射血分数已明显下降。因此，与搏出量相比，射血分数能更准确地反映心脏泵血功能，对早期发现心脏泵血功能异常具有重要意义。

（2）每分输出量和心指数：一侧心室每分钟射出的血液量，称为每分输出量（minute volume），简称心输出量（cardiac output）。左、右两侧心室的心输出量基本相等。心输出量等于心率与搏出量的乘积。心输出量与机体的新陈代谢水平相适应，可因性别、年龄及其他生理情况的不同而不同。如果心率为每分钟 75 次，搏出量为 70mL，则心输出量约为 5L/min。一般健康成年男性在安静状态下的心输出量为 4.5 ～ 6.0L/min。女性的心输出量比同体重男性低 10% 左右。青年人的心输出量较老年人高。成年人在剧烈运动时，其心输出量可高达 25 ～ 35L/min；而在麻醉情况下则可降到 2.5L/min。

对不同身材的个体测量心功能时，若用心输出量作为指标进行比较是不全面的。因为身材矮小和身材高大的机体具有不同的耗氧量和能量代谢水平，心输出量也不同。调查资料表明，人在安静时的心输出量和基础代谢率一样，并不与体重成正比，而是与体表面积成正比。以单位体表面积（m^2）计算的心输出量称为心指数（cardiac index）。中等身材的成年人体表面积为 1.6 ～ 1.7m^2，在安静和空腹的情况下心输出量为 5 ～ 6L/min，故心指数为 3.0 ～ 3.5L/（min·m^2）。在安静和空腹情况下测定的心指数称为静息心指数，可作为比较不同个体心功能的评定指标。

在同一个体的不同年龄段或不同生理情况下，心指数也可发生变化。10 岁左右的少年静息心指数最高，可达 4L/（min·m^2）以上。静息心指数随年龄增长而逐渐下降，到 80 岁时接近于 2L/（min·m^2）。运动时心指数随运动强度的增加大致成比例增高。在妊娠、情绪激动和进食时，心指数均有不同程度的增高。

2. 心脏的做功量　心脏所做的功可分为两类：一是外功，主要是指由心室收缩而产生和维持一定压力（室内压）并推动血液流动（心输出量）所做的机械功，也称压力 - 容积功；二是内功，指心脏活动中用于完成离子跨膜主动转运、产生兴奋和收缩、产生和维持心壁张力、克服心肌组织内部的黏滞阻力等所消耗的能量。实际上，内功所消耗的能量远大于外功。心脏所做的外功占心脏总能量消耗的百分比称为心脏的效率（cardiac efficiency）。心肌的能量消耗主要来自物质的有氧氧化，故心脏的耗氧量可作为心脏能量消耗的良好指标。心脏的效率可由下式计算：心脏的效率 = 心脏所完成的外功 / 心脏耗氧量 ×100%。正常心脏的最大效率为 20% ～ 25%。在不同生理情况下，心脏的效率并不相同。实验表明，若将动脉血压降至原先的一半，而搏出量增加一倍；或使动脉血压升高一倍，而搏出量减到原先的一半。这两种情况下，心脏完成一次心搏所做的机械外功都与原先未发生变化时基本相同，但后者的心肌耗氧量明显大于前者。说明动脉血压升高可降低心脏的效率。

每分功（minute work）简称分功，是指心室每分钟内收缩射血所做的功，亦即心室完成每分输出量所做的机械外功。每分功等于每搏功乘以心率。若按心率为每分钟 75 次计算，则每分功为 63.5J/min。

当动脉血压升高时，为克服加大的射血阻力，心肌必须增加其收缩强度才能使搏出量保持不变，因而心脏做功量将增加。可见，与单纯的心输出量相比，用心脏做功量来评定心脏泵血功能将更为全面，尤其是在动脉血压高低不同的个体之间，或在同一个体动脉血压发生改变前后，用心脏做功量来比较心脏泵血功能更显其优越性。

在正常情况下，左、右心室的输出量基本相等，但肺动脉平均压仅为主动脉平均压的1/6 左右，故右心室做功量也只有左心室的 1/6 左右。

（四）影响心输出量的因素

如前所述，心输出量等于搏出量与心率的乘积，因此凡能影响搏出量和心率的因素均可影响心输出量。而搏出量的多少则决定于前负荷、后负荷和心肌收缩能力等。

前负荷可使骨骼肌在收缩前处于一定的初长度。对中空球形的心脏来说，心室肌的初长度决定于心室舒张末期的血液充盈量，换言之，心室舒张末期容积相当于心室的前负荷。由于测量心室内压比测定心室容积方便，且心室舒张末期容积与心室舒张末期压力在一定范围内具有良好的相关性，故在实验中常用心室舒张末期压力（end-diastolic pressure, Ped）来反映前负荷。有时也可用心房内压力反映心室的前负荷。这是因为正常人心室舒张末期的心房内压力与心室内压力几乎相等，且心房内压力的测定更为方便。

与骨骼肌相似，心肌的初长度对心肌的收缩力量具有重要影响。为了分析前负荷或初长度对心脏泵血功能的影响，在实验中可逐步改变心室舒张末期压力，并将相对应的搏出量或每搏功的数据绘制成心室功能曲线（ventricular function curve）。从心室功能曲线上看，在增加前负荷时，心肌收缩力加强，搏出量增多，每搏功增大。这种通过改变心肌初长度而引起心肌收缩力改变的调节，称为异长调节（heterometric regulation）。早在 1895 年，德国生理学家 Frank 在离体蛙心实验中就已观察到这种心肌收缩力随心肌初长度增加而增强的现象。1914 年，英国生理学家 Starling 在狗的心 – 肺制备标本上也观察到，在一定范围内增加静脉回心血量，心室收缩力随之增强；而当静脉回心血量增大到一定限度时，心室收缩力则不再增强而室内压开始下降。Starling 将"心室舒张末期容积在一定范围内增大可增强心室收缩力"的规律称为心的定律（1aw of the heart），后人称之为 Frank-Starling 定律，而把心室功能曲线称为 Frank-Starling 曲线。

初长度对心肌收缩力影响的机制与骨骼肌相似，即不同的初长度可改变心肌细胞肌节中粗、细肌丝的有效重叠程度。当肌节的初长度为 $2.0 \sim 2.2\mu m$ 时，粗、细肌丝处于最佳重叠状态，活化时可形成的横桥连接数目最多，肌节收缩产生的张力最大。此时的初长度即为最适初长度。在肌节未达最适初长度之前，随着前负荷或肌节初长度的增加，粗、细肌丝的有效重叠程度增加，活化时形成的横桥连接的数目增多，因而肌节以至整个心室的收缩力逐渐加强，心搏出量增多，每搏功增大。可见，心室功能曲线是心肌初长度与主动张力间的关系在整个心室功能上的一种反映。

与骨骼肌不同的是，正常心室肌具有较强的抗过度延伸的特性，肌节一般不会超过 $2.25 \sim 2.30 \mu m$，因此心功能曲线不会出现明显的下降趋势。这是因为心肌细胞外间质内含有大量胶原纤维，且心室壁多层肌纤维呈交叉方向排列；当心肌肌节处于最适初长度时，产生的静息张力已经很大，从而能对抗心肌被进一步拉长。心肌这种能抵抗被过度延伸的特性对心脏泵血功能具有重要的生理意义，它使心脏在前负荷明显增加时一般不会发生搏出量和做功能力的下降。心室功能曲线不出现明显下降趋势并非表示心肌初长度在超过最适初长后不再对心肌收缩功能发生影响，而是初长度在这种情况下不再与室内压呈平行关系，即此时初长度不再随室内压的增加而增加。但有些慢性心脏病患者，当心脏过度扩张时，心室功能曲线可出现降支，表明心肌此时的收缩功能已严重受损。

异长调节的主要作用是对搏出量的微小变化进行精细的调节，使心室射血量与静脉回心血量之间保持平衡，从而使心室舒张末期容积和压力保持在正常范围内。例如，在体位改变或动脉血压突然升高时，以及在左、右心室搏出量不平衡等情况下，心室的充盈量可发生微小的变化。这种变化可立即通过异长调节来改变搏出量，使搏出量与回心血量之间重新达到平衡状态。但若循环功能发生幅度较大、持续时间较长的改变，如肌肉活动时的循环功能改变，仅靠异长调节不足以使心脏的泵血功能满足机体当时的需要。在这种情况下，需要通过调节心肌收缩能力来进一步加强心脏的泵血功能。

在整体情况下，心室的前负荷主要决定于心室舒张末期充盈的血液量。因此，凡能影响心室舒张期充盈量的因素，都可通过异长调节使搏出量发生改变。心室舒张末期充盈量是静脉回心血量和射血后心室内剩余血量二者之和。在多数情况下，静脉回心血量的多少是决定心室前负荷大小的主要因素。静脉回心血量又受到心室充盈的持续时间、静脉回流速度、心包内压和心室顺应性等因素的影响。当心率增快时，心动周期尤其是心室舒张期将缩短，因而心室充盈的持续时间缩短，心室充盈不完全，静脉回心血量减少；反之，心室充盈的持续时间延长，心室充盈完全，则静脉回心血量增多。但在心室完全充盈后继续延长充盈持续时间将不能进一步增加静脉回心血量。在心室充盈持续时间不变的情况下，静脉回流速度越快，静脉回心血量越大；反之，则静脉回流越小。静脉回流速度决定于外周静脉压与心房压之差。当外周静脉压增高（如循环血量增多、外周静脉管壁张力增高等）和（或）心房、心室内压降低时，静脉回流速度加快。正常情况下，心包的存在有助于防止心室的过度充盈。当发生心包积液时，心包内压增高，可使心室充盈受到限制，导致静脉回心血量减少。心室顺应性（ventricular compliance）是指心室壁受外力作用时能发生变形的难易程度，通常用心室在单位压力差作用下所引起的心室容积改变（ $\Delta V / \Delta P$ ）来表示。心室顺应性降低时（如心肌纤维化、心肌肥厚等），心室充盈量将减少。另外，假如静脉回心血量不变，射血后心室内剩余血量增加（如动脉血压突然升高使搏出量暂时减少）时也将导致心室充盈量增加；但实际上，射血后心室内剩余血量增加时，舒张期心室内压也增高，静脉回心血量将减少，因而心室充盈量并不一定增加。

在完整的循环系统中，心室收缩时须克服大动脉血压的阻力，才能将血液射入动脉，因此，大动脉血压是心室收缩时所遇到的后负荷。在心肌初长度、收缩能力和心率都不变的情况下，如果大动脉血压增高，等容收缩期室内压的峰值将增高，结果使等容收缩期延长而射血期缩短，射血期心室肌缩短的程度和速度都减小，射血速度减慢，搏出量减少；反之，大动脉血压降低则有利于心室射血。

动脉血压改变在影响搏出量的同时，将继发性地引起心脏内的一些调节活动。当动脉压突然升高而使搏出量暂时减少时，射血后心室内的剩余血量将增多，若舒张期静脉回心血量不变或无明显减少，则心室舒张末期容积将增大。此时可通过异长调节加强心肌的收缩力量，使搏出量回升，从而使心室舒张末期容积逐渐恢复到原先水平。尽管此时动脉血压仍处于高水平，但心脏的搏出量将不再减少。在完整机体内，还有更多的调节机制参与，包括后文将要述及的等长调节。神经和体液调节也可通过等长调节使心肌收缩能力增强，有助于搏出量的恢复。

由上可知，心室后负荷的改变可直接影响搏出量；但在整体条件下，可通过异长调节和等长调节使心肌初长度和收缩能力发生相应改变，以适应后负荷的改变。如上述动脉血压突然升高时发生的适应性改变，其生理意义是在动脉血压升高的一定范围内仍可维持接近正常的心输出量。但当动脉血压持续增高时，心室肌将长期加强其收缩活动，心脏做功量增加而心脏效率降低，久之心肌逐渐发生肥厚，最终可能导致泵血功能减退。如同在高血压病引起心脏病变时，可先后出现左心室肥厚、扩张以至左心衰竭。

前负荷和后负荷是影响心脏泵血的外在因素，而肌肉的内部功能状态也是决定肌肉收缩效果的重要因素。心肌不依赖于前负荷和后负荷而能改变其力学活动（包括收缩的强度和速度）的内在特性，称为心肌收缩能力（myocardial contractility），又称心肌的变力状态（inotropic state）。在完整的心室，心肌收缩能力增强可使心室功能曲线向左上方移位，表明在同样的前负荷条件下，每搏功增加，心脏泵血功能增强。这种通过改变心肌收缩能力的心脏泵血功能调节，称为等长调节（homometric regulation）。

心肌收缩能力受多种因素的影响。凡能影响心肌细胞兴奋 – 收缩耦联过程中各个环节的因素都可影响收缩能力，其中活化的横桥数目和肌球蛋白头部 ATP 酶的活性是影响心肌收缩能力的主要环节。在一定的初长度下，粗、细肌丝的重叠程度是两者结合形成横桥数量的先决条件，但并非所有这些横桥都能被激活成为活化的横桥。因此，在同一初长度下，心肌可通过增加活化的横桥数目来增强心肌收缩力。活化的横桥在全部横桥中所占的比例决定于兴奋时胞质内 Ca^{2+} 的浓度和（或）肌钙蛋白对 Ca^{2+} 的亲和力。儿茶酚胺（去甲肾上腺素和肾上腺素）在激动心肌细胞的 β 肾上腺素能受体后，可通过 cAMP 转导途径，激活细胞膜上的 L 型钙通道，增加 Ca^{2+} 内流，再通过钙触发钙释放（CICR）机制促进胞质

内 Ca^{2+} 浓度升高，从而使心肌收缩能力增强。钙增敏剂（如茶碱）可增加肌钙蛋白对 Ca^{2+} 的亲和力，使肌钙蛋白对胞质中 Ca^{2+} 的利用率增加，因而活化的横桥数目增多，心肌收缩能力增强。甲状腺激素可提高肌球蛋白 ATP 酶的活性，因而也能增强心肌收缩能力。老年人和甲状腺功能低下的患者，因为肌球蛋白分子亚型的表达发生改变，ATP 酶活性降低，故心肌收缩能力减弱。

（五）心率

正常成年人在安静状态下，心率（heart rate）为每分钟 60 ～ 100 次，平均约 75 次。心率可随年龄、性别和不同生理状态而发生较大的变动。新生儿的心率较快，随着年龄的增长，心率逐渐减慢，至青春期接近成人水平。在成年人中，女性的心率稍快于男性。经常进行体力劳动或体育运动的人，平时心率较慢。同一个体，安静或睡眠时的心率较慢，而运动或情绪激动时心率加快。

在一定范围内，心率加快可使心输出量增加。当心率增快但尚未超过一定限度时，尽管此时心室充盈时间有所缩短，但由于静脉回心血量的大部分在快速充盈期内进入心室，因此心室充盈量和搏出量不会明显减少，而心率的增加可使每分输出量明显增加。但是，如果心率过快，当超过每分钟 160 ～ 180 次时，将使心室舒张期明显缩短，心舒期充盈量明显减少，因此搏出量明显减少，从而导致心输出量下降。如果心率过慢，当低于每分钟 40 次时，将使心室舒张期过长，此时心室充盈早已接近最大限度，心舒期的延长已不能进一步增加充盈量和搏出量，因此心输出量也将减少。

心率的变化也可影响心肌收缩能力。在实验条件下使心室肌进行等长收缩，可观察到心室肌的收缩张力随刺激频率的增加而逐渐增大，当刺激频率为每分钟 150 ～ 180 次时，心肌收缩张力达到最大值；进一步增加刺激频率时，心肌收缩力反而下降。心率增快或刺激频率增高引起心肌收缩能力增强的现象称为阶梯现象（staircase phenomenon 或 treppe）。其机制可能与心率增快时细胞内 Ca^{2+} 浓度增高有关。

在整体情况下，心率受神经和体液因素的调节。交感神经活动增强时心率加快；迷走神经活动增强时心率减慢。循环血中肾上腺素、去甲肾上腺素和甲状腺激素水平增高时心率加快。此外，心率还受体温的影响，体温每升高 1℃，心率每分钟可增加 12 ～ 18 次。

（六）心脏泵血功能的储备

健康成年人在安静状态下，心输出量约 5L；剧烈运动时，心输出量可达 25 ～ 30L，为安静时的 5 ～ 6 倍。说明正常心脏的泵血功能有相当大的储备量。心输出量随机体代谢需要而增加的能力，称为心泵功能储备或心力储备（cardiac reserve）。心泵功能储备可用心脏每分钟能射出的最大血量，即心脏的最大输出量来表示。训练有素的运动员，心脏的最大输出量远较一般人为高，可达 35L 以上，为安静时心输出量的 7 倍以上。有些心脏病患者，静息时的心输出量与健康人无明显差异，尚能满足静息状态下机体代谢的需要，但在代谢活动增强如进行肌肉活动时，心输出量则不能相应增加，心脏的最大输出量明显低于正常人，表明他们的心泵功能储备已经降低，实际上是在安静时已有相当部分的储备量被动用，而剩余的储备量已不足以满足代谢活动增强的需要。心泵功能储备的大小主要决定于搏出量和心率能够提高的程度，因而心泵功能储备包括搏出量储备和心率储备两部分。

1. 搏出量储备　搏出量是心室舒张末期容积和收缩末期容积之差，所以，搏出量储备又可分为收缩期储备和舒张期储备两部分。前者是通过增强心肌收缩能力和提高射血分数来实现的，而后者则是通过增加舒张末期容积而获得的。静息时舒张末期容积约 125mL，由于心室腔不能过分扩大，一般只能达到 140mL 左右，故舒张期储备仅 15mL 左右；而当心肌最大程度缩短时，心室收缩末期容积可减小到 15 ～ 20mL，因而收缩期储备可达 35 ～ 40mL。相比之下，收缩期储备要比舒张期储备大得多。

2. 心率储备　假如搏出量保持不变，而使心率在一定范围内加快，心输出量可增加至静息时的 2 ～ 2.5 倍。但心率过快时，由于舒张期过短，心室充盈不足，可导致搏出量和心输出量减少。在一般情况下，健康成年人能使心输出量随心率加快而增多的最高心率为每分钟 160 ～ 180 次。

心力衰竭患者，心肌收缩力减弱，搏出量减少，射血后心室内的剩余血量增多，心室舒张末期容积增大，表明收缩期储备和舒张期储备均下降。在这种情况下，常出现心率代偿性加快，以保证心输出量不致过低，即在静息状态下心率储备已被动用；当心力衰竭患者的心率增快到每分钟 120 ～ 140 次时，心输出量往往就开始下降，表明此时心率储备已不足代偿搏出量储备的降低，所以心力衰竭患者的心力储备显著低于正常人。在进行强烈的体力活动时，体内交感 - 肾上腺髓质系统的活动增强，机体主要通过动用心率储备和收缩期储备而使心输出量增加。训练有素的运动员，心肌纤维增粗，心肌收缩能力增强，因此收缩期储备增加；同时，由于心肌收缩能力增强，可使心室收缩和舒张的速度都明显加快，因此心率储备也增加，此时，能使心输出量随心率加快而增多的最高心率将可提高到每分钟 200 ～ 220 次。

二、心脏的生物电活动和生理特性

心脏实现其泵血功能是以心肌的收缩和舒张为基础的，但心房和心室之所以能不停地进行有顺序的、协调的、收缩与舒张交替的活动，归根结底都是由心肌细胞动作电位的规律性发生与扩布而引起的。因此，需要进一步学习心脏的生物电活动规律。

与神经细胞和骨骼肌细胞相比，心肌细胞的生物电活动要复杂得多，各类心肌细胞的跨膜电位存在较大差异，其形成机制也各不相同。因此，在介绍各类心肌细胞跨膜电位之前，有必要对心肌细胞进行适当的分类。根据组织学和电生理学特点，可将心肌细胞分为两类：一类是普通的心肌细胞，包括心房肌和心室肌，这类细胞具有稳定的静息电位，主要执行收缩功能，故称为工作细胞（cardiac working cell）；另一类为特殊心肌细胞，主要包括窦房结细胞和浦肯野细胞，它们组成心内特殊传导系统（specialized conduction system），这类细胞大多没有稳定的静息电位，并可自动产生节律性兴奋，故称为自律细胞（autorhythmic cell）。根据心肌细胞动作电位去极相速度的快慢及其不同产生机制，又可将心肌细胞分成快反应细胞（fast response cell）和慢反应细胞（slow response cell）两类。前者包括心房肌细胞、心室肌细胞和浦肯野细胞等；后者则包括窦房结 P 细胞和房室结细胞等。

（一）心肌细胞的跨膜电位及其形成机制

1. 工作细胞的跨膜电位及其形成机制　属于工作细胞的心房肌和心室肌细胞跨膜电位及其形成机制基本相同，所以，以下着重介绍心室肌细胞的跨膜电位及其形成机制。

（1）静息电位：人和哺乳动物心室肌细胞的静息电位为 $-80 \sim -90mV$，其形成机制与神经细胞和骨骼肌细胞相似，即与静息时细胞膜对不同离子的通透性和离子的跨膜浓度差有关。心室肌细胞膜上存在丰富的内向整流 I_{K1} 通道，它是内向整流钾通道（inward-rectifier K^+ channel，Kir channel）中最常见的一种通道。这种通道属于非门控通道，它不受电压或化学信号的控制，但其开放程度可受膜电位的影响。在静息状态下，I_{K1} 通道处于开放状态，其通透性远大于其他离子通道的通透性，因此，由 I_{K1} 电流引起的 K^+ 平衡电位是构成静息电位的主要成分。但心肌细胞膜在静息时对 Na^+ 也有一定通透性，这是一种钠背景电流（Na^+ background current），这种由少量 Na^+ 内流引起的内向电流可部分抵消细胞内的负电位。因此，心肌静息电位总是略小于 I_{K1} 平衡电位（均指绝对值）。此外，生电性钠泵对 Na^+ 和 K^+ 的不对等转运（转出 3 个 Na^+，转入 2 个 K^+）也可影响静息电位，由钠泵活动产生的泵电流（pump current，I_{pump}）可使细胞内的负电位有所增大。

（2）动作电位：心室肌细胞的动作电位明显不同于神经细胞和骨骼肌细胞，其主要特征是复极化过程较为复杂，持续时间很长，动作电位的升支和降支明显不对称。心室肌细胞的动作电位通常分为 0 期、1 期、2 期、3 期、4 期 5 个时相。

去极化过程：心室肌细胞的去极化过程又称动作电位 0 期。在适当的外来刺激作用下，心室肌细胞发生兴奋，膜内电位由静息时的 $-80 \sim -90mV$ 迅速上升到 0 电位，并继续上升到 $+30mV$ 左右，形成动作电位的升支。0 期去极化的持续时间很短，仅 $1 \sim 2ms$；去极化幅度很大，约 120mV，因而去极化速度很快，最大速率（V_{max}）可达 $200 \sim 400V/s$。

心室肌细胞 0 期去极化的离子机制与神经细胞和骨骼肌细胞相似，是由钠通道（I_{Na} 通道）开放和 Na^+ 内流所引起的。介导 0 期去极化的 I_{Na} 通道激活开放和失活关闭的速度都很快，故又称快通道（fast channel）。I_{Na} 通道在阈电位水平（约 $-70mV$）时激活开放，开放时间约 1ms；当膜去极达 0mV 左右时，I_{Na} 通道就开始失活而关闭。I_{Na} 通道激活速度快，又可产生再生性循环，即膜去极化达到阈电位时，Na^+ 内向电流将超过 K^+ 外向电流，于是在净内向电流的作用下使膜进一步去极化，而膜的进一步去极化将引起更多的 I_{Na} 通道开放，产生更大的钠电导和 Na^+ 内向电流，如此便形成 Na^+ 电流与膜去极化之间的正反馈，使膜在不足 1ms 时间内迅速去极化到接近 E_{Na} 的水平。这就是心室肌细胞 0 期去极化速度快、动作电位升支陡峭的原因。这种 0 期去极化过程由快 I_{Na} 通道介导的动作电位称为快反应动作电位（fast response action potential），因而心室肌细胞属于快反应细胞。心室肌细胞的快 I_{Na} 通道与神经细胞和骨骼肌细胞的 I_{Na} 通道分属不同的亚型，尽管也可被河豚毒素（tetrodotoxin，TTX）选择性阻断，但它对 TTX 的敏感性要比脑细胞和骨骼肌细胞的敏感性低得多。

快 I_{Na} 通道可被 TTX 选择性阻断。但由于其通道蛋白的分子结构不同，不同组织中的快 I_{Na} 通道对 TTX 的敏感性不同，心肌细胞的 I_{Na} 通道对 TTX 的敏感性仅为神经细胞和骨骼肌细胞的 1/1000～1/100，钠通道阻滞剂是临床上常用的抗心律失常药物，而 TTX 却不能用作抗心律失常药物。这是因为在全身使用 TTX 时，心肌细胞的 I_{Na} 通道尚未被阻滞，而神经细胞和骨骼肌细胞的 I_{Na} 通道却早已被阻滞，因而可危及生命。

复极化过程：当心室肌细胞去极化达到顶峰后，由于 I_{Na} 通道的失活关闭，立即开始复极。但复极化过程比较缓慢，历时 200～300ms，包括动作电位的 1 期、2 期和 3 期 3 个阶段。

1 期：1 期又称快速复极初期。此期中仅发生部分复极，膜内电位由 +30mV 迅速下降到 0mV 左右，历时约 10ms。0 期去极化和 1 期复极化期间膜电位的变化速度都很快，在记录的动作电位图形上呈尖峰状，故常把这两部分合称为锋电位。

在动作电位 1 期，快 I_{Na} 通道已失活，且在去极化过程中又发生一过性外向电流（transient outward current，I_{to}）的激活，从而使膜电位迅速复极到 0mV 左右。I_{to} 通道是在膜电位去极化到 –30mV 时被激活的，约开放 5～10ms。I_{to} 的主要离子成分是 K^+，换言之，由 K^+ 负载的 I_{to} 是引起心室肌细胞 1 期复极化的主要外向电流。

2 期：在 1 期复极膜电位达 0mV 左右后，复极化过程变得非常缓慢，记录的动作电位图形较平坦，故称为平台期（plateau）。该期历时 100～150ms。这是心室肌细胞动作电位持续时间较长的主要原因，也是区别于神经细胞和骨骼肌细胞动作电位的主要特征。

平台期的形成与许多离子流有关。造成平台期持续时间较长的一个重要原因是 I_{K1} 通道的内向整流特性。如前所述，I_{K1} 通道的开放程度受膜电位的影响。它在静息电位水平时通透性很大，I_{K1} 电流是产生静息电位的主要外向离子电流。当膜发生超极化且膜电位的负值大于 I_{K1} 平衡电位时，促进 K^+ 内流的电场力大于促进 K^+ 外流的浓度势能，因而出现 K^+ 内流，且维持较高的通透性；反之，当膜发生去极化时，I_{K1} 通道的通透性降低，K^+ 外流减少，当膜去极化至 –20mV 或更正时，K^+ 通过 I_{K1} 通道的外流量已接近零。显然，I_{K1} 通道对超级化时的 K^+ 内流比去极化时的 K^+ 外流具有更大的通透性，有如一个整流二极管的作用。因此，I_{K1} 通道对 K^+ 的通透性因膜的去极化而降低的现象，称为内向整流（inward rectification）。I_{K1} 通道的内向整流特性阻碍了平台期内 K^+ 的外流，因而膜电位难以迅速复极化。研究表明，I_{K1} 通道的内向整流现象是由于膜去极化时 I_{K1} 通道内口被细胞内的 Mg^{2+} 和多胺（如腐胺、亚精胺、精胺等）堵塞而引起，在实验条件下，如果移去细胞内的 Mg^{2+} 和多胺，则可消除 I_{K1} 通道的内向整流现象。

事实上，决定平台期的离子电流主要是内向的 L 型钙电流（long lasting calcium current，I_{Ca-L}）和外向的延迟整流钾流（delayed rectifier K^+ current，I_K）。此外，参与平台期的离子流还有一过性外向电流 I_{to} 和慢失活钠电流等。在平台期的初期，内向电流和外向电流二者处于平衡状态；随后，内向电流逐渐减弱，外向电流逐渐增强，总的结果是出现一种随时间推移而逐渐增强的微弱的净外向电流，导致膜电位的缓慢复极化。

心室肌细胞膜上的钙通道主要是 L 型钙通道。这种通道属于电压门控通道，主要对 Ca^{2+} 通透，也允许少量 Na^+ 通透。当细胞膜去极化达 –40mV 时，该通道被激活。L 型钙通道的激活、失活及复活过程均较缓慢，故又称慢通道（slow channel）。L 型钙通道虽然在动作电位 0 期激活，但 Ca^{2+} 内流幅度要到平台期之初才达到最大，而通道的失活过程可持续数百毫秒，所以以 L 型电流成为平台期主要的内向电流。L 型钙通道可被 Mn^{2+} 和多种 Ca^{2+} 拮抗剂（如维拉帕米等）所阻断。心室肌细胞膜上的 I_K 通道在动作电位 0 期去极至 –40mV 时激活，而在复极到 –50mV 时去激活。该通道的激活和去激活也很缓慢，也可持续数百毫秒。因为该通道激活缓慢，故 I_K 电流称为延迟整流钾电流。正因为 I_K 通道的通透性增加缓慢，所以在平台期早期，由 I_K 电流形成的外向电流主要起抗衡以 L 型钙流为主的内向电流的作用；而在平台期晚期，则成为导致膜复极化的主要离子电流。

3 期：3 期又称为快速复极末期。在 2 期复极末，膜复极逐渐加速，延续为 3 期复极，故 2 期和 3 期之间没有明显的界限。在动作电位 3 期，复极化的速度加快，膜电位由 0mV 左右较快地复极到 –90mV，完成整个复极化过程。该期历时 100～150ms。

3 期复极是由 L 型钙通道失活关闭，内向离子流减弱，而外向的 IK 电流进一步增加所致。到 3 期末，随着膜电位负值增加，外向的 I_{K1} 电流也增大，而后者又进一步使复极化过程加快，这种再生性循环使 3 期复极化越来越快，直至复极化完成。

从 0 期去极化开始到 3 期复极化完毕的这段时间，称为动作电位时程（action potential duration）。心室肌细胞的动作电位时程为 200～300ms。

静息期：静息期又称动作电位 4 期。在心室肌细胞中，4 期膜电位虽已恢复并稳定于静息电位水平（–80～–90mV），但此时离子跨膜转运仍在活跃进行。这是因为在动作电位期间有 Na^+、Ca^{2+} 进入细胞和 K^+ 流出细胞，造成细胞内、外离子分布的改变。因此，细胞需要排出 Na^+ 和 Ca^{2+}，并摄入 K^+，以恢复细胞内、外各种离子的正常浓度梯度，并保持心肌细胞的正常兴奋性。

细胞膜上钠泵的活动可将内流的 Na^+ 重新排出，同时将外流的 K^+ 重新摄入细胞。Ca^{2+} 的排出主要依赖于细胞膜上的 Na^+–Ca^{2+} 交换体（Na^+–Ca^{2+} exchanger）和钙泵。Na^+–Ca^{2+} 交换体是存在于细胞膜上的一种反向转运蛋白。在动作电位 4 期，Na^+–Ca^{2+} 交换体在将 3 个 Na^+ 转运进细胞内的同时，可将 1 个 Ca^{2+} 转运出细胞，而进入细胞的 Na^+ 则再由钠泵的活动排出细胞。Na^+–Ca^{2+} 交换是一种继发性主动转运。此外，尚有少量的 Ca^{2+} 可通过细胞膜上的钙泵（即 Ca^{2+}–ATP 酶）主动排出细胞。必须加以说明的是，钠泵和 Na^+–Ca^{2+} 交换体并非只在 4 期活动；实际上，它们的活动是持续进行的，并在动作电位的不同时相，其活动的强度可因当时膜内、外不同离子分布情况的改变而改变。这对维持细胞膜内、外离子分布的稳态具有重要意义。

工作细胞中除心室肌细胞外，还有心房肌细胞。心房肌细胞的静息电位约 –80mV。主要是因为其静息电位受 Na^+ 内漏的影响较大，故细胞内负电位较心室肌细胞为小。心房肌细胞动作电位的形状与心室肌细胞基本相似，但动作电位时程较短，历时仅 150 ~ 200ms。这是因为心房肌细胞膜上存在多种类型的钾通道，膜对 K^+ 的通透性较大，K^+ 外流和复极化速度较快。此外，心房肌细胞的 I_{to} 通道较发达，I_{to} 电流的影响可持续到 2 期，加速其复极，因而平台期不明显。

2. 自律细胞的跨膜电位及其形成机制　自律细胞与非自律细胞（如工作细胞）跨膜电位的最大区别在于 4 期。工作细胞 4 期的膜电位是基本稳定的；而自律细胞动作电位 3 期复极化末在达到最大复极电位（maximal repolarization potential）后，4 期的膜电位并不稳定于这一水平，而是立即开始自动去极化，当去极化达阈电位水平时，即爆发一次新的动作电位。这种 4 期自动去极化（phase 4 spontaneous depolarization）的过程具有随时间而递增的特点，尽管其去极化速度远较 0 期去极化缓慢。4 期自动去极化是自律细胞产生自动节律性兴奋的基础。不同类型的自律细胞，4 期自动去极化的速度和机制不完全相同。以下主要讨论窦房结 P 细胞和浦肯野细胞的跨膜电位。

（1）窦房结 P 细胞：窦房结内含有丰富的自律细胞，这些自律细胞称为 P（pacemaker）细胞。窦房结 P 细胞的跨膜电位明显不同于心室肌细胞。

去极化过程：窦房结 P 细胞的最大复极电位约为 –70mV，这是由于其细胞膜上 I_{k1} 通道较缺乏，膜对 K^+ 的通透性较低而对 Na^+ 的通透性相对较高所致。当自动去极化达阈电位水平（约 –40mV）时可触发 0 期去极化，膜内电位由原来的负值升至 0 ~ +15mV，其去极化幅度为 70 ~ 85mV。由于窦房结 P 细胞缺乏 I_{Na} 通道，因此其动作电位主要依赖于 Ca^{2+} 通过 L 型钙通道内流而发生去极化，又由于 L 型钙通道的激活过程比较缓慢，故其 0 期去极化速率较慢（约 10V/s），持续时间较长（约 7ms）。这种 0 期去极化过程由慢钙通道介导的动作电位称为慢反应动作电位（slow response action potential），因而窦房结 P 细胞属于慢反应细胞。与心室肌细胞的跨膜电位相比，窦房结 P 细胞的最大复极电位和阈电位水平，以及 0 期去极化的幅度和速率均较小。

复极化过程：与心室肌细胞动作电位相比，窦房结 P 细胞动作电位无明显的 1 期和 2 期，0 期去极化后直接进入 3 期复极化过程。这是因为窦房结 P 细胞上很少表达 I_{to} 通道和

缺乏 I_{K1} 通道之故。其复极化主要依赖于 I_K 通道来完成。

自动去极化过程：窦房结 P 细胞在 3 期复极达到最大复极电位后立即开始自动去极化。在心肌自律细胞中，窦房结 P 细胞的 4 期自动去极化速率最快（约 0.1V/s），自律性最高。在窦房结 P 细胞动作电位 4 期存在许多内向电流和外向电流，其自动去极化的离子机制不外乎外向电流减弱和内向电流增强两个方面，以下着重介绍 3 种与 4 期自动去极化有关的离子电流。

1）I_K 电流：I_K 通道在动作电位 0 期去极化时就已开始激活开放，以后 K^+ 外流逐渐增强，成为窦房结 P 细胞 3 期复极的主要原因。但 I_K 通道在复极化接近最大复极电位时去激活关闭，K^+ 的外流逐渐减少。由于此时外向的 I_K 电流还相当大，因此其衰减而使内向电流相对增强的作用也相当大。可见，I_K 通道的去激活关闭所造成的 K^+ 外流进行性衰减是窦房结 P 细胞 4 期自动去极化最重要的离子基础。甲磺酰苯胺类药物可阻断 I_K 通道。

2）I_f 电流：I_f 电流是一种进行性增强的内向离子流，主要是 Na^+ 内流，在浦肯野细胞 4 期自动去极化过程中起重要作用。I_f 通道的最大激活电位约 –100mV。而在正常情况下，窦房结 P 细胞的最大复极电位约 –70mV。在此电位水平，I_f 通道的激活十分缓慢，电流强度也较小，因此 I_f 电流在窦房结 P 细胞 4 期自动去极化过程中所起作用可能不大。I_f 通道可被铯（Cs）阻断。

3）T 型钙流：除 L 型钙通道外，窦房结 P 细胞还存在 T（transient）型钙通道，其阈电位约为 –50mV。当 4 期自动去极化到 –50mV 时，T 型钙通道被激活开放，引起少量的内向 T 型钙流（I_{Ca-T}），成为 4 期自动去极化后期的一个组成成分。T 型钙通道可被镍（$NiCl_2$）阻断，而一般的钙拮抗剂对 I_{Ca-T} 则无阻断作用。

（2）浦肯野细胞：浦肯野细胞的最大复极电位约 –90mV。由于细胞膜上的 I_{K1} 通道密度较高，膜对 K^+ 的通透性较大，所以其最大复极电位更接近 K^+ 平衡电位，也较心室肌细胞的静息电位更负。浦肯野细胞兴奋时产生快反应动作电位，所以它是一种快反应细胞，其动作电位分为 0 期、1 期、2 期、3 期和 4 期 5 个时相。除 4 期外，浦肯野细胞动作电位的形态和离子基础与心室肌细胞基本相同。

浦肯野细胞 4 期自动去极化的形成机制也包括外向电流减弱和内向电流增强两个方面，前者的主要成分是 I_K 电流，而后者则为 I_f 电流。如前所述，在动作电位 3 期复极化至 –50mV 左右时，I_K 通道去激活而关闭，I_K 电流逐渐减小，所以，浦肯野细胞在最大复极电位（–90mV）时的 I_K 电流已经很小。可见，I_K 电流的衰减并不是引起浦肯野细胞 4 期自动去极化的主要原因。I_f 通道在动作电位 3 期复极化至 –60mV 左右时开始激活开放，其激活程度随膜内负电位的加大和时间的推移而增加，即具有电压依赖性和时间依赖性。实验证明，它在 –100mV 左右时充分开放，I_f 电流达到最大值。而浦肯野细胞的最大复极电位和 4 期膜电位水平与 I_f 通道充分激活的电位水平较接近，因而认为 I_f 电流的增强在浦肯野细胞的 4 期自动去极化过程中起主要作用。但由于 I_f 通道的激活开放速率较慢，4 期自动去极化速度（约 0.02V/s）较慢，因而自动节律性较低。

I_f 通道是一种特殊的离子通道，它普遍存在于心肌自律细胞，对自律活动的产生具有十分重要的作用。I_f 通道虽然也存在于工作细胞，但由于通道密度过低（在人）或者激活电位过负（在狗约 -120mV），故在生理情况下不起起搏作用。至于在窦房结，尽管 I_f 通道的编码基因在 P 细胞高度表达，但由于 P 细胞的最大复极电位偏低，I_f 电流对 4 期自动去极化的作用难以圆满解释，因而目前存在很大争议。I_f 通道的特殊之处在于这种通道的电压依赖性和已知的其他心肌电压依赖性通道截然相反。其他通道均因细胞膜的去极化而激活开放，唯有 I_f 通道却因细胞膜的超极化而激活开放，故也称 I_h 通道。I_f 通道激活开放时产生的 I_f 电流主要以 Na^+ 内流为主，也有少量 K^+ 外流，因而形成内向电流，引起自律细胞（主要是浦肯野细胞）4 期自动去极化而产生起搏作用，因此，I_f 电流也称起搏电流（pacemaker current）。

（二）心肌的生理特性

心肌细胞具有兴奋性、自律性、传导性和收缩性等生理特性。其中兴奋性、自律性和传导性都以心肌细胞膜的生物电活动为基础，故属于心肌的电生理特性；而心肌细胞的收缩性则以胞质内收缩蛋白的功能活动为基础，因而是心肌的一种机械特性。心肌的收缩功能是心脏泵血的重要基础，但心肌的收缩性在很大程度上受电生理特性的影响。心肌细胞的上述生理特性对心脏有序而协调的功能活动具有十分重要的作用。

1. 兴奋性　心肌属于可兴奋组织，在受到适当刺激时可产生动作电位，即具有兴奋性。衡量心肌兴奋性的高低可用刺激阈值为指标，阈值高则表示兴奋性低，阈值低则表示兴奋性高。

（1）兴奋性的周期性变化：心肌细胞每发生一次兴奋，其膜电位就发生一系列有规律的变化，而引起快、慢反应动作电位 0 期去极化的钠通道和 L 型钙通道则由关闭状态经历激活、失活和复活等变化过程。在这一过程中，心肌细胞的兴奋性也随着发生相应的周期性改变。兴奋性的这种周期性变化，使心肌细胞在不同时期内对重复刺激表现出不同的反应能力或特性，这对心肌兴奋的产生和传导，以及收缩反应都将产生重要影响。现以心室肌细胞为例，说明在一次兴奋过程中兴奋性的周期性变化。

1）有效不应期：心肌细胞受到刺激发生兴奋时，从动作电位 0 期开始到 3 期复极化至 -55mV 的这段时期内，膜的兴奋性完全丧失，即对任何强度的刺激都不能产生去极化反应，这个时期称为绝对不应期（absolute refractory period，ARP）。在 3 期复极化膜电位由 -55mV 继续恢复到约 -60mV 的这段时间内，如果给予一个足够强的刺激，肌膜可产生局部的去极化反应，但仍不能发生动作电位，这一时期称为局部反应期（local response period）。由于从 0 期开始到 3 期膜电位恢复到 -60mV 这段时间内，心肌不能产生新的动作电位，因此这段时间称为有效不应期（effective refractory period，ERP）。产生有效不应期的原因是这段时间内膜电位的负值太小，钠通道全部失活（绝对不应期），或仅少量复活（局部反应期），但其激活产生的内向电流仍不足以使膜去极化至阈电位。

2）相对不应期：在 3 期复极化从 –60mV 至 –80mV 的这段时间内，若给予心肌细胞一个阈刺激，将不能引起细胞兴奋而产生新的动作电位；但当给予一个阈上刺激时，则可能产生一次新的动作电位，这段时间称为相对不应期（relative refractory period，RRP）。其原因是此时已有相当数量的钠通道复活至可被激活的关闭状态，但在阈刺激下激活的钠通道数量，仍不足以产生使膜去极化至阈电位的内向电流，只有更强的刺激（阈上刺激）才能激活足够的钠通道以点燃膜的兴奋。故心肌细胞的兴奋性虽比有效不应期时有所恢复，但仍然低于正常。

3）超常期：在 3 期复极化膜电位从 –80mV 恢复到 –90mV 的这段时期内，膜电位已经基本恢复，钠通道也已复活至初始状态，由于膜电位的绝对值小于静息电位，即与阈电位水平之间的差距较小，所以，此时若给予心肌一个阈下刺激，就有可能引起一个新的动作电位，表明心肌的兴奋性高于正常，故这段时间称为超常期（supranormal period，SNP）。

在相对不应期和超常期，钠通道尚未完全复活，膜内负电位水平小于静息电位水平，因此，若此时接受一次刺激，所产生的动作电位 0 期去极化幅度和速率均比正常动作电位小，动作电位的时程也较短，兴奋的传导速度也较慢。

（2）影响兴奋性的因素：心肌细胞兴奋的产生包括细胞的膜电位达到阈电位水平及引起 0 期去极化的离子通道的激活这两个环节。任何能影响这两个环节的因素均可改变心肌细胞的兴奋性。

1）静息电位或最大复极电位水平：如果阈电位水平不变，而静息电位或最大复极电位的负值增大，则它与阈电位之间的差距就加大，因此引起兴奋所需的刺激强度增大，兴奋性降低。反之，静息电位的负值减小，使它与阈电位之间的差距缩短，因而引起兴奋所需的刺激强度减小，则兴奋性升高。但当静息电位显著减小时，可由于部分钠通道失活使阈电位水平上移，结果兴奋性反而降低。例如，当细胞外 K^+ 浓度轻度升高时，由于膜电位轻度去极化，使膜电位与阈电位水平靠近，细胞兴奋性就增高；而当细胞外 K^+ 浓度明显升高时，则膜电位显著减小，部分钠通道将失活，因而兴奋性反而降低。

2）阈电位水平：如果静息电位或最大复极电位不变，而阈电位水平上移，则静息电位和阈电位之间的差距加大，引起兴奋所需的刺激强度增大，兴奋性降低。反之，阈电位水平下移则可使兴奋性增高。

3）引起 0 期去极化的离子通道性状：如前所述，引起快、慢反应动作电位 0 期去极化的钠通道和 L 型钙通道都有关闭、激活和失活 3 种功能状态。这些通道处于哪种状态与当时的膜电位水平和该电位的时间进程有关，换言之，这些通道都具有电压依赖性和时间依赖性。在快反应动作电位，当膜电位处于静息电位水平时，钠通道处于关闭状态，但可被激活。当膜发生去极化达到阈电位水平时，大量钠通道激活开放，并发生再生性循环，随后迅速失活关闭。处于失活状态的钠通道不能马上再次激活，须待膜电位复极化到 –60mV 或更负时，钠通道才开始复活，且复活需要一段时间过程。只有当膜电位恢复到静息电位水平时，钠通道才全部恢复到关闭状态。这就是为何落在有效不应期内的刺激不能产生有效兴奋的道理，因为此时钠通道正处于失活状态。可见，上述兴奋性的周期性变化主要决定于钠通道当时的功能状态。在慢反应动作电位，细胞的兴奋性决定于 L 型钙通道的功能状态，但 L 型钙通道的激活、失活和复活速度均较慢，其有效不应期也较长，可持续到完全复极之后。

（3）兴奋性的周期性变化与收缩活动的关系：与神经细胞和骨骼肌细胞相比，心肌细胞的有效不应期特别长，一直延续到心肌收缩活动的舒张早期。因此，心肌不会像骨骼肌那样发生完全强直收缩，而始终进行收缩和舒张交替的活动，从而保证心脏的泵血功能。

在正常情况下，当窦房结产生的每一次兴奋传到心房肌和心室肌时，心房肌和心室肌前一次兴奋的不应期均已结束，因此能不断产生新的兴奋，于是，整个心脏就能按照窦房结的节律进行活动。如果在心室肌的有效不应期后、下一次窦房结兴奋到达前，心室受到一次外来刺激，则可提前产生一次兴奋和收缩，分别称为期前兴奋（premature excitation）和期前收缩（premature systole）。期前兴奋也有其自身的有效不应期，当紧接在期前兴奋后的一次窦房结兴奋传到心室时，如果正好落在期前兴奋的有效不应期内，则此次正常下传的窦房结兴奋将不能引起心室的兴奋和收缩，即形成一次兴奋和收缩的"脱失"，须待再下一次窦房结的兴奋传来时才能引起兴奋和收缩。这样，在一次期前收缩之后往往会出现一段较长的心室舒张期，称为代偿性间歇（compensatory pause），然后再恢复窦性节律。但若窦性心率较慢，下一次窦房结的兴奋也可在期前兴奋的有效不应期结束后才传到心室，在这种情况下，代偿性间歇将不会出现。

2. 自动节律性　自动节律性（autorhythmicity）简称自律性，是指心肌组织能在没有外来刺激情况下具有自动发生节律性兴奋的能力或特性。正常情况下，心肌组织的自律性活动较规则；而自律性高低则常可发生改变。自律性的高低是指心肌细胞自动兴奋频率的高低。

（1）心脏的起搏点：心内特殊传导系统中各部分的心肌细胞都具有自律性，但其自律性高低存在较大差异。窦房结 P 细胞自身固有的自律性最高，约每分钟 100 次，但由于受到心迷走紧张性的影响，其自律性表现为每分钟 70 次左右；末梢浦肯野细胞纤维网的自律性最低，约每分钟 25 次，而房室交界和房室束的自律性居中，分别为每分钟 50 次和 40 次左右。生理情况下，整个心脏的活动总是按照当时自律性最高的组织所发出的节律性兴奋来进行。正常情况下，窦房结的自律性最高，由它发出的节律性兴奋依次激动心房肌、房室交界、房室束、心室内传导组织和心室肌，引起整个心脏的节律性兴奋和收缩。可见，窦房结是引导整个心脏兴奋和搏动的正常部位，故称为正常起搏点（normal pacemaker）。由窦房结起搏而形成的心脏节律称为窦性节律（sinus rhythm）。在正常情况下，心脏其他部位的自律组织仅起兴奋传导作用，而不表现出它们自身的自律性，故称为潜在起搏点（latent pacemaker）。在某些病理情况下，由窦房结下传的兴奋可因传导阻滞而不能控制其他自律组织的活动，或窦房结以外的自律组织的自律性增高，心房或心室就受当时自律性最高的部位所发出的兴奋节律支配而搏动，这些异常的起搏部位称为异位起搏点（ectopic pacemaker）。

窦房结对于潜在起搏点的控制，可通过以下两种机制而实现。

1）抢先占领：窦房结的自律性高于其他潜在起搏点，故潜在起搏点在4期自动去极化尚未达到阈电位水平之前，已经受到来自窦房结的激动作用而产生动作电位。由于这种抢先占领（capture）的作用，使潜在起搏点自身的自律性不能表现出来。

2）超速驱动压抑：当自律细胞在受到高于其固有频率的刺激时，就按外加刺激的频率发生兴奋，称为超速驱动。在外来的超速驱动刺激停止后，自律细胞不能立即呈现其固有的自律性活动，需经一段静止期后才逐渐恢复其自律性，这种现象称为超速驱动压抑（overdrive suppression）。窦房结对于潜在起搏点自律性的直接抑制作用就是一种超速驱动压抑。超速驱动压抑具有频率依赖性，即超速驱动压抑的程度与两个起搏点自动兴奋频率的差值呈平行关系，频率差值愈大，压抑效应愈强，驱动中断后停止活动的时间也愈长。临床上常见在突然发生的窦性停搏时，往往要间隔较长时间才出现房室交界性或室性的自主心律，就是这个原因。发生超速驱动压抑的原因之一，是心肌细胞膜上钠泵活动的增强。当自律细胞受到超速驱动时，由于单位时间内产生的动作电位数量增多，导致 Na^+ 内流和 K^+ 外流均增加，于是钠泵活动随之增强，所产生的外向性泵电流增大，使细胞膜发生超极化，因此自律性降低。当超速驱动停止后，增强的钠泵活动将继续维持一段时间后才恢复到静息水平，因而使自律细胞出现短时的压抑。这一事实提示，在心脏人工起搏的情况下，若需暂时中断起搏器工作，则应在此之前使其驱动频率逐步减慢，以免发生心搏停止。

（2）影响自律性的因素：自律性的产生是由自律细胞4期自动去极化使膜电位从最大复极电位达到阈电位水平所致。因此，自律性的高低主要决定于4期自动去极化的速率，也受最大复极电位与阈电位之间差距的影响。

1）最大复极电位与阈电位之间的差距：最大复极电位的绝对值减小，或阈电位水平下移，都能使二者之间的差距缩短，因此自动去极化达到阈电位水平所需的时间减少，自律性就增高；反之则自律性降低。

2）4期自动去极化的速率：动作电位4期自动去极化的速率是影响心肌自律性最重要的因素。若4期自动去极化速率增快，达到阈电位水平所需的时间将减少，单位时间内发生兴奋的次数就增多，即自律性增高；反之，则自律性降低。

3. 传导性　传导性（conductivity）是指心肌细胞具有传导兴奋的能力或特性。传导性的高低可用兴奋的传播速度来衡量。

（1）心脏内兴奋传播的途径和特点：心肌细胞之间兴奋的传播是以心肌细胞间的缝隙连接为基础的。心肌细胞闰盘上有较多的缝隙连接构成细胞间的通道，兴奋可以局部电流的形式通过这些低电阻通道直接传给相邻的细胞，实现心肌细胞的同步性活动。

兴奋在心内的传播是通过特殊传导系统而有序进行的。正常情况下，窦房结发出的兴奋通过心房肌传播到整个右心房和左心房，并沿着由心房肌组成的优势传导通路（preferential pathway）迅速传到房室交界区，再经房室束和左、右束支传到浦肯野纤维网，引起心室肌兴奋。位于内膜侧的心室肌先兴奋，而后兴奋传播至外膜侧心室肌。

不同心肌细胞因其形态和功能不同，因而兴奋在心脏各部分的传导速度也不相等。普通心房肌的传导速度较慢，约 0.4m/s，而优势传导通路的传导速度较快，为 1.0～1.2m/s，因此窦房结的兴奋可沿此通路迅速传到房室交界区。心室肌的传导速度约为 1m/s。而心室内传导组织的传导速度则快得多，末梢浦肯野纤维的传导速度可达 4m/s，而且这些纤维呈网状分布于整个心室壁，因此，房室交界的兴奋可沿浦肯野纤维网迅速而广泛地传到左、右两心室，有助于左、右两心室的同步活动。房室交界区细胞的传导速度很慢，其中又以结区为最慢（0.02m/s），且房室交界是兴奋由心房传向心室的唯一通道，因此兴奋由心房传至心室需经一个时间延搁，这一现象称为房－室延搁（atrioventricular delay）。房－室延搁具有重要意义，可使心室的收缩必定发生在心房收缩完毕之后，因而心房和心室的收缩在时间上不会发生重叠，这对心室的充盈和射血是十分重要的；但房室交界区也因此而成为传导阻滞的好发部位，房－室传导阻滞在临床上极为常见。

（2）影响传导性的因素：心肌的传导性与心肌细胞的结构特点和电生理特性有关。

1）结构因素：细胞直径与细胞内的纵向电阻呈反变关系，直径较小的细胞，局部电流沿细胞纵轴流动的纵向电阻较大，电紧张电位的波前扩布距离较近，电紧张电位的形成速度也较慢，因而兴奋的传导速度较慢。心房肌、心室肌和浦肯野细胞的直径都较大，末梢浦肯野细胞的直径最大，在某些动物中，其直径可达 70μm，因此兴奋的传导速度很快。窦房结 P 细胞的直径很小，约 5～10μm，传导速度很慢；房室交界区细胞的直径更小，约 3μm，传导速度最慢。此外，细胞间缝隙连接的数量和功能状态也可影响传导速度。在窦房结和房室交界区，细胞间的缝隙连接数量较少，因此传导速度较慢；在某些病理情况下，如心肌缺血时，细胞间的缝隙连接通道可关闭，兴奋传导也明显减慢。

2）生理因素：由于结构因素是相对固定的，而生理因素的变动性较大，因此心肌细胞的电生理特性是影响心肌传导性的主要因素。

0 期去极化的速度和幅度：动作电位 0 期去极化的速度和幅度是影响心肌传导速度最重要的因素。0 期去极化的速度愈快，局部电流及其前方电紧张电位的形成就愈快，邻旁未兴奋部位膜去极化并达到阈电位水平的时间就愈短，因而兴奋传导愈快。0 期去极化的幅度愈大，细胞膜上兴奋部位和未兴奋部位之间的电位差就愈大，形成的局部电流就愈强，电紧张电位的波前将扩布更远，使前方更远部位的膜达到阈电位，且电紧张电位的形成速度也加快，因而兴奋传导愈快。动作电位 0 期去极化的幅度和速度受膜电位的影响。以快反应动作电位为例，0 期去极化依赖于钠通道的激活开放，而钠通道开放的速率（称为钠通道的效应）和数量（称为钠通道的可利用率）是电压依赖的，即决定于受刺激时的膜电位水平。若以膜电位为横坐标，而以 0 期最大去极化速度为纵坐标，可得到呈 S 型的膜反应曲线（membrane responsiveness curve）。从膜反应曲线中可见，当膜电位在正常静息电位水平（–90mV）时，膜受刺激后 0 期最大去极化速度可达 400 ～ 500V/s，若加大膜内负电位，0 期最大去极化速度基本不变，但若减小膜内负电位，则 0 期最大去极化速度显著下降，当膜电位降至 –55mV 时，0 期最大去极化速度几乎为零。这是因为在正常静息电位水平情况下，膜受刺激去极化达阈电位水平后，大量钠通道快速开放，并可发生再生性循环，0 期去极化速度可达最大值，而当膜去极化到 –55mv 时，钠通道已失活关闭。膜反应曲线反映的是钠通道效应的电压依赖性。

同样，由钠通道开放数量所决定的 0 期去极化幅度也依赖于膜电位水平。若在正常静息电位水平时膜受刺激，钠通道开放速度快，开放数量多，动作电位 0 期去极化速度就快，幅度也大；而在低于正常静息电位水平时膜受刺激，则动作电位 0 期去极化速度就慢，幅度也小，如同在一次兴奋后的相对不应期和超常期内，膜受外来刺激所产生的新的动作电位一样。

邻旁未兴奋部位膜的兴奋性：兴奋的传导是细胞膜依次发生兴奋的过程，因此邻旁未兴奋部位膜的兴奋性必将影响兴奋的传导。例如，在邻旁未兴奋部位膜受到外来刺激产生期前兴奋后，如果邻旁未兴奋部位膜上决定 0 期去极化的离子通道处于失活状态，即处于有效不应期内，则局部电流不能使之兴奋，结果导致传导阻滞；如果邻旁部位膜处于部分失活状态，即处于相对不应期或超常期内，则产生的动作电位 0 期去极化速度和幅度都将降低，使传导速度减慢。此外，若邻旁未兴奋部位膜的静息电位与阈电位之间的差距加大，则膜的兴奋性降低，去极化达到阈电位水平所需的时间延长，所以传导速度减慢。

4. 收缩性　和骨骼肌一样，心肌细胞也有粗、细肌丝的规则排列，因而也呈现横纹。但心肌纤维较短，且有分支，细胞之间可通过缝隙连接发生电耦联，缝隙连接位于心肌所特有的闰盘处。心肌细胞的收缩也由动作电位触发，也通过兴奋 – 收缩耦联使肌丝滑行而引起。除此之外，心肌收缩还有其自身的特点。

（1）心肌收缩的特点

1）同步收缩：在骨骼肌，一个细胞产生的兴奋不能传播到其他肌细胞，多个骨骼肌细胞的同步收缩是由支配该骨骼肌的运动神经纤维同时发放神经冲动而引发的。在心肌，由于细胞之间存在缝隙连接，兴奋可在细胞间迅速传播，因此，心肌可看作是一个功能上的合胞体。但在解剖上，心房与心室之间存在纤维环和结缔组织将两者分隔开，所以心脏实际上由两个合胞体所组成，左、右心房是一个合胞体，左、右心室也是一个合胞体。唯一连接心房与心室的结构是房室交界传导纤维。心肌一旦兴奋后，可使整个心房的所有心肌细胞、整个心室的所有心肌细胞先后发生同步收缩。只有当心肌同步收缩时，心脏才能有效地完成其泵血功能。心肌的同步收缩也称"全或无"式收缩。

2）不发生强直收缩：如前所述，心肌细胞在发生一次兴奋后，其兴奋性的有效不应期特别长，相当于整个收缩期和舒张早期。在有效不应期内，无论多么强大的刺激都不会使心肌细胞再次兴奋而产生收缩。因此在正常情况下，心脏不会发生强直收缩，而是始终保持着收缩与舒张交替进行的节律活动。这对于保证心脏正常射血与充盈的交替，维持心脏正常的泵血功能具有重要意义。

3）对细胞外 Ca^{2+} 的依赖性：心肌细胞的质膜含有与骨骼肌相似的 T 管，但其肌质网不如骨骼肌发达，Ca^{2+} 储备量较少，在 T 管与肌质网之间形成二联管而非三联管。因此，心肌细胞的兴奋 - 收缩耦联过程高度依赖于细胞外 Ca^{2+}。经 L 型钙通道内流的 Ca^{2+} 主要起触发肌质网释放 Ca^{2+} 的作用，在心肌中，由肌质网释放的 Ca^{2+} 占 80%～90%，经 L 型钙通道内流的 Ca^{2+} 占 10%～20%。细胞外 Ca^{2+} 浓度在一定范围内增加，可增强心肌收缩力；反之，细胞外 Ca^{2+} 浓度降低，则心肌收缩力减弱。当细胞外 Ca^{2+} 浓度很低甚至无 Ca^{2+} 时，虽然心肌细胞仍能产生动作电位，却不能引起收缩，这一现象称为兴奋 - 收缩脱耦联。

（2）影响心肌收缩的因素：凡能影响搏出量的因素，如前负荷、后负荷和心肌收缩能力，以及细胞外 Ca^{2+} 浓度等，都能影响心肌的收缩。

三、心血管活动的调节

人体在不同的生理状况下，各器官组织的代谢水平不同，对血流量的需要也不同。机体可通过神经和体液机制对心脏和各部分血管的活动进行调节，从而适应各器官组织在不同情况下对血流量的需要，协调地进行各器官之间的血流分配。

（一）神经调节

心肌和血管平滑肌都接受自主神经的支配；机体对心血管活动的神经调节是通过各种心血管反射实现的。

心脏和血管的神经支配

（1）心脏的神经支配：支配心脏的传出神经为心交感神经和心迷走神经。

1）心交感神经及其作用：心交感神经的节前神经元位于脊髓第 1～5 胸段的中间外侧柱；心交感节后神经元位于星状神经节或颈交感神经节内。节后神经元的轴突组成心脏神经丛，支配心脏各个部分，包括窦房结、房室交界、房室束、心房肌和心室肌。

在动物实验中观察到，两侧心交感神经对心脏的支配存在差异。支配窦房结的交感纤维主要来自右侧心交感神经，支配房室交界的交感纤维主要来自左侧心交感神经。在功能上，右侧心交感神经兴奋时以引起心率加快的效应为主，而左侧心交感神经兴奋则以加强心肌收缩能力的效应为主。

心交感神经节后纤维末梢释放的去甲肾上腺素可引起心率加快，房室传导加快，心房肌和心室肌收缩力加强，即产生正性变时作用（positive chronotropic action）、正性变传导作用（positive dromotropic action）和正性变力作用（positive inotropic action）。这些作用主要是由于去甲肾上腺素激活了心肌细胞膜上的 β_1 肾上腺素能受体（简称 β_1 受体）引起的。激活的 β_1 - 受体通过 G 蛋白 -AC-cAMP 途径激活蛋白激酶 A（PKA），PKA 可使心肌细胞的许多功能蛋白磷酸化，并改变它们的功能活动。这包括激动细胞膜上的 L 型钙通道和 I_f 通道，使 L 型钙电流和 I_f 电流增强；激动肌质网上的 ryanodine 受体（RYR）和钙泵，分别促进肌质网 Ca^{2+} 的释放和回收；降低肌钙蛋白 C（TnC）与 Ca^{2+} 的亲和力，促进舒张期 TnC 与 Ca^{2+} 的解离。L 型钙电流和 I_f 电流都是参与窦房结 4 期自动除极的内向电流，它们的增强是正性变时作用的主要原因；房室结细胞 L 型钙电流的增强，使其 0 期去极化的速度和幅度增大，房室传导加快，是正性变传导作用的主要机制；正性变力作用的机制则与心室肌细胞膜上 L 型钙内流增强和 RYR Ca^{2+} 释放增加相关。此外，肌质网钙泵活动增强和 TnC 与 Ca^{2+} 的亲和力降低均可加速心肌舒张，有利于心室充盈。

2）心迷走神经及其作用：支配心脏的副交感节前纤维行走于迷走神经干中。这些节前神经元的细胞体位于延髓的迷走神经背核和疑核。节后纤维支配窦房结、心房肌、房室交界、房室束及其分支；迷走神经也支配心室肌，但其纤维末梢的数量远较心房肌中为少。两侧心迷走神经对心脏的支配也有差异，但不如两侧心交感神经支配的差异显著。右侧心迷走神经对窦房结的影响占优势；而左侧迷走神经则对房室交界的作用占优势。

心迷走神经节后纤维末梢释放的乙酰胆碱作用于心肌细胞膜上的 M 型胆碱能受体（简称 M 受体）后可引起心率减慢，房室传导减慢，心房肌收缩能力减弱，即产生负性变时作用（negative chronotropic action）、负性变传导作用（negative dromotropic action）和负性变力作用（negative inotropic action）。心迷走神经的负性变力作用主要表现在心房肌，对心室肌作用不大。这些负性作用的产生，主要是由于乙酰胆碱激活 M 受体后，通过 G 蛋白 -AC 途径使细胞内 cAMP 水平降低，PKA 活性降低，因而表现出与 β_1 受体激活后相反的效应。负性变时作用与窦房结 P 细胞动作电位 4 期的钙电流和 I_f 电流被抑制有关。此外，M 受体被激活后，还可通过 G 蛋白直接激活一种称为乙酰胆碱依赖性钾通道（I_{KACh} 通道），引起 K^+ 外流增加，使最大复极电位负值增大而远离阈电位水平，进一步降低了窦房结 P 细胞的自律性。心房肌的负性变力作用是由于心房肌细胞钙通道被抑制，钙内流减少所致。此外，上述钾电流激活，使动作电位复极加快，平台期缩短，导致钙内流进一步减少。负性变传导作用则与房室结细胞 0 期钙内流减弱、除极速度和幅度降低有关。

生理学中将神经或肌肉等组织维持一定程度的持续活动，称为紧张（tonus）。心交感神经和心迷走神经平时都有一定程度的冲动发放，分别称为心交感紧张（cardiac sympathetic tone）和心迷走紧张（cardiac vagal tone），两者可交互抑制。窦房结作为心脏的起搏点，其自律性约每分钟 100 次，但正常人安静状态下的心率约每分钟 70 次，这是因为安静时心迷走紧张对心脏的作用要比心交感紧张更占优势。如果应用 M 受体拮抗剂阿托品阻断心迷走紧张，此时心交感紧张失去了心迷走紧张的对抗作用，心率可上升到每分钟 150～180 次；如果应用美托洛尔等 β_1 受体拮抗剂阻断心交感紧张，则心率可下降至每分钟 50 次左右。

3）支配心脏的肽能神经元：用免疫细胞化学方法证明，心脏中存在多种肽能神经纤维，它们所含的神经肽有神经肽 Y、血管活性肠肽、降钙素基因相关肽和阿片肽等。已知一些肽类递质可与其他递质，如单胺类或乙酰胆碱共存于同一神经元内，并共同释放。目前对于分布在心脏的肽能神经元的生理功能尚不完全清楚，它们可能参与对心肌和冠状血管活动的调节。例如，血管活性肠肽对心肌有正性变力作用和舒张冠状血管的作用，降钙素基因相关肽则有加快心率的作用等。

（2）血管的神经支配：除真毛细血管外，其他所有血管的血管壁都有平滑肌分布。不同血管的平滑肌，其生理特性也有所不同，有些血管平滑肌有自发的肌源性活动，而另一些血管平滑肌则很少有肌源性活动。绝大多数血管平滑肌都接受自主神经的支配。毛细血管前括约肌上神经分布很少，其舒缩活动主要受局部代谢产物的影响。支配血管平滑肌的神经纤维统称为血管运动神经纤维（vasomotor nerve fiber），可分为缩血管神经纤维（vasoconstrictor nerve fiber）和舒血管神经纤维（vasodilator nerve fiber）两大类。

1）缩血管神经纤维：缩血管神经纤维都是交感神经纤维，故一般称为交感缩血管神经纤维（sympathetic vasocontrictor nerve fiber）。它的节前神经元位于脊髓胸、腰段的中间外侧柱内，其末梢释放乙酰胆碱；节后神经元位于椎旁和椎前神经节内，其末梢释放去甲肾上腺素。它所支配的血管平滑肌细胞上有 α 和 β_2 两类肾上腺素能受体。去甲肾上腺素与 α 受体结合后，可使血管平滑肌收缩；而与 β_2 受体结合后，则使血管平滑肌舒张。但是，去甲肾上腺素与 β_2 受体结合的能力较弱。因此，缩血管纤维兴奋时主要引起缩血管效应。

体内几乎所有血管都接受交感缩血管纤维的支配，但在不同部位的血管中，缩血管纤维分布的密度不同。在皮肤的血管中，缩血管纤维分布最密，在骨骼肌和内脏的血管中的分布次之，而在冠状血管和脑血管中的分布最少。在同一器官，动脉中的缩血管纤维密度高于静脉，其中以微动脉中的密度为最高，而毛细血管前括约肌中一般没有神经纤维分布。

人体内多数血管仅接受交感缩血管纤维的单一神经支配。在安静状态下，交感缩血管纤维持续发放约每秒 1～3 次的低频冲动，称为交感缩血管紧张（sympathetic vasoconstrictor tone），这种紧张性活动可使血管平滑肌保持一定程度的收缩状态。当交感缩血管紧张增强时，血管平滑肌收缩进一步加强；而当交感缩血管紧张降低时，血管平滑肌的收缩程度减弱或使血管舒张。在不同的生理状况下，交感缩血管神经纤维的放电频率在低于每秒 1 次至每秒 8～10 次的范围内变动。这一变动范围足以使血管口径在很大范围内发生变化，从而调节不同器官的血流阻力和血流量。当支配某一器官血管床的交感缩血管纤维兴奋时，可引起该器官血管床的血流阻力增高，血流量减少；同时，由于交感缩血管纤维在微动脉的分布密度大于微静脉，故该器官毛细血管前、后阻力的比值增大，使毛细血管血压降低，组织液的生成减少而重吸收增多，从而使血容量增加；此外，交感缩血管纤维兴奋也能使该器官血管床的容量血管收缩，促进静脉回流。

2）舒血管神经纤维：体内有一部分血管除接受缩血管神经纤维的支配外，还接受舒血管神经纤维的支配。舒血管神经纤维主要有以下几种。

交感舒血管神经纤维：有些动物如狗和猫，支配骨骼肌微动脉的交感神经中除有缩血管纤维外，还有舒血管纤维。交感舒血管神经纤维（sympathetic vasodilator nerve fiber）末梢释放乙酰胆碱，阿托品可阻断其效应。交感舒血管神经纤维在平时没有紧张性活动，只有在动物处于情绪激动状态和发生防御反应时才发放冲动，使骨骼肌血管舒张，血流量增多。人体内可能也存在交感舒血管神经纤维。

副交感舒血管神经纤维：少数器官如脑膜、唾液腺、胃肠外分泌腺和外生殖器等，其血管平滑肌除接受交感缩血管神经纤维的支配外，还接受副交感舒血管神经纤维（parasympathetic vasodilator nerve fiber）的支配。例如，面神经中有支配软脑膜血管的副交感纤维，迷走神经中有支配肝血管的副交感纤维，盆神经中有支配盆腔器官和外生殖器血管的副交感纤维等。副交感舒血管神经纤维末梢释放乙酰胆碱，后者与血管平滑肌的 M 受体结合，引起血管舒张。副交感舒血管神经纤维的活动只对少数器官组织的局部血流起调节作用，对循环系统的总外周阻力影响很小。

脊髓背根舒血管神经纤维：皮肤伤害性感觉传入纤维在外周末梢处可发生分支。当皮肤受到伤害性刺激时，感觉冲动一方面沿传入纤维向中枢传导，另一方面可在末梢分支处沿其他分支到达受刺激部位邻近的微动脉，使微动脉舒张，局部皮肤出现红晕。这种仅通过轴突外周部位完成的反应，称为轴突反射（axon reflex）。这类神经纤维也称背根舒血管神经纤维，其所含递质尚不十分确定，根据相关的实验研究，有人认为是降钙素基因相关肽。

血管活性肠肽神经元：有些自主神经元内有血管活性肠肽和乙酰胆碱共存，如支配汗腺的交感神经元和支配颌下腺的副交感神经元等。这些神经元兴奋时，其末梢一方面释放乙酰胆碱，引起腺细胞分泌；另一方面释放血管活性肠肽，引起舒血管效应，使局部组织血流增加。

（二）体液调节

在参与心血管活动调节的体液因素中，有些是通过血液携带的，可广泛作用于心血管系统；有些则在组织中形成，主要作用于局部的血管，对局部组织的血流起调节作用。

1.肾素－血管紧张素系统　肾素－血管紧张素系统（renin-angiotensin-system，RAS）是人体内重要的体液调节系统。RAS 既存在于循环系统中，也存在于血管壁、心脏、中枢、肾脏和肾上腺等组织中，共同参与对靶器官的调节。在正常情况下，它对心血管系统的正常发育，心血管功能稳态、电解质和体液平衡的维持，以及血压的调节均有重要作用。

（1）RAS 的构成：传统的观点认为，循环系统中肾素（renin）主要来自肾脏，它是由肾近球细胞合成和分泌的一种酸性蛋白酶，经肾静脉进入血液循环，以启动 RAS 的链式反应。当各种原因引起肾血流灌注减少时，肾素分泌就增多；当血浆中 Na^+ 浓度降低时，肾素分泌也增加。近十几年来，随着分子生物学技术的广泛应用，以 Dzau 等为代表的学者发现，在心肌、血管平滑肌、骨骼肌、脑、肾、性腺等多种器官组织中均有肾素及血管紧张素原的基因表达，且这些组织富含血管紧张素转换酶（angiotensin-converting enzyme，ACE）和血管紧张素Ⅱ的受体，从而证实除全身性的 RAS 外，在心血管等器官组织中还存在相对独立的局部 RAS。它们通过旁分泌和（或）自分泌方式直接调节心血管活动。越来越多的证据表明，这种局部 RAS 比循环 RAS 在心血管活动调节中起着更直接、更重要的生理与病理作用。

RAS 链式反应过程如下：①血浆中，或组织中的肾素底物，即血管紧张素原（angiotensinogen），在肾素的作用下水解，产生 1 个十肽（1–10），为血管紧张素Ⅰ（angiotensin Ⅰ，Ang Ⅰ）。②在血浆和组织中，特别是在肺循环血管内皮表面存在 ACE，Ang Ⅰ在 ACE 的作用下，其 C– 末端水解切去 2 个氨基酸残基，产生 1 个八肽（1–8），为血管紧张素Ⅱ（angiotensin Ⅱ，Ang Ⅱ），也可在 ACE2 作用下。C– 末端失去 1 个氨基酸残基而生成九肽（1–9）的血管紧张素$_{1–9}$（Ang $_{1–9}$）。③Ang Ⅱ被血浆和组织中的 ACE2、氨基肽酶和中性内肽酶（NEP）酶解；在 N– 末端切去 1 个氨基酸残基，生成七肽（2–8）的血管紧张素Ⅲ（angiotensin Ⅲ，Ang Ⅲ），N– 末端再失去 1 个氨基酸残基而生成六肽（3–8）的血管紧张素Ⅳ（angiotensin Ⅳ，Ang Ⅳ）。④在脯氨酰肽链内切酶（PEP）和脯氨酰羧基肽酶（PCP）的作用下，Ang Ⅰ的 C– 末端切去 3 个氨基酸残基，或 Ang Ⅱ的 C– 末端失去一个氨基酸残基而形成七肽（1–7）的血管紧张素 1–7（Ang$_{1–7}$）；Ang$_{1–9}$也可在 ACE 作用下，在 C– 末端失去 2 个氨基酸残基而形成 Ang$_{1–7}$，继而 Ang$_{1–7}$在氨基肽酶和 NEP 作用下，在 N– 末端再切去 1 个氨基酸残基而生成血管紧张素 $_{2–7}$（Ang$_{2–7}$），在 N– 末端再失去 1 个氨基酸残基而形成血管紧张素 $_{3–7}$（Ang$_{3–7}$）。⑤上述的血管紧张素家族成员还可在氨基肽酶、羧基肽酶和肽链内切酶的作用下继续降解为无活性的小肽片段。

（2）血管紧张素家族主要成员的生物学作用：血管紧张素原经肾素途径生成 Ang Ⅰ，后者又经一系列不同酶的水解，生成许多不同肽段，构成血管紧张素家族，其成员包括：Ang Ⅰ（1–10）、Ang Ⅱ（1–8）、Ang Ⅲ（2–8）、Ang Ⅳ（3–8）、Ang$_{1–9}$、Ang$_{1–7}$、Ang$_{2–7}$、Ang$_{3–7}$ 等。目前对其中一些成员的生物学作用有较多的研究，但对另一些成员，如 Ang$_{2–7}$、Ang$_{3–7}$ 等的生物学作用知之甚少。下面就该家族主要成员的生物学作用分述如下。

1）血管紧张素受体：血管紧张素受体（angiotensin receptor）简称 AT 受体，目前已发现有 4 种亚型，分别为 AT_1、AT_2、AT_3 和 AT_4 受体。AT_1 受体分布于人体的血管、心、肝、脑、肺、肾和肾上腺皮质等部位。AT_2 受体主要分布在人胚胎组织和未发育成熟的脑组织中，在成年人心肌部分及脑组织中有少量分布。AT_3 受体尚未被克隆，该受体分布和信号通路等都不清楚。AT_4 受体广泛分布于哺乳动物的心血管、脑、肾、肺等处。

2）Ang II 的生物学效应：在众多的血管紧张素家族成员中，Ang II 的作用最为重要。在循环系统中，Ang II 的生理作用几乎都是通过激动 AT_1 受体产生的。主要作用有：① Ang II 可直接促进全身微动脉收缩，使血压升高，也可促进静脉收缩，使回心血量增多。② Ang II 可作用于交感缩血管纤维末梢上的突触前 Ang II 受体，使交感神经末梢释放递质增多。③ Ang II 还可作用于中枢神经系统内的一些神经元，使中枢对压力感受性反射的敏感性降低，交感缩血管中枢紧张加强；并促进神经垂体释放血管升压素和缩宫素；增强促肾上腺皮质激素释放激素（CRH）的作用。因此，Ang II 可通过中枢和外周机制，使外周血管阻力增大，血压升高。④ Ang II 可强烈刺激肾上腺皮质球状带细胞合成和释放醛固酮，后者可促进肾小管对 Na^+ 的重吸收，并使细胞外液量增加。Ang II 还可引起或增强渴觉，并导致饮水行为。

心脏内局部 RAS 对心脏的主要作用包括：正性变力作用、致心肌肥大、调节冠状动脉阻力和抑制心肌细胞增长。血管内局部 RAS 的主要作用包括：舒缩血管、影响血管的结构和凝血系统功能。

3）其他成员的生物学效应：Ang I 不具有生理活性。Ang III 可作用于 AT_1 受体，产生与 Ang II 相似的生物效应。但其缩血管效应仅为 Ang II 的 10% ～ 20%，而刺激肾上腺皮质合成和释放醛固酮的作用则较强。在某些病理情况下，如失血时，RAS 的活动加强，并对循环功能的调节起重要作用。Ang IV 作用于 AT_4 受体，产生与经典 Ang II 不同的甚或相反的生理作用。Ang IV 能抑制左心室的收缩功能，加速左心室的舒张；它在促使收缩血管的同时，能刺激血管壁产生前列腺素类物质或一氧化氮，对血管收缩作用进行调节；Ang IV 还能调节肾血流量及水盐平衡。

2. 肾上腺素和去甲肾上腺素　肾上腺素（epinephrine）和去甲肾上腺素（norepinephrine，NE 或 noradrenaline，NA）在化学结构上都属于儿茶酚胺。循环血液中的肾上腺素和去甲肾上腺素主要来自肾上腺髓质。肾上腺素能神经末梢释放的去甲肾上腺素也有一小部分进入血液循环。由肾上腺髓质分泌的髓质激素中，肾上腺素约占 80%，而去甲肾上腺素仅约占 20%。

血液中的肾上腺素和去甲肾上腺素对心脏和血管的作用有许多共同点，但并不完全相同，这是因为两者对不同的肾上腺素能受体的结合能力不同。肾上腺素可与 α 和 β（包括 $β_1$ 和 $β_2$）两类受体结合。在心脏中，肾上腺素与 $β_1$ 受体结合后，可产生正性变时和变力作用，使心输出量增加。在血管中，肾上腺素的作用取决于血管平滑肌上 α 和 $β_2$ 受体的分布情况：在皮肤、肾、胃肠、血管平滑肌上仅受体在数量上占优势，肾上腺素能使这些器官的血管收缩。在骨骼肌和肝的血管中，$β_2$ 受体占优势，小剂量的肾上腺素常以兴奋 $β_2$ 受体的效应为主，引起血管舒张，而大剂量时则因 α 受体也兴奋，故引起血管收缩。去甲肾上

腺素主要与 α 受体结合，也可与心肌的 β_1 受体结合，但与血管平滑肌上 β2 受体结合的能力较弱。静脉注射去甲肾上腺素可使全身血管广泛收缩，动脉血压升高；而血压升高又可使压力感受性反射活动加强，由于压力感受性反射对心脏的效应超过去甲肾上腺素对心脏的直接效应，故引起心率减慢。

3. 血管升压素　血管升压素（vasopressin，VP）是在下丘脑视上核和室旁核的一些神经元内合成的，合成后沿这些神经元的轴突所组成的下丘脑 - 垂体束进入神经垂体储存，当机体活动需要时释放入血。血管升压素的合成和释放过程也称神经分泌。血管升压素在肾远曲小管和集合管可促进水的重吸收，故又称抗利尿激素（antidiuredc hormone，ADH）。血管升压素作用于血管平滑肌的相应受体后，可引起血管平滑肌收缩，是已知最强的缩血管物质之一。但在完整机体内，血液中血管升压素浓度升高时首先出现抗利尿效应；仅在其血浓度明显高于正常时，才引起血压升高。这是因为血管升压素能提高压力感受性反射的敏感性，故能缓冲升血压效应。血管升压素在一般情况下并不经常对血压起调节作用，仅在禁水、失水、失血等情况下，血管升压素释放增加，主要对体内细胞外液量进行调节，并通过对细胞外液量的调节，实现对动脉血压的调节。

4. 血管内皮生成的血管活性物质　多年来一直以为血管内皮只是衬在心脏和血管腔面的一层单层细胞组织。在毛细血管处，通过内皮可进行血管内、外的物质交换。近年来已证实，血管内皮细胞可生成并释放多种血管活性物质，引起血管平滑肌舒张或收缩。

（1）血管内皮生成的舒血管物质：血管内皮生成和释放的舒血管物质主要有一氧化氮（nitric oxide，NO）和前列环素（prostacyclin）。

在离体实验中观察到，将乙酰胆碱作用于内皮完整的血管，可引起血管舒张；若去除血管内皮，乙酰胆碱则产生缩血管效应。这是由于血管内皮细胞可生成并释放一种重要的舒血管物质，该物质早年被命名为内皮舒张因子（endothelium-derived relaxing factor，EDRF），现在认为 EDRF 就是 NO，其前体是 L- 精氨酸，在一氧化氮合酶（NOS）的作用下生成。NO 可激活血管平滑肌内的可溶性鸟苷酸环化酶（sGC），升高 cGMP 浓度，降低游离 Ca^{2+} 浓度，使血管舒张。许多机械性和化学性刺激都可引起 NO 的生成释放。血流对血管内皮产生的切应力（shear stress）可引起 NO 释放；P 物质、5- 羟色胺、ATP、乙酰胆碱等均可通过激动相应受体促进 NO 的生成释放；有些缩血管物质，如去甲肾上腺素、血管升压素、Ang Ⅱ 等也可引起内皮释放 NO，后者可反过来减弱这些缩血管物质对血管平滑肌的直接收缩效应。

前列环素也称前列腺素 I_2（prostaglandin I_2，PGI_2），可在内皮细胞内由前列环素合成酶催化合成。血管内的搏动性血流对内皮产生的切应力可使内皮释放 PGI_2，引起血管舒张。

（2）血管内皮生成的缩血管物质：血管内皮细胞也可生成多种缩血管物质，称为内皮缩血管因子（endothelium-derived vasoconstrictor factor，EDCF）。近年来研究较为深入的是内皮素（endothelin，ET）。ET 是内皮细胞合成和释放的由 21 个氨基酸残基构成的多肽，具有强烈而持久的缩血管效应和促进细胞增殖与肥大的效应，并参与心血管细胞的凋亡、分化、表型转化等多种病理过程。ET 主要有 ET_1、ET_2 和 ET_3 三种亚型，相应的 ET 受体（endothelin receptor，ETR）有 ET_AR、ET_BR 和 ET_CR 三种。给动物注射 ET_1 可引起持续时间较长的升血压效应。但在升血压之前常先出现一个短暂的降血压过程。有人解释，内皮素也可引起 EDRF 的释放，故有一短暂的降血压反应。在生理情况下，血管内血流对内皮产生的切应力可使内皮细胞合成和释放内皮素。

5. 激肽释放酶 - 激肽系统　激肽释放酶（kallikrein）是体内的一类蛋白酶，可使某些蛋白质底物激肽原（kininogen）分解为激肽（kinin）。激肽具有舒血管活性，可参与对血压和局部组织血流的调节。

激肽释放酶可分为两大类，一类存在于血浆中，称为血浆激肽释放酶；另一类存在于肾、唾液腺、胰腺等器官组织内，称为腺体激肽释放酶或组织激肽释放酶。激肽原是存在于血浆中的一类蛋白质，分为高分子量激肽原和低分子量激肽原。在血浆中，血浆激肽释放酶作用于高分子量激肽原，使之水解，产生一种九肽，即缓激肽（bradykinin）。在肾、唾液腺、胰腺、汗腺及胃肠黏膜等组织中，组织激肽释放酶作用于血浆中的低分子量激肽原，产生一种十肽，称为赖氨酸缓激肽，也称胰激肽或血管舒张素（kallidin）。后者在氨基肽酶的作用下失去赖氨酸，成为缓激肽。缓激肽在激肽酶的作用下水解失活。

现已发现，激肽受体（kinin receptor）分为 B_1 和 B_2 两种亚型。B_1 受体可能介导激肽的致痛作用；B_2 受体存在于许多组织中，并与组胺（H_2）受体有高度的同源性。激肽的作用与组胺相似，可使血管平滑肌舒张和毛细血管通透性增高；但对其他的平滑肌则引起收缩。在人体和动物实验中已证实，缓激肽和血管舒张素是已知的最强烈的舒血管物质。在一些腺体器官中生成的激肽，可以使器官局部的血管舒张，血流量增加。循环血液中的缓激肽和血管舒张素等激肽也参与对动脉血压的调节，可使血管舒张，血压降低。

激肽可被激肽酶 I 去除 C− 末端的 1 个氨基酸残基，或激肽酶 II 去除 C− 末端的 2 个氨基酸残基而代谢为无活性的片段。激肽系统与 RAS 系统功能密切相关。激肽酶 II 与 ACE 是同一种酶，它们既可降解激肽为无活性的片段，又能使 Ang I 水解生成 Ang II。血浆激肽释放酶在离体条件下可将肾素原转变为肾素。

6. 心房钠尿肽　钠尿肽（natrilareric peptide，NP）是一组参与维持机体水盐平衡、血压稳定、心血管及肾脏等器官功能稳态的多肽。其成员有心房钠尿肽（atrial natriuretic peptide，ANP）、脑钠尿肽（brain natrilareric peptide，BNP）和 C 型钠尿肽（C-type natriuretic peptide，CNP）。其中最重要的是 ANP，主要由心房肌细胞合成，其受体是细胞膜上的一种鸟苷酸环化酶。

ANP 的主要生物学效应有：①降低血压。ANP 可使血管舒张，外周阻力降低；也可使搏出量减少，心率减慢，故心输出量减少。②利钠、利尿和调节循环血量。ANP 作用于肾脏可增加肾小球滤过率，也可抑制肾小管重吸收，使肾排水和排 Na^+ 增多；它还能抑制肾近球细胞释放肾素，抑制肾上腺球状带细胞释放醛固酮；在脑内，ANP 可抑制血管升压素的释放。这些作用都可导致体内细胞外液量减少，循环血量减少。③调节细胞增殖。ANP 可抑制血管内皮细胞、平滑肌细胞、心肌成纤维细胞和肾小球细胞等多种细胞的增殖，是一种细胞增殖的负调控因子。④ ANP 还具有对抗 RAS、内皮素和交感系统等缩血管作用。

7. 前列腺素　前列腺素（prostaglandin，PG）是一族二十碳不饱和脂肪酸，分子中有个环戊烷，其前体是花生四烯酸或其他二十碳不饱和脂肪酸。全身各部位的组织细胞几乎都含有生成前列腺素的前体及酶，因此都能产生前列腺素。前列腺素按其分子结构的差别，可分为多种类型。各种前列腺素对血管平滑肌的作用是不同的，例如前列腺素 E_2（PGE_2）具有强烈的舒血管作用，前列腺素 $F_{2\alpha}$（$PGF_{2\alpha}$）则使静脉收缩。前列环素（PGI_2）是在血管组织中合成的一种前列腺素，有强烈的舒血管作用。

8. 阿片肽　体内的阿片肽（opioid peptide）有多种。垂体释放的 β- 内啡肽（β-endorplfin）和促肾上腺皮质激素来自同一个前体。在应激等情况下，β- 内啡肽和促肾上腺皮质激素一起被释放入血液。β- 内啡肽可使血压降低。β- 内啡肽的降血压作用可能主要是中枢性的。血浆中的 β- 内啡肽可进入脑内并作用于某些与心血管活动有关的神经核团，使交感神经活动抑制，心迷走神经活动加强。内毒素、失血等强烈刺激可引起 β- 内啡肽释放，并可能成为引起循环休克的原因之一。针刺穴位也可引起脑内阿片肽的释放。这可能是针刺使高血压患者血压下降的机制之一。

除中枢作用外，阿片肽也可作用于外周的阿片受体。血管壁的阿片受体在阿片肽作用下，可导致血管平滑肌舒张。另外，交感缩血管纤维末梢也存在接头前阿片受体。这些受体被阿片肽激活时，可使交感缩血管纤维递质释放减少。

9. 组胺　组胺（histamine）是由组氨酸在脱羧酶作用下产生的。许多组织，特别是皮肤、肺和肠黏膜的肥大细胞中含有大量组胺。当组织受损或发生炎症和过敏反应时，都可释放组胺。组胺具有强烈的舒血管作用，并能使毛细血管和微静脉的管壁通透性增加，血浆漏入组织，导致局部组织水肿。

10. 肾上腺髓质素　肾上腺髓质素（adrenomedulin，ADM）是最初从人的肾上腺嗜铬细胞瘤提取物中分离出的一种由 52 氨基酸残基组成的活性肽。后来知道它分布在体内几乎所有的组织中，在肾上腺、肺和心房等组织中最多，而血管内皮细胞则可能是合成和分泌肾上腺髓质素的主要部位。在心脏、肺、肝、脾、骨骼肌等组织中分布肾上腺髓质素的特异性受体；许多血管的内皮细胞和平滑肌细胞上也都有肾上腺髓质素受体的分布。肾上腺髓质素的生理作用和心房钠尿肽相似，能使血管舒张、外周阻力降低，血压降低，并使肾脏排水和排钠增多。肾上腺髓质素能使血管内皮细胞合成和释放 NO，后者再使血管舒张。

（三）局部血流调节

体内各器官的血流量一般取决于器官组织的代谢活动，代谢活动愈强，耗氧愈多，血流量也就愈多。器官血流量主要通过对灌注该器官的阻力血管口径的调节而得到控制。除了前述的神经调节和体液调节机制外，还有局部组织内的调节机制。

实验证明，如果将调节血管活动的外部神经、体液因素都去除，则在一定的血压变动范围内，器官、组织的血流量仍能通过局部的机制得到适当的调节。这种调节机制存在于器官组织或血管本身，故也称自身调节。关于器官组织血流量的局部调节机制，一般认为主要有以下两类。

1. 代谢性自身调节机制　组织细胞代谢需要消耗氧，并产生各种代谢产物，如 CO_2、H^+、腺苷、ATP、K^+ 等。当组织代谢活动增强时，局部组织中氧分压降低和多种代谢产物积聚，都能使局部的微动脉和毛细血管前括约肌舒张，引起局部的血流量增多，向组织提供更多的氧，与增加的组织代谢水平相适应；但局部血流量增多也带走可引起血管舒张的多种代谢产物，又使微动脉和毛细血管前括约肌收缩，如此周而复始。局部组织微循环这种随氧分压下降和多种代谢产物增加而引起的局部舒血管效应，称为代谢性自身调节机制。这种代谢性局部舒血管效应有时相当明显，即使同时发生交感缩血管神经活动加强，该局部组织的血管仍能舒张。

2. 肌源性自身调节机制　许多血管平滑肌本身经常保持一定的紧张性收缩，称为肌源性活动（myogenic activity）。血管平滑肌还有一个特性，即被牵张时其肌源性活动加强。因此，当供应某一器官血管的灌注压突然升高时，由于血管跨壁压增大，血管平滑肌受到牵张刺激增加，于是肌源性活动增强。这种现象在毛细血管前阻力血管特别明显。其结果是器官的血流阻力增大，器官的血流量不致因灌注压升高而增多，即器官血流量能因此保持相对稳定。当器官血管的灌注压突然降低时，则发生相反的变化，即阻力血管舒张，血流量仍保持相对稳定。这种肌源性的自身调节现象，在肾血管中表现得特别明显，也可见于脑、心、肝、肠系膜和骨骼肌的血管，但皮肤血管一般不出现这种情况。在实验中用罂粟碱、水合氯醛或氰化钠等药物抑制平滑肌的活动后，肌源性自身调节现象将随之消失。

四、冠脉循环

体内各器官的血流量都由该器官的动、静脉压差和阻力血管的舒缩状态所决定。由于各器官的结构和功能不同，器官内部的血管分布也各有特点，因此，其血流量的调节除服从前述的一般规律外，还有其各自的特殊规律。

（一）冠脉循环的解剖特点

冠脉循环（coronary circulation）是营养心脏自身的血液循环。供应心脏血液的左、右冠状动脉由升主动脉根部发出，其主干走行于心脏的表面，小分支常以垂直于心脏表面的方向穿入心肌，并在心内膜下层分支成网。冠脉小分支的分布特点使之容易在心肌收缩时受到压迫。心脏的毛细血管网分布非常丰富，毛细血管数和心肌纤维数的比例为 1 ∶ 1。在心肌横截面上，每平方毫米面积内有 2500 ～ 3000 根毛细血管。因此，心肌和冠脉血液之间的物质交换可迅速进行，当心肌因负荷过重而发生代偿性肥厚时，肌纤维直径增大，但毛细血管数量并不相应增加，所以肥厚的心肌容易发生血供不足。此外，冠状动脉之间有侧支互相吻合，但人类的这种吻合支在正常时较细小，血流量很少。因此，当冠状动脉突然阻塞时，不易很快建立起侧支循环，常可导致心肌梗死。但是，如果冠脉阻塞是缓慢形成的，则侧支可逐渐扩张，建立新的有效侧支循环，从而起到一定的代偿作用。

（二）冠脉循环的生理特点

1. 血压较高，血流量大　冠状动脉直接开口于主动脉根部，加上冠状血管的血流途径短，因此，在其较小的分支血管内，血压仍能维持在较高水平。正常成年人在安静状态下，冠脉血流量为每 100g 心肌 60 ～ 80mL/min，中等体重的人，其总的冠脉血流量约 225mL/min，占心输出量的 4% ～ 5%；而心脏的重量只占体重的 0.5%。冠脉血流量的大小取决于心肌的活动水平，左心室单位克重的心肌组织的血流量大于右心室。当心肌活动加强，冠脉达到最大舒张状态时，冠脉血流量可增加到每 100g 心肌 300 ～ 400mL/min。

2. 摄氧率高，耗氧量大　心肌富含肌红蛋白，摄氧能力很强。动脉血流经心脏后，其中 65% ～ 70% 的氧被心肌摄取，比骨骼肌的摄氧率高 1 倍左右，从而能满足心肌对氧的需求。此外，由于心肌耗氧量大，即使在平静时，经冠脉毛细血管后，冠状静脉血液中的氧含量就较低，即动脉血和静脉血中的含氧量差很大。因此，当机体进行剧烈运动时，心肌耗氧量增加，心肌依靠提高从单位血液中摄氧的潜力就较小，此时主要依靠扩张冠脉血管来增加其血流量，以满足心肌当时对氧的需求。

3. 血流量受心肌收缩的影响显著　由于冠脉的分支大部分深埋于心肌组织中，故心肌的节律性收缩对冠脉血流量有很大影响，左冠状动脉血流受心肌收缩的影响尤为显著。左心室在等容收缩期开始时，心室壁张力急剧升高，压迫肌纤维之间的小血管，使左冠状动脉血流量明显减少，甚至发生逆流。随着左心室射血，主动脉压升高，冠状动脉压也随之升高，冠脉血流量增加；但进入减慢射血期时，冠脉血流量又有减少。在舒张期开始时，心肌对冠脉的压迫减弱或消失，冠脉血流阻力减小，血流量迅速增加，并在舒张早期达到高峰，然后再逐渐减少。在左心室深层，心肌收缩对冠脉血流量的影响更为明显。左心房收缩时对冠脉血流量也有一定影响，但不显著。一般情况下，左心室在收缩期的血流量仅有舒张期的 20% ～ 30%；当心肌收缩增强时，心缩期血流量所占比例则更小。可见，动脉舒张压的高低及心舒期的长短是影响冠脉血流量的重要因素。当体循环外周阻力增大时，动脉舒张压升高，冠脉血流量就增加；而当心率加快时，由于心舒期明显缩短，因而冠脉血流量减少。在某些病理状态（如主动脉瓣关闭不全）时，常因动脉舒张压太低而发生心肌供血不足。右心室心肌比左心室薄弱，收缩时对冠脉血流量的影响不如对左心室明显，在安静状态下，右心室收缩期的血流量和舒张期血流量相差不大，或略多于后者。

（三）冠脉血流量的调节

与其他器官相似，冠脉血流量也受神经和体液因素的调节，但最主要的调节因素是心肌自身的代谢水平，而神经调节的作用相对次要。

1. 心肌代谢水平的影响　心肌收缩的能量来源几乎仅依靠有氧代谢。实验表明，当心肌耗氧量增加或心肌组织中的氧分压降低时，都可引起冠脉舒张，增加心肌血流量；在切断支配心脏的神经后，上述现象仍然存在。目前认为，心肌代谢增强引起冠脉舒张的原因并非低氧本身，而是由于心肌产生的某些代谢产物增多所致。在各种代谢产物中，腺苷所起的作用最重要。当心肌代谢增强而使局部组织中氧分压降低时，心肌细胞中的 ATP 分解为 ADP 和 AMP。存在于冠脉血管周围间质细胞中的 $5'$ - 核苷酸酶可使 AMP 分解而产生腺苷。腺苷对小动脉具有强烈的舒张作用。腺苷生成后在几秒钟内即被破坏，因此不会引起其他器官的血管舒张。心肌的其他代谢产物，如 H^+、CO_2、乳酸、缓激肽、前列腺素 E 等也有舒张冠脉的作用。

2. 神经调节　冠状动脉受交感和迷走神经的支配。交感神经的直接作用是使冠脉收缩，这主要是通过激活血管平滑肌上的 α 受体而实现的；但交感活动加强可通过激活心肌上的 β 受体使心率加快，心肌收缩力增强，耗氧量增加，代谢加强而使代谢产物增多，因而可继发性引起冠脉舒张，从而使交感神经直接的缩血管效应被掩盖。迷走神经的直接作用是使冠脉舒张，这是通过激活血管平滑肌上的 M 受体而实现的；但迷走活动加强可通过抑制心脏活动而使心肌代谢水平降低，继发性引起冠脉收缩。总之，在完整机体中，神经因素的影响在很短的时间内就被心肌代谢改变引起的血流变化所掩盖。在剧烈运动或大失血等情况下，交感神经兴奋使全身血管收缩，而冠脉血管（及脑血管）却无明显收缩，即通过血量的重新分配，从而保证心、脑等重要器官仍保持相对较多的血供。

3. 激素的调节　肾上腺素和去甲肾上腺素可通过增强心肌代谢水平和耗氧量使冠脉血流量增加；也可直接作用于冠脉血管上的 α 或 β 受体，引起冠脉血管收缩或舒张。甲状腺激素增多时，心肌代谢水平提高，耗氧量增加，可使冠脉舒张，血流量增加。血管紧张素 II 和大剂量血管升压素能使冠状动脉收缩，血流量减少。

第二节　糖尿病发病机制

一、胰岛细胞功能与糖尿病

胰腺的内分泌功能是由胰岛来完成的。胰岛的重要性在于，它是人体内控制血糖动态平衡的中心。胰岛是胰腺组织中重要的内分泌器官，每个胰岛都是一个复杂的微器官，由上千个分泌细胞组成。经典的胰岛内分泌细胞包括 α 细胞、β 细胞、δ 细胞及 PP 细胞，分别主要产生胰高血糖素（glucagon）、胰岛素、生长抑素（SS）及胰多肽，其在成年胰岛内分别约占 20%、75%、3% ～ 5% 及 < 2%。此外，目前已经明确，胰岛 ε 细胞是一种产生胃饥饿素（ghrelin）的新型胰岛细胞群体，该细胞约占成年胰岛细胞总数的 1% 或更少。胰岛 ε 细胞分泌的胃饥饿素对其他类型胰岛细胞具有调节效应，而且在胚胎期的胰岛发育和分化中可能发挥重要的作用。另外，还有极少的分泌血管活性肠肽的 D1 细胞。

（一）胰岛的微观解剖

胰岛内 β 细胞数目最多，位于胰岛的中央部；α 细胞数目也较多，位于胰岛的周围部形成"鞘"，数量较少的 δ 细胞在位置分布上与 α 细胞存在一致性。在一些较大的胰岛内，由结缔组织构成的胰岛被膜深入胰岛内部将胰岛划分为不同的"亚单位"，在这些"亚单位"内，仍然是 α 细胞位于周围，β 细胞位于中央部。Orci 和 Unger 观察了若干种哺乳动物和人胰岛细胞的排列特点指出，分泌胰高血糖素的 α 细胞和分泌 SS 的 δ 细胞平行排列，最外周是 α 细胞分布区，稍内为稀疏的 δ 细胞层，居于中心的是大量分泌胰岛素的 β 细胞。他们认为这种排列不是偶然的，因而提出一个新的概念，即在解剖学上和功能上，可将胰岛分为两个亚单元：①位于胰岛中心的同种细胞单元，主要由 β 细胞组成，该区域可保持稳定而持续的胰岛素分泌，提供机体以基础的胰岛素需要量。②由外周的 α 细胞、δ 细胞和一部分 β 细胞组成一个外周异种细胞单元，有着丰富的神经和血管联系，对生理需要的 SS 和胰高血糖素迅速发生反应。δ 细胞位于 α 细胞和 β 细胞的中间，有助于通过血液循环或旁分泌途径抑制其邻近的 α 细胞或 β 细胞释放相应的激素。

β 细胞为胰岛的主要细胞，在人体中约占胰岛细胞数的 75%，主要位于胰岛的中央部。电镜下见其线粒体较腺泡细胞的小，散在分布，圆形或细长，粗面内质网多呈短管或小泡状，均匀分布于胞质内。β 细胞主要分泌胰岛素。近来的研究表明，胰淀素（amylin）也是由胰岛 β 细胞分泌的多肽。胰淀素由 37 个氨基酸残基组成，分子量 3850。人的胰淀素基因位于第 12 号染色体的短臂上。胰淀素的分泌由葡萄糖激活，在葡萄糖的作用下与胰岛素相伴分泌。胰淀素、胰岛素和胰高糖素三者共同维持稳态的葡萄糖水平。

人的 α 细胞约占胰岛细胞数的 20%，在胰体和胰尾部的胰岛内较多。成人的 α 细胞较大，常呈多边形，多位于胰岛的周边部。Malloryazan 染色可见 α 细胞胞质内见鲜红色的颗粒。电镜下 α 细胞的线粒体较少，呈细长形，有适量的粗面内质网，且常扩大成池，游离核糖体丰富，高尔基复合体不发达，其囊和小泡常含有致密物质。α 细胞的分泌颗粒圆形或卵圆形，电子密度高的芯常偏于一侧，界膜与芯之间有一新月形的帽样间隙。近年来，免疫细胞化学定位研究提示，α 细胞除分泌胰高血糖素、神经肽 Y（NPY）、GLP-1 外，还分泌抑胃多肽和缩胆囊素，前者可抑制胃的蠕动与分泌，后者可收缩胆囊和松弛 Oddi 括约肌。

δ 细胞数量较少，约占胰岛细胞数的 5%。人的 δ 细胞为卵圆形或梭形，分散于胰岛周边部，α 细胞和 β 细胞之间。细胞核卵圆形，染色质致密，核仁不明显。Malloryazan 染色可见 δ 细胞质内含有大量蓝色的颗粒。电镜下，δ 细胞的细胞器如线粒体，粗面内质网和游离核糖体均较少，线粒体细，常位于分泌颗粒旁边，高尔基复合体较明显，靠近核的一侧。分泌颗粒较大，位于靠近毛细血管一侧的胞质中。近些年，用免疫细胞化学法证实了 δ 细胞分泌生长抑素。此外，也有报道 δ 细胞分泌促胃液素（胃泌素），但对此尚有不同意见。

PP 细胞体积小，分泌胰多肽。此细胞数量很少，但随年龄增长而有所增加。在人体中，它主要存在于钩形突内的胰岛周边部，但在外分泌部的中、小导管上皮内和腺泡细胞之间也有发现。光镜下只能用免疫细胞化学法辨别此细胞。电镜下，人的 PP 细胞分泌颗粒较小，且大小不一，圆形或卵圆形，颗粒芯一般为中等电子密度，界膜与芯之间的间隙窄而清亮。但颗粒芯的电子密度变化很大，有中等和高电子密度的颗粒，也有透亮的颗粒，而且这 3 种颗粒可以共存于一个细胞内，并均有胰多肽的免疫活性。胰多肽对消化系活动主要起抑制作用，是一种抑制性的激素。D1 细胞在人的胰岛内极少，主要位于胰岛的周边部。细胞形态不规则或细长有突起。光镜下不易辨认，电镜下见细小的分泌颗粒，圆形或不规则形，中等电子密度，Grimelius 银染反应弱。此细胞易与 PP 细胞混淆，其区别在于颗粒界膜与芯之间无间隙。免疫组织化学法显示 D1 细胞可能分泌血管活性肠肽。在分泌血管活性肠肽增多的肿瘤中，可见类似的 D1 细胞增多。在腺泡细胞膜上发现血管活性肠肽受体，故血管活性肠肽可看作为一种调节胰腺外分泌的神经递质。血管活性肠肽还能抑制胃酶的分泌，刺激胰岛素和高血糖素的分泌。胰岛 ε 细胞是一种产生胃饥饿素的新型胰岛细胞群体，利用透射电镜和免疫金标记技术在超微结构水平上发现，胎儿胰岛细胞中的胃饥饿素分泌颗粒在大小、形状及电子致密度等方面均不同于任何一种经典胰岛激素（包括胰高血糖素、胰岛素、生长抑素及 PP 细胞）的分泌颗粒。胃饥饿素颗粒的特征为直径小（平均值为 110nm）、球形，电子密度不一，而胰高糖素分泌颗粒则直径较大（平均值为 185nm）、电子密度高。上述结果进一步支持胰岛 ε 细胞是一种独立的胰岛细胞类型。

胰岛局部微血管结构为研究胰岛细胞之间的相互影响提供了新方向。大鼠胰岛的输入血管（小动脉）在非连续 α 细胞、β 细胞及 PP 细胞间隙直接进入胰岛中心部的 β 细胞区，又在其中分为许多毛细血管，形成胰岛内的微门脉循环。换言之，α 细胞、δ 细胞通常位于微血管周围，这些细胞分泌的胰高血糖素和生长抑素可以通过微血管，到达中央部 β 细胞分布区；而胰岛 β 细胞分泌的胰岛素则由此进入微血管，经短距离运送后，再离开微血管而作用于表层 α 细胞或 β 细胞。

胰岛的神经支配非常丰富，其自主肾上腺素能和胆碱能神经末梢与胰岛细胞和血管形成突触联系，调节胰岛血流或局部旁邻内分泌。另外，还存在肽能神经，这种神经递质的效应属于旁邻内分泌。

（二）胰岛 α 细胞与糖尿病

α 细胞位于胰岛的周围部，主要分泌胰高血糖素和神经肽 Y。新近研究表明，胰高糖样多肽（GLP-1）在胰岛 α 细胞亦有表达。

胰高血糖素是由 29 个氨基酸组成的直链多肽，分子量是 3845。人类胰高血糖素基因位于 2 号染色体长臂上。其主要生理功能是：①迅速分解肝糖原，抑制糖酵解，抑制肝糖原的合成；②促进肝细胞对氨基酸的主动摄取，主要是使丙氨酸、谷氨酸、甘氨酸等生糖氨基酸水平下降；③促进脂肪组织的水解及脂肪酸的氧化，使血中游离脂肪酸水平增加；④促进肝脏摄取有利脂肪酸，以致肝脏储存甘油三酯，同时有轻微生酮的作用。

在生理情况下，进食碳水化合物后可使胰岛素浓度迅速升高，并在 30 分钟时出现分泌峰，即早期分泌相；而胰高血糖素在进餐后浓度迅速下降。在 2 型糖尿病患者中，不仅存在 β 细胞功能的异常，同时还有 α 细胞功能的异常。在 2 型糖尿病患者和糖耐量减低（IGT）人群中，胰高血糖素在进餐后非但不受高血糖和高胰岛素的抑制，反而进一步升高。由此推断胰岛素和胰高血糖素的分泌异常共同导致了餐后高血糖的发生。近年来，越来越多的研究表明 α 细胞可能同样存在胰岛素抵抗。在 α 细胞上存在有胰岛素受体，并且同样存在对 K^+ 敏感的 ATP 通道。已经证实，胰岛素通过 IRS-1、PI3-K 途径抑制 α 细胞的胰高糖素的基因表达和释放，刺激 α 细胞上的 K^+ 敏感的 ATP 通道开放。说明细胞里胰岛素信号转导的 PI3-K 途径与外周靶组织相同，并且参与了正常 α 细胞分泌胰高血糖素的调节。

在 1 型糖尿病患者中，同样存在胰高血糖素分泌的异常。部分 1 型糖尿病患者在糖负荷后会出现明显的高血糖，此时除 β 细胞功能的丧失外，还存在 α 细胞调节的异常，即高血糖时胰高血糖素水平不能被抑制，这种现象在 1 型糖尿病早期甚至在胰岛素尚有一定水平时就可出现。因此，1 型糖尿病患者的胰高血糖素水平无论是空腹或糖负荷后均较正常人高。在 1 型糖尿病患者中，导致这种 α 细胞功能异常的原因可能包括：①自身免疫导致 α 细胞功能受损；②胰岛素介导的对 α 细胞分泌的抑制功能下降，这是由于胰岛内胰岛素水平的下降或自身免疫导致的胰岛素分泌减少所致。

总之，无论在 1 型糖尿病或 2 型糖尿病的发病中，胰高血糖素均起着非常重要的作用。但是胰岛素调节胰高血糖素的分子内机制及 α 细胞胰岛素抵抗在糖尿病病程中所起的作用尚需进一步的研究。

　　神经肽 Y（NPY）是由 Tatemoto 于 1982 年首次从猪脑中发现并提纯的含 36 个氨基酸残基的多肽，属 NPY 家族，广泛分布于中枢和周围神经系统。近年的研究发现，胰腺内有 NPY 阳性细胞，NPY 在哺乳动物胰岛中主要由 α 细胞，少量由 β 细胞表达，可以通过旁分泌和自分泌调节胰岛素的分泌。在大鼠和小鼠中，NPY 直接作用于胰岛能减少葡萄糖刺激的胰岛素分泌，且通过静脉注入 NPY 能减少小鼠葡萄糖刺激的胰岛素释放。有研究发现，高浓度的脑脊液 NPY 可以使大鼠的抵抗素基因表达增加。接受 NPY 的 Y2 受体基因敲除的 ob/ob 大鼠的 2 型糖尿病表现明显减轻，提示 NPY 参与了大鼠糖尿病的发生。上述研究均提示了 NPY 可能参与机体胰岛素抵抗的发病。

　　胰高糖样多肽（GLP-1）是一种肽类肠道激素，在调节体内葡萄糖稳态中起重要作用。GLP-1 主要由肠道 L 细胞合成和分泌，此外，在胰腺 α 细胞、胰腺、脑干和下丘脑的提取物中也证实了 GLP-1 的存在。它是胰高糖素原基因表达后加工的产物，其基因序列包含在胰高血糖素前体基因内，该基因可在胰腺的 α 细胞内表达。GLP-1 与其受体结合，通过激活 G 蛋白发挥多种生理作用：刺激 β 细胞增殖与分化，并减慢 β 细胞的凋亡；刺激胰岛素基因转录和前胰岛素生物合成；增强葡萄糖刺激性的胰岛素分泌；降低胰高血糖素浓度并抑制胰高血糖素分泌；增强胰岛素的敏感性；刺激胰岛素依赖性糖原的合成；降低游离脂肪酸的浓度；减慢胃排空速度；通过下丘脑的中枢作用抑制食欲，降低食物摄取量；在中枢系统中刺激交感神经。

（三）胰岛 δ 细胞与糖尿病

　　胰岛 δ 细胞主要分泌生长抑素（SS）。SS 是由 14 个氨基酸组成的小分子肽，分子量 1658。SS 在体内分布广泛，除分布于神经系统（占 25%）外，还存在于其他部位，如胃肠道（占 60% ～ 70%）、胰腺（占 5%）、甲状腺及心脏等器官。SS 具有抑制生长激素（GH）分泌的作用，还可抑制多种胃肠道激素的分泌及胃肠道运动和吸收功能；在糖代谢方面，SS 不仅可以抑制胰岛素和胰高血糖素分泌，还可抑制葡萄糖、甘油三酯和电解质的吸收，使血糖向组织内转运，从而降低血糖水平。除此之外，Moller 通过灌注人前臂肌肉证实了 SS 能直接增加局部组织胰岛素刺激的葡萄糖摄取量，推测 SS 还具有拮抗胰岛素抵抗的作用。因此，SS 及其类似物与糖尿病的关系日益为人瞩目。

　　大约 50% 的糖尿病患者可出现胃轻瘫，高血糖可使 SS 分泌减少，当 SS 分泌减少时，其对促胃液素的抑制作用也减弱，从而使促胃液素合成和分泌增加，引起胃十二指肠不协调的无效收缩或反馈性抑制，最终导致胃排空障碍。

　　研究发现，SS 无论在体外还是体内，均能抑制胰岛素的分泌。虽然糖尿病患者空腹状态下 SS 处于高水平状态，但糖负荷下 SS 峰值高度和上升幅度小于正常对照，提示 SS 分泌相对不足。目前发现 SS 具有 5 种受体亚型，它们在胰岛细胞中的表达不同，其中主要分布于 β 细胞的是 1 型和 2 型受体。SS 通过 2 型受体抑制胰岛素的分泌，这种作用是通过 SS

抑制细胞外钙离子经由 G2 蛋白调节的电压依赖性钙离子通道进入胰岛素分泌细胞，在不影响细胞腺苷酸环化作用及细胞内外钾离子分布的情况下，剂量依赖性地抑制细胞胰岛素的分泌。至于对葡萄糖分泌的抑制作用可能也是通过 2 型受体机制，并且通过降低葡萄糖引物酶活性部分抑制其基因表达。SS 可抑制 GLP-1 的作用。SS 对胰岛素和血糖均有抑制作用，在 1 型糖尿病患者给予胰岛素治疗的基础上，并用 SS，可减少胰岛素用量，但 SS 作用时间短，且对内分泌、外分泌均有广泛的抑制作用，因此，近些年开发了多种 SS 抑制物，它们作用时间长，且选择性地抑制血糖发挥长效作用。

（四）胰岛 PP 细胞与糖尿病

胰岛 PP 细胞分泌胰多肽（pancreatic polypep-tide，PP）。PP 最早于 1968 年在鸡的体内发现，之后一直将整个结构相关肽家族称为胰多肽家族。但 1993 年，Larhammar 等发现，NPY 在进化中更古老，对进化的贡献更大，因此，将胰多肽家族改称为 NPY 家族更恰当。与 NPY 一样，PP 也是由 36 个氨基酸组成的多肽，分子量是 4179。正常人空腹血清中的胰多肽水平很低，半衰期 5～10 分钟。进食后血中胰多肽水平迅速升高，最强烈的刺激是食物。通过旁分泌和自分泌抑制胰岛素的分泌，同时抑制胰液的分泌，特别是抑制碳酸氢盐和胰蛋白酶的分泌，减弱胆囊的收缩和加强胆总管的紧张度及抑制胃窦和小肠的运动等。近年有研究表明，PP 对食物和促胃液素刺激的胃黏膜的生长具有抑制作用，PP 抑制固体食物的胃排空且延迟餐后血糖和胰岛素的升高，提示 PP 具有对胰岛素餐后分泌的再调节作用。PP 的释放主要受生长激素、抑胃肽和血管活性肠肽的抑制。上述研究表明，PP 不仅对胰腺外分泌有作用，而且对胰腺的内分泌也有作用。

（五）胰岛 ε 细胞与糖尿病

胰岛 ε 细胞是一种产生胃饥饿素的新型胰岛细胞群体，该细胞约占成年胰岛细胞总数的 1% 或更少。胃饥饿素是一种脑 - 肠肽，为生长激素促分泌物受体的内源性配体。广泛分布于胃肠道、胰腺、下丘脑等多种组织中。除了促进生长激素分泌，胃饥饿素还具有调节代谢和能量平衡、调节心血管和免疫系统及抗抑郁等多种生物学作用。

2002 年，Wierup 等利用组织免疫荧光染色和原位杂交检测发现，ghrelin 在 22 周龄胎儿、新生儿及成人的胰腺中表达，胰岛 ε 细胞在胚胎中期和新生儿期约占全部胰腺内分泌细胞总数的 10%，而在成人胰腺中则仅占 1% 左右。该细胞在成人期一般呈单个细胞分布，可见于胰岛周边，还可偶见于胰腺的外分泌组织、导管及神经元等处。在胚胎中期，胰腺 ε 细胞数量显著多于胃组织。更为重要的是，胰腺 ε 细胞并不与胰高血糖素、胰岛素、SS、胰多肽等任何一种已知的胰岛激素共表达。该作者据此首次提出了胰岛 ε 细胞可能是一种新的胰岛细胞类型。

李琳等发现胃饥饿素的受体可在大鼠和小鼠胰岛 β 细胞或 β 细胞株上表达，还可在

大鼠胰岛 α 细胞上表达。提示胰岛 ε 细胞分泌的胃饥饿素可能通过旁分泌或内分泌的方式对其他类型胰岛细胞发挥调节作用。许多研究也提示胃饥饿素可抑制离体大鼠和小鼠胰岛或 β 细胞株葡萄糖刺激的胰岛素释放。采用胃饥饿素受体拮抗剂或胃饥饿素抗体阻断内源性胃饥饿素的作用后，可增加离体大鼠胰岛葡萄糖刺激的胰岛素分泌和钙离子内流；外源性胃饥饿素可抑制离体大鼠胰岛葡萄糖刺激的胰岛素分泌，并抑制大鼠单个 β 细胞葡萄糖刺激的钙离子内流，钾通道阻断可使其抑制钙离子内流的效应出现逆转。体内实验显示，外源性给予胃饥饿素可升高小鼠血糖水平和降低胰岛素水平，该效应不依赖于 GH 分泌增加，因为其升血糖效应在 GH 缺乏小鼠中仍然存在；给予胃饥饿素受体拮抗剂则出现相反的效应胃饥饿素及其受体拮抗剂对小鼠胰岛素敏感性没有明显的影响。上述结果提示，生理状态下胰岛 ε 细胞分泌的胃饥饿素对胰岛 β 细胞功能具有抑制性调节效应，胃饥饿素的这种效应与其促进 GH 分泌和增强食欲等效应在能量稳态整合调节中具有重要的意义。此外，Qader 等发现神经元原生型一氧化氮合酶（ncNOS）的激活可能参与介导胃饥饿素对胰岛 α 和 β 细胞功能的调节作用。然而，胰岛 ε 细胞的确切生理学和病理生理学意义尚待深入研究。

（六）胰岛各细胞分泌物质间的相互作用

胰岛各种细胞所分泌的物质间的相互作用试总结如下：
①胰高血糖素能促进生长抑素和胰岛素的分泌。
②生长抑素抑制胰高血糖素、胰岛素和 GLP-1 的分泌。
③胰岛素抑制胰高血糖素分泌。
④ GLP-1 增强葡萄糖刺激性的胰岛素分泌并抑制胰高血糖素分泌。
⑤ NPY 能减少葡萄糖刺激的胰岛素分泌。
⑥胃饥饿素可能增加葡萄糖刺激的胰岛素分泌。
⑦ PP 可能具有抑制餐后胰岛素分泌的作用。

胰岛不仅是具有独立功能的 α 细胞、δ 细胞、β 细胞及 PP 细胞的集合体，而且通过旁分泌途径和血液循环途径互相调节，以利于代谢内环境的恒定。如果这种调节失灵或紊乱，无论原发还是继发，都会导致或加重糖尿病的高血糖。对胰岛细胞和胰岛功能的进一步深入研究，不仅对探索糖尿病治疗的新途径提供理论依据，而且对阐明糖尿病的发病机制，都有着重要的理论和实际意义。

二、代谢紊乱与糖尿病发病

糖尿病是以生命活动的基础——代谢状态出现紊乱，以代谢调节的重要激素——胰岛素的产生与作用障碍而表现的慢性代谢疾病。糖尿病主要分为四大类型，即 1 型糖尿病、2 型糖尿病、妊娠糖尿病和特殊类型糖尿病。其中 1 型、2 型糖尿病涵盖了绝大多数的糖尿病患者。无论从其发病过程、发病特点、疾病累及的器官功能范围和预后都表明了这一疾病发生机制的复杂性和多元性。在探讨慢性疾病发病机制中有着代表性的意义。随着近年来对生命活动研究认识的深入，特别是对基因表达调控机制认识的深入，慢性病发病机制的研究正在揭开一个新的篇章，必将为疾病控制提供新的思路与途径。本章将从遗传与环境因素两大方面分别对 1 型和 2 型糖尿病的发病机制予以阐述。重点将放在对 2 型糖尿病发病机制的讨论上，因为该类患者约占糖尿病患者的 90% 以上。

（一）2 型糖尿病的发病机制研究

2 型糖尿病的特点表现为起病隐匿缓慢；常有阳性家族史并在某些种族中呈现高患病率倾向；发病与增龄、肥胖和某些不良生活方式有密切的关系，多见于中老年人和肥胖者；在经济发展迅速、生活方式改变较大的国家与地区其患病率呈快速上升的趋势。这类糖尿病患者初发病时一般血浆胰岛素绝对水平并不低，但胰岛素刺激释放试验显示胰岛素释放高峰减低并后移。表明胰岛 β 细胞功能障碍与胰岛素活性损伤常同时表现于同一患者身上。2 型糖尿病的发病特点为其发病机制的研究提供了线索。

1. 2 型糖尿病发病的遗传机制　现代医学的观点认为大多数疾病的发生和患者的遗传背景有关。美国 Pirna Indian 流行病学调查第一次明确了 2 型糖尿病发病与遗传背景的关系。支持 2 型糖尿病发病过程中经典遗传因素的作用（指因 DNA 序列改变而发病）的证据来自以下几个方面。

（1）种族患病率：表明世界上各种族之间 2 型糖尿病患病率各不相同。即使在同一国家，不同种族之间患病率亦不相同。美国 Pirna Indian 20 岁以后糖尿病患病率高达 35%，而美国人糖尿病平均患病率为 7%。但在混血 Pirna Indian 中这一患病率与全美国平均患病率相近。

（2）阳性家族史：2 型糖尿病患者常有明确的家族史。但阳性家族史的百分比在各民族、各国中并不完全一致。

（3）孪生子患病率：在孪生子中调查表明，2 型糖尿病共患率单卵双生子波动在 20% ～ 90%。这一较大波动的原因可能与调查方法与被调查者年龄有关。考虑年龄因素修正后结果为 70% ～ 80%。而双卵孪生子 2 型糖尿病共患率仅为 9%。

（4）与糖尿病发病明确相关的致病单基因位点

1）胰岛素基因：1979 年报道了第一个胰岛素基因点突变家系，至今已有两大类 13 个家系 6 个位点突变被查明。高胰岛素血症类是由于胰岛素基因突变造成胰岛素与胰岛素受体结合力改变，生物活性下降，清除减慢。高胰岛素原血症类是由于合成的胰岛素原的肽链上氨基酸变异，使得胰岛素转换酶不能在该位点完成内切修饰，造成胰岛素原过多而成为高胰岛素原血症。

2）胰岛素受体基因：1988 年首例报道，现已有 40 余种编码区突变形式的报道。大部分为点突变，亦有缺失类型。可按突变造成受体功能改变分为两类。受体数目减少为一类，受体亲和力减低为另一类。

3）葡萄糖激酶基因：1993年明确报道葡萄糖激酶基因突变糖尿病家系。突变形式多样，多见于MODY家系（可达50%）。

4）线粒体基因突变：1992年确认线粒体基因突变是特定糖尿病类型发病的原因。这一类型突变在中国糖尿病患者中亦有报道。

世界上不少家实验室为寻找2型糖尿病致病基因关联基因投入了大量工作，筛查了几百个候选基因。其中主要包括与糖脂代谢相关激素受体、载体的基因，葡萄糖脂肪代谢通路限速酶的基因等。因单基因突变致2型糖尿病发生者不超过其总体的10%。至于与糖尿病发生相关联，与其并发症发生相关联基因的研究报道更比比皆是，无法一一详述。国内研究人员对上海、山东、福建、辽宁等地的102个至少是两代以上都患有2型糖尿病的家系，进行微卫星多态性全基因组扫描、分型和连锁分析，在人体9号染色体短臂21带区域发现两处位点存在2型糖尿病的易感基因，其功能意义上需进一步探索。

虽然上述4点均支持2型糖尿病发病机制中遗传因素的作用，但截至目前的工作并未能发现2型糖尿病患者的致病基因。即使是在遗传背景完全一致的单卵孪生子中，糖尿病的共患率也未达到100%；加之近年来糖尿病发病率在经济迅速发展的国家与地区几乎呈现流行趋势，使得2型糖尿病发病机制不能单纯用经典遗传因素来解释。其原因何在？遗传学的另一个研究领域——表观遗传学研究正在揭示这一差异存在的机制。表观遗传学是指一门不涉及DNA序列改变，而研究遗传信息传递过程状态变化（如DNA甲基化、组蛋白乙酰化、染色体重塑、RNA干扰）和基因表达谱在代间传递现象的遗传学。经典遗传学和表观遗传学构成了阐述遗传现象的两个方面。表观遗传学研究的具体内容分为两大类：①基因选择性转录表达的调控：这里包括DNA甲基化、基因印记组蛋白共价修饰、染色质重塑等调控方式。②基因转录后的调控：非编码RNA、微小RNA、反义RNA、核糖开关等调控方式。这就意味着基因组学含有两类信息，经典遗传学提供的是遗传模板信息，通过DNA的精确复制、转录和翻译，生物体的遗传信息得以稳定传递；而表观遗传学提供的则是何时、何地及如何传递应用模板信息，通过DNA–系列表达调控途径，将遗传与环境变化结合在一起，使遗传信息传递有着一定的反应调整和适应性。表观遗传学从另一个角度提供了环境因素对遗传信息传递所起到的主动与直接作用的理论与实验依据。

2.2型糖尿病发病相关的危险因素及机制　目前公认的2型糖尿病两大发病危险因素为年龄和肥胖，特别是前者被认为是不可控的自然规律因素。随着年龄增长随机出现的DNA甲基化会不断积累，有可能是糖尿病代谢综合征在老年人群中高发生的一个原因。但表观遗传学改变是不稳定的，可能受到食谱体重和其他环境因素的影响。最近的研究结果表明，肥胖、糖尿病的发生与肠道菌群谱变化有着密切的关系；这一研究正在成为解释肥胖这一高风险因素与2型糖尿病发生机制的热点领域。最早提出这一假说的是Cordon研究团队，他们注意到无菌环境下饲养的小鼠，即使热量摄入高出 29%，全身体脂仍低于常规状态下饲养小鼠的 40%。如果将常规状态下饲养小鼠盲肠部位的菌群注入无菌小鼠肠内，2 周内无菌小鼠的体脂可增加 57%，肝内甘油三酯增加 2 ～ 3 倍，并出现明显的与食物摄入量和能量支出无关的胰岛素抵抗现象。

人类肠道中有着巨量不同类型的细菌，数量至少是 10^{14}；种类在 1000 种左右，肠道优势菌群约有 40 余种；细菌数量从小肠开始逐渐增加，在十二指肠部位约为 10 菌落每克组织，在回肠末端达到 10 菌落每克组织。小肠中主要是需氧的革兰氏阴性菌，也有部分厌氧菌。在大肠部位，细菌数量约为 10^{12} 菌落每克组织，主要是厌氧菌；据估计 60% 的大便量是由菌落形成的。综合应用 PCR、点杂交、印记、原位杂交及 DNA 芯片等技术检测发现人类胃肠道内菌群主要由厌氧菌构成；这些厌氧菌分属三大细菌门类：革兰氏阳性菌的 Firmicutes 和 Actinobacteria 及革兰氏阴性菌的 Bacteroidetes。Firmicutes 是一个有着 200 多个分支的细菌大门类，包括 Lactobacillus、Myco-plasma、Bacilus 及 Clostridiun 等类型；Actinobacteria（门类下有着 20 余种类型细菌）及革兰氏阴性菌的 Bacteroidetes 均为胃肠道中的主要菌群，但后者常常被 RNA 序列检测方法所遗漏，仅能被 FISH 方法所检出。肠道菌群的基因组称之为微生物基因组学（microbiome）。微生物基因组规模超过人类基因组百倍以上，微生物基因组学重要的代谢与生物学作用现在还远未被认识。目前的研究证据越来越表明肠道内菌群谱与健康状态和疾病发生之间有着密切关系。

无菌状态和常规状态下的小鼠喂饲同样热量的高脂和高碳水化合物食物 8 周，无菌小鼠体重和体脂量明显低于常规状态下的小鼠，同时由于这种食物喂饲诱导下出现的胰岛素抵抗和葡萄糖不耐受现象在无菌小鼠身上也低于常规状态小鼠。瘦素（leptin）基因缺陷性小鼠（ob/ob 小鼠）出现肥胖的趋势可因两种优势菌群（Baceroides 和 Firmicutes）增加而改变。与同样喂饲富含多糖食物的对照小鼠比较，增加 Bacteroidetes 和 Firmicutes 的 ob/ob 小鼠肥胖发生减少了 50%。另外，膳食肠道菌群和能量平衡之间的关系在食物诱导肥胖动物模型上得到进一步证实。抵抗素样分子 β（reistin-like moleule β，RELMβ）基因敲除小鼠可抵抗高脂饮食诱导的肥胖。当抵抗素样分子 β 基因敲除小鼠从喂饲一般食物转为喂饲高脂食物和野生型对照小鼠从喂饲高脂食物到喂饲一般食物时，两种小鼠肠道内的菌群类型和功能特点出现同样的相互转换，表明膳食类型在肠道菌群变化中的主导作用。

为进一步探索肠道菌群变化与肥胖发生和膳食变化的因果关系，从肥胖和瘦小鼠回盲部采集的肠道细菌被注入无菌小鼠肠道内。2 周后，与接受瘦小鼠肠道菌群注入的无菌小鼠相比较，接受肥胖小鼠肠道菌群注入的无菌小鼠从食物中吸收更多的热量并且增加更多的脂肪组织。这样的结果已经不同实验室报道，喂饲同样热量，接受肥胖小鼠肠道菌群注入的动物比接受瘦小鼠肠道菌群的动物表现出更明显的胰岛素抵抗和脂肪蓄积。

人体试验研究支持同样的结论。与非肥胖者相比较，12 名肥胖者远端消化道菌群特点为较低的 Bacteroidetes 菌群和较高的 Firmicutes 菌群。在随机的脂肪或是碳水化合物食物限制 52 周后，Bacteroidetes 菌群比例升高，同时伴有在无进食改变状态下的体重下降。

一项包括 154 例单卵和双卵肥胖和非肥胖孪生子及他们母亲在内的综合研究表明，肥胖与某此肠道菌群的多样性明显减少有关。与非肥胖者相比，肥胖者表现为较低的 Bacteroidetes 菌群和较高的 Actinobacteria 菌群。这一较大规模的研究提示，在某种程度上，人的肠道菌群类型在同一家庭成员中相近，并很大程度上遗传自母亲。对于细菌的结构和功能而言，这一肠道菌群的遗传性较之个体的实际遗传关系更重要。截至目前的人体试验研究一般多支持以上肠道菌群与肥胖发生有关的结论，但试验结果并不完全一致。这里有方法学问题，也有人的生活方式与实验动物之间的差别。由此也可见，胃肠道菌群类型的研究与采用的检测方法、检测对象的生活方式状态、取材部位均有密不可分的关系。关于肠道菌群改变与人肥胖和疾病发生之间的关系需要进一步研究证实。

目前经研究提出的肠道内菌群谱与健康状态和疾病发生相关的可能机制下列几个。

（1）增加小肠绒毛毛细血管与肠道单糖吸收：高脂、高糖膳食可使得小肠绒毛毛细血管成倍增加，并增加单糖的吸收。门脉血液内增加的单糖水平可以刺激碳水化合物反应性结合蛋白介导的、和甾体反应性结合蛋白 –1 介导的肝内和脂肪组织内脂质生成；最终导致肝内和脂肪组织内的脂质蓄积。另外，肥胖动物肠内菌群基因组分析显示缺少与刺激肠运动相关的菌群，而富含酵解、水解糖分、转运单糖的菌群。

（2）促进循环：甘油三酯在脂肪细胞中存储肠道菌群变化可以抑制小肠内一种脂肪组织脂蛋白酯酶抑制物——FIAF（fasting-induced adipose factor），FIFA 也被称为促血管新生因子样蛋白 –4（angiopoietin-like protein–4），从而导致循环血内甘油三酯在脂肪组织中的蓄积。同时高脂膳食环境下的肠道菌群易将食物中的胆碱转化成为具有肝毒性的甲胺，减低胆碱在脂代谢中的生物活性，从而促进肝脏的脂肪分解、胰岛素抵抗和脂肪过氧化发生。肠道菌群还可能通过直接影响宿主的胆酸乳化与吸收和间接通过影响胆酸相关信号途径与肝脏脂肪存储及脂质过氧化发生关系。

（3）影响肝脏与肌肉组织中脂肪酸氧化途径：无菌小鼠肝脏与肌肉的脂肪酸氧化活性增加；这一活性增加可能与以下相互和独立的机制有关：①增加 AMPK（AMP-actived protein kinase）的活性，从而提高系列线粒体脂肪酸氧化关键酶，包括乙烯辅酶 A 脱羧酶的活性。②增加 FIAF 诱导的 PPAR– 相关活性因子 –1a 的表达，这一核转录相关因子是参与脂肪防酸氧化途径核受体和蛋白酶活性的关键相关活性因子。

目前的研究揭示肠道菌群在机体能量平衡中 3 个方面的作用为：①影响食物能量的摄取：包括通过肠道食物分化与吸收从而影响食物能量的摄取；②影响能量存储：通过循环甘油三酯、极低密度值蛋白的组织细胞内积蓄从而影响能量存储；③影响能量的支出：通过参与调解组织脂肪酸氧化过程从而影响能量支出。

（4）对肠道分泌多肽的影响：肠道菌群可以合成大量的糖类水解酶，这些酶可将多糖分解为单糖和短链脂肪酸。这些被分解的物质除了是重要的内源性脂质合成物质，某些短链脂肪酸还是 G-protein 耦联受体（G-protein coupled receptor、Gpr41、Gpr43）的配体。在配体结合受体时可刺激 PYY 分泌，引起肠道吸收增加。

与单纯碳水化合物食物相比较，益生菌和碳水化合物混合食物可以增加小肠内 Lactobacillus 和 Bacteroidetes 菌群数量，使得小肠屏障功能增强；减轻内毒素血症、肝脏与全身炎性细胞因子生成和氧化应激反应。同时也可使循环中 GLPP-1、GLP-2 水平增高。这些作用可因事先使用 GLP-1、GLP-2 拮抗剂或激动剂而减低或增强。这些结果表明 GLP-1、GLP-2 可介导益生菌效用。

人体益生菌随机对照研究表明，妊娠妇女在产前 4 周至后 6 个月摄入益生菌（Lactobacillus rhamnosus）的干预方式是安全的，对产后 1 ～ 2 年的婴儿体重控制有一定的作用，并可降低 4 岁时体重的增加趋势（根据出生体重调整后的）。

（5）其他全身效应：除了以上涉及的肠道菌群在机体能量平衡中的作用外，肠道菌群还参与了以下过程的发生。

1）慢性炎症反应：肥胖、胰岛素抵抗及糖尿病心脑血管疾病患者存在慢性炎症的现象早已被人所认识。关于这一慢性炎症的来源曾被归因于脂肪组织释放的炎症因子。肠道菌群的研究进一步解释了机体代谢与免疫关系之间的联系。

①与肠道菌群相关的慢性炎症——低程度内毒素血症：肠道革兰氏阴性菌壁上的成分脂多糖（lipopolysaccharide，LPS）可通过与免疫细胞表面受体复合体（CD-14 toll-like receptor-4，TLR-4）的途径激活炎症反应。去除免疫细胞表面 TLR-4 可以防止高脂食物喂饲导致的胰岛素抵抗发生。高脂膳食可以激活肝脏中的巨噬细胞——Kupffer 细胞，导致胰岛素抵抗和葡萄糖耐量受损。选择性地去除肝脏 Kupffer 细胞可以有效地改善肝脏的胰岛素抵抗和全身脂肪储存。4 周喂饲高脂膳食的小鼠不仅表现出肥胖，同时出现肠道菌群变化（Bifidobacteria 和 Eubacteria spp 菌类减少）和循环血中 LPS 水平增高 2 ～ 3 倍。研究者称此现象为"代谢性内毒素血症"（metabolice endotoxemia），因为虽其血内毒素水平较之对照组小鼠升高，但远远低于真正败血症休克的水平。皮下注射 LPS 同样可以严生以上代谢紊乱现象。CD-14 受体敲除小鼠就没有以上对高脂食物喂饲和皮下注射 LPS 的反应。这一 LPS 效应的研究同样在人体研究中观察到。低程度内毒素血症可增高血中 TNF-α 和 IL-6 水平并增进胰岛素抵抗；高脂、高糖膳食可以诱发餐后血浆 LPS 水平升高，同时伴有单核细胞内 TLR-4、NFk-B、SOCS-3 表达水平增加；这些现象在进食富含纤维和水果的膳食后则完全观察不到。高脂喂饲小鼠和 ob/ob 小鼠服用抗生素可以减低肠内 LPS 水平并减轻代谢性的内毒素血症，改善肥胖体征。

②不同食物引发不同程度的内毒素血症：高脂食物可以增加小肠通透性和升高血中 LPS 水平，提示肠内脂肪吸收与分泌可能在 LPS 进入门静脉血流中起主要作用。这一作用也在人体研究中被证实：201 例健康男性血中 LPS 水平与他们 3 天内摄入的总热量和脂肪量呈正相关，而与其他营养素摄入无关。高脂膳食诱发的急性内毒素血症中的 LPS 浓度水

平已经足以激活体外培养的人动脉内皮细胞，其效果与人动脉内皮细胞接受单核细胞释放可溶性 TNF-α 相一致。比较单一食物，如葡萄糖、奶油和橘子汁食品对健康人血浆内毒素、氧化水平和炎性标记物水平的影响，NFk-B、SOCS-3、TNF-α 和 IL-1β 水平在摄入葡萄糖、奶油后明显升高；血浆 LPS 水平和 TLR-4 表达仅在摄入奶油后升高，而服用橘子汁则对这些标志物水平无影响；并且在摄入高糖高脂食物时加服橘子汁还可抑制单纯摄入高糖、高脂食物时诱发的 LPS、相关炎性标志物和 TLR-4 表达的升高。另一个可以诱发内毒素血症的物质为果糖。小鼠过量摄入果糖 8 周可使门脉中内毒素水平升高 27 倍，同时伴有明显升高的血中炎性标志物及胰岛素抵抗的出现。以上研究表明脂质和果糖是可较强引发内毒素血症和炎性反应的食物；这与肠道菌群 LPS 生成和吸收增加有关。这类食物是如何增加 LPS 生成与吸收仍有待进一步研究。

以上研究表明肠道菌群在能量代谢不同环节途径上的参与最终产生了肥胖、胰岛素抵抗乃至糖尿病发生的整体效应。膳食结构与肠道菌群及慢性炎症状态密切相关，与肥胖、胰岛素抵抗及糖尿病发生密切相关。这不仅提供了生活方式、环境因素与疾病发生的途径机制，也从另外一个方面提示生活方式干预可以提高健康状态，预防疾病发生的分子学基础。

2）生命初期的作用：胎儿在子宫内是处于无菌状态的，出生后暴露于细菌包围中。KOALA 出生队列研究表明，婴儿期的肠道菌群与分娩方式、喂养方式、住院、出生时的发育情况及抗生素使用有关。与自然分娩的婴儿相比较，剖宫产分娩的婴儿肠道菌群中两种防止肥胖的 Bifidobacteria 和 Bacteria spp 菌群较少；而更多为 C.difficile 菌群。婴儿出生第一个月菌群尚在动态变化中，肠道菌群在出生后 1～2 年内稳定，特别是第一年对每个人的肠道菌群形成至关重要。不同喂饲方法也会影响婴儿肠道菌群谱。母乳、配方奶喂饲婴儿各有其优势肠道菌群，目前尚需要长期队列研究才能阐述这些不同类型的肠道菌群，以及不同生活方式与婴儿今后健康与疾病发生的关系。

3）抗生素的应用：人口服 5 天抗生素后，肠道菌群大约需要 4 周时间恢复到既往状态，有些菌群的恢复可能需要长达 6 个月的时间。婴儿使用抗生素后可能会使得不利于肥胖发生的 Bifidobacteria 和 Bacteria spp 菌群减少，并且 Bifidobacteria 菌群恢复较慢，而 Bacteria spp 常常不能恢复。

虽然已有不少动物与人体研究表明肠道菌群与肥胖胰岛素抵抗和糖尿病发生有着密切的关系，但要证实其中的因果关系还需要进一步的研究和人体试验证实。目前的研究至少提供了一个事实，即人体健康状态与包括个体生活方式在内的环境因素有着密不可分的关系。养成健康生活方式是维护机体健康最基本的保障。

流行病学研究所显示，明确的 2 型糖尿病患病风险因素和强化生活方式干预可以显著降低具有糖尿病发生风险个体的糖尿病发病率，从正反两个方面表明 2 型糖尿病的发生与生活方式密不可分。目前所知与糖尿病发病密切相关的主要三大生活方式因素为：饮食结构、日常运动量、吸烟与否。而形成生活习惯与方式的主导原因很大程度上取决于每个人对健康的意识和对自己行为的掌控能力。支持生活方式影响 2 型糖尿病发病的现象可见于同一民族在世界不同地区生活而表现出的不同患病率。在广岛本土的日本人糖尿病患病率为 7%，而在美国夏威夷的日本移民患病率为 13%。在中国大陆居住的华人糖尿病患病率为 4%，而在中国台湾这一比率为 5.7%，在中国香港为 6.7%，在新加坡为 8.6%，在毛里求斯高达 16.6%。

饮食结构是与代谢性疾病发生关系最密切的因素之一。第二次世界大战后半个多世纪的相对和平，使得绝大多数国家人民生活水平较之 50 年前有了很大的提高。随之而来的是 2 型糖尿病患病率在世界各国的攀升，发病年龄提前。特别是在经济发展迅速，饮食结构改变较大的发展中国家。以中国为例，在近 20 年里，中国绝大部分地区，特别是经济较发达的城市及城镇地区，居民饮食结构发生了很大变化。与此同时，全国糖尿病平均患病率已由 20 世纪 70 年代末的 1%，上升到目前的 4.5%。发病年龄大大提前，特别是在 20～30 岁青年中，糖尿病患病率较 20 年前大大增加。2 型糖尿病在发展中国家大规模发病与人群早期（胚胎时期）营养不良有关。在世界各地的调查一致显示，低出生体重新生儿在成人后糖耐量减低，极易发生糖尿病。实验室动物实验表明，给妊娠母鼠喂饲含 50% 正常蛋白质含量的等热量食物，其产生的子代胰岛细胞小，血管少，自细胞分泌能力减低。70 天后糖耐量减低，胰岛素分泌减低。同时子代肝中葡萄糖激酶活性下降，肝细胞对胰岛素反应不敏感。子代雄鼠中表现为胰岛素外周作用减低明显，而雌鼠则胰岛素分泌功能显著减退。这点与人的表现一致。这种特性在成年后依然存在。上述改变仅在母鼠妊娠期营养不良的子代中出现而不在母鼠哺乳期营养不良的子代中出现。说明胰岛 β 细胞功能及胰岛素靶器官对胰岛素敏感性受到早期营养状况的影响。营养成分，特别是胚胎期营养成分改变 DNA 甲基化和组蛋白乙酰化水平导致细胞凋亡和某些相关基因表达异常是用以解释这些现象的分子基础。妊娠期间营养不良可致下一代胰岛功能损伤，但妊娠时血糖过高同样也会导致子代代谢紊乱。加拿大研究人员报道母亲患有妊娠糖尿病的子女在学龄儿童时就具有糖耐量减低和超重的风险。

运动可增加能量消耗，维持机体能量平衡。正常人骨骼肌占体重的 40%，是机体重要的外周葡萄糖利用器官。肌肉活动时，肝脏葡萄糖输出增加，肌肉葡萄糖利用加速。短期轻微活动时，肝脏葡萄糖输出增高与肌肉利用保持平衡。轻度活动达 40 分钟两者之间已呈轻度负平衡，血糖水平略有下降。运动后 40 分钟，肌肉摄取葡萄糖的量与休息状态相比仍高 3～4 倍。由此可见，运动对维持机体能量平衡及加强外周组织葡萄糖利用的益处。现代都市人体力活动明显减少是导致糖尿病患病率上升的另一个不可忽视的原因，加强合理运动也是生活方式干预糖尿病发生的一项重要有效措施。

据 Persson 对 3129 名年龄在 35～60 岁的男性居民调查表明，每天吸 16 支香烟以上者，其糖尿病发病危险是不吸烟者的 2.7 倍。但未发现吸烟与 IGT 发生相关。在同样的 BMI 情况下，不吸烟者葡萄糖刺激后胰岛素分泌水平高于吸烟者。而吸烟者内脏脂肪量、空腹血糖及胰岛素水平均较不吸烟者为高。吸烟可加重胰岛素抵抗现象。另有人报道吸烟者餐后 2 小时血糖水平并不较不吸烟者高，但其 HbA1c 水平升高，提示吸烟者体内易发生糖化反应。

增龄与肥胖是两个公认的重要糖尿病易感因素。2 型糖尿病患病率随增龄上升，60 岁以上老年人患病率明显高于其他年龄组。这在世界各地任何种族都是一致的。2 型糖尿病因此被称之为与年龄相关的老年性疾病。增龄还可与不良的生活方式产生共同的效应——肥胖。以下部分将以增龄与肥胖为切入点，分别阐述环境因素所造成的病理生理改变及可能机制。

增龄造成的糖代谢改变所涉及的发病机制及效应有以下几点。

1）胰岛细胞对葡萄糖诱导产生的胰岛素分泌反应减低。在形态上，老年人胰岛细胞变性增加，β 细胞数目减少，α 细胞数目相对增加。虽然单个胰岛细胞内胰岛素含量有所增高，但在功能上，胰岛细胞葡萄糖转运能力下降，葡萄糖氧化减少。葡萄糖刺激胰岛素原（proimulin）合成作用亦受损，这一作用似发生在前胰岛素原（preproinsulin）mRNA 水平上。不仅葡萄糖诱导的胰岛素分泌受到增龄的影响，精氨酸、磺脲类药物刺激胰岛素分泌作用均随增龄而减退。提示增龄对胰岛 β 细胞的作用是多方面的。虽然老年人基础胰岛素水平并不减低，但这不能提示老年胰岛分泌能力正常，也可能与胰岛素清除速率下降有关。

2）胰岛素介导的葡萄糖摄取能力减低，使葡萄糖外周利用下降。肌肉组织是由胰岛素介导葡萄糖摄取的主要外周组织。从 30 ～ 70 岁，人肌肉组织减少 30% ～ 45%，脂肪组织在男性增加 18% ～ 30%，女性则增加 26% ～ 36%，脂肪细胞表面积增大 19%。这是使葡萄糖利用下降的一个原因。由于胰岛素外周作用下降，胰岛素在肝内抑制糖生成作用减低，使肝脏糖生成入血增多。另外，老年人消化道糖吸收减慢。与 20 岁左右的青年人相比，70 ～ 80 岁老年人口服 100g 葡萄糖 270 分钟后吸收率减慢 67% ～ 81%，但消化道吸收减慢对糖耐量的影响不是主要原因。如果将口服葡萄糖耐量实验改为静脉注射葡萄糖耐量实验仍可见老年人糖耐量减低的现象。

3）患病率随年龄上升反映了随增龄器官功能，特别是储备功能衰退的状况。老年人空腹血糖水平随年龄增加有所升高。这一变化大约出现在 60 岁左右。其特点为：空腹血糖每 10 岁增加 0.11mmo/L，餐后 2 小时血糖每 10 岁增加 0.44 ～ 1.1mmo/L。其中空腹血糖变化较餐后血糖变化小。只有在大规模检测或长期固定随访中才能发现。不仅空腹血糖随增龄而增高，葡萄糖耐量也随年龄增长而减退。

老年人胰岛素、胰高血糖素水平及两者间比例，前臂肌肉糖摄取的能力与年轻人比较无明显变化。但对葡萄糖刺激反应能力大大减低。老年人胰岛素受体亲和力没有改变。胰岛素作用减低很可能是受体后的改变所致。随增龄出现的糖代谢改变与一般肥胖及糖尿病情况下有所不同。这也提示不同情况下糖代谢改变的机制可能有所不同。表观遗传学研究表明随着年龄增长随机出现的 DNA 甲基化会不断积累，使得基因表达调控有所改变，这也是糖尿病、代谢综合征这类代谢性疾病在老年人群中有着高发生率的一个原因。老年人常同时伴有肥胖，两者对糖代谢及胰岛素作用的负性影响可能是叠加的。使增龄造成的改变更加显著成为老年人易患糖尿病不可忽视的因素。增龄因素这既往被认为是不可控的自然规律发病因素目前也正在被干预手段所消减。

肥胖造成糖代谢改变所涉及的发病机制及效应有以下几点。

1）代谢紊乱：肥胖者常出现大量脂肪堆积，血生化代谢指标大都不正常。主要是血脂水平明显增高，特别是游离脂肪酸含量增高（目前我国临床常规血生化检测缺如此项指标）。游离脂肪酸水平升高，特别是饱和脂肪酸可抑制葡萄糖的利用。曾有报道外源性脂肪酸输入体内可形成轻度胰岛素抵抗模型。另外体内各部位脂肪代谢速率并不一致，腹部脂肪代谢速率要比臀部、股部脂肪代谢活跃。因此，中心型肥胖者更容易表现为血中脂肪酸含量过高，高甘油三酯血症。代谢紊乱并不仅表现为血脂、血糖水平升高，体内堆积的大量脂肪组织本身就是活跃的分泌器官。脂肪组织可以产生数十种脂肪细胞因子（adipokines），分属几大类别：①激素类因子：瘦素（leptin）、抵抗素（resistin）、脂联素（adiponectin）、内脂素（visfatin）、网膜素（omentin）等；②酶类：脂蛋白酯酶、$17\beta_2$ 羟胆固醇脱氢酶等；③炎性因子：肿瘤坏死因子 TNF-α、IL-6、PAI-1 等。这些细胞因子中除脂联素对机体代谢平衡有着明确的正性作用外，其余的细胞因子不同程度地参与了胰岛素抵抗的发生、前炎症状态的形成。体内堆积脂肪所产生的大量细胞因子作用与作用机制已经成为近年来研究的热点，这里也就不再赘述。新的脂肪因子及其作用的研究在今后也一定会不断地被报道。

2）胰岛 β 细胞功能受损和胰岛素本身及作用改变：胰岛细胞功能受损是近年来糖尿病发病机制中颇受瞩目的一个方面，它与胰岛素功能抵抗构成了糖尿病发生病理生理过程的两个方面。胰岛 β 细胞主要功能是完成以葡萄糖为首的血中营养物质和其他调节因素调控的胰岛素释放，从而维持机体以代谢为基础的生命活动的平衡。而要准确完成这一主要功能则需要至少两大部分的保障：①胰岛 β 细胞形态完整正常；②胰岛 β 细胞分泌功能正常，这一分泌功能实际涉及对葡萄糖等相关重要胰岛素释放刺激物质的敏感性、胰岛素合成修饰、细胞内转运贮存、刺激下分泌等系列环节。因此，胰岛 β 细胞功能受损既包括形态学上的异常，也包括分泌功能的异常。有人认为糖尿病是胰岛 β 细胞凋亡的不同进程表现。增龄与肥胖虽非造成胰岛细胞功能受损和胰岛素抵抗的唯一原因，但却是主要相关原因之一。

已有研究表明胰岛 β 细胞功能受损与 β 细胞数量减少有关。2003 年 Bonner-Weir S 等人报道大规模的尸检结果发现，空腹血糖受损者和 2 型糖尿病患者 β 细胞数量均明显减少，并以后者为著；而且糖尿病患者体内 β 细胞凋亡频率明显增高但增生、复制功能正常，说明 β 细胞凋亡增加是其数目减少的根本原因。在 2 型糖尿病动物模型人胰岛淀粉样多肽转基因鼠及 Zucker 糖尿病肥胖（ZDF）鼠体内，亦有同样发现。说明 2 型糖尿病存在 β 细胞凋亡增加，提示胰岛 β 细胞凋亡参与 2 型糖尿病的发病过程。

2 型糖尿病 β 细胞凋亡增加的可能机制有以下几个方面：①β 细胞内胰淀素沉积，通过细胞膜毒性作用导致细胞凋亡。尸检发现，90% 的 2 型糖尿病患者胰岛中有胰淀素沉积，伴 β 细胞数量减少，且胰岛淀粉样变性程度与糖尿病的病变程度一致，说明胰岛淀粉样多肽（IAPP）与 2 型糖尿病发病相关。人 IAPP 可诱导 β 细胞凋亡且二者呈剂量相关性；啮齿类动物 IAPP 无此特性。转入人 IAPP 基因的纯合子肥胖小鼠在高糖、高脂饮食、生长激素或糖皮质激素处理后胰岛内很快出现大量 IAPP 变性沉积，β 细胞凋亡水平大于复制水平，数量下降，最终发展为 2 型糖尿病。新形成的 25 ～ 6000 小分子 IAPP 聚集物对胰岛细胞具有细胞膜毒性作用。小的 IAPP 聚集物可形成中等大小毒性淀粉样蛋白质粒子（ISTAPs），通过疏水区与细胞膜相互作用，引起非选择性离子通道开放，破坏膜的稳定性，导致 β 细胞凋亡，而成熟的大分子 IAPP 则无诱导细胞凋亡的作用。尸检发现，10% IFG 者 β 细胞内有 IAPP 沉积，但这些人 β 细胞减少却已达 40%，也证明 β 细胞数量下降是由 ISTAPs 所致，与细胞外大分子 IAPP 沉积物无关。IAPP 可通过增强胰岛 β 细胞株 RINm5F 内还原型烟酰胺腺嘌呤二核苷酸磷酸（NADPH）的氧化活性，使氧自由基生成增多，并通过细胞表面低密度脂蛋白（LDL）体来增强细胞对脂蛋白的摄取，使细胞内脂质沉积，产生细胞毒效应。人 IAPP 诱导 RINm5F 胰岛细胞凋亡与凋亡相关基因 p53 和 p21 野生型 p53 激活片段基因 1/ 细胞周期素依赖性激酶抑制蛋白 1（WAF1/CIP1）表达增强有关，β 细胞增殖反应越强，对人 IAPP 毒性作用越敏感。这些证据表明，IAPP 的形成过程与 β 细胞凋亡水平有关而非其自身的直接作用。②代谢紊乱所产生的糖脂毒性：胰岛 β 细胞在高血糖水平下，可通过调节 β 细胞 Bcl 家族水平、白介素（IL）21β/ 核因子 2NF-κB 和已糖胺介导的路径诱导细胞凋亡；而高游离脂肪酸水平则通过神经酰胺、Caspase、Bcl22、过氧化物体增殖物活化受体介导的路径诱导 β 细胞凋亡。高血糖和高游离脂肪酸状态还可以强化氧化应激反应，且二者具有协同效应致 β 细胞凋亡。③过度刺激（over stimulation）学说：该学说认为任何原因导致对胰岛 β 细胞的过度刺激均是胰岛 β 细胞功能丧失的原因，由于胞质内 Ca^{2+} 浓度增高为其中央环节，也有人称其为 "Ca^{2+} 毒性"。Fridlyand 等的研究提示较高水平葡萄糖刺激胰岛素分泌本身就是 β 细胞功能丧失的原因。以增加葡萄糖进入细胞的量、增加 ATP/ADP 之值、增加细胞内钙离子的方法增加胰岛素分泌，可见活性氧簇（ROS）的产物增加，氧化应激增加，从而可能导致细胞凋亡。肥胖者可因摄食过度造成血糖升高，刺激胰岛素分泌，细胞负荷过重。肥胖时脂肪细胞体积增大，细胞膜胰岛素受体数目减少，使得胰岛素作用减退。这一受体水平上的机制并不清楚。但这一过程是可逆的。随着体重削减，细胞膜上胰岛素受体数目可恢复正常。肥胖时脂肪细胞膜上胰岛素受体的亲和力并无改变。至于胰岛素受体后的变化机制将随着细胞内信号传导系统研究的深入进一步被揭示。胰岛素分泌过多的作用累积，可造成胰岛细胞的持久损伤。磺脲类药物同样也可以通过对胰岛 β 细胞的过度刺激引起胰岛 β 细胞的功能丧失。这点已在临床糖尿病治疗中引起了较大的关注，对调整治疗策略有着一定的指导意义。④在妊娠期间限制蛋白摄入会增加小鼠后代中胰腺细胞凋亡的速率，导致胰腺 β 细胞数量减少和破坏胰腺内分泌功能的发育。

文献报道胰岛 β 细胞功能受损可分为 5 个阶段：①代偿阶段：此时存在胰岛素抵抗，胰岛细胞体积减少，胰岛 β 细胞分泌增加，使葡萄糖刺激的胰岛素分泌（GSIS）保持在正常范围。②血糖开始升高：血糖水平在 $5.0 \sim 6.5\text{mmol/L}$ 阶段，此时机体处于对 β 细胞功能损害的稳定代偿状态，葡萄糖刺激胰岛素分泌（GSIS）开始异常，且出现 β 细胞形态改变。③早期失代偿的不稳定状态：血糖水平相对快速升高，并很快进入第四阶段。④固定的失代偿：胰岛 β 细胞形态出现进一步严重改变。⑤严重的失代偿状态：胰岛 β 细胞体积严重减少，直至出现自发性酮症。

由于 2 型糖尿病常同时存在胰岛素抵抗，其胰岛素分泌常高于正常水平。胰岛 β 细胞分泌功能的减退首先表现为最大负荷量（$\sim 25\text{mmol/L}$）的反应降低，早期时对 $8.3 \sim 11.1\text{mmol/L}$ 的血糖刺激反应尚可正常。其临床进展的表现通常是葡萄糖所致的第一相胰岛素分泌消失，继之第二相胰岛素分泌延迟、血糖水平增高、胰岛素原不恰当分泌增多，最终基础（或静态）胰岛素分泌减少。其他非葡萄糖物质如氨基酸类、多肽类、肾上腺素类、磺脲类药物也可促进胰岛素的分泌，在胰岛 β 细胞对葡萄糖刺激的胰岛素释放反应减退后，这类物质的胰岛素释放作用也可用于临床对胰岛 β 细胞功能进行评价。

正常个体胰岛 β 细胞以脉冲的形式每 $8 \sim 10$ 分钟释放胰岛素，离体培养的 β 细胞也有此特性。而 2 型糖尿病胰岛素的脉冲分泌消失。2 型糖尿病患者分泌胰岛素原的比例增加是胰岛 β 细胞功能减退的另一临床特征，在急性刺激下和空腹状态均可较正常人有数倍的增加。IAPP 与胰岛素共存于胰岛 β 细胞的分泌颗粒内，其在葡萄糖或其他因素的刺激下与胰岛素共同释放。2 型糖尿病时伴随着胰岛素分泌的减少 IAPP 的分泌同时减少。由此可见，不同的 2 型糖尿病患者其胰岛 β 细胞功能受损是多方面的，且既有胰岛素分泌量的改变，又有胰岛素分泌方式的改变。后者又包括胰岛素分泌时相的异常改变和分泌节律的变化。另外，在 2 型糖尿病的不同阶段，胰岛素功能受损的方式也有所不同。因此，应对 2 型糖尿病患者的胰岛 β 细胞功能进行综合评价，不仅有助于加深对 2 型糖尿病病理生理过程的理解，也将有利于治疗方案的完善。

由于很难在人体内进行同步的形态与分泌功能研究，目前所指的 2 型糖尿病胰岛 β 细胞功能受损主要所指的是分泌功能受损。2 型糖尿病中 β 细胞功能受损可以以多种形式表现出来，包括在葡萄糖和非葡萄糖类促分泌剂作用下胰岛素分泌功能的下降、脉冲样胰岛素分泌的改变、胰岛素原向胰岛素转化的异常及胰岛淀粉样多肽（IAPP）的分泌减少。

3）拮抗因素的变化：与胰岛素作用相拮抗的因素在不良生活方式下加重。肥胖时不仅有糖皮质激素、儿茶酚胺水平增高的报道，这些拮抗激素水平的升高均能导致或加重胰岛素抵抗的发生并发展成为糖尿病。糖尿病分类中有源自于这些激素水平升高导致的伴发糖尿病类型。

另外，美国研究人员报道，不仅高龄糖尿病孕妇的子女易患代谢综合征和糖尿病，肥胖孕妇即使不符合妊娠糖尿病诊断，其子女同样易患代谢综合征，这一现象不仅存在于糖尿病高发种族中（如 Pima Indian 人），也同样存在于非糖尿病高发的种族中。提示肥胖不仅对肥胖者本身代谢产生不良影响，肥胖女性妊娠时的代谢环境对胎儿生长及其成年后的代谢状态均有影响。

在讨论 2 型糖尿病发病过程时，既往强调胰岛细胞功能障碍为先，认为其是血糖升高的主要原因。自 20 世纪 80 年代以来，组织对胰岛素生理作用不敏感或称为胰岛素抵抗导致血糖逐渐升高，胰岛细胞负担加重，失代偿而致糖尿病发病的学说越来越被接受。胰岛素抵抗不仅作为糖尿病发病的重要机制，而且作为多种疾病发病的中心环节越来越受到重视。进入 21 世纪后，胰岛细胞功能障碍学说又转而渐占上风，形成主流。其实结合糖尿病的定义可以认为，2 型糖尿病发病机制的核心是机体不能维持胰岛素介导的整体代谢平衡。这一过程中既有胰岛细胞功能障碍也有胰岛素作用障碍，只是在疾病发生发展的不同阶段表现的形式不一致而已，而这种形式不一的表现源自于复杂的发病因素相互作用，并无定式。胰岛细胞功能障碍与胰岛素作用障碍在发病过程中作用的主次轮回之争所表现的是我们对发病复杂现象的主观认识角度在转换，从一个方面表明我们的认识在全面化；希望通过 2 型糖尿病发病过程与发病机制的研究，我们认识世界的能力能有所提高，用一种学说或观点解释多元复杂现象的方式无论如何都会显得幼稚无力。

已经问世近百年的热量限制的研究结果表明，热量限制可以消解增龄和肥胖这两大糖尿病发病危险因素。一方面热量限制的效应表现为可以提高机体众多器官功能，延长生物体的寿命，在一定程度上延缓衰老的发生；另一方面热量限制能够防止肥胖的发生，从而减轻其导致的糖尿病。热量限制这一简单行为所显示的多种生物学效应一直吸引着人们进行其作用机制的探讨。在提出自由基减低学说、代谢速率改变学说、节俭基因学说等一系列可能机制后，通过对热量限制延长寿命的酵母、蠕虫、果蝇等生物的基因表达谱的研究揭示了一类热量限制作用的分子机制——Sirt2 基因的高表达。Sirt2 基因保守，从原核生物到人类均存在其同源基因，由此表明了其功能的重要性。在人类基因组中有 7 个基因与 Sirt2 同源，分别被称为 Sirtl ～ Sirt7 或统称 Sirtiuns；其中位于 10 号染色体上的 Sirtl 与 Sirt2 同源性最高，研究也比较深入。Sirtl 蛋白是依赖于 NAD^+ 的去乙酰化酶，NAD^+、NADH 和 NAM 都是物质代谢过程的重要中间产物，Sirtl 作为细胞内能够感受 NAD/NADH 改变的感受器对细胞代谢状态变化做出反应，从而参与调节众多的生理与病理生理过程。Sirt1 所催化的反应是参与基因表达重要调控机制的蛋白去乙酰化。目前的研究表明，Sirtl 通过其去乙酰化作用与一系列重要的转录因子相互作用 Sirtl 可通过 PGC–1α、PPAR γ 及 FOXO 家族成员调节糖脂代谢；通过 NF-κB、p53 调节细胞凋亡与炎症反应，通过 Ku70 参与 DNA 损伤修复等，在器官发育、代谢调节和应激方面起着重要的调节作用。最近发表的研究文章表明，Sirt1 与营养物质代谢平衡及胰岛素敏感性有着密不可分的关系。适量饮用红葡萄酒有益于健康的机制之一是酒中含有可以刺激 Sirtl 表达的物质——Resveratrol。本章并不是为了特别介绍 Sirtiuns 的研究进展，而是以 Sirtiuns 这一高层次调节基因为例，说明环境因素作用的分子机制。按照既往线性思维的模式，人们推理促进这类基因的表达（如 Sirt1）能够模拟出热量限制所具有的一切正性作用，从而成为新的药物开发靶点。目前，提高此类基因表达的药物开发确实已在进行中，但也有相左的结果报道，如人类细胞体外实验结果显示，提高 Sirt1 基因的表达并不能延长细胞寿命；在肿瘤细胞中此基因呈现出高表达的现象等。

表观遗传学所探索的正是遗传背景与环境因素相结合后出现的现象及这些现象在生理及病理生理中的作用与意义。整个生命过程实际上就是生物体基因选择性时空表达的过程，这一过程充满着各种参与生命活动的大小分子物质的相互作用，其复杂性是目前我们尚未了解的，因而目前所知的参与表观遗传调节作用的蛋白质与基因正在成为研究的热点。表观遗传学的研究不仅有希望探索复杂疾病发生的遗传与环境因素相互作用机制，为疾病干预控制提供新的思路与途径；而且将极大地促进人们对客观世界认识观念从简单线性的方式向复杂综合的方面改变，从而进一步促进生命科学理论和技术方法的发展。

（二）1 型糖尿病发病机制研究

与 2 型糖尿病一样，1 型糖尿病的发病机制目前尚不清楚。但较为一致的观点认为 1 型糖尿病是一种多因素的自身免疫疾病。即某种目前尚不清楚的原因（可能为病毒）通过分子模拟作用，在有遗传自身免疫反应调控失常倾向的人体中形成了针对胰岛 β 细胞的抗体。破坏胰岛 β 细胞而造成的代谢内分泌疾病。1 型、2 型糖尿病发病的不同特点众所周知。但在世界各地 1 型糖尿病患病率的差异远远大于 2 型糖尿病。在患病率最高的芬兰，14 岁以下儿童 1 型糖尿病患病率高达 45/100 000；而患病率较低的中国、韩国仅为 0.5/100 000 左右。相差约 100 倍。另外，1 型糖尿病也常有阳性家族史，提示种族遗传背景在患病中的作用。目前，1 型糖尿病患病率也在升高，以芬兰为例，1953 年该国 1 型糖尿病患病率为 12/1000；1987—1993 年稳定在 36/100 000；但自 1994 年以来，这一数字首次超过 40/100 000，并在 1996 年达到 45/100 000。1 型糖尿病患病率上升的趋势同时也表现在瑞典、挪威、荷兰、奥地利及英国等国。患病率上升被认为是环境因素在起作用。

人组织相容复合体各位点与 1 型糖尿病遗传易感相关性研究已进行了近 30 年，目前并无突破性进展。两个主要的 MHC E 类抗原 HLA-DQ、HLA-DR 亚型得到公认。目前，认为 HLA-DR3/4DQ8 是具有明确风险的位点。根据多家研究结果表明，80%～90% 的 1 型糖尿病患者携带有 1 对或多对某种 DQALDQB1 的易感基因联合的杂二聚体，表明 HLA-DQA1 和 DQB1 等位基因的特殊结合方式与 1 型糖尿病发病与否具有最强的相关性。其中 DQA1*52– 精氨酸和 DQB1*57– 非门冬氨酸在 1 型糖尿病易感性中肯定有重要作用。但也有 15% 左右的患者并未携带这两类易感基因。我国研究人员发现 HLA-DQA1/–DQB1 基因型和单倍体类型不仅与汉族人 1 型糖尿病易感性有关，而且与胰岛细胞自身抗体（ICA）有关。2 号染色体 q33 上的细胞毒性淋巴细胞抗原 4（cytotoxic lymphocyte antigen 4 CTLA4）和 1 号染色体 p13 上的 LYP/PTPN22 也被报道与 1 型糖尿病发生相关联。另外，也有 MHC I 类抗原具有类似作用的报道。应用重组基因技术，对与 1 型糖尿病发病相关的基因进行了大规模的分析，同样揭示了不少易感基因区域。表明 MHC E 类抗原是强易感区域，但不是唯一的相关区域。

　　1 型糖尿病发病与自身免疫反应有关的直接证据来自患者体内细胞与体液免疫反应异常。患者可同时存在其他免疫疾病体内出现多种自身器官特异性抗体，包括最早发现的抗胰岛细胞抗体（ICA）、抗胰岛素抗体（IAA）、谷氨酸脱羧酶抗体（GAD）和抗蛋白酪氨酸磷酸化抗体（IA2 或 ICA512）等；白细胞移动抑制试验阳性、抑制性 T 淋巴细胞数及功能降低，K 细胞数及活性增高。美国研究人员报道，自身抗体的数目而非某一特异类型与 1 型糖尿病的发生有关。通过对 1 型糖尿病动物模型 NOD 小鼠的研究表明，T 细胞亚群功能失平衡参与了起因尚不清楚的胰岛细胞炎症及损伤。其中，两类 T 辅助细胞（Th1、Th2）数目及功能增强及抑制性 T 细胞数目功能减低可能起到了关键作用。比利时研究人员报道 HLADQ2/DQ8 和 IA-2A 自身抗体阳性相结合可用于判定 1 型糖尿病的发病风险。在与 1 型糖尿病发病相关的因素中，长期以来认为某些病毒感染启动了 1 型糖尿病自身免疫反应。据芬兰总结自 20 世纪 80 年代初在全国范围内采用 MMR（measles-mumps-rubella）三联疫苗及 1985 年年底加用 HM-mopflitz45 流感疫苗的结果来看，这些疫苗并未起到预防 1 型糖尿病的效果；相反，有人认为芬兰随后 1 型糖尿病发病率上升与此有关。最近包括应用胰岛素、抗 CD3、抗 CD20 抗体及抗排异药霉酚酸酯（mycopheno-latemofetil）、达利珠单抗（daclizumab）的多中心干预研究正在进行中。另外，有关利用各种来源干细胞诱导分化成胰岛素生成细胞移植治疗 1 型糖尿病的研究不仅是一种治疗措施的研究，同时也是在进行发病机制的探索。

　　尽管本章分别阐述了 1 型和 2 型糖尿病的发病机制，但实际上所有涉及这两类主要糖尿病发生的因素会相互混合在一起对疾病发生起作用。这是了解糖尿病发病机制时应搞清楚的一点。疾病发病机制的探索是预防治疗该病有效对策的根据。自从 1889 年德国医生 Oscar Minkowski 提出糖尿病发病可能与胰腺组织有关，开创了现代糖尿病的研究，至今已有逾百年的历史。我们对糖尿病的认识还远无止境。但正是这样一代人一代人的努力，将使解除糖尿病对人类健康威胁的愿望最终得以实现。

　　探索糖尿病发病机制的意义可能还远不止于此。糖、脂肪、蛋白质三大物质的体内代谢通路早在半世纪前就被阐明，但体内代谢的意义恐怕远不止分解与合成维持生命所需的物质。细胞间、器官间通过代谢过程、代谢产物传递信息，相互沟通调整生命过程的运作，这点将随着糖尿病发病机制的研究不断被揭示，重新认识代谢的意义会显得越来越重要。探讨一种疾病的发病机制从而对认识生命活动有所贡献，这也是我们探讨糖尿病发病机制另一意义之所在。

三、胰岛素抵抗与糖尿病并发症

1988 年，Reven 的胰岛素抵抗（IR）与人类疾病关系的研究震惊于世，此后，胰岛素抵抗现象作为人类多种复杂疾病发病机制中的共同环节受到越来越高的重视，IR 在内分泌代谢病的发病中起着重要作用，如糖尿病、血脂代谢紊乱、高尿酸血症等一系列疾病。

（一）胰岛素的生理作用

了解胰岛素的作用是理解胰岛素抵抗的基础。胰岛素是体内促进代谢，调节血糖水平的主要激素。作为重要的调节蛋白，其主要来自于胰腺胰岛细胞团中的 β 细胞。胰岛素蛋白在细胞内经过合成、修饰、存储最后释放入血，循环中的胰岛素与其靶器官细胞上的胰岛素受体结合后产生一系列的生物学效应。胰岛素的重要生物效应分为两大类。

1. 代谢调节作用　主要通过细胞内的 IRS/PI3K/Akt 代谢信号途径行使代谢调节功能。主要表现为以下方面。

（1）对糖代谢的作用：胰岛素促进组织细胞对葡萄糖的摄取及利用；加速糖原的合成；抑制糖异生并促进葡萄糖转变为脂肪酸储存于脂肪组织中。

（2）对脂肪代谢的作用：胰岛素促进脂肪酸及甘油三酯的形成并存储于脂肪细胞中；同时抑制脂肪酶的活性，减低脂肪分解。

（3）对蛋白质代谢的作用：对蛋白质合成各环节上均有促进作用。可促进细胞膜对氨基酸的摄取，促进细胞核及核糖体上转录翻译过程；还可抑制蛋白质分解和糖异生作用。

（4）胰岛细胞本身：胰岛 β 细胞上同样存在胰岛素受体，经过胰岛素受体底物 –2（IRS–2）的激活，通过 PI3K 和 RAS 两条信号通路信号维持 β 细胞的增殖；另外，β 细胞上还存在 GLP–1 受体，通过 GLP–1 的作用可以提高抵御 β 细胞凋亡的能力。

（5）胰岛素的中枢作用：胰岛素现已被认为是向大脑摄食中枢传递信号的物质之一。胰岛素向中枢传递体内能量代谢信息，从而调节体重，使机体适应当时的生理状况。免疫组织化学证实，在下丘脑摄食中枢区域内存在丰富的胰岛素受体，酪氨酸激酶及胰岛素受体底物 –1 的阳性染色。因脑细胞对葡萄糖的利用是非胰岛素介导的，既往一直认为胰岛素对神经系统并无重要作用。但这一观点近来受到挑战，通过插管向脑部滴注胰岛素可见抑制摄食，抑制脂肪组织堆积，体重下降的作用。进一步试验研究表明，胰岛素的中枢作用并非如此简单，如果在事先限食、体重减轻的动物脑内输注胰岛素，其作用则是促进摄食，使体重上升。此外，脑组织内胰岛素远远大于外周组织，且各脑区胰岛素与胰岛素受体的含量不完全一致，因而认为中枢能自身合成胰岛素。

2. 生长调节作用　胰岛素是一种促有丝分裂肽，不仅能刺激培养的神经细胞和神经胶质细胞的酶活性及核酸和蛋白质的合成，而且能促进小鼠胚胎的脑细胞培养物的神经元的再生，还可以促进神经元突触的分化和成熟。胰岛素亦对血管平滑肌与内皮生理活动有一定作用，胰岛素可促进内皮细胞释放一氧化氮，对平滑肌起到舒张作用。

（二）胰岛素抵抗的基本含义

胰岛素抵抗是指胰岛素效应器官或部位对其生理作用不敏感的一种病理生理状态。现主要是指外周靶器官对胰岛素介导的葡萄糖代谢作用不敏感的状态。胰岛素是与体内营养物质代谢密切相关的激素，虽然它与糖代谢的关系尤为密切，但它绝不仅是与糖代谢有关的激素。胰岛素抵抗者同时存在着脂代谢紊乱及血管病变倾向表明，其对胰岛素作用不敏感不仅限于糖代谢范围。

（三）胰岛素抵抗的发生机制

胰岛素抵抗现象比较普遍。绝大多数的 2 型糖尿病患者及肥胖者均可见胰岛素抵抗现象。大约 50% 的高血压患者伴有胰岛素抵抗。不仅在病理情况下，即使在正常生理情况下（妊娠增龄、老年人）也会发生胰岛素抵抗现象。探讨胰岛素抵抗发生机制是了解胰岛素抵抗发生过程及最终可能控制改善胰岛素抵抗的最根本途径。因胰岛素抵抗的最大特点是内源性或外源性胰岛素作用的紊乱，目前关于其发生机制的研究大多是围绕着靶器官及其胰岛素受体进行的。循着胰岛素生理途径大致可以将胰岛素抵抗发生机制概括为受体前部位、受体部位和受体后部位。

1. 受体前部位　在这一阶段产生的问题主要体现在胰岛素的蛋白结构上。合成胰岛素的基因结构突变可以造成胰岛素结构异常而影响其生物作用；除此之外，胰岛素蛋白在合成以后还存在一系列的剪切修饰过程，大致经历了从前胰岛素原—胰岛素原—胰岛素的过程。在这一过程中的每个环节上都会有其他的蛋白酶的参与，这些蛋白酶如果出现任何问题均会使胰岛素的剪切、修饰部位出错而导致胰岛素结构上的细微改变。这些胰岛素蛋白合成过程及胰岛素因转录后修饰发生的变化都可能影响胰岛素的生物活性。由于技术手段的限制，这些导致胰岛素抵抗发生的受体前原因目前研究较少。此外自身抗体生成，如胰岛素抗体造成的自身免疫反应情况下发生的胰岛素抵抗现象也可位列受体前部位发生的病理生理改变。

2. 受体部位　受体部位的问题可表现为受体结构、受体数量和受体功能三个方面。胰岛素受体基因突变：目前在胰岛素抵抗患者中至少已确定了几十个类型的胰岛素受体突变。其中大部分集中在结构基因突变上，这些突变可分别导致胰岛素受体 mRNA 水平降低，胰岛素受体跨膜受损，胰岛素受体降解加速；胰岛素与受体结合受抑及胰岛素受体酪氨酸激酶活性损伤，也就是在受体与受体后水平上造成损伤，从而影响胰岛素受体功能进而导致胰岛素作用紊乱。由于胰岛素受体基因突变而致的胰岛素抵抗虽不常见但却十分严重。根据临床表现将其分为 A、B 两型综合征。A 型综合征特点为显著的内源性高胰岛素血症，同样可伴有或不伴有糖耐量异常、黑棘皮病、卵巢性雄激素过多症。典型的 A 型综合征有妖精症、新生儿及婴儿全身性脂肪营养不良综合征。B 型综合征在 A 型综合征的各种表现上存在自身抗胰岛素受体的抗体。这类患者大多伴有自身免疫性疾病，血中可检出除抗胰岛素受体外的其他自身抗体。

3. 受体后部位　　受体后部位指的是胰岛素与受体结合后所发生的一系列细胞内改变，特别是细胞内信号通路上发生的改变。发生于这一部位问题而产生的胰岛素作用下降是病理生理研究中讨论最多的机制。

胰岛素所激发的细胞内信号转导通路主要有两条：一条为胰岛素与受体结合后经受体底物 - 磷酸肌醇 –3- 激酶 - 蛋白激酶 B 的代谢调节信号通路；另一条为 SHC/RAS/MAPK 生长信号转导通路。这两条通路并不是截然分开的，而且通路上下游蛋白之间也存在相互作用的联系。有关胰岛素细胞内信号转导机制的研究是研究胰岛素作用和胰岛素抵抗发生机制的热点领域。在以下情况下大多通过受体后途径影响胰岛素作用。

（1）正常生理状态下：在青春发育期或妇女妊娠期间因生理需求增加，或是老年人因器官储备功能减退可能会出现胰岛素作用不足的现象。这是发生在正常生理情况下的胰岛素抵抗，可能是糖尿病患病率随增龄而升高的原因之一。

（2）应激状态：这里涉及的应激状态包括代谢应激（创伤、感染、长期血糖升高、膳食结构改变等）和心理情感应激等。应激状态本是机体自我保护机制。应激状态下，机体通过应激激素分泌，动员器官储备功能来应付超常需求。如果应激状态是一过性的，不会对机体造成伤害，但如果这一反应持续超过一定时限，不仅不能保护机体相反还会造成体内内分泌代谢紊乱，使器官功能从代偿转向失代偿而致疾病发生。应激状态下体内最多发生的是应激激素的分泌过多，这些激素包括糖皮质激素、胰高血糖素、肾上腺素、生长激素等。应激激素大多是胰岛素的拮抗激素，对代谢的影响为分解作用。如果胰岛细胞需要长时间过量分泌胰岛素以对抗众多的拮抗激素作用，久之会出现功能失代偿而致血中游离脂肪酸增高，血糖增高，糖、脂代谢异常的状况。

（3）肥胖：成人肥胖主要由于体内能量代谢失衡，体脂堆积而致。肥胖是公认的发生胰岛素抵抗最常见的危险因素。脂肪组织是机体能量储备地点，因此也是脂肪动员的来源；脂肪组织的细胞因子分泌功能使其在肥胖时出现某些内分泌紊乱与早期炎症状态。目前的研究勾勒出肥胖出现胰岛素抵抗机制的轮廓，对理解其他继发因素下发生胰岛素抵抗大有帮助，主要体现在以下几点。

1）代谢紊乱：肥胖时发生的代谢紊乱主要体现在脂代谢上，表现为血中游离脂肪酸增高，胆固醇、甘油三酯及各种载脂蛋白异常。这种脂代谢紊乱可产生两种主要后果。

①对胰岛素产生细胞的影响：生理状况下游离脂肪酸可以通过两条途径刺激胰岛 β 细胞分泌胰岛素。一条为通过线粒体外代谢产物 Fattyacid CoA 直接将细胞内存储的胰岛素释

放到细胞外；另一条是通过激活 PKC 和 G 蛋白结合受体 40（GDPR-40）改变细胞内钙离子浓度而释放胰岛素。血中游离脂肪酸增高使胰岛 β 细胞受到持续刺激，产生高胰岛素血症；进入细胞线粒体内的脂质氧化代谢产物增加也会进一步刺激胰岛素的分泌，这些均进一步加重细胞负担，久之可以造成胰岛 β 细胞功能受损。

②对胰岛素利用细胞产生的影响：血液中脂质可取代肝脏、肌肉等外周组织对葡萄糖的摄取利用从而使糖利用减低。

2）脂肪因子：脂肪组织已被承认为一种内分泌器官。其分泌的重要因子既有激素类的代谢调节因子，如瘦素，也有参与炎症反应的多种因子，如 TNF-α、IL-6。除脂肪因子外，所有脂肪细胞分泌的细胞因子均与脂肪组织多少呈正比。脂肪细胞因子通过内分泌旁分泌作用参与胰岛素抵抗发生机制，其中最具代表性的有以下 3 种因子。

①瘦素：脂肪组织可产生特异蛋白质——瘦素。瘦素为一种分泌蛋白质激素，参与机体能量代谢调节。瘦素分泌量与机体脂肪组织积聚呈正比。瘦素通过其受体激活细胞内不同信号转导而起作用。瘦素受体有 6 种亚型（OB-Ra 至 OB-Rf），其中 OB-Rb 具有完全的结构与功能。瘦素受体广泛分布于机体绝大部分组织细胞上，在下丘脑处以 OB-Rb 为主，由此可见，其全身调节作用与下丘脑中枢部位的重要。瘦素与下丘脑部受体结合后通过激活 Jak-STAT3 通路向位于摄食中枢传递抑制信号，减少进食，增加产热，使体重减低。在肌肉、肝脏和胰岛细胞中通过 MAPK、PI3K-Akt 通路促进脂肪分解，糖原合成及胰岛细胞增殖和抑制胰岛素分泌。瘦素缺乏可致肥胖的产生；而另外瘦素和胰岛素通过不同的受体影响共同的细胞内信号转导途径又是肥胖产生胰岛素抵抗的机制之一。瘦素可以抑制胰岛素与受体结合并降低胰岛素受体底物的磷酸化水平；瘦素还可以诱导细胞产生一种抑制 Jak-STAT3 信号通路的蛋白 SOCS，使胰岛素信号转导通路受损。瘦素和胰岛素作用相互影响，因此有人提出胰岛素与瘦素需要相互调节才有作用。关于瘦素的研究还在进行中，它在中枢及外周与胰岛素，神经肽 Y 的相互作用使得对其生理作用及作用机制的研究显得越发复杂。

②视黄醇结合蛋白 4：视黄醇结合蛋白 4（retinol binding protein 4，RBP4）是体内一种负责结合、转运的全反式视黄醇（维生素 A）及其衍生物，如 11-cis、视黄醛、视黄酸的转运蛋白。RBP4 的功能障碍会导致维生素 A 的储存、转运、分布及代谢的异常，进而引发各种疾病，并影响上皮、骨组织的生长、分化与繁殖、胚胎发育。在肥胖症和 2 型糖尿病患者的部分脂肪细胞中，负责转运葡萄糖的 GLUT4 的表达量低于常人。在对胰岛素抵抗小鼠及患有肥胖症、2 型糖尿病的患者血清中 RBP4 的含量明显增加。RBP4 的水平还可以受罗格列酮的调节以维持正常稳态。通过转基因技术过表达人源 RBP4 或将重组 RBP4 注射到正常小鼠体内，可以引起机体胰岛素抵抗。相反，将 RBP4 基因敲除后，机体胰岛素敏感性增加。RBP4 被认为是新近发现的由脂肪组织分泌肥胖症和糖尿病及胰岛素抵抗发生之间的又一重要脂肪因子。

③脂联素：脂肪细胞分泌的具有生物活性的另一种蛋白质因子中脂联素是脂肪组织基因表达最丰富的蛋白质产物之一，大量存在于血液循环中。脂联素作为脂肪组织分泌的一种可提高胰岛素敏感性的激素，可以增加促进骨骼肌细胞的脂肪酸氧化和糖吸收，明显加强胰岛素的糖原生成作用，抑制肝脏的糖生成。肥胖和 2 型糖尿病在不同种族人群中与低血浆脂联素浓度相关。脂联素与脂代谢调节和血管疾病发生相关：在实验性动脉粥样硬化模型中，血浆脂联素水平与甘油三酯和低密度脂蛋白呈负相关关系，与高密度脂蛋白呈正相关关系。给予脂联素治疗，明显降低血液甘油三酯和低密度脂蛋白含量，增加高密度脂蛋白含量，减轻动脉粥样硬化病变。脂联素可以降低单核细胞的黏附作用，单核细胞可以使 THP-1 细胞在人体大动脉内皮组织排列成行，而这种黏附作用发生在动脉粥样硬化血管壁损伤的早期。脂联素可以抑制 TNF 的生成与释放，具有一定的抗炎症作用。

④其他细胞因子作用：另一类对肥胖与胰岛素抵抗发生有影响的因素是炎性因子。脂肪组织可分泌 TNF-α、IL-6 等，形成一个微炎症环境，对机体各种调节功能产生影响。研究表明肿瘤坏死因子分泌与脂肪组织积聚呈正比。肿瘤坏死因子可通过旁分泌作用直接抑制细胞膜上葡萄糖转运蛋白，使其表达减少、功能减退；还可影响胰岛素与胰岛素受体亲和力，抑制胰岛素受体磷酸化而导致胰岛素作用减低。关于肥胖时脂肪细胞膜上胰岛素受体数目减少已有报道，但这一过程是可逆的。随体重减轻细胞膜上受体数量可恢复正常。

从多年关于胰岛素作用及胰岛素抵抗发生机制的研究中可以看出，由于胰岛素在维持生命活动中的重要性，任何胰岛素水平的相对或绝对不足必将引起机体相应的代偿反应，同样由于胰岛素作用的多样性，机体代偿反应也必然是多方面的。这就使得胰岛素抵抗的发生机制形成一个多因素相互关联的复杂过程。

（四）胰岛素抵抗与疾病发生关系

大量流行病学资料和临床观察证实胰岛素抵抗与冠心病、高血压病、动脉粥样硬化、2 型糖尿病、血脂代谢紊乱等疾病发病相关，目前关于胰岛素抵抗与疾病发病关系及其机制的研究已经成为病因学研究的热点。

1. 糖尿病 绝大多数的 2 型糖尿病患者及肥胖者均可见胰岛素抵抗现象。从胰岛素的生理作用中可以清楚地看到，一旦胰岛素生理作用减低就会导致一系列的代谢异常，包括胰岛素介导的外周组织葡萄糖摄取能力减低，对脂肪分解抑制能力减低，血中游离脂肪酸水平升高，对肝脏糖异生及糖原分解的抑制能力减低等。使得血中葡萄糖去路受阻，来源增加，最终导致血糖升高。机体调节适应代谢紊乱的过程又必然要增加胰岛细胞的负担，在不同的个体身上视其器官代偿能力表现为从糖耐量减低到糖尿病发生。胰岛素抵抗与糖尿病发生关系的研究提出了一个新的糖尿病发病机制。既往一直认为糖尿病的发生时序是胰岛细胞病变在先，导致功能损伤而产生血糖失控在后。血糖升高是胰岛细胞损伤的结果。胰岛素抵抗的观点从胰岛素作用这一角度重新认识糖尿病发生机制，提出由于胰岛素作用减低而使代谢紊乱，包括糖代谢与脂代谢的紊乱，导致血糖升高，胰岛细胞负担加重，久之出现失代偿的局面，最终发生糖尿病。这里血糖升高出现在糖尿病发生之前，成为病因的一部分。

2. 心血管病变　1985 年，Stout RW 根据流行病学调查资料提出高胰岛素血症是心血管病发病的独立危险因素。胰岛素可能通过对血管内皮和血管平滑肌的直接作用参与病变的发生。胰岛素受体存在于血管内皮细胞、动脉平滑肌细胞上。胰岛素通过与血管内皮受体结合，经过 IRS/PI3K/Akt 通路磷酸化并激活内皮细胞 eNO 系统，被认为是血管活性激素。胰岛素还可通过激活 MAPK– 依赖信号通路调节血管内皮细胞分泌血管收缩因子 ET–1。这条信号通路还与血管内皮细胞的生长、分裂及分化有关。动脉平滑肌细胞上的胰岛素受体结构与功能和骨骼肌组织上的受体一致，但其所激动的葡萄糖转运蛋白为 GLUT1，而非骨骼肌细胞内的 GLUT4。胰岛素与血管平滑肌细胞受体结合后，同样可通过 IRS/PI3K/ Akt 信号通路调节细胞的分化；通过 MAPK– 依赖信号通路调节细胞增殖与迁徙功能。血管内皮细胞产生的 NO 可渗透入血管平滑肌细胞，通过激活鸟苷酸环化酶增加血管舒张。血管平滑肌细胞内 eNOS 或是 iNOS 活化功能是由胰岛素介导的。上述胰岛素作用发生异常时可直接导致血管内皮与平滑肌细胞功能受损。在正常情况下，胰岛素促进内皮细胞释放的一氧化氮对平滑肌起到舒张的作用，而胰岛素抵抗时这一作用明显受损。有人认为这一机制是发生心血管病及糖尿病微小血管病变的机制之一。胰岛素还可刺激动脉内皮细胞内的脂质合成及平滑肌细胞增殖。这在高胰岛素血症情况下有一定的病理意义。

3. 高血压　大约 50% 的高血压患者伴有胰岛素抵抗。空腹及餐后高胰岛素血症可见于治疗及未经治疗的高血压患者。目前研究表明以下几点可能与胰岛素抵抗和高血压发病有关：①胰岛素可直接影响与血管张力有关的物质生成与对其的反应能力。②胰岛素可刺激交感神经系统，使血中去甲肾上腺素水平升高。③同时胰岛素抵抗者表现出对血管紧张素的高敏反应。④胰岛素抵抗者对血管内皮释放一氧化氮介导的血管舒张反应力下降 40% ～ 50%。⑤胰岛素可致肾脏的水钠滞留，使血容量增加。正常人静脉输入胰岛素时可使肾脏钠排出减低 50%，而在胰岛素抵抗者，这一生理作用并不减低，即使其外周胰岛素介导的葡萄糖摄取利用作用减低，肾脏仍保持对胰岛素所致的水钠潴留作用的敏感性。由此也可见胰岛素抵抗的组织特异性。

4. 血脂代谢紊乱　胰岛素抵抗者身上常见的脂代谢异常表现为血中游离脂肪酸水平升高，甘油三酯水平升高，低密度脂蛋白水平升高，而高密度脂蛋白水平降低。由于胰岛素抑制脂肪组织分解作用减低而致的游离脂肪酸升高可使外周组织糖利用减低，糖异生反应底物来源增加，造成血糖水平升高。高胰岛素血症还可抑制脂蛋白脂酶的活性，影响肝脏极低密度脂蛋白的代谢，导致血中甘油三酯水平升高。因为高密度脂蛋白形成与肝脏低密度脂蛋白代谢相关，高胰岛素血症减低肝脏极低密度脂蛋白的代谢可导致血中高密度脂蛋白水平下降。高密度脂蛋白被认为是防止动脉粥样硬化发生的保护性脂蛋白，它的水平下降与血管病变发生亦会有关。另外，发生在胰岛素抵抗时可出现低密度脂蛋白氧化增强，糖化的载脂蛋白则更易被氧化。氧化后的脂蛋白或载脂蛋白可直接抑制血管平滑肌的舒张及刺激平滑肌细胞增殖。胰岛素作用减低所致的脂代谢紊乱会加重血管病变发生。

5. 多囊卵巢综合征　与胰岛素抵抗密切相关的另一种疾病为多囊卵巢综合征。在欧美绝经期前妇女发生率约为 5% ～ 10%。其胰岛素抵抗的程度与 2 型糖尿病类似，可不伴有肥胖。这类患者发生胰岛素抵抗的机制可能与拮抗激素作用有关。

6. 神经系统退行性病变　近年来关于胰岛素对维持神经细胞代谢、生长的作用越来越受到重视，认为胰岛素抵抗的发生与神经系统退行性病变的发生有着密不可分的关系，特别是阿尔茨海默病（Alzheimer disease）。流行病学调查显示，糖尿病患者中阿尔茨海默病患病率增加；日本学者动物实验表明链佐星（streptozotocin，STZ）产生的胰岛素作用下降可致神经细胞内的磷酸化 Tau 蛋白生成聚集，而淀粉样蛋白、淀粉样蛋白前体并不见增加。

7. 免疫系统疾病　单核与巨噬细胞是免疫系统基本单核噬菌细胞的类型。这些细胞同样存在胰岛素受体，通过胰岛素调节细胞活性、蛋白合成分泌与噬菌功能，启动这些功能依然通过 IRS/PI3K/Akt 信号通路，而胰岛素抵抗会使免疫细胞功能减退。T- 淋巴细胞在一般状态并不表达胰岛素受体，但在受到抗原刺激时也可出现胰岛素受体表达并出现胰岛素调节下的糖代谢增强现象。

8. 精神疾病　加拿大多伦多大学的研究人员根据 40 年（1966—2006 年）大量检索文献分析认为抑郁性精神疾病发生与机体代谢状况有关。他们为此提出了在既往代谢紊乱基础上添加精神症状而构成"2 型代谢综合征"的概念。在诊治抑郁疾病时应注意到治疗对象的代谢情况。

以上胰岛素抵抗和疾病发生关系的现象与研究提示我们，胰岛素介导的代谢生长作用是维持机体正常生理活动的基础，同时也就是维护健康的基础。既往将心脑血管疾病视为代谢紊乱的重点疾病，从目前胰岛素抵抗与疾病关系的观点进展来看，神经退行性病变及精神疾病同样也是不可忽视的重要方面，因为前者关系的是个体生命，而后者则关系到个体的生活质量。

（五）提高胰岛素敏感性

胰岛素抵抗是可以通过生活方式或药物方式干预改善的，关键在于临床专业人员要对此现象有足够的认识与重视。下面介绍提高胰岛素敏感性的一些措施。

1. 控制饮食，加强运动，减轻体重　低热量饮食，即使体重不减轻，也可在几天内减轻胰岛素抵抗程度。控制饮食的摄入量（摄入所需热量 60% ～ 70%）及膳食结构合理（低热量、高纤维）是提高胰岛素敏感性的基本措施。

除非有禁忌证，加强运动是所有胰岛素抵抗者提高胰岛素敏感性的有效措施。研究表明，非糖尿病的胰岛素抵抗者通过规律运动可提高 40% 胰岛素敏感性。45 分钟耗氧运动可通过提高肝内糖原合成，上调骨骼肌葡萄糖转运蛋白表达，增加胰岛素受体的磷酸化等一系列作用改善胰岛素抵抗。

控制饮食，加强运动可直接降低体重。体重减低 16% 可提高外周组织葡萄糖利用率 2 倍。减轻体重后还可减少 TNF-α 的表达，提高细胞胰岛素受体数目，二者都可改善胰岛素抵抗。美国 2001 年 8 月发布的关于糖尿病预防计划（Diabetes Prevention Program，DPP）结果表明，膳食、运动及药物干预可以极其有效地降低高危人群（肥胖伴有糖耐量减低者）发生 2 型糖尿病的概率。通过强化改进生活方式将体重减轻 5% ～ 7%，可使被干预者患 2 型糖尿病的风险降低 58%。

2. 药物治疗　在上述非药物治疗不能改善患者胰岛素抵抗情况下，或者患者伴有糖尿病高血压或脂代谢紊乱的情况下，可采用药物治疗。对单纯胰岛素抵抗采用药物治疗的目的是防止糖尿病的发生。DPP 的结果同样显示，随机服用二甲双胍的被干预者患 2 型糖尿病的风险降低了 31%。第一次明确地证实治疗糖尿病及胰岛素抵抗的药物同时具有预防糖尿病发生的作用。

可用于治疗胰岛素抵抗的药物包括提高外周组织葡萄糖利用的双胍类药物（如二甲双胍）、胰岛素增敏剂（噻唑烷二酮类，如曲格列酮）、α- 葡萄糖苷酶抑制剂（阿卡波糖），以及对血压、血脂有控制作用的药物（如 ACEI、ARB、贝特类及烟酸衍生物）。这些药物可单独使用，也可联合用药。

第三节　糖尿病心血管病发病机制

糖尿病是心血管病（cardiovascular disease，CVD）的主要的独立危险因素。糖尿病人群心血管病患病率的增加主要来自冠状动脉粥样硬化的速度加快。与非糖尿病个体相比，糖尿病患者发生冠状动脉粥样硬化年龄更早，进展成临床心血管事件更快。由于血栓形成通路的持续活化和纤溶受损，糖尿病患者易于形成动脉血栓。动脉疾病增多和促血栓形成状态的组合，是糖尿病个体发生急性冠状动脉缺血性心脏病（coronary heart disease，CHD）的根本原因。伴有糖尿病的 CHD 通常病变弥漫，受累血管支数和中度狭窄的发生率均有增加。自主神经病变的存在通常使糖尿病患者的冠状动脉管腔狭窄的检出受影响，因为自主神经病变能减轻缺血性 CHD 的症状，延误疾病的发现，使预后更差。此外，糖尿病个体还面临着血管重建术，尤其是经皮冠状动脉腔内成形术（percutaneous transluminal coronary angioplasty，PTCA）后血管再狭窄和死亡率的增加。CHD 对糖尿病心功能的影响是通过糖尿病心肌病变使心功能恶化，糖尿病心肌病可以损伤心脏收缩功能，加速心力衰竭。一些随访期为 12 ～ 20 年的大规模前瞻性研究，包括 Framingham 研究、多危险因素干预试验（multiple risk factor intervention trial）和护士健康研究（nurses' health study），经多变量分析证实糖尿病与 CHD 及心血管病死亡增加 2 ～ 5 倍有关联。CVD 是全球 1 型和 2 型糖尿病患者早发死亡的主要原因。多种与高血糖、高血压、胰岛素抵抗、血脂异常、血液的高凝性和炎症有关联的因素组合在一起，形成了糖尿病患者 CVD 的病因学。

一、动脉粥样硬化的组织学分型

动脉粥样硬化是一种渐进的动脉管壁疾病，包含炎症、血管脂质沉积和重塑、纤维化及血栓形成等成分。美国心脏病学会对动脉粥样硬化病变组织学分型进行了概括。初期动脉粥样硬化病变和脂纹代表血管内膜出现分散的脂质沉积物，与巨噬细胞和巨噬泡沫细胞增多有关。尽管这些早期病变无临床意义并且可以消退，但是能为高级复杂斑块形成提供前体。中间病变和粥样斑块包括由泡沫细胞增多所致的新生内膜脂质局灶沉积增加，以及细胞外出现脂滴，形成富含脂质的斑块核心，泡沫细胞来源于巨噬细胞和血管平滑肌细胞（vascular smooth muscle cell，VSMC）。这些中间病变来自脂质条纹或者已经存在的血管内膜细胞团块。结缔组织帽形成纤维斑块，在脂质核心和血管腔之间积聚，主要包含胶原和蛋白多糖基质中的 VSMC。纤维帽的厚度和巨噬细胞对其浸润影响斑块的稳定性，纤维帽薄弱和巨噬细胞浸润多的斑块易于破裂。斑块没有形成边界清楚的脂质核心也容易发展成为纤维病变，符合复合病变发生于由裂隙，出血或者血栓形成所致的斑块破裂。最近提出的修正分型强调纤维斑块和病理性内膜增厚能够使无血栓的血管发生显著狭窄，而血栓形成通常发生于内径小于 50% 的管腔。动脉粥样硬化病便的形成和发展并不同步，组织学病变包括脂质、纤维物质和细胞团等积聚物的交互混杂。近期尸检研究对冠状动脉组织分析表明，冠状动脉猝死的主要原因是血栓形成和血管狭窄后的斑块破裂或侵蚀。斑块破裂的证据是血栓块和坏死的动脉粥样斑块核心之间相互接触。当血栓发生于纤维帽时，斑块失去了管腔内皮，而保留有覆盖在坏死核心上连续的结缔组织，提示存在斑块侵蚀。内皮和纤维帽的破裂使血液暴露于富含组织因子的斑块核心，能够触发外源性凝血通路。由全身或者局部新生内膜平滑肌细胞（SMC）释放的血浆纤溶酶原激活物抑制因子 –1（PAI–1），可以稳定富含纤维蛋白的血栓。尽管在多数冠状动脉猝死病例中可以观察到血栓形成，仍有接近 20% 的猝死病例发生管腔狭窄而无腔内血栓形成。多个机制参与冠状动脉管腔，包括由于脂质堆积、纤维变性和新生内膜 SMC 增殖所致的病变斑块逐渐扩大；斑块内出血；斑块侵蚀和血栓修复；由 SMC 收缩和血管创口处修复所引起的血管挛缩。

二、糖尿病冠状动脉粥样硬化病变特征

冠状动脉内斑块旋切术标本的组织病理学显示，与非糖尿病个体相比，糖尿病个体中富含脂质的动脉粥样组织占总面积的百分率从 2%±1% 增加至 7%±2%（P=0.01），冠状动脉血栓形成的发生率由 40% 增至 62%（P =0.04）。与年龄、性别匹配的非糖尿病对照组相

比，2 型糖尿病个体的冠状动脉斑块旋切术标本中，PAI-1 抗原增加了 2 倍，有免疫活性的尿激酶纤溶酶原激活物水平下降。巨噬细胞浸润的比例在糖尿病个体中升高也接近 2 倍（*P*= 0.03）。相反，对取自冠状动脉内斑块旋切术原发性病损的标本形态测定分析显示，富含胶原和多细胞的斑块成分占总病变面积约 90%，其相对含量在糖尿病和非糖尿病个体中相似。然而，鉴于定向冠状动脉内斑块旋切术分离组织的特点，这些研究中标本的细胞构成可能不能代表糖尿病对狭窄病变基底或者外周区域 SMC 增生的影响。

糖尿病患者与对照的非糖尿病个体相比，糖尿病患者的冠状动脉钙化类似或者增多。尽管斑块钙化能提供一个斑块负荷的标志，可以预测将来的冠状动脉事件，但是钙化对动脉粥样硬化斑块的病理生理作用还没有完全清楚。钙盐沉积对斑块的机械稳定性没有显示出负面影响，但是动脉钙化能增加僵硬度，导致血管顺应性下降。

三、糖尿病对动脉粥样硬化发病机制的影响

多个病理生理过程的联合，促进动脉粥样硬化发展及后续的血管狭窄和冠状动脉猝死。如前所述，动脉粥样病变可以来自脂质条纹或者增厚的新生内膜。这些病变可以渐进性扩展，缩窄管腔内径，经历斑块破裂或者侵蚀，触发血栓形成。糖尿病和胰岛素抵抗的致动脉粥样硬化作用开始于多种代谢异常的聚集，包括高血糖、胰岛素作用受损或者胰岛素缺乏，致动脉粥样硬化血脂异常，以及其他混杂因素，如高血压和肥胖。此外，血管活性激素、细胞因子以及生长因子，包括血管紧张素 II（AT II）、肿瘤坏死因子 –α（tumor necrotic factor，TNF-α）和血管内皮生长因子（vascular endothelial growth factor，VEGF），能够放大和部分介导这些代谢异常的负性血管效应。代谢和激素的失衡能诱导内皮功能障碍、血管炎症、SMC 增生、内膜脂质堆积、纤维变性和高凝状态，导致动脉粥样硬化和血栓形成（图 1.1）。

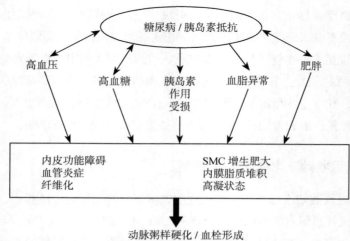

图 1.1 糖尿病动脉粥样硬化发病机制

糖尿病、胰岛素抵抗和心血管病。糖尿病和胰岛素抵抗同代谢异常聚集相关，如高血糖、胰岛素抵抗、胰岛素缺乏、高胰岛素血症、高甘油三酯血症和减少的高密度脂蛋白，这些代谢异常可以引起血管功能障碍，动脉粥样硬化和血栓形成。此外，糖尿病和胰岛素抵抗经常同其他心血管危险因素共同存在，包括高血压和肥胖，表现为胰岛素抵抗综合征。

四、内皮 – 白细胞黏附

初起病变和脂质条纹也被描述为内膜黄色瘤，以内皮下区域出现巨噬泡沫细胞为特征。这些泡沫细胞来自血液循环中的单核细胞，单核细胞黏附和浸润血管壁，分化为巨噬细胞，巨噬细胞过度摄取修饰的低密度脂蛋白（LDL）后变成富含脂质的泡沫细胞。糖尿病和胰岛素抵抗通过以下几种机制促进白细胞浸润动脉壁。糖尿病和高血糖能够通过内皮细胞增加 E– 选择素、血管细胞黏附分子 –1（VCAM–1）的表达，这些细胞因子结合于白细胞糖蛋白反受体和整合素，介导白细胞聚集、滚动，形成黏附。另外，由糖尿病患者中分离的白细胞对内皮细胞的黏附性增加。内皮—白细胞黏附后，白细胞在单核细胞化学趋化因子 –1（MCP–1）刺激下对内皮下间歇浸润，糖尿病患者 MCP–1 的表达上调。浸润的单核细胞分化为巨噬细胞，通过脂质聚积和释放致炎症细胞因子及金属蛋白酶，产生多种致动脉粥样硬化吸效应。经过来自巨噬细胞的细胞因子、生长因子、金属蛋白酶和促凝血物质的加工，可能促进斑块扩展，产生易于破裂和血栓形成的斑块。

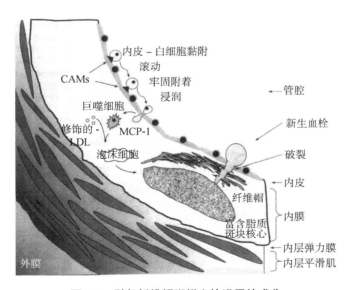

图 1.2　引起纤维帽粥样斑块进展的成分

白细胞与内皮细胞黏附分子（CAMs）结合和单核细胞化学趋化蛋白 –1（MCP–1）对

白细胞的趋化作用，增加单核细胞对内皮下内膜的浸润。这些单核细胞分化为巨噬细胞，巨噬细胞释放致炎症的细胞因子和吞饮修饰的低密度脂蛋白后产生泡沫细胞。内膜脂质以增多的泡沫细胞形式局灶性聚集和细胞外脂滴导致富含脂质斑块核心的形成，斑块核心可以发生坏死。斑块中还有纤维变性物质聚积，由胶原—糖蛋白基质和迁移通过内弹力膜（IEL）的平滑肌细胞（SMC）组成。脂质核心表面的纤维帽破裂，使富含组织因子的粥样物质暴露于血液循环中的Ⅶa因子，启动血栓形成的级联反应，形成血栓（图1.2）。

（一）富含脂质病变的形成

来源于单核细胞的巨噬细胞通过多种受体吞饮修饰的LDL，包括A级和B级清道夫受体、类凝集素氧化型LDL受体-1和脂蛋白脂肪酶。巨噬细胞过度摄取脂质导致富含胆固醇脂的巨噬泡沫细胞形成。此外，泡沫细胞还可以由VSMC通过A级和B级清道夫受体摄取氧化型LDL发展而来。糖尿病通过几个机制加剧泡沫细胞对修饰的LDL摄取。首先，高血糖增加葡萄糖氧化，引起氧化和糖基化LDL水平增高，从而增加清道夫受体和脂蛋白脂肪酶配基的利用度。其次，糖尿病增加B级清道夫受体CD36的表达，从而增加巨噬细胞对氧化型LDL的吞饮。最后，糖尿病可以引起致动脉粥样硬化的脂质异常，高密度脂蛋白（HDL）水平降低和甘油三酯增加，使逆向胆固醇转运减少，小而密LDL颗粒增加。此外，巨噬泡沫细胞释放致炎性细胞因子，如TNF-α和白介素-1，这些细胞因子能减少内皮细胞和VSMC的凋亡。泡沫细胞局灶性积聚，细胞外脂滴形成，VSMC凋亡，血管平滑肌组织结构破坏能导致坏死的富含脂质的核心形成。

（二）纤维帽的形成

动脉粥样硬化病变积聚的纤维物质主要由胶原—蛋白多糖基质中的VSMC构成。斑块核心和血管管腔表面分隔的纤维物质被称为纤维帽。由于粥样物质形成血栓部分原因来自高浓度的组织因子，纤维帽为血栓形成提供了分隔组织因子池和血液的屏障。糖尿病对原发病变中纤维帽的组成和稳定性的特异性影响目前还没有描述。在动脉粥样硬化猪模型中，糖尿病能增加SMC增殖和细胞外基质（ECM）产生，还可以促进再狭窄病变中新生内膜增生和富含胶原硬化组织的积聚。尽管这些结果是否可以外推到纤维帽的特征还不是很清楚，糖尿病对斑块成分的作用可能影响到纤维帽的形成和稳定性。糖尿病动脉病变中基质金属蛋白酶活性增加和巨噬细胞增多，可能影响到纤维帽内的蛋白水解平衡，引起ECM降解及其结构完整性削弱，从而增加斑块破裂或侵蚀的易感性。如前所述，糖尿病患者冠状动脉斑块旋切术标本中PAI-1水平也是增加的，PAI-1升高能够减少SMC迁移，可能会减少SMC融合进入纤维帽。病变中PAI-1还可以减少纤溶蛋白溶酶刺激的ECM循环，促进纤维化。PAI-1的这些作用可以引起纤维物质产生，同时伴有细胞质减少和ECM增多。

（三）动脉血栓形成

血栓形成是冠状动脉狭窄和猝死的主要原因。动脉壁内血栓形成可以由复合斑块破裂触发，使血液暴露于血栓形成因子，这些因子在内皮下区域含量丰富。组织因子是外源性凝血途径的主要激活物，在斑块核心中高度表达。斑块表面破裂使组织因子和血液循环中的Ⅶ因子结合，导致有活性的Ⅶa产生，形成组织因子 – Ⅶa复合物。这种复合物可以引起级联反应，包括 X 因子活化、凝血酶原复合物形成、凝血酶的产生和纤维蛋白原裂解为纤维蛋白单体。糖尿病和肥胖 / 胰岛素抵抗鼠类模型的血管组织中组织因子水平升高可能使糖尿病动脉更易于发生凝血级联反应。糖尿病患者动脉中 PAI-1 表达增加可能减少新生血栓溶解。破裂斑块发展而来的富含纤维的血栓可以扩展引起管腔阻塞，也可以自发溶解，或者与内皮融合在一起成为新生内膜的延伸。尽管糖尿病个体中动脉粥样硬化病变可能存在某些促进血栓形成的属性（增加的 PAI-1 和巨噬细胞），但是糖尿病动脉血栓形成的直接原因目前尚不清楚。最近的报道提供证据表明糖尿病（糖耐量异常）冠状动脉猝死个体中愈合的破裂斑块是增加的，提示糖尿病与亚临床斑块负荷的破裂发生增加有关联。

（四）血运重建术后的再狭窄

旁路血运重建术研究（bypass angioplasty revascularization investigation，BARI）显示，接受糖尿病治疗的患者进行 PTCA 或者旁路移植手术（coronary artery bypass graft surgery，CABG），平均随访 5.4 年，心脏相关死亡率分别为 20.6% 和 5.8%。与之不同，其他接受 PTCA 或者 CABG 的 BARI 患者心脏相关死亡率分别是 4.8% 和 4.7%。BARI 研究随访 7 年，糖尿病组 CABG 和 PTCA 后生存率分别为 76.4% 和 55.7%（P=0.0011），而非糖尿病组 CABG 和 PTCA 后生存率分别为 86.4% 和 86.6%。接受 PTCA 的糖尿病患者死亡率比与其对照的非糖尿病患者高 3 倍，其根本原因还没有完全清楚。系列的血管内超声显示糖尿病个体冠状动脉介入术后再狭窄增加是由于内膜扩展。对 PTCA 后由冠状动脉斑块旋切术获取的再狭窄病变处标本进行分析显示，糖尿病个体的再狭窄病变处富含胶原的硬化组织片段增加。这些结果提示糖尿病能增加 PTCA 后动脉病变处新生内膜的纤维化。糖尿病还可以增加动脉支架植入和旁路移植静脉再狭窄的发生率。

动物模型已经用于检验糖尿病对球囊扩张后新生内膜反应的影响。球囊诱导的损伤可以引起血管内皮剥脱和动脉伸展，是 VSMC 由血管壁中层迁移至内侧弹力层，增殖形成新生内膜。用链佐星（streptozotocin，STZ）诱导的糖尿病大鼠建立球囊损伤模型，其颈动脉新生内膜形成比非糖尿病和胰岛素治疗的糖尿病对照组大鼠减少近 50%。相类似的，四氧嘧啶诱导的糖尿病兔也可以减少球囊扩张后新生内膜形成。STZ 诱导的糖尿病 Yucatan 小猪对冠状动脉支架植入的新生内膜增厚反应无影响，但是糖尿病和这种小猪模型支架内血栓形成所致的猝死增多有关。这些研究显示由 STZ 诱导的糖尿病模型中高血糖虽然不能增加受损血管新生内膜增生，但可以增加血栓形成。胰岛素抵抗和 2 型糖尿病对球囊损伤诱导新生内膜反应的影响在肥胖大鼠模型中得到检验。这些研究显示在 2 型糖尿病 / 胰岛素抵抗肥胖 Zucker 大鼠和 Otsuka Long-Evans Tokushima 肥胖大鼠，比瘦的胰岛素敏感的对照组新生内膜增生明显。

一些限制因素困扰着这些动物研究的解释。首先，球囊损伤是选择病变很小或者先前无病变的血管进行操作，这同临床情况相反，血运重建术是在有高级病理斑块的再狭窄血管中进行。其次，多数研究在验证糖尿病对动脉粥样硬化的新生内膜增生影响的动物模型中，应用了胰岛 β 细胞毒素，包括 STZ 或四氧嘧啶，减少胰岛素产生。尽管这种方法可以有效地产生由胰岛素缺乏所致的高血糖，但是这些动物模型不能复制 1 型糖尿病的病因学，即由自身免疫介导的 β 细胞破坏。最后，肥胖诱导的胰岛素抵抗大鼠模型存在多种内分泌异常，可以扩大新生内膜反应。尽管糖尿病对血管增殖的影响还没有完全清楚，但是新生内膜平滑肌增殖代表动脉粥样硬化的主要成分，是新兴治疗战略的重要靶点。

五、糖尿病的内皮功能障碍

内皮在血管结构、血流动力学和止血中起着整合作用。糖尿病对血管内皮有多种负性影响，可以损伤内皮功能，促进动脉粥样硬化和血栓形成。如前所述，糖尿病能增加白细胞黏附分子的表达，黏附分子可以调节单核细胞与动脉内皮下区域的结合和浸润。另外，糖尿病能损伤内皮的屏障功能，增加内皮通透性和黏附分子到达血管间质的途径。糖尿病还能改变内皮细胞多种血管活性因子的合成，这些因子影响血管紧张性、血流动力学、凝血和 VSMC 生理。糖尿病对内皮几种重要功能的影响如下所述。

（一）内皮紧密连接的通透性

内皮通透性增加是糖尿病血管功能障碍的标志。内皮通透性增加可以促进动脉粥样硬化细胞因子和脂蛋白穿透进入内皮下区域。几种假定的机制对糖尿病内皮分子转运增加进行解释，其中包括由吞饮作用增强和由紧密连接减少引起的细胞内扩散增强。糖尿病能通过 VSMC 增加 VEGF（也成为血管通透因子）产生而损伤内皮的屏障功能。这条通路中，高血糖和激素，如 AT Ⅱ，可以增加动脉 SMC 中 VEGF 合成。VEGF 以旁分泌的方式作用于内皮细胞，同激酶插入区受体 VEGF-R2（KDR）结合，刺激紧密连接蛋白如紧密连接蛋白 1（zonula occluden-1）的磷酸化。尽管糖尿病个体 VEGF 在某些组织如视网膜中水平升高，但是关于糖尿病对心血管组织 VEGF 表达的影响目前知之甚少。此外，高血糖能通过激活蛋白激酶 C（PKC），增加终末糖基化产物（AGEs）及活性氧簇的形成，对内皮发挥其他作用，这些因素可以直接作用于内皮细胞产生高通透性。

（二）内皮依赖性血管舒张功能

血管内皮释放多种可以诱导血管平滑肌舒张因子，其中包括一氧化氮、前列腺素Ⅰ2、一种或多种内皮源性超级化因子。在糖尿病个体中损伤内皮依赖性血管舒张功能的主要因素是一氧化氮生物活性降低。一氧化氮通过内皮一氧化氮合酶（eNOS）作用生成，对剪切力和潜在血管舒张因子，如乙酰胆碱和缓解肽的反应性增加。内皮释放的一氧化氮以旁分泌方式作用于血管平滑肌，一氧化氮和可溶性鸟苷环化酶结合，使环磷酸鸟苷（cGMP）合成增加。cGMP升高可以激活cGMP依赖的蛋白激酶，其中cGMP激酶Ⅰ对调节胞质钙离子的稳态起着重要作用。cGMP激酶Ⅰ使微粒体1，4，5三磷酸肌醇（IP3）受体复合物磷酸化，抑制由IP3刺激的钙离子从细胞内贮存库释放，引起SMC舒张。

有研究证实1型和2型糖尿病个体对诸如乙酰胆碱（或者醋甲胆碱，一种长效毒覃碱受体激动剂）和反应性充血的应答都是血管舒张减少。高葡萄糖钳夹以浓度为300mg/dL葡萄糖水平持续输注6小时，这种急性高血糖可以削弱健康非糖尿病个体醋甲胆碱诱导的血管舒张反应。尽管葡萄糖的急性增高可以损害内皮功能，但是急性高血糖产生内皮受损的机制和糖尿病相关高血糖的长期作用是否有关还不清楚。内皮依赖性血管舒张功能受损还可发生于无显性2型糖尿病的胰岛素抵抗患者。2型糖尿病的内皮功能障碍可以反映高血糖及与胰岛素抵抗相关的其他代谢和激素异常混合在一起的不利影响，如游离脂肪酸增加和胰岛素作用减低。一些1型糖尿病动物模型研究结果证实内皮依赖性血管舒张功能减低，可以发生于取自活体的冠状动脉、肠系膜动脉、颈动脉和主动脉标本，提醒这种功能障碍发生于孤立的血管。因为多数报道显示糖尿病对一氧化氮供体如硝普钠有正常血管舒张反应，其血管舒张功能受损主要由内皮源性一氧化氮减少所致。而有些报道显示糖尿病和胰岛素抵抗对一氧化氮供体的血管舒张反应是减弱的，提示在某些情况下，内皮依赖性血管舒张功能受损可能同非内皮依赖的舒张功能受损重叠在一起。血管对一氧化氮供体舒张反应呈抵抗特性的机制目前尚未明确，潜在的机制可能同内皮素或者ATⅡ引起的慢性血管收缩或氧化产物有关。

有学者提出一氧化氮合成减少和稳定性降低可以解释糖尿病个体内皮依赖的一氧化氮介导的血管舒张功能受损。糖尿病个体中增多的活性氧簇通过把一氧化氮转变为过氧化亚硝酸盐而缩短了一氧化氮的半衰期。同该理论相一致的是，已有研究证实糖尿病通过NADPH（烟酰胺腺嘌呤二核苷酸磷酸的降解形式）氧化酶增加超氧化物的产生。抗氧化治疗，包括维生素C可以改善糖尿病患者内皮依赖性血管舒张功能。此外，通过gp91phox基因靶突变来降低内皮NADPH氧化酶活性可以减少动脉氧自由基形成，提高内皮依赖性血管舒张功能。尽管有相当数量的分子和药理学证据显示血管氧化物可以减弱内皮源性一氧化氮的作用，但是补充抗氧化物，如维生素E（RRR-α-醋酸维生素E400IU/d）对心血管结果的潜在临床益处目前尚未得到证实。更高剂量的维生素E（1200IU/d）可以降低单核细胞活性和可溶性细胞黏附分子水平，其对心血管并发症的潜在临床益处仍在检验阶段。

糖尿病一氧化氮（NO）生物活性减低的机制（图 1.3）。NO 生成减少的机制包括内皮一氧化氮合酶（eNOS）表达减少，四氢生物蝶呤缺乏，通过内源性非对称二甲基精氨酸（ADMA）升高竞争性抑制 eNOS 催化活性。此外，NO 氧化成为过氧化亚硝酸盐（ONOO⁻）可以使 NO 生物活性下降。

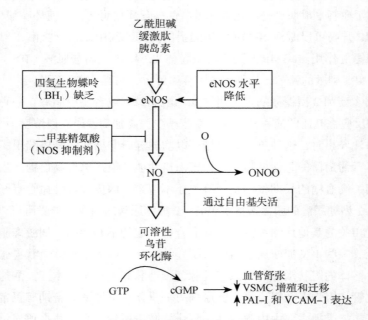

图 1.3　糖尿病一氧化氮生物活性减低机制

VSMC，血管平滑肌细胞；PAI-1，纤溶酶原激活物抑制物 -1；VSMC，血管平滑肌细胞；GTP，三磷酸鸟苷；cGMP，环磷酸鸟苷。

有研究报道糖尿病能够减少血管一氧化氮合成。学者们提出多种机制来解释糖尿病和胰岛素抵抗时 eNOS 活性降低。已有研究描述，肥胖的胰岛素抵抗 ZUCKER 大鼠的脂肪微血管和四氧嘧啶诱导的糖尿病狗的冠状微血管中 eNOS 表达减少，提示 eNOS 蛋白水平降低可能导致一氧化氮产生减少。另外，血液循环中内源性 NOS 抑制剂非对称二甲基精氨酸升高和 eNOS 辅助因子四氢生物蝶呤缺乏，都可以引起糖尿病和胰岛素抵抗个体一氧化氮生成减少。

糖尿病个体内皮源性一氧化氮生物活性降低的含义超出了它的血流动力学效应。一氧化氮通过 cGMP 依赖途径可以抑制血管壁内多个致动脉粥样硬化和血栓形成过程，包括新生内膜 SMC 迁移和增殖，内皮—白细胞黏附。与一氧化氮这些可能的抗动脉粥样硬化作用一致的是，已有文献报道 eNOS 缺乏能增加载脂蛋白 E（ApoE）缺乏小鼠动脉粥样硬化病变的大小。一氧化氮还能抑制血栓形成因子（如 PAI-1）和组织因子的表达，这些因子可以改变动脉血栓形成过程中的凝血平衡。

六、糖尿病对血管顺应性和动脉僵硬度的影响

动脉僵硬度和动脉粥样硬化有强相关性。强心研究（strong heart study）和社区动脉粥样硬化危险因素研究（atherosclerosis risk in communities study）报道 2 型糖尿病个体动脉僵硬度增加，顺应性下降。1 型糖尿病个体动脉顺应性也是下降的。学者们提出几个理论来解释糖尿病个体动脉僵硬度增加。糖基化的 ECM 蛋白增加，如胶原和弹力蛋白糖基化可以增加分子间公家交联，从而使血管弹性下降。和这个理论相一致的是，破坏 AGE 交联治疗可以逆转糖尿病引起的动脉僵硬。动脉僵硬度增加还可以来自动脉钙化、动脉壁增厚，或者由血管活性因子活性失衡所致的慢性 VSMC 收缩增加。动脉弹性受损可能通过增加机械牵张和剪切力增加造成内皮损害，激活由牵张刺激活化的机械感受器，增加营养因子释放引起动脉粥样硬化。

七、糖尿病对凝血和血栓形成的影响

糖尿病和胰岛素抵抗与促凝状态有关，促凝状态通过斑块破裂可以促进新生血栓扩张，从而加速动脉血栓形成。大量临床和实验证据表明，糖尿病能影响多种凝血成分和途径，可能使个体素质向易形成血栓转化。糖尿病与血液循环中凝血酶原片段 1+2（F_{1+2}）和纤维蛋白肽 A 增加有关，凝血酶原片段 1+2 是由凝血酶原酶复合物产生凝血酶的标志，纤维蛋白肽 A 是凝血酶裂解纤维蛋白原的产物。糖尿病还和血小板持续活化有关，血栓素 A2 的生物合成、血小板依赖的凝血酶生成和血小板自发聚集增加可以部分反映血小板活化。已有多个研究报道胰岛素抵抗和糖尿病血液循环中促凝血因子和黏附分子水平增高，为促凝状态的理论提供了更深入的证据支持。以人群为基础的 Framingham 子代研究报道葡萄糖耐量异常与血浆中 PAI-1、组织纤溶酶原激活物和血管性假血友病因子（vWF）水平升高有关。有研究者报道 1 型糖尿病个体血浆 PAI-1、VCAM-1 和 E 选择素也是升高的。这些研究提示糖尿病的促凝状态主要由凝血酶激活增加、纤溶受损、持续的血小板活化和细胞间黏附增加组合在一起所致。

八、糖尿病心血管危险因素

流行病学和临床研究已经证实多种因素与糖尿病个体 CVD 发病率增加有关。这些因素可以分为几个不同的范畴，包括代谢和脂质相关因素、凝血和炎症因素、血管相关因素（表 1.1）。有些心血管危险因素主要与糖尿病和胰岛素抵抗有关（如高血糖和高胰岛素血症），而其他危险因素在非糖尿病个体中也存在。

表 1.1　糖尿病和胰岛素抵抗相关的心血管危险因素

代谢和脂质相关因素	凝血和炎症因素	血管相关因素
高血糖	PAI-1 增加	高血压
胰岛素抵抗	血小板活化增加	内皮依赖性血管舒张功能受损
高胰岛素血症	纤维蛋白原增加	动脉钙化增加
高甘油三酯血症	P 选择素、VCAM-1 和 ICAM-1 增加	动脉顺应性下降
低 HDL 胆固醇	组织因子和Ⅶ因子增加	
小而密 LDL	一氧化氮生物利用度降低	
高同型半胱氨酸血症	C 反应蛋白增加	

注：HDL 高密度脂蛋白；LDL 低密度脂蛋白；PAI-1 血浆纤溶酶原激活物抑制物 -1；VCAM-1 血管细胞黏附分子 -1；ICAM-1 细胞间黏附分子 -1。

（一）高血糖

几个大规模多中心的前瞻性研究显示血糖控制和包括心肌梗死（myocardial infarction，MI）及心血管相关死亡在内的心血管重点事件有关联。糖尿病控制和并发症试验（diabetes control and complications trial，DCCT）证实，传统治疗组发生的主要心血管事件是强化治疗组的近 2 倍，尽管这种差异未达到统计学意义（P=0.08）。该研究报道了包括血浆胆固醇和甘油三酯在内的心血管危险因素在强化治疗下呈显著下降。英国前瞻性糖尿病研究（united kingdom prospective diabetes study，UK-PDS）是对 2 型糖尿病血管并发症平均随访时间为 10 年的前瞻性研究，该研究证实糖化血红蛋白每下降 1%，MI 可以减少 14%，但未发现血糖控制和 MI 之间的阈值关系。UK-PDS 比较了传统和强化治疗方案对微血管和大血管并发症的影响。研究显示强化血糖显著减少了微血管疾病，而 MI 呈减少的趋势（P=0.052）。此外，糖耐量减低经证实也是 CVD 的危险因素，提示即便无显性 2 型糖尿病，轻度升高的血糖也能促进 CVD 发生。

（二）血浆胰岛素和胰岛素抵抗

高胰岛素血症和胰岛素抵抗都已经被证实为 CVD 的危险因素。与胰岛素的相关 CVD 危险性可以归结于胰岛素作用失衡的直接影响，除此之外还有与胰岛素抵抗相关的 CVD 危险因素混杂的影响。胰岛素对糖尿病和胰岛素抵抗个体中 CVD 的影响，与全身性代谢异常及胰岛素对血管的直接作用有关。关于胰岛素的代谢作用，胰岛素抵抗可以引起葡萄糖耐受不良和高甘油三酯血症，对心血管有不利影响。此外，胰岛素对血管系统的直接作用是介导与内皮功能和 SMC 生长相关的致动脉粥样硬化和抗动脉粥样硬化作用的联合。胰岛素抵抗综合征通常和已确定的及新出现的 CVD 危险因素组合有关联，包括高血压、C 反应蛋白（CRP）、PAI-1 和纤维蛋白原。高胰岛素血症或胰岛素抵抗，或两者共同存在，通过直接改变对胰岛素作用的反应，或间接使那些与胰岛素抵抗综合征有关的代谢和细胞因子失衡，来增加 CVD 的危险因素。

（三）脂质和脂蛋白

糖尿病和胰岛素抵抗个体动脉粥样硬化形成增加主要是因为致动脉硬化的血脂异常，与高甘油三酯血症、极低密度脂蛋白（VLDL）升高、HDL 降低有关。尽管总 LDL 水平无明显改变或仅轻度升高，糖尿病和 LDL 颗粒的福利和修饰有关。胰岛素抵抗引起富含甘油三酯的小而密 LDL 水平升高，其与缺血性心脏病危险性增加有关。此外，空腹胰岛素升高、载脂蛋白 B 和小而密 LDL 颗粒组合在一起，被确认为缺血性心脏病非传统危险因素的聚集。其他与糖尿病血脂异常有关的 CVD 危险因素还包括脂蛋白（a）和非酯化脂肪酸增多。

降脂治疗包括 HMG-CoA（hydroxy-methyl-glu-taryl coenzyme A，HMG-CoA 羟甲基戊二酸单酰辅酶 A）还原酶抑制和贝特衍生物，能够减少 2 型糖尿病患者冠状动脉事件发生。胆固醇和再发事件（cholesterol and recurrent events，CARE）研究的一个亚组分析显示，普伐他汀（pravastatin）组与安慰剂组相比总胆固醇下降 20%，糖尿病和非糖尿病患者冠状动脉事件的相对危险度分别下降 25%（P=0.05）和 23%（$P < 0.001$）。最近，心脏保护研究协作组（heart protection study collaborative group）报道辛伐他汀（simvastatin）可以使糖尿病患者主要冠状动脉事件的发生减少约 25%，这种作用不依赖于入组研究时已经存在的升高的 LDL 胆固醇（$> 116mg/dL$）。糖尿病动脉粥样硬化干预研究（diabetes atherosclerosis intervention study）显示，与安慰剂相比，给予 2 型糖尿病患者菲诺贝特（fenofibrate）治疗，甘油三酯、总胆固醇和 LDL 胆固醇降低，HDL 胆固醇升高，冠状动脉狭窄的病变缩小。这些研究提供了重要的临床证据，即糖尿病中脂质和脂蛋白异常的改善能够减缓由造影证实的冠状动脉疾病的进展。值得注意的是这些药物可能对血管阻滞有直接作用，超出了降脂效应。例如，抑制 HMG-CoA 可以减少 G 蛋白和 ras 家族蛋白的法尼基化（farnesylation）和 geranylgeranylation，从而直接抑制血管细胞的信号传递。

（四）循环中的黏附分子

糖尿病 CVD 危险性增加的原因部分来自血液循环中黏附分子水平增高，包括 vWF、VCAM-1 和 E 选择素。vWF 由内皮合成，是一种参与血小板黏附和聚集的糖蛋白。VCAM-1 和 E 选择素在内皮表达，它们引起白细胞在内皮的黏附和募集。血液循环中这些黏附分子的水平可以作为内皮细胞损害的标志和潜在的 CVD 危险性贡献者。尽管血管内皮表达的黏附分子可以介导白细胞和血小板黏附，但是这些可溶性黏附分子的特殊功能还没有完全阐述清楚。最近研究显示 P 选择素截短的突变体能够增加促凝活性，提供了直接证据表明黏附分子可溶性片段在凝血过程中的重要作用。

（五）纤溶酶原激活物抑制因子－1

PAI-1 是纤溶酶原系统主要的生理调节剂。增加 PAI-1 可以抑制纤维蛋白溶解从而减少血栓溶解。PAI-1 抗原和活性增加已经被证实为糖尿病和非糖尿病个体 MI 复发的重要危险因素。此外，发生急性心肌梗死后的 2 型糖尿病个体 PAI-1 水平显著高于非糖尿病个体。血循环中 PAI-1 活性增加与胰岛素抵抗的水平及血浆胰岛素浓度有关，2 型糖尿病个体中 PAI-1 浓度是升高的。也有报道伴有微量蛋白尿的 1 型糖尿病个体纤溶性下降是由 PAI-1 水平增高所致。PAI-1 升高及其与 MI 危险性之间的强相关性提示 PAI-1 是糖尿病患者发生冠状动脉事件一个重要的贡献者。

（六）C 反应蛋白

CRP 是炎症的急性期蛋白标志物，与 CVD 危险性增加有关。CRP 升高在糖尿病和胰岛素抵抗个体中均有描述。CRP 被认为是通过刺激单核细胞的趋化募集反应，以及上调内皮—白细胞黏附分子及组织因子的表达，促进动脉粥样硬化动脉血栓形成。最近一个报道显示转基因过度表达 CRP 能使 ApoE 缺乏小鼠的主动脉粥样硬化加剧，提示 CRP 水平升高有致动脉粥样硬化作用。

（七）纤维蛋白原

纤维蛋白原是一种炎症时升高的急性期蛋白，在凝血过程中发挥一些功能。纤维蛋白原与血小板糖蛋白 II b/ III a 结合，促进血小板聚集，纤维蛋白原被凝血酶裂解后产生纤维蛋白单体，纤维蛋白单体是血栓基质的主要成分。纤维蛋白原在血浆中含量丰富，是血黏度的主要贡献者。糖尿病患者纤维蛋白原水平升高，与 CVD 危险性相关。糖尿病个体中纤维蛋白原升高可以引起促凝状态而加速动脉血栓形成。

（八）高同型半胱氨酸血症

同型半胱氨酸是一种由甲硫氨酸代谢产生的含硫基氨基酸。血浆同型半胱氨酸水平在胰岛素抵抗和 2 型糖尿病个体中是升高的，与 2 型糖尿病增高的 CVD 危险性相关。有人提出同型半胱氨酸能够增加 MCP-1 和组织因子表达，减弱内皮依赖性血管舒张功能，可能促进单核细胞的募集反应和血栓形成，发挥有害的血管效应。同型半胱氨酸这些潜在的血管负性效应主要与 2 型糖尿病相关，因为在 1 型糖尿病患者中尚未观察到存在高同型半胱氨酸血症。

（九）内皮依赖型血管舒张功能

几种激动剂（如乙酰胆碱）和充血对血管内皮的刺激，刺激血管舒张物质释放（包括一氧化氮），可以诱导内皮下面的动脉平滑肌血管舒张，使 1 型和 2 型糖尿病及胰岛素抵抗个体的内皮依赖性血管舒张功能受损。有文献报道冠状动脉和肱动脉内皮依赖性血管舒张功能障碍是心血管事件的预测标志。

（十）高血压

高血压是一个主要的 CVD 危险因素，通常和胰岛抵抗及糖尿病合并存在。UKPDS 证实严格控制血压可以显著降低 2 型糖尿病患者大血管事件发生的危险性。该研究显示收缩压于 160～120mmHg，每下降 10mmHg 可以使发生 MI 的危险降低 11%。在检测范围内没有发现血压和血管并发症减少的明确阈值。使用血管紧张素转换酶（ACE）抑制剂（卡托普利 captopril）和 β 受体阻滞剂（阿替洛尔 atenolol）治疗都已经观察到血压降低的益处，提示血压降低是首要的。但是不能排除血压的降低来自于这些治疗阻断各自的信号通路对血管带来的直接益处。心脏事件预防评估研究（heart outcomes prevention evaluation，HOPE）证明 ACE 抑制能提供心血管保护作用，超越了其血压控制效应。HOPE 研究中，雷米普利（ramipril）治疗对减少糖尿病和非糖尿病患者的大血管事件结果有同样的效果。

（十一）心血管危险因素的聚集

心血管危险因素的组合经常共存于胰岛素抵抗和糖尿病个体中。芬兰和瑞典的一个大规模 2 型糖尿病家系研究（Botnia 研究）显示，约 10% 的正常糖耐量个体、约 50% 的空腹血糖受损或糖耐量减低个体、高达 80% 的 2 型糖尿病个体中，至少存在 2 个 CVD 危险因素的聚集，其中包括肥胖、高血压、血脂异常和微量蛋白尿。这些代谢异常和 CVD 危险因素的集合被称为胰岛素抵抗综合征（也被称为 X 综合征和代谢综合征）。Botnia 研究报道代谢综合征个体心血管相关死亡率升高了 6 倍。胰岛素抵抗 / 代谢综合征的定义已经扩展到包括已确认和新出现的 CVD 危险因素，如高胰岛素血症、高血糖、高血压、中心性肥胖、脂质 / 脂蛋白异常、内皮依赖性血管舒张功能受损，以及升高的 PAI-1、CRP 和纤维蛋白原。因为这些危险因素可以发生于显性 2 型糖尿病发病前若干年，有可能 2 型糖尿病患者 CVD 的发病开始于诊断糖尿病之前。CVD 危险因素（包括高血糖、高血压、高甘油三酯血症、微量蛋白尿、内皮依赖性血管舒张功能受损，还有循环凝血和黏附分子的增多）也可发生于 1 型糖尿病。1 型和 2 型糖尿病病因学显著不同，与 2 型糖尿病相比，1 型糖尿病特异的心血管效应还有待阐明。

（十二）糖尿病和心管病的同病性

除了胰岛素抵抗和糖尿病对 CVD 的不利影响之外，越来越多的证据表明胰岛素抵抗 / 糖尿病和 CVD 可能有着共同的病因学成分。现在用"共同土壤"假说来描述 2 型糖尿病和胰岛素抵抗，即糖尿病和 CVD 可能来自共同的遗传和环境前体。一些分子机制可以介导糖尿病和 CVD 同时发生。例如，TNF-α 抑制胰岛素受体信号，引起肥胖诱导的胰岛素抵抗。TNF-α 还是一个致炎症分子，可以通过刺激 VSMC 迁移、基质金属蛋白酶、组织因子和 PAI-1 表达引起血管重塑和动脉粥样硬化。另一个例子涉及肾素—血管紧张素系统（renin-angiotensin system，RAS）。HOPE 研究和卡托普利预防方案（captopril prevention project）都报道了 ACE 抑制剂治疗可以减少 CVD 终点事件发生的同时，还可以减少新诊断的糖尿病发生。尽管 ACE 抑制对糖尿病的作用是次要结果，但这些发现高度提示 ACE 阻断能够抑制 2 型糖尿病的发病。另外对 CVD 和 2 型糖尿病均有独立作用的因素包括游离脂肪酸和 CRP。因此，与糖尿病有关的能增加 CVD 发病的成分不仅与糖尿病的下游效应有关，还可能同两者的同病性有关。

（十三）性别

绝经前非糖尿病女性发生 CVD 的危险性低于非糖尿病男性，糖尿病女性患者的心血管保护效应减低。Rancho Bernardo 研究报道糖尿病男性和女性患者致死性缺血性心脏病发病率相似，发生 CVD 危险性比对照的非糖尿病男性和女性个体分别增加 1.9 倍和 3.3 倍。Framingham 队列 20 年随访中也可以观察到糖尿病对女性 CVD 的影响相对较大。护士健康研究（nurse health study）随访 20 年的亚组分析显示，有糖尿病的年轻女性（< 55 岁）与同年龄的非糖尿病女性相比，发生致死性 CHD 的相对危险度为 9.19。糖尿病女性患者心血管保护功能丧失的基本原因现在还不完全清楚，部分原因来自糖尿病女性患者与糖尿病男性患者相比有着升高的甘油三酯和降低的 HDL 胆固醇。此外，还可以观察到绝经前女性比男性有着更强的内皮依赖性血管舒张功能，而糖尿病对绝经前女性内皮功能的损害大于男性。

九、引起血管并发症的生化机制

（一）高血糖的作用

大量的体内外研究证实，高血糖能损伤多种血管功能。培养的内皮细胞暴露于含高浓度葡萄糖（25mm）的介质，与正常葡萄糖浓度（5mm）介质相比，单核细胞结合增多、内皮素 -1 产生增加、细胞间通透性增高、eNOS 表达减少。多种假说作用与解释葡萄糖对血管细胞损伤的机制。

高血糖对血管结构有害影响的机制（图 1.4）。葡萄糖代谢增高通过糖酵解产生丙三糖中间产物，能增加二酰基甘油（DAG）的从头合成，随后激活蛋白激酶 C（PKC）。糖酵解中间产物可以经过戊糖酵解途径得到处理，通过还原型辅酶 II（NADPH）的变化来改变细胞内的氧化还原反应（还原型辅酶 I）或者经过氨基己糖途径，引起 O 位 N- 乙酰葡萄糖胺糖基化（O-linked GlcNAcylation）。此外，高血糖能增加终末糖基化产物的形成（ACE），

ACE 可以产生氧化剂，激活表面细胞的 ACE 受体（RACE）。

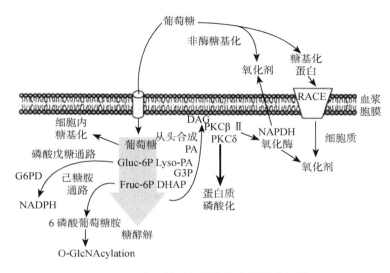

图 1.4　高血糖对血管结构有害影响机制

注：PA，磷脂酸；Lyso–PA，溶血磷脂酸；G3P，三磷酸甘油醛；6PD，葡萄糖 6 磷酸脱氢酶。

　　一种理论提出高血糖通过糖酵解增加葡萄糖代谢，引起二酰基甘油（DAG）从头合成增加。这条途径中，糖酵解中间产物 3- 磷酸甘油醛转为磷酸二羟丙酮，然后转为 3- 膦酸甘油。接下来通过酯酰辅酶 A 进行酰基转移产生溶血磷脂酸和磷脂酸。DAG 是 PKC 的辅助因子，可以增加 PKC 亚型在细胞膜上的易位和活化，包括 PKCβ 和 PKCδ。这些丝氨酸 / 苏氨酸激酶在细胞生理学中起着整合作用，通过磷酸化细胞靶点调节细胞生长、迁移、收缩、基因表达和代谢。例如，葡萄糖诱导 PKC 活化能增加由 NADPH 氧化酶介导氧化自由基生成。增多的氧化产物能通过影响氧化还原反应敏感的信号途径和降低一氧化氮生物利用度来影响内皮功能。内皮中高血糖诱导的超氧化物引起聚合体（ADP- 核糖）多聚酶活化，增加蛋白的硝化作用和核因子 –κB 的活化。心脏中 PKCβ 组织特异性过度表达可以诱导心脏纤维化和糖尿病心肌病变特征性收缩异常。选择性抑制 PKC 亚型可以改善糖尿病所致的肾脏和视网膜血管功能障碍和病理改变。糖尿病通过高血糖诱导血管组织中 PKC 活化可以长期刺激蛋白磷酸化的级联反应而引起糖尿病血管病变。

　　此外，通过高血糖诱导的糖酵解增加引起中间产物生成增多，包括 6- 磷酸葡萄糖和 6- 磷酸果糖，这些中间产物可以通过替代途径代谢。6- 磷酸葡萄糖经过 6- 磷酸葡萄糖脱氢酶（G6PD）和 NADP 氧化能进入磷酸戊糖途径，生成 6- 磷酸甘油 -1、5- 内酯和 NADPH。G6PD 是该途径的限速酶，在高葡萄糖浓度的培养基中内皮细胞中的 G6PD 活性降低。有人提出 G6PD 活性下降可以降低 NADPH 的利用度，而 NADPH 是细胞内重要的还原剂和 eNOS 的辅助因子。6-磷酸果糖通过己糖胺途径的限速酶谷氨酰胺：6-磷酸果糖酰胺转移酶作用转化为 6-磷酸葡萄糖胺。这条途径引起 UDP-GlcNAc（二磷酸尿苷-N-乙酰葡糖胺）合成，UDP-GlcNAc 作为细胞质蛋白和核蛋白 O 位 N-乙酰葡萄糖胺糖基化丝氨酸和苏氨酸残基的底物，包括转录因子如 Sp1。因为 Sp1 O 位 N-乙酰葡萄糖胺糖基化抑制其转录活性，这条途径提供一种血糖调节的基因表达机制。

高血糖还能通过在蛋白和脂质的伯胺与葡萄糖之间形成希夫碱而增加非酶糖基化。这些希夫碱自发重新排列形成阿玛多瑞产物和 AGE。这些糖基化过程在细胞外和细胞内环境均可发生。高糖诱导的糖基化被认为通过几种机制对血管功能产生不利影响。糖基化过程本身可以改变蛋白质结构和自发产生活性氧簇。糖基化蛋白和脂蛋白可以作为激动剂刺激血管细胞和单核细胞中 PAI-1 和组织因子的表达。另外，LDL 糖基化能通过脂蛋白脂肪酶促进巨噬细胞对其摄取。重新排列的活性糖基化部分可以在蛋白质间形成共价交联，降低ECM 蛋白的弹性。交联诱导的血管刚性增加使糖尿病个体动脉弹性和顺应性下降。有报道AGE 修饰的蛋白质能刺激组织因子和 VCAM-1 表达，但是 AGE 修饰蛋白介导细胞反应的信号机制目前还未阐明。AGE 修饰的蛋白能与细胞表面的 AGE 受体（RAGE）相结合，之后增加氧化应激，激活有丝分裂原活化蛋白（MAP）激酶途径。由于糖基化反应和希夫碱重排能产生大量组成 RAGE 配基的特异性分子结构。因为 RAGE 代表一组包括巨噬细胞清道夫受体在内的受体，细胞对 AGE 修饰蛋白的反应是复杂的。非酶糖基化在糖尿病血管功能障碍和病理学中所起的作用在有限数量的研究中得到支持，这些研究显示用截短的可溶性 RAGE 治疗糖尿病啮齿类能提高内皮屏障功能和减少这些实验动物的动脉粥样硬化。这些研究显示可溶性 RAGE 能清除糖基化产物，从而减少糖基化产物与血管组织的相互作用。

（二）胰岛素对血管壁的作用

动脉壁是胰岛素敏感组织，其内皮细胞和 VSMC 可以表达胰岛素和胰岛素样生长因子1（IGF-1）受体。胰岛素受体和 IGF-1 受体途径激活可以影响血管细胞的生长，包括激素和血栓形成因子。因为高胰岛素血症和胰岛素抵抗是 CVD 的危险因素，血浆胰岛素或者血管胰岛素敏感性的变化可以改变胰岛素对血管的作用，引起血管功能障碍和病理变化。胰岛素可以使胰岛素受体和 IGF-1 受体活化，胰岛素同 IGF-1 受体的亲和力比胰岛素受体小10～100 倍。尽管受体共有一些结构和信号特征，但 IGF 受体系统对 VSMC 生长和迁移发挥更大的作用。胰岛素的正常生理浓度与胰岛素受体亲和力是一致的，可以介导胰岛素的最大效应。高胰岛素血症相关的胰岛素浓度病理性增高，胰岛素可以和 IGF-1 受体交叉反应，从而刺激 VSMC 迁移和增殖。

胰岛素信号、作用和血管系统中胰岛素抵抗的机制。正常生理浓度的胰岛素激活胰岛素受体酪氨酸激酶，该酶诱导衔接蛋白磷酸化，如胰岛素受体底物（IRS）-1，-2 和 Shc（SH2-磷酸酪氨酸结合衔接蛋白，SH2-phosphatyrosine-binding adapter protein）。代谢性胰岛素抵抗导致高胰岛素血症，高胰岛素血症能激活胰岛素样生长因子（IGF）-1受体。血管细胞的胰岛素受体信号可以被肿瘤坏死因子-α（TNF-α）、血管紧张素Ⅱ（ATⅡ）和内皮素（ET-1）抑制。这些细胞因子和激素能诱导 IRS 蛋白丝氨酸磷酸化，从而抑制胰岛素受体活性和（或）胰岛素受体 -IRS 对接。PI-3 激酶；MAP 激酶丝裂原活化蛋白激酶；Akt蛋白激酶 B；PKC 蛋白激酶 C；eNOS 内皮一氧化氮合酶（图 1.5）。

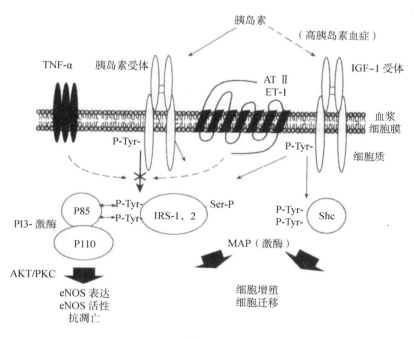

图 1.5

胰岛素 /IGF-1 受体途径还可以提供血管保护效应。IGF-1 途径的活化能保护 VSMC 避免凋亡、稳定斑块。胰岛素对内皮细胞还有抗凋亡作用。此外，胰岛素作用于内皮细胞可以通过增加 eNOS 表达和一氧化氮生成而发挥抗动脉粥样硬化作用。胰岛素输注可以通过一氧化氮依赖途径诱导肱动脉和股动脉血管舒张。胰岛素还可以增加内皮细胞一氧化氮生成。正常生理浓度胰岛素的作用是促进内皮一氧化氮生成增加，从而引起血管舒张和抑制动脉粥样硬化。

最近研究显示血管阻滞可以表现为选择性胰岛素抵抗。立体研究发现在肥胖胰岛素抵抗的 Zucker 大鼠的血管组织标本中，胰岛素刺激的 eNOS 表达受损。这个模型中，胰岛素诱导的磷酸肌醇3-激酶（PI-3 激酶）途径活化受损，但是胰岛素刺激的 Map 激酶途径正常。这些研究提示血管阻滞发生选择性胰岛素抵抗与胰岛素激活 PI-3 激酶 /eNOS 途径有关。因为 eNOS 源性一氧化氮发挥主要的抗动脉粥样硬化效应，内皮细胞胰岛素抵抗引起的 eNOS/一氧化氮途径受损可能有致动脉粥样硬化作用。尽管胰岛素能增加潜在的致动脉粥样硬化因子表达，如 PAI-1 和内皮素 -1，高胰岛素血症和血管胰岛素抵抗的平衡对内皮细胞这些细胞因子基因表达的影响目前尚未明确。此外，一氧化氮能抑制这些基因的表达，胰岛素对一氧化氮的影响可能掺入了调节血管壁致动脉粥样硬化基因表达的混杂因素。

最近的研究开始确认血管细胞内调节胰岛素信号的机制。胰岛素对血管系统的作用由胰岛素受体激活胰岛素受体底物（IRS）上的酪氨酸介导，IRS 是将活化的胰岛素受体和下一偶的信号途径偶联的衔接分子。AT Ⅱ 和内皮素均可抑制胰岛素信号引起 VSMC 中 PI-3 激酶激活。与此类似的是，TNF-α 也能抑制内皮细胞的胰岛素信号。抑制胰岛素信号的机制包括抑制胰岛素受体刺激的 IRS-1 酪氨酸磷酸化和随后的 IRS 蛋白和 PI-3 激酶 p85 调节亚单位对接。胰岛素刺激 PI-3 激酶途径可以活化和上调内皮细胞的 eNOS。尽管 IRS-1 和 IRS-2 缺陷小鼠显示出内皮舒张功能受损和血管损伤后反应性的新生内膜扩张，这些异常是由血管壁缺乏 IBS 蛋白表达，还是血液循环中与全身胰岛素抵抗相关的因子所致还不清楚。有研究显示内皮细胞特异性胰岛素受体敲除可以减少 eNOS 和内皮素 -1 表达，为胰岛素对血管内皮稳态的直接作用提供了证据。

（三）肾素—血管紧张素系统

尽管胰岛素抵抗、胰岛素缺乏、高血糖和血脂异常有可能代表最主要的启动糖尿病对 CHD 有害效应的决定因素，许多血管激素、细胞因子和生长因子，通过促进血管重塑、炎症、纤维化和血栓形成，在加速冠状动脉粥样硬化进展中起着关键作用。由于 RAS 与血压控制的全身效应和板块内的致炎作用有关，RAS 在 CVD 中的作用应受到广泛重视。RAS 涉及蛋白前体血管紧张素原通过肾素蛋白酶解为血管紧张素 Ⅰ 的过程，而血管紧张素 Ⅰ 主要在 ACE（丙氨酸羟肽酶）作用下裂解产生八肽化合物 AT Ⅱ。AT Ⅱ 信号通过 AT Ⅰ 受体在血管系统中发挥 RAS 的主要作用。RAS 通过几种机制组合在血压调节中起着整合作用，包括血管收缩、刺激肾小管钠盐重吸收和对中枢及交感神经组织的影响。通过 ACE 抑制剂和 AT Ⅰ 拮抗剂抑制 RAS 广泛作用于高血压及其相关的血管负面效应的治疗。另外，有相当多的证据表明 AT Ⅱ 在斑块局部产生，促进局部的动脉粥样硬化和血栓形成。临床试验已经证实通过 ACE 抑制剂阻断 RAS 可以减少糖尿病心血管并发症的发病和进展。近期 HOPE 研究结果显示具有心血管事件高危险性的患者中，给予 ACE 抑制剂雷米普利治疗，可以发挥对抗糖尿病患者心血管事件的保护作用，甚至无高血压患者也有这种保护作用。尽管这些有益作用的基础还未完全阐明，HOPE 研究中一个亚组测量颈动脉内中膜厚度以减慢的速度进展，与动脉粥样硬化减轻相一致。另外，ACE 抑制还能减少血管的 PAI-1 和组织因子表达，可以改变凝血状态而避免血栓形成。HOPE 研究显示 ACE 抑制对糖尿病和非糖尿病患者均提供了心血管保护作用，但是未能消除糖尿病相关的过多的心血管危险性。

（四）总结

尽管 DCCT 和 UKPDS 结果显示 1 型和 2 型糖尿病患者强化控制血糖能减少心血管并发症，但是目前标准化使用胰岛素和控制血糖治疗并不能根除糖尿病对心血管系统的不利影响。由于胰岛素抵抗、2 型糖尿病和 CVD 可能来自共同的遗传、代谢、炎症和激素的前体，减缓糖尿病患者过重的 CVD 负担和胰岛素抵抗引起全身和血管内代谢、氧化、炎症、激素及细胞因子作用异常的聚集，这些异常可以致动脉粥样硬化和血栓形成。除了对高血糖、血脂异常和胰岛素作用的强化治疗外，延缓或者逆转糖尿病患者心血管病发病的靶点包括以下策略：保护内皮功能、抑制血管炎症、减轻血管内氧化应激，以及使代谢伴随的信号级联反应正常化。这些治疗的最佳应用应该开始于血管重塑和 CHD 临床症状出现之前。鉴于肥胖、胰岛素抵抗和 2 型糖尿病不断增高的患病率，这些疾病越来越多地发生于青少年和青年，这些个体的心血管健康防护战略应该开始于他们人生的前几十年。

第四节　糖尿病心脏病的病因与发病机制

一、糖尿病与冠心病

（一）高血糖症

高血糖可以通过糖基化氧化、蛋白激酶 C 激活等过程对组织造成损害。动脉硬化形成过程中单核细胞向内皮黏附与内皮下迁移是很重要的启动机制。高血糖激活细胞核因子 κB（NF-κB），增加内皮细胞、单核细胞及平滑肌细胞不同基因的表达，包括黏附分子，后者促进单核细胞向内皮的黏附，导致血管收缩、白细胞黏附、血小板激活，发生有丝分裂、血栓形成、血管炎症，最终加速动脉粥样硬化的发展。黏附分子的表达可能源于 NO 的产生受损，因为增加黏附分子产生的物质减低黏附分子的表达，葡萄糖及糖基化终末产物（advanced glycation end products，AGEs）调节的内皮 NO 产生受抑制与内皮依赖的松弛相关，这是血管受损的早期表现。高血糖可致多元醇通路激活、竞争性消耗 NADPH、细胞内氧化还原状态改变；通过糖酵解增加葡萄糖代谢，引起二酰甘油从头合成增加，增加蛋白激酶 C（protein kinase C，PKC）亚型在细胞膜上的易位和活化，增加由 NADPH 氧化酶介导的氧自由基生成，增多的氧化产物通过影响氧化还原反应敏感的信号途径和降低一氧化氮生物利用度来影响内皮功能，通过磷酸化细胞靶点调节细胞生长、迁移、收缩、基因表达和代谢。

在一定条件下，高血糖症可通过葡萄糖自氧化、糖基化末端产物形成和多元醇通路激活等机制诱导产生氧化应激。另外，脂代谢紊乱和 NADPH 氧化酶及内皮型一氧化氮合酶的激活均会诱导氧化应激的产生。蛋白质及脂质在高浓度葡萄糖环境中产生 AGEs 及小分子量物质，引起过氧化物增加，调节血管细胞壁细胞的表达。机体细胞内的葡萄糖浓度过高时，会令烟酰胺腺嘌呤二核苷酸和黄素腺嘌呤二核苷酸经电子传递作用生成的三磷酸腺苷过多，而致使糖代谢的产物增多。当 NADH 增多时，线粒体质子的梯度形成也会随之增加，同时将电子传递给氧生成超氧离子。葡萄糖增加过氧化物产生，损伤动脉壁，进而促进 LDL 氧化。高血糖的氧化应激标志物硝基酪氨酸（NTY）、8-羟基脱氧鸟苷（8-OHdG）及细胞凋亡水平均显著增高，提示血糖波动较稳定性高糖状态对氧化应激的促进作用更强，对血管内皮细胞损害程度更严重。波动性高糖会使炎性因子细胞间黏附分子（ICAM-1）、血管细胞黏附分子（VCAM-1）、E-选择素和白介素（IL-6）显著提高，从而导致血管内皮损伤。氧化应激可使机体功能产生异常进而促使糖尿病心血管并发症的发生，如内皮细胞功能紊乱、动脉粥样硬化等。

（二）胰岛素分泌异常

胰岛素的蛋白质由一条 A 链、一条 B 链及一条 C-肽组成，其受体（insulin receptor，IR）由两个 α 亚单位和两个 β 亚单位组成的异聚体，这些亚单位之间由二硫键以 β-α-α-β 的形式相连，其 α 亚单位位于细胞外，为受体与配体结合的位点，而 β 亚单位含有跨膜结构域及细胞内结构域，其细胞内结构域拥有细胞内酪氨酸酶活性，与信号传递有关。当胰岛素与细胞外 α 亚单位结合后，活化了的 IR 募集并使细胞表面的胰岛素受体底物（IRS）蛋白发生磷酸化反应，后者在多个酪氨酸残基上发生磷酸化后为其他效应子形成 SH2-结合位点，这些效应子如脂激酶、磷脂酰肌醇激酶（PI3K）等的 p85 调节子亚单位。与 PI3K 的 p85 亚单位结合通过变构激活 p110 催化单位，使细胞表面的 4，5-二磷酸磷脂酰肌醇转变为 3，4，5-三磷酸磷脂酰肌醇（PIP3），PIP3 募集 3-磷酸肌醇依赖性蛋白激酶-1（PDK-1），最终导致 PDK-1 发生磷酸化并激活。活化的 PDK-1 通过丝氨酸-苏氨酸激酶途径包括 Akt 及非典型 PKC 异型活化胰岛素信号途径下游，除了 PI3K 依赖性信号途径外，胰岛素另一个信号途径就是：酪氨酸磷酸化胰岛素受体底物-1（IRS-1）或含转化蛋白（Shc）的 SH2 结构域与生长因子受体结合蛋白-2 的 SH2 结构域结合导致潜 GTP 关联蛋白交换因子 Sos 发生活化，激活小 GTP 激酶 Ras，后者进一步活化 Raf 激酶，MAP 激酶（MKK1）、细胞外调节激酶-1 和 2（ERK1/2），胰岛素的 MAPK-依赖性信号通路主要调节细胞生长、有丝分裂及分化等生理功能。对胰岛素信号进行负调节的主要因素包括：使 IR 脱磷酸的蛋白酪氨酸磷酸酶及使 PIP3 脱磷酸的脂磷酸酶，调节胰岛素信号通路的关键磷酸酶主要有 PTEN、SHIP2 及 SHP2。其实，胰岛素信号途径是一个由多个反馈途径组成的复杂网路，其主要信号通路之间、不同受体之间还存在对话，这些均与胰岛素信号及作用的特异性有关。体外研究表明，胰岛素灌流液可使缺血性大鼠、豚鼠及兔心脏收缩功能和舒张功能均得到改善。给心肌缺血动物高剂量的胰岛素，可以使其左心室功能得到保存。急性输入胰岛素可使心脏蛋白质合成增加，心脏 IR 敲除小鼠（CIRKO）的心肌细胞减小，导致其心脏重量减少 22%（雌性）和 28%（雄性），这种作用与 Akt、S6K1 和 4E-BP1 磷酸化减弱相关联。临床研究发现，高剂量的胰岛素可使身体健康的志愿者的心输出量上升，主要是由于每搏输出体积增加所致，后者则是由于收缩末期体积减小、舒张末期体积不变所致，即提示，大剂量胰岛素输注可通过增加心肌收缩功能而增加心脏的心输出量。另一项动物实验表明，用胰岛素处理大鼠 7 周，胰岛素可减少 AT1a-R mRNA 表达，但可增加其蛋白水平、增加 AT2-R mRNA 及其蛋白表达水平，增加 IRS-1、MEK1/2、ERK1/2、S6K1、Akt 及 PI3K 磷酸化水平，但对 p85 无影响。胰岛素增加左心室质量和心室壁相对厚度，减少每搏输出体积及心输出量。组织化学检查显示，心肌细胞肥大、间质成分增加，提示长期给予大剂量胰岛素所引起的心脏肥大与其减少 AT1a-to-AT2 比值、增加 MEKERK1/2 和 S6K1 通路活性有关。这些心脏结构的改变与糖尿病心脏病的改变相似。

胰岛素抵抗（insulin resistance）是心血管疾病的危险因素。胰岛素抵抗是使胰岛素促进葡萄糖摄取和利用的生物反应下降，进而刺激胰岛 β 细胞释放过多的胰岛素，从而引发高胰岛素血症的状态。机制包括胰岛素抵抗与高血糖促进 AGEs 产生，后者通过与其受体的作用，直接促进动脉硬化的发生，AGEs 可以直接与内皮细胞表面的糖蛋白结合，引发一系列炎症反应，并通过内膜到达中膜，对胶原和细胞外质产生不良影响，导致细胞增长并加速动脉硬化的发生和发展。腹型肥胖及胰岛素抵抗患者血脂代谢异常的特点是脂蛋白 B（Apo B）及低密度脂蛋白胆固醇（LDL-C）升高，低高密度脂蛋白胆固醇（HDL-C）及甘油三酯（TG）水平升高为临床特点，增加心血管疾病危险。引起血脂及脂质代谢异常的机制包括游离脂肪酸从脂肪组织向肝脏内流增加，游离脂肪酸促进增高的甘油三酯在肝脏的合成，从而导致极低密度脂蛋白合成增加，肝脏细胞内脂质代谢产物的积累导致胰岛素抵抗。低高密度脂蛋白胆固醇在胰岛素抵抗患者甚至多于高甘油三酯血症。胰岛素抵抗时胆固醇酯酶转运蛋白调节胆固醇从高密度脂蛋白胆固醇向含脂蛋白的 Apo-B 转运，另外，肝脏酯酶及内皮酯酶等上调，促进 HDL 的高代谢。胰岛素抵抗与血脂、脂蛋白代谢异常存在着一定的正相关性，当胰岛素抵抗进展加剧时，血脂代谢异常亦加剧。同时作为胰岛素抵抗的一项代偿机制——高胰岛素血症，可以提高机体内肝脏酯酶的活性，将 HDL-C 分解成小颗粒的 LDL-C，从而在整体上降低 HDL-C 的浓度。因此，胰岛素与脂代谢异常共同加速冠心病的发生。胰岛素抵抗引起血管内皮一氧化氮的产生减少，一氧化氮对于血管内皮的舒张功能及内皮功能均有重要作用；胰岛素抵抗还与高血压的发生相关，后者是已知的心血管疾病的危险因素。

胰岛素抵抗刺激内皮细胞损伤。胰岛素作用于血管内皮细胞，产生一氧化氮（NO），并刺激前列腺素的释放，抑制内皮素的释放，产生血管扩张。有报道胰岛素对内皮的作用因性别不同而有一定的差异，在短期高胰岛素血症的女性中，血浆中内皮素水平降低、L-精氨酸水平下降、c-GMP 水平升高、一氧化氮产生增加、前列腺素的代谢产物 6- 酮 –PGF-1α 排泄增加，而在高胰岛素血症的男性中未观察到此类变化，并认为这可以部分解释高胰岛素血症与心血管疾病之间的联系在不同性别中的差异。胰岛素抵抗患者内皮细胞功能障碍，出现特征性的微蛋白尿和血浆 von-Willebrond 因子增加，凝血系统激活增加。胰岛素抵抗在不同类型冠心病患者中均可诱发炎症反应、纤溶和血小板功能改变，同时胰岛素抵抗患者血浆中纤溶酶原激活物抑制剂 –1（PAI–1）的水平增加，血浆中 PAI–1 水平与胰岛素水平呈正相关。纤溶系统受抑、内皮细胞的功能失衡，导致脂质沉着和血栓形成。但 Nagi DK 在一项 Pima Indians 的人体实验中发现肝脏胰岛素抵抗而不是外周胰岛素抵抗与 PAI–1 抗原有关，短期的内源性或外源性的高胰岛素血症对 PAI–1 抗原的浓度无显著影响，PAI–1 抗原与肝脏 IR 之间的联系主要依赖于 PAI–1 抗原与肥胖、空腹胰岛素浓度之间的联系。而且胰岛素介导的葡萄糖摄取能力的下降并不能通过运用血管活性物质使骨骼肌的血流增加而得到改善。

胰岛素抵抗刺激平滑肌细胞的增殖。血管平滑肌细胞（VSMC）是动脉斑块中最重要的细胞成分之一，它在动脉粥样硬化发展过程中发生增殖也早已为实验所证实。胰岛素抵抗时，胰岛素通过致丝裂原作用，可促进平滑肌细胞 DNA 的合成，刺激平滑肌细胞的增殖。

胰岛素抵抗引起凝血功能异常。胰岛素抵抗致游离脂肪酸增加、内皮细胞功能紊乱、凝血系统激活；纤溶酶原激活物抑制剂 –1 表达和活性增加致纤溶抑制，进一步导致脂质沉积、血栓形成和血管平滑肌增殖，形成粥样硬化斑；纤溶活性下降、血小板黏附聚集增强引发炎性病理反应或血栓形成，临床上表现血管的结构、功能出现紊乱。

此外，研究发现，胰岛素还可增加心力衰竭患者的病死率。对心力衰竭患者的比较研究发现其一年生存率分别为：非糖尿病患者为 89%、非胰岛素治疗的糖尿病患者为 85.8%、而用胰岛素治疗的仅为 62.1%。在使用多元分析后发现，胰岛素治疗是增加心力衰竭患者病死率的一个独立风险因素。长期心脏超负荷可引起肝脏胰岛素抵抗及血浆胰岛素抵抗增加，而心脏胰岛素信号却上调。机械牵拉引起心肌细胞胰岛素受体活化，上调胰岛素受体和 IRS–1 表达，由于长期超负荷引起心肌细胞体积与血管不协调增加，导致心肌细胞缺氧、心肌细胞死亡。而特异性减少心肌细胞胰岛素受体表达可以防止心肌缺血、肥大，以及心脏收缩功能失调。

（三）脂代谢异常

2 型糖尿病患者脂蛋白代谢异常主要表现为高甘油三酯、高 LDL-C 和低 HDL-C。健康人群中研究发现，无论是小的或大的 LDL 均与动脉粥样硬化及心血管疾病相关。2 型糖尿病患者群调查发现，LDL 水平不比非糖尿病患者明显高，但小而密的 LDL 浓度升高。每一个 LDL 颗粒含有一个 Apo B，LDL 能够快速进入动脉壁，对内皮细胞具有毒性作用。糖尿病使脂蛋白糖化与氧化，脂蛋白表面成分改变，并易于沉积在血液循环中形成免疫复合物，在异常的 LDL 作用下，加速单核细胞转变为巨噬细胞和泡沫细胞，并在动脉壁沉积，形成动脉粥样硬化斑块。脂肪组织的过度释放和骨骼肌的摄取减少，循环中的游离脂肪酸水平升高，肝脏通过增加极低密度脂蛋白（VLDL）的产生和胆固醇酯的合成而影响循环中自身脂肪酸的量，富含甘油三酯的蛋白质产物增加，经脂蛋白酯酶清除减少，引起高甘油三酯血症。动物实验中证实，富含甘油三酯脂蛋白促进内皮细胞的凋亡，增加单核细胞肿瘤坏死因子 α（TNF-α）及黏附受体的表达，促进胆固醇由高密度脂蛋白向 VLDL 转化，减低 HDL 的浓度。2 型糖尿病患者中还存在 HDL-C、载脂蛋白 A_1（Apo A_1）降低，特别是 HDL 中的亚组 HDL_2 的明显下降，HDL_2 的降低使患者容易发生动脉粥样硬化。血浆中脂蛋白（a）[LP（a）] 在糖尿病患者中高于非糖尿病者。现认为 LP（a）与动脉粥样硬化性疾病的发病呈正相关。血 HDL-C 降低和 TG 升高，同时伴高 LDL-C 血症是冠心病的决定性危险因素，其意义大于单纯血总胆固醇及 LDL-C 升高。

（四）高血压

糖尿病患者中 75% 的心血管疾病的发生与高血压有关。2 型糖尿病患者高血压的患病率明显高于非糖尿病人群，在欧美国家达 30%～80%，国内资料显示为非糖尿病者的 2～4 倍，1 型糖尿病占 25%。高糖血症增加肾小球滤过率，刺激近曲小管对钠的重吸收，高胰岛素血症也增加钠的回吸收。高血压会导致心、脑、肾等器官的功能或器质性损害，引发心脑血管病变，随着病程的发展，细小动脉渐渐发生硬化，形成粥样硬化斑块和血栓。高血压伴糖尿病患者血管功能状态及肾素—血管紧张素—醛固酮系统指标变化较大，存在血管功能方面的异常。研究发现，糖尿病伴高血压患者会导致冠心病发生率上升，糖尿病伴高血压患者的左室射血分数（LVEF）更低，提示其血糖和血压可能与其 LVEF 相关。高血压使血容量增加 10%，还增加外周血管阻力，加快 2 型糖尿病大血管及微血管并发症的发生，多数糖尿病并发症与高血压有关，而 2 型糖尿病死因中心血管并发症占 75%。高血压加剧了糖尿病心血管的损害，对靶器官的损伤更为明显。

（五）自主神经病变

糖尿病患者心血管自主神经病变（cardiovascular autonomic neuropathy，CAN）的发病率明显增高，表现为心率调节障碍及冠脉血流动力学改变等一系列异常表现。早期为心率变异性（heart rate variability，HRV）降低，心脏的副交感神经功能减低或交感神经活性增强，导致致命性心律失常发作。糖尿病自主神经病变的发生与年龄及糖尿病的类型无关，血糖控制不良是发病的重要因素，强化治疗可能延缓自主神经病变的发生与发展。心血管自主神经病变时由于无症状性心肌缺血及患者 QT 间期延长而容易引起致命性心律失常、猝死增加。副交感神经功能受损时，出现静息心动过速，如合并交感神经功能受损，心脏呈现去神经支配状态，心率不能随运动等应急而增加，表现为较快的固定心率，心输出量也不能相应增加，运动耐量降低。左室功能障碍，特别是舒张功能障碍的发生率高。交感神经功能受损，体位改变时反射性周围血管收缩能力降低，部分患者表现为体位性低血压，从仰卧位变为直立时，收缩压下降 > 30mmHg 或舒张压下降 > 10mmHg。心脏传入神经纤维功能障碍及痛阈的改变，心脏缺血时常无胸痛发作，即使发生心肌梗死也可无胸痛症状，造成易漏诊或误诊，延误治疗，死亡率增加。CAN 是一项独立的预测 2 型糖尿病患者复发性 CVD 的危险性因素。目前，CAN 增加心血管病死亡率和无症状心肌缺血的机制尚不明确，但致命性心律失常相关的运动不耐受，冠心病风险、QT 间期延长或许与之相关。其中，冠心病往往是由心率、心肌收缩力，前负荷和后负荷造成心肌氧供需失衡引起；无症状心肌缺血的机制可能与无法达到缺血时阈值、较高的 β-内啡肽水平和抗炎细胞分裂有关。

（六）其他因素

脂蛋白基因的遗传变异和基因多态性与糖尿病患者血糖、血脂水平及血管并发症的发生率有一定的关系，具体机制及在糖尿病发生心血管并发症中的作用尚需进一步研究。

Apelin 是一种新发现的具有重要生物学作用的心血管活性多肽，属于肾素—血管紧张素—醛固酮系统（RAS）新的组分。Apelin 及其受体在心血管组织中高表达，特别是在血管内皮细胞平滑肌细胞上。有研究认为，Apelin 与血管内皮之间有着密切的关系，并参与了内皮细胞的保护机制，可能与冠心病的发病机制相关。Apelin 还参与糖脂代谢、胰岛素分泌的调节、发生发展。体外实验证实，Apelin 可以对胰岛素的分泌起到抑制作用，在胰岛素抵抗的大鼠模型中可以发现，对其注射 Apelin 后，大鼠内皮细胞的 eNOS 活性增加，骨骼肌、脂肪组织的摄取糖量增加，胰岛素抵抗状态得到一定的改善。研究显示，冠心病患者血浆 Apelin 水平显著低于正常人群。冠心病是以动脉粥样硬化为基础病变的疾病，患者血管内皮出现受损及炎症反应。现在很多研究认为 Apelin 具有血管内皮保护作用，主要通过促进一氧化氮（NO）的释放而通过后者来达到舒张血管、抗炎、抗血栓及抗氧自由基的效果；此外，Apelin 还可以起到抑制内皮细胞释放内皮素 -1 的效果，减轻血管壁的炎性反应，减少黏附因子 IL-6、MCP-1 等细胞因子的表达，减少对单核细胞的趋化作用及 O^{2-} 的生产，改善和延缓了动脉粥样硬化的出现。Apelin 是降低冠心病及 IR 发生的保护因素，在冠心病患者 TC、TG、HDL-C 水平相似的条件下，冠心病及 IR 患者血浆 Apelin 降低、CRP 升高，促进了 IR 的发生，证实血浆 Apelin 与冠心病、胰岛素抵抗及炎性因子存在密切的联系。脂肪组织的内分泌功能越来越引起临床关注，血管内皮功能、氧化应激、血管再生及糖脂代谢等过程均有脂肪组织因子参与，并在冠心病和糖代谢异常中起着重要的桥梁作用。Apelin 作为一种脂肪细胞因子，具有扩张外周血管、改善胰岛素的敏感性等重要的生理学作用。对冠心病患者，Apelin 水平的下降有可能增加冠状动脉粥样硬化的慢性炎症反应，增加胰岛素抵抗状态，影响血管内皮细胞的修复，加速了冠心病的病程进展；血浆 Apelin 的升高能够抑制机体炎性反应，改善胰岛的功能。其发挥作用的机制可能是通过激活 PI3K/Akt 信号途径，促进糖的摄取量增加，改善胰岛素抵抗状态。

　　脂联素是一个脂肪细胞特异性起源因子，已在动物和人类脂肪组织中得到充分证实。脂联素也称为 GBP-28，apM1、Adipo Q 和 Acrp 30 与胶原蛋白Ⅷ、X 和补体因子 C1q 在结构上有同源性，是脂肪组织分泌的生物活性多肽之一。人脂联素基因位于染色体 3q27 上，跨越 17kb，包括 3 个外显子和 2 个内含子，基因组扫描标定 2 型糖尿病和代谢综合征的易感位点也在 3q27 上第 2 个外显子 94 位核苷酸上，脂联素基因 T-G 多态性与肥胖、胰岛素敏感性及 2 型糖尿病有关。有研究认为脂联素基因近端启动子和第 3 个外显子的单核苷酸多肽性（SNPs）单体型调节脂肪细胞分泌的脂联素激素水平，是法国高加索人 2 型糖尿病的遗传危险因素。单体型包括 SNPs-11391 和 SNPs-11377 位于 5' 序列，与脂联素水平有关。研究证实脂联素是调节糖脂代谢的脂肪因子。全长脂联素及蛋白分解片段促进胰岛素介导的抑制肝糖输出的效应，通过增加组织脂肪氧化、降低餐后脂肪酸水平和肝脏肌肉细胞内 TG 含量来增加胰岛素敏感性，与胰岛素敏感性强相关。脂联素及相关因素的关系在糖尿病心血管病变的发展中有重要的作用。肥胖症、2 型糖尿病与低血浆脂联素浓度相关。研究发现脂联素浓度在 Pima 印第安人群中 2 型糖尿病组低于正常对照组，高浓度脂联素个体不易发展成 2 型糖尿病；在患有与胰岛素抵抗和高胰岛素血症相关的肥胖、2 型糖尿病和心血管疾病的日本人中脂联素水平降低；低脂联素血症的程度与胰岛素抵抗和高胰岛素血症的程度的关系较肥胖症和葡萄糖不耐受的程度更加密切；高浓度脂联素与 2 型糖尿病相关危险因子下降有关，经调整年龄、性别、腰臀比、BMI、吸烟、运动、饮酒、教育和 HbA1c 后，在健康个体中脂联素与 2 型糖尿病的危险因子降低独立相关。研究证实脂联素在 2 型糖尿病病人网膜和皮下脂肪组织中表达下降，在 2 型糖尿病患者的皮下脂肪组织 apM1 mRNA 也下降，提示 2 型糖尿病患者存在脂联素基因表达失调。许多研究证实脂联素在糖尿病中浓度的下降可以是大血管病变的指示器。脂联素水平的首次遗传分析证实脂联素在介导体重作为冠状动脉疾病的一个危险因子的效应中起作用。脂联素与糖尿病和相关动脉粥样硬化的联系：（1）脂联素水平在冠心病患者中降低；（2）脂联素介导内皮功能，有抑制平滑肌细胞增殖的作用；（3）脂联素涉及炎症的调节，通过 cAMP-PKA 与 NF-κB 信号途径之间的对话调节内皮细胞的炎症反应，抑制单核细胞黏附于内皮细胞；（4）脂联素更易于在受损伤的血管壁积聚，并抑制人单核细胞起源巨噬细胞脂质积累和 A 级清道夫受体（MSR）表达，从而抑制巨噬细胞向泡沫细胞的转变。另外，血浆脂联素浓度下降与脂肪组织分泌的大量有各种生物活性的脂肪细胞因子，包括 FFA（门脉 FFA 浓度升高引起胰岛素抵抗和脂质异常）、TNF-α（加重肥胖所致胰岛素抵抗）和 PAI-1 水平增加有关，可以导致糖尿病心血管疾病的发生发展。

糖尿病时血小板功能及凝血功能异常、纤溶功能障碍、血小板聚集增加、冠状动脉血流储备降低等。胰岛素抵抗的增加、内皮素 –1（ET–1）活性增高、氧化 LDL-C 的生成增加，同时其他内皮衍生的缩血管和血管收缩物质的产生，以上多个因素都不同程度参与冠状动脉粥样斑块发生，并为斑块不稳定的驱动因素。内皮细胞释放的细胞因子减少血管平滑肌细胞胶原的合成，同时增加基质蛋白酶的产生，使胶原分解、斑块纤维帽变薄，容易发生斑块破裂出血，触发血栓形成，最终导致冠脉事件发生。

二、糖尿病性心肌病变

糖尿病心肌病的发病机制尚不清楚，可能机制包括高血糖及胰岛素抵抗，心肌细胞代谢异常，离子失衡，结构蛋白改变，小动脉及微动脉病变引起心肌缺血、缺氧，氧化应激及肾素血管紧张素系统激活等多种机制的作用，继而引起心肌营养障碍及心肌间质纤维化等改变。

（一）高血糖与胰岛素抵抗

高血糖可以引起微血管内皮细胞及心肌细胞的异常，导致舒张功能异常。高血糖是糖尿病并发症发生与发展的主要决定因素。高血糖时可以引起多种生化改变，包括心肌细胞内的非酶糖分解、蛋白激酶 C 激活（PKC）及游离脂肪酸代谢等。糖尿病时胰岛素抵抗和持续的高血糖可增加二酰基甘油的合成，进而激活 PKC，而高血糖状态下的高氧化应激可增强 PKC 的活性。PKC 是糖尿病时促使正常心肌发生病变的重要媒介，且心肌损伤的程度与其活性呈正性相关。其中，PKC-α、β 和 ε 在心肌病发生中起重要作用，PKC-ε、δ 的激活是心肌病发病的先决条件。糖尿病时心肌组织中 PKC-β_2 的过度表达能诱发心肌肥大、纤维化和收缩力降低。活性升高的 PKC 可激活调节原癌基因 c-fos、c-jun 等的表达，激活蛋白 1 复合物增多，从而刺激Ⅳ型胶原、纤连蛋白和转化生长因子 β（transforming growth factor β，TGF-β）的转录，导致左心室肥大、纤维化及左心室功能减退。同时，PKC 还可介导血管紧张素Ⅱ（angiotensin Ⅱ，Ang Ⅱ）所诱导的前列腺素 F2α 的释放和心肌细胞的肥大，此作用可被阻断剂 PKC 阻断。

除高血糖外，2 型糖尿病患者还有高胰岛素血症及高脂血症，包括糖转运障碍，心肌对脂肪酸摄取增加及钙摄取的改变，这些改变导致血管及心肌的结构改变，如基底膜（BM）增厚、细胞外基质沉积、心肌纤维化、心肌细胞肥厚及坏死。由于胰岛素的相对缺乏，蛋白质的合成相对减少，细胞利用葡萄糖的能力障碍，引起脂肪的氧化增加，以提供能量供应，而脂肪在氧化过程中所产生的代谢产物抑制细胞内酶的活性，导致细胞内钙离子增加，引起心肌细胞的收缩与舒张障碍。离体及活体动物实验研究中，采用导管测压或超声心动图技术测定左室功能参数，发现糖尿病及胰岛素抵抗 Zucker 肥胖小鼠心脏舒张功能异常与收缩功能减低，并存在心室肥厚；胰岛素抵抗小鼠对缺血损伤的易感性增加，缺血后功能的恢复异常。胰岛素调节体内代谢平衡的作用有赖于胰岛素受体自身磷酸化引起的胰岛素受体底物（IRS）蛋白酪氨酸磷酸化，进而激活磷酸肌醇3激酶（PI3K）而实现。高血糖通过抑制细胞内IRS-1蛋白表达和酪氨酸磷酸化，抑制胰岛素信号传导，引起IR。胰岛素抵抗可减少机体将葡萄糖作为能量来源的能力，使心脏能量供不应求，出现能量"饥饿"状态，引起或加重心功能不全。胰岛素抵抗还可通过引起内皮素分泌增加、RAAS激活、交感神经及副交感神经激活等使心功能不全进一步恶化。STZ糖尿病大鼠中观察到胰岛素作用不足可使心肌肥大、间质胶原增生、心肌肥厚、纤维化和心功能减退。而胰岛素抵抗时伴发的3个特征性代谢紊乱（高血糖症、高胰岛素血症、高脂血症）通过各种途径导致心肌间质纤维化的发生，并直接造成心功能的损害。

（二）脂肪毒性

不依赖于高脂血症对冠状动脉内皮功能的影响，糖尿病心肌中脂肪酸供给增加导致了数个主要的细胞代谢紊乱。β氧化增加和线粒体长链脂酰卡尼汀蓄积，致使氧化磷酸化解耦联。脂肪酸氧化增强可通过抑制丙酮酸脱氢酶，减少葡萄糖和丙酮酸利用。丙酮酸氧化可被丙酮酶脱氢酶激酶4（PDK4）（冬眠基因）进一步减少，被过氧化物酶体增殖物激活受体（peroxisome proliferation activated receptor，PPAR）激活。净结果是糖酵解的中间产物过多，神经酰胺合成增加诱导调亡，PPAR-α和PPAR-γ促效药曲格列酮阻止。糖酵解、丙酮酸氧化、乳酸摄取，以及作为乙酰辅酶A来源，这些作用受损导致了心肌生物能学和舒张/收缩耦联的紊乱。由于胰岛素缺失或胰岛素抵抗，使心肌细胞从利用葡萄糖和脂肪酸供能转变为几乎全部通过脂肪酸β氧化提供能量，脂肪酸β氧化增加，三酰甘油和游离脂肪酸等脂滴颗粒在心肌细胞内聚积，可导致在胞质中分布异常而影响心肌细胞的舒缩功能。有实验利用特异性过度表达脂肪酸转运蛋白1转基因小鼠研究发现，建模3个月后左心室充盈异常，双侧心房增大，心肌电QT间期延长，电压依赖性K^+外流减少，而且心功能损伤程度与心肌对游离脂肪酸的摄取量呈正比，这是因为胰岛素绝对或相对不足，脂肪酸进入脂肪组织减少，血中游离脂肪酸水平升高增加心肌细胞耗氧量，抑制丙酮酸脱氢酶复合体，从而影响葡萄糖的氧化利用。结果提示，心肌细胞中脂代谢紊乱导致心脏功能失衡。PPAR-α是心肌细胞脂肪酸吸收和利用的重要调节物，在糖尿病状态下由于心肌细胞中PPAR-α激活，导致葡萄糖吸收和利用调节旁路的抑制，引起心肌能量机制紊乱，最终发生糖尿病心肌病。

（三）代谢底物改变

正常情况下心脏能量代谢的底物包括游离脂肪酸、葡萄糖及乳酸，非应急状态下70%的能量来自游离脂肪酸，而应急时转为葡萄糖为主，游离脂肪酸的代谢效率较葡萄糖低，产生相同的 ATP 时需要更多的氧气。糖尿病心肌代谢底物的改变与能量代谢改变在其发病机制中起重要作用。虽然心脏游离脂肪酸的摄取增加超过其代谢速率，引起心肌游离脂肪酸的堆积，脂质的代谢产物可以引起心肌细胞凋亡增加，从而引起心肌功能异常，问题是并不清楚这些代谢底物改变是否与糖尿病的心肌功能异常相关。胰岛素治疗有两个重要的作用，首先是逆转了心肌细胞内的脂肪中毒，其次是糖的利用增加。最新研究发现，糖尿病鼠模型心肌游离脂肪酸利用增加时氧耗量增加，因而，糖尿病时心肌的效率降低，心肌效率的下降使得糖尿病心脏在心肌缺血或再灌注时容易发生血流动力学应激反应，而此时心肌氧耗与 ATP 的产生的匹配异常重要。在人体的研究也支持以上观点，糖尿病患者游离脂肪酸的摄取增加，血浆游离脂肪酸浓度升高，心肌氧耗增加。

两种葡萄糖转运蛋白 GLUT1 和 GLUT4 参与心肌细胞基础和胰岛素介导的葡萄糖摄取。GLUT1 显示肌膜局部化，代表基础心脏摄取。另外，GLUT4 位于细胞池中，胰岛素有助于将该转运蛋白定位于肌膜。最近，已经记录了 AMP 依赖性蛋白激酶（AMPK）介导的和胰岛素依赖性的这种转运蛋白摄取的葡萄糖，提出 GLUT4 对肌膜的数量和易位的减少在糖尿病中降低葡萄糖代谢中起重要作用。在已经确定心脏功能障碍的 db/db 小鼠中报道了糖酵解和葡萄糖氧化的降低，因为代谢参数和心脏功能都在过表达 GLUT4 的转基因小鼠中恢复正常，所以得出结论：受损的底物代谢与糖尿病心肌病之间存在因果关系。糖酵解调控中的关键酶是磷酸果糖激酶 –1（Phosphofructokinase，PFK–1），是催化果糖 –6– 磷酸磷酸化以产生果糖 –1，6– 二磷酸的酶。PFK–1 活性被柠檬酸和乙酰辅酶 A 抑制，并被低 ATP/ADP 比活化。由于糖尿病心肌中脂肪酸氧化增加，柠檬酸盐水平的增加可能有助于抑制 PFK–1，因此有助于糖酵解。在葡萄糖摄取和代谢的转录水平上，有研究报道了过表达过氧化物酶体增殖物激活受体（PPAR）–α 的转基因小鼠中，GLUT4 和 PFK 表达均较低，PDK4 表达较高。GLUT4 和 PFK 的抑制可能不是 PPAR-α 过表达的直接结果，但与 PPAR-α 介导的底物代谢改变有关。另外，PDK4（pyruvate dehydrogenase kinase 4）的增加可能与 PPAR-α 过度表达有关，因为 PPAR-α 配体先前已被证明可激活该酶。PPAR 转录因子家族的另一个成员是 PPAR-δ。PPAR-δ 是心脏中主要的形式，调节心脏底物代谢，糖尿病心脏中 PPAR-δ 表达降低。然而，另一项类似的研究报告说过表达 PPAR-β/δ 的小鼠没有累积心肌脂质，心脏功能正常；相反，心脏葡萄糖转运和糖酵解酶在 PPAR-β/δ 转基因中被激活。心肌葡萄糖代谢中的另一个限制步骤是丙酮酸脱氢酶复合物（PDH），其催化丙酮酸向乙酰辅酶 A 的不可逆转化。当 PDH 激酶（PDK）磷酸化并且由 PDH 磷酸酶诱导时，活性脱磷酸化 PDH 的量减少。丙酮酸氧化的速率不仅取决于磷酸化状态，还取决于其底物（丙酮酸，NAD^+ 和 CoA）和产物（NADH 和乙酰辅酶 A）的浓度。因此，通过脂肪酸氧化的增加而导致线粒体乙酰辅酶 A 的增加，抑制了丙酮酸氧化。实际上，PDH 磷酸化形式的活化在糖尿病模型中降低。此外，PDK4 是 PPAR-α 的靶标之一，表达 PPAR-α 的小鼠中 PDK4 的上调与葡萄糖氧化降低有关。丙酮酸转化成乙酰 CoA 的抑制导致糖酵解中间体的积累和转移到二酰基甘油生物合成中，这有助于二酰基甘油敏感蛋白激酶 C（PKC）同种型的活化。最近，一种 PKC 同种型 PKC-β 的抑制显示在糖尿病舒张功能衰竭的转基因小鼠模型中保持心脏功能。关于人类糖尿病心脏碳水化合物利用的报道是有争议的：1 型糖尿病患者的研究报道，心肌中碳水化合物摄入量较低或不变。在 2 型糖尿病中，与对照组相比，糖尿病患者的 GLUT4 蛋白水平降低约 30%。然而，其他研究报道，在 2 型糖尿病中，心脏葡萄糖摄取没有受到损害，仅在具有高甘油三酯血症的 2 型糖尿病患者和血浆脂肪酸增加的情况中降低。因为葡萄糖仍然可以通过质量作用进入细胞，如 1 型糖尿病心脏中的高葡萄糖池所证明的，糖代谢不太可能在糖尿病摄入水平上受到调节，尽管胰岛素的抗性发生损伤。乳酸盐是体内心肌 ATP 产生的另一个潜在底物，但是关于乳酸氧化的糖尿病相关改变的数据相对较少。当乳酸和葡萄糖是用于 ATP 生产的灌流液中的唯一底物时，观察到来自糖尿病大鼠的心脏中相对于葡萄糖氧化的乳酸氧化有较大降低。在这些条件下，非丙酮酸脱氢酶依赖的乳酸氧化酶的特异性抑制被建议。ZDF 大鼠的心脏也表现出较低的乳酸氧化。乳酸盐对糖尿病心肌病的贡献显然需要进一步研究。

在糖尿病中已经报道了作为游离酸提供的脂肪酸的增加，其结合于白蛋白和作为乳糜微粒和极低密度脂蛋白中的酯类。脂蛋白水平升高对心肌脂肪酸代谢的影响不清楚，心脏脂蛋白脂肪酶（LPL）活性对糖尿病心脏递送游离脂肪酸的相对作用也不明确。在糖尿病心脏中报告了 LPL 蛋白和活性没有发生改变，并且这种差异被认为与大鼠品系的多样性、致糖尿病剂的剂量和糖尿病持续时间有关。游离脂肪酸通过被动扩散或通过蛋白质载体介导的途径进入心肌细胞。这些蛋白质载体包括脂肪酸转位酶（FAT/CD36），脂肪酸结合蛋白（FABPpm）的质膜同种型和脂肪酸转运蛋白（FATP）1/6。FAT/CD36 在脂肪酸易位于心肌细胞的肌膜上起主要作用，因为该蛋白质显示介导 50% ～ 60% 的脂肪酸和至心脏的转运。此外，FAT/CD36 能够在细胞胞体内和肌膜之间移位，从而调节脂肪酸摄取。脂肪酸摄入在糖尿病中增加，并导致脂肪酸氧化和三酰基甘油（TAG）储存增加。在链佐星（STZ）诱发的 1 型糖尿病模型中，脂肪酸转位酶（FAT/CD36）促进了这种增加。在 2 型糖尿病模型中，FAT/CD36 和脂肪酸结合蛋白（FATP1）的增加及 FAT/CD36 向心肌细胞膜的永久迁移显示脂肪酸摄取的增加。有趣的是，胰岛素被建议上调 FAT/CD36，并将其转移到肌膜中。进入心肌细胞的大多数（70% ～ 90%）的脂肪酸被氧化用于能量产生，其余的转换为 TAG。非脂肪组织内过度积累的脂质或脂毒性提供非氧化过程的底物，如神经酰胺和二酰基甘油合成，可导致细胞凋亡。胰岛素抵抗大鼠心肌内的 TAG 累积与收缩功能障碍有关，还表明，胰岛素抵抗大鼠增加了 TAG 累积，这降低了胰岛素刺激的葡萄糖代谢。虽然脂毒性诱导的心脏功能障碍的确切机制尚不清楚，但似乎与凋亡细胞死亡和底物代谢受损的结合有关。调节脂肪酸氧化最重要的一步是将脂肪酸转运到线粒体进行进一步代谢。短链和中链脂肪酸的活化发生在基质中，不需要肉碱。然而，长链脂肪酸被三种肉碱依赖的酶穿梭到线粒体中。肉碱棕榈酰转移酶（CPT）- Ⅰ 催化长链酰基辅酶 A 转化为长链酰基肉碱。

肉碱：酰基肉碱转位酶（CAT）通过内线粒体膜转运长链酰基肉碱，CPT-Ⅱ在线粒体基质中再生长链酰基辅酶 A。其中，CPT-Ⅰ是脂肪酸线粒体摄取的主要调节剂，并被丙二酰辅酶 A 变构抑制。丙二酰辅酶 A 在心脏中的转换是快速的。因此，心肌丙二酰辅酶 A 浓度取决于其通过乙酰辅酶 A 羧化酶（ACC）与乙酰 CoA 的合成及与其通过丙二酰辅酶 A 脱羧酶（MCD）的降解之间的平衡；丙二酰辅酶 A 水平与脂肪酸氧化速率之间建立了良好的相关性，丙二酰辅酶 A 水平的降低在脂肪酸氧化增加的情况下几乎一致；丙二酰辅酶 A 水平的降低似乎与 MCD 对丙二酰辅酶 A 降解的增加有关；MCD 由 PPAR-α 转录调节，除了糖尿病、空腹、高脂肪喂养和新生儿心脏中 MCD 的活动和表达增加；此外，PPAR-α 敲除小鼠葡萄糖氧化速率增加，MCD 的表达和活性降低。循环脂肪酸的增加直接改变底物代谢中的酶，因为脂肪酸及其衍生物是核受体 PPAR 家族的配体，其中 PPAR-α 及其共激活因子过氧化物酶体增殖激活受体 -γ 共激活因子（PGC）-1 在心脏中特别重要；在 15 周龄的 ob/ob 和 db/db 小鼠中，PPAR-α 信号传导增加。其他研究报道，在胰岛素抵抗和 2 型糖尿病模型中，PPAR-α、PGC-1 及其靶标的表达增加。一旦进入线粒体基质中，长链脂肪酰基辅酶 A 通过 β 氧化酶体系，每个循环产生一个乙酰 CoA、一个 NADH 和一个 FADH。β- 氧化途径中的关键酶是 β- 羟基酰辅酶 A 脱氢酶。在糖尿病大鼠线粒体中，该酶的活性显示为正常或较高。在链脲佐菌素—糖尿病大鼠心脏中也显示出另一种酶，3- 酮酰基辅酶 A 硫解酶的表达较高。因此，脂肪酸的高循环水平，线粒体脂肪酸摄取的抑制减少及正常或加速的β- 氧化途径，共同导致三羧酸（TCA）循环中，较大比例的乙酰辅酶 A 是由脂肪酸氧化而提供。

糖尿病心肌病的本质首先是心脏的代谢性疾病。为了应对胰岛素相对于绝对缺乏引起的代谢紊乱与应激状态，心脏发生代谢重构、电生理重构及心室重构，继而引起心脏功能减退、心律失常。生理条件下，心脏能量代谢底物以脂肪酸和葡萄糖为主。糖尿病疾病状态下，胰岛素缺乏或抵抗引起糖脂代谢紊乱，心肌细胞代谢底物发生转变，葡萄糖的转运与利用受到限制，表现为心脏对葡萄糖转运蛋白 4（GLUT4）表达减少、糖酵解及氧化速率显著下降、葡萄糖氧化酶表达下降，脂肪酸吸收受体 CD36（cluster of differentiation 36），FAT（fatty acid translocase）、线粒体脂肪酸代谢酶表达增加，心肌细胞几乎完全以脂肪酸 β 氧化为能量来源，此即心脏的胰岛素抵抗状态（insulin resistance，IR），也就是心脏的代谢重构或代谢重编程（metabolic remodeling，代谢重构；metabolic reprogramming）。在糖尿病动物模型，心脏功能障碍同时合并脂肪酸利用增加、甘油三酯蓄积和脂质代谢的毒性中间产物，如长链乙酰辅酶 A、长链酰基肉碱及 H^+ 堆积，引起 ROS 过度产生、线粒体解耦联、ATP 合成障碍和细胞凋亡，此即心脏脂毒性（lipotoxicity）。胰岛素抵抗及脂毒性促进了糖尿病心力衰竭的发生。可见，心脏代谢重构是糖尿病心脏病（diabetic cardiomyopathy，DCM）心肌损伤的始动环节和维持因素。

（四）Ca²⁺ 失衡

细胞内 Ca^{2+} 在心肌细胞收缩中起重要作用，心肌细胞内的 Ca^{2+} 是通过细胞膜上的电压依赖性 L 型 Ca^{2+} 通道调节肌浆网内钙离子的释放到胞质中，弥散到收缩蛋白部位，引起一系列的反应，发生心肌细胞收缩，然后通过细胞膜 Na^+–Ca^{2+} 交换及膜 ATPase 使 Ca^{2+} 恢复到舒张水平。糖尿病心肌细胞 Ca^{2+} 外流降低，Ca^{2+} 通过 Na^+–Ca^{2+} 交换增加，通过肌浆网 Na^+–Ca^{2+} 交换的速度受抑制。Ca^{2+} 交换受损引起糖尿病心脏功能受损。

一是肌质网钙泵异常。钙泵是心肌收缩的重要成分。肌质网钙泵在心肌内高表达不仅可以通过增强 L 型 Ca^{2+} 通道电流，产生正向肌力作用，改善心肌的收缩功能，还可以在一定程度上促进 Ca^{2+} 的摄取和释放。在心肌长期缺血、缺氧、超氧化物过度累积的条件下，钙泵活性降低，肌质网无法摄取胞质里的 Ca^{2+}，收缩功能降低。

二是 Na^+–Ca^{2+} 交换、Na^+–H^+ 交换功能障碍。Na^+–Ca^{2+} 交换及 Na^+–H^+ 交换取决于膜内外 Na^+、Ca^{2+}、H^+ 交换浓度及膜电位。Na^+–Ca^{2+} 交换的表达增高是心肌收缩功能降低时的代偿保护机制，起到抑制 Ca^{2+} 超载的作用。当心肌收缩力降低时，趋化因子受体 4 通过核因子 κB 依赖型信号通路激活，从而上调了 Na^+–Ca^{2+} 交换的表达。糖尿病时，脂肪酸的 β 氧化不能提供足够的 ATP，使得 Na^+–Ca^{2+} 交换、Na^+–H^+ 交换减少，细胞内囤积过多的游离 Ca^{2+}、H^+。

三是 Ca^{2+} 摄取和释放过程改变。鱼尼丁受体（ryanodine receptors，RyRs）和 1，4，5-三磷酸肌醇是介导细胞内储存钙向外释放的两大通道蛋白，其中，RyRs 在心肌细胞内高度表达。RyRs 的水平对心率的变化有着重要的作用。RyRs 表达下降增加了心动过缓、各种心律失常，甚至猝死的概率。糖尿病患者心肌细胞内 RyRs 的表达下降，这使得 Ca^{2+} 通过 RyRs 释放减少，即糖尿病患者的心肌细胞内 Ca^{2+} 的膜通透性较正常人有所下降，Ca^{2+} 电流减小。越来越多的研究证实了 RyRs 在 Ca^{2+} 转运过程中发挥了重要作用，成为治疗糖尿病心肌病的一种全新的药物治疗靶点。

以上机制使细胞内 Ca^{2+} 超载，心肌的收缩功能与兴奋性下降，最终导致心功能不全，甚至心力衰竭。若线粒体内的钙浓度升高，线粒体内活性氧产生增多，引起线粒体功能异常和细胞凋亡。

此外，还包括 K_{ATP} 的功能异常。K_{ATP} 是存在于心肌上的一种重要的离子通道。心肌细胞在氰化物和缺氧环境下，钾离子外流增加；当细胞内 ATP 浓度增高时，钾离子外流减少。K_{ATP} 由内向整流钾通道（inward rectifying K⁺ channel，Kir）和磺酰脲类受体（sulfonylurea receptor，SUR）组成，前者形成离子通道，其类型包括 Kir1.1、Kir6.1 和 Kir6.2；后者为 ATP 结合蛋白，决定 K_{ATP} 的功能，其亚基包括 SUR1、SUR2A 和 SUR2B。当心肌细胞处于缺血、缺氧的环境下，其平台期显著缩短，原因可能是由于：①内向电流的减弱；②外向电流的增强；③两者的共同作用。心肌细胞产生这种改变很大程度上是由于 K_{ATP} 的激活。

K_{ATP} 具有保护心肌和舒张血管的功能。K_{ATP} 是 ATP/ADP 敏感的钾离子通道，对于心肌细胞内能量代谢的波动非常敏感。在正常人中，K_{ATP} 通常处于关闭状态，当心肌缺血时，体内 ADP 水平升高，ATP 水平降低，K_{ATP} 开放，钾离子外流增加，大量缩短延长的 APD 抑制 Ca^{2+} 内流，降低细胞内 Ca^{2+} 水平，利于 ATP 的储存，从而起到保护心肌的作用。糖尿病患者其心肌细胞内的 K_{ATP} 对 ATP/ADP 水平的敏感性下降，开放数量较正常人大大减少，钾离子外流减少，无法缩短 APD，更易发生恶性心律失常。K_{ATP} 功能缺失会损害心肌细胞对心肌缺血的耐受程度，导致心肌缺血与心肌重构，加重心力衰竭。另外，实验发现长期高血糖状态可以使 Kir6.1/SUR1 的表达和功能降低，线粒体内 K_{ATP} 功能缺陷，致细胞凋亡，这也可能是糖尿病患者导致糖尿病心肌病和其心脏失去保护功能的原因之一。

（五）肾素血管紧张素系统激活

肾素血管紧张素系统的激活在糖尿病心肌病中的作用已被充分认识到。已知糖尿病者心脏的血管紧张素 Ⅱ 受体及 mRNA 的表达增加。RAS 系统的激活可以引起糖尿病心脏氧化应激反应增加，心肌细胞及内皮细胞的凋亡与坏死。当糖尿病导致 RAS 活化后，心肌局部存在的血管紧张素原可通过经典和旁路途径转变为 Ang Ⅱ，后者参与心脏非心肌细胞成分的重建，介导心脏成纤维细胞增生的连锁反应，显著地促进 ECM 合成。以往研究已证实，Ang Ⅱ 作为 RAS 的主要介质，可引起心肌间质重构，参与 DCM 的发病过程，阻断 RAS 系统可以降低钙超负荷及减轻氧化应激反应，对糖尿病动物心脏具有保护作用。动物实验中，卡托普利治疗 4 个月可以预防糖尿病鼠收缩压及冠脉灌注压升高，以及心肌间质和围血管纤维化的发生。依那普利可以使心肌糖化正常化，并降低左室壁的僵硬度，这些作用部分与抗氧化作用有关。

（六）氧化应激

活性氧产物（ROS）在糖尿病心肌病的发生及发展中起重要作用。当 ROS 的产生与降解失衡导致增加时，ROS 会引起细胞损伤或细胞功能异常。已知 1 型与 2 型糖尿病患者均存在 ROS 的产生增加。ROS 主要在线粒体中产生，糖尿病时来自线粒体的 ROS 增加。ROS 的产生增加影响细胞信号传递而导致细胞死亡，并且与细胞凋亡也有关。ROS 导致心肌细胞的死亡增加可能促进心肌的异常重构，引起与糖尿病心肌病有关的特征性的形态与功能改变。除此之外，ROS 还通过其他途径引起心脏功能异常，如增强由于高血糖引起的蛋白酶 C 同工酶的激活，增加 AGEs 产生等。使用不同血糖梯度培养心肌细胞发现，细胞凋亡程度与血糖浓度呈正比，高血糖通过活性氧簇诱导氧化应激，引起基因表达异常，改变信号传递，激活程序化的心肌细胞死亡途径，通过抗氧化剂或凋亡信号途径的特异性抑制剂抑制心肌细胞死亡，可以明显阻止糖尿病的心脏毒性。研究发现，蛋白激酶 C-ε（protein kinase C-ε，PKC-ε）在心肌特异性表达能抑制线粒体凋亡相关蛋白及细胞色素 C 的释放，抑制凋亡信号，减少氧化应激，PKC-ε 激动剂可改善心脏功能。

（七）线粒体功能异常

糖尿病引起线粒体结构与功能异常。动物实验显示，糖尿病小鼠线粒体呼吸降低，氧化磷脂化成分蛋白的表达减少，这些都影响心肌的能量代谢。此外，还存在肌酸磷脂活性降低。卡托普利可以改善动物心肌线粒体的合成，改善能量代谢。

（八）AGEs 与糖尿病心肌病间的关系

虽然糖尿病引起冠状动脉硬化的表现常见，但是糖尿病心肌病是一种以心衰为主要表现的独特现象，患者并无明显冠脉血管病变。糖尿病心肌病患者后期表现为心脏收缩功能减低、心输出量下降及舒张功能异常，其实临床前状态时已有心脏舒张功能的障碍。已知糖尿病心脏的基因表达异常，但引起这种改变的机制不清。糖转运到细胞内后产生很多代谢产物，它们在多个途径干预了细胞信息的传递。糖尿病患者脂肪酸代谢异常，影响细胞过氧化增殖因子相关元素基因的表达。

（九）血管内皮功能障碍

血管内皮细胞是高糖诱发损害的首要目标。内皮功能异常的早期表现为通透性增加及血流速度减慢，这些改变与血管活性因子有关，包括内皮素 –1 表达增加，NO 的生物利用度降低，导致血管收缩与舒张功能障碍。研究证明，糖尿病的靶器官心脏、眼及肾脏中内皮素 –1 上调。正常人体组织中，与心肌细胞比较，内皮素的表达主要在血管内皮细胞中。研究也证明，糖尿病患者血清内皮素 –1 水平增高。血流动力学研究提示，糖尿病患者存在内皮依赖的血管扩张作用受损，虽然发现 NO 的合成及 NO 合成酶表达改变，但是确切机制尚不清楚。NO 合成酶（NOS）具有产生过氧自由基的能力，而所有的 NOS 同工酶产生过氧自由基的可能性正在研究中。高血糖状况下的内皮细胞的长期损伤包括：细胞丢失、血流减慢、缺氧与缺血等。糖尿病诱发的内皮素调节的胶原沉积可能引起毛细血管内皮基底膜增厚与心肌纤维化。低氧引起糖尿病患者体内微环境改变，导致心脏间质及（或）围血管心肌的纤维化与心肌细胞的坏死。心肌纤维化与心肌细胞坏死的结果表现为心室肥厚与舒张功能障碍。多数舒张功能障碍的患者是亚临床的，并且没有糖尿病并发症的证据，除非到了终末期。随着糖尿病病情的进展，心脏舒张功能障碍表现为舒张功能受损，并且容易发生心肌缺血。舒张功能异常与细胞外基质沉积直接相关；AGEs 诱导的胶原间横向连接也引起舒张功能障碍。收缩功能减退发生在糖尿病的后期，心脏收缩功能的改变可能是心脏血管内皮细胞功能异常、心肌纤维化与心肌细胞坏死的结果，所以治疗策略也应着重于纠正心脏血管血流灌注下降与基质蛋白的沉积增加。

体外实验研究发现，内皮素（ET）可刺激心脏成纤维细胞增殖、胶原合成，降低一氧化氮生物活性，导致血管内皮与心肌细胞之间堆积，引起心脏功能异常。研究表明糖尿病大鼠心肌纤维连接蛋白 mRNA 和 ET–1 mRNA 水平均增加，而纤维连接蛋白增加是依赖 ET 受体介导的信号通路。应用 ET 受体拮抗剂 Bosentan 可阻止 STZ 诱导的糖尿病大鼠Ⅳ型胶原和纤维连接蛋白的形成，抑制心肌纤维化。在内皮细胞中，PPAR-α 激动剂可通过 AP–1 信号途径抑制血栓素诱导的 ET 产生。在动物实验中，PPAR-α 激动剂非诺贝特可明显抑制左心室 ET mRNA 的表达，进而抑制其诱导的心肌肥厚并降低心肌纤维化。

（十）肿瘤坏死因子 α（tumor necrosis factor-α，TNF-α）

心肌组织 TNF-α 在糖尿病时表达明显增加，研究显示其参与了糖尿病心肌病的发生发展。TNF-α 与细胞膜 TNF-α 受体结合形成信号转导复合物，激活丝裂原蛋白激酶，诱导细胞内细胞死亡促进基因 Bax 表达上调和 B 细胞淋巴瘤 / 白血病 2 基因 Bcl-2 表达下调，导致细胞凋亡。TNF-α 还可以通过抑制 eNOS 蛋白表达，诱导 iNOS 蛋白表达和 NO 合成，参与心肌细胞凋亡，并引起肌丝对钙离子的脱敏，导致持续性心肌收缩障碍。TNF-α 可诱导原癌基因 c-myc 和 c-fos mRNA 表达，引起心肌间质胶原纤维堆积、胶原蛋白沉着和间质纤维化，导致心肌的重构。

（十一）瘦素

瘦素作为内分泌激素能调节脂质代谢，糖尿病时常伴有胰岛素抵抗、瘦素抵抗及肥胖。瘦素缺乏或瘦素抵抗导致的营养过剩，可引起非脂肪组织脂肪变性、脂肪毒及脂肪细胞凋亡，胰岛 β 细胞、心肌、骨骼肌的脂肪毒可导致 2 型糖尿病、心肌病和胰岛素抵抗，脂质在非脂肪组织的过量聚集，脂肪酸进入有害途径，导致 β 细胞和心肌细胞的凋亡。

（十二）Chymase

Chymase 是一种糜蛋白酶样丝氨酸蛋白酶，可诱发心肌局部的炎性反应，催化 Ang Ⅰ 生成 Ang Ⅱ，调节心肌胶原的合成和分解。另外，Chymase 可通过水解 MMP 部分肽链和促进金属蛋白酶组织抑制剂的降解活化 MMP。研究发现，心室重构及 DCM 病变均伴有 MMP 活性增高，而 MMP 的过度活化使组织降解不充分，促进成纤维细胞的移行和组织纤维化。

（十三）胰岛素样生长因子

胰岛素样生长因子通过自身受体磷酸化，激活相应 Bc-1 蛋白表达，发挥抗心肌程序性细胞死亡的作用。糖尿病心肌病患者中，胰岛素样生长因子表达下降，出现心功能受损。

（十四）自噬

自噬是将自身的细胞器或细胞质蛋白吞噬入囊泡，并在溶酶体的作用下将其降解的过程。生理状态下，机体低水平的自噬可将受损细胞器及异常蛋白质吞噬，从而维持心脏的正常功能。通常所讲的自噬为巨自噬，由信号通路介导其发生。目前已知经典的信号通路是以哺乳动物雷帕霉素靶蛋白（mammalian target of rapamycin，mTOR）为中心的信号通路。mTOR 是自噬的负性调控因子，可经 PI3K-Akt 通路将其激活，从而抑制自噬的发生。胰岛素作为信号因子激活 PI3K-Akt/PKB-mTOR 通路，进而抑制自噬。因此推测在胰岛素缺乏有关的 1 型糖尿病心肌病和胰岛素抵抗有关的 2 型糖尿病心肌病中，心肌细胞自噬可能会被激活；但通常情况下，糖尿病心肌病伴有血糖和脂质代谢紊乱、高胰岛素血症及其他信号通路的改变等亦可作用于心肌细胞的自噬。所以，糖尿病心肌病最终表现出的自噬状态是多种疾病综合作用的最终净表现。

三、糖尿病心血管自主神经病变

糖尿病神经病变（diabetic neuropathies，DN）是 1 型及 2 型糖尿病患者的常见慢性并发症。心血管自主神经病变（cardiovascular autonomic neuropathy，CAN）是一种广泛对称的多神经病变，属于 DN 之一，有重要临床意义。自主神经系统包括交感神经系统和副交感神经系统，两者间的作用既相互独立，又相互协调，可协同控制心率、心输出量、心血管的收缩舒张及电生理活动。支配心脏及血管的自主神经纤维损伤可引起 CAN 并导致血流动力学紊乱，而在 CAN 的早期，甚至是亚临床阶段，主要表现为心率变异性（heart rate variability，HRV）下降。

糖尿病 CAN 的发病机制十分复杂，具体机制尚不清楚。其中，涉及血糖控制情况、糖尿病病程影响、年龄相关的神经元退变，以及其他因素如血压、血脂水平等多种因素的相互作用，而高血糖是 CAN 病理过程的始动因素。研究表明，高糖毒性及受损的胰岛素信号与其他危险因素的相互作用，可通过激活细胞多种信号途径而影响细胞代谢活动。此种病理变化可导致神经纤维的节段性脱髓鞘改变、沃勒变性、微血管病变等结构性病变，同时也可引起背根神经节神经元凋亡，最终出现有髓鞘及无髓鞘的神经纤维的缺失而发生 CAN。

高糖毒性主要表现为高血糖诱导的氧化应激引起线粒体合成过多自由基，而抗氧化系统作用不足则可引起各种损伤信号途径的激活。其中机制包括晚期糖基化终产物（advanced glycation end products，AGE）的形成增多，可溶性 AGE 受体下调，以及多元醇醛糖还原酶信号、环氧合酶 2（COX-2）及多聚 ADP- 核糖聚合酶等的激活。同时还伴随着 Na^+/K^+-ATP 泵功能改变、过氧亚硝基亚合成及蛋白质硝化，从而引起神经元活性、胞膜通透性、线粒体及内皮功能损伤。高血糖毒性作用还可引起内质网应激，导致未折叠及错误折叠蛋白质在内质网腔内堆积及保护性信号级联反应—未折叠蛋白反应（unfolded protein response，UPR）的激活。通过 UPR 可促进内质网功能的修复，但过于强烈或持续时间过长的刺激可导致 UPR 超负荷，并激活肿瘤坏死因子受体相关因子 2（tumor necrosis factor receptor-associated factor 2，TRAF）及凋亡信号调节激酶 1 介导的凋亡过程，从而诱导 c-Jun 氨基端激酶激活、线粒体膜极化及半胱天冬酶原的清除，并促进细胞色素 C 及钙离子向胞外释放。此外，神经灌注及 C 肽信号途径损伤，糖酵解及三羧酸循环作用减弱，氧化还原状态的改变及 Ca^{2+} 平衡紊乱等也是其损伤的机制。

另外，25-（OH）D_3 也是糖尿病性心血管自主神经病变（DCAN）的危险因素之一。维生素 D 又称钙化醇，是一种脂溶性维生素。身体维生素 D 的来源包括动物性食物中的摄取和皮肤中的 7- 脱氢胆固醇经太阳紫外线 β 射线照射后的转化。维生素 D 经肝脏细胞微粒体中的 25- 羟化酶转化为 25-（OH）D_3，与血清维生素 D 结合蛋白及其他白蛋白超家族结合，是维生素 D 在人体的储存形式。25-（OH）D_3 在肾脏进一步羟化成为活性形式 1，25- 二羟维生素 D_3，与靶组织细胞内的维生素 D 受体（VDR）结合，调节钙、磷代谢，促进钙、磷吸收，在骨骼代谢、骨质形成方面起着重要作用。目前研究发现维生素 D 在神经、免疫、内分泌等方面也发挥着生物性作用，缺乏维生素 D 使得 β 细胞上的钙离子通道关闭，并使胰岛素受体底物磷酸化受阻，减少胰岛素的合成和分泌，并可加速糖尿病大血管病变的发生发展。维生素 D 与糖尿病及其并发症的研究已形成国内外研究的新热点。25-（OH）D_3 缺乏促进 DCAN 的发生发展的机制尚不明确，可能与以下机制有关：①转化为活性维生素 D 后影响细胞生长分化及机体免疫调节过程。研究发现，VDR 广泛存在于人体的各个组织器官中，25-（OH）D_3 经肾脏羟化进一步成为活性维生素 D 并与 VDR 结合，通过调节基因转录参与细胞生长分化及机体免疫调节过程，且活性维生素 D 抗氧化活性可能有助于在细胞中的 DNA 复制的应力强度降低。②影响氧化应激与炎症反应。糖尿病大鼠模型动物实验研究发现，补充维生素 D 糖尿病大鼠组尿中 8- 羟基脱氧鸟苷（8-OHdG）水平明显低于对照糖尿病大鼠，同时其血中氧化应激标志物 NADPH-p22phox 及 NADPH-p47phox 的 mRNA 表达明显较对照模型组降低，炎症因子 ICAM-1 和 VCMA-1 水平降低。在人体临床研究方面，发现给予补充活性维生素 D 治疗后，受试者体内氧化应激反应减轻，糖基化产物减少。③与 BMI 增加有关，并加重胰岛素抵抗。临床研究发现 2 型糖尿病患者体内 25-（OH）D_3 水平与 BMI 指数呈负相关，研究发现缺乏 25-（OH）D_3 导致胰岛素抵抗加重，加剧糖基化反应，通过高血糖间接促进组织损坏的形成。

第五节　糖尿病心脏病的病理

解剖研究发现部分糖尿病患者虽然在生前诊断为冠心病，但并无主要冠状动脉狭窄或仅为轻微狭窄性病变存在，难以解释其死因，但是发现有肌内冠状小动脉及微血管病变，冠状动脉壁内有较为多的脂肪及钙盐的沉积，微动脉内皮细胞增生，心脏体积增大，由于病变存在于肌内微动脉，大的冠状动脉并无粥样硬化存在，大体解剖时也容易被遗漏。糖尿病心肌病的临床诊断较为困难，缺乏确切的发病率。糖尿病心肌病定义为：患者存在心室功能异常，其特点为以舒张功能异常为主。它独立于冠心病与高血压之外，如果存在高血压或心肌缺血时更为明显。糖尿病心肌病的病理基础包括：肌内动脉的改变，与其他器官的动脉相似，动脉血管内膜增殖，内膜下增厚，毛细血管基底膜增厚及毛细血管瘤形成，弹力纤维改变，血管周围纤维化，动脉壁纤维化及黏多糖增加导致肌内小动脉变细，间质中 AGEs 聚集，包括胶原纤维、弹力纤维及其他结缔组织蛋白，心肌纤维化。Ⅰ型及Ⅲ型胶原见于心外膜及血管周围，而Ⅳ型胶原见于心内膜层。刘冬戈等报道了一组 40 例老年糖尿病患者的尸解结果，发现 90% 的糖尿病患者存在微小心肌细胞坏死，92.5% 伴有心肌间微小的纤维瘢痕灶形成，均明显较非糖尿病者常见。心肌间微小动脉壁明显增厚。心肌纤维堆积的机制包括：胶原纤维的降解减少而非合成增加，间质的异常可以解释舒张末期的僵硬度及左室体积增加，导致舒张功能异常。超声心动图检查发现的舒张功能异常可能是因为胶原结构的改变，特别是胶原横向连接增加有关。糖尿病伴有高血压时，心肌间质纤维化、心肌细胞坏死较单纯糖尿病或高血压者明显。糖尿病心肌病的机制仍然不清楚，它与糖尿病的病程、类型、严重程度间的关系尚不明确。糖尿病的病理诊断应首先排除引起心肌病变的其他疾病，再根据有长期的糖尿病病史，病理观察到微小心肌细胞坏死，心肌间有微小纤维瘢痕灶形成，肌间小动脉壁增厚等，据此做出病理诊断。血管壁增厚、结构紊乱、炎性细胞聚集及纤维化，是 DCM 血管病理改变中最为显著的特点。DCM 中血管结构和功能破坏、血管管腔狭窄、血栓形成概率增加、血液运输能力下降、血管壁氧 / 二氧化碳交换受阻，是最终导致心脏功能障碍的重要原因。李凯峰等选用雄性 C57BL/6 小鼠 40 只，随机分为正常对照组、DCM 组。采用高糖高脂饲料喂养联合腹腔注射链脲佐菌素构建 DCM 小鼠模型，模型建立成功 12 周后通过 HE 染色、Masson 染色、免疫组织化学法、免疫荧光法、TUNEL 染色法、EVG 染色法等方法观察血管的结构病变、纤维化及胶原纤维 collagen Ⅰ，collagen Ⅲ 堆积情况、巨噬细胞和中性粒细胞炎性浸润程度，检测心脏组织中的细胞凋亡及血管壁弹力纤维环的破坏情况。其研究成果主要概况如下。

一、DCM 中各级血管形态结构病变严重并发生纤维化

DCM 小鼠心脏血管 HE 染色显示，各级血管结构紊乱，血管壁明显增厚，炎性细胞聚集浸润。Masson 染色显示糖尿病心肌病中，心肌组织中和血管纤维化显著加重，而血管周围的纤维化程度较心肌中又显得更为严重。

二、DCM 血管胶原纤维堆积

DCM 组心脏血管胶原纤维 collagen Ⅰ 与 collagen Ⅲ，免疫组化显示，胶原纤维 collagen Ⅰ 在血管周围和心肌组织间隙中均有分布，与对照组相比有所增加，但并不显著，且以伴随血管壁增厚而增加为主。DCM 组胶原纤维 collagen Ⅲ 主要分布在心脏血管及周围，较对照组增加显著。

三、DCM 炎性细胞明显增加，血管周围以巨噬细胞浸润为主

DCM 小鼠心肌炎性细胞巨噬细胞特异性标记分子 CD68 与中性粒细胞特异性标记分子 ly6G 分别与非特异性的细胞骨架微丝蛋白 β-actin 双标免疫荧光显示，与对照组相比，DCM 组中炎性细胞不论是巨噬细胞还是中性粒细胞均明显增加，而其中以巨噬细胞的增加尤为显著，并且在血管壁的分布聚积的密集程度远较心肌组织中高；中性粒细胞在 DCM 中亦明显增加，但较巨噬细胞增加幅度相对较小，且分布相对随机，并未出现在血管壁额外的富集浸润。

四、DCM 血管弹力纤维紊乱变形，炎性细胞对血管的浸润以巨噬细胞为主

EVG 染色显示，对照组血管壁结构完整有序，管壁厚度适中，弹力纤维连贯。然而，DCM 组则可见明显的血管壁结构紊乱，完整性破坏，弹力纤维断裂。DCM 中，凋亡细胞较正常组明显增加，但凋亡细胞的分布亦相对随机，未见在血管的特异性分布增加。

胶原纤维 collagen Ⅰ、collagen Ⅲ 是 DCM 中改变最为明显的胶原纤维类型，临床研究通过免疫组化的方法观察了 DCM 中血管胶原纤维堆积的特点，发现胶原纤维 collagen Ⅰ 在心肌组织间隙和血管壁均有较广泛的分布，而胶原纤维 collagen Ⅲ 则主要分布在血管中。与对照组比较，DCM 组心脏 collagen Ⅰ、collagen Ⅲ 均有所增加，两者在血管壁的增加均较心肌组织更为明显，其中以 collagen Ⅲ 在血管壁的堆积最为突出。由此说明，血管是 DCM 纤维化病理改变和损伤最为敏感的组织，而胶原纤维 collagen Ⅲ 的堆积是其主要特征。

炎症反应，包括炎性细胞的浸润与炎性因子的释放等，在 DCM 的病理改变中亦发挥着重要作用。其中，巨噬细胞和中性粒细胞是机体局部参加炎性浸润、吞噬坏死细胞和病菌、释放炎性因子最为主要的炎性细胞。临床研究对巨噬细胞特异性标志物 CD68、中性粒细胞特异性标志物 ly6G 与细胞骨架蛋白 β-actin 分别实施免疫荧光双标法，确定其数量变化和位置分布特点。发现在 DCM 组中，两种炎性细胞的数量较正常组均明显增多，其中中性粒细胞的增加幅度相对较小，且分布随机，未见在血管周围的特异性分布增加；而巨噬细胞的增加尤为明显，且在血管壁中的分布密集程度较心肌组织更高。由此进一步提示在 DCM 的病理性炎症反应中，血管是炎性细胞最先浸润且较为严重的组织，而这种浸润

以巨噬细胞为主。

　　该研究对心脏的血管弹性纤维环和结构实施 EVG 染色。发现正常组各级血管管壁薄厚均一，结构完整，较大血管有一层位于血管壁内侧的弹性纤维环，分布连贯；而 DCM 组的血管壁则明显增厚，厚薄不一，结构紊乱，弹性纤维环参差断裂。并对 DCM 中细胞的凋亡进行了进一步的观察，细胞凋亡增加是 DCM 的重要病理改变之一，且在糖尿病小鼠的胸腹主动脉病变中亦观察到了相同的情况。实验发现，与正常组比较，DCM 组心脏中凋亡的细胞明显增加，但呈现随机分布，未见血管壁上额外增加和密集。提示 DCM 中心脏严重的血管损伤与血管壁上细胞的凋亡无明显相关性，而炎性细胞浸润和纤维化是其损伤的主要原因。

　　综上所述，DCM 的心脏各级血管病理改变明显，尤其是炎性细胞浸润和纤维化程度较心肌组织更为严重。其中，血管壁纤维化胶原堆积以 collagen Ⅲ 最为显著，炎性细胞对血管的浸润以巨噬细胞为主。

· 临 床 篇 ·

第一节　糖尿病心脏病的流行病学

一、糖尿病冠心病

根据世界卫生组织 2014 年的报告，冠心病（CHD）是男性和女性的主要死因，每年造成 700 多万人死亡。糖尿病（DM）是冠心病的主要危险因素。2016 年，全球糖尿病的患病率为 9%，预计将在 2030 年成为第七大死亡原因。糖尿病为公认的诱发心血管疾病的重要危险因素，近年来发病率呈逐年增长趋势。与非糖尿病患者相比，糖尿病患者诱发心血管疾病的发生率相对更高，使冠心病的风险增加 2 ～ 4 倍。研究中诊断冠心病的方法不同，糖尿病中冠心病的发生率相差很大，最高达 55%，非糖尿病人群在 2% ～ 4%。糖尿病患者死亡率，在男性较非糖尿病患者高 2.2 倍，女性高 4.7 倍。2015 年，科威特的一项报告显示女性糖尿病患者发生冠心病的风险更高，中国 2018 年新的横断面研究也证实女性糖尿病患者发生非致命性冠心病的风险（11.3%）较男性糖尿病患者（10.6%）高。2015 年，中国的一项横断面调查显示 28.6% 的糖尿病住院患者患有冠心病。

糖尿病伴冠心病时，冠状动脉粥样硬化更为广泛、严重，左心功能障碍及心脏事件发生率高，预后更差。糖尿病伴有冠心病患者的首发症状可能就是急性心肌梗死，甚至是猝死。研究提示，糖尿病伴冠心病患者与没有冠心病的糖尿病患者心肌梗死的发生率相似。糖尿病患者 7 年间首次心肌梗死或死亡的发生率为 20%，而在非糖尿病患者为 3.5%；再梗或心血管死亡在糖尿病组为 48%。糖尿病心律失常率、心衰率、休克率分别为 25.33%、42.67%、15.33%，而非糖尿病组分别为 8.0%、16.0%、4.67%。目前公认糖尿病是冠心病的等危症。

二、糖尿病心肌病

随着糖尿病病程的进展，糖尿病并发症增加，心血管并发症包括：冠心病、心房纤颤、心力衰竭、心源性猝死等。根据并发症的心血管疾病不同，临床表现各异，心力衰竭是常见临床表现之一。1973 年，Rubler 首次提出了糖尿病心肌病这一诊断，而后流行病学、临床及实验研究均证实了糖尿病心肌病的存在，并认识到糖尿病是心力衰竭的常见原因。

Framingham 心脏研究显示，男性糖尿病心力衰竭的发生是同年龄非糖尿病者的 2.4 倍，在控制年龄、高血压、血脂及冠心病等因素后，这种关系依然持续存在。其他人群中的研究也得出类似的结论。来自社区的 1 型及 2 型糖尿病患者高达 40%～60% 存在舒张功能异常。丹麦 2014 年的调查显示 1 型糖尿病患者中心肌功能障碍的患病率为 15.5%（LVEF ＜45% 时为 1.7%，舒张功能障碍的证据为 14.4%）。2016 年，挪威的一项研究显示使用现代强化胰岛素治疗的 1 型糖尿病儿童和青少年，尽管疾病持续时间短，但仍具有舒张期心肌功能降低的超声心动图迹，而收缩功能没有受到影响。另一项与体重相匹配的非糖尿病对照组进行的横截面比较研究中利用超声心动图评估 2 型糖尿病中明确的糖尿病性心肌病发现有 11% 的 2 型糖尿病患者被诊断为显著心肌病，两组收缩功能相似，而糖尿病组舒张功能明显受损。在 1 型糖尿病中，舒张功能障碍较收缩功能障碍更为常见。北京医院一组资料提示 51 例老年糖尿病患者有 68.6% 出现心力衰竭，而对照组仅为 31.6%。另一项研究提示年龄在 45～74 岁患者中，男性糖尿病患者心力衰竭的发生率为年龄相匹配的正常对照组的 2 倍，而女性糖尿病心力衰竭发生率是正常对照组的 5 倍，30% 以上的糖尿病患者死于心力衰竭。临床研究提示，舒张性心力衰竭患者与收缩性心力衰竭者死亡率相似。

第二节　糖尿病心脏病的诊断与鉴别诊断

一、糖尿病冠心病

（一）西医诊断与鉴别诊断

1. 临床表现

（1）心绞痛：心绞痛是冠心病的常见临床表现，为劳力时出现的一过性胸闷、胸痛，发作时间常为数分钟，休息或口含硝酸甘油可以缓解，严重时可持续 10～20min。稳定型心绞痛患者的发作诱因常较为相似。糖尿病患者可表现为心力衰竭、不典型的心绞痛，甚至无临床症状，易误诊漏诊。

（2）急性冠脉综合征：急性冠脉综合征（ACS）临床表现为胸痛时间延长、程度加重、不容易缓解或诱因不明确等特点，为不稳定型心绞痛；如未能得到及时正确治疗可发展为急性 ST 段抬高性心肌梗死（STEMI），心电图表现为相应导联 ST 段抬高；部分患者无心电图表现，但血肌钙蛋白 T 或肌钙蛋白 I 升高，提示存在心肌细胞坏死，为急性非 ST 段抬高性心肌梗死（NSTEMI），以上 3 种情况临床统称为急性冠脉综合征。

糖尿病患者发生心肌梗死的概率明显高于非糖尿病患者，且无痛性心肌梗死多出 30%以上。急性心悸梗死发病前常先表现为不稳定型心绞痛，时间可长达数周或数天，甚至仅数小时。除急性心肌梗死的典型症状外，可有呕吐、恶心、呼吸困难、无力等非特异性症状。心电图变化不典型时应动态观察心电图变化及血清肌钙蛋白协助诊断。心梗后心律失常、心力衰竭、肺水肿及心源性休克的发生较非糖尿病患者多。

（3）心力衰竭：糖尿病急性心肌梗死患者由于心肌坏死可致心力衰竭出现，以收缩性心力衰竭为主。无心梗病史出现的心力衰竭可能与冠心病多部位心肌缺血有关。糖尿病患者由于心肌肥厚，心肌纤维间的间质纤维化及灶性心肌坏死，心肌内微血管基底膜增厚等，心肌存在缺氧，心室的顺应性降低，表现为收缩功能及（或）舒张功能障碍，早期以舒张性心力衰竭为主。

（4）猝死：糖尿病患者心梗后死亡率增加，但糖尿病对于心源性猝死的影响仍有争议。长期对大量患者的随访研究结果支持糖尿病与心源性猝死存在正相关。糖尿病患者出现包括室颤和猝死在内的心律失常发生率高，可能与以下因素有关：①动脉粥样硬化；②糖尿病微血管病变引起反射；③自主神经病变影响心脏电活动不稳定。以上因素共同作用导致了糖尿病心脏结构及功能异常。

2. 辅助检查

（1）心电图：心电图可表现为一过性或持续性 ST 段压低、T 波倒置，也可出现心电图正常。陈旧心肌梗死患者可有异常 Q 波存在。运动诱发心肌缺血表现为运动时心电图 ST 段压低，心绞痛等，与非糖尿病患者相似。

（2）超声心动图：可根据临床需要选择静态或运动负荷试验情况下超声心动图。冠心病伴糖尿病时心肌缺血或心肌梗死时存在不同程度的收缩性或（和）舒张性心功能异常，表现为室壁节段性运动异常，左心室内径扩大，射血分数降低，左室舒张速度下降等。多巴酚丁胺负荷超声心动图表现为心肌缺血患者远期心源性死亡危险增加。

（3）放射性核素检查：用 ^{99m}TC 或 ^{201}铊作为示踪剂进行单光子衍射心肌断层显像（SPECT）广泛应用于判断心肌缺血及心脏功能状态。冠脉病变表现为心肌部分区域的核素放射性减低或缺损，包括运动试验、多巴酚丁胺试验、ATP 或腺苷负荷试验及双嘧达莫负荷试验等多种形式。SPECT 提示存在心肌缺血的糖尿病患者均较非糖尿病冠心病患者远期预后差，死亡率高。通过放射性示踪剂标记交感神经或副交感神经类似物，SPECT 或正电子发射计算机断层成像（PET）技术可用于早期、定量、定位诊断心血管自主神经病变。

（4）冠状动脉 CT 扫描造影：冠状动脉 CT 扫描（CTA）可判断冠脉血管病变程度、

心室结构及心肌灌注和功能评价，也可了解主动脉及降主动脉的结构及钙化，对冠脉病变的判断有重要意义。糖尿病患者存在冠脉钙化者的心源性死亡及心梗发生较非糖尿病患者高。冠脉积分＞400时，48%糖尿病患者有静息性心肌缺血存在；＞1000时，静息性心肌缺血者高达71%。冠脉钙化积分越高，发生冠心病事件的相对危险度也越大。轻度冠脉钙化积分（1～100）危险度为1.9；中度积分（100～400）危险度为4.3，重度积分（400～1000）及严重钙化积分（＞1000）相对危险度分别为7.2和10.8。无症状糖尿病患者中的高危患者若积分＞400者需进一步进行负荷核素心肌灌注显像，明确冠脉病变存在与否。

（5）心脏磁共振成像：心脏磁共振成像（CMR）可以观察心脏的结构、舒缩功能状态、心肌灌注情况，心肌梗死后室壁瘤的形成，对判断心脏的结构及功能具有重要价值，其准确性优于超声心动图。通过注射对比剂可以观察心肌灌注及心肌血流储备，特别是与双嘧达莫药物负荷心肌灌注检查配合，可以检测心肌缺血的存在，进一步推断冠脉病变的部位延迟扫描，检测缺血心肌细胞结构受损的心肌组织，判断梗死的范围与透壁范围，为制定治疗措施与对判断预后有重要意义。

（6）选择性冠脉造影术：冠脉造影是诊断冠心病的"金标准"。通过桡动脉或股动脉穿刺经导管直接向冠脉内注射造影剂进行冠状动脉造影，明确冠状动脉的病变部位、狭窄程度、长度、钙化程度、血管远段血流情况及侧支循环血流存在与否等信息，结合药物试验可以研究冠脉生理功能。左室造影可以判断左室大小、收缩功能及二尖瓣反流情况。合并糖尿病的冠心病冠脉造影病变常表现为多支血管受累，多处弥漫性病变，对左室顺应性影响较大，表现为较明显的室壁节段性异常，出现左室室壁瘤、心衰或射血分数较低。此外，左主干病变、远端小血管病变和完全闭塞发生率高。冠脉侧支循环的形成也相对减少，病变部位血管扩大能力下降。在冠脉血管除了粥样硬化斑块更大外，斑块富含酯质，纤维帽薄，容易破裂出血，纤维化和钙化病变也多见。

（7）血管内超声：血管内超声（IVUS）是将特殊的超声导管送到冠脉病变部位，对冠脉血管进行持续扫描，并连续记录图像。通过分析测量血管内径、粥样硬化斑块的大小及体积、斑块的成分、病变的长度等重要参数，获得最小血管内径及最小血管面积，可以弥补冠脉造影由于体位关系对病变判断影响的不足。在冠脉介入治疗中，IVUS在左主干等复杂冠脉病变的介入治疗中有重要指导价值。

（8）冠脉血流分数确定：冠脉血流分数（FFR）确定是在冠脉内弹丸性注射或静脉持续注射腺苷或ATP，使冠脉微血管充分扩张，将一个特殊的压力导丝送到冠脉血管病变远端，测定冠脉病变以远的压力，通过计算与主动脉的压力比，判断远端血流情况。FFR为测定的病变远端的压力与理论上无冠脉病变时血流压力的比值，正常情况下应为1，当FFR≤0.75时表示血流显著下降，应行冠脉血运重建治疗。

（9）心脏自主神经检查：心血管自主神经病变（CAN）缺乏临床特异性表现，容易被糖尿病的其他临床症状所掩盖，可行心脏自主神经检查。心血管自主反射试验包括：①静息状态下 R-R 间距变异系数或 HRV 高频（high frequency，HF）；② HRV 极低频域分析；③ HRV 低频（low frequency，LF）频域分析；④深呼吸时 HRV 分析：平卧位每分钟深呼吸 6 次，记录单次深呼吸及深呼吸时心电图，计算最大与最小的 R-R 间期，计算深吸与深呼时每分钟心率的差，正常人 < 50 岁呼吸差 > 15 次 / 分，> 60 岁者 > 10 次 / 分，以小于 10 次 / 分为异常；⑤ 30/15（立 / 卧位心率改变）：立位后第 30 次与第 15 次心搏 R-R 间期比值，正常人 ≥ 1.03，糖尿病有自主神经病变时，特别是伴有迷走神经病变者，比值 ≤ 1.0；⑥乏氏动作比值（Valsalva 动作）：深呼吸后掩鼻闭口做呼气动作 15 秒，放松后再做自然呼吸 10 秒，过程中记录心电图，测定在乏氏动作后最大的 R-R 间期，并与乏氏动作时最小的 R-R 间期之比值，称之为乏氏动作反应指数。正常人反应比值 ≥ 1.21，以 ≤ 1.0 为异常。该比值是反应心血管自主神经功能异常的早期指标；⑦体位性低血压：从卧位起立时，如果收缩压下降 > 30mmHg，舒张压下降 > 20mmHg，为体位性低血压。糖尿病伴有自主神经功能异常者常见。

糖尿病患者以上指标 ≥ 3 项异常者可以诊断为心血管自主神经病变，特异性为 100%；≥ 2 项者诊断为临界心血管自主神经病变，特异性高达 98%；其中后 4 项为必要指标，必须有 ≥ 2 项异常者方能诊断。

3. 诊断

①糖尿病史，年龄大于 40 岁；②有明显诱因，如劳累、情绪变化；③活动后出现典型的胸闷、胸痛症状，结合发作时心电图心肌缺血改变临床即可诊断。伴有糖尿病自主神经病变时，临床表现无症状或仅为胸闷、气短、心悸或乏力等；④心肌梗死可检测到心脏标志物肌钙蛋白 T 或 I、血清酶改变；⑤核素检查、CTA、冠脉造影、心脏自主神经检查等可进一步明确。

4. 鉴别诊断

（1）呼吸系统疾病，如肺栓塞、哮喘、肺心病等：肺栓塞时常伴有低氧血症，呼吸困难，咳嗽甚至咯血痰，血 D- 二聚体水平升高，超声心动图及肺部增强 CT 可协助诊断。根据长期咳嗽、咳痰、喘息等病史及胸片、肺部 CT、肺功能检查可以鉴别哮喘、肺心病等。

（2）心血管系统，如心包炎、主动脉夹层等：心包炎常有发热病史，后出现气短、胸痛，早期既有心包摩擦音，心电图可有普遍低电压及非特异性 ST-T 改变，超声心动图检查可以明确。主动脉夹层胸痛一开始即达到高峰，常放射到背、胁、腹、腰和下肢，两上肢的血压和脉搏可有明显差别，可有下肢暂时性瘫痪、偏瘫和主动脉关闭不全的表现，磁共振或增强 CT 有助于诊断。

（3）消化系统，如食管炎、胆囊炎、胃溃疡等：食管炎可有胸骨后烧灼感，或伴疼痛、反酸、吞咽疼痛等；胆囊炎和胃溃疡均有上腹疼痛表现，急性胆囊炎或胃溃疡穿孔时可伴休克，体格检查可见墨菲氏征阳性，有消化道疾病病史，心电图和血清心肌标志物可明确诊断。

（二）中医诊断与鉴别诊断

1. 临床表现　糖尿病性冠心病为可归于中医"消渴""心肌""怔忡""胸痹""真心痛"范畴。消渴病迁延日久累及心脏，因心气阴虚或心脾两虚，或素体心阴阳亏虚，或久病而致心肾阳虚，致痰浊、瘀血内阻心络、心气衰微、水饮停聚、痰瘀互结，以致正虚阳脱、阴阳离绝。

糖尿病性冠心病初期临床症状多不明显，仅有缺血性心电图改变。大多数患者可见心悸气短、头晕乏力、胸闷或疼痛；进而胸痛彻背、背痛彻心，甚则心胸猝然大痛，或见晕厥；病变后期肢冷汗出、尿少水肿；重者腹大胀满喘促，不能平卧。

2. 诊断

辨证要点

辨标本虚实：糖尿病性冠心病总属本虚标实之证，辨证首先辨别虚实，分清标本。标实应区别气滞、痰浊、血瘀、寒凝的不同，本虚又应区别阴阳气血亏虚的不同。标实者：闷重而痛轻，兼见胸胁胀满、善太息、憋气、苔薄白，脉弦者，多属气滞；胸部窒闷而痛，伴唾吐痰涎，苔腻，脉弦滑或弦数者，多为痰浊；胸痛如绞，遇寒则发，或得冷加剧，伴畏寒肢冷，舌淡苔白，脉细，为寒凝心脉所致；刺痛固定不移，痛有定处，夜间多发，舌紫暗或有瘀斑，脉结代或涩，由心脉瘀滞所致。本虚者：心胸隐痛而闷，因劳累而发，伴心慌、气短、乏力，舌淡胖嫩，边有齿痕，脉沉细或结代者，多属心气不足；若绞痛兼见胸闷气短，四肢厥冷，神倦自汗，脉沉细，则为心阳不振；隐痛时作时止，缠绵不休，动则多发，伴口干，舌淡红而少苔，脉沉细而数，则属气阴两虚表现。

辨病情轻重：在疾病发展过程中，由于有气血阴阳不足导致络虚失营，筋脉失养以至心络麻木不仁或感觉减退，往往易掩盖病情，故在临床中应结合现代心电图及理化检查分清病情轻重缓急，急则治标，缓则治本。

辨病位五脏：糖尿病冠心病在消渴日久的基础上发生，是消渴病中后期的并发症。由于心脉不通，心体失养，心用失常，心神不宁，形成本病。病位在心，与肺、脾、肾、肝皆有关系。在对心脏辨证的同时，要考虑五脏关系在疾病中的影响。

3. 鉴别诊断

（1）奔豚：奔豚发作之时亦觉心胸躁动不安，与心悸怔忡症状相似。但奔豚为气自少腹上冲胸，直达咽喉，或伴有腹部绞痛，胸闷气急，甚则头晕目眩欲死，发作过后如常。

（2）悬饮：悬饮属饮流胁下，或有肺痨病史，为胸胁胀痛，持续不解，多伴咳唾，转侧、呼吸时疼痛加重，肋间饱满，并有咳嗽、咳痰等肺系证候。

（3）胃脘痛：胃脘痛疼痛部位在上腹胃脘部，局部可有压痛，以胀痛、灼痛为主，持续时间较长，常因饮食不当而诱发，并多伴有反酸、嗳气、恶心、呕吐、纳呆、泄泻等消化系统症状。配合 B 超、胃肠造影、胃镜、淀粉酶等检查，可以鉴别。

二、糖尿病心肌病

（一）西医诊断与鉴别诊断

1. 临床表现　年轻的糖尿病患者在发病后 8 年出现心脏舒张性功能异常，而收缩性功能异常在发病后 18 年才出现。糖尿病心肌病的主要临床表现为心力衰竭，早期为舒张性心力衰竭，随着病程的进展，后期出现收缩性心力衰竭。

舒张性心力衰竭者可出现活动后胸闷、气短、运动耐力下降。应激时可以出现急性肺水肿，表现为呼吸困难，端坐呼吸，不能平卧，低氧血症；胸腔积液较收缩性心力衰竭更常见，老年人、女性、高血压、房颤患者更多见。

2. 体格检查　明显心力衰竭症状时可见呼吸困难、发绀；颈静脉充盈；肺水肿时肺部呼吸音减低，双肺可闻及干湿啰音，开始以下肺部明显，随着病程进展，全肺均可以出现，也可以有哮鸣音；早期心界大小正常，后期心脏扩大，心率增快，可闻及奔马律，心尖部可闻及收缩期杂音。肝脏肿大，下肢水肿。长期肝瘀血可以导致肝硬化、胆汁淤积和黄疸。心力衰竭控制不好的患者还常常出现皮肤湿冷。

3. 辅助检查

（1）心电图：常规心电图无特殊性改变。患者或多或少可有心电图改变，可以为 R 波进展不良、室内传导阻滞或左束支传导阻滞。QRS 波增宽常提示预后不良。严重的左心室纤维化还可以出现病理性 Q 波，需除外心肌梗死。常见 ST 段压低和 T 波倒置。可见各类期前收缩、非持续性室速、房颤、传导阻滞等多种心律失常同时存在。

（2）生化：B 型脑钠肽（BNP）和 N– 末端脑钠肽（NT-pro BNP）对诊断心力衰竭具有重要意义。心腔内压力增高时，心室肌产生 BNP 增加，检测血中的 BNP 和 NT-pro BNP 的浓度是判断左心室心功能不全和容量负荷过重的一个重要指标，后者与心衰的严重程度较前者优。BN > 100pg/mL 对心衰诊断有重要价值，特别是未经治疗的心力衰竭。

（3）X 线胸片：心脏大小可以正常，特别是糖尿病心肌病的早期阶段，后期出现心脏扩大；肺部有瘀血、肺水肿、胸腔积液，舒张性心衰时胸腔积液较收缩性心衰时更为明显。

（4）超声心动图

糖尿病心肌病的早期表现为左室壁增厚，左室质量指数增加，与年龄相关的射血分数下降及舒张期左室内径增加。二维超声心动图检查心脏收缩与舒张功能正常者，多普勒或阻滞多普勒成像技术能够发现总体收缩和舒张功能异常，可见运动时心脏的辨识性随着糖尿病病程的进展出现休息时局部室壁运动障碍及整体收缩功能异常。

心肌舒张功能异常是指心脏在舒张期心肌的舒张能力异常。舒张功能异常原因包括心脏被动的心肌舒张顺应性降低，或者是心肌的主动舒张能力降低。超声心动图检查可以提供左室的大小、室壁运动幅度、整体射血分数、心脏瓣膜关闭与开启情况。当左室收缩功能异常时，左室整体或局限性室壁运动异常，左室容积增加，射血分数降低。负荷超声心动图能够发现潜在的心肌缺血。

（5）放射性核素心室造影及心肌灌注显像：放射性核素心室造影及心肌灌注显像可以测定左室容积、心室快速充盈时间、等容舒张时间、快速充盈占整个舒张充盈的相对比例，但是不能评价心室盈舒张和充盈期左室压力和容积变化；能够测定左室射血分数、室壁运动幅度，明确室壁异常。

（6）磁共振成像：磁共振可以测定左室容积、射血分数、舒张功能及心肌血流灌注情况，对于判断心肌结构及功能较有优势。磁共振心肌标测可以测定左室心肌的旋转和移位。

（7）心导管检查：心导管检查可以测定心腔内的压力及容积，还可以测定左室 dp/dt，测定左室充盈时间，是诊断心脏舒张功能的"金标准"，但具有一定的创伤性。舒张时间常数是目前舒张速率的唯一可靠方法。

4. 诊断

①糖尿病伴心悸、胸闷、气短、乏力、呼吸困难、发绀、浮肿；②心电图改变：房室传导阻滞及室内传导阻滞，室性早搏，心房颤动，左心室扩大，或仅 ST 改变；③胸片显示心脏扩大、严重者肺瘀血；④超声心动图提示左心室扩大，室壁运动减弱、消失或僵硬，心功能下降；⑤心功能检查示收缩前期（PEP）延长，左心室射血时间（LVET）及 PEP/LVET 比值增加；⑥除外其他器质性心肌病者。

5. 鉴别诊断

（1）舒张性心力衰竭的鉴别诊断：糖尿病心肌病患者舒张性心力衰竭应与肺部疾病引起的胸闷、呼吸困难等进行鉴别。慢性阻塞性肺病发生呼吸困难常有咳嗽、咳痰症状，肺部湿性啰音部位固定，可伴哮鸣音，咳痰后喘息减轻；急性心源性哮喘患者通常要端坐呼吸、咳粉红色泡沫样痰、肺底部布满水泡音，既往有心脏病史可助于鉴别。支气管哮喘以两肺哮鸣音为主，可有少许湿啰音；心源性哮喘出现哮鸣音是由于严重心衰伴发支气管痉挛，患者同时合并出汗、面色青灰、濒死等征象，端坐位不能减轻呼吸困难症状。床边检测血浆脑钠肽显著升高有助于鉴别诊断。

（2）收缩性心力衰竭的鉴别诊断：糖尿病心肌病患者收缩性心力衰竭应与其他原因引起的心力衰竭进行鉴别，如冠心病、高血压及老年性心脏瓣膜病变引起的心力衰竭。临床中以上疾病常与糖尿病相伴随，所以临床鉴别诊断存在一定困难，难以完全分开，可根据冠脉造影结果结合超声心动图表现进行综合分析，或判断以哪种疾病为主。

（二）中医诊断与鉴别诊断

糖尿病性心肌病属于中医"消渴病心积""消渴""心肌""怔忡""胸痹""真心痛"等范畴，因消渴病日久累及心脏，气阴两虚，心气衰微，阴损及阳，水饮停聚，体内水液潴留聚而成痰，心脉闭阻，血液凝滞。"血不利则为水"，痰、瘀、水互结，积聚不散，进一步发展壅塞心络，久而成积，为本虚标实之证。

1. **临床表现** 临床多见胸闷气短，心悸怔忡，或有咳嗽喘息，呼吸困难，动则气急，劳则尤甚，严重时可见下肢水肿，甚则周身浮肿，腹大胀满，胸脘闷痛，不能平卧，咳吐泡沫样痰。

2. **诊断**

（1）辨证要点

1）辨虚实：本病的证候特征多为虚实相间，虚指阴阳气血亏虚，心络失荣；实指气滞、痰浊、寒凝、瘀血等。阻滞心脉，火邪上扰，水湿侵凌，属于本虚标实之证。在临床上扶正时注意滋阴养血、益气养心、健脾护心，祛邪注意化痰、祛瘀、清热、利水等。

2）辨病势：初期多为气阴两虚，进一步可发展为阴阳两虚，瘀血、痰浊痹阻伴随疾病发展的整个过程。在治疗中应明确疾病的发展阶段，延缓疾病进程，防止心脏病的严重并发症真心痛的发生。

（2）辨证分型标准

1）心气虚衰证：呼吸困难，心悸气短为特征，动则气急，劳则尤甚，常以"日中慧，夜半甚，平旦静"，卧则加重，端坐缓解，常伴汗出咳嗽，纳呆食少，或恶心呕吐，口唇发绀，舌淡紫苔白，脉细数无力。

2）心肾阴虚证：心悸怔忡，五心烦热，口渴咽干，失眠多梦，或有咳嗽喘息，气短乏力，舌质暗红，苔淡或紫黯，苔薄黄，脉细数或结代脉细数。

3）心肾阳虚证：头晕心悸，胸闷憋气，气喘气急，动则喘甚，神倦乏力，面色㿠白，形寒怕冷，四肢厥逆，食纳不佳，渴不欲饮，肢体水肿，小便不利，舌质淡，舌体胖，舌苔白，脉沉细无力或脉微欲绝。

4）水气凌心证：心悸怔忡，气喘，咳嗽吐稀白痰，夜间憋醒，或不能平卧，畏寒肢冷，尿少，面色苍白或见青紫，全身水肿，舌淡胖，苔白滑，脉沉细或结代。

3. **鉴别诊断**

（1）喘证：喘证表现为呼吸困难，甚则张口抬肩，鼻翼翕动，不能平卧，严重可致喘脱，肢冷汗出，心慌气短，面唇青紫等危象，是由于肺气上逆失于宣降，或肾失摄纳所引起的气喘心慌的症状。

（2）鼓胀：糖尿病心肌病后期可见水肿，腹部膨隆，与鼓胀（单腹胀）大相区别。鼓胀可见面色苍黄，腹壁青筋暴露，四肢多不肿，反见瘦削，后期或可见轻度肢体水肿。水肿则头面或下肢先肿，继而遍及全身，面色㿠白，腹壁亦无青筋暴露。

·临 床 篇·

第三节　糖尿病心脏病的中医治疗

一、心脏疾病的中医认识

心位于胸腔，居横膈之上，外为心包络裹护，内有孔窍相通。中医学对心的形态结构也有较明确的记载，如《类经图翼·经络》说："心象尖圆，形如莲蕊。"

心在阴阳属性中被称为"阳中之阳"，在五行中属火。中医认为心的主要生理功能为主血脉，主神志。心与六腑中的小肠互为表里。其在体为脉，在窍为舌，其华在面，与自然界夏气相互通应。

（一）心的生理功能

1. 心主血脉　　主，有主持、管理之意。血，指血液，是人体重要的营养物质。脉，指经脉，是血液运行的通道，中医又称为"血府"。心主血脉，即指心气推动血液在经脉内运行的生理功能。《素问·五脏生成篇》说："诸血者，皆属于心。"

心脏位于胸中，有经脉与之相连，形成一个密闭的循环系统。心脏在人的一生中不停地跳动，通过经脉把血液输送到各脏腑组织器官，以维持人体正常的生命活动。《素问·痿论》所说的"心主身之血脉"，《素问·六节藏象论》所说的"心者，其充在血脉"，即是针对心脏、脉和血液所构成的一个相对独立系统而言的。此系统的生理功能都由心所主，都有赖于心脏的正常搏动。因此，心脏的搏动正常与否，具有十分重要的作用。

心脏有规律的跳动，与心脏相通的脉管亦随之产生有规律的搏动，称之为"脉搏"。在人体的某些部位，可以直接触及脉搏的跳动。例如，在颈侧部（人迎脉）、腕部（寸口脉）、足背部（趺阳脉）均可触及脉跳。中医通过触摸这些部位脉搏的跳动，来了解全身气血的盛衰，作为临床诊断疾病的依据，称之为"诊脉"。

心脏的搏动，还可在左乳下触及，中医将此部位称为"虚里"。触摸虚里部位的搏动，有助于对心脏病变的诊断。

人体面部的气血最为丰富，心脏气血的盛衰常可通过面部的颜色和光泽显现于外，故称心"其华在面"。所以，观察面部色泽的变化，即可了解心脏气血的盛衰。同时，望色也是中医诊察疾病、判断病势的重要方法。

心脏推动血液在经脉内循行的功能，全赖于心气的作用。在生理情况下心气强健，推动血液运行的功能正常，气血运行通畅，表现为面色红润而有光泽，脉搏节律均匀，和缓有力。各脏腑器官得到心输送气血的充养，才能够发挥各自的生理功能。

若心主血脉的生理功能失常，必然会出现相应的病理变化。例如，心气虚，推动血液运行的功能减退，血脉不畅，可导致心的血脉瘀阻，临床可见心前区憋闷，刺痛，面色晦暗，唇舌青紫，脉涩、结代等。中医往往采用益气活血、通脉止痛的方药进行治疗，如运用得当可收到很好的临床疗效。又如心血不足，血脉空虚，临床可见心悸，面色苍白无华，舌淡，脉细无力等。

2. 心主神志　心主神志，又称心主神明或心藏神。即是说心为神志活动产生的主要场所，神志活动亦由心所主。《素问·灵兰秘典论》说："心者，君主之官也，神明出焉。"神是个宽泛的概念，常用来指事理的玄妙、神奇。如谓"阴阳不测谓之神""不见其事，而见其功"。在中医学中，神的基本含义有二，即一般所指的广义的神和狭义的神。广义的神是指人体生命活动的外在反映。它可以通过人的眼神、面色、语言、反应和形体姿态动作等，综合反映于人体外部，又称为"神气"。而望神是中医望诊中的重要内容。狭义的神是指人体的精神活动，包括意识思维和情志活动。心主神志，一般指狭义的神。

现代医学认为，精神活动产生于大脑，是大脑对外界客观事物的反映。而中医学把神志活动归属于心，其主要理论依据如下。

一是整体观念，五脏藏神。中医藏象学说认为，人体各种生理功能包括神志活动，统属于五脏，以五脏的精气和气血为物质基础。例如，《素问·宣明五气篇》说："心藏神、肺藏魄、肝藏魂、脾藏意、肾藏志。"而《素问·阴阳应象大论》亦说："人有五脏化五气，以生喜怒悲忧恐。"

二是认为心是神志活动产生的主要场所。中医藏象学说认为，神志活动虽然分属于五脏，但五脏之中又与心的关系最为密切。这是因为心为君主之官，神明之府，是五脏六腑之大主，是精神活动产生和依附的脏器。所以《灵枢·邪客》说："心者，五脏六腑之大主也，精神之所舍也。"《类经·疾病类》亦说："心为五脏六腑之大主，而总统魂魄，并该志意，故忧动于心则肺应，思动于心则脾应，怒动于心则肝应，恐动于心则肾应。"从而进一步强调了心在神志活动中的主导作用。

三是认为血液是神志活动的物质基础。中医学认为，神志活动所依赖的物质基础是气血，故《素问·八正神明论》说："血气者，人之神。"心主血脉，推动血液运行周身，从而维持人的整个生命活动，包括脑的精神活动。从这个角度上看，心也是通过主血脉而起到了主神志的作用。故心主血脉的功能失常，即可导致神志的异常。

此外，心主神志的观念，还受到了古代哲学和文化背景的深刻影响。精神活动如何产生，不唯是医学理论研究的主题，也是哲学研究的重要命题。例如，《孟子·告子上》所说："心之官则思，"认为心有思考的功能。此外，从文字学角度也可以看出古代文化对中医心主神志观念的影响，如凡是与人的思维、情感有关的文字，诸如思、虑、怒、悲、恐等，都为心部。《辞源》亦指出："旧时习惯称心为思维的器官。"甚至到现代仍然把研究思维、情感、知觉等规律的学科称之为"心理学"。

综上所述，由于中医理论体系特点所决定，加之同时代其他学科的影响和渗透，所以形成了心主神志的理论。

如心主神志的功能正常，则人的精神振作，意识清晰，思维敏捷。如果心主神志的功能失常，必然会出现相应的病理变化，如心血亏虚，心神失常，可见心悸、健忘、失眠、多梦、反应迟钝等，中医往往采用养心血、安心神的方药来治疗。再如痰浊上扰、蒙蔽心窍则可见神志昏迷、痴呆、举止失常，可采用豁痰开窍的方药治疗。又如痰火内盛，扰动心神，还可以见神昏谵语、狂跳等，可采用涤痰泻火的方药予以治疗。由此可见，心主神志的理论对中医的临床实践具有十分重要的指导意义。

（二）心与形体官窍的联系

形体，一般是指人的整个躯体，而藏象学说中的形体则是指皮、肉、筋、脉、骨，简称为"五体"。

官窍，即五官九窍。官，指人体有特定功能的器官。窍，即孔窍，是人体内部脏腑与外界相通应的门户。官，通常指口、目、鼻、舌、耳，也称"五官"。窍，指两只眼睛、两个耳孔、两个鼻孔，再加上口，称为"七窍"，如果再加上前阴和后阴，则又称为"九窍"。

关于脏腑与形体的联系，主要表现为中医藏象学说是以五脏为中心的整体观，五脏既是一个独立的脏器，同时又代表着一个系统。人体的各形体官窍分属于五脏，如心"在窍为舌""在体为脉""其华在面"等。五脏与形体官窍的这种内在联系，反映了中医理论的独特性，也具有非常重要的理论意义。其理论意义主要表现在如下几个方面：一是在组织结构上，各形体官窍通过经络与五脏紧密联系。二是在生理上，各形体官窍的功能依赖于五脏，如《灵枢·脉度》说："气通于耳，肾和则耳能闻五音矣。"三是在病理上，五脏与形体官窍互相影响，如心火上炎可见口舌生疮，肾精气不足可见耳鸣、耳聋等。反之，形体官窍的病变也可内传于相应的脏腑，如外感病邪可以通过口鼻内舍于肺，出现咳嗽、气喘、吐痰等肺病症状。四是在诊断上，中医常通过观察表现于外的形体官窍的异常变化，根据其与脏腑的内在联系来诊断内脏的病变，如见两目干涩、视物昏花的症状，根据肝"在窍为目"的理论，诊为"肝血亏虚"。而症见肢体麻木，甚至抽搐，根据肝"在体为筋"的理论，诊为"肝风内动"。五是中医常通过调整内脏的功能来治疗局部形体官窍的病变，如口舌生疮，诊为"心火上炎"，可以采用清心利尿的方药治疗，又如耳鸣耳聋，可诊为"肾精亏虚"，可采用补肾填精的方药治疗。

总之，中医是把各形体官窍看成是五脏系统的重要组成部分。形体官窍虽然有各自相对独立的功能，但这些功能又与五脏紧密联系，是五脏功能的外在表现形式。

还应指出，由于五脏之间有着极其密切的关系，所以某个形体官窍往往与多个脏腑有着直接或间接的联系，如舌除了与心脏关系最为直接、密切外，还分别与脾、肝、肾及胃等有着较密切的联系。

此外，人体的五脏还可通过在外的形体官窍与自然界构成整体的系统联系，从而构成了中医学中"四时五脏阴阳"的系统理论。

五脏与形体官窍系统联系的理论，贯穿于中医藏象学说生理病理、诊断治疗等各个方面，表现如下。

1. 心在体为脉，其华在面　脉，即经脉，血脉。其主要功能是通行气血，联络周身。经脉与心脏直接相连，心脏不停地搏动，推动血液在经脉内循行，维持人体的生命活动，故脉与心脏的联系最为密切。其华在面的"华"，有精华、华彩之意。五脏各有其外华，是五脏精气反映于外的象征。通过观察五脏外华，有助于了解五脏的生理功能、病理变化，并指导临床的诊断和治疗。因面部的气血较为丰富，心脏气血的精华最易反映于面部，故称心"其华在面"。

心在体为脉，其华在面的临床意义主要在于体察脉搏的跳动和面部色泽的变化来诊断心脏乃至全身的病变。例如，心气强健，血脉通畅，可见面色红润，脉搏均匀，和缓有力。若心血亏虚可见面色苍白无华，脉细无力；心血瘀阻，可见面色青紫，脉涩结代；若心阳暴脱则可见面色苍白，全身冷汗，脉微欲绝等。

面色和脉搏还与其他脏腑有着密切的联系。体察脉象，观察面色，还可以诊断全身的病变。脉诊和色诊是中医整个诊法的重要内容。

2. 心在窍为舌，在液为汗　舌的主要功能是主司味觉，表达语言，并帮助进食。中医认为，舌的这些功能均与心有着密切的联系，如《灵枢·脉度》说的"心气通于舌，心和则舌能知五味矣"，所以称为"心开窍于舌""舌为心之苗"。心开窍于舌的临床意义主要是通过舌诊来诊断心的病变，如心血充盈，则可见舌体红活荣润，味觉灵敏，语言流畅。若心有病变，即可以从舌象上反映出来，如心阳不足可见舌体淡胖，心阴亏虚可见舌红瘦薄，心血瘀阻可见舌暗瘀斑，心火上炎可见口舌生疮。舌又主发声，而言为心声。若心神失常则又可见舌强，语謇，失语等。

舌与其他脏腑经络也有着密切的联系。望舌还可以诊断其他脏腑的病变。舌诊也是最具中医特色的诊法之一，有着较高的临床实用价值。

汗为"五液"之一。五液，即汗、泪、涕、涎、唾，分属于五脏。汗是人体津液经阳气蒸化从汗孔排泄于外的液体。《素问·阴阳别论》说："阳加于阴，谓之汗。"由于汗为津液所化，血与津液又同出一源，均为水谷精微所化生，故谓"血汗同源"。心主血脉，血汗同源，所以中医称为"汗为心之液"。汗与心的内在联系有一定的临床意义，如心气不足可见心悸，自汗；心阳暴脱，则可见冷汗淋漓。反之，汗出过多，也可损伤心的阳气，甚至可导致"心阳暴脱"。

（三）心的生理特性

脏腑生理特性是根据每一脏腑的形态、部位、生理、病理特点，及其与自然界的联系等方面所进行的高度概括与综合。它反映着某一脏腑生理功能的基本特征及病理变化的基本规律，具有重要的理论意义。心的生理特性主要表现在如下两个方面。

·临 床 篇·

1. 为阳脏而主阳气 心位于胸中，在五行中属火，与夏季阳热之气相应，故为阳脏，如《素问·六节藏象论》说："心为阳中之太阳。"在生理上，心脏必须保持强大的阳气，才能温运血脉，振奋精神，温煦周身。举凡水谷精微的腐熟运化、水液代谢的调节，心阳均起着重要作用。如果心的阳气衰减可致血脉寒滞，神识衰弱，水谷运化障碍及水液代谢失常等。

2. 与夏气相通应 人与自然界是一个紧密联系的统一整体，五脏分别与自然界的四时阴阳相联系，心与夏气相通应，是与心为阳脏而主阳气的特性相一致的。夏季自然界阳气旺盛，由于同气相求，故心的阳气在夏季亦最为旺盛。了解心的这一特性，对推测疾病的发展变化有一定的意义。一般来说，心脏疾患，特别是心阳虚衰的患者，其病情往往在夏季缓解。

综上所述，中医认为心为神之居、血之主、脉之宗，在五行属火，起着主宰生命活动的作用。糖尿病心脏病中医命名为"消渴病心病"，该命名提示糖尿病心脏病病位在心，可以概括糖尿病心脏病发生发展的全过程，辨证论治可较好地阐明病程中出现的纷繁复杂的证候，便于指导本病的防治。

二、疾病源流

（一）先秦至两汉时期

糖尿病心脏病在中医属于消渴心病的范畴，中医学中虽无消渴合并心病这一病名，但在中医古籍中却有对本病的相关论述。早在秦汉时期，人们就已对消渴病有所认识。《内经·素问》就曾记载"凡治消瘅仆击，偏枯痿厥，气满发逆，肥贵人，则高粱之疾也。"这里的"消瘅、气满发逆"是由于肥贵人多食肉食厚味所致。其中，气满、发逆可以看作是糖尿病并发心脏病的一些症状。《素问·阴阳别论》又载"二阳结谓之消……二阳之病发心脾……其传为息贲者，死。不治。""息贲"即呼吸短促，气息上逆，可理解为重症心衰喘脱危证。《灵枢·本脏》："心脆则善病消瘅热中"，《灵枢·邪气脏腑病形》："心脉微小为消瘅"，心脆为致病之因，脉微小是消渴心病的脉象特征，其意为在临床出现多饮、多食、多尿、消瘦等"消渴"症状以后，逐渐出现心悸、胸痛等"心病"症状。《灵枢·本脏》："心脆则善病消瘅热中"。《灵枢·师传》中载"胃中热则消谷，令人悬心善饥。"指出消渴病可致心慌饥饿。说明古人已认识到消渴病日久可继发心慌、气促等心脏病变所出现的症状，为后世对消渴并发心病的描述奠定了理论基础。汉代张仲景《伤寒论》中"厥阴之为病，消渴，气上撞心，心中疼热。"的记载，认为心主神明，主血脉，形象地描述出了消渴心病的临床表现及病机。华佗在《中藏经》提到，"消渴之疾久不愈，令人患水气。其水临时发散，归于五脏六腑，则生为病也。"较早提出消渴并发水肿的病机，也为消渴致水气凌心提供了理论依据。

（二）隋唐时期

隋朝巢元方的《诸病源候论·消渴候》中"厥阴之病，消渴重，心中疼"较早阐述了消渴日久可致心痛、心热。孙思邈的《备急千金要方》中有消渴致心烦热的描述，并指出此病皆由虚热所致，治法可服瓜蒌汁以除热，初步阐述了消渴并发心脏病的病机和治法，故运用瓜蒌一味以清热除烦止渴。

（三）宋金元时期

《太平圣惠方》是宋太医局编撰的第一部大型方书，是具有理、法、方、药完整体系的医方著作，其提出了"三痟"一名，"夫三痟者，一名痟渴，二名痟中，三名痟肾"，渐定三消分治之局。《太平圣惠方·三痟论》中记载"少年服乳石热药，耽嗜酒肉荤辛……致使精液耗竭，元气衰虚，热毒积聚于心肺。"明确提出消渴病产生的热毒可伤及心脏，与现代医家认为糖尿病心脏病的病机是本虚标实的观点相似。其对消渴并发心烦的病机也有相应的论述："消渴烦躁者，由肾气虚弱，心脏极热所致也。肾主于水，心主于火，肾水枯竭，则不能制于火，火炎上行，而干于心，心气壅滞，则生于热也。"并指出消渴之病机乃是肾虚心热，如"夫暴渴者，由心热也"。在遣方用药方面，列方78首，针对治疗消渴出现的心病症状，如"人参散"治疗"消渴，饮水过多，心腹胀满""土瓜根丸"治"消渴烦热不解，心神恍惚""天雄散"治"消肾，小便滑数，心神烦躁"。其中，初次体现消渴并发心肾同病，并列出治疗本证的方药，是后世医家治疗糖尿病心肾同治预防心血管并发症的雏形。陈无择的《三因极一病证方论》对三消的分型进行进一步论述，初现了辨证论治消渴病的模式，并明确提出消渴、消中、消肾的发病脏腑："心虚烦闷，最能发渴……消渴属心，故烦心，致心火散蔓，渴而引饮""消中属脾，瘅热成，则为消中""消肾属肾……名曰消肾，亦曰内消"。此后许多医家根据本病分型的偏重不同，将消渴分上、中、下三消论治。

宋朝另一部大型方书是由赵佶编撰的《圣济总录》，在理法方药方面充分论述了消渴病，并分别记述了治消渴病、消渴病虚热渴、消渴病烦躁、消渴病腹胀、消渴病肾病等多首方剂及药物。其中，列方45首，针对治疗消渴并发心烦、心腹胀满等心脏病变，瞿麦穗汤治疗"消渴后头面脚膝浮肿，……心胸不利"，止渴括蒌饮治疗"……口干舌焦，饮水无度，小便数多，心欲狂乱"，可认为是治疗消渴病合并心脏病症状较为明确的记载。此外还有"枸杞根饮"治"消渴，心中热闷烦躁""人参饮"治疗"消渴，胸膈烦闷""麦门冬丸"治"消渴，小便数，自烦闷，健忘怔忡"等。纵观其用药，主要是以补肾为主，也兼用竹叶、麦冬、茯苓、黄连等清泻心火、养心神的一类药物，说明其已经注意到邪热在消渴病中的重要性，且在用药上主要以清泻心火为主。在病因病机上也有所论述"……虚阳暴悍，肾水燥涸，无以上润于心肺，故内外消铄……"。宋代杨士瀛的《仁斋直指方》中，还针对心虚、心火的病机与消渴病的发病及消渴病并发心病的相关性有进一步的说明："热气上腾，心虚受之，心火散漫，不能收敛，胸中烦躁，舌赤唇红……谓之消渴。"

金、元时期，是医学发展史上相对特殊的一个时期。清代《四库全书提要》中提出"医家之门户分于金元"，是指在这一时期内，医学领域出现了各具特色的学术派别及空前活跃的学术争鸣。金元医学学派争鸣中，最有代表性的是被后人誉为"金元四大家"的刘完素、张从正、李杲、朱丹溪。他们的学术争鸣对消渴病的探讨更进一层，产生了治疗消渴病的新方法，对前人的医学理论提出了许多新的见解，为消渴病学术发展注入了新的生机与活力。并对其病因病机有了更深的看法，而且还注意到消渴病的不良预后。

寒凉派的刘完素主燥热论，提倡滋阴降火法："治消渴者，补肾水阴寒之虚，而泻心火阳热之实"。不仅确立了比较完善的三焦分证辨治消渴的理法，还不受阴虚燥热论的束缚，创造性地提出了全新的燥热怫郁之说。他还特别反对滥用温燥药治疗消渴，根据"肾本寒，虚则热"理论，从心、肾关系失调的角度，阐述了消渴的病机，提出寒凉养肾的治法。但他并不将使用寒凉作为消渴病的唯一治法，而是较为全面地总结了消渴病的治则——补肾水阴寒之虚，而泻心火阳热之实，除肠胃燥热之甚，济人身津液之衰，使道路散而不结，津液生而不枯，气血利而不涩，则病日已矣。

攻下派的张从正提倡"三消当从火断"的学术观点，治疗方面主张调下并用、护治结合。他还认识到消渴病发生与生活方式有关，并初步认识到了消渴病的传变规律。他提出的消渴病患者宜低盐饮食的主张也非常具有实际指导意义。其在《儒门事亲·三消》中指出："夫一身之心火，……外甚而不已，则消及于筋骨，四脏皆消尽，则心始自焚而死矣。"其与现代医学所说的糖尿病继发心脏病变，最终导致心功能衰竭相一致。

李杲在理论和治疗上都能摆脱古人的束缚，立论创新，发明"内伤"一词。论述了《黄帝内经》中"四时皆以胃气为本"的重要性，从而阐述了自己的学术观点重在脾胃，并创立了"脾胃学说"，为补土派的创始人。李杲对消渴病学术发展的贡献，主要反映在《兰室秘藏》一书中。他强调脾胃在消渴病发病中的作用，认为消渴病的主要病因为"数食甘美而多肥胖"，肥者令人内热，甘者令人中满。而脾为阴土，喜燥而恶湿，性降主升胃为阳土，喜润而恶燥，性升主降。肥甘生热助湿，湿则伤脾阳，热则败胃阴。久之，脾胃俱伤。他在《东垣十书》中进一步指出"饮食失节，伤之重者必有渴"。他认为病机则有二：一是津血不足，二是血中伏火。治疗时特别注重升发脾阳，擅长应用升麻、柴胡、杏仁等药物；并强调养血活血以润燥，擅长应用当归、红花等。李杲这种"升脾阳"、"降阴火"的辨证理论，体现在了消渴病的治疗中。在继承前人经验的基础上，根据自己的临床经验和独特的学术观点，在《兰室秘藏》创制了7首治疗消渴病的方剂：和血益气汤、当归润燥汤、生津甘露汤、辛润缓肌汤、甘草石膏汤、甘露膏、生津甘露饮子。其中有两首用了人参，有两首用了炙甘草，人参、炙甘草均有益元气的作用，同时配伍升麻、柴胡升下陷的脾阳。脾阳升，元气益，阳不下陷于阴，元气自旺于阳，则阴火必然潜降，下安其位，不致上乘脾胃，干心灼肺，则为守位的"相火"，温养脾胃、腐熟水谷，诚如李杲所言"泻阴火，以诸风药，升发阳气，以滋肝胆之用，是今阳气生，上出于阴分"。然而，李杲治疗消渴病时升脾阳的同时还不忘降阴火，方中常常在一些辛甘升浮药物中配伍一些石膏、黄芩、黄连、知母、黄檗等苦害之药以直泻阴火。此即《脾胃论》"有辛甘温药，非独用也，复有苦寒，大寒之剂，亦非独用也"。

朱丹溪运用他的哲学思维方式对自然界进行观察，得出结论是"阳常有余，阴常不足"。他在《格致余论》中说"人受天地之气以生，天之阳气为气，地之阴气为血，故气常有余，血常不足"。他认为出现上述现象的原因为"天，大也，为阳，而运于地之外地居天之中为阴，天之大气举之"。这种观点源于《黄帝内经》，这是以"天包地"，体会到阳多阴少，故曰"阳常有余，阴常不足"。这个论点本是理学家的恒言，但朱丹溪进一步从天体的运行中直觉到日属阳常满、月属阴常亏的自然现象。联系到正常人的生理变化，认为"人身之阴气，其消长视月之盈缺"，男女青年的发育到十五六岁时方兴未艾，在此之前为阴气未充；人到中年以后，如《黄帝内经》所云"年四十，阴气自半，起居衰矣"，在此以后便出现阴气不足。在人的一生中，"阴气之成，止供给得三十年之视听言动，已先亏矣"。故提出了著名的学术思想——阳有余阴不足论。以天地阴阳来比喻人体的气血，认为人的生理状态和自然界一样，处于气常有余，血常不足阳常有余，阴常不足的状态。朱丹溪说"人之生，男子十六而精通，女子十四而经行，是有形之后，犹有待乳哺水谷之养，阴气始成，而可与阳气为配""古人必近三十、二十而后嫁娶者，可见阴气之难成……年至四十，阴气自半而起居衰矣"。总之，在人体生长、发育过程中，津血常处于不足的状态。再者，相火妄动，耗伤津血，进一步加重不足之阴，产生"炎火上熏，脏腑生热。燥炽盛，津液干，焦渴饮水浆而不能自禁"。如此，消渴病发病有了物质基础。阳常有余，主要是指气实、火甚为主，朱丹溪在《丹溪手镜》中指出"渴、热也，在里也""盖火甚于上为隔膜之消，病则舌上赤裂，大渴引饮……；火甚于中则为肠胃之消，病善饮者，自瘦自汗，大便硬，小便数……火甚于下则为肾消，病则烦躁，小便淋浊如膏油之状……"。因此，消渴病为本虚标实之证，治疗则以"养肺、降火、生血"为主。朱丹溪对消渴病的论述充分体现了此学术理论特点，认为"阳常有余，阴常不足"是消渴病产生的内因，"相火妄动"为消渴病的发病诱因，"去欲生静"是预防消渴病和促进消渴病康复的重要手段。

（四）明清时期

明、清时期是中医学从成熟逐步走向完善的时期，在前人治疗经验的基础上，进一步发展了消渴病病因病机的理论，明代提出了"上消消心"的理论，并基本形成了将消渴分为上、中、下三消治疗的模式。明朝戴思恭在《证治要诀》中记载"上消消心，心火上炎，大渴而小便多""诸病不宜用燥烈峻补之剂，惟当滋养，除消脾外，心肾二消，宜用黄芪饮，吞八味丸或元菟丹或小菟丝子丸，又竹龙散皆可用""消心之病，往往因欲饮食过多，及食啖辛热……若因用心过度，致心火上炎，渴而消者，宜黄芪饮，加莲肉、远志各半钱，吞元菟丹，仍以大麦煎汤"。其中既提出了"消心"的说法，也阐述了"消心之病"的病因和治疗方药。王肯堂在此基础上也对"心消之病"加以论述"心消之病……当抑心火使之下降，自然不渴，宜半夏泻心汤，半夏非所宜用，去干姜，加瓜蒌、干葛"。其在《证治准绳》中提出治疗消渴病时用茯神安心定志养精神，使心火有所归息。其他医家对消渴并发心病也有一些论述，如明代李梴在《医学入门》载"热在上焦，心肺烦躁，舌赤唇红……"。赵献可在《医贯·消渴论》中载消渴致"心烦燥渴"。用针灸方法治疗消渴并发心烦的记载始见于明代朱橚、滕硕、刘醇等编著的《普济方·消渴门》，如"治消渴，口干烦闷，灸足厥阴百壮，又灸阳池十壮"，并且还记载了许多治疗消渴病心痛、心神烦乱的方剂。

清代陈士铎的《辩证录·消渴门》中有消渴日久，饮水无度，致水停心下之说"肺因火热发渴，日饮外水，则水停心下者有之，水日侵心……心中已成虚寒之窟，是寒凉之药，反为心中之所恶。"其中指出消渴日久，水气内盛，继用寒凉之药清泻心火，必使心中虚寒而生，使脾胃之气受损。对于消渴病重症，《辩证录》也有阐述"消渴，口干舌燥，吐白沫，气喘不能卧，但不甚大渴，渴时须饮水，饮之后，化为白沫。"与现代糖尿病并发心衰出现的症状相类似。这一时期的用药在清泻心火的同时加以养心安神的药物，如何梦瑶《医贬》中提到"上消大概心火盛，黄连一味煎汤……若用心过度，黄芪六一汤加莲肉、远志……"。清代杨乘六的《医宗己任篇·消症》中提到："消之为病，源于心火炎炽，然其病之路，皆由不节嗜欲，不慎喜怒"。说明了心与消渴病发病的内在联系。叶桂的《临证指南医案·三消》云："心境愁，内火自燃，乃消渴火病"，进一步明确了消渴病引起心脏病变的病因病机，简明阐述了消渴日久，病久及心，心虚络损，引起消渴心病的机制，进而为后世医家研究本病奠定了理论基础。

三、病因病机

（一）病因

1. 禀赋不足　先天享赋不足，五脏虚弱，特别是素体阴虚者，是消渴病及其并发症发病的重要内在因素。正如《灵枢·五变》所云"人之善病消瘅者，何以候之？少俞答曰：五脏皆柔弱者，善病消瘅。"《灵枢·本藏》亦有"心脆则善病消瘅热中""肺脆则苦病消瘅易伤""肝脆则善病消瘅易伤""脾脆则苦病消瘅易伤""肾脆则善病消瘅易伤"的记载。皆反映了先天禀赋不足，则滋养和温化无力，导致五脏脆弱，藏精不利，精气不足，后天失养而津血化生不足，脏真亏耗，使脏腑阴阳气血失衡，燥热内生，成为导致本病的主要内在因素。五脏者藏精气而不泻也，五脏脆弱可以引起消渴，而消渴病久伤五脏，致五脏所藏之精衰竭，精气衰竭则不荣七窍五体，可变生他症而致消瘅。另《灵枢·邪气脏腑病形》曰："心脉……微小为消瘅，滑甚为善渴""肺脉……微小为消瘅""肝脉……小甚为多饮，微小为消瘅""脾脉……微小为消瘅""肾脉……微小为消瘅"。脉微为气不足，脉小为血少。由于气血亏虚，而致五脏失养，使肺失养不能主精水化生之源；脾失养不能为胃行其津液；肝失养而疏泄失常，或致相火妄动，内烁津液；肾失养而精血亏少，封藏失职，一不能蒸腾津液上承，二不能蒸腾卫气上运温肺固表，而使饮入于胃后不经布散而直趋于下，流失于外，如此种种，均可导致消渴病的发生。消渴日久不愈，病情迁延，脏腑虚弱更甚，正气不足，又可出现多种变证，如素体心阳不足，易感虚邪贼风，两虚相得而致病，阴虚之体则炼液成痰，痰阻心脉，而致血流瘀滞，心失濡养，可见胸痹心痛等，如肺失滋润，可并见肺痿。消渴病更是以肾虚为主，如是肾阴虚者为肾水真阴之虚，肾水无以上济于心，使心火亢盛，日久致心中精液不足，出现心悸、心烦热、怔忡等心阴不足导致的病理变化。故古代许多医家认为对于消渴病出现的烦躁、心悸、心闷等症状皆是以清泻心火、补益肾阴为主的治疗方法。

2. 饮食不节　饮食不节是引发消渴病的一个重要外在因素。脾主运化，食物主要是依赖脾胃的纳运功能进行消化吸收。长期过食肥甘厚味，饮酒过度，可致肠胃积热，脾胃运化失司，湿热内蕴，日久化燥伤津，消谷耗液，导致消渴，聚湿生痰，湿痰化热，可致血瘀。早在《素问·奇病论》中就记载"此人必数甘美而多肥，肥者令人内热，甘者令人中满，故其气上溢，转为消渴"。《素问·生气通天论》曰："味过于甘，脾气不濡，胃气乃厚"，指出肥甘厚味可致脾胃积热内蕴，气机壅滞不通，谷消液耗，其人肥满而发消渴病。《素问·通评虚实论》曰："消瘅仆击……肥贵人则膏粱之疾也"更明确指出本病乃"肥贵人"之易患。这里的"肥贵人"是形体丰肤而又富贵之人，因无保健知识，误以为养尊处优，好逸恶劳为佳，从而食肥美之物，无以转化，久蕴湿热，化痰生浊，阻碍气机升降而转成消瘅。《灵枢·五味》有"咸走血，多食之，令人渴"的记载，并曰"咸入于胃，其气上走中焦，注于脉，则血气走之，血与咸相得则凝，凝则胃中汁注之，注之则胃中竭，竭则咽路焦，故舌本干而善渴。"由于"阳明者，表也，五脏六腑之海也……脏腑各因其经而受气于阳明，故为胃行其津液"（《素问·太阴阳明论》），故咸入于胃，其气上走中焦，随脾气散精之功，上注脉道，血亦中焦之汁，奉心神而化赤，而咸乃寒水之味，故咸与血相得则寒热不相得而凝。凝则澡结，转输失常，不能布散津液上承，脏腑不能为胃行其津液，故致咽路焦枯，舌本干涸而善渴，发为消渴。此外，《素问·腹中论》曰："夫热中消中者，皆富贵人也，今禁高粱，是不合其心。"既言禁高粱不合其心，其嗜酒醇、食煎炙就不言而喻了。酒者，热谷之品，其气悍而急；炙者，油煎火烤之类，极易化燥生热。若嗜啖无度，积年长夜，酗兴不解，遂使三焦化热，五脏始燥。夫肾为水脏，受五脏六腑之精而藏之，五脏有燥，肾精安生！肾之阴精不足，津液亏乏而不能上濡诸脏，则诸脏之燥益甚，两者互为因果，燥热不解逐生消渴。唐·孙思邈《备急千金要方消渴》曰"凡人生放态者众，盛壮之时，不自慎惜，快情纵欲，稍至年长，`肾气虚竭，百病滋生。……日夜一石，或渴而不利，或不渴而利，所食之物，皆化小便，此皆由房室不节之所致也"。王焘在《外台秘要·消渴消中》曰"房室过度，致令肾主虚耗，下焦生热，热则肾燥，肾燥则渴"。《济生方》亦曰"消渴之疾，皆起于肾，盛壮之时，不自保养，快情纵欲，饮酒无度……遂使肾水枯竭，心火燔炽，三焦猛热，五脏干燥，由是渴利生焉"。明代张景岳《景岳全书·三消干渴》载"消渴病，其为病之肇端，皆膏粱肥甘之变"。同样，房劳不节，劳伤过度，肾精亏损，虚火内生，灼伤阴津，均可导致消渴病。饮食不节导致消渴继发心脏病变的论述历代文献中也有所记载，如《太平圣惠方·三痛论》中载"……嗜酒肉荤辛，热面炙膊……致使精液耗竭，元气衰虚，热毒积聚于心肺"。《证治要诀》中也载"消心之病，往往因欲饮食过多，及食炢辛热"。消渴病患者阴虚燥热的体质，更加上嗜食膏粱厚味，更易蕴热化火生痰，痰火热毒扰心，发为心烦、心悸或损伤脾胃，运化失司，水液输布失常，滋生痰浊，痰阻心气，而致心悸或痰浊闭阻脉道，气机不畅，心脉挛急或闭塞，而成心痛。

　　现代研究表明，过量饮酒能导致肥胖增加，肝糖原合成降低，急性、慢性或复发性胰腺炎、动脉硬化、神经炎等，从而成为糖尿病及其并发症发生和加重的危险因素。此外，长期饮酒还能引起体内铬和锌的缺乏，进而诱发糖尿病的发生。铬有葡萄糖耐量因子之称，微量元素铬对于维持糖代谢、脂代谢有重要的作用。铬缺乏时可导致糖耐量减低，葡萄糖能量不能充分利用；微量元素锌可维持胰岛素的结构和功能，锌缺乏可引起胰岛素减少，对碳水化合物的耐受性降低，进而引发糖尿病。

　　3. 情志失调　精神刺激或长期郁怒，肝火上炎，上扰于心，出现心神不宁，平素情志不舒，肝气郁结，气机不畅，气为血帅，气滞血瘀，心脉不畅，心脉受阻，心神失养，引发心悸思虑过度，心气郁结，郁而化火，心火亢盛，致心烦，或影响脾胃功能，致生化之源不足，气血两虚，心失所养，发生心悸。《灵枢·五变》记载"怒则气上逆，胸中蓄积，血气逆留，宽皮充肌，血脉不行，转而为热，热则消肌肤，故为消瘅。"说明消渴易引发心系疾病的病理特征。金代刘河间在《三消论》中指出："此乃五志过极，皆从火化，热成伤阴，致令消渴。"《丹溪心法——六郁》有"气血冲和，百病不生；一有怫郁，诸病生焉"等论述，结合他多年临床实践，认为患者消渴病心病患者肝气郁结的情况比较常见。老年患者因杂事冗繁，常有七情内伤，郁闷伤感的情况；部分年轻患者因被诊断为糖尿病，往往心境愁郁。肝属木，喜条达而恶抑郁，情志内伤首先犯肝，引起肝气郁结，疏泄失调，导致血、津液的输布异常，易出现瘀血、痰浊等病理产物，停滞脉中，气郁、血瘀、痰浊互为因果，交互为病。木郁克土，气郁日久，常致肝郁脾虚。这些均导致体内气机阻滞，津血运行不畅，痰瘀内停，交互错杂，发为消渴病心病。张从正在《儒门事亲·三消之说当从火断》曰"消渴一证……不节喜怒，病已而复作"。说明五志过极，情志失调是消渴病发病的重要因素。清朝叶天士《临证指南医案·三消》亦曰"心境愁郁，内火自燃，乃消症大病。"藏达德在《履霜集》中也记述了由心有事以致虚火上攻而导致的消渴，用茯神安心，竹叶清火。清朝初次提出了消渴病位在肝的理论，如黄坤载四圣心源·消渴说"消渴者足厥阴之病也……",《素灵微蕴·消渴解》说"消渴之病，则独责肝木"。说明肝主疏泄的功能也是影响消渴病发病与否的一个重要因素。同时，《素问》中说"肝藏血，心行之"，肝与心为母子关系，母病及子，因此，情志失调、肝失疏泄也是消渴并发症引发的一个重要因素。

4. 劳逸过度　房室不节，劳欲太过，则肾气虚竭，肾精亏损，虚火内生，而为消渴。《素问·调气论》曰："有所劳倦，形气衰少，谷气不盛，上焦不行，下脘不通……热气熏胸中，故内热"，《素问·脉要精微论》曰"瘅成为消中"，说明劳倦可致脾胃两伤、津液不布、谷气郁滞、燥热内生，发展成渴饮、消谷、形瘦的消中证。《素问·举痛论》云："劳则气耗"，劳力、劳神、劳欲过度均可耗伤人体气血阴液，可致消渴。"久卧伤气"，过度安逸、缺乏运动也可耗伤元气，同时也可致气血运行不畅，则发消渴病心病。张景岳的《类经·消瘅热中》也有云"壮盛之时，不自保养，快情恣欲……遂使肾水枯竭，心火燔盛，三焦猛烈，五脏渴燥，由是渴利生焉。"明·马兆圣《医学正印·三消》亦曰"人惟淫欲志意思虑无节……。于是一身之中，纯乎邪热，以致炎火上熏脏腑，燥烁津液，干焦口燥，咽枯，引水而莫能自禁。"这些都说明了劳欲过度，久则真气脱而热气盛，也即肾精亏虚，虚火炎上，引起其他脏腑的病变。

5. 外感六淫　外感六淫，燥火风热毒邪侵害，寒热失调，化燥伤津，旁及脏腑，由肺燥、胃热、肾虚传变，出现"三消"见症，可以导致消渴病的发生。《素问·气交变大论》说："岁水太过，寒气流行，邪害心火，民病身热……渴而妄冒"。《灵枢·五变篇》说："余闻百病之始期也，必生于风雨寒暑，循毫毛而入膜理……或为消瘅"。对此李东垣更进一步予以描述，《内外伤辨》说："外感风寒之邪，三日已外，谷消水去，邪气传里，始有渴也。内伤饮食失节，劳役之病者，必不渴，是邪气在血脉中，有余故也"。指出了消渴的产生可因风雨寒暑所致。由以上文献可知，外感致消渴发病的论点古代已有论述。《素问·风论》又曰："风者，善行而数变……其热也，则消肌肉"；又说："饮酒中风，则为漏风……漏风之状，或多汗，常不可单衣，食则汗出，甚则身汗，喘息，恶风，衣常濡，口干善渴，不能劳事"。从上述经文可知，外感六淫，毒邪侵害，寒热失调，可以导致消渴病的发生。明代秦景明在《症因脉治》中将消渴病根据病因不同分为外感三消和内伤三消。外感三消即外感六淫，毒邪侵害所引起的消渴病。

6. 过服丹石　早在《黄帝内经》中就已经认识到消中、热中是因服芳草、石药伤脾所致。《素问·腹中论》曰："帝曰：夫子数言热中（口渴多饮），消中（消谷善饥），不可服高粱芳草石药。石药发癫，芳草发狂。夫热中消中者，皆富贵人也，今禁高粱，是不合其心。禁芳草石药，是病不愈，愿闻其说。歧伯曰：夫芳草之气美，石药之气悍，二者其气急坚劲，故非缓心和人，不可能服此二者，帝曰：不可以服此二者，何以然？歧伯曰：夫热气剽悍，药气亦然，二者相遇，恐内伤脾，脾者土也而恶木，服此药者，至甲乙日更论。"认为消中、热中乃因服芳草、石药所致，以其"芳草之气美，石药之气悍"，二者之气，急疾劲坚。夫气美之物多盛于脾，气悍之品易滋其热，若此气坚定固久，刚烈不息，往往耗伤脾阴而作消渴。魏晋与隋唐时期，道教长生成仙思想在社会各阶层产生了广泛的影响，人们为了快情纵欲，追求长生不老，民间盛行服食温燥性的丹石药，这些丹石药是由某些矿物质炼制而成，过于温燥，过度服食致使石热结于肾，耗气伤津，燥热内生，渐致肾气耗竭，肾水亏虚，无以上承，心火亢盛，渴利始生。当时士大夫阶层中最流行的是五石散，即石钟乳、硫黄、白石英、紫石英、赤石脂 5 种矿物药研成粉末作散剂服用。五石散为金石壮阳之品，多服则燥热伤阴，积久伤肾，肾阴虚竭，虚阳上亢，热烁津液，终致消渴诸症，甚则产生诸多变证。唐·孙思邈《备急千金要方》曰"贞观十年，梓州刺史李文博，先服白石英既久，忽房道强盛，经月余渐患渴，经数日大利，日夜百行以来，百方治之，渐以增剧，四体羸惫，不能起止，精神恍惚口舌焦干而卒。"记载了李文博服石导致消渴死亡一案以警后人，并深戒人们服石之害并指出"夫人生放态者众，盛壮之时，不自慎惜，快情纵欲，极意房中，稍至年长，肾气虚竭，百病滋生又年少惧不能房，多服石散，真气既尽，石气孤立，唯有虚耗。唇口干焦，精液自泄……所食之物，皆作小便。此皆由房室不节之所致也"。类似服石致消的病例古书中还有不少记载，如《隋书》记载隋炀帝的消渴是因服壮阳丹药引起的，后世《名医类案》也记载有隋太医承莫君锡治疗炀帝因服五石散等后患消渴的病案。又如，唐代服食丹药的就有唐太宗、唐高宗、唐宪宗、唐宣宗等，他们的病状据医史家记述为"燥甚""病渴且中燥""肌泽日消枯""痈发背"而终等。又如，《旧唐书·宪宗纪》曾记载"元和十五年春正月甲戌朔，上指宪宗以饵金丹小不豫""戊戌，上对悟于麟德殿上，自服药不佳，数不视朝，人情询惧"，并且"日加燥渴"，最终"崩于大明宫之中和殿，享年四十三"。《新唐书》也记载了唐宣宗服丹中毒的事实，"饵长年药，病渴且中燥"。

东晋陈延之在《小品方》首次提出"少时服五石诸丸散"是导致消渴的重要原因。隋代巢元方于《诸病源候论》中，列"消渴病诸候"一节，分消渴候、渴病候，大渴后虚乏候、渴利候、渴利后损候、渴利后发疮候、内消候、强中候八论。书中云"夫消渴者，渴不止，小便多是也。由少服五石诸丸散，积经年岁，石势结于肾中，使人下焦虚热。及至年衰，血气减少，不复能制石。石势独盛，则肾为之燥，故引水而不小便也。""渴利者，……由少时服乳石，石热盛时，房室过度，致令肾气虚耗，下焦生热，热则肾燥，燥则渴。"巢氏不仅指出消渴病的定义，并明确提出服石伤肾、肾燥致渴的病因病机说。宋朝的王怀隐提到，三痛的其中一个病因就是过食石热药，致使津液耗竭，热毒积聚于心肺。明·张景岳在《类经·消瘅热中》中引《袖珍方》云"人身之有肾，犹木之有根，故肾脏受病，必先形容憔悴，虽加以滋养，不能润泽，故患消渴者，皆是肾经为病。由壮盛之时，不自保养，快情恣欲，饮酒无度，食脯炙丹石等药，遂使肾水枯竭，心火燔盛，三焦猛烈，五脏渴燥，由是渴利生焉。"由此可知，长期服用温燥壮阳之丹石剂，真气既尽，石气孤立，致令肾水虚耗，心火愈盛，可导致燥伤阴津，引发消渴病。

虽然服食丹药是否会直接导致消渴病现在已无从考证，但不可否认隋唐时期帝王患消渴病者如此之多，与服食丹药有着一定的关系。现代医学研究亦证明，烟草酸、肾上腺糖皮质激素、甲状腺素、α-肾上腺素能拮抗剂、β-肾上腺素能拮抗剂、噻嗪类利尿剂、苯妥英钠、戊双脒、灭鼠剂 Vacor（N-3 吡啶甲基 N-P 硝基苯尿素）及 α-干扰素等药物或化学制剂均可引起糖尿病。

（二）病机

消渴病心病缘于消渴病进一步发展演变而成。主要病机为肺、脾、肾阴虚燥热，在气血阴阳失调基础上，不断耗气伤阴，致心脏气阴耗伤，心脉瘀阻，心神不安，遂形成消渴病心病。基本病机是气阴两虚，痰瘀互结，心脉痹阻。林兰认为糖尿病心脏病病因主要有三端阴虚燥热、痰浊闭阻、瘀血阻滞。张润云等认为气血虚弱，血脉瘀阻为消渴、心系病变的共同基础。消渴病主要病机为阴虚热盛、气阴两虚及阴阳两虚，阴虚为其本，燥热、瘀血为其标，血瘀是各种致病因素作用下引起消渴发病的重要病理机制。阴虚、燥热、瘀血又皆为胸痹、心痛、心悸、怔忡等病证发生的基础。彭万年指出，治疗糖尿病也要注重流通气血，去除糖尿病发病过程中的病理因素，糖尿病合并心血管病变，既有久病多瘀的环节，又有患者情志所致的气郁气滞的环节。也就是说，糖尿病患者情志不疏、气滞气郁也可导致心脏病的发生。李赛美等认为脾虚痰湿内生，痰气互阻，心脉不通，也可形成糖尿病心病。王学良等根据心胃相关理论，认为胃肠燥热是糖尿病及其并发症的基本病机，糖尿病心脏病乃是消渴病胃肠燥热，易耗津灼液，血运不畅，日久则血瘀结于心，表现为瘀热互结，导致消渴病胸痹的发生。总的来说，糖尿病心脏病的发病原因主要为禀赋不足、七情郁结、四时失调、过食伤脾。基本病机为阴虚燥热，气阴两虚，痰浊瘀血痹阻心脉；其发病是与肾、肝、肺、脾、胃诸脏腑有关，是在脏腑气血阴阳失调的基础上，出现心阴、心阳、心气、心血不足和虚衰，导致气滞、血瘀、痰浊、寒凝等痹阻心脉所致，或是心失所养，心神不宁，病变过程属于本虚标实之证。消渴病心病病因病机可归纳如下。

1. 发病初期 《素问·阴阳别论》曰"二阳结，谓之消"。就已指出胃肠热结，耗伤津液是消渴病发病的主要机制。《医学心悟·三消》说"三消之症，皆燥热结聚也"。《临证指南医案》亦指出"三消之证，虽有上、中、下之分，其实不越阴亏阳亢，津涸热淫而已"。一般认为，消渴病主要病机在于阴虚为本，燥热为标。《症因脉治》云："燥火三消之因，或赫羲之年，燥气从令，或干旱之岁，燥火行权，或秋令之月，燥气太过，燥火伤人，上则烦渴引饮。"阴津亏损，燥热偏盛，两者又互为因果，阴津愈虚则燥热愈盛，燥热愈盛则阴津更虚。阴津亏虚主要以肾阴亏虚为主，肾主水藏精，为先天之本，肾阴虚则虚火内生，上炎心肺，心阴被灼，心阴虚则心阳偏盛，心火偏亢，扰乱心神，故消渴病心病早期可见心悸失眠、心神不宁、怔忡等症状。心阴不足消渴病阴虚燥热的病机，加上阴虚火旺型体质，极易形成心阴不足，阴不制阳，虚热内生，虚热扰心则心悸怔忡。阴虚以肾阴不足为主，又肝肾同源，精血互生，肝肾阴亏，亦可导致心阴不足，或是肝肾阴虚，肝阳上亢，上扰心神，或是情志抑郁，气郁化火，导致心阴不足，出现心悸、心烦、怔忡等症状，阴液受损而见口干便秘等发为胸痹。

（1）心阴不足：消渴病阴虚燥热的病机，加上阴虚火旺型体质，极易形成心阴不足，阴不制阳，虚热内生，虚热扰心则心悸怔忡。阴虚以肾阴不足为主，又肝肾同源，精血互生，肝肾阴亏，亦可导致心阴不足，或是肝肾阴虚，肝阳上亢，上扰心神，或是情志抑郁，气郁化火，导致心阴不足，出现心悸、心烦、怔忡等症状。

（2）心阳气不足：消渴病久治不愈，燥热不仅伤阴，气亦暗耗，心阴不足可致心气不足，鼓动乏力，则心悸、怔忡。心居胸中，心气亏虚，胸中宗气运转无力，气机不畅，故出现胸闷气短。《丹溪心法》曰："自虚而停水，则胸中渗流，虚气流动，水既上乘，心火恶之，心不自安，使人有快快之状，是则为悸。"说明心气不足，可致心阳不振，鼓动无力，心动失常，导致心悸怔忡。或心阳不足，温煦气化失司，水液内停于心下而致心下悸动不安。朱宏刚等指出糖尿病心脏病的发病不全同于单纯的胸痹心痛，但两者有共同之处，都是在心气心阳受损的基础上发病。

2. 发病中期　随着疾病的发展，出现多种病理变化。消渴病心病发病到中期病机主要是本虚标实为主。正气不足，瘀血痰浊内生，心脉痹阻。消渴病久，脏腑虚弱，正气不足。气阴亏虚，阴损及阳，导致阴阳两虚，由于阳气不足，血行不畅，容易继发瘀血内阻、痰湿内生、气机阻滞等病理变化，导致心脉痹阻，出现胸痹心痛等证。

（1）心血瘀阻：血瘀之证，系因血脉运行不畅，血液凝聚，中医认为血在经脉中运行周流不息，循环无端，若血流受阻则发生血瘀之证。《灵枢·五变》云"怒则气上逆，胸中蓄积，血气逆流，髓皮充肌，血脉不行转而为热，热则消肌肤，故为消瘅"。《素问·调经论篇》云："五脏之道，皆出于经隧，以行血气，血气不和，百病乃变化而生。"瘀血是消渴病发展过程中的主要病理产物，也是造成消渴病心病的重要因素。汉代张仲景在《金匮要略》中描述了瘀血作渴"病人胸满，唇痿舌青……脉微大来迟……口干燥而渴……是瘀血也"；清代唐容川在《血证论·卷五》曰："瘀血在里，则口渴，所以然者，血与气本不相离，内有瘀血，故气不得通，不能载水津上升，是以发渴，名曰血渴，瘀血去则不渴矣"，此血渴虽非完全等同于今之消渴，但其因瘀致渴之病机，已概括在消渴病机范畴之内。《血证论》云："血与气本不离，内有瘀血，故气不得通，不能载水津上升，是以为渴，名曰血渴，瘀去则不渴矣"。阐述了瘀血与消渴的关系，说明消渴常与瘀血有关。眭书魁等分别对 57 例、76 例、170 例糖尿病患者进行统计，结果示糖尿病血瘀证的发生率分别为77.3%、52% 和61.77%，证实了血瘀证在糖尿病中具有普遍性。瘀血的发生与心、肝、脾三脏关系密切，由于心主血，肝藏血，脾统血，古人认为："载气者血也，而运气者血也"，"初病在气，久病及血"等理论阐明了气滞血瘀，或久病气虚是导致血瘀的重要原因。消渴气阴耗损，气为血之帅，气虚则运血无力，导致血液瘀滞，形成气虚血瘀证。或是阴虚燥热，煎熬津液，使血液黏稠而致血瘀。或是情志抑郁，气机不畅，气行则血行，气滞则血瘀。或是消渴病日久，阴损及阳，阳虚寒凝而致血瘀。瘀血阻于心脉，络脉不通，出现心痛，或心脉瘀阻，心失所养，故胸闷心悸。形成心血瘀阻的主要病因病机可归纳如下。

1）气滞血瘀：情志过极则令气病，郁怒伤肝，气失条达，或忧思气结。《临证指南医案》指出："经主气，络主血，凡气既久阻，血亦应病，循行之脉自痹。"阐明了气滞血瘀，心脉瘀阻，发为胸痹。

2）寒凝血瘀：久病心肾阳虚，胸阳不振；或邪气客于血脉，致血行不畅。由于寒主凝滞，如《灵枢·痈疽篇》曰："寒邪客于经络之中则血泣，血泣则不通。"或湿邪留滞脉中或从寒化，或从热化均阻碍气血运行而成瘀。血脉运行失常，瘀阻心脉而见心胸作痛，痛甚彻背，遇寒尤剧；心阳不振而见胸闷憋气；阳虚不能温煦、通达四肢，则形寒怕冷；心肾阳虚，开阖失司，不能通调水道，小便不利，面目肢体水肿等。可见寒凝血瘀是胸痹发生的主要原因之一。

3）阴虚血瘀：久病燥热耗阴伤气，阴虚内热，虚热灼津成痰；痰浊痹阻心脉发为胸痹，则见胸中刺痛，痛有定处，甚则胸痛彻背，背痛及胸；心阴不足，心失所养而见心烦失眠，心悸怔忡，舌质紫暗有瘀点或瘀斑，脉涩不利或结代等胸痹之证。

4）气虚血瘀：久病耗伤正气，气为血之帅，气虚则推助血行不能，气不帅血，血运不畅，心脉痹阻而见胸闷气短，心悸怔忡，乏力等胸痹证。

总之，本病主要因为消渴病经久不愈，"久病必虚""久病必瘀""久病入络"，因虚致实，而形成虚实夹杂，以心气虚，心阴虚为本，心脉瘀阻为标之本虚标实证。

（2）痰浊内阻：消渴日久，脏腑功能失调，气化不利，水液代谢障碍，水液停聚而形成痰浊。《证治汇补》认为："积饮不散亦能变痰"。痰多为热，痰之产生，主要为机体水谷之精微，运化输布失调所致。明·秦景明《症因脉治·外感三消》提出的湿邪致消之说，"酒湿水饮之热，积于其内，时行湿热之气，蒸于其外，内外合受，郁久成热，湿热转燥，则三消乃作矣"。清·尤怡《金匮要略心典·消渴小便不利淋病脉证治》曰："热渴饮水，水入不能已其热，而热亦不能消其水，于是水与热结。而热浮于外，故小便不利，而微热消渴也"。水谷精微需依附于脾的运化输布，肺的治节，肾阳之蒸腾，三焦之气化等作用，使水谷精微化为血，化为津液，输布周身，以营养机体，如脾失健运，水湿内生，凝聚生痰；或是肾阳不足，三焦失于气化，水液不得蒸化，也可停而化生痰饮；或是喜食肥甘厚味，湿浊内生；或是七情内伤，气郁水停，凝聚成痰；或是瘀血阻滞，水液不行，形成痰瘀互结。痰为阴邪，重浊黏滞，阻于心脉，胸阳失展，气机不畅，三焦失于气化，故出现胸闷心痛。痰热上扰神明，则见心烦头晕，痰浊痹阻心脉而心胸作痛，发为胸痹。糖尿病患者大多形体肥胖，体内内分泌紊乱，出现高甘油三酯血症，或伴有血中胆固醇升高，舌苔往往有浊腻表现。痰浊壅塞内阻，阻滞脉络而使气机痹阻不通，而导致心肌供血不足，使心电图出现心肌缺血或心律不齐的改变。

（3）瘀热互结：瘀热，是指瘀和热两种病理因素互相搏结，结合所形成的具有新的特质的病理因素，属中医学病机概念范畴。有学者认为，胃肠燥热是糖尿病及其并发症的基本病机，胃肠燥热易伤津灼液，血行不畅，日久则血瘀结于心，表现为瘀热互结，导致消渴病胸痹的发生。《灵枢·经脉》曰"足阳明之经……属胃，散之脾，上通于心。"说明心与胃的经络关系。且心属火，胃属土，二者为母子相生关系，病理上是子病犯母。因此，胃肠燥热才是消渴病胸痹发生的根本。周仲瑛认为糖尿病的病机是"三热"，湿热、燥热、瘀热，瘀热是因湿热、燥热郁结日久，煎熬津血，血液黏滞，运行不畅，瘀郁化热，久病入络，而致络热血瘀。说明在消渴病燥热的病机和心胃相关理论的基础上，瘀热互结容易导致消渴病心病的发生，并成为其主要病机。

3. 发病后期　消渴病心病发展到后期气血阴阳俱虚，主要是心肾阳虚，水饮凌心犯肺，多见于心力衰竭的阶段。病变后期，心阳虚衰，温运无力，可见心悸、怔忡、胸闷、气短；阳虚生内寒，寒凝心脉，可见心痛。同时，肾阳亏虚，不能温煦心阳，日久可形成心肾阳衰之证。心肾阳虚，开阖失司，水湿内停，水气上凌心肺，则见心悸气短、咳逆气急、喘息不得平卧，甚则气喘鼻煽、张口抬肩、小便不利、肢体水肿更甚则心阳暴脱，见冷汗淋漓、四肢厥冷、面唇青灰、脉微欲绝等危重证候。消渴病心病后期，多个脏腑受损，气血阴阳俱虚，主要以心肾虚衰为主，而后以脏腑功能衰竭、厥脱昏迷为危重阶段。对于阴阳俱虚的论述较详细的当属明代张景岳，《景岳全书·三消干渴》云"消证有阴阳，尤不可不察……凡此者，多由于火盛则阴虚，是皆阳消之证也。至于阴消之义，则未有知之者。盖消者，消烁也，亦消耗也，凡阴阳血气之属，日见消败者，皆谓之消，故不可尽以火证为言。"

（三）与其他脏腑的联系

人体以五脏为核心，以五脏相互间的生理病理联系为疾病发生发展及表现的内在基础，每一种疾病是五脏相关的局部体现。同样，消渴病心病的病位在心，病变为心脏、血脉气血阴阳失调，痰瘀痹阻，而与其他四脏生理病理及病症的密切相关是从五脏相关学说论治消渴病心病的基础。

1. 心与肝的关系　《灵枢·经别》云："足少阳之正，绕髀入毛际，合于厥阴，别者入季胁之间，循胸里属胆，散之肝，上贯心"。说明肝与心在经络上密切联系。《素问·阴阳应象大论》云："肝生筋，筋生心"，张景岳解释"筋生心"乃"木生火也"，间接说明了肝与心的相生关系。肝主疏泄、调节人体气机的升降与敷布，气血津液及精微物质者，有赖于气机的推动来敷布全身。历代医家论述消渴病病因，每及五志化火灼阴伤精耗液而致病。例如，《杂病源流犀烛·心病源流》中曰："七情之由作心痛。"《素问·痿论》中曰"肝气热，则胆泻口苦筋膜干，筋膜干则筋急而挛。"巢元方在《诸病源候论·心痛候》中说厥心痛是心"支别之络"受邪所致，沈金鳌在《杂病源流犀烛·心病源流》中说："心痛，包络病。"而《素问·痿论篇》说："肝主筋膜"，筋脉、脉络主要由筋膜所组成，故在生理上，肝通过对筋的滋生作用濡养筋脉。《医碥·肝脏论》中曰："肝者凝血之本。"正如王清任所说："血受寒则凝结成块，血受热则煎熬成块。"瘀血阻于心脉，气血运行不畅而发心痹。

2. 心与脾胃的关系　《灵枢·经脉》说："脾足太阴之脉，其支者，复从胃，别上隔，注心中"；《素问·平人气象论》说："胃之大络，名曰虚里，贯隔络肺，出于左乳下，其动应衣，脉宗气也"；《灵枢·经脉》中记载："足太阳之筋……结于肋，散于胸中"。说明心与脾胃在经络上紧密联系，相互影响。《素问·至真要大论》云："寒厥入胃，则内生心痛。"叶天士亦指出："若夫胸痹者，但因胸中阳虚不运，久而成痹"。胸中阳气，又名宗气，是心、肺二脏功能的总概括。宗气的强弱，与脾胃的健运与否有直接关系。脾胃为水谷之海、气血生化之源、气机升降之枢纽。若脾胃一衰，则百脉失养，诸病丛生。故《黄帝内经》有"食气入胃，浊气归心，淫精于脉""饮入于胃，游溢精气，上输于脾脾气散精，上归于肺。"

3. 心与肺的关系　心与肺同居上焦，与肺相邻，经脉相联，肺脏有病，则累及于心。心主血，肺主气，心与肺属于气与血关系，肺主宣发肃降，朝百脉，能促进心行血的作用。《诸病源候论·久咳逆上气候》指出："肺气虚极，邪则停心，时动时止，故发则气奔逆乘心，烦闷郁绝"，指出肺气虚可影响及心，引起胸痹心痛。肺阳气虚，水道失调，滋生痰浊水饮，闭阻胸阳，胸痹乃作，正如《素问·至真要大论》曰："岁太阴在泉……民病饮积心痛"。

4. 心与肾的关系　心居上焦，属阳主火肾居下焦，属阴主水，二脏同居少阴，心肾借经络之信道而上下联络。《温热经纬》曰："脉源于肾而主于心"。肾为先天之本，一身阴阳之根，生理上肾阴上济心阴，以防心火过旺，肾阳温养心阳，以防胸阳不展、心阳不足。《金匮要略》曰："阳微阴弦"之谓。张介宾在《景岳全书》说："房劳过度，肾虚羸弱之人多有胸胁间隐隐作痛，此肝肾精虚不能生血而然"。精气不足则生化乏源，脉失濡养或推动无力，均致心主血脉为病，正如《医林改错》所谓："元气既虚，必不达于血管，血管无气，必停留而为瘀。"《症因脉治·胸痛论》指出："内伤胸痹之因，七情六欲，动其心火，刑及肺金，或肺郁气逆，伤其肺道，则痰凝气结，或过饮辛热，伤其上焦，则血积于内，而闷闷胸痛矣。"肾与胸痹的发生亦有内在联系。《灵枢·经脉》篇谓："肾足少阴之脉，起于小指之下……其支者，从肺出入心，注胸中。"并指出足少阴之脉发生病变，可出现"自如悬，若饥状，气不足则善恐，心惕惕如人将捕之""烦心心痛"等。

四、辨证论治

本病的病位在心，与肾、脾、肺相关。病性为本虚标实，以心气血阴阳亏虚为本，以寒凝、血瘀、痰阻、水停为标。从标本虚实的方面治疗此病，辨证要点如下。

·临床篇·

1. 补气为本，以扶正祛脂利脉　气为生命之本，气旺则血行脉通，诸脉不阻，气旺则精生阴长，诸脉充盈；气旺则精布濡体，诸痰无以丛生；气旺则正盛邪退，诸邪毒难以伤体，反之则精不布，脉不充，血不行，痰浊生，诸脉瘀阻而不通而得心疾。因此，治疗糖尿病心脏病应补气为主，补气可以生精充脉，促进血行，化痰湿，祛脂浊，固精气而通血脉，使心疾而恢复。临床补气以黄芪为首选，量要大，力要足，可贯穿治疗糖尿病心脏病诸方之始终，当然要视病情轻重，年龄体质的盛衰，而从量上酌情增减，一般用量每剂30～150g。气血同源，阴阳互根，在大量应用黄芪的同时，可配伍少量当归以养血活血维阴阳平衡。次选人参、党参、太子参，只要药用量用恰证，无伤阴败胃之弊。糖尿病心脏病变化多端，有时发病急骤，证见阳气衰微，心阳不振或水气凌心之时，当选大补阳气附子以强心助阳，温阳化水，量可大，每剂20～50g。当日超30g时，需先煎半小时，再与诸药同煎，还须配少量芍药以护阴滋液为妥。

2. 滋阴为主，以降压溶脂充脉　糖尿病的主要病机为阴虚燥热。其并发心脏病的关键在于血脂代谢异常，阴虚阳亢，心脉不畅。滋阴之法，既可补肾生精，化血充脉，降糖溶脂；又可潜阳降压，调整阴阳，预防和减少并发症的发生，是治疗糖尿病心脏病的主要方法。不论病程长短，病情轻重，切不可忘记滋阴之品，临床以熟地、生地、山茱萸、枸杞子、天冬、麦冬、玄参、沙参、西洋参为常选药物。要视病情轻重、病机的延变不同而适证选之。若心悸易惊、口干咽燥，或口渴多饮可选生地、玄参、麦冬、五味子之类，若腰膝疲软，头晕目眩，胸闷心悸，可选熟地、山茱萸、山药、枸杞之类；若心慌、乏力气短，可选西洋参、山药、太子参之类，若五心烦热，心烦难眠，口干欲饮，便干者可选用生地、玄参、天冬、麦冬、天花粉之类。总之，滋阴法治疗糖尿病心脏病，凡阴精亏虚明显者，选药要多，量要大，无明显阴精亏虚者，用药要少，量要小，以达调阴阳，充血脉，降糖固本，溶脂祛浊，滋阴潜阳，宣痹利脉之目的。

3. 活血为次，以活血降脂通脉　糖尿病心脏病，虽病因繁多，病机复杂，变化多端，但血脉不利，心脉瘀阻是其发生发展过程中必然呈现的病因病理，所以活血通脉也是治疗本病之常法。临床尽管出现阴虚燥热、气虚血瘀，气阴双亏，心阳气虚，心气阳衰，痰浊阻滞，水气凌心等病证，但追其源都有不同程度的心脉瘀阻之病因机制，且贯串本病的始终，所以活血法虽不是治疗本病之主要方法，但也是不可忽视之常法。活血法不仅可通利血脉，而且诸多活血药物都有降压降脂降糖之功能。临床首选药物为丹参，既可养血充脉，又可活血通脉，伍而用之，多益少弊，用量视病情而定，一般每剂20～60g，其他川芎、赤芍、桃仁、红花、泽兰、降香均可视心脉瘀阻轻重而随证选之，不过用量不可过大，药味不可过多，选2～3味为妥。因糖尿病本身系慢性疾病，而并发心脏病更是久治不愈，正气损伤，浊滞瘀留，心脉瘀阻而致，活血之品重则伤正，多则阴，非轻清达所，缓通心脉而病难愈。

4. 祛痰为佐，以祛痰调脂疏脉　痰浊为病理性产物，又是疾病在其发生发展过程中所出现的一种致病因素。糖尿病是一种慢性疾病，在其发展过程中多由延治失治，或久病伤正，以至正气不足，正津不布，痰湿内生，痰瘀互阻，血脉不利而呈现胸闷心悸等糖尿病心脏病的发生，所以祛痰之品亦是治疗本病的常用之品，尤其疾病呈现正气阳虚、痰浊瘀阻，心阳气衰，水气凌心之病证时，化痰降浊之品显得尤为重要。化痰之品不仅能燥湿化痰、祛除痰阻，不少药物还有调整血脂，疏利血脉，宣通胸阳之功，临床常选药物如瓜蒌、半夏、橘红、茯苓等，一般药物用量大小视病情而定，瓜蒌可量大，每剂 30～50g，但糖尿病腹泻患者慎用，半下亦可用至 30g，但要先煎半小时，方可与他药同煎。祛痰法虽为治疗糖尿病心脏病不可忽视之法，但不是常法，须有痰证表现者方可选之，量要大，药可多，但无痰证表现须少用或不用，以防性燥伤阴，不利糖尿病之本。

5. 泻火为辅，以祛余部，扶正气　糖尿病虽是一种虚性疾病，但在其发展过程中常呈现一种阴阳失调、正虚邪实的症候，如阴虚内热，痰郁化火，尤其并发心脏病时，虽大都呈现一派气阴双亏，邪湿内停，或化痰或化热；或由于阴精亏虚日久，大肠失润、燥热内生，或虚热上扰心脉等，这时就不得在治疗主证的同时，辅以清热泻火之品，如川连、大黄、栀子等以清除余热，来助正气的恢复。不过用药要少，一味即可，量要少，1～3g 即行，同时邪去则药止，不可久服，以免伤正耗阴，加重病情。

从古至今，各代医家对消渴病心病的辨证论治有自己的治疗经验，现可概括如下。

（一）三消论治

程钟龄于《医学心悟》中论述其治法为"治上消者，宜润其肺，兼清其胃治中消者，宜清其胃，兼润其肾治下消者，宜润其肾，兼补其肺。"

消渴病心病，上消肺胃热盛为主证者，常加天冬、麦冬、天花粉等润肺生津，开水之上源；中消阳明燥热为甚者，常加用生地黄、石膏、知母等；若以中焦脾胃气虚痰湿证为主者，可以参苓白术散健运脾胃以除湿浊；对于下消肝肾阴虚火旺见溺多、腰膝酸软、甚则足痿不用者，常合用六味地黄汤化裁加减；下焦阴亏见心肾不交等证者，常以交泰丸合用夜叉藤、酸枣仁等引水火既济并养心安神。

（二）脏腑论治

1. 从脾论治　有医家认为脾虚是消渴病的病理基础，脾胃升降失常是消渴病的重要病机，故论治侧重补脾。清·李用粹在《证治汇补·消渴》中指出"五脏之精悉运于脾，脾旺则心肾相交，脾健则津液自化。"李东垣也认为消渴病多由元气不生所致，脾气不足百病自生，治疗当以健脾益气为本。周慎斋治消渴强调以调养脾胃为主，特别重视养脾阴。

2. 治肾为本　肾为先天之本，主藏精而内寓元阴元阳。燥热内盛，灼伤阴液，久必及肾，肾阴亏虚则虚火内生上蹿于肺，则烦渴多饮中灼脾胃，则消谷善饥肾失濡养、开阖固摄无权，则水精直趋下焦，随小便而出。东汉·张仲景首次提出补肾治消渴之法，并创立了肾气丸治疗消渴病。明代医家赵献可力主三消肾虚学说，提倡治三消当以治肾为本，在《医贯》中提出"治消之法，无分上中下，以治肾为急，惟六味、八味及加减八味丸，随证而服，降其心火，滋其肾水，而渴自止矣"。

3.从肝论治　清·黄元御《四圣心源·消渴根原》说"消渴者，足厥阴之病也。厥阴风木与少阳相火，相为表里，风木之性专欲疏泄，……疏泄不遂而强欲疏泄，则相火失其蛰藏"。尤怡《金匮要略心典》解释"夫厥阴风木之气，能生阳火而烁阴津，津虚火实，脏燥无液，求救于水，则为消渴。"沈金鳌《杂病源流犀烛》"夫厥阴之为病消渴七字，乃消渴之大原。"以上论述为消渴病从肝论治提供了理论依据。

（三）分型论治

现代学者为方便研究，对"糖尿病性冠心病、心肌病"的中医病名称为"消渴病·胸痹""糖尿病心律失常"可称为"消渴病心悸""糖尿病心功能不全"可称为"消渴病心衰"等。以上几类都是糖尿病心脏病的主要表现，都可统称为"消渴病·心病"，通过这样的命名可以对本病进行针对性的治疗。

1.糖尿病冠心病

（1）病因病机：主要病机为气阴两虚，痰浊瘀血痹阻心脉而成。胡东鹏等认为本病是糖尿病以阴虚为本兼夹痰浊、血瘀、寒凝等因素而以虚致实、虚实夹杂的病症。薛军等认为气阴两虚、瘀血阻滞、痰湿内停是基本病机。尧应才认为本病的病理基础上阴虚燥热、瘀血阻络。章小平认为本病病因病机主要为消渴病日久则阴伤及气，气阴皆虚，气虚则行血无力，阴虚则虚火灼津为痰。若气阴不断耗伤而损及于心，使得心脏气阴亦耗伤。心体受损，心用失常，致血瘀、痰浊等实邪痹阻于心脉而发生。刘成认为本病发病原因有七情郁结、过食伤脾、四时失调、享赋薄弱。

（2）辨证论治：胡东鹏等总结其导师的经验，认为根据本病的特点，分为六型。证属气滞血瘀型治以疏肝理气、宣痹止痛，方以四逆散合丹参饮加减；证属痰浊瘀阻型治以化痰宽胸、宣痹止痛，方以瓜蒌燕白半夏汤加味；证属寒凝血瘀型治以温阳通痹、散寒止痛，方以赤石脂汤加味。急性心肌梗死（真心痛）证属心脉瘀阻型治以活血化瘀、宣通心脉，方以丹参饮合抗心梗合剂加减；证属心阳暴脱型治以回阳救逆，方以参附汤加味，脉绝不可寻者加干姜、肉桂、炙甘草，不得卧加黑锡丹，大汗不止加黄芪、煅牡蛎，神志昏蒙加苏合香丸；证属肾阳虚型治以温阳利水，方以真武汤加味。黄建辉等将本病分五型论治，证属气阴两虚、阴虚火旺型用益气养阴、清热安神的人参、玄参、丹参、麦冬、天冬、柏子仁、酸枣仁、生地黄、黄连、栀子、炙甘草；证属气阴两虚、郁痰阻滞型用益气养阴、活血通脉的人参、麦冬、五味子、生地黄、佛手、香橼、川芎、赤芍、丹参；证属心气不足、痰浊阻痹型用益气化痰、宣通痹阻的党参、白术、半夏、瓜蒌、燕白、陈皮、苏梗、川芎、青木香；证属心气虚衰、水饮射肺型用益气养心、温阳利水的人参、黄芪、茯苓、附子、白术、桂枝、车前子、泽泻、桑白皮、丹参；证属心气虚衰、心阳欲脱型用益气回阳、救逆固脱的人参、黄芪、附子、干姜、白芍、麦冬、五味子、龙骨、牡蛎、炙甘草等。闫振文等采用自拟通心脉汤（黄芪 30g，太子参 30g，麦冬 10g，丹参 30g，鬼箭羽 30g，三七粉 3g，半夏 15g，瓜蒌 15g，黄连 10g）治疗糖尿病冠心病 42 例，若兼头晕、耳鸣加天麻、夏枯草，视物不清、双目干涩加枸杞子、菊花、谷精草，大便干加大黄，兼肢体麻木、疼痛者加全蝎、蜈蚣，语言不利加石菖蒲、郁金。30 天后统计疗效，显效 2 例，占 4.76%；有效 34 例，占 80.95%；无效 6 例，总有效率为 85.71%。张玥采用活血化瘀法治疗糖尿病冠心病 42 例，在西药治疗的基础上加用血府逐瘀汤（当归、生地、桃仁、红花、积壳、赤芍、甘草、柴胡、桔梗、川芎、牛膝），兼气滞者加沉香、檀香；伴气虚者加黄芪、人参；伴阳虚者加附子、肉桂；伴阴虚者加麦冬。4 周后评定临床症状疗效和心电图疗效，19 例胸闷、心悸、气短等症状基本消失，19 例上述症状减轻，无效 4 例，总有效率 90.48%；10 例心电图恢复正常或大致正常，21 例心电图 ST 段回升 0.05mV，或主要导联的倒置 T 波改善达 50% 以上，或 T 波由平坦转为直立，无效 11 例，总有效率 73.81%。陈大舜等用降糖舒心颗粒（熟地黄、黄芪、山萸肉、枸杞子、菟丝子、丹参、川芎、蒲黄、胆南星、黄连、藿香）等治疗 2 型糖尿病并发冠心病 67 例，显效率 34.3%，总有效率 88.6%。林兰等采用益气养阴、化瘀通痹的中药糖心平治疗糖尿病冠心病 80 例，总有效率 90%，优于另外两组对照组，组间比较有显著性差异（$P < 0.05$）。范世平等对观察组 58 例采用糖心宁胶囊（黄芪、天花粉、山茱萸、荔枝核、石菖蒲、黄连、葛根、人参、水蛭、山药），对照组 46 例采用降糖甲片，观察治疗 2 型糖尿病合并冠心病，结果示观察组各项指标均优于对照组，表明糖心宁胶囊具有良好的降血糖、降血脂、抗心肌缺血作用。魏玲玲探讨益心舒胶囊（生晒参、黄芪、五味子、麦冬、丹参、川芎、山楂等）治疗糖尿病性冠心病的临床观察，结果表明其对该病有较好的疗效，能减少患者心绞痛发作次数或发作持续时间，对心电图 ST-T 改变有良好作用，还能改善糖尿病患者的高脂血症，降低患者 TC、TG、LDL-C 水平，较好升高 HDL-C 水平。

糖尿病冠心病按其不同的临床表现，分为冠心病（胸痹）和急性心肌梗死（真心痛）。总结历代医家辨证论治要点，可概括如下。

1）冠心病（胸痹）

①气滞血瘀型

主症：胸闷憋气，郁闷善叹息，头晕目眩，心烦易怒，两胁刺痛，痛引肩背，发无定时，每于情志不遂而加重，舌质淡红或暗红，苔薄白或薄黄，脉弦或弦数。

分析：本型多因情志不遂，肝气郁结，肝失条达，气机不畅，而胸闷憋气，郁闷善叹息；胸胁为肝之分野，肝郁气滞，两胁刺痛，痛引肩背，发无定时；肝郁久化热伤阴，肝阴不足，肝阳下扰清窍则头晕目眩；肝与心为母子相关，母病及子，而致心火偏旺，心烦易怒。《医宗金鉴·胸痹心痛短气病脉证治》曰："胸痹胸中急痛，胸痛之重者也；胸中气塞，胸痹之轻者也。胸为气海,一有其隙,若阳邪干之则化火,火性气开不病痹也。若阴邪干之则化水,水性气阁,故令胸中气塞短气,不足以息,而胸痹也。"

本型多见于中年妇女,病位在心、肝。发作时心电图出现 ST 段压低,T 波平坦或倒置;不发作时心电图可正常。

治则:疏肝理气,宣痹止痛。

方药:四逆散合丹参饮加减。

柴胡 10g,白芍 10g,枳实 10g,甘草 6g,檀香 4g,砂仁 6g,郁金 10g,丹参 15g,瓜蒌 12g,黄连 6g。

方解:方中柴胡、郁金疏肝理气,宽胸解郁;白芍、甘草甘酸缓急,养肝柔肝;丹参养血,活血通络,化瘀止痛;《素问·痹论》:"气滞血瘀则不通,不通则痛",以檀香、砂仁、枳实行气宽胸,宣痹止痛;黄连清泄心火,瓜蒌宽胸理气化痰。诸药合用以达疏肝理气,清肝泻火,宣痹止痛之效。

加减:口苦咽干,急躁易怒,头晕目眩,加丹皮、生地、焦山栀以清泄肝火;加石决明、菊花以平肝潜阳;胸闷憋气甚者加半夏、桔梗以化痰和中,通利百脉;失眠多梦者加柏子仁、炒枣仁以养心安神;胸痛甚者加川楝子以理气止痛。

②痰浊瘀阻型

主症:胸闷憋气,心下痞满,胸脘作痛,痛引肩背,伴头晕,倦怠乏力,肢体重着,舌体胖大,边有齿痕,舌质暗淡,苔白腻,脉弦滑。

分析:本型多见于体型肥胖,痰湿壅盛者,因脾虚湿盛,痰浊中阻,清阳被遏,故见胸闷憋气,心下痞满;湿浊上蒙清窍,则头晕;湿困四肢则感倦怠乏力,肢体重着;痰浊内阻,气机不利,血行不畅,故见胸脘作痛,痛引肩背;舌胖质暗,苔白腻,脉弦滑均为痰湿瘀血之象。《金匮要略方论本义·胸痹》曰:"胸痹是阳微阴盛也,心中痞气,气结在胸,正胸痹之病状也。"本病病位在心、脾。心电图可见 T 波、ST 段改变。

治则:化痰宽胸,宣痹止痛。

方药:瓜蒌薤白半夏汤加味。

全瓜蒌 15g,薤白 10g,半夏 10g,陈皮 6g,云茯苓 10g,枳实 10g,甘草 6g。

方解:瓜蒌开胸中之痰结;薤白辛温通阳。《金匮要略编注》:"瓜蒌苦寒,润肺消痰而下逆气;薤白辛温,通阳散邪。"半夏辛温性燥,功能燥湿化痰,和中降逆,配陈皮理气化痰;枳实以宽胸宣痹;茯苓健脾利湿;甘草调和诸药。

加减:脾虚湿盛,用十味温胆汤以健脾和中;痰湿蕴而化热,加黄连清热燥湿;痰浊内盛,胸闷憋气重者,加郁金、檀香;胸痛剧者加元胡、丹参以理气活血止痛。

③寒凝血瘀型

主症:心胸疼痛,痛甚彻背,背痛彻心,痛有定处,痛剧伴四肢厥逆,面色苍白,或紫暗灰滞,爪甲青紫,遇寒尤甚,伴气短喘促,唇舌紫暗,苔薄白,脉沉迟或结代。

分析：本型多见于先天禀赋不足，或后天失调，阳虚之体，常由气候变更，感寒而诱发，疼痛较前两型为重。《素问·举痛论》云："寒气客于背俞之脉，其俞注于心，故相引痛。"所以心胸疼痛，痛甚彻背，相互牵连，发作有时，经久不瘥。《金匮要略心典》曰："心背彻痛，阴寒之气遍满阳位。"故前后牵引作痛；阳虚则寒自内生，心阳不足，不能布散于胸中及四肢，故见四肢厥冷；或遇寒邪，寒遏胸阳，寒凝血瘀，痹阻心脉，不通则痛，故心胸疼痛，胸痛彻背，背痛彻心；寒邪犯肺，肺失宣肃之职而见气逆喘促。本证病位在心肺。心电图可见 T 波、ST 段改变，常伴有心动过缓或传导阻滞。本证经治疗后正气渐复，邪气渐衰，多呈现气阴两虚之候，此时可用生脉饮补心气，益心阴。

治则：温阳通痹，散寒止痛。

方药：赤石脂汤加味。

赤石脂 10g，制附子 6g，干姜 3g，薤白 10g，枳实 10g，半夏 10g，丹参 15g，桂枝 6g。

方解：方中附子、干姜为辛热之品以驱寒止痛；赤石脂温涩调中，收敛阳气，使寒祛而不伤正。《医宗金鉴》曰："既有附子之温，佐干姜行阳，大散其寒，恐大散大开，故复佐赤石脂，以固涩而收阳气也。"桂枝、薤白以温通心脉，宽胸宣痹；枳实，利气宽中；半夏和中燥湿；丹参活血化瘀，行气止痛。

加减：阴寒内盛，胸闷憋气，四肢逆冷较重，脉来迟缓，心电图提示 T 波改变，ST 段压低，伴 Ⅱ - Ⅲ度房室传导阻滞，可合用麻黄附子细辛汤以温阳散寒；寒邪郁久，化热伤阴，证见心悸怔忡，气短喘促，舌嫩红而脉弱，加用太子参、麦冬、五味子以益心气，养心阴而生脉。

2）急性心肌梗死（真心痛）：本病于冠心病的基础上发生进行性冠状动脉闭塞，引起心肌坏死，具有发病急、变化快、死亡率高的特点。早期多以痰瘀邪实为主，继之以阴阳正虚为主，虚中夹实，虚实夹杂。按其症状分 3 型。

①心脉瘀阻型

主症：心胸作痛，疼痛逐渐加剧或骤然发作，心痛彻背，背痛彻心，痛有定处而持续不解，伴见胸闷憋气，心悸气短，汗出肢冷，唇舌紫暗，苔薄白或薄腻，脉弦细或细弱或脉微欲绝。

分析：本证多于心脉瘀阻基础上，复因气滞、痰浊、寒凝等诱因而导致心脉痹阻不通，不通则痛。《医学正传》："有真心痛者，大寒触犯心君，又曰血冲心，医者宜区别诸证而治之。"故见心痛骤然发作，疼痛剧烈，持续难解。《证治准绳》："心痛者，手足厥逆而痛，身冷汗出。"心脉痹阻，胸阳被遏，则胸闷憋气。《丹台玉案》："平素原无心痛之疾，卒然大痛无声，面青气冷，咬牙禁齿，手足如冰冷者，乃真心痛也。"由于心气不足而心悸气短；胸阳不足，不能温煦通达，则四肢厥冷；阳气虚衰，卫外不固，津液外泄而见多汗甚至大汗淋漓。本型以心阳虚为主，兼夹痰瘀之虚中夹实证。病变部位主要在心。心电图提示,初期 ST 段抬高,继之出现异常 Q 波。

治则:活血化瘀,宣通心脉。

方药:丹参饮合抗心梗合剂。

丹参 20g,郁金 10g,檀香 6g,砂仁 6g,红花 10g,赤芍 10g,生芪 15g,桂心 6g。

方解:方中丹参功同四物,以养血活血为主药,配檀香、砂仁、郁金以理气宽胸,宣痹止痛;佐红花、赤芍助丹参活血化瘀之力以通心脉;桂心辛温散寒,温煦通达,散寒止痛;黄芪为益气之魁,以补心气,固肌表,"气为血之帅",气虚则血瘀,气行则血行,黄芪补气通脉。

加减:若大汗淋漓,四肢厥逆,气短息微者加人参大补元气,加附子温通胸阳,二药相合,相得益彰,以防胸阳虚脱之候。若疼痛剧烈者,加蒲黄、五灵脂,《医学实在易》曰:"治心痛血滞作痛,蒲黄、五灵脂各等份,生研每服三钱",以活血化瘀止痛。

②心阳暴脱型

主症:胸闷憋气,骤然心胸剧痛,甚则晕厥,大汗淋漓,四肢厥逆,息短气微,面色苍白,爪甲青紫,舌体胖大,舌质紫暗,苔薄白或白腻,脉微欲绝。

分析:多因久病,元气大亏,心脉瘀阻已极,心阳欲脱,心气衰败,肺气将竭。心脉瘀阻则胸闷憋气,心胸作痛;心阳耗尽,无以温煦,阳不达四末,而四肢厥逆;汗为心之液,汗下则亡阳;真阳欲脱,元阳外散则神志昏蒙,或沉睡不醒,真元告竭,大有阴阳离绝之势。本证基于心阳虚亏,继之阳虚寒凝,心脉瘀阻而致心阳暴脱,多见于急性心肌梗死合并心源性休克。心电图提示 ST 段抬高,呈弓背向上,出现异常 Q 波,血压下降,心肌酶谱升高,循环衰竭,病情重笃,危在旦夕。病位在心、肾。

治则:回阳救逆。

方药:参附汤加味。

人参 15g,附子 10g。

方解:人参大补元气以固脱,附子大补元阳以回逆。《删补名医方论》曰:"补后天之气无如人参,补先天之气不如附子,此参附汤之所以立也。二药相需,用之得当,则能瞬息化气于乌有之乡,顷刻生阳于命门之内,方之最神捷也。"本方适用于阳气暴脱,危在顷刻之胸痹者,两药相伍,力挽狂澜于顷刻。

加减:脉绝不可寻者,加干姜、肉桂、炙甘草以回阳复脉;不得卧者,加黑锡丹以定喘;大汗不止,加黄芪、煅龙骨、煅牡蛎以益气收敛而固脱;神志昏蒙者,加苏合香丸以芳香开窍。病情缓解后可用生脉饮以补心阴,敛心阳。

③肾阳虚衰型

主症:心胸作痛,胸闷憋气,心悸怔忡,气喘不得卧,动则喘甚,心下痞满,大汗淋漓,四肢厥冷,头晕目眩,甚则晕厥,尿少身肿,舌体胖大,唇舌紫暗,或有瘀斑,舌苔薄白或白腻,脉细微或结代。

分析：胸阳不振，心脉痹阻，经久不愈，心病及肾，而致心肾阳虚。肾阳虚气化不利，水气上逆，停于心下，水气凌心则心下痞满，胸闷憋气，心悸怔忡；水饮犯肺，肺失肃降，则气喘不得卧；肾气不足，肾不纳气而动则喘甚；阳虚寒凝，心脉瘀阻而心胸作痛，唇舌紫暗。本证特点为心肾阳虚，心脉瘀阻，水气凌心之正虚邪实，以邪实为主。多见于急性心肌梗死伴发心力衰竭，病位以心、肾为主，五脏俱虚。心电图提示急性心肌梗死特有的异常 Q 波，ST 段进行性演变，同时伴有心动过速或心房颤动。

治则：温阳利水。

方药：真武汤加味。

附子 10g，生姜 6g，茯苓 15g，白术 10g，白芍 10g，人参 6g，肉桂 6g，丹参 15g，红花 10g。

方解：附子大辛大热，温壮命门，峻补元阳以化气行水；肉桂、干姜温中散寒，以助附子，壮补肾阳，散寒止痛；《成方切用·祛寒门》："寒中三阴，阴盛则阳微，故以附子姜桂辛热之药，祛其阴寒"，主要适用于胸痹心痛阴寒内盛者。配茯苓、白术健脾利水；人参大补元气；丹参、红花活血化瘀；白芍酸收敛阴以制肉桂、附子之燥烈之性。

加减：心悸怔忡，大汗不止，加黄芪、煅牡蛎以益气敛汗；心肺阴阳俱虚，胸闷气短，喘息甚者加五味、蛤蚧以敛肺定喘；喘甚不得平卧者酌加黑锡丹以纳肾平喘；咳喘不能平卧者加葶苈子以泻肺平喘。待病情缓解后，缓则治其本，以大补元煎益气补肾。

2. 糖尿病心肌病

（1）病因病机：胡东鹏等认为本病主要病机是心气阴两虚，兼夹血瘀。张勇认为，轻症病机为阴阳两虚，心络瘀塞，心体失用；重症为肾阳虚衰，水气上凌心肺，甚者心阳虚脱。

（2）辨证论治：苏诚炼将本病分三型论治：①心气不足，心阳虚亏型：以胸闷气短，心悸怔忡，面色㿠白，乏力倦怠，精神萎靡，语音低微，自汗纳呆，形寒怕冷，舌体胖大，苔薄白，舌质暗淡，脉沉细无力或结代为主者。治以补益心气，温通心阳，方药保元汤加减。②心阴不足，虚火偏旺：以心悸怔忡，五心烦热，潮热盗汗，口渴咽干，失眠多梦，或有咳嗽喘息，气短乏力，舌质红或紫暗苔薄黄，脉细速或结代为主者。治以滋养心阴，养心宁神，方药：天王补心丹加减。③心肾阳虚，水气凌心：以心悸怔忡，胸闷憋气，气喘气急，动则喘甚，神倦乏力，面色㿠白，形寒怕冷，四肢厥逆，食纳不佳，渴不欲饮，肢体水肿，小便不利，舌体胖质淡，舌苔白，脉沉细或脉微欲绝。治以温阳利水，纳肾平喘，方药：苓桂术甘汤加减。王金梅等观察用益气养阴化瘀汤治疗 60 例糖尿病心肌病对心功能及血流变的影响。方法将 120 例糖尿病心肌病患者随机分为 2 组，治疗组用益气养阴化瘀汤加减，1 次 / 天，连续用药 6 个月。对照组给予常规降糖、降压治疗。结果表明，益气养阴化瘀汤加减治疗糖尿病心肌病可明显改善心功能，改善血脂、血流变情况，与常规治疗组相比有明显差异（$P < 0.05$）。胡东鹏等总结其导师的经验，认为根据糖尿病

心肌病的特点，糖尿病心肌病证属心气不足、心阳虚亏虚型治以补益心气、宣通心阳，方以保元汤加减（人参、黄芪、桂枝、甘草、丹参、太子参、五味子、麦冬）；证属心阴不足、虚火偏旺型治以滋养心阴、清热宁神，方以天王补心丹加减（生地、玄参、丹参、当归、党参、茯苓、柏子仁、远志、天冬、麦冬、五味子、桔梗、枣仁）；证属心肾阳虚、水气凌心型治以温阳利水，方以苓桂术甘汤加减（茯苓、白术、桂枝、甘草、附子、牛膝、车前子、泽泻、白芍）。司新会等采用益元活血汤（黄芪、生地、山萸肉、生山药、当归、川芎、益母草、红花）治疗老年糖尿病心肌缺血85例，对照组用消心痛片，结果示治疗组总有效率98%，对照组总有效率80%，两组相比有显著差异（$P < 0.05$）。李磊等把60例糖尿病性心肌病患者随机分成两组，治疗组与对照组中采取常规降糖的基础上，治疗组采用糖心安汤剂（黄芪30g，三七15g，五味子15g，大黄5g）配合卡托普利治疗，对照组应用卡托普利治疗，结果示治疗组总有效率88.1%，对照组总有效率69%，两组比较$P < 0.05$。蔺枢勇等探讨通心络胶囊（人参、水蛭、土鳖虫、全蝎、蜈蚣、蝉蜕、赤芍、冰片等）治疗糖尿病心肌病心功能不全的临床疗效，结果示治疗组治疗后血流变学指标、C-反应蛋白、D-二聚体均明显降低，说明其治疗糖尿病心肌病心功能不全疗效确切。

总结历代医家辨证论治要点，糖尿病心肌病多见于糖尿病经久不愈，"久病必虚，久病必瘀"。临床表现以心气虚、心阴虚为主，兼夹血瘀。本病系本虚标实致证。按其不同症状可分为以下证型。

①心气不足，心阳虚亏

主症：胸闷气短，心悸怔忡，面色㿠白，乏力倦怠，精神萎靡，语音低微，自汗纳呆，形寒怕冷，苔薄白，舌体胖大，舌质暗淡，脉沉细无力或结代。

分析：本型多因久病不愈，耗伤心气。心主一身之血，气为血之帅，心气虚则心阳不振，而血行不畅，则见胸闷气短；心气虚，心失所养则心悸怔忡；气虚卫外不固则自汗出；心阳不足则面色㿠白，纳呆，乏力倦怠，精神萎靡，语音低微；《伤寒明理论》云："其气虚者，由阳气内弱，心下空虚，正气内动而悸也。"吴昆云："大面色萎白，则望之而知气虚矣，语言轻微，则闻之而知气虚矣，脉沉弱无力，则切之而知其气虚矣。"舌脉皆为气虚之候。病位在心，以气虚、心阳不足为主。心脏二维超声提示心肌顺应性降低；或心电图有T波、ST段改变。X线提示左心室饱满或轻度扩大。

治则：补益心气，宣通心阳。

方药：保元汤加减。

人参10g，黄芪20g，桂枝6g，甘草6g，丹参15g，太子参10g，五味子10g，麦冬10g。

方解：方中人参补益心气，黄芪益气固表，桂枝温通心阳，人参得桂枝之引导，以助益心气之功；甘草和中，桂枝得甘草之和平，以缓其辛温之性；丹参养血活血，以通心脉；太子参益气养阴既助黄芪补心气，又能补心阴；五味子与甘草相伍，甘酸收敛心气；

麦冬养心宁神。

加减：精神萎靡，心气虚怯甚者重用黄芪；胸闷憋气者加枳壳；呼吸气促者加蛤蚧；心悸失眠重者加柏子仁、炒枣仁、远志等以安心宁神；舌暗唇紫者加红花、桃仁以助丹参活血化瘀，宣通心脉。

②心阴不足，虚火偏旺

主症：心悸怔忡，五心烦热，潮热盗汗，口渴咽干，失眠多梦，或有咳嗽喘息，气短乏力，苔薄黄，舌质红或紫暗，脉细速或结代。

分析：本证系因消渴日久，耗伤心阴，心阴不足，阴虚内热，则心火偏旺。《体仁汇编》："心虚则热收于内，心虚烦热也。"而致心阴更虚，心营不足则心悸怔忡，五心烦热，潮热盗汗；口渴咽干；阴虚阳浮，神明失养，则失眠多梦。《东垣十书》："心君不宁，化而为火，津液不行。"由于热灼阴津，心肺同居于上焦，心阴不足，而致肺阴也虚，肺阴不足，肺失宣降则咳嗽喘息；气虚则血行不畅，而见唇舌紫暗，脉结代者，均为心阴不足之候。本证多见于心肌病伴有心律失常，病位在心、肺。心电图提示心动过速，心房颤动，室性早搏，房室传导阻滞等；X线和二维超声检查提示心脏扩大，以左心室为主。

治则：滋养心阴，清热宁神。

方药：天王补心丹加减。

生地15g，玄参10g，丹参15g，当归10g，党参10g，茯苓12g，柏子仁12g，远志10g，天冬10g，麦冬10g，五味子10g，桔梗10g，枣仁12g。

方解：生地、玄参滋阴清热，除烦；丹参、当归补养心血；党参、茯苓补益心脾；柏子仁、远志养心安神；天冬、麦冬甘寒质润，滋养心阴；五味子、枣仁酸收敛心气；桔梗载药上行，诸药合用以达滋养心阴。《删补名医方论》云："心者主火，而所以心者主神也，火盛者则神困。心藏神，补神者必补其心，补心者必消其火，而神始安。补心丹故用生地，取其下足少阴以滋水，主水盛可以伏火。清气无如柏子仁，补血无如酸枣仁；参苓之甘以补心气，五味之酸以收心气；二冬（天冬、麦冬）之寒清气分之火，心气和而神自归矣；当归之甘，以补心血；丹参之寒以生心血；玄参之咸以清血中之火，血足则神自藏矣。"

加减：心悸怔忡、失眠多梦者加龙骨、牡蛎、夜交藤以养心安神；口干咽燥加石斛，以养阴生津止渴；咳喘者加桑白皮、杏仁以止咳平喘。

③心肾阳虚，水气凌心

主症：头晕心悸，胸闷憋气，气喘气急，动则喘甚，神倦乏力，面色㿠白，形寒怕冷，四肢厥逆，食纳不佳，渴不欲饮，肢体水肿，小便不利，舌苔白，舌体胖，舌质淡，脉沉细无力或脉微欲绝。

分析：由于久病缠绵不休，而致心肾阳虚，开阖失司，水湿内停，水气凌心则心悸怔忡，气急喘息；肾阳虚衰，肾不纳气，而见动则喘甚；阳虚不能温煦周身，则神倦乏力，面色㿠白，形寒怕冷，四肢厥逆。《证治准绳》指出："心悸之由，不越两种，一者虚也，二者饮也。气虚者，由阳气内虚，心下空虚。心为火而恶水，水既内停，心不自安，故为悸也。若肾水凌之，逆上而停心者，必折其逆气，泻其水，补其阳。"《丹溪心法》："心虚而停水，则胸中渗漉，虚气流动，水既上乘，心火恶之，心不自安，使人有怏怏之状，是则为悸。"说明心阳虚，可导致水邪上逆而心悸。心肾之阳，协调共济，以温煦脏腑，运行血脉，气化津液。当心气虚弱，心阳不振，则肾水上泛，谓之"水气凌心"而惊悸怔忡，心阳虚鼓动血脉运行不力而头晕。肾司二便，肾阳虚则小便不利，肢体水肿；水湿内停，则渴而不欲饮。本证多为糖尿病心肌病伴有左心功能不全，心力衰竭，心源性休克，血压下降。病位在心、肾。X线检查提示心脏普遍扩大，而以左室为主；二维超声提示心肌肥厚。

治则：温阳利水。

方药：苓桂术甘汤加减。

茯苓 12g，白术 10g，桂枝 10g，甘草 6g，附子 6g，生膝 10g，车前子 20g（包），泽泻 10g，白芍 10g。

方解：方中茯苓健脾利水，为君药；桂枝温阳化气，为臣药；佐以白术，益气健脾；附子辛温大热，壮肾阳，驱寒邪；白芍和里，与附子同用，可入阴破结，敛阴和阳；生膝引药入肾；车前子、泽泻加强利水清肿；甘草调和诸药。上药合用共达温阳利水之效。

加减：倦怠乏力者加黄芪；脐下悸满者加吴茱萸；呕恶者加半夏、生姜以降逆行水；待病情稳定后可用济生肾气丸加减，以补益肾阴、肾阳。

3. 糖尿病并发心律失常

（1）病因病机：吕靖中认为糖尿病并发心律失常病机为燥热伤阴，阴虚火旺，日久则气阴两虚，阴阳俱虚。魏军平等认为本病主要病机是气阴两虚，兼有血瘀、痰瘀。

（2）辨证论治：魏执真认为糖尿病并发心律失常可称为"消渴病心悸"，宜分为阳热类和阴寒类，各分 5 种证型。阳热类证型分为：①心气阴虚、血脉瘀阻、瘀郁化热型，治以益气养心、理气通脉、凉血清热，方用清凉滋补调脉汤（太子参、麦冬、五味子、丹参、川芎、丹皮、赤芍、黄连、香附、香橼、佛手、葛根、花粉）；②心脾不足、湿停阻脉、瘀郁化热型，治以理气化湿、凉血清热、补益心脾，方用清凉化湿调脉汤（白术、茯苓、陈皮、半夏、苏梗、川朴、香附、乌药、川芎、丹皮、赤芍、黄连、太子参、白芍）；③心气衰微、血脉瘀阻、瘀郁化热型，治以补气通脉、清热凉血，方用清凉补气调脉汤（生黄芪、太子参、人参、麦冬、五味子、丹参、川芎、香附、香橼、佛手、丹皮、赤芍、黄连）；④心阴血虚、血脉瘀阻、瘀郁化热型，治以滋阴养血、理气通脉、清热凉血，方用清凉养阴调脉汤（麦冬、五味子、白芍、生地、太子参、丹参、川芎、丹皮、赤芍、黄连、香附、香橼、佛手）；⑤心气阴虚、肺瘀生水、瘀郁化热型，治以补气养心、肃肺利水、凉血清热，方用清凉补利调脉汤（生黄芪、太子参、麦冬、五味子、丹参、川芎、桑皮、草劳子、泽泻、车前子、丹皮、赤芍、黄连）。阴寒类证型分为：①心脾气虚、血脉瘀阻、血流不畅型，治以健脾补气、活血升脉，方用健脾补气调脉汤（白术、茯苓、太子参、生黄芪、防风、羌活、川芎、丹参）；②心脾气虚、湿邪停聚、心脉受阻型，治以化湿理气、活血通脉，方用理气化湿调脉汤（白术、茯苓、陈皮、半夏、苏梗、川朴、香附、乌药、羌活、川芎、丹参、太子参）；③心脾肾虚、寒邪内生、阻滞心脉型，治以温阳散寒、活血通脉，方用温阳散寒调脉汤（附片、肉桂、鹿角、干姜、桂枝、生黄芪、太子参、白术、茯苓、川芎、丹参）；④心脾肾虚、寒痰瘀结、心脉受阻型，治以温补心肾、祛寒化痰、活血散结，方用温化散结调脉汤（干姜、肉桂、鹿角、白芥子、莱菔子、陈皮、半夏、白术、茯苓、生黄芪、太子参、川芎、三七粉）；⑤心肾阴阳俱虚、寒湿瘀阻、心脉涩滞型，治以滋阴温阳、化湿散寒、活血通脉，方用滋养温化调脉汤（白术、茯苓、陈皮、半夏、干姜、肉桂、生黄芪、太子参、当归、白芍、生地、阿胶、川芎、丹参）。吕靖中用黄连调心汤（黄连、西洋参、陈皮、珍珠、当归、甘草）治疗 24 例，总有效率达 91.66%。

4. 糖尿病心脏神经病变

（1）病因病机：胡东鹏等认为本病隶属于中医学的"心悸""怔忡""惊悸"等范畴，在《景岳全书·杂症谟》中指出："怔忡之病，心胸筑筑振动，惶惶惕惕，无时得宁者是也。此证惟阴虚劳损之人乃有之，盖阴虚于下，则宗气无根，而气不归源"。说明患者素体不足，或心虚胆怯，或久病不愈等因素，而致机体气血阴阳亏虚，发为心悸。病机多为素体不足，或心虚胆怯，或久病不愈等因素，而致机体气血阴阳亏虚。心悸怔忡之病涉及心、脾、肾三脏，全身情况差，病情较重。

（2）辨证论治：苏诚炼将本病分三型论治：①心气虚亏、心神不宁：以心悸怔忡，善惊易恐，胸闷心烦，气短自汗，坐立不安，多梦易醒，食纳不香，苔薄舌淡，舌体胖大边有齿痕，脉濡细或结代为主证者。治以补益心气，安心宁神，方药：珍珠母丸加味。②气血不足，心失所养：以心悸不安，心中空虚，面色晄白无华，头晕目眩，倦怠乏力，肢体麻木，失眠多梦，舌淡红，苔薄白，脉虚细或细数为主者。治以补益气血，养心宁神，方药：归脾汤加味。③心肾不足、阴虚火旺：以心悸不安，烦躁不安，失眠多梦，头晕目眩，腰酸耳鸣，五心烦热，惊恐不安，舌红苔薄黄，脉弦细数或结代为主者。治以补益心肾、滋阴清热，方药：补心丹合六味地黄汤加减。胡东鹏等总结其导师的经验，认为根据糖尿病心脏神经病变的特点，糖尿病心脏神经病变证属心气虚亏型治以益心气、养心阴，方以珍珠母丸加味（珍珠母、龙齿、当归、人参、茯神、枣仁、熟地、黄芪、柏子仁）；证属心血不足型治以补心宁神，方以归脾汤加味（人参、黄芪、白术、炙甘草、茯神、远志、枣仁、龙眼肉、当归、木香）；心肾阴虚型治以养心益肾，方以补心丹合六味地黄汤加减（生地、玄参、当归、五味子、人参、茯苓、天冬、柏子仁、枣仁、丹参）。钱秋海等探讨糖心通合剂黄芪、麦冬、五床子、丹参、鬼箭羽等对糖尿病心脏病患者心脏自主神经功能指标的影响，结果示经糖心通治疗 8 周后，治疗组患者心脏自主神经功能各项指标明显改善，显示心脏自自主神经功能恢复，与治疗前相比有显著性差异（$P < 0.05$ 或 $P < 0.01$）。牟淑敏用糖心舒合剂人参、麦冬、五味子、生地、葛根、丹参、川芎、酸枣仁治疗糖尿病心脏自主神经病变 60 例，总有效率为 90%，对照组总有效率为 66.67%。

糖尿病心脏神经病变临床可见：心中悸动，惊慌不安，不能自主，时作时止等证。总结历代医家辨证论治要点，可概括如下。

糖尿病冠心病按其不同的临床表现，分为冠心病（胸痹）和急性心肌梗死（真心痛）。总结历代医家辨证论治要点，可概括如下。

①心气虚亏

主症：心悸怔忡，善惊易恐，胸闷心烦，气短自汗，坐立不安，多梦易醒，食纳不香，苔薄，舌淡，舌体胖大边有齿痕，省薄白，脉濡细或结代。

分析：由于心气虚，心失所养。《素问·举痛论》云："惊者心无所依，神无所归，虑无所定，故气乱也。"说明神志不能自主，则多梦易醒；气为血之帅，气行则血行，气虚则心脉瘀阻；而感胸闷气短；汗为心之液，心气虚耗散不敛，则乏力倦怠，自汗心烦。本症病位在心、脾、肾三脏。

治则：益心气，养心阴。

方药：珍珠母丸加味。

珍珠母 20g，龙齿 20g，当归 10g，人参 12g，茯神木 15g，枣仁 12g，熟地 12g，黄芪 20g，柏子仁 12g。

方解：方中重用人参以补益心气；当归、熟地补益心血；珍珠母、龙齿重镇宁神；茯神木、枣仁、柏子仁养心安神以增强重镇安神之效。诸药合用，共达补益心气，养心宁神。

加减：心悸怔忡甚者加用太子参、五味子、麦冬。方中太子参补益心气，五味子敛心气，麦冬益心阴。

②心血不足

主症：心悸不安，心中空虚，面色晄白无华，头晕目眩，倦怠乏力，肢体麻木，失眠多梦，苔薄白舌淡红，脉虚细或虚数。

分析：多因久病不愈，损伤脾胃，脾胃为后天之本，水谷生化之源，水谷精微为脾胃所运化，心所主，循行于脉中，滋养周身。若血虚失于濡养则感倦怠乏力，肢体麻木。血乃神志活动之基础，《灵枢·平人绝谷》云："气得上下，五脏安定，血脉和利，精神乃居。"《丹溪心法》中说："惊悸者血虚，惊悸有时。怔忡者血虚，怔忡无时，血少者多。"说明血亏是导致惊悸怔忡的主要原因。心主血，主藏神，血虚，心失所养，心中空虚，惶惶不安，失眠多梦；心主血脉，血虚，不能上荣于面，而见面色晄白无华；血不上荣于脑，则头晕目眩。本证病位在心、脾。

治则：补血宁神。

方药：归脾汤加味。

人参 10g，黄芪 20g，白术 10g，炙甘草 10g，茯神 15g，远志 10g，枣仁 12g，龙眼肉 12g，当归 10g，木香 6g。

方解：方中人参、黄芪补心气；白术、炙甘草健脾益气；茯神安神，远志通神气上达于心；枣仁、龙眼肉、当归补心血，安心神；木香理气醒脾，使补而不滞。心主血而藏神，脾胃为气血之源，脾虚则血亏，心失所养，而神不守舍，宜用本方补益气血，心脾同调。

加减：患者感胸闷气短、心悸怔忡甚者加太子参、麦冬、五味子以补心气，益心阴；口渴者加玉竹、天冬以养阴生津止渴，善惊易恐者加龙齿、牡蛎以重镇安神，心律不齐加用炙甘草汤以养心复脉。

③心肾阴虚

主症：心悸不宁，烦躁不安，失眠多梦，头晕目眩，腰酸耳鸣，五心烦热，惊恐不安，舌红苔薄黄，脉弦细数或结代。

分析：消渴日久，阴液亏虚而致阴虚阳亢，如《素问·生气通天论》指出："阴平阳秘，精神乃治，阴阳离决，精气乃绝。"阐明了阴阳失调的病理变化。心肾阴虚，心与肾两者相互影响，肾阴虚，肾水不能上济于心，而致心火亢盛，心火灼甚，扰乱神明，而惊悸怔忡，烦躁不安；心阴虚，阴不敛阳，则失眠多梦，五心烦热；阴亏于下，阳浮于上，则头晕目眩，耳鸣腰酸；舌脉均为阴虚之候。本证病位在心、肾。

治则：养心益肾。

方药：补心丹合六味地黄汤加减。

生地 12g，玄参 10g，当归 10g，五味子 10g，人参 10g，茯苓 12g，天冬 10g，柏子仁 12g，枣仁 12g，丹参 15g。

方解：方中生地、玄参滋心阴，制心火；丹参、当归补养心血；人参、茯苓补益心脾；远志、柏子仁养心安神；天冬、麦冬益心阴，安心神；枣仁、五味子敛心气以安神六味地黄汤以滋补肾阴，补中有泻，寓泻于补。两方合用以滋阴清热，益心肾，安心神。

加减：舌红绛无苔者宜甘寒养阴，加石斛、沙参；舌红黄苔者加苦寒泄热之品黄连、栀子、黄檗；阴虚盗汗者加龙骨、浮小麦；头晕重者加菊花、枸杞子；有痰苔黄腻者加天竺黄、枳实、瓜蒌等。

④肾精不足

主症：眩晕眼花，精神萎靡，健忘失眠，腰膝酸软，遗精早泄，耳鸣失聪，苔薄舌红，脉弦。

分析：肾主髓，脑为髓之海，脑髓有赖于肾精滋养，肾精不足，不能滋养脑髓，则头晕，精神萎靡，健忘失眠，腰为肾之府，肾精空虚，则腰膝酸软；肾开窍于耳，肾精不足，而耳鸣失聪；肾阴不足，相火偏亢，阳扰精室，精关不固，则遗精早泄。

治则：补益肾精。

方药：知柏地黄丸加味。

知母 10g，黄檗 10g，生地 10g，茯苓 15g，山药 10g，丹皮 10g，泽泻 10g，山萸肉 10g，龙骨 30g，牡蛎 30g，磁石 20g。

方解：知母、黄檗滋阴清热以降相火，六味地黄汤滋补肾阴，加龙骨、牡蛎、磁石重镇潜阳，以降虚火。诸药合用，以达"壮水之主，以制阳光"的目的。

加减：健忘者加远志、菖蒲；遗精早泄加金樱子、莲子肉；耳鸣重用磁石，加桑寄生。

⑤脾肾阳虚

主症：四肢厥冷，引衣自覆，面色苍白，清冷，口和便溏，肠鸣不息，小便清长，舌质淡，苔白润，脉沉迟无力。

分析：本症系为阳虚之体，阴寒内盛，阳不化气，阳虚内不能温化脏腑，外不能温煦四肢，则四肢厥冷；营卫之气，源于肾阳之温煦，脾阳之生化，濡养于脏腑，脾肾阳虚，营卫气出无根，无以滋养，则面色苍白清冷，小便清长；脾胃阳虚，运化失司，则口和便溏，肠鸣不息。

治则：温补脾肾，回阳散寒。

方药：通脉四逆汤加味。

附子 6g，干姜 3g，甘草 6g，桂枝 10g，白芍 10g，人参 10g，黄芪 20g。

方解：本方药味与四逆汤相同，而用量较大。方中附子温补肾阳，壮命门之火，干姜温补脾阳，取其大辛大热之剂，以温散阴寒，急回浮阳。《伤寒论》："少阴病，下利清谷，里寒外热，手足厥逆，脉微欲绝……或利止脉不出者，通脉四逆汤主之。"加桂枝以助阳通达四肢；白芍配桂枝调和营卫，人参、黄芪大补元气以利元阳回复。

加减：性寒面赤者为戴阳证，加葱白；腹痛者重用白芍；下利甚，大汗出，四肢拘急者，为阳亡阴脱，加猪胆汁、人参。

（四）分期论治

1.早期　主要病理改变是心脏自主神经病变和心肌、心内微血管病变。有轻中重度之分。

（1）糖尿病心脏自主神经病变：轻度主要表现为心脏自主神经功能检查的异常，如呼吸差 11～14 次/min，立卧差 11～14 次/min，乏氏指数 1.10～1.20，30/15 比值 1.01～1.03 等。无明显心脏自觉症状，可伴有汗出异常、膀胱残余尿增多、胆囊收缩功能减退、便秘或腹泻等其他系统自主神经功能受损的表现。中医临床分型有以下方面。

①阴虚血瘀证

主症：心悸怔忡，五心烦热，失眠多梦，口干舌燥，耳鸣腰酸，舌质暗红，少苔，脉细或结代。

治法：滋阴活血。

方药：参芪麦味地黄汤合四物汤加减。人参、生黄芪、麦冬、五味子、山萸肉、丹皮、生地、赤芍、白芍、当归、知母、甘草等。

方剂分析：方中人参、黄芪补益脾气，生津止渴；麦冬甘寒养阴，清热生津。人参、麦冬相伍，其益气养阴之功显著。五味子酸收，配人参则补固正气，伍麦冬则收敛阴津。三药相伍，一补一润一敛，治病阴虚之本。气阴两虚则血脉无力运行，血行瘀滞，故伍以丹皮、赤芍、活血凉血，配与生地、当归、白芍之滋补药中，可使补而不滞。配伍知母清热，治疗因阴虚所导致的火旺之证。诸药配伍，共奏滋阴清热，凉血活血之功。

②心脾两虚证

主症：心悸怔忡，心中空虚，失眠健忘，体倦乏力，面色萎黄，唇甲色淡，舌淡，脉虚细或细数。

治法：益气补血，健脾养心。

方药：归脾汤加减。人参、黄芪、白术、炙甘草、茯神、远志、枣仁、龙眼肉、当归、木香等。

方剂分析：方中黄芪甘温，补益脾气；龙眼肉甘平，既补脾气，又养心血；人参、白术皆为补益脾气之要药，与黄芪相伍，其补脾益气之功显著；当归补血养心，酸枣仁宁心养血，二者与龙眼肉相伍，补心血，安神志之力更强。茯神养心安神、远志宁神益智，配与理气醒脾之木香，与诸补气养血药相伍，可使其补而不滞。炙甘草补益心脾之气，调和诸药。生姜、大枣调和脾胃，以资化源。诸药配伍，心脾得补，气血得养，诸症自除。

（2）糖尿病性心肌病：中度主要表现为呼吸差≤10次/min，立卧差≤10次/min，乏氏指数≤1.10，30/15比值≤1.01。心脏超声检查可发现左室顺应性下降，E/A比值＜1，左室壁增厚，左室舒张末期内径减小，伴有眼底病变、肾脏病变等身体其他部位的微血管病变发生。重度主要表现为心脏超声检查可见有以左室收缩前期时间（PEP）/左室射血时间（LVET）比值增高为主要表现的左室收缩功能的减退，E/A比值＜1，甚者从卧位起立时收缩压下降＞4kPa（30mmHg），舒张压下降＞2.67kPa（20mmHg）。胸片上出现心影增大、胸腔积液和肺瘀血表现，伴有眼底、肾脏等微血管病变加重。中医临床分型有以下方面。

①气虚血瘀证

主症：胸闷自汗，气短懒言，倦怠乏力，舌体胖大，舌质暗淡，苔薄白，脉细涩。

治法：益气健脾，活血化瘀。

方药：归脾汤加减。人参、黄芪、白术、茯苓、当归、丹参、远志、枣仁、郁金、木香、大枣、甘草等。

方剂分析：方中黄芪甘温，补益脾气；人参、白术皆为补益脾气之要药，与黄芪相伍，其补脾益气之功显著；当归补血养心，酸枣仁宁心养血，安神定志。茯神养心安神、远志宁神益智，配与理气醒脾之木香，行气活血之郁金、丹参，与诸补气养血药相伍，可使其补而不滞。炙甘草补益心脾之气，调和诸药。生姜、大枣调和脾胃，以资化源。诸药配伍，气血得补，气行则血行，诸症自除。

②气阴两虚证

主症：心悸气短，自汗乏力，胸闷不舒，咽干思饮，舌暗红，少苔，脉虚细。

治法：补心气，养心阴。

方药：生脉散加减。人参、麦冬、五味子、生芪、当归、玄参、生地、赤芍等。

方剂分析：方中人参大补元气，生津止渴，麦冬甘寒养阴，人参麦冬相伍，其益气养阴之功益著。五味子酸收，配人参则补固正气，伍麦冬则收敛阴津。三药相合，一补一润一敛，共成益气养阴、生津止渴、敛阴止汗之功。黄芪、当归、生地同用，气血同补，伍以玄参、赤芍，补而不滞。诸药合用，正气足则血脉得充，脉气虚弱者，得以复生。

③心肾阳衰证

主症：胸闷憋气，心悸怔忡，气喘不得卧，大汗淋漓，四肢厥冷，头晕目眩，甚则晕厥，尿少身肿，唇舌紫暗或有瘀斑，苔白，脉沉细。

治法：温阳利水。

方药：真武汤加减。炮附子、炒白术、茯苓、赤芍、丹参、郁金、党参、车前子、泽泻、苏木、桂枝、干姜等。

方剂分析：本方附子大辛大热，温肾助阳，化气行水。白术甘苦而温，健脾燥湿；茯苓甘淡而平，利水渗湿。二者合用，使脾气得复，湿从小便而去。干姜辛温，既助附子温阳散寒，又合苓、术宣散水湿，兼能和胃降逆止呕。配伍酸收之白芍，其意有四：一者利小便以行水气，《本经》言其能"利小便"，《名医别录》亦谓之"去水气，利膀胱"；二者柔肝缓急止腹痛；三者敛阴舒筋以解肌肉䐃动；四者防止附子燥热伤阴。"血不利则为水"，故加之活血化瘀之赤芍、丹参、郁金；车前子、泽泻、苏木合茯苓共奏利水渗湿之功。水湿停聚，体内一派寒湿之象，故加辛温之桂枝温阳化气利水，振奋心阳。诸药合用，温脾肾以助阳气，利小便以祛水邪。

对早期的患者要加强心理教育，使患者及家属了解本期虽自觉症状少，但已是心脏并发症的开始，且易有其他并发症出现，故要引起重视，只要认真合理防治，轻、中度病变是有可能恢复正常的，即使是重度病变也可明显减轻症状，延缓病情的发展；活动量以中等及轻体力劳动为主，避免重体力劳动和急性运动；饮食上应据体型供给合理热量，并依肾功能确定食物中植物蛋白的摄入；降糖西药可酌情选用磺脲类、双胍类、葡萄糖酐酶抑制剂、胰岛素等。

2. 晚期　病理改变主要特点是出现了心脏大血管病变，诊断时依据国际心脏病学会及WHO 于1979年的联合报告中关于缺血性心脏病的诊断标准，分为轻、中、重三度。

（1）轻度：心电图有典型冠心病样改变。活动时可出现心悸、胸闷、胸痛、气短等症状，休息后减轻或无明显心脏自觉症状，伴有眼、肾等微血管病变及高血压、糖尿病足等大血管病变。

（2）中度：心电图有冠心病样改变，静息或轻度活动便出现心绞痛等表现，须服用硝酸酯制剂、钙离子拮抗剂等方可缓解，合并眼、肾、高血压、足病等并发症。

（3）重度：心痛彻背，服药后不得缓解，可伴有恶心、呕吐，甚者出现严重心律失常、心力衰竭、心源性休克征象或猝死等。心电图出现典型心梗表现，心肌酶谱异常升高，严重者可致死亡。

临床一般多见于糖尿病合并冠心病。中医分型论治有以下方面。

①气滞血瘀证

症状：胸闷憋气，郁闷善叹息，头晕目眩，心烦易怒，两胁刺痛，痛引肩背，发无定时，每于情志不遂而加重，舌淡红或黯红苔薄白或薄黄，脉弦或弦数。

治法：疏肝理气，宣痹止痛。

方药：血府逐瘀汤加减。生地、当归、桃仁、红花、枳壳、赤芍、柴胡、桔梗、川芎、牛膝、甘草等。

方剂分析：本方取桃红四物汤与四逆散之主要配伍，加下行之牛膝与上行之桔梗而成。桃仁行滞而润燥，红花活血祛瘀而止痛；赤芍、川芎煮桃仁、红花活血祛瘀；牛膝入血分，性善下行，能祛瘀以止痛，并引瘀血下行，使血不郁于胸中，瘀热不上扰。生地黄甘寒，清热凉血，滋阴养血；合当归养血，使祛瘀不伤正；合赤芍清热凉血，以清瘀热。三者共奏养血益阴、清热活血之功。桔梗、枳壳，一升一降，宽胸行气，桔梗并能载药上行；柴胡疏肝解郁，升达清阳，与桔梗、枳壳同用，尤善理气行滞，使气行则血行。甘草调和诸药。合而用之，使血活瘀化气行，则诸症可愈。

②痰瘀互结证

症状：心胸疼痛，引及肩背，胸闷气短，头晕倦怠，肢体重着，舌体胖质暗淡，苔白腻，脉弦滑。

治法：燥湿化痰，活血通痹。

方药：温胆汤合失笑散加减。半夏、茯苓、陈皮、枳壳、竹茹、生蒲黄、五灵脂、红花、赤芍、白芍、生甘草等。

方剂分析：方中半夏辛温，燥湿化痰，和胃止呕。然证属胆热犯胃，痰热内扰，故配以甘淡微寒之竹茹清胆和胃，清热化痰，除烦止呕；与半夏相配，既化痰和胃，又清胆热，令胆气清肃，胃气顺降，则胆胃得和，烦呕自止。陈皮理气行滞，燥湿化痰；枳实降气导滞，消痰除痞，乃治痰须治气，气顺则痰消之理；茯苓渗湿健脾，以杜生痰之源；生姜、大枣和中培土，使水湿无以留聚。炙甘草益气和中，调和诸药。诸药合用，共奏清胆和胃、理气化痰、除烦止呕之效。加之苦咸甘温之五灵脂，入肝经血分，通利血脉，散瘀止痛；蒲黄甘平，行血消瘀，《神农本草经》谓其"消瘀血"，和五灵脂合用，加之红花、赤芍增强活血止痛之功。诸药并用，脉道通，瘀血除，诸症自解。

③寒凝血瘀证

症状：心胸疼痛，甚则胸痛彻背，四肢厥逆，胸闷气短，舌紫暗，苔薄白，脉沉迟或结代。

治法：通阳宣痹，化瘀止痛。

方药：瓜蒌薤白半夏汤合丹参饮加减。全瓜蒌、薤白、桂枝、半夏、芍药、生姜、丹参、白檀香、甘草等。

方剂分析：瓜蒌甘寒入肺，善于涤痰散结，理气宽胸。《本草思辨录》云："瓜蒌实之长，在导痰浊下行，故结胸胸痹，非此不治"。薤白辛温，通阳散结，行气止痛。二药配伍，化上焦痰浊，散胸中气机，为治胸痹之要药。桂枝辛温，合甘草温通心阳。丹参、檀香活血行气，气行则血行，血脉通畅，则疼痛自止。诸药合用，则阳气得宣，血脉得通，疼痛自止。

④阴虚血瘀证

症状：心胸作痛，痛引肩背，心悸怔忡，失眠口干，五心烦热，舌质嫩红，边有瘀点，苔少，脉细数或结、代。

治法：滋阴活血，宣痹止痛。

方药：一贯煎合桃红四物汤加减。北沙参、麦冬、当归、生地黄、枸杞子、川楝子、桃仁、红花、川芎、白芍等。

方剂分析：当归、枸杞养血滋阴柔肝；北沙参、麦冬滋养肺胃，养阴生津，意在佐金平木，扶土制木。佐以少量川楝子，疏肝泄热，理气止痛，复其条达之性。该药性虽苦寒，但与大量甘寒滋阴养血药相配伍，则无苦燥伤阴之弊。诸药合用，使肝体得养，肝气得舒，则诸症可解。合破血之桃仁、红花活血化瘀；以甘温之熟地、当归滋阴补肝、养血调经；芍药养血和营，以增补血之力；川芎活血行气、调畅气血，以助活血之功。诸药合用，瘀血祛、新血生、气机畅，则疼痛自除。

⑤气阴两虚证

症状：胸闷胸痛不舒，心悸气短，自汗乏力，口干少津，舌暗红，脉虚细。

治法：益气养阴通痹。

方药：生脉散、二至丸合失笑散加减。五味子、麦冬、人参、女贞子、旱莲草、五灵脂、蒲黄等。

方剂分析：方中人参、黄芪补益脾气，生津止渴；麦冬甘寒养阴，清热生津。人参、麦冬相伍，其益气养阴之功显著。五味子酸收，配人参则补固正气，伍麦冬则收敛阴津。三药相伍，一补一润一敛，治病阴虚之本。女贞子、旱莲草滋阴养血，和生脉散以加强养阴之功。加之苦咸甘温之五灵脂，入肝经血分，通利血脉，散瘀止痛；蒲黄甘平，行血消瘀，《神农本草经》谓其"消瘀血"，和五灵脂合用，加之红花、赤芍增强活血止痛之功。诸药并用，气血充，脉道通，瘀血除，诸症自解。

要使本期患者及家属了解虽然大血管出现病理改变，但绝非不可治疗，减轻患者思想负担。因为患者失掉工作能力以后，尚有较长的生存时间，故需鼓励患者把生活安排好，经常保持乐观和愉快的情绪，这样对延长生存时间和提高生存质量是有好处的；活动量应以轻度活动为主，量力而行，绝不可强忍、硬撑，可选择内养功练习，从而调息运气，放松入静，使全身经络疏通，气血流畅，对强制性的功法和运动应慎用；饮食总热量据体型和活动量而定，蛋白的摄入依肾脏功能而定；使用口服降糖药物或胰岛素控制血糖，避免低血糖的出现。

（五）分型论治

1. 阴虚燥热 心神不宁型

主症：口舌干燥，烦渴多饮，消谷善饥，便结尿赤，偶有心悸，五心烦热，失眠多梦，舌质红，苔薄黄而干，脉细数。早期轻度多见此型。

治则：滋阴清热 养心安神。

方药：生地、玄参、麦冬、葛根、天花粉、黄连、炙远志、丹皮、当归、丹参、柏子仁、珍珠母等。

2. 心气阴虚型

主症：口干乏力，偶现心悸或胸闷，气短，五心烦热，失眠健忘，面色少华，视物模糊，双目干涩，大便秘结，尿浊，舌质暗，苔薄白，脉细数或偶现结代。早期中、重度病变和晚期轻、中度病变多见此型。

治则：益气养阴。

方药：太子参、麦冬、五味子、细生地、首乌、黄精、丹参、葛根、天花粉、酸枣仁、川芎等。

3. 心气阳虚型

主症：神疲乏力，心悸胸闷，或有胸痛，肤色苍黄，畏寒肢冷，视物模糊，肢体麻木，下肢浮肿，大便溏，舌淡胖、边有齿痕，苔薄白，脉弦滑或结代。晚期中度病变多见此型。

治则：补气助阳。

方药：生黄芪、当归、太子参、葛根、五味子、麦冬、丹参、桂枝、全瓜蒌、茯苓、半夏、陈皮等。

4. 心阴阳两虚型

主症：气短乏力，心悸怔忡，时有心痛，全身浮肿，咳逆倚息不能平卧，纳谷不香，畏寒肢冷，腰膝酸软，泄泻，舌淡胖、质暗，苔白滑，脉沉迟或细数。甚者阴阳离决，四肢厥冷，冷汗淋漓，胸痛彻背，朝发夕死。晚期重度病变多见此型。

治则：益气滋阴温阳。

方药：人参、黄芪、麦冬、五味、金樱子、芡实、女贞子、旱莲草、丹参、川芎、郁金、桑白皮等。

虚阳欲脱症见大汗淋漓、肢厥、脉微欲绝者应用参附汤或四逆加人参汤以回阳救逆，同时用生脉针静脉点滴，此时当伍用西药急救。

（六）分候论治

1. 肝郁气滞

主症：口苦咽干、胸胁苦满、纳饮不香、舌暗苔黄、脉弦。

治法：舒肝解郁法。

方药：四逆散加减。柴胡、赤芍、白芍、枳壳、枳实、炙甘草、丹皮、栀子、当归、白术、茯苓、厚朴等。

方剂分析：方中柴胡入肝胆经，升发阳气，疏肝解郁，透邪外出；白芍敛阴养血柔肝，赤芍活血，丹皮、栀子兼能凉血，与柴胡合用，以补养肝血，条达肝气，可使柴胡升散而无耗伤阴血之弊。佐以枳实、枳壳、厚朴理气解郁，泄热破结，与白芍相配，又能理气和血，使气血调和。使以白术、茯苓、甘草，益气健脾。

诸药合用，气机通畅，郁证自除。

2. 血脉瘀阻

主症：口唇、舌质暗，甚则胸部刺痛、肢体麻木疼痛、舌下脉络曲张、脉细涩。主方中加入丹参、三七、鬼箭羽。偏寒者还可选用川芎、山楂、桃仁、红花、归尾；偏热者选用地龙、皂刺、生蒲黄、五灵脂等。

3. 湿热内停

（1）湿热中阻

主症：脘腹胀满、纳饮不香、时有恶心、身倦头胀、四肢沉重、大便秘结、舌胖嫩红、舌苔黄腻、脉弦滑。

治则：清热利湿。

方药：平胃散合茵陈蒿汤。苍术、陈皮、厚朴、生甘草、茵陈、山栀、大黄后下（大便转溏后减量）等。

方剂分析：本方苍术辛香苦温，入中焦能燥湿健脾，使湿去则脾运有权，脾健则湿邪得化。湿邪阻碍气机，且气行则湿化，故加芳化苦燥之厚朴，长于行气除满，且可化湿。与苍术相伍，行气以除湿，燥湿以运脾，使滞气得行，湿浊得去。陈皮理气和胃，燥湿醒脾，以助苍术、厚朴之力。合苦泄下降之茵陈清热利湿，苦寒之栀子清热降火，通利三焦，助茵陈引湿热从小便而去。大黄泻热逐瘀，通利大便，导瘀热从大便而下。甘草调和诸药，且能益气健脾和中。煎加姜、枣，以生姜温散水湿且能和胃降逆，大枣补脾益气以襄助甘草培土制水之功，姜、枣相合尚能调和脾胃。诸药合用，共奏清热化湿之功。

（2）湿热下注

主症：大便秘结、腰腿沉重、小便不爽、舌胖嫩红、苔黄白厚腻、脉弦滑数。

治则：化湿清利。

方药：二妙、四妙散加味。黄檗、苍术、牛膝、生薏米、狗脊、川断、木瓜、生大黄后下（便畅后减量）等。

方剂分析：方中黄檗苦寒燥湿清热，长于清下焦湿热；苍术辛散苦燥，长于健脾燥湿；牛膝补肝肾，强筋骨，引药下行；薏米甘淡利水渗湿，木瓜苦酸化湿，上述利水燥湿之药合用，导湿热从下焦而去。狗脊、川断合用，增强牛膝补肝肾之功。加之泻热逐瘀之大黄，通利大便，导瘀热从大便而下。诸药合用，湿热去，大便通。

4. 热毒侵袭

主症：咽喉肿痛，发热恶寒，便干尿黄，或下肢出现溃疡、破损，舌红苔黄，脉数。

治则：清热解毒。

方药：银翘解毒散加减。银花、连翘、菊花、桑叶、黄芩、地丁、黄连、生大黄后下（便畅后减药）等。

方剂分析：本方银花、连翘气味芳香，既能疏散风热、清热解毒，又可辟秽化浊，在透散卫分表邪的同时，兼顾温热病邪易蕴结成毒多夹秽浊之气的特点。桑叶、菊花味辛而性凉，功善疏散上焦风热，兼可清利头目，解毒利咽；黄芩、地丁、黄连苦寒清热解毒，凉血利咽；生大黄泻热逐瘀，通利大便，导瘀热从大便而下。诸药合用，共奏清热解毒、活血利咽之功。

5. 痰浊中阻

主症：心胸闷痛、形体肥胖、全身困倦、头晕目眩、脘腹痞满、纳呆呕恶、苔白腻、脉弦滑。

治则：行气化湿，和胃止痛。

方药：二陈汤加减。半夏、橘红、茯苓、甘草、生姜、乌梅、全瓜蒌、枳实、竹茹等。

方剂分析：方中半夏辛温性燥，善能燥湿化痰，且又和胃降逆。理气行滞，又能燥湿化痰。二者相配，寓意有二：一为等量合用，不仅相辅相成，增强燥湿化痰之力，而且体现治痰先理气，气顺则痰消之意；二为半夏、橘红皆以陈久者良，而无过燥之弊。茯苓健脾渗湿，渗湿以助化痰之力，健脾以杜生痰之源。瓜蒌、枳实、竹茹行气清热化痰。煎加生姜，既能制半夏之毒，又能协助半夏化痰降逆、和胃止呕；复用少许乌梅，收敛肺气，与半夏、橘红相伍，散中兼收，防其燥散伤正之虞。甘草健脾和中，调和诸药。诸药合用，气顺则痰消痛止。

6. 水饮内停

主症：心悸怔忡、咳逆喘息不得平卧、咯吐白色泡沫痰涎、下肢浮肿、泄泻、舌淡暗体胖边有齿痕、苔白滑、脉弦数滑。

治则：泻肺平喘。

方药：葶苈大枣泻肺汤加减。葶苈子、大枣、桑白皮、全瓜蒌、葛根、防己、车前子（包）、茯苓等。

方剂分析：本方葶苈破水泻肺，大枣护脾通津，乃泻肺而不伤脾之法，保全母气以为向后复长肺叶之根本。加之桑白皮、防己、车前子，助葶苈泻肺平喘之功。然肺胃素虚者，故加茯苓健脾利水渗湿以治病本。诸药合用，痰水泻，喘咳止。

7. 阴寒凝结

主症：突发心胸剧痛、得温痛减、四肢厥冷、苔白、脉沉迟或沉紧。

治则：温阳救逆。

方药：四逆汤加减。附子、干姜、桂枝、赤石脂、杜仲、川断、牛膝等。

方剂分析：方中附子辛甘大热，走而不守，能温肾壮阳以祛寒救逆，并能通行十二经，振奋一身之阳，生用则逐阴回阳之功更捷；干姜辛温，守而不救逆，并能通行十二经，振奋一身之阳，与附子相配，可增强回阳之功；甘草甘缓，和中缓急，温养阳气，并能缓和姜附燥热之性。加之补益肝肾之川断、牛膝、杜仲，诸药合用，功专效宏，可以奏回阳救逆之效。

糖尿病心脏病早期多见前四候，晚期七候均可见到。

五、单验方

近年来，众多医家在中医药理论的指导下，结合临床经验及现代药理实验研究成果，应用中药复方治疗糖尿病心脏病，临床验证多能取得满意的疗效。

1. 活络宁心汤　该方由黄芪、太子参、生地、葛根、丹参、全蝎、土鳖虫、灵芝、五味子、檀香、麦冬等药物组成。胸痛者加乳香、玄胡、三七；大便干结难下者加大黄、芒硝、瓜蒌仁；高血压者加珍珠母、枸杞子、菊花；血脂高者加泽泻、首乌、生山楂。方中黄芪、太子参、生地、麦冬益气养阴以固其本；丹参、葛根活络濡脉；全蝎、土鳖虫搜剔浊邪，化瘀通络；檀香理气宽胸而止痛；灵芝、五味子宁心定悸。诸药共奏，益气养阴强心，活血化瘀通络之功。现代药理研究认为，生脉散能提高心肌对缺氧的耐受力，减少心肌对氧和化学能量的消耗，促进心肌细胞恢复及保护在缺氧条件下的心肌细胞。灵芝含灵芝多糖，具有免疫调节、降血糖、降血脂、抗氧化、抗凝血、抑制血小板聚集等作用。丹参、葛根、全蝎、土鳖虫等活血通络之品，能扩张冠状动脉，增加冠脉血流量，抑制血小板聚集，降低血液黏稠度，修复损伤的血管内膜，进一步改善心肌缺血缺氧状态。另外，蝎毒对血小板聚集功能的影响有助于减少斑块形成，延缓动脉粥样硬化进程；全蝎提取液可通过抑制血小板聚集，减少纤维蛋白含量和促进纤溶系统活性（优降蛋白溶解时间缩短）

等因素抑制血栓形成。五味子有加强和调节心肌细胞和心脏小动脉的能量代谢、改善心肌营养和功能的作用。实验表明，五味子可改善心肌的性能，减少耗能量和耗氧量，有利于恢复心肌的正常功能，因其含有多种有效成分，能减少氧自由基对心肌细胞的损伤，对心肌缺血起保护作用，还能降压、降脂、抗血小板聚集。许成群采取活络宁心汤治疗糖尿病性冠心病40例，并与单纯西药组40例对照，取得较好疗效。临床研究显示其在调节血糖、血脂，改善心电图及临床症状等方面，具有一定的治疗作用，是糖尿病性冠心病气阴两虚、心脉瘀阻之有效方药。

2. 康心方　该方由西洋参5g，黄芪30g，炙甘草15g，当归10g，红花10g，黄精10g，全瓜蒌10g等组成，具益气养阴、活血行气之功效。方中黄芪为补气要药，合以西洋参、炙甘草、黄精益气养阴，使气阴充足，燥热去而血行；当归、红花养血活血而祛瘀；全瓜蒌宽胸理气。现代药理研究证实，黄精有降血糖、降血脂、抗动脉粥样硬化的作用；当归、红花有降血脂、抗心肌缺血及抑制血小板聚集等作用。瓜蒌有降低血清总胆固醇的作用，其水提物可使血糖先上升后下降，最后复原；对肝糖原、肌糖原无影响。全方共奏益气养阴、活血行气之效，切中病机，因而疗效确切。王天鹏等观察在降糖治疗的基础上采用康心方对糖尿病并发冠心病的临床疗效。将67例入选患者随机分为两组，均予常规治疗，治疗组加用康心方，以30天为1疗程，比较两组心电图疗效、血糖及血脂改善情况。结果治疗组心电图疗效优于对照组；两组治疗后血糖、血脂均有明显改善，而以治疗组改善更明显。可通过改善冠状动脉血流量，抗心肌缺血，降血脂及抑制血小板聚集，起到治疗糖尿病并发冠心病的作用。

3. 滋阴活血方　该方由生地黄、熟地黄、黄芪、山茱萸、丹参、墨旱莲等药物组成。中药方中以丹参、黄芪、熟地黄为君，即在活血化瘀基础上加用黄芪、熟地黄、生地黄、山茱萸、墨旱莲等，诸药配伍，共奏滋补肝肾、活血化瘀之功。此方以滋阴活血为治则，活血之品多燥易伤阴液，加重阴虚；滋阴之药多滋腻，易阻气机，加重血瘀，益气、滋阴、活血三法合用，相得益彰，行气不伤正，补而不滋腻，谨守病机灵活施治，可有效改善血液流变学指标，改善微循环，在降糖降脂等方面亦有明显效果，从而达到预防和减轻并发症，提高远期疗效的目的。现代药理研究表明，熟地黄有抗脂质过氧化和对抗凝血酶及内毒素的作用；黄芪对血糖有双向调节作用，同时可增强心肌收缩力；丹参活血化瘀通脉，有扩张血管、降低血压及抗缺氧的作用，从而达到降低血糖、抗心肌缺血、降低血脂、改善血液的高黏状态、抗脂质氧化损伤、调节代谢紊乱等作用。动物实验研究表明，滋阴活血方预处理对缺血级联损伤的心肌有保护作用，能减轻心肌的缺血再灌注损伤，其机制主要是一种内源性保护机制，可增强超氧化物歧化酶（SOD）的活力，降低丙二醛（MDA）的含量，从而抗心肌缺血再灌注（ischemia reperfusion，IR）引起的自由基损伤，减弱或消除细胞因子或炎性介质的过度释放所致的损伤，从而达到对细胞的保护作用，为该药更有效地应用于临床治疗疾病提供了可靠的理论依据。张玉璞等在西医常规治疗的基础上，加用中药滋阴活血方治疗 2 型糖尿病合并冠心病 36 例，研究结果证明该方能明显降低血脂、血小板凝集率，改善血糖、血液流变学、心电图及临床症状。因此，滋阴活血法治疗糖尿病合并冠心病对于疾病的综合诊治，改善糖尿病合并冠心病患者的预后，提高生存质量产生积极作用，具有临床实用意义，同时对减少患者的整体医疗费用，也具有积极的社会意义。

4. **通络生脉饮**　自拟通络生脉饮由生脉饮、旋覆花汤、活络效灵丹去乳香、没药加山萸肉组成。具体药物为：人参、泽兰、五味子、红花各 9g，麦冬、旋覆花、当归各 12g，丹参 15g，山茱萸 18g。该方取法名方，生脉饮出自《内外伤辨惑论》，功效益气生津，敛阴止渴。现代药理研究表明，该方具有减轻胰岛素抵抗及增加心肌细胞线粒体 ATP 合成等作用。旋覆花汤出自《金匮要略五脏风寒积聚病篇》，乃治络病之祖方，新绛现已不易得，易以泽兰、红花，二者均为通利血脉要药，该方具有强心、增加冠脉血流量、抑制血小板聚集等作用。活络效灵丹出自《医学衷中参西录》，张锡纯言其善治"气血凝滞、经络湮淤"，加山萸肉是因其"收涩之中兼具条畅之性，大能收敛元气，流通血脉"（张锡纯语），深合糖尿病心脏病机。现代药理研究亦表明，山萸肉能降低血糖，提高肝糖原的含量，并可增强心肌收缩力、扩张血管；丹参能降糖，改善糖尿病患者红细胞的变形及聚集，降低血液黏度；当归能调节免疫、双向调节凝血，还能抗氧化、清除自由基及改善末梢神经和血管的功能。红花有降血脂、抗心肌缺血及抑制血小板聚集等作用。人参皂甙能明显增加脑血流量、改善脑供血不足。五味子有加强和调节心肌细胞和心脏小动脉的能量代谢、改善心肌营养和功能的作用。实验表明，五味子可改善心肌的性能，减少耗能量和耗氧量有利于恢复心肌的正常功能，因其含有多种有效成分，能减少氧自由基对心肌细胞的损伤，对心肌缺血起保护作用，还能降压、降脂、抗血小板聚集。麦冬提取物具有明显的抗心肌缺血作用并呈一定的量效关系。麦冬抗心肌缺血和心肌梗死的作用可能与保护心肌的 SOD 活性、防止心肌细胞脂质过氧化及改善脂肪酸代谢有关。同时麦冬总皂苷对培养心肌细胞缺氧再给氧损伤具有保护作用。麦冬多糖（2g/d）明显改善胰岛素敏感性，使周围组织对胰岛素抵抗降低。李鸿泓等以益气养阴、化瘀通络法为法，自拟通络生脉饮为主治疗糖尿病心脏病 50 例。研究结果证明，该方不仅能使糖尿病患者血糖控制趋于稳定，同时对中医证候积分、立卧位心率差、30/15 比值、E/A 比值均有明显改善，可延缓并阻止糖尿病心脏病早期向晚期发展的过程。

5. **糖心通**　该方由黄芪、人参、山萸肉、生地、葛根、麦冬、白芍、菊花、五味子、山楂、田七、丹参、牡蛎等中药材制成。现代药理研究表明，黄芪、人参、山萸肉、生地、麦冬具有降血糖、调节糖代谢的作用；黄芪对血糖有双向调节作用，同时有增强心肌收缩力；人参皂甙能明显增加脑血流量、改善脑供血不足；山茱萸有抗糖尿病的作用，山茱萸醇提取物对四氧嘧啶和肾上腺素性糖尿病大鼠有明显的降血糖作用。山茱萸粉剂、乙醚提取物及进一步分离的乌苏酸均能明显地降低血糖、尿糖、饮水量和排尿量，说明乌苏酸是山茱萸抗糖尿病的活性成分。麦冬提取物具有明显的抗心肌缺血作用并呈一定的量效关系。麦冬抗心肌缺血和心肌梗死的作用可能与保护心肌的 SOD 活性，防止心肌细胞脂质过氧化及改善脂肪酸代谢有关。同时，麦冬总皂苷对培养心肌细胞缺氧再给氧损伤具有保护作用。麦冬多糖（2g/d）明显改善胰岛素敏感性，使周围组织对胰岛素抵抗降低。葛根、白芍、菊花、五味子具有保护心肌的作用；山楂具有防治动脉粥样硬化、抗血小板聚集的作用，山楂中黄酮类化合物 3，4，5，7- 四羟基黄酮 -7- 葡萄糖苷（lut）和芦丁（rut），使 KCI 收缩后离体兔骨股动脉环节产生剂量依赖型血管舒张；田七具有保护心肌、防治缺血再灌注损伤的作用；丹参能降糖，改善糖尿病患者红细胞的变形及聚集，降低血液黏度，具有抗氧化、抗凝的作用；牡蛎具有降脂、抗凝血、防止血栓形成、提高机体免疫力的作用。钱秋海等临床观察自拟方糖心通合剂对糖尿病心脏病的保护作用，并对其作用机制进行临床研究。研究者结合多年临床经验，总结糖尿病心脏病的主要病机为脾肾亏虚、肝失条达，瘀毒互结痹阻心脉，据此提出糖尿病心脏病固本调肝活血解毒的治疗大法，并以此为组方原则制成糖心通合剂。研究结果证实，糖心通对患者症状、体征、心肌供血有明显的改善作用，并且能显著改善本病患者的血糖以及糖化血红蛋白水平，能显著降低患者高同型半胱氨酸（Hcy）、脂联素（APN）的水平。

6. 清消三热饮　清消三热饮为全国著名老中医周仲瑛教授根据消渴病"湿热、燥热、瘀热"三热的特点拟定的复方，组成为：黄连 3g，佩兰 10g，天花粉 15g，赤芍药 10g，丹参 10g，泽兰 10g，鬼箭羽 10g，太子参 10g，生地黄 10g。方中黄连、佩兰清中化湿、芳香悦脾以治湿热；生地黄、天花粉清热润燥、滋养阴津以治燥热；赤芍药、丹参清热凉血、化瘀通络以治瘀热；泽兰祛瘀升清，鬼箭羽通瘀破血，使之血行津布则燥热自解，活血化瘀则阴液自生；太子参益气养阴以治其本。诸药合用，共达湿热、燥热、瘀热并治、气阴双补之效。现代药理研究表明，黄连中小檗碱具有显著的抗心律失常作用，能防治因氯化钙、乌头碱及冠状动脉结扎所诱发的动物心室性心律失常，还能治疗如室早、房早、房室接连区期前收缩、阵发性房颤、慢性房颤、阵发性室上速，且多例临床发现小檗碱能与其他抗心律失常药物协同作用。心肌电生理研究表明，其可稳定心肌电活动，延长心肌细胞动作电位时程（APD）和有效不应期，轻度降低 0 相上升速率，使单相传导阻滞变为双相传导阻滞，消除折返激动。另外，阻断延迟激活钾通道（KV）可能是其延长 APD、发挥抗心律失常的重要机制之一。小檗碱及同系物对充血性心力衰竭的患者有增加心肌收缩力，降低外周阻力，改善心功能的作用，对缺血性心肌具有保护作用，能显著缩小大鼠冠脉结扎后的心肌梗死范围，抑制血清游离脂肪酸的增高，降低梗死后病理性 Q 波的发生率。小檗碱能稳定细胞膜结构，提高心肌自身的抗氧化能力，减少炎症反应的发生及心肌酶的释放。同时小檗碱（黄连素，BBR）可以降低血糖并改善糖耐量异常，并能显著增强胰岛素的敏感性，有利于糖尿病的治疗。YIN 等发现小檗碱对新发的 2 型糖尿病患者的空腹血糖、餐后血糖、糖化血红蛋白和甘油三酯均具有降低作用。天花粉乙酸乙酯提取物和凝集素粗品具有较强的降糖作用，其中以凝集素部位为佳，凝集素为天花粉降糖的主要有效部位。生地黄水提取液、生地黄多糖都能显著降低血糖。郑开明等以自拟清消三热饮治疗 2 型糖尿病伴心脑血管病变 32 例。临床试验证明，高 Hcy 血症是心、脑血管疾病新的独立危险因子，高 Hcy 血症可通过抑制内皮细胞内谷胱苷肽过氧化物酶 -1、SOD 活性而增加氧自由基、脂质过氧化物产物生成，降低内皮细胞的抗羟自由基功能，增加内皮细胞的氧化负荷，导致内皮功能障碍，造成内皮细胞损伤，影响脂代谢，刺激血管平滑肌细胞增殖，激活凝血因子，使凝血和抗凝系统失衡等，引起动脉硬化的发生、发展，促进血栓的形成。清消三热饮能够使 2 型糖尿病心、脑血管病变患者血清中 Hcy 降低、超氧化物歧化酶（SOD）升高，从而有效改善内皮细胞功能，减少内皮细胞损伤，对 2 型糖尿病心脑血管并发症起到良好的防治作用。

7. 益气养阴活血　该方组成为：太子参、丹参、黄芪各 30g，麦冬、当归、白芍各 15g，天花粉 20g，葛根、川芎、红花各 10g。太子参、麦冬、天花粉、白芍、葛根等益气滋阴增液；当归、丹参、川芎、红花活血化瘀，疏通经脉。现代药理学研究表明，丹参能降糖，改善糖尿病患者红细胞的变形及聚集，降低血液黏度，当归能调节免疫，双向调节凝血，还能抗氧化，清除自由基及改善末梢神经和血管的功能。黄芪能强心，利尿，扩冠，增强抗缺氧能力，增加心输出量。张捷等以益气养阴活血汤配合西药治疗糖尿病心脏病 36 例，在改善患者症状方面明显优于单纯西药治疗对照组。现代药理学研究表明，丹参能降糖，改善糖尿病患者红细胞的变形及聚集，降低血黏度，当归能调节免疫，双向调节凝血，还能抗氧化，清除自由基及改善末梢神经和血管的功能。

8. 通络止痛汤　该方组成为：黄芪 30g，生地黄 20g，地龙 15g，太子参 15g，麦冬 12g，五味子 10g，赤芍药 10g，川芎 10g，红花 10g，香附 10g，香橼 10g，乌药 10g。方中黄芪、生地黄益气养阴；太子参、麦冬、五味子为生脉散之变通，三药合用益气养阴、强心复脉；川芎、赤芍、红花活血化瘀，加用虫类药物地龙明显增强活血通络之功效；香附、香橼、乌药理气而助活血通络。诸药合用，共奏益气养阴、活血通脉止痛之功效。现代药理研究表明，黄芪对血糖有双向调节作用，同时有增强心肌收缩力，同时可以强心，利尿，扩冠，增强抗缺氧能力，增加心输出量。麦冬提取物具有明显的抗心肌缺血作用并呈一定的量效关系。麦冬抗心肌缺血和心肌梗死的作用可能与保护心肌的 SOD 活性，防止心肌细胞脂质过氧化及改善脂肪酸代谢有关。同时麦冬总皂苷对培养心肌细胞缺氧再给氧损伤具有保护作用。麦冬多糖（2g/d）明显改善胰岛素敏感性，使周围组织对胰岛素抵抗降低。五味子有加强和调节心肌细胞和心脏小动脉的能量代谢、改善心肌营养和功能的作用。实验表明，五味子可改善心肌的性能，减少耗能量和耗氧量有利于恢复心肌的正常功能，因其含有多种有效成分，能减少氧自由基对心肌细胞的损伤，对心肌缺血起保护作用，还能降压、降脂、抗血小板聚集。红花有降血脂、抗心肌缺血及抑制血小板聚集等作用。杨作典等采用自拟通络止痛汤治疗糖尿病合并冠状动脉粥样硬化性心脏病心绞痛 60

例，并与地奥心血康口服治疗 60 例对照观察，结果表明，通络止痛汤在改善患者症状及改善心电图缺血情况等方面疗效均优于对照组。

复方治疗糖尿病心脏病临床研究情况如表 2.1 所示。

表 2.1　复方治疗糖尿病心脏病临床研究情况

第一作者	方剂名	组成	治疗有效率	出处
许成群	活络宁心汤	黄芪、太子参、生地、葛根、丹参、全蝎、土鳖虫、灵芝、五味子、檀香、麦冬	观察指标明显优于对照组且有统计学意义	《云南中医学院学报》2008 年第 3 期
王天鹏	康心方	西洋参、黄芪、炙甘草、当归、红花、黄精、全瓜蒌等	88.57%	《中国中医急症》2008 年第 8 期
张玉璞	滋阴活血方	生地黄、熟地黄、黄芪、山茱萸、丹参、墨旱莲等	83.33%	《河北中医》2008 年第 8 期
李鸿泓	通络生脉饮	人参、泽兰、五味子、红花、麦冬、旋覆花、当归、丹参、山茱萸	84%	《浙江中医杂志》2008 年第 11 期
钱秋海	糖心通合剂	黄芪、麦冬、五味子、丹参、鬼箭羽、莲子心等	90%	《中国医药导刊》2009 年第 1 期
郑开明	清消三热饮	黄连、佩兰、天花粉、赤芍药、丹参、泽兰、鬼箭羽、太子参、生地黄	观察指标明显优于对照组且有统计学意义	《河北中医》2009 年第 1 期
张捷	益气养阴活血汤	太子参、丹参、黄芪、麦冬、当归、白芍、天花粉、葛根、川芎、红花	91.7%	《浙江中医杂志》2010 年第 1 期
杨作典	通络止痛汤	黄芪、生地黄、地龙、太子参、麦冬、五味子、赤芍药、川芎、红花、香附、香橼、乌药	观察指标明显优于对照组且有统计学意义	《河北中医》2010 年第 8 期

六、中成药治疗

中成药具有便于携带、使用方便等特点，用于临床治疗依从性强。近年来的许多相关研究证明，应用中成药治疗糖尿病心脏病能取得较为满意的疗效。

1. 糖心宁胶囊　由黄芪、天花粉、山茱萸、荔枝核、石菖蒲、黄连、葛根、人参、水蛭、山药等中药组成，针对糖尿病性冠心病气阴两虚血瘀病机而设，具有益气养阴、活血化瘀功效。以动物实验研究糖心宁胶囊的作用机制，采用链佐菌素造高血糖大鼠模型，并对高血糖大鼠模型进行冠脉结扎术造心肌缺血模型。结果：糖心宁胶囊能显著降低高血糖模型大鼠空腹血糖，提高其胰岛素分泌能力，降低其总胆固醇（CHO）、甘油三酯（TG）、低密度脂蛋白（LDL）水平，升高高密度脂蛋白水平（HDL），并能够明显改善心肌缺血模型大鼠心肌缺血状态。结论：糖心宁胶囊具有清除脂质过氧化物，对抗或消除动脉粥样硬化斑块的作用。能显著改善冠脉左前降支结扎引起的心肌缺血大鼠的异常心电图，延长其存活时间。同时临床研究也表明，糖心宁胶囊能显著降低糖尿病合并冠心病患者空腹血糖及24h尿糖定量水平，降低纠正脂质代谢紊乱，减轻血液高黏滞状态，纠正循环障碍，明显改善患者胸闷、胸痛、气短等心肌供血不足症状和异常心电图，具有扩张冠状动脉、改善心肌缺血等作用。

2. 糖心保胶囊　由西洋参、猪苓、藏红花、黑木耳、福寿草、麦冬、葛根、玉竹等药物组成。糖心保胶囊是以中医理论为基础，根据中医辨证，结合现代中药药理研究成果研制而成。本品为纯中药制剂，能培元固本，滋阴益气，活血化瘀，调节人体脏腑功能，改善症状，本方组成首先考虑在辨证基础上，在鼓舞人体正气、调整人体免疫的基础上，解决心肌缺血、保护心肌、抗心脏传导系统损伤、降低血糖等问题。着重于滋阴益气、活血化瘀，结合现代研究以达到辨证与辨病结合、局部与整体兼顾的目的。糖尿病心脏病多表现为阴虚燥热，气阴两虚、血瘀阻滞等证型，各型虽有区别，但总因心阴虚、心气虚而引起。阴虚则内热；气虚则运血无力、血行迟缓，而致瘀血阻滞，故治疗法则为益气滋阴、活血化瘀。传统中医学认为：西洋参滋阴益气扶正等作用；麦冬养心滋阴，清热除烦，为本方中的主要药物。猪苓利尿、消肿；红花、黑木耳活血化瘀；玉竹、葛根佐参麦清热除烦；福寿草补心通心络。现代研究表明，西洋参具有强心、心肌保护作用；麦冬具有强心作用；猪苓具有提高机体免疫力作用；红花、黑木耳具有抗凝及修复血管作用；玉竹、葛根对糖尿病性神经损伤，尤其是心脏传导系统损伤具有拮抗作用。另外，国内外研究表明，西洋参、麦冬、玉竹具有降血糖作用，福寿草具有强心、抗心律失常作用。诸药合用共奏滋阴益气活血化瘀的功效。临床观察糖心保胶囊治疗糖尿病心脏病150例，将应用肠溶阿司匹林、硝酸酯类治疗的患者90例作为对照组，结果显示糖心保胶囊治疗组临床症状和体征（心悸、胸闷、气短、憋气、呼吸困难等）的改善明显优于对照组，心功能各项指标改善明显优于对照组，并且临床实际疗效显著。患者申某，女，66岁，农民，糖尿病史14年。胸闷、憋气等症状间断发作7年，高血压病7年。现症见：口渴、多饮乏力、胸闷、憋气，活动后加重，双下肢水肿等症状。于2001年3月18日就诊。查 T 36.8℃、P 80次/分、R 17次/分、BP 150/100mmHg。口唇发紫，双肺呼吸音轻，可闻干湿锣音。心率80次/分，律齐，未闻及杂音。肝脾未触及，双下肢不肿。舌质暗，苔黄厚，脉沉细。心电图示窦性心律，ST-T改变。血脂：CH 7.03mmol/L，TG 4.24mmol/L，HDL-CH 0.81mmol/L，LDL-CH 4.02mmol/L，VLDL-CH 2.20mmol/L。血流变：全血黏度低切14.29，中切7.66，高切6.61。全血还原黏度低切27.72，中切14.04，高切12.79。空腹血糖9.60mmol/L。心脏三位片，心脏外形正常，心胸比例正常。心功能三项指标53.32mL、4.2L、2.18。中医诊断：消渴病胸痹、证属阴虚血瘀。西医诊断：糖尿病并冠心病、并高血压、并高脂血症、高黏滞血症。住院后予常规应用降压药物、调脂药，糖心保胶囊3粒日3次，4天后症状减轻，继用糖心保胶囊。1天后胸闷、憋气基本好转，心电图窦性心律、心率76次/分、ST-T恢复正常，血液黏度正常，空腹血糖6.7mmol/L。心功能三项指标63.66mL、5.10L、3.02。

3. 通心络胶囊　由人参、水蛭、全蝎、赤芍、蝉蜕、土鳖虫、蜈蚣、檀香、降香、乳香、酸枣仁、冰片等12味中药组成的纯中药制剂，具有益气活血，通络止痛的功效。用于冠心病心绞痛属心气虚乏、血瘀络阻证。方中人参补益络气，气旺则血运通畅为君药；水蛭逐瘀通络，全蝎通络散结为臣药；土鳖虫逐瘀通络，辅水蛭逐络中之瘀；蝉蜕息风止痉，助蜈蚣、全蝎祛风解痉；赤芍凉血散瘀，可制约人参之温性；酸枣仁养血安神，以助逐瘀不伤正，合为佐药；檀香、乳香、降香、冰片气芳香，使诸药入络而通窍共为使药。诸药合用，益气固本以扶正，活血通络，祛风解痉而祛邪，气旺而血运，使心脑脉络畅通。现代药理学研究结果显示，通心络胶囊能够促进血流；对脂质代谢进行有效调节，显著降低胆固醇和血脂水平；扩张冠状动脉，有效抑制冠状动脉痉挛；抗凝、防止血管重构；增加心肌血流量，改善心肌重构，降低外周血管阻力，减轻心脏前后负荷，减少心绞痛发作及降低心律失常，从而保护心肌顺应性，改善心肌收缩功能。长期服用有助于从根本上改善冠状动脉粥样硬化，缓解心绞痛的临床症状。其治疗动脉粥样硬化（AS）的作用机制为：①改善内皮功能，防治内皮损伤，通心络可明显增高SHR血清一氧化氮（NO）浓度和超氧化物歧化酶（SOD）活性，降低内皮素-1（ET-1）、丙二醛（MDA）水平，提示通心络胶囊可能具有改善血管内皮功能作用。通心络胶囊能明显改善人外周血内皮祖细胞的数量和增殖能力，并在一定浓度范围内具有明显的时效与量效关系，起到血管损伤后的内皮修复作用。通心络胶囊对高血脂、糖尿病、血管紧张素Ⅱ（AngⅡ）、高同型半胱氨酸血症等所致内皮功能损伤同样具有保护作用。②抑制血管内皮炎症，通心络胶囊可以降低急性冠脉综合征患者的血清细胞间黏附分子（ICAM-1）、血管细胞黏附分子（VCAM-1）及超敏C-反应蛋白（hs-CRP）水平，具有明显的抗炎作用。③抑制血管内皮细胞凋亡，内皮细胞的损伤已被视为引起AS的始动环节，通心络胶囊能够通过激活PI3K/Akt信号通路活性，来上调缺氧诱导因子-1α（HIF-1α）的表达，从而提高缺氧细胞的增殖活性，降低缺氧内皮细胞的凋亡率。通心络胶囊可以保护内皮细胞免受软脂酸诱导的损伤，其机制可能是通过AMPK途径增加了内皮细胞的抗氧化能力，认为这可能是通心络胶囊对血管具有保护作用的原因。④对易损斑块的影响，通心络胶囊可显著降低斑块内环氧化酶-2（COX-2）的活性，减少MMP-1的表达和斑块内细胞的凋亡，进一步证实通心络胶囊与辛伐他汀同样具有促进斑块稳定的作用。⑤对血液脂质成分的影响，研究证实，通心络胶囊具有积极的调脂作用，通心络胶囊具有调脂、稳定易损斑块的作用并与辛伐他汀疗效相当，而且与他汀联用其效果明显优于单用他汀。⑥对血小板的影响，通心络胶囊能够起到抑制血小板功能、降低阿司匹林抵抗患者的血小板聚集值、改善阿司匹林抵抗现象的作用，从而帮助患者达到减少血栓发生的目的，对防治原发性高血压伴糖尿病引起血栓性疾病的并发症具有积极作用。⑦对凝血—纤溶系统的影响，通心络胶囊能明显提高大鼠的抗凝血酶–Ⅲ活性和D–二聚体含量，抑制角叉菜胶所致大鼠实验性血栓形成，从而有类肝素样的抗凝和增强继发性纤溶作用。通心络胶囊可通过改善冠心病心绞痛患者的凝血纤溶功能，抑制冠状动脉内血栓的形成，改善冠心病不稳定心绞痛症状，防止心绞痛的发生。临床观察通心络胶囊治疗糖尿病合并冠心病的疗效，结果显示，在常规西药治疗的基础上，加用通心络胶囊治疗糖尿病合并冠心病，能明显缓解心绞痛和改善心电图，并能明显降低糖尿病患者的血糖，疗效显著。

4. 糖冠康胶囊　由玄参、黄芪、丹参等中药组成，玄参滋阴养血，黄芪益气补血，丹参补血活血，诸药合用，具有益气养阴、活血化痰的作用，创立者认为"奇恒柔弱、内热熏蒸、伤津耗气、血稠液浓、瘀阻痰凝"是糖尿病性冠心病病机新理论，设立"益气养阴、活血化痰"的治疗原则，经过临床实践的经验研制了糖冠康胶囊方，用于气阴两虚夹痰瘀型糖尿病性冠心病。系统临床观察总有效率达91.18%，显效率为55.88%，提示糖冠康胶囊对糖尿病性冠心病有较好的疗效。用于气阴两虚夹痰瘀型糖尿病性冠心病实验研究结果表明，糖冠康胶囊对实验性糖尿病性冠心病大鼠有明显的降血糖、降血脂作用；能明显降低垂体后叶素所致糖尿病性冠心病大鼠心电图T波峰值、对抗ST段的抬高，明显降低心肌酶的释放，对实验性糖尿病性冠心病大鼠心肌缺血具有明显的保护作用。

5. 糖心康胶囊　本方由地黄、黄芪、山萸、枸杞、丹参、黄连、藿香等组成。方中以地黄、黄芪益气滋阴为君；山萸肉、枸杞、丹参补益肝肾，化瘀通络为臣；黄连清热、化痰为佐；藿香芳香行散为使。诸药相伍，共奏益气养阴、活血祛瘀、化痰通脉之功，适用于消渴并胸痹，气阴两虚，瘀痰阻络之证。现代药理研究表明：地黄有抗脂质过氧化和对抗凝血酶及内毒素DIC的作用；黄芪有双向调节血糖，增强心肌收缩力，扩张外周血管及抗缺氧等作用；山萸有抑制血小板聚集和降低血液黏滞度，增强心肌收缩力，扩张外周血管及降血糖的作用；黄连有降血糖、降压、抗心律失常、正性肌力及抗心肌缺血的作用；丹参有抗心肌缺血和抑制血栓形成的作用；藿香有解痉、镇痛和拮抗钙离子的作用。糖心康胶囊能调节糖代谢活性，有效降低FBG、PBG和HbA$_1$c水平，减缓糖尿病血管并发症的发生；降低DM合并CHD患者TC、TG和LDL-C、ox-LDL，提高HDLC，从调整脂质代谢角度对DM并发CHD有积极防治作用；糖心康胶囊还可明显改善心电图ST-T段心肌缺血、降低血压。糖心康胶囊防治糖尿病合并冠心病，是其药物多靶标作用的结果。研究表明，糖心康胶囊可能通过调整糖脂代谢紊乱，抗脂质过氧化，抑制蛋白质非酶糖化，保护血管内皮细胞等途径，改善糖尿病合并冠心病患者临床症状和心功能。

6. 开心胶囊　由西洋参、麦冬、香附、苍术、川芎、山栀、红花、蒲黄、五灵脂、山楂等药组成，实由生脉散、越鞠丸和失笑散加减成方，西洋参、麦冬两者配伍，一补一清，仿生脉散之意，益气养阴生津。西洋参益气兼以养阴，麦冬养阴润燥兼补益心肺，二者气阴双补共为君；苍术、香附、川芎、山栀、山楂为越鞠丸去神曲加山楂，因为心血痹阻贯穿整个糖尿病心脏病的始终，所以活血化瘀之力尤应加重。山楂不仅能消食化积，更有活血散瘀之功，故以之代神曲。苍术燥湿健脾，香附行气解郁，川芎活血化瘀，山栀清热利湿，山楂健脾开胃，活血化瘀，五药合用行气开郁，使气机流畅，脾气健运，痰湿瘀郁无由而生。王伦说："气、血、痰三病，多有兼郁者，或郁而生病，或病久而生郁……"，糖尿病心脏病病机主要表现为气、血、痰三者为病，越鞠丸所主之气、血、痰、火、湿、食等郁结，与糖尿病心脏病标实证中痰湿、血瘀、气郁等诸郁有共通之处，故用之以收异曲同工之效，上述五药为臣；蒲黄、五灵脂、红花进一步加强活血化瘀、通络止痛之功，共为佐使。诸药合用，既益气养阴，又理气健脾，燥湿化痰，活血祛瘀开郁，使补而无壅滞之虞，通而无耗散之忧，共奏补虚、清热、化痰、行瘀、解郁之功效，符合糖尿病心脏病的病因病机。现代药理学研究也证实了方中的药物有良好的调整心血管功能的药理作用。开心胶囊治疗糖尿病心脏病的作用机制可能为：①改善血液流变学、改善血小板功能，防止或减少血栓的扩张血管，减轻心肌总负荷，增加心肌的氧供。②调节脂质代谢，减少脂质在血管内膜下的沉积，改善冠脉内皮功能，提高冠脉储备功能。③拮抗和阻断 ET 的释放，改善了外周血管和冠脉血管收缩所致的心肌缺血。④改善胰岛素抵抗，增强胰岛素效应，抗动脉粥样硬化和心肌缺氧，从而延缓和减少糖尿病心脏病发生和发展，降低血浆 ET 水平。临床观察中药开心胶囊对糖尿病心脏病患者心肌缺血和血液流变学的影响，发现其并没有直接降低血糖的作用，但它通过降低血液黏度，改善血浆黏度和红细胞压积，增加红细胞的变形能力，降低纤维蛋白原，使血液流动性增强，提高红细胞携氧能力，改善组织器官的灌流量，增加心肌的氧供，防止或减少血栓的形成，从而减轻心肌总负荷，防治糖尿病心脏病的发生发展。

7. 参芦颗粒　由红参芦头、丹参、石菖蒲、川芎、地龙、葡萄籽（碎）、海带浸膏粉等中药组成。方中重用红参芦头益气健脾、养阴生津，丹参、当归、川芎、地龙理气通络、活血化瘀，石菖蒲、海带浸膏粉、葡萄籽祛湿化痰、破积软坚，诸药合用，以立益气养阴、活血祛痰之法。针对糖尿病性冠心病气阴两虚、血瘀痰郁的主要病机，调节脏腑功能，纠正阴阳失衡，改善患者症状，从而起到降糖、降脂、降黏、降纤作用，并且可以改善心室的舒缩功能，缓解心肌缺血缺氧状态，改善心功能。参芦颗粒组方上，首次加入了海洋食品和葡萄籽等植物。研究表明，海带含碘量高达 0.2% ～ 0.4%，可作为药用，而且是优良的海产蔬菜。每百克海带干品中含有胡萝卜素 0.57mg，维生素 B_1 0.09mg，维生素 B_2 0.36mg，烟酸 16mg，蛋白质 8.2g，脂肪 0.1g，糖 57g，无机盐 12.9g，钙 2.25g，铁 0.15g，粗纤维 9.8g，热量 262kcal，特别是糖类、褐藻酸、甘露醇等。其中，海带中含有大量的碘，有助于身体内的甲状腺机能的提升，对于热量消耗及身体新陈代谢相当有帮助，进而达到减重及控制体质量的目的。葡萄籽油中含有丰富的不饱和脂肪酸、亚油酸、维生素 E 和原花青素（OPC），其中 OPC 是目前自然界中发现的抗氧化、清除自由基能力最强的物质，其抗氧化活性为维生素 E 的 50 倍、维生素 C 的 20 倍，它能预防多种疾病的发生，特别是对心血管疾病，同时能护理皮肤，预防衰老。临床观察参芦颗粒对 2 型糖尿病性冠心病患者血糖、临床症状、心电图及血浆内皮素（ET）、一氧化碳（NO）水平的影响，结果显示，参芦颗粒能够明显改善气阴两虚血瘀痰郁型糖尿病性冠心病患者的糖代谢及临床症状，症状改善总有效率高达 97.4%，并可通过降低血浆 ET 水平，升高 NO 水平，起到保护内皮功能的作用，对防治糖尿病及其心血管并发症有积极意义。

8. **心可舒片**　主要由三七、丹参、葛根、木香、山楂等组成，具有较强的活血化瘀、行气止痛的效果。方中丹参味甘微苦、微寒，归心肝经，活血凉血、祛瘀止痛，清心除烦，清血中之火，故能安神定志，为君药；三七味甘微苦，止血化瘀、消肿止痛为臣药；山楂化瘀导滞、化痰行气；葛根行气通络；木香行气散血为佐药。全方共奏活血止痛，行气化痰之功。有研究表明：丹参的有效成分丹参酮ⅡA可抑制血小板的聚集、扩张血管；三七的有效成分三七皂苷能降低血黏度、抑制血小板聚集、扩张血管、降低血脂；葛根的有效成分葛根素能扩张血管、抑制细胞内 Ca^{2+} 聚集；山楂的有效成分槲皮素可保护受损细胞，减少缺血损伤，降血脂、扩张血管；木香的有效成分木香内酯可扩张血管。丹参配伍三七比例为 10∶3 时，对家兔抗血小板聚集作用最佳；丹参与山楂合用能明显降低血浆中的三酰甘油、胆固醇、低密度脂蛋白。现代研究表明，心可舒片具有改善血液流变性、血流动力学、微循环，降血脂，增强心肌保护作用，改善血管内皮功能，抑制肝药酶活性，改善心率变异性，降低炎症反应，改善动脉弹性等作用。诸药合用，不仅增强冠脉血流量、抑制血小板聚集、降低血黏度，而且还有抗血栓、促纤溶、改善微循环的功效。心可舒不单改善冠心病某一方面指标，而是从多方面治疗冠心病，可缓解冠心病心绞痛症状，抑制血小板聚集，降低总胆固醇、三酰甘油、低密度脂蛋白，可有效地缓解抑郁和焦虑，改善供血而减少冠心病伴期前收缩的发生。心可舒可通过抗凝、降脂、改善供血、缓解不良情绪等方面综合治疗冠心病。另外，心可舒片的降脂作用，可减少脂质在动脉管壁内膜下及细胞内的积聚，从而作用于冠脉粥样硬化及血栓形成的重要环节，阻止糖尿病性冠心病的发生和发展。

9. **步长稳心颗粒**　由党参、黄精、三七、琥珀、甘松组成，有益气养阴、定悸复脉、活血化瘀之功。党参为君药，甘平不燥，《本草正义》谓其"健运中气，本与人参不甚相远，……健脾而不燥，养血而不偏滋腻，振动中气而无干燥之弊"。本方用之补中益气，生津养血，定精神，定惊悸，治气血亏虚之心悸、怔忡、头晕。黄精为臣，味甘而厚腻，滋心阴，养心血，益脾气，与君药合用，气阴双补以治本。三七甘温，善化瘀血，活血定痛，兼有补益之力，能助黄精补养心血；琥珀活血化瘀、镇心定悸安神，既可助诸药行气血又能镇悸定志。两药合用，化瘀、止痛、安神以治标，与党参相配，益气活血，共为佐药。甘松芳香行气，开郁散滞，疏肝理脾，使君臣补而不滞，与佐药相伍，可调畅气血为使药。诸药配合，共奏益气养阴、活血化瘀、定悸复脉之功。本方气阴双补以治本，化瘀安神以治标，补虚而不恋邪，化瘀而不伤正，善能治疗糖尿病心脏病心律失常属气阴两虚证。现代药理学研究表明，党参主要成分有益气强心、活血化瘀的作用，能明显抑制二磷酸腺苷（ADP）诱导的血小板聚集，降低凝血因子和血液黏稠度，具有防止血栓形成的作用，还能改善冠状动脉的血液循环情况，增加心脏输血量，降低心肌耗氧量；黄精具有强心作用，还能抗动脉粥样硬化、降低血脂和血压、增加冠状动脉的血流量；三七的主要有效成分为三七皂苷（PNS）、人参二醇皂苷（PDS）、人参三醇皂苷（PTS），三种成分都能对抗氯化钡、乌头碱等引起的心律失常，同时可抑制血小板聚集，降低血液黏稠度，改善微循环，增加冠状动脉血流量；琥珀是一种树脂化石类中药，可"安五脏，定魂魄，消瘀血，通五淋"；甘松提取物的主要成分为缬草酮和甘松酮，伴有强烈的松节油香气，具有理气止痛、开郁醒脾的功效，可有效抑制折返激动和延长动作电位。动物实验和临床研究发现，缬草酮具有膜稳定作用，对心肌钠通道（I_{Na}）、L钙通道（$I_{Ca^{2+}}L$）、延迟整流钾通道（I_K）和瞬时外向钾通道（I_{to}）均有阻滞作用，且呈一定的浓度依赖性。另外，稳心颗粒在延长动作电位时程的同时能缩短跨室壁复极离散度，表明其无致心律失常作用。因此，稳心颗粒可能是通过保持心肌细胞膜的稳定性、改善缺血心肌的能量代谢发挥抗心律失常作用。现代药理研究表明，稳心颗粒组方具有抗扩张血管，增加血流量、改善微循环及抑制血小板聚集等药理作用。临床观察步长稳心颗粒对2型糖尿病合并冠心病心绞痛的疗效及安全性，结果显示，步长稳心颗粒能明显改善患者临床症状、血液流变学指标及心脏缺血状态，无明显毒副作用，总有效率达87.5%，疗效满意。

10. 益气通络胶囊　由黄芪、太子参、麦冬、五味子、枸杞子、生地黄、玄参、丹参、川芎、枳壳、水蛭粉、三七粉等药物组成。方中以黄芪、太子参补益心气治本为主药；辅以麦冬、五味子、枸杞子、生地黄、玄参养阴生津，固护心阳，复振心脉；佐以川芎、丹参、水蛭、三七活血化瘀治标，再加枳壳宽中下气，条达气机。全方以补为主，以补为通，通补兼施，补而不壅塞，通而不损正气。临床观察益气通络胶囊治疗糖尿病合并冠心病心绞痛总有效率高达96.7%。现代药理研究表明，黄芪、太子参、麦冬、五味子、枸杞子、生地黄、三七均有降血糖及心脏正性肌力作用，枸杞子、丹参、三七还有降脂作用，丹参、川芎、三七均能扩张冠状动脉，改善心肌缺血；水蛭有抗凝血、抗血栓作用，并可降低血液黏稠度，改善微循环。因此，益气通络胶囊能有效地改善糖尿病合并冠心病心绞痛患者临床症状。

11. 五参口服液　由西洋参、黄芪、南北沙参、三七、丹参、降香、苦参等组成。方中西洋参甘寒味苦，入心、肺、肾经，功能益气养阴，清热生津，调补五脏，安神除烦。黄芪甘温，入肺、脾、肝、肾经，功能补肺健脾。二药相配，滋养五脏，气和而生，心脉贯通，血运不息滋而不燥，补而不腻，共为君药。南、北沙参性微寒味甘微苦，入肺胃二经，功能养阴清肺、益气化痰，助君药西洋参、黄芪补益肺气，使心脉贯通，血运不息滋补阴精，使津液密布，血行不止，共为臣药。三七性温味甘微苦，入肝、胃二经，活血散瘀、消肿定痛；丹参性微寒味苦，入心、肝二经，活血凉血、养心安神；降香性温味辛，入肝、脾二经，行气活血、散瘀止痛；三药相配，行气活血、散瘀止痛、养心安神，使瘀血尽除，血脉贯通，共为佐药。苦参性寒味苦，入心、肝、胃、大肠、膀胱五经，功能清热燥湿、利尿消肿，以之为使药。诸药合用，共奏益气养阴、活血通络之功。全方集扶正祛邪于一身，气阴双补而不滋腻，活血通络而不伤正，使五脏滋养，气和而生，心脉贯通，血运不息，从而有效地防治消渴并发胸痹。现代药理研究表明，西洋参具有抗心律失常、抗心肌缺血、抗心肌氧化、增强心肌收缩力的作用，同时具有降低血糖、调节胰岛素分泌、促进糖代谢和脂质代谢的作用；黄芪具有降低血脂，提高血液抗氧化能力，同时降低肝脏的脂质沉积，提高肝脏的抗氧化能力，保护肝脏的功能；三七可促进心室舒张，增加心搏出量，从而减轻心肌缺血的损伤程度。此外，三七还有显著降低胆固醇的作用；丹参可促进冠脉侧支循环重建，从而改善心肌缺血状态，修复损伤的心肌细胞；南、北沙参具有抑制体液免疫及提高细胞免疫的作用；降香具有抗血栓形成的作用；苦参对心脏有明显的抑制作用，可使心率减慢，心肌收缩率减弱，具有明显的抗心律失常作用。现代研究表明：五参口服液能调节血脂代谢、调节平衡；保护血管内皮细胞，从而延缓动脉硬化的发生、发展；能改善实验大鼠的缺血心电图；对心肌细胞有较好的保护作用；消退主动脉内膜脂质斑块。临床观察五参口服液联合普罗帕酮治疗糖尿病心脏病伴发心律失常的疗效，结果显示治疗组总有效率为81%，显著优于单用普罗帕酮对照组，并能够明显减轻单独应用西药的不良反应。

中成药治疗糖尿病心脏病临床研究情况如表2.2所示。

表2.2　中成药治疗糖尿病心脏病临床研究情况

药物名称	组成	治疗有效率	研究出处
糖心宁胶囊	黄芪、天花粉、山茱萸、荔枝核、石菖蒲、黄连、葛根、人参、水蛭、山药	88%	《新中医》2001年第1期
糖心保胶囊	西洋参、猪苓、藏红花、黑木耳、福寿草、麦冬、葛根、玉竹	97.3%	《中国乡村医药杂志》2002年第3期
通心络胶囊	人参、全蝎、蜈蚣、蝉蜕、土鳖虫、水蛭	95.2%	《安徽中医学院学报》2004年第5期
糖冠康胶囊	玄参、黄芪、丹参等	91.18%	《中医药信息》2005年第2期
糖心康胶囊	地黄、黄芪、山萸、枸杞、丹参、黄连、藿香	87.3%	《中成药》2005年第6期

续表

药物名称	组成	治疗有效率	研究出处
开心胶囊	西洋参、麦冬、香附、苍术、川芎、山栀、红花、蒲黄、五灵脂、山楂	85%	《江苏中医药》2006年第2期
参芦颗粒	红参芦头、丹参、石菖蒲、川芎、地龙、葡萄籽（碎）、海带	97.4%	《中国现代药物应用》2008年第5期
心可舒片	三七、丹参、葛根、木香、山楂	92%	《中国社区医师》2008年第19期
步长稳心颗粒	党参、黄精、三七、琥珀、甘松	87.5%	《云南中医中药杂志》2009年第7期
益气通络胶囊	黄芪、太子参、麦冬、五味子、枸杞子、生地黄、玄参、丹参、川芎、枳壳、水蛭粉、三七粉	96.7%	《河北中医》2009年第7期
五参口服液	黄芪、三七、西洋参、北沙参、南沙参、苦参、丹参、降香	80.83%	《湖北中医杂志》2010年第8期

七、单味中药

近年来，针对单味中药及其有效成分防治糖尿病心脏病的研究逐渐增多，利用这些研究成果，可以为中西医结合治疗糖尿病心脏病提供新的方法和思路，提高临床疗效和研究水平。

1.灯盏花　灯盏花是菊科植物短葶飞蓬干燥全草，又名灯盏细辛、东菊，首载于《滇南本草》，其味辛、微苦，性温。功能散寒解表，活络止痛，消积。主治感冒，风湿痹痛，瘫痪，胃痛，牙痛，小儿疳积，骨髓炎，跌打损伤。灯盏花素是从灯盏细辛全草中分离出的一类黄酮类成分，主要为灯盏花甲素和灯盏花乙素等成分，具有扩张脑血管的作用，可改善脑微循环，增加脑血流量，增加外周、冠脉和心肌血流量，抑制血小板聚集，减少脂质过氧化，增强纤溶活性，降低血液黏滞度。研究显示，灯盏花素具有广泛的药理活性，其临床应用也不断得以拓展。灯盏花素具有改善胰岛素抵抗及调节糖脂、防治糖尿病神经病变的作用，可以改善糖尿病肾病中肾脏的损伤，灯盏花素与山莨菪碱联合治疗糖尿病足，具有很好的协同作用，能缓解疼痛，活跃和疏通微循环，降低血液黏稠度，使聚集的血细胞解聚，减轻血管内皮的损伤，从而改善下肢缺血、缺氧。灯盏花素可削减糖尿病对睾丸的损害，保护生殖功能，也可减少血管的新生，缓解糖尿病视网膜病变进程还可以通过减少肝脂质堆积和氧化应激改善糖尿病肝损害。

灯盏花素具有降血糖、调节血脂作用，对高脂血症、动脉硬化、周围神经病变、糖尿病足等糖尿病并发症，能起到一药多用的作用，与其他药物联用，也具有较好的辅助作用。对于糖尿病心脏病，灯盏花素可明显改善糖尿病大鼠心功能、减轻脂质过氧化损伤和减少心肌转化生长因子（transforming growth factor β_1，TGF-β_1）、核因子 κB（nuclear nuclear factor-κB，NF-κB）的表达，可减轻糖尿病大鼠心肌的病理改变，保护糖尿病大鼠心脏功能，从而抑制糖尿病大鼠心肌的纤维化，来发挥对糖尿病大鼠心脏的保护作用。灯盏花素可以降低血浆神经肽（nerve peptideY，NPY）水平，改善糖尿病大鼠心功能和心肌细胞肥大现象，并可改善糖尿病大鼠的一般生理状况。灯盏花素在糖尿病大鼠心肌缺血再灌注损伤中有显著的作用，通过清除氧自由基，降低血清和心肌中的 MDA，降低心肌层细胞间黏附分子（intercellular adhesion molecule1，ICAM-1）蛋白水平的表达，增加血清中和心肌 SOD 和谷胱甘肽过氧化物酶（glutathione peroxidase，GSH-Px）的活性，并能增加在心肌线粒体中 Na^+-K^+-ATP 酶、Mg^{2+}-ATP 酶、Ca^{2+}-ATP 酶的表达。灯盏花素通过调节蛋白激酶 C（protein kinase C，PKC）、蛋白磷酸酶抑制剂 -1（protein phosphatase inhibitor-1，PPI-1）、受磷蛋白（phospholamban，PLB）和 Ca^{2+}-ATP 酶，对糖尿病心肌病有保护作用。灯盏花素通过抑制 PKC 抑制糖尿病心肌肥大，而 PKC 通过 PKC/NF-κB/c-fos 信号通路，对糖尿病心肌病有保护作用。临床观察灯盏花素注射液治疗糖尿病缺血性心脏病，能使患者的胸闷、心悸、胸痛、心前区不适等症状减轻或消失，改善静息心电图 ST 段压低和 T 波变化，降低血液流变学的全血高切还原黏度、全血低切还原黏度、血浆黏度、红细胞压积，对抗心肌缺血，疗效满意。

2. 山茱萸　山茱萸为临床常用中药材，其性微温，味酸，归肝、肾经。功能补益肝肾，收敛固涩。主治头晕目眩，耳聋耳鸣，遗精滑精，小便频数，虚汗不止，妇女崩漏。现代医学研究证实，其具有抗炎、调节免疫、对抗失血性休克、降血糖、保护血管内皮细胞、抑制血小板聚集、改善心功能、抗心律失常等广泛的药理作用。山茱萸环烯醚萜总苷（ICO）为山茱萸的主要有效成分之一，实验研究表明，山茱萸环烯醚萜总苷可使糖尿病大鼠血糖下降，NO、一氧化氮合酶（NOS）水平升高，血浆 ET 水平降低，心指数下降，减轻模型大鼠的心肌肥大、组织细胞增生及间质水肿，抑制心肌纤维化，提示 ICO 可部分恢复 NO 和 ET 的动态平衡，减轻心肌肥大的程度，对糖尿病早期心脏病变有一定的保护作用。

山茱萸环烯醚萜苷不仅能够降低血糖，防治糖尿病，而且具有良好的防治糖尿病并发症如心脏病变、肾功能病变等的功效。山茱萸环烯醚萜苷的化学结构主要包括闭环、裂环环烯醚萜苷及环烯醚萜二聚体，其基本母核结构为含有环状烯醚及醇羟基的环烯醚萜醇。目前，已经从山茱萸中提取纯化得到环烯醚萜苷有莫诺苷、马钱子苷、山茱萸苷、7-O- 甲基莫诺苷、7- 脱氢马钱子苷、獐牙菜苷、山茱萸新苷和脱水莫诺苷等。其中，马鞭草苷、马钱苷及脱氢马钱苷为环戊烷型环烯醚萜苷；莫诺苷、7-O- 甲基莫诺苷、7-O- 乙基莫诺苷为裂环环烯醚萜苷；山茱萸新苷 II 为双环烯醚萜苷，是马钱子苷和莫诺苷通过醚键相连得到的具有特殊结构的一类化合物。环烯醚萜总苷能减弱胰岛 β 细胞损伤或改变受损的 β 细胞，安全、有效、毒副作用小，具备多靶点、多效应、多功能性，其降低血糖的同时，可有效防治糖尿病并发症，是理想的防治糖尿病的活性成分。

其作用机制为：①改善胰岛素抵抗。2 型糖尿病是一类由于胰岛素抵抗而引起葡萄糖利用障碍的疾病。山茱萸环烯醚萜总苷可刺激机体分泌雌激素及黄体酮，明显改善由于胰岛素抵抗作用而引起的葡萄糖利用障碍。刘薇等考察了山茱萸环烯醚萜总苷对自发性糖尿病小鼠（KKAy）的医治功效，以中度肥胖的糖尿病 KKAy 小鼠为研究模型，考察山茱萸环烯醚萜总苷在改良糖尿病小鼠胰岛素抵抗方面的功效，发现山茱萸环烯醚萜总苷可以有效降低小鼠体内的胰岛素水平，从而降低小鼠血脂，改善胰岛素抵抗。Kitada 等研究发现，山茱萸环烯醚萜总苷能够明显降低糖尿病小鼠的脂肪指数，同时降低小鼠血清中的胰岛素、AST、ALT、TG、TC、HDL、TNF-a、IL–6、IL–1β 等的水平，可以改善 2 型糖尿病小鼠体内胰岛素抵抗，降低 2 型糖尿病小鼠肝脏组织中的 p-ERK1/2、p-P65、p-P38、p-JNK1/2 蛋白表达水平。②对有丝分裂原蛋白激酶（MAPKs）及其信号通路的影响。山茱萸环烯醚萜苷分子结构中含有 OH 基团，属于供电子基团。OH 基团能够释放出氢原子，氢原子与自由基结合后即可阻断由活性氧介导的链式反应，从而降低机体的氧化应激水平，使得 ERK1/2、JNK1/2、P65 和 P38 蛋白避免受到氧化应激刺激而发生磷酸化，从而抑制 NF-κB 和 MAPKs 炎症信号通路激活，发挥改善糖尿病大鼠胰岛素抵抗和肝损伤的效果。李小可等考察山茱萸提取物再降糖和分解脂肪方面的功效，发现山茱萸提取物能够对 3T3–L1 脂肪细胞分解葡萄糖产生影响，同时可以分解脂肪，并对 ISO 诱发的脂肪分解产生抑制。③对脂肪细胞葡萄糖转运体（GLUTS）的作用。葡萄糖跨膜转运能够经过葡萄糖转运体（GLUT4）发挥葡萄糖代谢的限速作用，GLUT4 是胰岛素调控的葡萄糖转运和摄取过程的重要转运蛋白，脂肪组织 GLUT4 选择性表达减少是导致 2 型糖尿病主要原因。钱东生等对山茱萸环烯醚萜苷进行醇提，并将醇提物给予 2 型糖尿病大鼠模型灌胃治疗。一个月后发现 GLUT4mRNA 表达量上调，说明山茱萸环烯醚萜苷可修复 2 型糖尿病大鼠胰岛细胞，刺激大鼠体内胰岛素分泌，促使葡萄糖转运体 GLUT4 转移并快速转运葡萄糖，加速外周组织对葡萄糖的摄取率从而降低大鼠体内血糖水平，发挥对 2 型糖尿病大鼠的治疗作用。④对高糖或 AGEs 培养肾小球系膜细胞增殖和 Na^+，K^+–ATP 酶活性的影响。Na^+，K^+–ATP 酶可改变反应细胞膜结构和功能的完整性，是维持生物体细胞膜电化学电位梯度重要的蛋白酶。许惠琴等研究发现，山茱萸环烯醚萜总苷能够抑制高糖或 AGEs 对 GMC 的过度增殖，降低 Na^+，K^+–ATP 酶的活性。

山茱萸环烯醚萜总苷对 2 型糖尿病心脏病变的调节，通过四氧嘧啶诱导法构建糖尿病小鼠模型，考察山茱萸环烯醚萜总苷对该糖尿病小鼠心肌损伤的改良作用，发现山茱萸环烯醚萜总苷能够较好的改良小鼠心肌肥大程度。有学者研究发现，山茱萸环烯醚萜总苷不仅具有降低糖尿病大鼠血糖水平的功效，同时可以降低大鼠心肌肥大的发病率，在一定程度上抑制 2 型糖尿病心脏病。时艳等通过高脂饲养结合四氟嘧啶腹腔注射对小鼠进行糖尿病造模，研究山茱萸环烯醚萜总苷在防治糖尿病小鼠心脏病变方面的功效，发现山茱萸环烯醚萜总苷能够提高糖尿病小鼠血清中的 NO 和 NOS 程度，使小鼠血浆中的 ET 水平下降，减弱糖尿病小鼠心肌肥大水平。

3. 沙棘　又名沙枣、酸柳果，是蒙古族和藏族的常用中药材，1977 年首次被卫生部正式收载于《中国药典》，沙棘在我国药用历史悠久，早在唐代《月王药诊》《四部医典》和清代《晶珠本草》中均记载了沙棘的医药用途，具有较高的药用价值。其性温，味酸、涩。功能止咳化痰，健胃消食，活血散瘀。主治咳嗽痰多，肺脓肿，消化不良，食积腹痛，胃痛，肠炎，闭经，跌打瘀肿。现代医药学研究证实，沙棘含有多种维生素、微量元素、氨基酸和有机酸、菇类、黄酮类等多种活性物质。研究表明，其具有消炎、杀菌、止痛和促进组织再生等特殊功效，在抑制肿瘤细胞、抗辐射、抗衰老、增强机体活力和免疫力等方面都显示出独特的疗效。黄酮是其主要药理活性成分。动物实验研究表明，沙棘总黄酮可明显减轻糖尿病大鼠心肌组织损伤程度，从而减缓糖尿病心肌病变的发生。其抗心肌细胞凋亡的作用机制可能与抑制 Bax 表达和增强 Bcl-2 表达有关。

沙棘黄酮是沙棘总黄酮（total flavones of hippophae rhamnoides，TFH）的简称，是沙棘中含有多种黄酮成分的一组化合物，主要包括异鼠李素、槲皮素、山柰酚及其苷类、芦丁等成分。现代药理研究证实，沙棘黄酮在循环、免疫、神经、内分泌等系统中发挥作用，可用于糖尿病心脏病的治疗。①降血糖。沙棘黄酮能有效地控制糖尿病大鼠血糖水平，纠正其物质代谢紊乱。能极显著地降低链脲佐菌素（STZ）糖尿病大鼠血糖、果糖胺、血脂水平，而且对高浓度葡萄糖、果糖及乙二醛引起的蛋白质非酶糖基化反应有极其显著抑制作用。另外，沙棘黄酮对正常小鼠的血糖、血脂具一定的降低作用，并可抑制糖异生。②抗心肌缺血。沙棘黄酮能增加受试小鼠的心肌营养血流量，改善心肌微循环，降低心肌氧耗，能对抗垂体后叶素所致的急性缺血性心肌损伤。沙棘黄酮能增强正常人心肌的收缩性能和心脏泵功能，还能降低外界阻力，增加血管弹性。静注沙棘黄酮可明显增强心衰犬的心脏泵功能和心肌收缩性能，并可明显改善心肌舒张性能。进一步研究发现，沙棘黄酮能明显减轻大鼠心肌再灌注损伤区超微结构病理改变的发生，对心肌缺血、再灌注损伤可产生明显保护作用。沙棘黄酮对离体大鼠工作心脏缺血后心功能及血流动力学各指标有不同程度的改善作用，并且通过比较发现沙棘黄酮明显优于银杏总黄酮（TFG）。③改善心肌细胞功能。沙棘黄酮有增加心肌细胞收缩力的作用，并且这种作用具有量-效关系；而与细胞内钙离子转运未显示出量效关系。因此，可以推断在小剂量范围内，沙棘黄酮是一种不依赖钙离子内转运而增加心肌细胞收缩力，从而有效改善心衰的中药。沙棘黄酮也可使培养大鼠心肌细胞动作电位时程（APD）缩短及 4 相除极斜率降低。还可抑制毒毛花苷 G 诱发豚鼠乳头状肌心律失常。④抗心律失常。沙棘黄酮具有抗心律失常的作用，对离体大鼠心脏可显著延长缺氧性心律失常出现时间，提高室颤阈值，延缓房室传导；可轻度延长离体豚鼠左房功能不应期，明显对抗乌头碱诱发离体豚鼠右房节律失常的作用。沙棘黄酮可使离体大鼠心脏心率明显减慢，对麻醉大鼠 ECGP-R 间期和心率具有明显延长和减慢作用，对急性心肌缺血所致心率减慢也有显著对抗作用，并呈良好的量效和时效反应关系，提示其负性肌力、负性频率和负性传导作用类似于钙拮抗剂。沙棘黄酮可明显对抗培养心肌细胞团自发性搏动节律失常，还可使培养乳鼠心肌细胞搏动频率显著降低，搏动幅度下降，并可使异常自发搏动节律转为有规律的搏动，表明沙棘黄酮可能具有钙拮抗作用。⑤改善心肌肥大。沙棘黄酮可通过抑制核转录因子 NF-κB 信号传递系统的激活，引起细胞内相关分子表达调控机制改变，从而发挥改善心肌肥大的作用，且抑制 NF-κB 的作用与沙棘黄酮间存在浓度依赖关系。NF-κB 是细胞核内重要核转录因子，NF-κB 的激活与抑制同心血管疾病的发生、发展和逆转有关，也因此从分子药理水平证实沙棘黄酮对高血压及慢性心力衰竭等疾病造成的心肌肥大有治疗作用。⑥抗血栓形成。沙棘黄酮可明显降低大鼠高切变率下的血液黏度和血浆黏度，改善血液流变性和血流动力，抑制动静脉环路血栓的形成和发展。沙棘黄酮对花生四烯酸诱发的血小板聚集有明显的抑制作用，并呈现一定的量效关系。沙棘黄酮静脉给药对动物体内血栓形成有显著的抑制作用，并有与阿司匹林相似的抑制血栓形成的作用。沙棘黄酮可促进前列腺素 I2（PGI2）的生成，抑制血栓素A2（TXA2）的生成，能提高大鼠血浆 PGI2/TXA2 的比值，且这一作用显著强于阿司匹林组。提示沙棘黄酮既能降低血液中脂质的含量，又能通过增加 PGI2 的分泌而改善 PGI2 与TXA2 之间的动态平衡，也许可以取代不良反应多的阿司匹林而用于防治血栓形成。

4. 丹参　《神农本草经》首载丹参，谓"丹参味苦微寒无毒，主攻心腹邪气，肠鸣幽幽如走水，寒热积聚，破癥除瘕，止烦满，益气"，其味苦，性微寒，归心、心包、肝经，功能活血祛瘀，调经止痛，除烦安神，凉血消痈，是临床极为常用的活血化瘀类传统中药。现代药理学研究表明，丹参能扩张冠状动脉，增加冠状动脉血流量、改善心肌的缺血症状，并且可以促进心肌损伤的恢复。缩小心肌梗死范围；能提高心肌耐缺氧能力，进而对缺氧心肌起到保护的作用；能改善微循环，促进血液流速；能扩张血管，降低血压。能改善血液流变性，降低血液强度，抑制血小板和凝血功能，激活纤溶，对抗血栓形成，能保护红细胞膜。能调节血脂，抗动脉粥样硬化斑块的形成；保护血管内皮细胞，抗心律失常；抗炎，抗脂质过氧化，以保护肝细胞的损伤，促进肝细胞的再生，进而发挥抗肝纤维化等作用。近年来以丹参为主要成分的中成药制剂，如复方丹参滴丸、复方丹参注射液、丹红注射液等，在临床中得以大量应用，治疗冠心病、心绞痛、缺血性脑血管病、脑梗死等疾病取得较为满意的疗效。

丹参酮 II A 是由丹参中分离提取出的脂溶性有效单体，属二萜醌类化合物，丹参酮 II A 对心血管系统药理作用如下：①保护心肌作用。丹参酮 II A 通过抗氧化作用进而保护心肌，杨萍等实验发现丹参酮 II A 可呈浓度依赖性显著降低乳酸脱氢酶（LDH）活性及MDA 含量，增加总抗氧化能力（T-AOC）、SOD、GSH-Px、CAT 活力。刘畅等探究丹参酮 II A 对大鼠心肌细胞 H9C2 氧化损伤的保护作用，发现丹参酮 II A 高剂量组心肌细胞存活率显著增高，LDH 和 MDA 水平降低，SOD 水平升高。表明丹参酮 II A 可维持心肌细胞中 SOD 的活性，提高对氧自由基的清除能力，降低 MDA 等脂质过氧化反应的发生，进而减轻 ROS 介导的脂质过氧化对细胞膜结构及功能的损伤，从而实现其对心肌细胞的氧化应激状态的保护作用。曲震理的研究也发现，丹参酮ⅡA 可能通过其抗氧化的作用对阿霉素所致氧化损伤的心肌细胞起到保护作用，其通过抑制 micro RNA-1 的表达发挥保护心肌细胞的作用。单宏丽等的研究发现，丹参酮ⅡA 通过降低 P38MAPK 的活性，下调生长激素释放因子（SRF）和肌细胞增强因子 2（MEF2）的表达，进而抑制 microRNA-1 的表达，改善心肌离子通道失衡，进而发挥保护心肌细胞的作用。李雪连等以体外建立的心肌细胞缺氧模型为研究对象，分析和探讨了丹参酮ⅡA 参与调节 micro RNA-1 对缺氧诱导大鼠乳鼠心肌细胞损伤的保护作用机制，进一步发现丹参酮ⅡA 通过下调胞内 mi R-1 的表达，降低 mi R-1 的过表达引起细胞（Ca^{2+}）释放，发挥其对心肌细胞的保护作用。丹参酮ⅡA 通过多种作用机制改善心肌缺血再灌注损伤，进而发挥对心肌细胞的保护作用。吴晓倩、何丽姗的实验研究发现丹参酮ⅡA 预处理对大鼠缺血再灌注损伤后心脏的舒缩功能有改善作用，并可以减少心肌细胞的损伤和坏死，提示丹参酮ⅡA 具有抗心肌缺血再灌注损伤作用。丹参酮ⅡA 能通过 PI3K/Akt 信号通路减少心肌细胞的凋亡，降低梗死面积，改善心功能而产生抗心肌缺血再灌注损伤作用。Zhang 等研究丹参酮ⅡA 预处理对糖尿病大鼠心肌缺血再灌注损伤的作用发现，丹参酮ⅡA 可能通过 PI3K/Akt 信号通路减轻心肌缺血再灌注损伤；Zhang 等进一步研究发现，丹参酮ⅡA 通过 PI3K/Akt/FOXO3A/Bim 信号通路发挥作用；Yuan 等研究发现，丹参酮ⅡA 通过 PI3K/AktmPTP 信号通路，进而减轻心肌缺血再灌注损伤，产生抗心肌缺血再灌注损伤作用。吴爱萍等研究丹参酮ⅡA 对心肌缺血再灌注损伤的保护机制，实验发现缺血再灌注组凋亡心肌数量较多，相对于缺血再灌注组，丹参酮ⅡA 能明显减少凋亡心肌细胞数量，提示丹参酮ⅡA 对缺血再灌注心肌具有保护作用。实验发现丹参酮ⅡA 组能显著诱导 JAK2 磷酸化表达增加，而 JAK/STAT 信号通路的激活又能够抑制凋亡，保护心肌细胞，在心肌缺血再灌注损伤保护机制中具有核心作用，这也提示丹参酮ⅡA 可能是通过激活 JAK2 信号通路发挥心肌保护作用，通过调节凋亡相关蛋白的表达，进而减少心肌细胞凋亡，减轻缺血再灌注造成的心肌损伤。赵峻峰等实验研究发现，丹参酮ⅡA 预处理缺血再灌注 I/R 细胞后，I/R 细胞内 MDA 水平显著下降，细胞早期凋亡率降低，I/R 细胞内 Notch1、Hes1mRNA 及 HIF-1αmRNA 表达水平也都显著降低，说明丹参酮ⅡA 可能是通过抑制 Notch 信号通路的活化进而发挥防治心肌 I/R 损伤的作用。
②扩张冠脉。Yang 等利用猪冠状动脉血管平滑肌研究丹参酮ⅡA 磺酸钠的舒血管作用。发现丹参酮ⅡA 磺酸钠通过激活调控大电导 Ca^{2+} 激活的 K^+ 通道进而产生血管舒张作用。Wu 等研究丹参酮ⅡA 对离体大鼠冠状小动脉的影响及作用机制，发现丹参酮ⅡA 诱导的冠状小动脉的内皮依赖性血管舒张中一氧化氮（NO）和细胞色素 P450 的代谢物起重要作用。温建东采用麻醉犬在体心脏实验法观察丹参酮ⅡA 磺酸钠注射液对麻醉犬血流动力学的影响。观察记录了麻醉犬舒张压（DAP）、心率（HR）、测量心输出量（CO）和冠脉流量（CBF）、

SV（每搏输出量）、CI（心脏指数）、SI（心搏指数）、TTI（总耗氧指数）、TPVR（总外周血管阻力）等指标，发现表明丹参酮ⅡA磺酸钠注射液可明显扩张冠状动脉，进而显著增加冠脉流量，并且能够降低动脉血压，减小总外周血管阻力，从而降低心脏后负荷；可以在不明显增加左心室内压的情况下，显著增加每搏输出量。范学民、卢小燕采用同期随机对照的方法观察丹参酮ⅡA磺酸钠治疗慢性心力衰竭的疗效。将71例慢性心力衰竭患者随机分为对照组36例和观察组35例，2组患者均采用常规治疗方案，观察组另外予丹参酮ⅡA磺酸钠。记录2组患者治疗前后心脏冠脉血流动力学数据：左前降支的收缩期峰流速（SPV）、舒张期峰流速（DPV）、时间速度积分（CTVI）左室射血分数（LVEF）。发现各指标都有提高，说明丹参酮ⅡA磺酸钠能有效增加CHF患者冠状动脉的血流量，改善心肌缺血，从而提高心脏泵血功能。③抗动脉粥样硬化。大量研究证明，丹参酮ⅡA通过抑制血管平滑肌细胞增殖、抗低密度脂蛋白引起的内皮细胞损伤、抑制炎性反应及抗血小板凝集、血栓形成等多重作用机制发挥其抗导致动脉粥样硬化的作用。抑制血管平滑肌细胞增殖抗动脉粥样硬化，血管平滑肌细胞的增殖和迁移是动脉硬化症状（atherosclerosis，AS）发生发展中的重要事件。丹参酮ⅡA能显著降低血管内膜的增厚，抑制平滑肌细胞增殖和迁移。沈晓君等研究丹参酮ⅡA对兔动脉粥样硬化病灶凋亡相关基因表达的影响发现，丹参酮ⅡA可上调AS病灶血管平滑肌细胞中葡萄糖调节蛋白78（GRP78）的表达，进而抑制同型半胱氨酸（Hcy）诱导的血管平滑肌细胞增殖。Li等研究发现丹参酮ⅡA能通过抑制丝裂原活化蛋白激酶（mito-gen-activated protein kinase，MAPK），下调c-fos表达从而减少颈动脉球囊损伤大鼠的内膜增生，进而抑制血管平滑肌细胞增殖。Wu等研究在高糖模仿糖尿病但没有血脂异常的情况下丹参酮ⅡA磺酸钠（STS）是否对血管平滑肌细胞（VSMC）的增殖和迁移有抑制作用，发现STS通过激活AMPK抑制高糖诱导的血管平滑肌细胞增殖和迁移，对增殖的抑制可能归因于激活AMPK-p53-p21信号通路，对迁移的抑制可能归因于激活AMPK/NF-κB信号轴。陈芳等的研究发现，丹参酮ⅡA可上调内质网应激蛋白BIP基因表达，诱导CHOP的转录，从而激活CHOP/GADD153细胞凋亡通路，进而促进过度增殖的VSMC凋亡，抗低密度脂蛋白引起的内皮细胞损伤抗动脉粥样硬化。Chen等发现丹参酮ⅡA通过减少ox-LDL产生及增加SOD和Px的活性，减弱氧化应激反应，而氧化应激的减弱进一步改善动脉粥样块的形成。Tang等研究发现丹参酮ⅡA即可以通过显著抑制LDL的氧化，减少血浆中ox-LDL，又通过抑制凝集素样氧化的低密度脂蛋白受体（LOX-1）、清道夫受体（SR-A、CD36）的表达，从而减少巨噬细胞吞噬ox-LDL，减少了泡沫细胞的形成，进一步减少动脉粥样斑块的形成。Xu等也发现丹参酮ⅡA既可以通过抑制细胞内的超氧自由基的产生，又可以通过NF-κB的激活进而抑制LOX-1的表达，从而减少动脉粥样块的形成。丹参酮ⅡA可抑制体外低密度脂蛋白（LDL）的氧化，FTang等研究发现丹参酮ⅡA能显著的减弱动脉粥样硬化钙化，其机制可能是由于丹参酮ⅡA通过提高铜/锌超氧化物歧化酶活性及其mRNA和蛋白表达以保护LDL免受超氧阴离子引起的氧化，进而抑制 ox-LDL 产生导致的动脉粥样硬化，抑制炎性反应抗动脉粥样硬化。贾连群等实验观察丹参酮ⅡA对脂多糖（LPS）诱导的人脐静脉 EAhy926 细胞的 TLR4/NF-κB 炎性反应信号通路的干预作用，发现丹参酮ⅡA能够抑制 LPS 诱导炎性反应中 TLR4 的表达，使得 LPS 向细胞内的转运减弱，进而减少信号通路中 NF-κB 的激活，从而减少 TNF-α 的释放，进而发挥抗动脉粥样硬化的作用。王建新等研究发现，丹参酮ⅡA通过抑制 NF-κB 炎性反应信号通路中 p65 表达，抑制 AS 时的炎性反应级联反应，拮抗血管内皮细胞的损伤，从而发挥抗 AS 药理作用。Chang 等研究发现丹参酮ⅡA通过抑制 TNF-α 诱导的 IKK/NF-κB 信号通路，下调血管细胞黏附分子 -1（VCAM-1）和细胞黏附分子（ICAM-1）、CX3CL1 的表达。Xu 等研究发现，丹参酮ⅡA可以减少 Apo-E 基因敲除合并高胆固醇饮食的动脉粥样硬化小鼠模型的动脉粥样硬化病变的面积，减少病变部位巨噬细胞的浸润，以及白细胞介素 -6（IL-6）、肿瘤坏死因子 -α（TNF-α）等细胞因子的分泌，同时下调主动脉中 NF-κB 和 MMP-9 的表达，增加了斑块的稳定性，通过抗炎机制抗动脉粥样硬化。黎洪展等研究发现丹参酮ⅡA能明显抑制 AS 大鼠主动脉血管细胞黏附分子 -1（VCAM-1）的表达，从而抑制了 AS 时炎性反应细胞的活动性、黏附能力和转移力，通过抑制炎性反应而达到防治 AS 的作用。Liu 等研究发现，丹参酮ⅡA通过 ERK 信号通路激活雌激素受体产生抗炎，抗氧化应激作用，进而发挥抗动脉粥样硬化的作用。④抗血小板，抗凝，抗血栓形成。丹参酮ⅡA能够抑制血小板聚集，明显降低血黏度，抑制凝血酶的活化，促进纤维蛋白降解，激活纤溶，对抗血栓的形成。周娟等研究丹参酮ⅡA静脉乳剂对急性血瘀模型大鼠血液流变学及实验性血栓形成的影响，观察到丹参酮ⅡA静脉乳剂可以降低全血及血浆的黏滞度，减少红细胞的聚集，提高刚性指数改善红细胞的变形能力，进而抑制血栓形成，从而使中药丹参具有活血化瘀的功效。徐筱跃等通过建立家兔免疫性血管炎模型探究丹参酮ⅡA治疗免疫性血管炎及血小板、凝血活性的效果，发现丹参酮ⅡA可以减少血小板数目、降低血小板总聚集率。杨涓等观察丹参酮ⅡA磺酸钠对冠心病患者血小板功能的影响，研究发现丹参酮ⅡA磺酸钠能明显改善冠心病患者血液黏度，降低血浆纤维蛋白原水平，抑制血小板聚集，降低活化血小板标志物 CD62P、CD63 及 PAC-1 的表达，提示丹参酮ⅡA磺酸钠改善血液流变学、抑制血小板聚集、抗血小板活化。Wu 等在脂多糖诱导的新西兰兔弥散性血管内凝血模型中，观察到丹参酮ⅡA能缩短活化部分凝血活酶时间，凝血酶原时间，减少纤维蛋白 - 纤维蛋白原降解产物，使血浆纤维蛋白原和血小板水平的下降得以改善，并且可以使蛋白 C 和抗凝血酶Ⅲ的下调得以逆转。吴江等研究发现，丹参酮ⅡA磺酸钠能有效降低脑梗死患者纤维蛋白原浓度，降低红细胞之间及红细胞与血管壁之间的黏附，降低血液黏度，抑制血小板凝集，扩张脑血管，进而改善微循环。⑤抑制心肌肥厚。病理性的心肌肥厚持续发展会引起左室功能障碍，增加心律失常、猝死及心力衰竭的风险，增加心血管疾病的死亡率。Yang 等研究发现，丹参酮ⅡA可减轻血管紧张素Ⅱ引起的心肌肥厚，此作用是通过抑制 MEK/ERK 信号通路而实现的。周亚光等研究发现，丹参酮ⅡA通过调节 ERK 与 p382 条途径对 MAPK 信号转导通路产生影响。丹参酮ⅡA 既可以通过抑制 ERK 通路，减轻生理性的代偿性肥大；又可以通过激活 p38 通路，减轻病理性的心肌肥厚。Jiang、王诗才等研究发现，丹参酮ⅡA 通过上调 Bcl-2 蛋白的表达和下调 Bax 和 p53 蛋白的表达而抑制细胞凋亡过程，最终抑制左心室细胞肥厚的发生。余良主等研究发现，丹参酮ⅡA 通过降低心肌中促高血压 RAS 成分（ACE，AngⅡ，AT1R）的表达，增强抗高血压 RAS 成分 [ACE2，Ang（1-7），Mas] 的表达，进而抑制肾性高血压大鼠左室肥厚的发生。

有实验表明，① TSN 能减低糖尿病大鼠血清肌酸激酶（CK）、乳酸脱氢酶（LDH）和心肌肌钙蛋白Ⅰ（cTnI）的含量，明显降低糖尿病大鼠血清和心肌丙二醛（MDA），提高总抗氧化能力（TAC）、巯基（SH）、一氧化氮（NO）的含量，其机制可能与抑制氧化应激有关。② TSN 可能通过抑制 2 型糖尿病大鼠心肌组织中 NF-κB 通路，减少 TNF-α m RNA 表达，对 2 型糖尿病大鼠心肌提供保护作用。临床观察显示，TSN 能显著改善糖尿病患者心肌缺血（SMI），同时具有一定的抗炎及稳定斑块的作用。临床研究也证实，丹参酮ⅡA 可以改善 2 型糖尿病患者对胰岛素的敏感性，并具有抗氧化应激作用，有利于糖尿病及其并发症的防治。临床观察丹参酮ⅡA 对糖尿病维持性血透伴缺血性心脏病患者的疗效，结果表明丹参酮ⅡA 可有效降低血液黏度，改善心肌缺氧，明显减轻糖尿病维持性血液透析患者的心肌缺血。

5. 其他治疗糖尿病心脏病的常用单味中药

（1）毛冬青：中药毛冬青为冬青科毛冬青的干燥根，别名有密毛假黄杨、密毛冬青、细叶青冬、乌尾丁、痛树、六月霜等，《本草纲目》《中药大辞典》《新编中医学概要》《广西中草药》《广西实用中草药新选》《浙江民间常用草药》《福建药物志》等有收载，为中医常用的南方著名药材，也是广西、云南等少数民族地区常用药，亦曾被 1977 版中国药典一部收载。其性平，味苦、涩，具有活血通脉、消肿止痛、清热解毒之功效，主治风热感冒、肺热喘咳、咽痛、乳蛾、牙龈肿痛、胸痹心痛、中风偏瘫、丹毒、烧烫伤、痈疽等。毛冬青为冬青属众多品种中开粉红色花的少数品种之一，果红色，果径 ≤ 5 m m，枝叶四季常青，抗逆性强，观赏性强，易辨认和选种；分布较广，蕴藏量大，且针对冬青属植物种子繁殖困难，自然更新难，生长较慢，种子有休眠特性等，有人工繁育技术扩大资源数量，使毛冬青成为易得药用资源。随着现代中药学发展和研究的深入，中药毛冬青被更多认识和应用，其药用价值亦显重要，为多种中成药重要组成部分。

中药毛冬青的主要成分为三萜皂苷类和黄酮类，还含有酚类、木脂素类、环烯醚萜、甾体、氨基酸、鞣质和还原糖等 60 多种化合物。已从毛冬青根中分离鉴定毛冬青皂苷 A，毛冬青皂苷 B_1、B_2、B_3，冬青三萜苷 D、E、J、K、O，具栖冬青苷，长梗冬青苷、毛冬青酸、救必应酸等。其对心血管系统的药理作用为：①保护心脏、加强心脏收缩力和降压作用。毛冬青水提取液引起慢性心力衰竭（CHF）大鼠血清炎症相关因子白细胞介素 -1β（IL-1β）、

核因子 –κB（NF-κB）明显下降，明显抑制 CHF 大鼠炎症状态，改善心功能。毛冬青水提取液干预后 CHF 大鼠心脏 miR133a 表达显著升高。毛冬青提取物明显降低血清 MMP-1 含量，升高 TIMP-1 含量，抑制心肌纤维化，改善 CHF 大鼠心脏射血功能、心脏结构和抗心室重构。毛冬青甲素对不同种属动物显示正性肌力作用，量效关系明显，促进心肌钙离子内流；毛冬青甲素使房室传导时间延长，心传导系统兴奋性下降，预防肾上腺素诱发的实验性心律失常。毛冬青甲素对正常血管张力无明显影响，但明显抑制去甲肾上腺素诱发的主动脉收缩张力。侧脑室注射毛冬青甲素可降低动脉血压，收缩压和舒张压均明显下降，舒张压下降更显著。孤束核和室旁核微量注射毛冬青甲素，平均动脉血压明显降低。②增加冠脉流量、抗血栓作用。毛冬青黄酮苷增加离体兔心、在体犬心冠脉流量作用强而缓慢持久。毛冬青甲素明显延长冠心病缺血大鼠存活时间，明显改善心率，保证心梗后冠状动脉血流灌注。毛冬青三萜苷 O 明显延长小鼠的凝血和出血时间，明显减少大鼠在三氯化铁诱导下腹主动脉血栓形成量，抗血栓活性明显。体内抗血栓试验显示毛冬青皂苷 B₃对胶原蛋白肾上腺素诱发血栓形成所致小鼠偏瘫和死亡及 FeCl₃诱导大鼠腹主动脉血栓形成均明显抑制；毛冬青提取物显著降低大鼠颈总动脉血栓质量，对胶原蛋白—肾上腺素诱发体内血栓形成动物的保护率增加，抑制体内血栓形成，改善微循环。毛冬青甲素对花生四烯酸诱导兔血小板聚集和丙二醛生成均有明显抑制，抑制血小板激活时的钙内流，与钙慢通道拮抗药 VER 类似。从毛冬青正丁醇提取物获得多个单体的体外抗血小板聚集明显。毛冬青有效部位降低血清肌酸磷酸激酶、乳酸脱氢酶，提高 SOD 活性，显著降低心肌梗死面积，对犬急性缺血心肌产生明显保护。

据临床报道，毛冬青甲素可改善冠心病患者头痛、头晕、心悸、气促、肢麻等症状。毛冬青注射液和尼群地平联合治疗高血压合并冠心病，取得较好的效果。毛冬青汤剂治疗急性心肌梗死，缓解疼痛，减少合并症。毛冬青甲素可用于治疗缺血性脑血管病，促进瘫痪肢体活动功能恢复和改善。

（2）赤芍：《神农本草经》言："芍药，一名白木。味苦，平，有小毒。治邪气腹痛，除血痹，破坚积，寒热，疝瘕，止痛，利小便，益气。消痈肿，时行寒热，中恶，腹痛，腰痛。生川谷及丘陵。二月、八月采根，曝干。须丸为之使"。其性微寒，味苦，归肝、脾经。功能清热凉血，活血祛瘀。主治温毒发斑，吐血衄血，肠风下血，目赤肿痛，痈肿疮疡，痛经，闭经，崩带淋浊，瘀滞胁痛，疝瘕积聚，跌扑损伤。

1978 年，祝堪予教授提出了用活血化瘀法治疗糖尿病的新思路。祝教授通过对 30 例糖尿病患者的观察发现，几乎均有舌暗或有斑，舌下静脉曲张或青紫等现象。首次提出了糖尿病夹瘀血证，为中医诊治糖尿病提供了一条新的思路和方法。而赤芍作为活血化瘀药，其可以通过不同作用途径改善微循环，降低全血黏度。

研究表明，芍药根中含有丰富的苷类化合物，主要含有芍药苷（paeoniflorin）3.5% ～ 7.98%、羟基芍药苷（oxypaeoniflorin）0.12% ～ 0.21%、芍药内酯苷（albiflorin）、

苯甲酰羟基芍药苷（benzoyloxypaeoniflorin）、苯甲酰芍药苷（benzoylpaeoniflorin）、芍药花苷（paeonin）、氧化芍药苷（oxpaeoniflorin）、丹皮酚（paenol）、丹皮酚原苷（paeonolide）、丹皮酚苷（paeoniside）、芍药苷元（paeoniflorgenone）、芍药新苷（lactiflorin）、（Z）-（1S,5R）-β- 蒎烯 -10- 基 -β- 巢菜糖苷 [（Z）-（1S, 5R）-β-pinen-10-yl-β-vic ianoside]、没食子酰芍药苷（galloy lpaeoniflorin）。此外还含有没食子酸、没食子酸甲酯、没食子酸乙酯、香荚兰酸、鞣花酸、水杨酸、芍药苷元酮（paeoniflorigenone）、逆没食子鞣质（ellagitannin）、pedunculagin、galonlped unculgain、eugeniin、胡萝卜甾醇（daucosterol）、β- 谷甾醇、苯甲酸、赤芍精（d- 儿茶精）、赤芍甲素、赤芍乙素、没食子酸丙酯、棕榈酸、鞣质、糖、淀粉、蛋白质、脂肪油、树脂、挥发油、新莳类 palbinne。

其对血液、心血管、心脏的药理作用为：①抑制血小板聚集。研究表明赤芍抑制血小板聚集是通过增加 cAMP 水平、抑制 TXB2 合成、影响血小板能量代谢等来实现的。cAMP 作为细胞内调节物质代谢的第二信使，具有广泛的生理活性，当血小板内 cAMP 水平升高时，血小板的黏附、聚集、释放功能均会受到抑制。从赤芍中分离得到的赤芍精在体内有抗高脂肪和高胆固醇引起的血小板聚集作用和血栓形成作用，它可能是通过增加血小板内的 cAMP 水平和对抗 TXA2 样物质来抑制血小板聚集；赤芍总苷可以显著改善机体微循环状态，降低血浆黏度，抑制 ADP 诱导的血小板聚集，延长凝血酶原时间（PT）和活化部分凝血活酶时间（KPTT）。赤芍 801 是仿制赤芍的一个成分并经结构改造的人工合成品，刘京等在实验中发现，赤芍 801 能够抑制 TXB2 的合成和 AA 诱导的冠心病患者血小板聚集，且抑制作用随剂量增加而增强，而对 ADP 诱导的血小板聚集的抑制作用则不明显。但是王继峰等的实验却揭示，赤芍提取成分及其两种衍生物（赤芍 801 和赤芍 802）对 ADP 和胶原诱导的家兔血小板聚集均有抑制作用，抑制作用随药物亲脂性的增加而增加，同时发现这 3 种药物还能不同程度地抑制能量生成。李次芬等观察了舒心散（由赤芍、三七、郁金、乳酸普尼拉明组成）对冠心病患者血小板功能的影响，发现该方能明显地抑制血小板聚集力和伸展功能，还能减弱血小板黏附力，认为复方中的赤芍在发挥上述作用中起到了重要功能。李文等对 6 种产地赤芍对大鼠抗凝血及抗 ADP 诱导的血小板聚集进行了比较研究，结果表明 6 种产地赤芍在生药 0.5g/mL 时，有非常明显的抗凝血及抗血小板聚集作用。②对红细胞的作用。廖福龙等用扫描仪研究了不同产地赤芍乙醇提取物对红细胞聚集的影响，用葡聚糖 500 诱导大鼠红细胞在体外悬浮液中聚集，结果当赤芍提取物浓度达到 138g/L 时对红细胞聚集有明显抑制。吉中强等观察了 63 味调脂中药对血小板聚集和红细胞流变性的影响，结果表明，枳实、赤芍、大黄等 11 味中药抗血小板聚集作用优于或与阿司匹林相当，它们还能抑制红细胞聚集，但对红细胞变形、取向、松弛指数均无影响。随后又对这 11 味中药进行了重点研究，结果表明，赤芍的抗血小板聚集及抑制红细胞聚集作用均最强。翁维良等观察了赤芍精对冠心病心绞痛患者血液流变学的影响，结果表明，赤芍精治疗组红细胞电泳时间加快，而对照组无此作用，表明赤芍精有使红细胞表面电荷增加的倾向，从而抑制红细胞的聚集。赵春景等研究了赤芍对乙肝黄疸患者红细胞的通透性及渗透脆性的影响，结果表明，赤芍能明显改善其红细胞的通透性，增加红细胞对低渗张力的抗性，有一定稳定红细胞膜结构的作用。③抗凝和抗血栓作用。为了探讨赤芍活血化瘀作用的机制，王玉琴等研究了赤芍对凝血－纤溶系统酶活性的影响，实验结果表明，赤芍水提液能使纤维蛋白原凝固时间比对照组明显延长（$P < 0.01$），赤芍不能直接溶解纤维蛋白，但可通过激活纤溶酶原变成纤溶酶而使已凝固的纤维蛋白发生溶解作用，当有尿激酶存在时赤芍激活纤溶酶原的能力会降低。邓常青等也对赤芍抗凝血作用进行了研究，实验结果表明，赤芍注射液在体外能使兔血浆 KPTT、PT 和 TT 延长，作用随赤芍浓度的增加而增强，其抗凝血酶的活性相当于 2.0×10^{-3}U 肝素活性 /mg，在体内实验中家兔静注赤芍 3g/kg 后，KPTT、PT 和 TT 也显著延长，赤芍的抗凝作用不依赖于 AT Ⅲ，可能是对凝血酶发挥即时的直接抑制作用。徐红梅等研究了赤芍总苷对血液凝固和血栓形成的影响，赤芍总苷按 50、100、200mg/kg 灌胃给药，赤芍总苷能显著延长小鼠、大鼠的凝血时间，明显缩短尾静脉注射 ADP-Na 所致的小鼠肺栓塞呼吸喘促时间，提示赤芍总苷通过对凝血系统和血小板功能的影响而产生抗血栓作用。徐先祥等运用肺栓塞、动脉血栓、脑血栓 3 种实验性血栓形成模型，观察黄芪总皂苷（AS）和赤芍总苷（TSP）以各剂量配伍时的作用，用二因素五水平均匀设计法观察到 AS 50mg/kg 和 TSP 150mg/kg 配伍时抗动脉血栓形成作用最佳，该剂量下两药配伍对于大鼠脑血栓有相加保护作用，表明 AS 和 TSP 有协同抗血栓形成作用。④抗动脉粥样硬化作用。赤芍是传统的活血化瘀类中药，有较强的抗动脉粥样硬化（AS）作用。张永珍等观察了赤芍和硝苯地平对兔实验性 AS 的影响，结果两种药物均使高脂血症引起的 TXA2/PGI2 比值改变趋向平衡，降低血浆 LPO、动脉壁脂质、钙和磷脂及主动脉斑块面积，且赤芍作用明显强于硝苯地平；进一步研究还发现赤芍能显著降低血清总胆固醇（TC）、低密度脂蛋白胆固醇（LDL-C）、极低密度脂蛋白胆固醇（VLDL-C）和甘油三酯（TG）水平，并使 HDL-C、HDL$_2$-C 升高，改善脂蛋白组分比值，表明赤芍具有较强的抗 AS 作用。于永红等观察了赤芍（RPR）和尼群地平（NT）对♀大耳白兔 AS 模型（免疫损伤合并高胆固醇喂饲 40d 造成）AS 病灶的消退作用，结果显示 RPR 和 NT 对家兔实验性 AS 病灶有明显的消退作用，能使主动脉 AS 病灶分别减少达 93.7%、82.0%，使冠状动脉 AS 病灶分别减少达 84.2%、90.0%，RPR 具有比 NT 明显的降脂（LDL）、抗脂质过氧化、降解血浆纤维蛋白原及抗平滑肌细胞增殖作用，对主动脉 AS 病灶的消退作用也更明显。最近研究显示，赤芍和川芎合用还具有抗氧化及保护血管内皮细胞的功能，梁日欣等对大白鼠的实验结果表明，川芎和赤芍合用或单用均可明显降低血清 TC、TG、LDL，合用还可提高超氧化物歧化酶（SOD）活性和降低丙二醛（MDA）活性，在提高血管内皮细胞抗氧化能力及促进 NO 释放方面产生协同作用。⑤对心脏的作用赤芍提取物对烫伤大鼠早期心肌功能的改变具有保护作用，SD 大鼠烫伤 5min 后，给予赤芍提取物 1mL/100g（相当于生药 10g/kg）灌胃，观察各项心功能指标，结果表明，赤芍提

取物可以在一定程度上缓解或逆转烫伤后大鼠心脏功能的损伤。另据报道赤芍注射液 80g/kg 腹腔注射，小白鼠对长压缺氧有显著耐受力，给药 30min 后出现作用，延长动物存活时间 69.8%；0.2% 赤芍不但使正常搏动的大白鼠心脏冠流量增加 28.4%，且对颤动心脏冠流量增加 21%，表明赤芍有直接扩张冠脉作用；赤芍（8g/kg）静注能明显保护由垂体后叶素（0.5IU/kg）引起的急性心肌缺血。赤芍能显著改善油酸所致成人呼吸窘迫综合征（ARDS）。黄志勇等的研究证实，赤芍注射液能改善 ARDS 状态下心肌作功能力，提高心输出量，其机制可能是扩张冠脉血管，增加冠脉血流量从而增加心肌营养性血流量；保护缺血心肌，提高心肌对缺氧的耐受性；降低肺血管阻力，减轻后负荷。⑥对微循环的影响楚正绪等采用烫伤大鼠模型，研究了赤芍提取物对烫伤大鼠肠细膜微循环的影响，实验结果表明，赤芍提取物对烫伤大鼠的细动脉的收缩有明显的对抗作用，对烫伤后大鼠肠系膜细动脉血流速度有一定的稳定作用，还可减少烫伤后细静脉的白细胞黏附，此外，赤芍提取物还能减轻微循环内红细胞的聚集。⑦降低门脉高压。赤芍注射液有降低门脉高压的作用，赤芍注射液（100%）对 8 条急性实验性门脉高压狗注射后，门脉压均明显下降（40～115mmHg），注射后下降平均差数与注射前差异有显著性（$P < 0.01$），持续时间为 21～61min，与垂体后叶素作用相比，两者差异无显著性（$P > 0.05$）；注射赤芍注射液后，8 条狗中有 7 条动脉压迅速下降（20～50mmHg），但下降平均差数与注射前相比差异无显著性（$P > 0.05$），持续时间仅 1～3min。

另据报道，从赤芍中分离得到的芍药苷和 8-debenzoy lpaeoniflorin 能显著地降低链佐星处理大鼠的血糖水平，给药后 25min 出现最大效应，1mg/kg 的剂量就可对血糖正常大鼠具有明显的降糖作用，芍药苷的降糖活性要高于 8-debenzoy lpaeoniflorin，芍药苷对正常血糖大鼠血液中胰岛素水平没有影响，表明芍药苷是独立于胰岛素而发挥作用，其原因可能是芍药苷增加了血液中葡萄糖的利用度。

（3）川芎：首载于《神农本草经》："芎䓖，一名胡䓖。一名香果。其叶名蘼芜。味辛，温，无毒。治中风入脑，头痛，寒痹，筋挛缓急，金疮，妇人血闭，无子。面上游风去来，目泪出，多涕唾，忽忽如醉，诸寒冷气，心腹坚痛，中恶，卒急肿痛，胁风痛，温中，内寒。生川谷。三月四月采根，曝干。得细辛疗金创，止痛。得牡蛎疗头风，吐逆。白芷为之使。"其味辛，性温，归肝、胆、心包经，活血行气，祛风止痛。功能活血祛瘀，行气开郁，祛风止痛。主治月经不调，经闭痛经，产后瘀滞腹痛，癥瘕肿块，胸胁疼痛，头痛眩晕，风寒湿痹，跌打损伤，痈疽疮疡。

川芎主要成分包括川芎嗪、阿魏酸等，可明显清除氧自由基；同时，具有阻滞钙通道、扩张血管和抗血小板聚集等功效，故其在临床上得到广泛应用。其对治疗糖尿病心脏病的现代药理研究为：①川芎嗪对机体胰岛基础胰岛素的分泌具有一定的促进作用，但对于葡萄糖所刺激的胰岛素分泌无明显反应，说明川芎嗪不能提高胰岛功能对葡萄糖的敏感性，主要是因为胰岛 β 细胞的分泌作用存在 Ca^{2+} 依赖性，而钙通道阻滞剂（维拉帕米）能对川芎嗪所刺激的胰岛基础胰岛素分泌起到明显阻断作用，提示川芎嗪主要通过激活胰岛 β 细胞膜上的钙通道而发挥促进胰岛素分泌的作用。②改善心肌缺血。川芎嗪具有保护缺血损伤心肌的功效。心肌缺血、缺氧可导致高能磷化合物代谢障碍，进一步减少 ATP 含量，继而导致线粒体 Ca^{2+}-ATP 酶活性降低，使心肌线粒体中 Ca^{2+} 含量升高；而川芎嗪能起到稳定线粒体中 Ca^{2+} 含量的作用，且可提高线粒体 Ca^{2+}-ATP 酶活性，达到保护线粒体结构及功能的目的。文献报道，心肌组织一旦缺血后能够产生大量自由基及脂肪酸，继而通过多种途径破坏心肌细胞膜与亚细胞器膜结构，造成再灌注损伤；采用川芎进行治疗，则能明显提高心肌细胞的清除能力，尤其是清除氧自由基的能力，还能进一步增强线粒体抗氧化能力，从而对心肌中琥珀酸脱氢酶及细胞色素氧化酶活性的降低发挥明显的拮抗作用，有利于减少线粒体功能的损伤程度，且可对心脏功能发挥预保护作用。③对血管的作用。川芎嗪可对血管收缩起到明显抑制作用，阻止 Cl^- 外流，达到降低细胞兴奋性的目的，有利于舒张血管平滑肌；尤其对于血管内皮细胞受损，其能对释放的乳酸脱氢酶起到一定的抑制作用；此外，可抑制丙二醛生成，降低细胞膜流动性，发挥稳定细胞膜功效的作用，有利于预防微血栓的形成、减轻血管内皮细胞的损伤程度；还能通过其他途径防治动脉粥样硬化病变，对脂质过氧化反应起到一定的对抗作用，有利于延缓早期动脉粥样硬化病变的进展。④改善脑缺血作用。研究结果表明，缺血性脑血管疾病能导致神经元逐渐凋亡，只有通过调节血液状态，保护血管内皮细胞及神经细胞，才能达到改善神经功能的目的。川芎嗪具有改善微循环的功效，且可增加脑皮质血流量，促进神经功能恢复；其能通过调节凋亡基因及促凋亡基因的表达，保护缺血缺氧性损伤的脑组织；此外，川芎苯酞与川芎素也能改善局部缺血性脑损伤，后者主要通过增强大脑皮质细胞外信号调节激酶，以达到减少脑梗死面积的作用，有利于改善神经功能缺损程度。脑组织持续性缺血 / 再灌注能对下丘脑造成一定影响，主要是减少合成的去甲肾上腺素含量，增加多巴胺及脑组织神经肽 Y 含量，继而促使心脏动脉发生痉挛及收缩，可进一步加重缺氧程度，造成脑组织损伤。川芎嗪与其他中药配伍应用，能增加下丘脑去甲肾上腺素含量，降低大量分泌的多巴胺及脑组织神经肽 Y 含量，从而改善冠状血管痉挛、收缩现象。巩婷等研究结果表明，川芎与当归配伍，能明显抑制脑缺血再灌注损伤过程所产生的炎症反应，进一步改善神经缺损症状；还能在一定程度上缩小缺血再灌注损伤所引起的脑梗死面积，达到减轻脑细胞损伤程度的目的；经过 6 组试验对比发现，高、中剂量的川芎与当归均具有较高的临床疗效，对促进康复具有积极作用，主要是通过降低 COX-2mRNA、细胞间黏附分子 1mRNA 的表达及抑制炎症反应，发挥保护神经细胞的作用。⑤对血液流变学的影响。川芎嗪能明显抑制血小板体内外聚集现象，降低全血高切黏度及血细胞聚集指数，升高红细胞变形指数，发挥改善血液流变学的作用；川芎哚也具有以上功效，但弱于川芎嗪。⑥对心肌细胞的作用。川芎的化学成分川芎嗪、香兰素、大黄酚及阿魏酸等可直接作用于心肌细胞膜受体；其中，川芎嗪可作用于 α 受体，香兰素可作用于 β_1 受体。研究结果表明，脂多糖能够对早期反应基因表达环氧酶 2（COX-2）起到明显促进作用，且产生一系列炎性介质，而川芎嗪则能抑制蛋白表达于 COX-2mRNA，且不会影响 COX-2 的活性，由此说明，川芎嗪主要通过阻断脂多糖信号传导，拮抗脂多糖所引起的心肌细胞凋亡现象。

（4）葛根：始载于《神农本草经》，"葛根，一名鸡齐根。味甘，平，无毒。治消渴，身大热，呕吐，诸痹，起阴气，解诸毒。伤寒，中风，头痛，金疮，止痛，胁风痛。葛谷，主下利十岁以上。生川谷。五月采根，曝干。杀野葛、巴豆、百药毒"。其味甘、辛，性平，归脾、胃经。功能解肌发表，生津止渴，升阳止泻。主治外感发热，头项强痛，麻疹初期、疹出不畅，温病口渴，消渴病，泄泻，痢疾。其主要有效成分是黄酮类化合物如葛根素、大豆苷等，葛根素护常药的特点。葛根素为葛根的最主要活性成分之一，呈白色针状结晶团。实验研究表明，葛根素具有以下药理作用：扩张冠状动脉、抗心肌缺血；减慢心率、降低心肌耗氧量；抗脂质过氧化和消除自由基、降血糖、降血脂；抑制血小板凝集、改善微循环、动脉粥样硬化、改善脑循环；防止骨吸收及促进骨骼生长；对脑缺血及缺血再灌注引起的神经细胞损伤具有保护作用。

现代研究表明，葛根对糖尿病心脏病的治疗作用为：①抗心律失常的作用。慢性缺氧损伤可导致超微结构及心肌酶的改变，且与病情程度成正比，葛根素注射液可明显减轻其改变。其中有成分黄酮苷，可增强心肌收缩力，扩张冠状动脉，降低心肌耗氧量，使自律性降低，不应期延长，因此，在临床上应用于抗心律失常的治疗。葛根素对氯化钡和氯仿所致心室纤颤无明显影响，但能明显对抗肾上腺素、乌头碱、氯化钡和结扎冠状动脉所致心律失常，提示葛根素抗心律失常的作用机制可能是通过改变细胞膜对钾、钠、钙离子的通透性而降低心肌兴奋性。观察发现，不同浓度的葛根素对豚鼠单个心室肌细胞钾离子通道的开放概率有抑制作用，在 80μmol/L 时与用药前相比有显著差异提示葛根素抗心律失常的分子机制可能是抑制心肌细胞钾离子通道。此外，葛根素能明显延长豚鼠心室肌细胞动作电位复极 50% 时程和复极 90% 时程，并延长有效不应期，且呈量效关系发现此作用是通过抑制外向整流 k^+ 电流完成的，并提示葛根素具有类抗心律失常药的特点。②抗心肌缺血作用。研究发现葛根素对垂体后叶素（Pit）所致大鼠急性心肌缺血具有保护作用。葛根素可使 Pit 所致的大鼠急性心肌缺血的 ST 段升高，抗心律失常，降低血清乳酸脱氢酶（LDH）、肌酸激酶（CK）、天冬氨酸氨基转移酶（AST）含量。葛根素能明显减轻异丙肾上腺素所致的大鼠心肌损伤的病理改变，并抑制损伤过程中的 Fas 蛋白表达。张氏在西药治疗的基础上加用葛根素 30mg/d 治疗心功能Ⅲ、Ⅳ级患者 60 例 15 天，比单纯西药组能显著降低血浆内皮素 -1（ET-1）水平，推测葛根素改善心衰患者心功能的机制可能在于减少内皮细胞 ET-1 的产生、改善心肌供血有关。③降低血压，减慢心率，降低心肌耗氧量。葛根对正常和高血压动物都有一定的降压作用。腹腔注射葛根素能明显降低清醒自发高血压大鼠的血压并减慢心率，降低血浆中肾素和血管紧张素的水平，并对高血压产生降压作用，高血压患者静脉注射葛根素后，心率变慢和血压降低，其效应与抑制肾素—血管紧张素系统和降低儿茶酚胺含量有关。静脉注射葛根素可使犬的心率减慢血压下降，总外周阻力降低心肌耗氧量降低，同时扩张冠脉血管增加，冠脉血流量使犬中度缺血区的心肌血流量增加。Kv 通道和 ATP 敏感性通道参与了葛根素的舒血管作用，葛根素的血管舒张作用可能是通过抑制 α 肾上腺素受体介导的血管平滑肌细胞外扩内流而起效的。④扩张血管，改善微循环作用。葛根素可明显扩张冠状动脉，能够扩张正常和痉挛的冠状血管，使血流量增多，且呈剂量依赖性，并使其他血管扩张，但不及冠脉明显。葛根素能抑制去氧肾上腺素引起的大鼠胸主动脉血管收缩，可能与抑制 α 肾上腺素受体介导的细胞外钙离子内流有关。利舍平化后，葛根素扩张冠状血管作用仍保持，提示其作用系直接舒张血管平滑肌所致。马佳佳等发现，葛根素具有内皮依赖性舒血管效应，该作用与三磷腺苷（ATP）及一氧化氮（NO）系统敏感的钾通道有关。有学者认为，葛根素还可以产生非内皮依赖的血管舒张效应，该效应系通过环磷酸腺苷（cAMP）途径产生。葛根素能抑制有凝血酶诱导的血小板中 5-HT 的释放，从而改善血小板功能，明显改善血管微循环功能，抑制 5- 羟色胺（5-HT）和二磷酸腺苷诱导的血小板凝集，降低血液高黏稠状态。⑤保护血管内皮细胞防止血栓形成。葛根素对内皮损伤具有一定的保护作用，能逆转球囊剥脱的主动脉内皮损伤，可明显增加同型半胱氨酸诱导损伤的内皮细胞活力，减少细胞损伤。葛根素能明显抑制高脂高糖环境下的内皮细胞凋亡，有效调节动脉硬化 – 高黏血症大鼠内皮素——一氧化氮的动态平衡，保护血管内皮细胞。葛根素对冠心病患者血浆纤溶系统的活性具有提高作用，从而抑制血栓形成。⑥改善血脂水平。血脂异常是多种心血管疾病的重要诱因，调节血脂能显著降低心血管疾病的发生率。葛根素可降低高脂血症患者血中已升高的 CH、TG、LDL 水平，减少脂质沉积，改善高脂血症。通过升高 SOD 活性清除氧自由基，减少过氧化反应及脂质沉淀，降低血中 MDA 含量，抗 LDL 氧化，保护血管内壁及内皮细胞，预防高脂血斑块的形成。葛根素直接抑制低密度脂蛋白的氧化修饰，呈浓度依赖性，也可抑制有金属离子诱发的高密度脂蛋白氧化过程，对心血管系统起保护作用。葛根素能降低 2 型糖尿病大鼠的血甘油三酯、总胆固醇水平，改善脂代谢，预防 2 型糖尿病患者的高血压、肥胖、高脂血症、冠心病等并发症。可能与葛根素下调 2 型糖尿病大鼠脂肪组织 ADRP 基因 mRNA 表达，从而降低胰岛素抵抗水平，改善脂质代谢紊乱有关。⑦降血糖作用。用葛根素治疗糖尿病大鼠，结果表明，葛根素即可有效控制血糖浓度，又可抑制糖蛋白基化的进程，较少血清糖基化产物（AGEs）的形成，下调 AGEs 受体（RAGE）的过度表达。提示葛根素有降低血糖，预防及治疗糖尿病并发症的作用。目前认为，糖尿病持续高血糖引起体内多种蛋白的非酶糖基化反应，是糖尿病慢性并发症的主要诱因。实验证明，葛根素对蛋白非酶性糖基化反应有较强的抑制作用。

（5）当归：始载于《神农本草经》，"当归，一名干归。味甘，温，无毒。主咳逆上气，温疟，寒热洗洗，在皮肤中，妇人漏下，绝子。诸恶疮疡，金疮。煮饮之。温中，止痛，除客血内塞，中风，痉，汗不出，湿痹，中恶，客气虚冷，补五脏，生肌肉。生川谷。二月八月采根，阴干。恶兰茹。畏菖蒲、海棠、牡蒙"。是临床使用频率较高的中药之一，素有十方九归、药王之誉。其性温，味甘、辛。归肝、心、脾经；《本草纲目》言其主治为：咳逆上气，温疟寒热洗洗在皮肤中，妇人漏下绝子，诸恶疮疡金疮，煮汁饮之。本经温中止痛，除客血内塞，中风痉汗不出，湿痹中恶，客气虚冷，补五脏，生肌肉。别录止呕逆，虚劳寒热，下痢腹痛齿痛，女人沥血腰痛，崩中，补诸不足。甄权治一切风，一切血，补一切劳，破恶血，养新血，及癥癖，肠胃冷。大明治头痛，心腹诸痛，润肠胃筋骨皮肤，治痈疽，排脓止痛，和血补血。时珍主痿癖嗜卧，足下热而痛。冲脉为病，气逆里急。带脉为病，腹痛，腰溶溶如坐水中。好古。适用于血虚萎黄、眩晕心悸、月经不调、经闭痛经、虚寒腹痛、风湿痹痛、跌仆损伤、痈疽疮疡、肠燥便秘等症。当归也是中国卫生健康委规定的可用于保健食品的原料，在日常生活中常被作为滋补品食用。

现代药理表明，当归有效成分主要包括当归挥发油、有机酸、当归多糖。研究表明，当归挥发油含有藁本内酯、正丁烯内酯、当归酮、月桂烯等多种成分，具有广泛的药理活性，对糖尿病心脏病有积极的治疗作用。①降血压。吴国泰等给正常小鼠静脉注射当归挥发油乳剂，在 0 ~ 120min，收缩压（SBP）、平均动脉压（MBP）及舒张压（DBP）均呈降低趋势；120min 后，小鼠 SBP、MBP、DBP 明显降低。给小鼠灌胃当归挥发油乳剂对由左旋 N- 硝基精氨酸（L-NNA）和冷激分别诱导的 2 种高血压模型均具有确定的降压作用。伊琳等研究发现当归挥发油能明显降低自发性高血压大鼠（SHRs）的收缩压，降压机制可能是通过调节胰岛素信号通路及血管内皮生长因子（VEGF）信号通路相关 miRNA 的表达来实现的。伊琳等研究还发现当归挥发油能降低 SHRs 血清肾素水平，升高血管紧张素 1-7（Ang1-7）表达水平和 Mas 受体 mRNA 及蛋白表达水平，提示当归挥发油对 SHRs 血压有调节作用，可能是通过血管紧张素转换酶 -2（ACE2）/Ang1-7/Mas 受体轴拮抗 ACE 系统发挥降压作用。刘倍吟等采用 L-NNA 灌胃建立高血压大鼠模型，发现当归挥发油能明显降低模型大鼠的血压、血管内皮素 -1（ET-1）、血管细胞黏附分子 -1（VCAM-1）、C- 反应蛋白（CRP）水平及其 mRNA 表达，提示当归挥发油可能通过抑制血管炎症反应起到降压作用。陈蓓蓓研究了当归挥发油对 SHRs 血压的影响，并检测 SHRs 肾素—血管紧张素系统（rennin-angiotensinsystem，RAS）中血管活性物质及心肌组织 miRNA 差异表达谱。结果发现，当归挥发油可使 SHRs 的收缩压明显下降，心肌组织病理改变明显好转，肾素、Ang Ⅱ和 Ang1-7 水平明显降低，对心肌组织 miRNA 表达谱产生明显影响，且对心肌组织具有保护作用。纪禄风等研究发现当归挥发油能明显降低 SHRs 的收缩压，改善心肌组织形态，降低血管紧张素Ⅱ 1 型受体（AT1-R）、细胞外调节蛋白激酶 1/2（ERK1/2）、磷酸化 ERK1/2（p-ERK1/2）表达水平。魏程科等以左旋硝基精氨酸甲酯（L-NAME）诱导大鼠产生高血压，研究当归挥发油对血管内皮的保护作用。结果显示，当归挥发油能使模型大鼠血清一氧化氮（NO）、一氧化氮合酶（NOS）水平升高，收缩压、ET-1 及循环内皮细胞计数明显降低，血管内皮受损情况明显改善，提示当归挥发油能够降低血压，改善内皮细胞损伤，对血管内皮有一定的保护作用。②抑制血管平滑肌。吴国泰等研究发现当归挥发油对兔离体正常胸主动脉平滑肌具有显著的舒张作用，对 1μmol/L 去甲肾上腺素（NE）和 60mmol/L 氯化钾（KCl）引起的主动脉平滑肌收缩均有显著的拮抗作用。提示当归挥发油能抑制主动脉平滑肌收缩，其机制可能与阻断 α 受体及抑制电压依赖性钙通道有关。吴国泰等研究发现当归挥发油对 NE 诱发的血管平滑肌收缩具有抑制作用，在无钙 K-H 营养液和无钙 K-H 营养液复钙过程中的半数抑制浓度（IC50）分别为 3.12×10^{-5}mL/mL 和 1.84×10^{-5}mL/mL；当归挥发油对 KCl 诱导的血管平滑肌收缩具有抑制作用，在无钙 K-H 营养液和无钙 K-H 营养液复钙过程中的 IC50 分别为 3.60×10^{-5}mL/mL 和 2.69×10^{-5}mL/mL。证实当归挥发油对受体操控性钙通道（ROCC）和电压依赖性钙通道（VDCC）介导的主动脉平滑肌收缩均有抑制作用，呈现非特异性钙通道阻滞作用。③保护心肌细胞。王雨薇等采用原代培养大鼠心肌细胞和 Ang Ⅱ 诱导心肌细胞肥大模型研究当归挥发油含药血清对心肌细胞的保护作用。研究发现，当归挥发油含药血清能使肥大心肌细胞内钙离子浓度明显下降，提示当归挥发油对细胞内钙超载具有抑制作用，可能通过钙通道阻滞对心肌细胞进行保护。王雨薇研究发现当归挥发油使肥大心肌细胞的体积缩小，线粒体数目减少，G2 期细胞减少，CaN、Cav3.1、Cav3.2、caspase-3 及 caspase-12 表达水平降低，结果说明当归挥发油可通过钙离子阻滞作用和抑制心肌细胞凋亡治疗心肌细胞肥大。罗慧英等研究当归挥发油对垂体后叶素所致小鼠急性心肌缺血损伤的保护作用。结果发现，当归挥发油组缺血所致小鼠 Ⅱ 导联心电图 J 点的上移显著降低，血清过氧化氢酶（CAT）、谷胱甘肽转移酶（GSH-Px）、超氧化物歧化酶（SOD）活性及乳酸（LD）、丙二醛（MDA）含量降低，心肌缺血损伤面积减少。提示当归挥发油对小鼠急性心肌缺血损伤具有保护作用。王瑞琼采用垂体后叶素复制大鼠急性心肌缺血模型，以心电图 ST 段改变、T 波波峰、心率为指标，研究当归挥发油对实验性大鼠心肌缺血的保护作用。结果发现，当归挥发油使垂体后叶素诱发的大鼠心电图 T 波在第 1 期（1～30s）时波峰升高，第 2 期（30s 至数分钟）时波峰降低，心率明显减慢；并能降低由氯化钙（CaCl$_2$）诱发的大鼠室颤的发生率、延迟心律失常出现的时间、缩短心律失常的持续时间、降低心电图各波幅度、减少 P 波时间、缩短 Q-T 间期。提示当归挥发油对垂体后叶素所致大鼠缺血心肌具有保护作用，对 CaCl$_2$ 诱导的实验性大鼠心律失常有较好的预防保护作用。④降血脂和抗动脉粥样硬化作用。吴国泰等研究发现当归挥发油能够降低高血脂大鼠血清总胆固醇（TC）、低密度脂蛋白胆固醇（LDL-C）水平及动脉粥样硬化指数（AI），也能降低血浆 ET-1 和血浆血管性假血友病因子（vWF）水平，升高血清 NO 水平，光镜下可见大鼠胸主动脉内皮病变减轻，提示当归挥发油对高血脂模型大鼠有一定的降脂作用，并能有效改善血管内皮结构的损伤。吴国泰等研究发现，当归挥发油能使高血脂模型小鼠体质量显著增长，心、肝指数显著降低，血清 TC、甘油三酯（TG）、LDL-C 水平显著降低，动脉粥样硬化指数 -1（AI$_1$）和冠心指数（R-CHR）均显著降低；能减轻肝细胞脂肪变性、胸主动脉内膜损伤及心肌纤维化，对动脉粥样硬化斑块的形成具有抑制作用。提示当归挥发油对高血脂小鼠动脉粥样硬化具有一定的保护作用。石向慧等研究发现，当归挥发油可不同程度地减轻 SHRs 肝脏病变，使 TRIB1、TRL3、AHSG 蛋白表达上调，且呈差异性表达，提示当归挥发油可能通过上调 TRIB1、TRL3、AHSG 蛋白的表达量抑制动脉粥样硬化，从而改善脂代谢。王晓萍等研究了当归挥发油对高同型半胱氨酸血症（HHcy）兔腹主动脉血管弹性的影响，发现当归挥发油可使模型家兔血清同型半胱氨酸（Hcy）水平明显降低，颈动脉内中膜厚度（IMT）和血流速度峰值（Vp）减少，动脉弹性值增加，腹主动脉病变程度减轻，提示当归挥发油对 HHcy 所致的动脉粥样硬化病变具有一定的防治作用。刘五州采用不同种属动物建立高血脂及动脉粥样硬化模型，研究发现当归挥发油可不同程度地降低模型家兔血清 TC、TG、LDL-C 水平，显著升高高密度脂蛋白胆固醇（HDL-C）水平；可显著降低模型大鼠血清 LDL-C、AI_1 和 AI_2，一定程度地改善胸主动脉病变；可不同程度地降低模型小鼠血清 TC、TG、HDL-C、LDL-C、AI_1、AI_2 及 R-CHR，但 HDL-C 变化不明显，可减轻肝细胞脂肪变性及血管内膜形态病变。提示当归挥发油对高脂饮食导致的血脂紊乱具有一定的调节作用，对动脉血管粥样硬化改变具有一定的治疗作用，在防治高脂血症和动脉粥样硬化方面具有一定的应用价值。

（6）红花：红花以花入药，是传统的中药材，具有活血通经、祛瘀、化痰止痛的功效，主治妇女闭经、死胎、难产、产后恶露不行、瘀血、痈肿、跌打损伤等。古医书如《本草经疏》《本草汇言》《本草述钩元》《本草衍义补遗》和《药品话义》中均有翔实的记载和论述，红花能通经治血，可行可导，同时配伍其他中药产生更好的疗效。在现代，红花是可用于保健食品的中药，红花籽油，因其较高的亚油酸含量，对高血压、冠心病等心血管疾病有较好的疗效，对脂肪肝、肝硬化、肝功能障碍者有辅助治疗作用，可防止动脉粥样硬化、原发性脂肪酸缺乏症、老年性肥胖等症，还可降低血清胆固醇，能防止血液的不正常凝固，抗机体衰老、抗肿瘤，防止机体代谢功能紊乱产生皮肤病变、生殖机能障碍和器官病变及对发育的不利影响，阻止血栓进一步形成，改善组织的微循环，解除血管平滑肌的痉挛，改善组织缺血缺氧状态。红花乳剂还可直接作静脉注射以防止特发性脂肪酸缺乏等症。

迄今，红花中已分离鉴定 100 多种化合物，从红花中得到的化学成分包括黄酮、生物碱、聚炔、亚精胺、木脂素、倍半萜、有机酸、留醇、烷基二醇和多糖等。红花水溶性提取部分的主要活性成分是红花黄色素（safflor yellow，SY），其含有很多有效成分，包括红花总黄酮、羟基红花黄色素 A 等，属查尔酮类化合物。其对于糖尿病心脏病的临床治疗的现代药理学研究如下：①扩张冠状动脉，改善心肌供血。刘俐等通过结扎犬的冠状动脉前降支而制备了心肌缺血模型，结果表明，红花黄色素能抑制由于冠脉结扎引起的乳酸脱氢酶和肌酸激酶的升高，并且能同时降低冠脉结扎犬 ST 段、减轻心肌缺血程度、减小心肌缺血范围，并呈剂量相关性变化：小剂量红花黄色素（10mg/kg）对心率抑制的同时对心肌缺血的 ST 段也有较小强度的抑制作用，大剂量（40mg/kg）对心脏的抑制作用更为明显并且能更为显著地改善心肌缺血。红花黄色素通过降低犬心肌张力时间指数，同时增加主动脉及冠脉流量，并且保护心肌细胞而发挥其抗心肌缺血的作用。②降低血压，扩张血管，改善器官供血。张琳等利用生物信号采集系统观察灌流大鼠的胸主动脉环张力的变化情况，发现红花黄色素能显著地抑制 KCl 及去氧肾上腺素（phenylephrine，PE）对完整内皮和去内皮血管环的收缩作用，且呈浓度依赖性。证实红花黄色素抑制由 PE 和 KCl 所引起的血管收缩作用的机制是由于降低了胞外 Ca^{2+} 的内流，而至于如何降低胞外 Ca^{2+} 内流则可能是通过抑制两个通道：电压门控通道；受体门控通道。笔者通过查阅近些年文献发现对红花黄色素降压机制研究极少，这方面有待进一步的研究。③抗凝血，抑制血栓形成作用。郭雪婷等用复合红花黄色素给小鼠灌胃 20 天，测定复合红花黄色素不仅能显著地延长小鼠的凝血时间和出血时间，还能延长凝血酶原时间及活化部分凝血激酶时间。苏慧等给 Wistar 大鼠舌下静脉注射了红花黄色素，其中低剂量组浓度为 7.2mg/kg；中剂量组浓度为 14.4mg/kg；高剂量组浓度为 28.8mg/kg；阳性对照组注射复方丹参注射液 1.8mL/kg；而阴性对照组则注射等体积的生理盐水，分别测定大鼠动静脉旁路血栓湿重和体外血栓湿重。结果显示，红花黄色素同复方丹参均能显著地抑制大鼠体内外血栓的形成。体外血栓形成试验证实，复方丹参与红花黄色素的作用相近。但体内血栓形成试验表明，复方丹参药效明显不及红花黄色素。但值得深思的是：红花黄色素中剂量组的作用不仅高于低剂量组还反而高于高剂量组，其最佳用药浓度有待我们进一步深入研究。韩进庭通过对 60 例髋关节置换术后患者静脉滴注红花黄色素，有效减轻了患者肢体的肿胀和疼痛，预防了血栓的发生。④降血脂作用。张宏宇等报道红花黄色素能提高高脂血症大鼠高密度脂蛋白水平、降低低密度脂蛋白的水平，同时能显著降低甘油三酯、总胆固醇含量。表明红花黄色素具有明显的调节血脂作用。

（7）薤白：《神农本草经》有载，"薤，味辛，温，无毒。治金疮疮败，轻身，不饥，耐老。归于骨。莱芝也。除寒热。去水气，温中，散结，利病人诸疮，中风寒，水肿，以涂之。生平泽"。其气味辛、苦，温，滑，无毒。《本草纲目》言其主治为：金疮疮败。轻身，不饥耐老。归骨，除寒热，去水气，温中散结气。做羹食，利病患。诸疮中风寒水气肿痛，捣涂之。煮食，耐寒，调中补不足，止久痢冷泻，肥健人。治泻痢下重，能泻下焦阳明气滞。下重者，气滞也。四逆散加此以泄气滞。治少阴病厥逆泻痢，及胸痹刺痛，下气散血，安胎。心病宜食之。利产妇。治女人带下赤白，做羹食之。骨鲠在咽不去者，食之即下。补虚解毒。白者补益，赤者疗金疮及风，生肌肉。与蜜同捣，涂汤火伤，效甚速。温补，助阳道。

薤白历来为"治心"要药，临床上多与其他药物合用以达疗效。薤白辛散苦降，温通滑利，善散阴寒之凝结，通胸中之阳气；瓜蒌清肺化痰，宽畅胸膈，两药合用有温阳化气，活血化痰，通络除痹之奇效，如出自东汉张仲景《金匮要略》的瓜蒌薤白白酒汤、瓜蒌薤白半夏汤等经典方剂，均是治疗胸痹之佳方。此外，针对气滞血瘀型心绞痛，薤白往往还可同时联用活血化瘀药丹参，二者联合使用时疗效较好，常被临床医师采用。乔万国等用自拟生脉丹参瓜蒌薤白汤内服治疗胸痹证，疗效显著。孔令深以加味丹参饮合瓜蒌薤白桂枝汤来温通心阳、祛寒湿、化痰浊，治疗器质与非器质性病变所引起的各种类型心律不齐。张秋霞等用自拟补气活血汤加减治疗冠心病心绞痛，方剂组成为：人参、薤白各10g，黄芪、太子参各20g，瓜蒌、丹参、赤芍各15g，甘草5g，日1剂，水煎服。其中，丹参、薤白有宽胸理气、活血化瘀作用，能明显改善胸闷、心绞痛症状。李庆玉临床常用瓜蒌薤白半夏汤合丹参饮来治疗冠心病心绞痛，发现效果非常显著。瓜蒌薤白半夏汤出自《金匮要略》，原方以瓜蒌开胸涤痰，薤白疏滞散结，半夏化痰降逆；丹参饮方出自《时方歌括》，原方以丹参活血化瘀，砂仁行气化湿，檀香行气止痛，主治血瘀气滞心腹疼痛。两方合用，通阳泄浊，活血化瘀，化痰通络之效显著。

现代药理研究也证实了薤白对于糖尿病心脏病的药理作用：①保护血管内皮免受损伤的作用。冀召帅等运用大鼠气滞型血管内皮损伤实验模型，对内皮损伤相关关键蛋白环氧合酶–2（COX–2）和诱导型一氧化氮合酶（iNOS）蛋白水平的变化及相互作用进行探讨。结果显示，模型组中COX–2和iNOS的蛋白含量增高，且两者之间的相互作用增强，致血管内皮损伤加重，损伤与血管内皮光镜和电镜下的病理损伤相一致；而与模型组相比，薤白能够纠正这些异常，使COX–2和iNOS的蛋白含量降低，两者的相互作用减弱（$P < 0.05$或$P < 0.01$），起到保护血管内皮免受损伤的作用。吴以岭等研究薤白对气滞型血管内皮损伤相关的炎症、氧化应激等基因表达谱的影响，结果发现，与模型组相比，薤白组炎症相关COX–2、环氧合酶–1（COX–1）氧化应激相关iNOS及血管舒缩相关内皮素转化酶（ECE）、内皮一氧化氮合成酶（eNOS）的基因表达降低（$P < 0.05$或$P < 0.01$），抗氧化超氧化物歧化酶（SOD）的基因表达增加（$P < 0.01$），因此，认为薤白能改善血管病变时基因表达谱的异常，从而起到保护血管的作用。②对心肌缺氧缺血及缺血再灌注心肌损伤的保护作用。吴波等采用异丙肾上腺素致小鼠常压缺氧模型、垂体后叶素致大鼠急性心肌缺血模型及大鼠心肌缺血再灌注模型，考察薤白提取物抗心肌缺氧缺血及缺血再灌注损伤的保护作用。结果表明，薤白提取物能延长异丙肾上腺素作用的小鼠常压缺氧存活时间，对抗垂体后叶素所致的大鼠急性心肌缺血作用，并能明显保护缺血再灌注引起的大鼠心肌的损伤。③抑制血小板活化聚集及相关炎症的作用。OuWC等从薤白中分离得到3种新的呋甾皂苷及它们抑制二磷酸腺苷（ADP）–诱导人类血小板活化的作用。实验结果显示，其中一种呋甾皂苷具有抑制ADP–诱导人类血小板聚集、抑制P–蛋白和整合素β–3表达的作用，同时抑制钙动员，大幅减少磷酸化Akt的蛋白表达，从而达到抑制血小板活化聚集的作用。谢辉等的研究结果显示，薤白不同溶剂提取物能延长小鼠凝血时间，提高胶原蛋白–肾上腺素血栓模型小鼠的恢复率，认为薤白提取物有抑制凝血和抗血栓形成的作用。区文超等检测经薤白6个化合物单体预处理后血小板表面CD40L的表达及其与中性粒

细胞之间的黏附性。结果显示，薤白皂苷单体化合物能抑制血小板 CD40L 的表达，并明显抑制 ADP 诱导的血小板与中性粒细胞之间的黏附，因此，认为薤白皂苷化合物可能具有抗血小板相关炎症的作用。④扩张兔主动脉条的作用。吴波等以离体兔主动脉条为标本，对薤白的扩血管机制进行了探讨，结果表明，薤白能舒张已为氯化钙（$CaCl_2$）、氯化钾（KCl）和去甲肾上腺素（NE）收缩的兔主动脉条，使 NE、KCl、$CaCl_2$ 的剂量—效应曲线非平行右移，最大效应降低，其松弛血管平滑肌的作用不依赖于阻断 α 受体或 β 受体，而是通过阻断钙通道实现的。因此，薤白的扩张血管作用可能与其对钙通道的阻断有关。

（8）瓜蒌：始载于《神农本草经》，言其"瓜蒌根，一名地楼。味苦，寒，无毒。治消渴，身热，烦满，大热，补虚，安中，续绝伤。八疸，身面黄，唇干，口燥，短气，通月水，止小便利。生川谷及山阴地。入土深者良，生卤地者有毒。二月、八月采根，曝干，三十日成。枸杞为之使。恶干姜。畏牛膝、干漆。反乌头"。气味苦，寒，无毒。《本草纲目》记叙其主治为：消渴身热，烦满大热，补虚安中，续绝伤。除肠胃中痼热，八疸身面黄，唇干口燥短气，止小便利，通月水。治热狂时疾，通小肠，消肿毒，乳痈发背，痔瘘疮疖，排脓生肌长肉，消扑损瘀血。用于治疗肺热咳嗽、痰浊黄稠、胸痹心痛、结胸痞满、乳痈、肺痈、肠痈肿痛、大便秘结等病症。

现有研究证明，瓜蒌对糖尿病心脏病具有较好的治疗作用，从而拓展了其临床应用范围。其现代医学研究表明其对心脏、心血管系统药理作用如下：①对心脏的作用。瓜蒌皮、子、仁等在给药量极低时就能显著增加离体豚鼠心脏冠脉流量，作用强度依次为瓜蒌皮＞瓜蒌仁＞瓜蒌子壳。以瓜蒌皮和种子制备的注射液可扩张离体豚鼠心脏冠状动脉、增加冠脉流量，瓜蒌皮注射液作用尤为显著。豚鼠实验证明，灌流液中含生药 2.5mg/mL 或 5mg/mL 组冠脉流量比用药前分别增加 55% 和 71%。含量为 1.0、5.0、10.0、30.0mg/mL 生药的全瓜蒌注射液，可使豚鼠离体心脏冠脉流量较对照组显著增加（$P < 0.01$），心率减慢，心肌收缩力减弱，并呈剂量依赖关系；5.0、7.5mg/mL 生药可以延长小鼠常压生存时间，提高动物耐缺氧能力；3.0、5.0mg/mL 生药对垂体后叶素引起的大鼠急性心肌缺血有保护作用。瓜蒌皮离体兔心实验也显示相似结果，有抑制心率作用。另有实验表明，适当剂量的瓜蒌能使豚鼠离体心脏收缩力有所加强。瓜蒌皮扩冠脉作用与其所含类生物碱有关，而其总氨基酸可能有祛痰作用而不是扩冠脉作用。静脉注射瓜蒌水煎剂 1.7g、生药 2.5g/kg 均能明显减少 $CaCl_2$ 诱发室颤的大鼠动物数，后者比前者效果更好；提前 30min 腹腔注射瓜蒌水煎剂生药 2.5g/kg，能明显提高毒毛花苷诱导豚鼠室性心动过速的剂量阈值；对乌头碱 40μg/kg（10μg/mL）1min 内静脉注射诱发的大鼠心律失常，瓜蒌皮水煎剂有使心律失常潜伏期延长的趋势。麻醉大鼠瓜蒌皮水煎剂也对药物诱发的心率失常有对抗作用。瓜蒌提取物能延长异丙肾上腺素作用的小鼠常压缺氧存活时间，对抗垂体后叶素所致的大鼠急性心肌缺血作用，并能显著保护缺血后再灌注损伤的大鼠。瓜蒌注射液能显著增加缺血再灌注局部 SOD 的活性，减少 MDA 的含量，提示瓜蒌注射液的抗脂质过氧化作用与其增加缺血

再灌注局部 SOD 的活性有关，显示对心肌缺血后再灌注有保护作用。瓜蒌对异丙肾上腺素引起的心肌梗死亦有保护效应，可显著降低缺血心肌 MDA 含量，提示在某种程度上有抗脂质过氧化损伤的作用；瓜蒌能明显减少 FFA 在缺血心肌的堆积，改善缺血心肌 FFA 的代谢，使膜酶活性得以保护，从而保护缺血心肌。以瓜蒌皮为原料的新通注射液能明显改善心绞痛发作次数和程度，并对胸闷、心悸、心前区不适等有良好缓解作用，心电图缺血水平也较前有明显改善，并明显改善血液流变学、血脂变化。瓜蒌薤白汤醇提物的正丁醇部位可明显延长小鼠常压缺氧存活时间，降低 T 波高度，减少 ST 段偏移，降低模型大鼠血清中 LDH、CK-MB。②对血管的作用。瓜蒌皮注射液能够显著降低血瘀证模型大鼠的全血比黏度、血浆黏度、红细胞聚集指数及血相对黏度，明显改善血瘀证模型大鼠的血液流变学，并且与活血化瘀疗效确切的复方丹参注射液相比无显著差异，说明其有活血化瘀、改善微循环的作用。瓜蒌皮注射液能增加 SOD 活性，降低 LPO 和升高 PGI2、cAMP 水平，抑制兔主动脉 SMC 对氚 - 胸腺嘧啶核苷的掺入量和 PCNA 的表达，提示其能抑制 SMC 增殖。静脉注射瓜蒌注射液可使正常家兔血压降低，脉压增加，但心率无明显改变，对正常家兔肠系膜微动脉、微静脉直接观察测量，发现静脉注射 2mL/kg 和 4mL/kg 微动脉口径有非常显著增加，提示其有扩张微血管作用。瓜蒌提取物能舒张已被氯化钙、高钾和去甲肾上腺素收缩的离体兔主动脉条，并且主要是通过阻滞钙通道而实现的，与阻滞 α 受体和兴奋 β 受体无关，离体血管平滑肌实验发现，瓜蒌提取物乙醇溶解成分有很强的扩血管作用，而其水溶性成分却抑制血管扩张。瓜蒌皮 70% 乙醇提取物具有明显的钙拮抗作用，且其石油醚萃取物硅胶层析 95% 乙醇 - 乙酸乙酯 =9 ∶ 1 组分活性最好。瓜蒌皮石油醚、三氯甲烷、乙酸乙酯提取物均使大鼠主动脉 PDC 钙通道 Ca^{2+} 内流显著减少，但三氯甲烷萃取物钙拮抗作用最强，而其水溶组分不仅无钙拮抗作用，而且有激动作用。③抗血小板聚集作用瓜蒌（皮）注射液（125～250mg/mL）能明显抑制二磷酸腺苷（ADP）或花生四烯酸（AA）诱导的家兔血小板聚集和 TXA2，且效应与剂量相关。瓜蒌酸在试管内对胶原、ADP、肾上腺素刺激的人血小板聚集有浓度依存性抑制作用，可用于防治心脑血栓性疾患。经对瓜蒌皮 60% 乙醇提取物的正丁醇萃取物追踪分离，发现 4- 羟基 -2- 甲氧基苯甲酸、香叶木素 -7-O-β-D- 葡萄糖苷、腺苷抗血小板聚集作用均很强，以腺苷活性最强，提示腺苷是瓜蒌抗血小板聚集活性成分之一。④对血清胆固醇、血糖的影响。瓜蒌有降低日本大耳兔血清总胆固醇的作用。其水提物可使血糖先上升后下降，最后复原；对肝糖原、肌糖原无影响。对饥饿家兔的升血糖作用较正常家兔为大，肝糖原量未见大的变化。瓜蒌的石油醚、乙酸乙酯、正丁醇和水提取物对 α- 葡萄糖苷酶活性均有不同程度抑制，其中乙酸乙酯提取物的抑制作用略强于阿卡波糖，有望将其开发成一种新的降糖药物。

（9）山楂：性味酸、甘、微温，归脾、胃、肝经，功效为消食健胃、行气散瘀、化浊降脂，主治用于肉食积滞，胃脘胀满，泻痢腹痛，瘀血经闭，产后瘀阻，心腹刺痛，胸痹心痛，疝气疼痛，高脂血症。焦山楂消食导滞作用增强。用于肉食积滞，泻痢不爽。临床上常用于治疗高脂血症、冠心病及高血压病。

现代动物实验证实，山楂具有降血脂、血糖和防治 AS 作用。药理学研究表明，山楂具有抗氧化、抑制炎症因子生成、强心、降压、增加冠脉血流量、抗心肌缺血及抗心律失常等作用。其对糖尿病心脏病的治疗作用为：①降低血糖。观察生山楂饮对糖耐量异常大鼠血脂及血液流变学的影响，结果为与正常组比较，模型组胆固醇、甘油三酯、低密度脂蛋白胆固醇、全血高切相对指数、全血低切相对指数、全血高切还原黏度、全血低切还原黏度、空腹血糖均升高（$P < 0.01$），高密度脂蛋白胆固醇降低（$P < 0.01$）。与模型组相比，二甲双胍组、生山楂饮高、中、低剂量组胆固醇、甘油三酯、低密度脂蛋白胆固醇、全血高切相对指数、全血低切相对指数、全血高切还原黏度、全血低切还原黏度、空腹血糖均有不同程度的降低，而二甲双胍组、生山楂饮高、中、低剂量组的高密度脂蛋白胆固醇有不同程度的升高。就甘油三酯、低密度脂蛋白胆固醇、高密度脂蛋白胆固醇而言，以生山楂饮高剂量组最为明显（$P < 0.01$）。就胆固醇、全血高切相对指数、全血低切相对指数、全血高切还原黏度、全血低切还原黏度、空腹血糖而言，二甲双胍组、生山楂饮大、中、小剂量组差别无统计学意义（$P > 0.05$）。结论为生山楂饮可通过降低甘油三酯、胆固醇、低密度脂蛋白及升高高密度脂蛋白含量，干预脂代谢紊乱，减少血液黏度来降低血糖。②山楂对 TG 的作用。TG 主要来自食物中脂肪的分解，是人体内含量最多的脂类，大部分组织均可以利用 TG 分解产物供给能量。当机体 TG 含量增高时，即脂质含量过高，将导致血液黏稠，脂质通过内皮屏障功能进入动脉壁沉积，逐渐形成小斑块，并且这些沉积会逐渐扩大面积和厚度，使血管内径变小、血流速度减慢、加速血管堵塞，并逐渐形成 AS。当机体内 TG 含量增高时，LDL 含量也增高，可被血管内皮细胞上的氧自由基氧化，形成 ox-LDL，可损伤血管内皮细胞，使单核巨噬细胞更多的黏附于内皮细胞表面，促进泡沫细胞的形成，进一步加重 AS。山楂可降低 TG 的含量。张春霞等以山楂对高脂血症小鼠血脂水平的影响进行研究，证实了山楂可降低高血脂小鼠肝脏中 TG 的含量。吴志嵩等以山楂山药汤对高脂血症小鼠血脂水平的影响进行研究，发现山楂可降低脂类及胆固醇的浓度，进一步说明了山楂可降低 TG 的含量。因此，山楂可通过降低 TG 的含量来防治 AS。③山楂对 HDL 的作用。HDL 主要在肝脏中合成，是血清中颗粒数最多的脂蛋白，其主要功能是转运磷脂和胆固醇。当血清中胆固醇含量增高时，HDL 则作为载体，可将外周组织中游离的胆固醇转移到肝脏进行代谢，从而减少外周组织细胞中胆固醇的含量，减轻 TC 对血管内皮细胞的损害。所以，高密度脂蛋白胆固醇（high density lipoprotein-cholesterol，HDL-C）的浓度越高，TC 分解的速度越快，TC 在外周组织中的累积就越少，进而达到降血脂的作用。影响 HDL-C 代谢的主要因素之一就是卵磷脂胆固醇脂酰基转移酶（lecithin cholesterol acyltransferase，LCAT）的活性，在 LCAT 的催化下，新生的 HDL-C 表面游离的胆固醇酯化生成 HDL2-C，再由 HDL2-C 将酯化的胆固醇运至肝脏然后排出体外，从而使血清中 TC 含量减少，进而有效控制 AS 的产生。山楂籽油中的油酸、亚油酸及其酯类等可显著增加 HDL-C 的含量。范学辉等研究表明，山楂籽油可通过增加 LCAT 的活力，增加高脂饮食大鼠血清中 HDL-C 的含量，增加 HDL-C 逆向转运外周组织中胆固醇的能力，进一步防止管腔狭窄、管壁增厚，从而有效防止 AS 发生、发展的作用。④通过抗氧化抗 AS。自由基具有高度活性，可发挥强氧化作用。当体内自由基损伤时，氧化–抗氧化系统平衡被破坏，使进入内皮细胞的 LDL 被氧化形成 ox-LDL，ox-LDL 不能被正常的 LDL 受体识别；相反，可被巨噬细胞的清道夫受体识别并快速吞噬，促使巨噬细胞形成泡沫细胞，成为 AS 病变的基础或加重 AS 斑块的形成。山楂具有显著的抗氧化活性。朱黎霞等通过研究高脂血症大鼠血脂的变化发现，山楂叶总黄酮（total flavones of crataegus leaves，TFCL）可以提高高脂血症大鼠的抗氧化能力，减轻自由基损伤，促进机体氧化–抗氧化系统恢复等作用。匡荣等通过研究 TFCL 对家兔 AS 形成抑制作用的机制，表明超氧化物歧化酶（super oxide dismutase，SOD）是清除超氧阴离子自由基损害的主要活性酶，谷胱甘肽过氧化物酶（glutathione peroxidase，GSH-Px）是机体普遍存在的催化过氧化氢分解的酶，二者活力的高低反映了机体抗氧化能力的强弱。所以可通过 TFCL 增加两种酶的含量，清除活性氧，也可使细胞氧化还原反应达到平衡状态，抑制 AS 中氧化应激反应的形成，阻止 AS 的继续发展。⑤山楂对 C–反应蛋白的作用。C–反应蛋白（C-reactive protein，CRP）是最主要的致炎因子，是人体非特异性炎症反应的主要敏感指标，其浓度高低与 AS 的严重程度、活动度及预后相关。正常人血清中 CRP 含量非常少，但在急性炎症反应过程其含量可迅速增加。在炎症反应过程中 CRP 可刺激内皮细胞表达黏附分子，促进内皮细胞发生炎症反应，而炎症反应是诱发 AS 斑块破裂的主要危险因素。王文会等通过观察山楂消脂胶囊对非急性期冠心病痰瘀证患者的血清超敏 CRP 的影响，表明随着 AS 斑块的逐渐形成，超敏 CRP 的含量也逐渐增加，可见超敏 CRP 在炎症反应和斑块的形成过程中起重要作用，而用山楂消脂胶囊可明显降低非急性期冠心病痰瘀证患者的血清超敏 CRP，可见山楂可通过降低 CRP 的含量间接防治 AS。刘龙涛等研究表明，急性冠脉综合征患者血清中 CRP 含量明显增高，经虎杖配伍山楂提取物治疗 6 个月后，患者血清中 CRP 的含量显著下降。肖婷等研究亦表明，虎杖与山楂提取物配伍能明显降低颈动脉粥样硬化患者血清中的 CRP，并且其效果明显高于单味中药山楂的治疗。从而得出，在炎症反应过程中，山楂可明显调节 CRP 的含量，进而发挥抗 AS 的形成、发展和稳定易损斑块的作用。⑥通过抗血小板凝集抗 AS。血小板是从骨髓中成熟的巨核细胞的胞质裂解脱落下来的具有生物活性的小块胞质。正常人血小板计数可有 6%～10% 的变化，血小板有维护血管壁完整性的功能，对血管内皮细胞具有修复作用。血液中血小板呈散在、单个存在，在病理状态下，内皮细胞屏障功能的降低，使血浆成分包括脂蛋白过量地融入动脉壁，同时引起血小板的黏附和聚集作用增强，可造成血液黏度上升，阻塞血管，加速 AS 的形成。另外，血小板能释放平滑肌增殖因子，其具有化学趋化性，能诱导 SMC 迁移，激活成纤维细胞膜表面的 LDL 受体，增加脂质在病灶中的积聚，加速 AS 的发生与发展。胡敏等研究表明，当大鼠脑缺血后，由于脑组织的缺血缺氧，致使脑内能量物质的缺乏，细胞膜的流动性下降，细胞膜的脂质过氧化作用增强，红细胞变形性降低，血液在毛细血管内的流动性下降，血流速度减慢，红细胞聚集，最终导致血液黏度上升，血流瘀滞，从而引起组织栓塞等一系列病理变化，进而造成 AS 等心脑血管系统疾病，而 TFCL 对缺血性脑卒中大鼠具有保护作用，可降低血液黏度，抑制血小板聚集，进而防止血管阻塞，阻止 AS 的形成。⑦山楂对 TC 增高的作用。TC 是人体组织细胞中不可缺少的重要部分，是合成细胞膜的主要成分。它主要存在于低密度脂蛋白胆固醇（low density lipoprotein-cholesterol，LDL-C）中，当 TC 含量升高时，LDL-C 含量也增高，动脉内膜产生氧自由基，使进入内皮细胞的 LDL 被氧化，成为氧化型的低密度脂蛋白（oxidized-low density lipoprotein，ox-LDL），ox-LDL 具有较强的细胞毒性、化学趋向性和免疫原性，并且 ox-LDL 在内皮细胞中作为启动分子，诱导血管内皮细胞损伤，加剧炎症反应，促进血小板黏附和聚集，形成血栓，在 AS 发生的早期起了关键作用。因此，清除 ox-LDL 并减少 TC 是治疗 AS 的有效手段。山楂能显著降低血清中 TC 的水平。张玉颖等研究发现，给小鼠以高脂饮食后，小鼠血清中的 TC 含量明显上升，给予山楂后，小鼠血清中的 TC 含量下降，这可能与山楂能促进肝脏脂肪酸的氧化分解有关。屈红艳等对高脂血症小鼠的研究亦表明，山楂可降低高脂血症小鼠血清中的 TC 含量，从而减少氧自由基的产生，进而防止 ox-LDL 产生，阻止泡沫细胞形成，有效控制 AS 的生成。

（10）白蒺藜：白蒺藜为蒺藜科蒺藜属植物，具有活血通络、平肝潜阳、祛湿化痰、宣痹通阳、补益肝肾功效。《本草纲目》曰："蒺藜气味苦温，其性宣通，治胸痹痞满，利肝肾。"《本经》载："蒺藜主恶血，破积聚。"《本草再新》："益气化痰，散湿。"《本草汇言》谓其："去风下气，行水化瘀之药也。"迄今已证实蒺藜主要含有皂苷类、黄酮类、生物碱、多糖类等化合物，其他尚含甾醇类、氨基酸类、萜类、脂肪酸、无机盐等成分。蒺藜皂苷（GSTT）是从白蒺藜地上全草中提制的有效成分之一。现已证实，GSTT 具有降低血压、降血脂、舒张血管、抗血小板聚集、抗缺氧和保护离体心脏缺氧再给氧损伤等作用。

蒺藜皂苷在心血管疾病的临床应用及实验研究已多年，药理机制研究不断深入，在防治糖尿病心脏病等方面均显示出良好的应用前景。其现代实验药理研究作用为：①降糖作用。蒺藜有降血糖作用，能明显降低四氧嘧啶糖尿病小鼠血糖、血清及胰腺组织过氧化脂质含量，提高四氧嘧啶糖尿病小鼠血清胰岛素水平；还可以抑制小鼠糖异生，改善小鼠糖耐量，呈一定量效关系趋势。②抗心肌缺血再灌注损伤。蒺藜总皂苷对缺氧再给氧、缺血再灌注心肌有保护作用，认为与提高机体内源性抗氧化能力、降低脂质的氧化有关。曲娴等采用结扎家兔冠状动脉左前降支造成急性心肌梗死（AMI）再灌注损伤模型，观察蒺藜总皂苷对 AMI 的治疗作用，发现其能明显保护超氧化物歧化酶（SOD）的活性及减少丙二醛（MDA）的含量，二者呈高度负相关，其作用与普萘洛尔相当。在离体心脏缺氧再给氧模型上，程纯等发现蒺藜总皂苷持续灌注可抑制缺氧灌注期冠状动脉流出液中肌酸磷酸肌酶（CPK）活性升高，并提高心肌匀浆中 SOD、谷胱甘肽过氧化物酶（GSH-Px）的活性，提示蒺藜皂甙对缺氧再给氧心肌损伤有保护作用，能减轻细胞膜损伤，抑制脂质过氧化反应。缺血再灌注后由于氧自由基的大量产生和肿瘤坏死因子（TNF-α）大量分泌，使一氧化氮（NO）生成量增加，造成心肌细胞线粒体酶活性受到抑制。侯俊英等通过体外培养心肌细胞模拟缺血再灌注模型研究 GSTT 对缺血再灌注损伤心肌细胞的保护作用，发现 GSTT 可显著抑制损伤心肌细胞分泌肿瘤坏死因子α、白介素 6（IL-6）及 TNF-α 引起的一氧化氮生成量增加，保护心肌细胞线粒体酶活性，减少再灌注后氧自由基的产生，保护细胞膜稳定性，减轻缺血再灌注对心肌细胞的损伤程度。③调节脂质代谢白蒺藜具有降低胆固醇，阻止动脉、心肌及肝脏脂质沉着等作用。白蒺藜有效组分能明显降低兔动脉粥样硬化模型血清总胆固醇（TC）、低密度脂蛋白胆固醇（LDL-C），调节血栓素 B2（TXB2）和 6- 酮 - 前列环素（6-Keto-PGF1α）平衡。GSTT 还能降低实验性高脂血症小鼠血清 TC、LDL-C 及肝脏胆固醇、三酰甘油含量；在灌胃 GSTT 同时继续喂食高脂饲料，能有效地阻止血清胆固醇、LDL-C 升高，同时能降低肝脏胆固醇、三酰甘油含量，提高肝脏 SOD 活性。④抗炎作用内皮细胞与白细胞的黏附在炎症和缺血性损伤过程中均起重要作用，蒺藜总皂甙可剂量依赖性地降低 TNF-α、IL-1β 诱导的脑血管内皮细胞与单核细胞和中性粒细胞的黏附率，还可以抑制 IL-1β 诱导培养牛脑微血管内皮细胞表达 E 选择素，对血管内皮细胞具有保护作用。⑤抗凝血抗血栓形成。倪爱东等研究证明，蒺藜总皂苷对于动脉血栓形成、静脉血栓形成、脑血栓形成 3 种实验性血栓形成均有抑制作用，能显著延长动脉血栓形成时间，减轻静脉血栓干重，具有抗血栓形成作用。刘宇等观察白蒺藜有效组分对兔动脉粥样硬化和主动脉壁血小板源性生长因子 -A 基因表达影响，发现其明显减少粥样斑块病变程度，降低生长因子 PDGF-AmRNA 表达水平，干预动脉粥样硬化。另有对蒺藜有效成分之一的 IL-1 进行的实验研究，发现 IL-1 对由 ADP 引起的大鼠血小板聚集、由 KCl 引起的离体兔主动脉血管平滑肌收缩和大鼠体外血栓形成均有显著抑制作用，改善由高分子右旋糖酐引起的兔球结膜微循环障碍，显著降低正常大鼠和高血压大鼠 TXB2 含量，对 6-Keto-PGF1α 无影响；由白蒺藜全草有效成分组成尼可占替诺，经实验研究能降低高血脂兔动脉粥样硬化（AS）模型的血小板最大聚集率、平均聚集率，明显降低血浆黏度、纤维蛋白原，大剂量作用更明显；大体形态病理观察，AS 斑块明显减少，疗效优于银杏胶囊。文献报道蒺藜总皂苷具有抗血小板、抗凝血作用，实际上蒺藜总皂苷可能通过多种途径发挥抗血栓形成作用。⑥抗心肌缺血。廖日房等用结扎大鼠冠状动脉和静脉注射垂体后叶素两种方法建立急性心肌缺血模型，证实蒺藜总皂苷对大鼠急性心肌缺血及心肌梗死有明显改善作用，能较好地预防心肌梗死的发生，减少心肌梗死范围，并能降低血液黏度及体外抗血小板聚集。崔新明等发现蒺藜总皂甙能降低实验性心肌梗死犬冠状动脉阻力，增加冠状动脉血流量和心肌血流量，明显地减少心肌梗死范围，透射电镜观察，蒺藜总皂甙能明显减轻心肌细胞损伤，对缺血心肌有保护作用。

临床研究方面：①乙氧黄酮胶囊以蒺藜总皂甙为主要成分，临床已被多年应用于治疗心血管疾病。临床及实验药理学都证明其可改善心功能、缩小心肌梗死面积、缓解心绞痛的症状、延长心绞痛的发作间期、减少心绞痛的发作次数，对陈旧性心肌梗死伴左室功能异常者亦能减轻其胸闷、气促和心悸等症状，增加左室收缩功能和排血量。该药还具有扩张血管、降脂、降黏、溶栓、改善微循环作用。②刘述辉等采用该药治疗冠心病心绞痛 56 例，并与硝酸异山梨醇酯对照研究，临床疗效显著。症状改善总有效率为 91.1%，心电图疗效总有效率为 71.4%。冠心病心绞痛患者血液流变学及血脂变化明显。红细胞比容、凝血因子 I 明显降低，治疗后两组比较有统计学意义（$P < 0.01$）。于久权等观察乙氧黄酮与藻酸双酯钠合用治疗 80 例高黏高脂血症的疗效及血液流变学变化，采用蝮蛇抗栓酶治疗 78 例作为对照组。结果治疗前后自身结果比较，两组血液流变学、血脂指标明显改善，高密度脂蛋白增加情况治疗组亦优于对照组。③上海中医药大学附属龙华医院用白蒺藜胶囊治疗冠心病心绞痛，中医辨证属心血瘀阻者 30 例，总有效率为 83.33%，对中医证候改善的总有效率为 86.67%，治疗前后硝酸甘油用量的变化及心电图的变化，经比较有统计学意义（$P < 0.01$）。以白蒺藜总皂甙为主要有效成分的 901 片，治疗高血压瘀证患者 30 例，观察治疗前后瘀血症状、血液流变性、血脂、血小板聚集等变化，结果提示 901 片能改善瘀血证候，改善血液流变性，减少血小板聚集及降低血脂，为临床延缓高血压病终末器官损害、预防中风的发生提供了治疗依据。

（11）三七：五加科草本植物三七的根称为中药三七，主要产地是广西和云南，现在已全国大规模种植。选 3 年以上的三七，在秋季结果以前采挖的是"春三七"，质佳；在冬季种子成熟后采挖的是"冬三七"，质量较差。三七又称为田七，甘、微苦，温。归心、肝、脾经，在临床上得到广泛的应用，具有很多疗效，如消肿止痛、化瘀止血、止血、抗炎及保肝利胆等，常被用于治疗跌打损伤、外伤出血、出血性瘀滞、便血及吐血等疾病。伴随着对三七的运用和深入研究，许多医学研究发现在三七中含有更多的有效成分，如黄酮类、皂苷、多糖及挥发油等，这些组份对于人体的中枢神经、心脑血管及血液等多个系统均有较显著的药理学作用。

其对糖尿病心脏病的治疗作用为：①糖尿病及其并发症治疗作用。杨洁等给药模型大鼠进行 Q-PCR 法检测、血清检测、HE 染色结果等，结果显示三七多糖有降血糖的作用，提高了 NO 和 GSH 基因表达水平，提高了 NO 和 VEGF 基因表达水平，达到治疗糖尿病视网膜病变的疗效。朱双等的结论是，三七多糖可以明显减少同型半胱氨酸在老鼠血清的表达水平，作用机制是通过调节影响细胞信号通路的相关蛋白，即对 MTHFR、CBS、MTR 的蛋白质表达进行调控。田鲁等发现，三七多糖可以调节老鼠的血脂来提高 2 型糖尿病小鼠的肾功能，这可能与肾脏的 pkc-eta 和 pkc-zeta 的表达的减少有关。胡凤霞等发现，三七多糖可以通过短时间调整胰岛素抵抗指数来提高脂质代谢的表达方式，从而改善大鼠的肝脂代谢。②止血作用。三七的止血功效较为突出，素有"止血金不换"和"止血神药"之称，应用历史悠久。三七的不同制剂和不同给药方式针对不同种类的动物均表现出较高的止血功效，且可散瘀血，达到止血不留瘀的效果。现代药理学研究发现，三七止血的有效成分主要是三七素，可溶于水，是一种特殊的氨基酸类物质，可有效促使血小板数量增加，诱导其大量释放花生四烯酸、血小板凝血因子Ⅲ等凝血物质，缩短凝血时间，并且三七素还可增强组胺诱导的主动脉收缩，进而产生止血作用。研究发现，三七的止血作用与剂量有关，小剂量应用表现为止血作用，大剂量应用则表现为活血作用，故在临床应用时要根据患者病情合理使用三七剂量，避免发生不良反应。同时，三七素的稳定性差，在加热时易被破坏，故三七生用时止血效果较好。目前三七素已可人工合成 D 型，其与三七素止血 L 型作用相差不大，均较氨甲苯酸的效果好，临床使用剂量可减少至 1% 左右。③活血和抗血栓作用。三七兼具活血和抗血栓作用，《本草从新》中记载："三七甘苦微温，散血定痛，治吐血、血痢和雪崩，目赤痈肿。为金疮杖疮要药。"现代药理学研究发现，三七活血的有效成分主要是三七皂苷，可抑制血小板聚集、过氧化物生成及白细胞黏附，减少 Ca^{2+}、5- 羟色胺等促血小板聚集的物质产生，提高血小板环磷酸腺苷（cAMP）含量，促进纤维蛋白原溶解，减少血栓素 A 生成，降低血液黏度，扩张血管，改善机体微循环，进而达到活血和抗血栓的目的。动物研究发现，家兔静脉注射或灌胃三七皂苷 200mg/（kg·d），连续使用 20 天后，家兔体内才显现出血小板聚集现象，说明三七在治疗血栓性疾病的效果较为缓慢。目前三七已经广泛应用于老年性紫癜、下肢静脉血栓、冠心病心绞痛、心瓣膜病变术后血栓形成、弥漫性血管内凝血等疾病的治疗和预防中，并取得较好的临床疗效。④补血作用。三七具有明显的造血补血功能，其可促进血红蛋白、骨髓粒细胞和红细胞等各类血细胞的分裂生长和增殖。研究发现，三七皂苷及其单体对造血细胞的生长和增殖具有重要作用，其可诱导 GATA-1、GATA-2、C-Jun 和 NF-κB 等多个转录因子参与造血细胞的调控，促进细胞增殖分化和生成。动物实验中发现，使用 60CO-γ 射线照射小鼠使其造血功能受损，然后连续腹腔注射三七皂苷 6 天，可发现小鼠脾结节中性粒细胞和红细胞有丝分裂异常活跃，且脾脏重量也明显增加；同时对急性失血性贫血大鼠注射三七注射液后，可发现大鼠的红细胞、网织红细胞及血红蛋白水平显著恢复，均可说明三七皂苷确实可促进多能造血干细胞的增殖，具有较好的补血效果。抗心肌缺血三七中有效成分三七皂苷可抑制中性粒细胞内 NF-κB 的活化，减少细胞内细胞间黏附分子 -1（ICAM-1）等黏附分子的产生及中性粒细胞的浸润，进而阻断心肌缺血 - 再灌注损伤的发生，并且三七皂苷还可以对细胞凋亡具有抑制作用，进而达到保护心肌的作用。动物实验研究发现，急性心肌缺血的家兔动物模型给予三七皂苷注射后，可显著改善心肌缺血状态，缩小心肌梗死都的面肌。同时也有研究发现，三七皂苷进行缺血预处理后，血清肌酸磷酸激酶同工酶的含量下降，心肌超微结构的损伤也有明显减轻，对心肌缺血 - 再灌注损伤的发生起到延迟保护作用。⑤抗心律失常。三七中有效成分三七皂苷、三七二醇苷及三七三醇苷等有效成分可以有效降低心肌自律性，减慢传导速度，延长心脏的有效不应期和动作电位时程，阻滞慢钙通道，显著降低慢内向电流。动物实验研究发现，缺血性心律失常和再灌注性心律失常的大鼠动物模型，给予三七皂苷注射后，均可明显缩短心律失常维持时间，减少室性早搏，对抗心律失常。⑥降低血压。三七皂苷具有扩张血管的作用，进而可以减低血压，其中以舒张压降低最为明显，并且三七皂苷还是钙通道阻滞剂，可阻断钙离子内流。

（12）绞股蓝：又名天堂草、七叶胆、五叶参和七叶参等，是葫芦科绞股蓝属的多年生攀缘草本植物，主要分布于中国、日本、朝鲜和东南亚等地区。绞股蓝最初记载于春秋战国时期，作为饥荒时充饥的野菜食用并于明永乐六年收录于朱棣所著《救荒本草》一书中，后逐渐开发为药用。明代李时珍所著《本草纲目》中记载其有"治疮疖、虫咬、凉血解毒、利小便"等药效。绞股蓝中含有皂苷、多糖、黄酮、氨基酸、维生素等10余种成分，其中皂苷、多糖与黄酮类化合物是其主要活性成分。绞股蓝皂苷是绞股蓝中含量较高的成分之一，不同部位的皂苷含量具有差异，叶、茎、根中皂苷含量依次减少，全草总皂苷含量一般在2%～10%。自1976年日本学者从绞股蓝中分离得到达玛烷型皂苷以来，各国学者已从绞股蓝中先后分离得到201种绞股蓝皂苷，并发现绞股蓝总皂苷含量是人参的3倍左右；绞股蓝多糖可利用碱提、水提、超声波和微波强化等方法提取，是绞股蓝中含量较高的一类成分，在叶、茎、根中多糖含量分别为2.51%、2.07%和0.56%左右，绞股蓝全草多糖含量一般在3%～10%。绞股蓝中总黄酮含量在3%～5%，已报道的黄酮类成分现仅有商陆素、芦丁、槲皮素及芦丁等10余种，目前对黄酮类成分的研究多集中于提取分离，对该类成分的药理作用研究还有待进一步深入。

绞股蓝中丰富的化学成分被报道具有广泛的药理作用。其对糖尿病心脏病的治疗作用为：①调节血糖。研究表明绞股蓝中具有降血糖作用的主要成分是皂苷与多糖。绞股蓝皂苷的降血糖作用早有报道，近年发现其作用机制可能与激活Nrf2信号通路有关。链脲佐菌素（STZ）诱导的糖尿病大鼠连续40天给予绞股蓝总皂苷（200、400mg/kg，ig），糖尿病模型大鼠体内SOD和GSH-Px的活性升高，MDA的含量下降，并伴随出现Nrf2通路的激活。2005年，我国学者首次发现了绞股蓝多糖具有明显的降血糖作用。新近研究发现，绞股蓝内生真菌JY25多糖对α-葡萄糖苷酶有竞争性抑制作用，与糖尿病临床防治药物阿卡波糖的抑制类型相同，具有开发成新型降血糖药物和保健品的潜能。②调节血脂作用。绞股蓝作为调脂类药材入药有很长一段历史，而动物实验与临床试验也都表明绞股蓝及其提取物有预防和治疗高脂血症、高黏滞血症、动脉粥样硬化和非酒精性脂肪肝的作用。研究提示，绞股蓝的调脂作用主要与绞股蓝皂苷相关：高脂血症模型大鼠连续5周给予绞股蓝总皂苷（50、100、200mg/kg，ig）后，大鼠体内脂肪含量，血清GSH-Px、SOD、CAT和MDA的含量显著下降，肝脏内的胆固醇和三酰甘油的含量显著降低，肝组织的脂肪变性和炎症反应也显著减少；在绞股蓝总苷（160mg/kg，ig）连续8周给药的干预下，高脂血症大鼠的血脂水平显著降低，血管平滑肌细胞超微结构去分化表型改变受到抑制，动脉分化标志蛋白SM-actin的表达上调，增殖细胞核抗原（PCNA）的表达下降，其机制可能与抑制单核细胞趋化蛋白诱导蛋白-1（MCPIP1）的表达有关；绞股蓝总苷（40、80、160mg/kg，ig）连续给药 7 周后，可有效抑制实验性大鼠动脉粥样硬化病变的形成，其作用机制与抗氧化和抑制 NF-κB 亚基 p65 的激活有关。③抗动脉粥样硬化。QuanY 建立大鼠 AS 模型，给 GPs 7 周后发现，GPs 给药组大鼠的细胞间黏附分子 –1（ICAM–1）、单核细胞趋化蛋白 –1（mono cytechemotactic protein1，MCP–1）、丙二醛（MDA）、低密度脂蛋白（LDL）及主动脉壁的细胞因子 –65（NF-kappaBp65）水平降低，抗氧化能力增强，表明 GPs 对动脉粥样硬化有抑制作用。沈楠研究不同剂量的 GPs 对实验性高脂血症大鼠脂代谢的影响，结果显示，GPs 各剂量组均可降低高脂血症大鼠血脂，以 210mg/kg 药效最为显著，其机制可能与抑制脂质过氧化、纠正实验性高脂血症引起的脂质代谢紊乱有关。周亮以高脂饲料连续喂养 6 周建立高脂血症大鼠模型，给予 GPs 治疗 4 周，结果表明 GPs 具有明显调血脂作用，可明显降低甘油三酯（TC）、总胆固醇（TG）、低密度脂蛋白胆固醇（LDL-C）水平，提高高密度脂蛋白胆固醇（HDLC）水平，且安全无毒副反应。④减少心肌缺血损伤、防治血压升高。刘爱英采用结扎左冠状动脉前降支法制备急性心肌缺血犬模型，发现 GPs 能降低血清磷酸肌酸激酶、乳酸脱氢酶（LDH）的活性，降低血清游离脂肪酸（FFA）、过氧化脂质含量，提高超氧化物歧化酶（SOD）、谷胱甘肽过氧化物酶（GSH-Px）活性，减少缺血引起的心肌细胞的损伤，对实验性心肌缺血犬脂质氧化损伤具有保护作用。梁小辉通过高脂高糖饲养建立高血压大鼠模型，比较 GPs 对实验性高血压大鼠和正常大鼠的血压的影响，结果表明 GPs 可预防高糖高脂诱导的大鼠高血压的形成，且呈剂量依赖性；以急性给药对高血压大鼠的降血压作用效果显著。GeMin 通过静脉注射链佐星建立糖尿病致心脏病大鼠模型，并连续灌胃 100mg/kg 的 GPs 6 周，实验结果显示 GPs 治疗组大鼠的左心室收缩压的水平明显降低、左心室舒张末期压的水平明显升高，且 mRNA、肌联蛋白和伴肌动蛋白的表达几乎没有变化，表明 GPs 能缓解糖尿病所致的心肌损伤。

（13）五味子：首载于《神农本草经》，"五味子，一名会及。味酸，温，无毒。主益气，咳逆上气，劳伤羸瘦，补不足，强阴，益男子精。生山谷。八月采实，阴干。苁蓉为之使。恶葳蕤。胜乌头"。其性味性温，味酸、甘。归肺经、心经、肾经。功效为收敛固涩、益气生津、补肾宁心。属收涩药分类下的敛肺涩肠药。《本草纲目》载其主治为益气，咳逆上气，劳伤羸瘦，补不足，强阴，益男子精。养五脏，除热，生阴中肌。别录治中下气，止呕逆，补虚劳，令人体悦泽。甄权明目，暖水脏，壮筋骨，治风消食，反胃霍乱转筋，痃癖奔豚冷气，消水肿心腹气胀，止渴，除烦热，解酒毒。生津止渴，治泻痢，补元气不足，收耗散之气，瞳子散大。治喘咳燥嗽，壮水镇阳。

五味子具有安定心神的功效，适用于心神不安之失眠多梦、心悸等。对心气不足者，可补益心气，常与人参、茯神、酸枣仁等补心气、安心神之品同用；对心肾阴虚者，又能滋养心肾，常与滋阴养血、补心安神之品配伍，如《摄生秘剖》天王补心丹以之与生地黄、当归、人参等品同用。随着对五味子临床作用及有效成分的逐步认识，其已逐渐应用于中医临床治疗心脑血管疾病中。对于糖尿病心脏病也有重要的治疗作用，其现代药理学研究为五味子含有多种化学成分，主要包括木脂素类、挥发油类、多糖类、有机酸类、三萜类等。其治疗糖尿病心脏病的药理作用为：①降血糖。Niu 等建立 2 型糖尿病大鼠模型，研究表明 SCP 能改善糖尿病大鼠精神状态，显著增加体重，提高它的糖耐量，降低空腹血糖，提高胰岛素抵抗指数和胰岛素抵抗指数，实验结果表明 SCP 具有降糖作用。Jin 等建立 BRL 细胞胰岛素抵抗模型，通过蛋白质印迹和 RT-PCR 分析研究 SCP 对调节胰岛素和 AMPK 信号途径中相关蛋白和 mRNA 表达的作用，AMPK 被认为是生物能量代谢中的主要调节因子，并增加了各种组织中胰岛素敏感性。研究表明 SCP 对 BRL 细胞没有细胞毒性，可以提高 BRL 细胞的葡萄糖消耗。SCP 增加了 BRL 细胞中 Akt，p-AMPK 和 GLUT-4 的蛋白表达。此外 SCP 可以增加 IRS-1、PI3K、Akt、GLUT-4、AMPKα 和 PPARγ 的 mRNA 的表达水平。实验结果表明，SCP 通过可能在上调胰岛素和 AMPK 信号通路中发生的调节 GLUT-4 的表达的作用来提高葡萄糖消耗，SCP 可以预防和缓解胰岛素抵抗状态。②维持心血管舒张功能。五味子己烷提取物对内皮完整的大鼠胸主动脉血管的舒张作用比内皮剥脱的主动脉更为显著，该作用主要通过内皮依赖性 NO 通路介导，以及肌球蛋白轻链去磷酸化直接作用于血管平滑肌细胞。五味子提取物具有抑制转化生长因子 β$_1$（transforming growth factor beta1，TGF-β$_1$）诱导的血管平滑肌细胞应激纤维形成和细胞迁移的作用，主要机制为降低 TGF-β$_1$ 介导的肌球蛋白轻链（myosin light chain，MLC）的磷酸化，以及抑制 Smad 信号传导来降低 TGF-β$_1$ 介导的 α- 平滑肌肌动蛋白（alpha-smoothmuscle actin，α-SMA）的异常升高。研究表明，SchB 干预可减低心肌线粒体对 Ca^{2+} 诱导的透性转换敏感性，减轻 MI/RI 引起的组织损伤。③对 DOX 诱导心脏毒性的保护作用。增强心肌抗氧化还原反应，五味子提取物可减轻 DOX 对心肌细胞的损伤，可上调参与 GSH 的新陈代谢，解毒和能量代谢相关基因的表达。五味子可显著降低 DOX 引起的大鼠死亡率和腹水量，并且通过抑制心肌谷胱甘肽过氧化物酶（glutathione peroxidase，GSH-Px），MDA 表达，提高 SOD 活性改善心脏抗氧化状态。SchB 能改善 DOX 诱导的外周血中心肌酶升高、心肌组织中抗氧化损伤相关酶活力下降和心脏收缩与舒张功能障碍，预防 DOX 诱导的大鼠急性心脏毒性。研究结果提示，SchB 对 DOX 造成心肌损伤保护作用的机制可能是通过维持 GSH 氧化还原循环，保持 SOD 等细胞抗氧化酶的活性，促进这些酶清除自由基，减轻氧化应激反应，进而减轻 DOX 对心肌细胞的脂质过氧化造成的损伤来实现的。SchB 可防止 DOX 诱导的脂质过氧化增加，硝基酪氨酸形成和金属蛋白酶在心脏中的活化，通过抗氧化和抗炎作用减轻心脏毒性。维持心肌纤维及线粒体结构，SchB 预防 DOX 引起的慢性心肌毒性并增强其抗肿瘤活性，主要通过维持心肌细胞正常形态及线粒体结构，提高 DOX 干预后心肌细胞左心室收缩压（left ventricular systolic pressure，LVSP），左心室舒张压（left ventricular diastolic pressure，LVDP），左室内压变化速率（±dp/dtmax），抑制左室舒张末压（left ventricular end-diastolic pressure，LVEDP）。④对心肌缺血的保护作用。减轻氧自由基的侵害，SchB 能够明显减轻 MI/RI 造成的大鼠心脏损伤，减少心肌梗死面积，提高大鼠血清中超氧化物歧化酶（super oxide dismutase，SOD）活力和一氧化氮（nitric oxide，NO）水平，降低丙二醛（malondialdehyde，MDA）含量和肌酸激酶同工酶（creatine kinase MB，CK-MB）、乳酸脱氢酶（lactic de hydrogenase，LDH）活力，改善大鼠心肌功能。SchB 可以保护缺氧 / 复氧诱导的 H9c2 心肌细胞，主要机制为减轻还原型谷胱甘肽（glutathione，GSH）水平，使细胞对钙离子诱导的线粒体渗透性转换（mitochondria permeability transition，MPT）的敏感性降低。SchB 和 SchC 可减轻由细胞色素 P-450（cytochrome P-450，CYP450）催化引起的反应性氧化剂物质（reactive oxygen species，ROS）参与导致的 GSH 抗氧化反应。研究表明，亚甲二氧基和环辛二烯环是 SchA 和 SchB 增强线粒体功能和 GSH 状态，以及组织 Hsp25/70 表达的重要结构决定因素，从而保护心肌免受缺血再灌注损伤。抑制细胞凋亡，SchA 和 STA 可通过下调凋亡蛋白 caspase-3 的表达，发挥抑制细胞凋亡的作用，以减轻 MI/RI 损伤。SchB 可以降低心肌梗死小鼠的死亡率，能够改善心梗小鼠的心功能，主要机制为上调 Bcl-2/Bax 以抑制缺血心肌细胞的凋亡。SchB 对 MI/RI 损伤的大鼠心肌具有保护作用，可以通过调节内质网应激相关蛋白 C/EBP 同源蛋白（c/EBP homologus protein，CHOP），转录因子6（activating transcription factor6，ATF6）和 PKR 样 ER 激酶（PKR-likeER kinase，PERK）；抑制 caspase-9、caspase-3、Bax 蛋白，提高 Bcl-2 蛋白表达，发挥抑制心肌细胞凋亡的作用。抑制中性粒细胞浸润，五味子总木脂素（schisandra total lignanoids，SCL）对高脂血症大鼠 MI/RI 损伤有一定的保护作用，主要通过减少心肌梗死面积，抑制心肌髓过氧化物酶（myeloperoxidase，MPO）表达，减少缺血区心肌纤维断裂及坏死，减轻灶性出血及炎性细胞浸润，调节血清中血脂相关蛋白表达发挥作用，其机制可能与抑制中性粒细胞浸润、影响血脂代谢有关。SchB 可以通过下调炎症反应细胞因子，激活内皮型一氧化氮合酶（endothelial nitric oxide synthase，eNOS）通路，改善缺血性损伤后的心脏功能。

（14）广枣：入药最早记载于公元 8 世纪初的藏医古籍《月王药诊》，其中称广枣为"宁肖夏"，文称："广枣形似心，功效治心病。"公元 8 世纪末的藏医名著《四部医典》中记载广枣可治心痛，心热，心烦等症。成书于 18 世纪中期的《晶珠本草》记载："广枣性温，味酸。清心热，除烦，止痛，治心病。"据此可知，广枣药用最早起于隋唐时期，并被藏族医家广为应用，医治心病。随着 13 世纪末藏医传入蒙古地区，广枣亦始被蒙医用于临床医治心病。成书于清朝康熙年间的蒙医学名著《方海》（《蒙医金匮》）收载治疗心病药方中半数以上以广枣为主药或配伍有广枣，其疗效确切可靠，沿用至今。《内蒙古蒙成药标准》收载的内服药 101 种，其中含广枣的制剂就有 11 种之多，可见广枣在蒙医药中的地位之重要。2010 版中国药典中收录了 12 种蒙古族验方，其中含广枣的有 3 种，分别是七味广枣丸、十六味冬青丸和八味清心沉香散，其中七味广枣丸重用广枣，能养心益气，安神。广枣除了药用价值外，在民间还有着悠久的食用习俗，主要做成枣糕，用于开胃消食、醒酒。

近年来，有关广枣的化学成分、药理作用及临床研究都取得了一定的研究进展。国内外学者对广枣的果实、树皮和叶的化学成分都进行了系列的研究，从其中共分离鉴定了 30

余种化合物，已经发现的化学成分主要包括黄酮类和有机酸类，其次还有甾醇、多糖和酯类等成分。

有机酸类化合物：王乃利等从广枣乙醇提取物的乙酸乙酯萃取物部分分离出5个酚酸类化合物，分别鉴定为原儿茶酸（protocatechuic acid）、没食子酸（gallic acid）、鞣花酸（ellagic acid）、3，3'-二甲氧基鞣花酸（3，3'-dimethoxyl ellagic acid）、柠檬酸（citric acid）和对苯二酚（hydroquinone）。刘晓庚等研究表明南酸枣果实中含有柠檬酸、苹果酸（malic acid）、酒石酸（tartaric acid）、琥珀酸（succinic acid）和葡萄糖酸（gluconic acid）等多种有机酸，多为十碳以下的有机酸，且含量较高。徐晔等采用多种色谱方法和现代波谱技术相结合对广枣乙醇提取物进行了系统提取、确认和成分结构确定，分离得到了原儿茶酸、没食子酸、柠檬酸等化学成分。刘晓庚对1992和1993年8—11月采集的4个批次8个样品广枣鲜果及果皮的常规营养成分和化学成分进行了测定。结果表明，果肉有机酸总含量高于果皮，广枣鲜果皮肉中有机酸含量以柠檬酸计高达5.22%～8.13%。黄酮类化合物：连珠等从广枣药材中分离出槲皮素（quercetin）和二氢槲皮素（dihydroquercetin）。唐丽从广枣药材中分离出槲皮素、山奈酚（kaempferol）、金丝桃苷（hyperin）、（+）-儿茶素（catechin）。李长伟等先后从南酸枣树皮中分离出柚皮素（naringenin）、白杨素（chrysin）、乔松素（pinocembrin）、（+）-儿茶素、（+）-儿茶素-7-O-β-D-吡喃葡萄糖苷、（+）-儿茶素-4'-O-β-D-吡喃葡萄糖苷。LI等从南酸枣树皮中分离出柚皮素-4'-O-（6″-O-没食子酰基-β-D-吡喃葡萄糖苷）[Naringenin-4'-O-（6″-O-galloyl-β-D-glucopyranoside）]、乔松素-7-O-β-D-吡喃葡萄糖苷（Pinocembrin-7-O-β-Dglucopyranoside）、柚皮素-4'-O-β-D-吡喃葡萄糖苷（Naringenin-4'-O-β-D-glucopyranoside）、二氢山奈酚-7-O-β-D-吡喃葡萄糖苷（Dihydrokaempferol-7-O-β-D-glucopyranoside）、二氢槲皮素-7-O-β-D-吡喃葡萄糖苷（Dihydroquercetin-7-O-β-D-glucopyranoside）、槲皮素-7-O-β-D-吡喃葡萄糖苷（Quercetin-7-O-β-Dglucopyranoside）等黄酮类化合物。Khabir等从广枣叶中分离出槲皮素、山奈酚、杨梅素（Myricetin）、山奈酚-5-O-阿拉伯糖苷（Kaempferol-5-O-arabinoside）、槲皮素-3-O-鼠李糖苷（Quercetin-3-O-rhamnoside）、杨梅素-3-O-鼠李糖苷（Myricetin-3-O-rhamnoside）。吴春芝利用紫外分光光度法测定来源于5个不同产地的广枣果实中总黄酮含量以芦丁计为98.76～126.59mg每10g药材。多糖类化合物：赵玉英等研究用硫酸-苯酚法测定了广枣中各类多糖的含量其中总糖、水溶性多糖、不溶性多糖和游离糖的含量分别为18.1%、9.8%、7.4%和0.9%，主要由阿拉伯糖、木糖、半乳糖和葡萄糖组成。甾醇类化合物：唐丽从广枣药材中分离出β-谷甾醇（β-sitosterol）、胡萝卜苷（Daucoerol）。氨基酸和无机元素：刘晓庚等的研究表明广枣中富含氨基酸和蛋白质类成分，且种类齐全，配比合理。其中人体必需氨基酸1.263%，非必需氨基酸3.969%，合计为5.232%。赵玉英研究显示广枣果肉、果皮和种仁中含有丰富的 Ca、K、Na、Zn、Fe、Al、Mg、Mn 及 Cu 等多种无机元素。胸腺嘧啶脱氧尿苷类：樊海燕采用大孔吸附树脂柱及桂胶柱分离，结合元素分析和波谱技术结构鉴定，从广枣 70% 乙醇提取物中分离得到一个胸腺嘧啶脱氧尿苷类化合物 5- 甲基 -3'、5'- 二氧 -（对氯苯甲酰基）-2'- 脱氧尿苷。

现代药理研究表明，广枣中的黄酮类及有机酸等成分的存在使其具有多种生理活性。包括抗心律失常作用、保护缺血心肌作用、影响血流动力学、抗氧化、增强免疫力等。①抗心肌缺血作用。唐丽采用结扎冠状动脉前降支造成大鼠心肌缺血模型，考察广枣乙醇提取物对急性心肌缺血的影响，研究发现广枣乙醇提取物 11.2、22.4mg/kg 静脉注射可降低心肌梗死范围，改善缺血大鼠心电图，降低缺血大鼠血清 CK、LDH、GOT、ET、NO 及 NOS 等生化指标，因而广枣抗心肌缺血的作用可能与广枣调节机体内各种酶活性有关。张琪等采用 SELDI 蛋白质芯片技术检测了广枣总黄酮对大鼠缺血心肌组织蛋白表达的影响，结果证实广枣总黄酮在大鼠缺血心肌组织中，可以从干预心肌缺血区的相关蛋白谱的变化进行相关调节，从而产生抗心肌缺血作用。李大力研究表明广枣总黄酮可以改善心肌缺血大鼠心脏的血流动力学参数指标，并且有一定的剂量依赖性。Li Chunmei 等的研究表明广枣总黄酮可通过对 MAPK 信号传导通路的调节改善心肌缺血再灌注损伤导致的大鼠心肌梗死。Sun 等的研究表明广枣总黄酮可通过对 NF-κB 信号传导通路的调节改善心脏机能障碍和抑制心肌间质纤维化。金桃等采用心外膜电图标测犬心肌缺血范围及程度，给予复方广枣胶囊（组方：广枣、苦参、诃子），与给自身药前及对照组相比较均有显著的统计学差异。进而说明复方广枣胶囊具有显著的改善犬急性心肌缺血状态，明显减轻犬心肌缺血的程度，减少心肌缺血的范围。Liang Zhuo 等采用结扎冠状动脉前降支造成大鼠心肌缺血模型，通过比较冠心舒通胶囊（组方：广枣、丹参、丁香、冰片、天竺黄等）给药前后大鼠 TNF-α、IL-1β、IL-6、ICAM-1，细胞凋亡指数等指标的变化，表明冠心舒通胶囊能很好地改善大鼠心肌缺血再灌注对心肌细胞的损伤。Yang Mei 等的研究表明三昧檀香散（组方：檀香、广枣、肉豆蔻）通过维持大鼠心脏内钙稳态来改善心肌缺血再灌注造成的大鼠心肌细胞损伤。柠檬酸和 L- 苹果酸是广枣果实中所含的重要有机酸，可以占到广枣所含总有机酸的 26.36% 和 22.95%。Tang Xilan 等通过体内实验发现柠檬酸和 L- 苹果酸能显著改善缺血再灌注心肌损伤模型大鼠的心肌梗死、降低其血清 TNF-α 的水平和抑制血小板凝集；在体外实验中，发现柠檬酸和 L- 苹果酸均能显著减少乳酸脱氢酶（LDH）的释放、降低细胞凋亡指数及相关基因 Cleaved Caspase-3 蛋白的表达、正调节磷酸化蛋白激酶（Phosphorylated Akt）的表达。由此 Tang Xilan 推测广枣总有机酸具有改善心肌缺血再灌注损伤的作用。②抗心律失常。徐继辉等通过观察广枣总黄酮对大鼠离体心脏缺氧性心律失常和室颤阈值的影响，表明广枣总黄酮可明显对抗大鼠离体心脏缺氧性心律失常，并呈良好的量效关系。杨玉梅研究认为广枣总黄酮可抑制瞬时外向钾通道 I_{to}，并明显降低心肌细胞收缩期和静息期细胞〔Ca^{2+}〕i 浓度，这可能是广枣总黄酮抗心律失常的主要机制。刘冠男研究表明广枣总黄酮可以降低心室肌动作电位幅值，延长动作电位时程。③抗氧化和清除自由基作用。包保全等提取了广枣总黄酮，进行体外、体内及细胞水平的抗自由基和抗氧化的相关研究。用阿霉素攻击了大鼠以造成大鼠自由基损伤的模型，观察广枣总黄酮清除自由基、激活自由基清除酶活性及对心肌酶谱的作用。研究结果显示广枣总黄酮超氧阴离子、羟自由基有较为明显的清除作用，并可以一定程度抑制其二者的产生。Wang Hua 等使用 D- 半乳糖致大鼠亚急性衰老模型，观察广枣水提取物的体内抗氧化作用，发现广枣水提取物能显著改善 D- 半乳糖导致的氧化性损伤；而在体外实验中，广枣水提取物显示了它清除超氧阴离子自由基、羟基自由基、H_2O_2 及还原的能力，特别是它对 1,1-二苯基-2-三硝基苯肼（DPPH）的清除能力。狄建军分别运用邻苯三酚自氧化法、Fenton 法和铁氰化钾还原法测定广枣提取物体外清除超氧阴离子自由基、羟基自由基及还原的能力，表明广枣提取物具有良好的抗氧化活性，并且用不同工艺获得的广枣提取物具有不同程度的还原能力及清除超氧阴离子自由基、羟基自由基的能力。

（15）山葡萄籽：山葡萄（vitis amurensis rupr）为葡萄科葡萄属植物，也称毛葡萄、刺葡萄、秋葡萄等，古人统称为蘡薁，药用名为木龙。山葡萄果粒圆而小（直径 5～12mm），粒多穗紧，形状成串。其成熟果实呈紫黑色，果皮厚、汁少、籽多，与葡萄相比具有"四高二低"的特点：干浸物高、多酚高、单宁酸高和营养成分高；糖低、出汁率低。山葡萄味甘酸、涩平；具有清热解毒、祛风除湿等功能；还有行气、消炎、利尿、止血等作用。民间将其水煎剂用于治疗慢性肝炎、肾炎、慢性关节炎、跌打损伤、小便涩痛、胃热呕吐、疮毒、外伤出血等，疗效较好。据《本草纲目》记载，山葡萄可止渴、悦色益气；具有祛湿痹、强筋骨、益气倍力强志、令人肥键、耐肌忍风寒等功能。久食，轻身不老延年，可做酒。据国外文献报道，古埃及很早以前就用其酿酒，并用它作为消毒剂及抗衰剂。

目前，山葡萄大多用来酿酒和制作果汁，在酿酒和榨汁过程中会产生大量的山葡萄籽。山葡萄籽中有多种化学成分，其主要成分是山葡萄籽多酚。近年的研究表明葡萄多酚具有抗氧化、清除自由基、抗肿瘤、抗诱变、抗辐射、抗病毒、抗真菌、抗溃疡等作用，同时还有对皮肤的保健作用、对心肌缺血的保护作用和促进毛发生长等功效。

心脑血管疾病是危及人类生命最严重，世界上死亡率最高的疾病之一。诱发心脑血管疾病的重要原因有血液流变性降低、血脂浓度增高、血小板功能异常等。植物多酚物质能够抑制血小板的聚集粘连、诱导血管扩张、抑制新陈代谢中的酶作用，有助于防止中风、冠心病和动脉粥样硬化等常见心脑血管疾病的发生。Matsulnoto 等报道多酚可预防心血管疾病，有效治疗冠心病，同时又有调节血压、降低血脂等作用。此外，植物多酚也具有抗炎作用，Shoenfeld 等报道通过摄入多酚类物质可加强免疫细胞的功能，起到抗炎作用，从而降低心血管疾病的发病率。

（16）黄芩：首载于《神农本草经》，一名腐肠。味苦，平，大寒，无毒。治诸热，黄疸，肠澼，泄利，逐水，下血闭，恶疮，疽蚀，火疡。痰热，胃中热，消谷，利小肠，小儿腹痛。生川谷。三月三日采根，阴干。得厚朴、黄连治腹痛。得五味子、牡蒙、牡蛎令人有子。得黄芪、白蔹、赤小豆疗鼠瘘。山茱萸、龙骨为之使。恶葱实。畏丹砂、牡丹、藜芦。其性寒、味苦，归肺、胃、大肠、膀胱经。《本草纲目》记载其主治为：诸热黄疸，肠澼泻痢，逐水，下血闭，恶疮疽蚀火疡。疗痰热胃中热，小腹绞痛，消谷，利小肠，女子血闭淋露下血，小儿腹痛。治热毒骨蒸，寒热往来，肠胃不利，破拥气，治五淋，令人宣畅，去关节烦闷，解热渴。下气，主天行热疾，丁疮排脓，治乳痈发背。凉心，治肺中湿热，泻肺火上逆，疗上热，目中肿赤，瘀血壅盛，上部积血，补膀胱寒水，安胎，养阴退阳。治风热湿热头疼，奔豚热痛，火咳肺痿喉腥，诸失血。

黄芩素（黄芩苷元，Baicalein BAI）是从唇形科植物黄芩的干燥根中提取的有效成分之一，具有多种药理作用，如抗菌、抗病毒、抗炎、抗变态反应、抗氧化、清除氧自由基、抗癌、抗肿瘤、抗凝、抗血栓形成和保护肝脏、心脑血管、神经元等作用。其治疗糖尿病心脏病的药理作用表现为以下方面。

（1）BAI 有治疗糖尿病肾病及保护胰岛 β 细胞的作用

其作用机制：①抑制醛糖还原酶（AR）；② BAI 保护胰岛 β 细胞不受自体免疫的损伤：炎症细胞因子可快速激活 12-LOX，其催化的 12-HETE 的生成参与炎症的形成，12-HETE 对胰岛素的分泌、细胞毒性和酶的激活作用和细胞因子相似。炎症和细胞因子诱导的 β 细胞毒性是自身免疫性糖尿病形成的主要原因，而 BAI 会部分地逆转细胞因子诱导的细胞死亡和胰岛素分泌的抑制。另外，还发现 12-LOX 缺乏的鼠给予链脲佐菌素不会形成糖尿病。这都表明 BAI 可通过抑制 12-LOX 来保护胰岛 β 细胞不受自体免疫的损伤。

（2）BAI 对抗氧化应激导致的心肌细胞损伤：在缺血再灌注心肌细胞模型中，通过测定细胞内活性氧的生成和心肌细胞的存活率，发现 BAI 可直接清除 ROS，减轻缺血再灌注心肌细胞氧化应激反应，提高了心肌细胞的生物功能和存活率，有效地避免了致死量氧化剂对细胞的损伤。但进一步研究发现，用培养的心肌细胞模仿在体心肌细胞缺氧 / 复氧（H/R）心肌细胞模型，却发现提前给 BAI（0～10μm），连续 3 天后，移除药物后，进行 H/R 实验时发现可减少心肌细胞 H/R 时 LDH 的释放，呈剂量依赖性，而且各实验浓度均未发现有毒性作用，与对照组相比整体 LDH 活性也无明显变化。如心肌细胞在缺氧的同时，给予 10～30μm 的 BAI 则增加了乳酸脱氢酶的释放，也呈剂量依赖性，这说明 BAI 对心肌的保护作用不是因为它有抗氧化作用，而且因为在缺氧时，BAI 的存在会产生 ROS，N- 乙酰水杨酸盐增强了这种作用。另外，同时给过氧化氢酶，但不给超氧化物歧化酶或甘露醇时，也逆转 BAI 的心肌保护作用；NAD（P）H 抑制剂双香豆素和白杨黄素也可消除 BAI 的这种作用。然而预先给予 BAI 时并不能使抗氧化酶的活性增加，而使缺血刺激时心肌细胞内钙离子的聚集减少，这都表明在 BAI 的心肌保护作用中，BAI 自氧化时生成的 H_2O_2 起着非常重要的作用。因为黄酮的去质子反应在低氧状态就与超氧阴离子（O^{2-}）作用生成半醌自由基和 H_2O_2，少量 H_2O_2 通过可诱导的抗氧化防御机制引发细胞适应性反应对抗氧化应激作用。再灌注时，BAI 才清除 H_2O_2 及其他氧自由基，而且给予 BAI 的，心肌细胞的收缩能力可恢复，没给 BAI 的，则已丧失这种收缩能力。BAI 对血管的作用则表现在以下几个方面：①强大的氧自由基清除作用和黄嘌呤氧化酶的抑制作用，从而提高血管内皮的功能。②抗增殖和有丝分裂。BAI 可特异性抑制血管平滑肌内皮细胞质的磷脂酶 A2 代谢，来抑制血管内皮平滑肌细胞的增殖、移行和分化，是一种强大的血管生成抑制剂。③降低血压。BAI 降低了肾性高血压，在体内降低血压的作用可能部分归功于脂氧合酶的抑制作用，使 AA 生成的缩血管物质的生物合成减少。④抗凝和抗血栓形成作用。⑤双重调节血管平滑肌。最新研究表明黄芩素在 0.3 ～ 10μm 时通过抑制内皮 NO 的合成和释放，对离体大鼠肠系膜动脉起收缩作用，并抑制内皮依赖性的舒张；30 ～ 300μm 时通过抑制 PKC 介导的收缩机制起舒张作用。BAI 的这些作用有可能成为治疗动脉粥样硬化等心血管病变的药物。

此外，黄芩与绞股蓝协同防治糖尿病心脏病的作用研究也较为火热。研究表明，糖尿病心脏病的发生、发展与过氧化损伤、多元醇通路活性增加、糖基化终末产物生成增加、系膜细胞增殖及功能增加等因素密切相关。一方面，高糖所致的过氧化损伤致内皮细胞功能受损；另一方面，由于系膜细胞增殖与功能的显著增加使细胞外基质堆积、加上糖基化终末产物生成等因素，同时也使心肌细胞发生纤维化，结果导致心脏舒张与收缩功能均受损。而多元醇通路活性的增加将大大加重自主神经损伤并出现危害生命的心律失常等。有报道绞股蓝的有效部位绞股蓝皂苷对糖尿病微血管病变、糖尿病神经病变及糖尿病肾病均有较好的防治作用，推测其作用与其具有抗氧化、降脂、刺激神经生长因子表达等作用有关，本研究发现绞股蓝并不能直接对抗高糖对血管内皮细胞的损伤，但可以增加其 GSH 水平；直接对抗 H₂O₂ 对心肌细胞的损伤，降低 NO 生成，增加 GSH 水平；对高环境下系膜细胞的增殖也无明显影响；绞股蓝体内可抑制 II 型糖尿病大鼠心脏指数的增加，显著增加 II 型糖尿病大鼠心率、左室收缩压、左室舒张末期压、左室收缩及舒张时间变化率等指标，降低左室舒张末期压；提示绞股蓝对 II 型糖尿病大鼠心脏功能的保护作用可能与其具有抗氧化作用及对神经系统的作用密切相关。有报道显示黄芩具有抗氧化、抑制醛糖还原酶的作用。研究显示黄芩可对抗高糖抑制 ECV-304 生长、增加 NO 生成、降低 GSH 水平的作用，抑制系膜细胞增殖，黄芩可显著降低 II 型糖尿病大鼠心脏指数及左室舒张末期压；提示黄芩对 II 型糖尿病大鼠心脏功能的保护作用可能与其能对抗高糖对内皮细胞、系膜细胞的作用密切相关。研究结果显示：黄芩提取物、绞股蓝提取物对内皮细胞、心肌细胞及系膜细胞的直接作用并不相同，二者存在一定的相加作用；而在改善 II 型糖尿病大鼠心率、左室收缩压、左室收缩及舒张时间变化率，降低左室舒张末期压等方面表现出明显的协同增效作用，这可能与黄芩、绞股蓝均有降低 II 型糖尿病大鼠血清 TG、TC 水平的趋势，并能在内皮细胞、心肌细胞、系膜细胞及醛糖还原酶等方面表现出互补作用有关。其详细协同作用机制还有待进一步深入研究。

（17）麦冬：又名麦门冬、寸冬，《神农本草经》将麦冬列为养阴润肺的上品。《中华人民共和国药典》收载的麦冬为百合科沿阶草属植物麦冬的干燥块根。麦冬在我国分布广泛，浙江、四川、江苏、广西、广东、福建等地均有栽培。根据其产地不同，麦冬又分为川麦冬、浙麦冬、杭麦冬。麦冬在国外主要分布于东南亚地区，如越南、印度等国家。麦冬味甘、微苦，性微寒，归心、肺、胃经，具有滋阴生津、润肺清心的功能。用于治疗肺燥干咳、阴虚痨嗽、喉痹咽痛、津伤口渴、内热消渴、心烦失眠、肠燥便秘。麦冬在我国使用历史悠久，最早可追溯到东汉时期，《神农本草经》中记载："麦门冬气味甘、平，无毒，主心腹结气，伤中伤饱，胃络脉绝，羸瘦短气。"《名医别录》记载麦冬"保神，定肺气，安五脏，令人肥健"。《本草拾遗》记载，"治寒热体劳，下痰饮"。唐代开始出现了麦冬代茶饮的配方和食疗方，《备急千金要方》"解五石毒"中就有"麦门冬汤""生麦门冬汤"，都是对付"烦热"等症状。宋代《太平圣惠方》中记载有"茯苓粥方""人参粥方"等食疗方。上述古籍及《金匮要略》《温病条例》《本草备药》《食鉴本草》等古医书中记载约有36种含有麦门冬的食疗方，这些配方作为茶饮或食疗方剂在民间广泛流传。

现代研究表明麦冬对于糖尿病心脏病的治疗也具有中药的药理作用。IR 是 T2DM 发病的始动因素，是机体对于胰岛素效应性降低的一种状态，表现为胰岛素效应器官（肝脏、骨骼肌和脂肪）对胰岛素的敏感性降低，其中脂肪组织是 IR 的始发部位。研究改善 IR 的药物对于治疗 T2DM 具有重要意义。Hong 等研究显示麦冬水提物能明显促进 3T3-L1 脂肪细胞基础葡萄糖摄入和胰岛素刺激下的葡萄糖摄入，表明麦冬水提物增加脂肪组织摄取葡萄糖的作用与其增加胰岛素的敏感性有关。但麦冬水提物成分复杂，物质基础不清，具体何种成分在此过程中起主要作用需要进一步研究。实验建立了 3T3-L1 诱导的脂肪细胞葡萄糖消耗和 IR 模型，结合大鼠 T2DM 模型，从细胞、分子和动物整体水平全面研究了麦冬主要有效成分 OPSR（麦冬多糖）、OPG（麦冬皂苷）在降糖和增加胰岛素敏感性中的作用及其机制。研究结果显示，OPSR 可促进 3T3-L1 诱导的脂肪细胞利用葡萄糖，增加胰岛素的敏感性，而 OPG 作用不明显，初步推测 Hong 等研究中麦冬水提物促进 3T3-L1 脂肪细胞葡萄糖摄入和增加胰岛素敏感性的主要有效成分是 OPSR。但是高昌琨等报道 OPG 对四氧嘧啶、肾上腺素及葡萄糖所致的小鼠高血糖均有明显降糖效果，说明单纯以脂肪细胞为研究对象还不能完全排除 OPG 的降糖作用，还需要进一步探讨其对胰岛素效应器官骨骼肌和肝脏的作用，并对动物实验进行重复研究。T2DM 大鼠模型实验结果显示，OPSR 能够降低 T2DM 大鼠 BW、FBG、TG、FINs 和 HOMA-IR，说明 OPSR 可以通过改善 IR 治疗 T2DM 及其引起的代谢综合征。脂肪组织产生并释放多种脂肪细胞因子，这些脂肪细胞因子分为两大类：一类是具有减弱胰岛素生理功能的细胞因子，如抵抗素、TNF-α 等，它们可以诱发和增强 IR，从而降低胰岛素敏感性；另一类是具有增强胰岛素生理功能的细胞因子，如脂联素等，它们可以改善 IR，从而增强细胞对胰岛素的敏感性。有实验结果显示，OPSR 能够剂量依赖性地提高胰岛素抵抗 3T3-L1 脂肪细胞瘦素、脂联素蛋白表达量，而降低抵抗素蛋白表达量，说明 OPSR 降糖作用与 IR 脂肪细胞分泌的脂肪因子有关，可以通过促进脂肪细胞高表达瘦素、脂联素及抑制脂肪细胞表达抵抗素等脂肪因子而增强脂肪细胞胰岛素敏感性，进而促进对葡萄糖的摄取和利用。

心肌缺血是指心脏的血液灌注减少，导致心脏供养减少，心肌能量代谢不正常，不能支持心脏正常运行的状态。郑琴、冯怡等通过研究麦冬多糖（MDG-1）对鼠离体心脏缺血再灌注损伤和皮下注射异丙肾上腺素致急性心肌缺血的保护作用发现，离体实验中，不同剂量的麦冬多糖可以增加离体心脏缺血再灌注后的冠脉流量，较快恢复心脏收缩幅度，抑制由缺血再灌注引起的心率加快度（三者 $P < 0.01$）。而整体实验中，给予大鼠口服 40mg/kg MDG-1，可以抑制异丙肾上腺素导致的心肌缺血大鼠血浆 LDH 活性的升高（$P < 0.05$）。LDH 释放增加可认为是心肌细胞损伤的敏感指标之一心肌 LDH 的消耗可反映心肌缺血范围的大小，血浆 LDH 浓度的增加，标志着心肌损伤时酶的释放增加，故测定血浆 LDH 浓度可作为估计心肌缺血损伤范围和程度的指标，这说明麦冬多糖 MDG-1 可以减轻由缺血再灌注引起的心肌损伤，对心肌细胞具有保护作用。由此可见，麦冬多糖具有修复豚鼠离体心脏缺血再灌注损伤的作用，口服麦冬多糖对异丙肾上腺素所致大鼠心肌缺血具有一定的保护作用。顾双林、许哲珊等通过观察雄性家兔冠状动脉前降支结扎模型中麦冬对实验性心肌梗死及心肌缺氧时亚微结构的影响结果表明麦冬对心肌损伤及心肌梗死具有一定的抑制作用。

（18）人参：首载于《神农本草经》，人参，一名人衔，一名鬼盖。味甘，微寒，无毒。主补五脏，安精神，定魂魄，止惊悸，除邪气，明目，开心益智。久服轻身，延年。肠胃中冷，心腹鼓痛，胸胁逆满，霍乱吐逆，破坚积。生山谷。二月、四月、八月上旬采根。竹刀刮，曝干，无令见风。如人形者有神。茯苓为之使。恶溲疏。反藜芦。其味甘、其性微寒，《本草纲目》言其主治为：补五脏，安精神，定魂魄，止惊悸，除邪气，明目开心益智。久服轻身延年。本经疗肠胃中冷，心腹鼓痛，胸胁逆满，霍乱吐逆，调中，止消渴，通血脉，破坚积，令人不忘。主五劳七伤，虚损痰弱，止呕哕，补五脏六腑，保中守神。消胸中痰，治肺痿及痢疾，冷气逆上，伤寒不下食，凡虚而多梦纷纭者加之。止烦躁，变酸水。消食开胃，调中治气，杀金石药毒。治肺胃阳气不足，肺气虚促，短气少气，补中缓中，泻心、肺、脾、胃中火邪，止渴生津液。治男妇一切虚证，发热自汗，眩晕头痛，反胃吐食，痎疟，滑泻久痢，小便频数淋沥，劳倦内伤，中风中暑，痿痹，吐血嗽血下血，血淋血崩，胎前产后诸病。

人参的药用价值源远流长，在众多有益作用中的一项即是人参的"消渴"作用，即抗糖尿病活性。大量实验研究表明，人参具有抗糖尿病作用，人参作为长效的血糖控制药物非常值得研究和开发。人参皂苷 Rb1 作为人参最丰富的活性成分，其抗糖尿病作用越来越受到重视。人参皂苷 Rb1 降血糖和改善胰岛素抵抗的机制很多，可通过激活胰岛素信号通路促进脂肪细胞葡萄糖转运体（GLUT）的转位，从而增加葡萄糖向细胞内的转运；可通过上调脂肪细胞周脂素（perilipin）的表达而抑制脂肪分解，减少游离脂肪酸（FFAs）的释放和甘油三酯的异位沉积；人参直接作用于胰岛，增加胰岛素分泌和减少胰岛 β 细胞凋亡；Rb1 还可减轻糖尿病心肌缺血再灌注损伤。

其药理作用为：①人参皂苷 Rb1 对心肌细胞的保护作用。缺血再灌注所造成的损伤。以往研究指出，再灌注损伤、心肌缺血等各因素造成的细胞凋亡存在密切关系。人参皂苷的功效在于降低出现凋亡，对 Fas、Bad、Bax 的表达有抑制作用，且 Bcl-2/Fas、Bcl-2/Bad 的比值可得到上调。另外，人参皂苷在降低因缺氧所造成的凋亡，还可能和上调细胞内存活素存在关系。学者田建明将小白鼠冠状动脉结扎处理后，3h 将其松开，血流恢复20min，将其快速取出，测定其细胞凋亡状况，结果表明 2.0mg/kg 和 Rg21.0 可降低缺血诱发细胞凋亡状况，并降低对 DNA 断裂条带的诱发可能性；对心肌肥厚产生抑制作用。心肌肥厚属于一种可加大其他心血管疾病发生的危险性因素，可导致患者丧失生命，或发生猝死。有药理学表明，心房利钠因子和心肌肥大可受血管紧张素的影响，上调 mRNA。人参皂苷对 ANFmRNA 指数有抑制作用，进而对心肌细胞肥大有抵抗功效，究其原因可能为，抑制 Ang，让 Ca^{2+} 细胞内流降低，钙调素结合可能性得到降低，钙调神经磷酸酶信号通路被阻断，进而对心肌细胞肥大产生抑制作用。人参皂苷可显著降低 mRNA 和 ANF 表达，心肌肥厚和 CaN 通路之间存在密切性关系；对心肌细胞凋亡产生抑制功效。细胞凋亡可降低心肌细胞指数降低，在心力衰竭疾病发病机制中有重要功效。将过氧化氢供体应用到心肌细胞上，人参皂苷药物对心肌细胞凋亡存在保护能力，可加大细胞凋亡率。人参皂苷可降低细胞中氧自由基、过氧化损伤，对线粒体产生保护作用，降低心肌细胞活性和细胞凋亡；改善心肌缺血。大约 90% 以上的心肌梗死均因冠状动脉粥样硬化形成血栓状况。人参皂苷对心肌梗死有改善作用，梗死面积得到缩小，心室重构减轻，缺血性心肌得到保护。研究指出血管内皮生长因子得到增加，PI3K/Akt 得到激活，MAPKp38 得到抑制，进而对新生血管密度可得到增加，TNF-α、心肌纤维面积、胶原Ⅰ指数得到降低，左心室作用得到提升，心肌缺血得到改善。有研究指出，人参皂苷对心室重构有抑制作用，心脏功能受到保护，且人参皂苷药物对肾素活性有降低作用，RAS 级联反应被阻断，血管紧张素指数得到降低，进而让心脏重构得到抑制；对内皮细胞的功效。人体血管内膜外表上覆盖着血管内皮细胞，对外界信号有感应作用，且会有所反应，损伤内皮细胞，以及出现功能紊乱状况和引发多种疾病之间存在密切性关系，包含高血压、冠心病等，且对形成局部血栓有促进作用，所释放出的血管活性物质对血管收缩有促进作用，如血管内皮素和紧张素转换酶等，进而引发心血管疾病。所以对血管内皮细胞产生保护，让血管内皮状况得到改善，进而达到疾病治疗目的。人体低密度氧化蛋白或氧化应激可损伤人体血管内皮细胞，人参皂苷药物对血管内皮细胞产生保护作用，进而达到治疗目的。②人参皂苷 Rb1 抗心室重构作用。心室重构是心脏功能衰竭的直接原因，AMI 和 DCM 后期均可出现心室重构。近年来，如何改善心室重构及其临床预后的研究受到普遍关注。研究发现，人参皂苷 Rb1 可以抑制 AMI 大鼠的心室重构，保护心功能。人参皂苷 Rb1 抗心室重构的作用可能与其抗 RASS 效应有关，Rb1 单体能够降低肾素活性，进而直接减少其下游 Ang Ⅱ 的水平，后者的生理作用包括促进心肌细胞肥大和间质内胶原沉积、组织纤维化，从而减轻心室重构。同时，人参皂苷 Rb1 还可减轻心室肥厚和抑制心肌细胞肥大，研究发现可通过抑制神经钙蛋白信号，减轻右心室肥大。Jiang QS 等研究发现，在体外培养的经前列腺素 F2α 诱导的心肌肥厚细胞中，Rb1 明显降低肥厚心肌细胞直径，通过抑制钙调磷酸酶及其下游的 NFAT3 蛋白 / GATA4 蛋白信号转导通路，减少心肌细胞内蛋白含量和 Ca^{2+} 浓度。在扩张性心肌病中，参皂苷 Rb1 明显减轻肝素结合表皮生长因子的表达，降低 STAT3 的活性，电镜检测提示心肌肥厚、纤维化程度均降低。③人参皂苷 Rb1 对血管内皮细胞的作用。近年来，对血管内皮的研究越来越多，血管内皮细胞可释放多种活性物质，如一氧化氮、内皮素、前列腺素等，调节血管的收缩与舒张，并启动一系列损伤后修复反应，导致局部炎症增生，心血管事件的发生。研究发现，Rb1 单体对血管内皮细胞具有一定保护作用，其机制很多，包括降低氧化应激反应、拮抗氧化低密度脂蛋白损伤、线粒体功能保护、eNOS 表达增加等；同时，通过刺激血管内皮生长因子的表达增加，诱发血管舒张功能提高，还可以达到降压的效果。④对心律失常的作用。心律失常为人体心脏电活动激动次序、传导速度、起源部位、节律、频率的异常，主要发病机制包含触发活动、自律性异常、增强心肌自律性造成冲动演变为异常，以及传导障碍、折返激动等造成传导冲动异常。人参皂苷对以上环节均有明显的改善功效。近几年来，有关心肌细胞膜钙离子通道受人参皂苷影响的报道较多，钙离子在调节心肌细胞中信号及细胞收缩有重要作用。人参皂苷对心肌细胞 –ATP、$-K^+$、Na^+ 酶活性产生影响，而单糖核药理作用在人参皂苷上部位存在关系。人参皂苷不仅属于钙通道阻滞药物，且可阻滞钾离子通道，所以此为多离子通道阻滞剂。虽然现临床在治疗心律失常上有多种药物，但大部分均为单离子通道阻断药物，存在较为显著的不良反应，最终造成大大减低心律失常的可能性。

八、中医外治法

中医外治法是在长期的医疗实践中逐渐总结、丰富和发展起来的，是运用特定的手段对人体相应的体表位置及特定部位产生不同程度的刺激，以此调整机体功能、恢复生理状态、祛除疾病的方法。近年来应用中医外治法治疗糖尿病、冠心病、心绞痛、心功能不全等越来越受到重视，也取得了较好疗效。

（一）药物外治

1. 贴敷疗法　穴位贴敷将经络腧穴的功能与药物的药理作用结合起来，药物外敷穴位，可刺激腧穴、经络，调动人体内在的抗病能力，调节机体的虚实状态，以达到防治疾病的目的。其作用机制可能是通过特定药物贴敷特定穴位，来达到整体调节的目的，如扩张血管、增加冠状动脉血流量、减少心肌耗氧量、降低血脂、改善血液循环、营养心肌、增加心脏功能等。小剂量药物作用于腧穴就可以产生迅速而强大的药效，因而可在治疗中节省药物用量，避免大剂量用药而易产生药物毒副反应和抗药性等弊病。杨灵等在中医整体观念的理论指导下结合现代的药理研究，根据胸痹的发病机制辨证选药。在常规治疗的基础上采用麝香、乳香、降香、三七、丹参、茴香、细辛、冰片等14味中药制成保心敷贴膏敷贴膻中、内关、心俞、至阳穴。治疗心绞痛，总有效率达96.7%，显著高于常规治疗组。麝香和冰片能芳香开窍、活血镇痛；乳香有活血镇痛之功；降香、三七则有化瘀理气镇痛之效；细辛、茴香能散寒镇痛；丹参则起活血调经的作用。诸药合用以达到疏通气机、活血化瘀、芳香温通的疗效。选穴的原则为疏通心经、心包经的经气，调节心脏经脉。膻中为心包经之募穴，气之会穴，能开胸利气，温通胸络；心俞为心经的背俞穴，可疏通心经经气；内关为心包经之络穴，有理气散滞、通畅心络、安心神的作用；至阳为督脉背部俞穴，取之可通督脉之阳气以壮心阳。在人体穴位上进行药物敷贴，以鼓舞正气，增加抗病能力，从而达到防治疾病的目的。采用自制保心敷贴膏穴位敷贴疗法之所以能起到药效、穴效的双重作用，在于敷贴之药切近皮肤于内理，能将药之气味透过皮肤直至经脉、摄于体内，融化于津液之中，具有内外一贯之妙。保心敷贴膏穴位敷贴一方面发挥了穴位的作用，另一方面又使药物的有效成分通过皮肤吸收发挥了药物的作用。因此，中药敷贴辅助治疗心绞痛达到了调节心脏功能、改善心肌供血、缓解和消除心绞痛症状，以补内治之不足的疗效。卢正飞等在组方选药上，既根据中医辨证施治原则，又根据中医传统选择气味芳香、促进透皮，并借鉴TTS（透皮治疗系统）经验，配制成3类贴剂，即芳香温通，活血化瘀；芳香温通，辛温通阳；芳香温通，泄浊豁痰。方中麝香，其香芳烈，开窍活血，《本草纲目》："麝香能通诸窍之不利，开经络之壅遏……"，冰片辛香走窜，气浮飞扬，能通壅塞、开心窍，故本3类贴剂中均用麝香、冰片借其芳香、渗透之力，活血化瘀，通阳化痰；川芎、红花、水蛭均为活血化瘀之品，用于瘀血为主的心绞痛；枳实、瓜蒌行气开结，消痰除痹，用于痰浊内阻心绞痛；桂枝补心气，通心阳；延胡索止痛，活血利气，有于心阳不足、阳气郁阻、寒凝心脉而致胸痹心痛。上述药物在辨证施治原则上结合西医心绞痛病因病理机制，所选择的药物，现代药理研究，都有不同程度扩冠、增加冠脉流量或减慢心率等作用。穴位选择，从心经及心包经俞募配穴及两经经线上取穴为主，以通调二经气血。心俞、巨阙、厥阴俞、膻中均为心、心包经俞募配穴，一前一后，一阴一阳，俞募相配，有疏通心、心包经气血的作用，为治心之要穴；加内关、神门，以增强通经活络、宁心安神止痛之功。结果显示总有效率、心电图改善情况、治疗后心绞痛发作次数及硝酸甘油片消耗量均与复方丹参滴丸组相似。但用贴剂避免了肝脏首过效应、药物对胃肠道的刺激。王贤娴等所制胸痹贴，方中肉桂散寒止痛，活血通经，温经通脉为君，附子补火助阳，散寒止痛为臣，配羌活、细辛、花椒散寒，乳香、没药活血行气止痛，丹参活血祛瘀止痛，郁金行气化瘀，佛手理气疏肝。取膻中穴为八脉交会穴（气会膻中）、利上焦、宽胸膈、降气通络；心俞穴通心络、安心神、疏心气、养心血、壮心阳；内关穴宁心安神、理气止痛；通过经络传导作用，引药直达病所。在常规治疗基础上采用胸痹贴穴位贴敷治疗冠心病心绞痛，结果胸痹症状疗效总有效率及改善胸痹各项症状如胸痛、胸闷、心悸、憋气等方面均优于常规治疗组。刘新等敦煌医学越来越多地引起各国学者的高度重视。硝石雄黄散为敦煌遗书《辅行诀脏腑用药法要》中的一救猝死方，书中记载："治中恶、急心痛，手足逆冷者，顷刻可杀人，看其人唇舌青紫者及甲青冷者是也。硝石五钱匕，雄黄一钱匕，上二味，共为极细末，启病者舌，着散一匕于舌下，少时即定。若有涎出，令病者随涎咽下必愈。"由此可见，硝石雄黄散古人用于治疗的病证与冠心病心绞痛的临床症状相符。至阳穴为督脉要穴，主一身之阳气，按压或针刺该穴对冠心病心绞痛有肯定疗效。我们把此二者融为一体，创立了硝石雄黄膏贴敷至阳穴防治冠心病心绞痛疗法，进行了临床观察。结果表明，该疗法治疗冠心病心绞痛疗效肯定，显效率为31.2%，总有效率为82%，疗效优于对照组（$P < 0.01$）。未见毒副反应及不良反应，安全可靠。贴敷穴位治疗，使药物通过皮肤吸收，既避免了因长期口服给药对胃肠道的毒副反应，又起到了穴位治疗的作用，将药物治疗与穴位治疗有机结合在一起，开辟了治疗冠心病心绞痛的新途径。我们研究发现，胸痹心痛急性发作期临床胸痛、心悸气短、舌紫暗或有瘀斑、脉弦等证属胸阳痹阻，心血瘀滞者为多。这与古人的认识基本一致，如《医门法津·中寒门》所说："胸痹心痛，然总因阳虚故阴得乘之。"《类证治裁·胸痹》也说："胸痹胸中阳微不运，久则阴乘阳位，而为痹结也。"所以治疗胸痹胸痛急性发作期应以辛温通阳、活血化瘀、泄浊豁痰为主。唐代甄权《药性本草》中指出硝石："破积散结，治腹胀，破血，下瘰疬，泻得根出。"《集玄方》中，治诸心腹痛，用焰消、雄黄各一钱，研细末，每点少许入眦内，名火龙丹，亦治腰腹诸痛。《本草纲目》指出，"治心肠痛"，还说："硝石属火，味辛带苦微咸，而气大温，其性上升，水中之火也。故能破积散结……调和脏腑虚寒。与硫黄同用则配类二气，均调阴阳，有升降水火之功，治冷热缓急之病……盖硫黄之性暖而利，其性下引，硝石之性暖而散。一升一降，此制方之妙也"。《雷公炮炙论》云："脑痛欲死，鼻投消末，是亦取其上升辛散，乃从治之义。"雄黄临床一般多外用，治疗疥癣恶疮、蛇咬伤等症。治疗心血管疾病却少用，正是这一宝贵经验收载于敦煌遗方中，散见于其他古医籍中。《本草纲目》中指出："又能化血为水。"《本草经疏》："雄黄……应是辛苦温之药……辛能散结滞，温能通行气血……"《本草求真》亦指出："雄黄生山之阳，得气之正，味辛而苦，气温有毒。"《本草经疏》指出冰片："其香为百药之冠。凡香气之甚者，其性必温热，李珣言温，元素言热是矣。气芳烈，味大辛，阳中之阳，升也散也。性善走窜开窍，无往不达，芳香之气，能辟一切邪恶，辛热之性，能散一切风湿。故主心腹邪气及风湿积聚也。"冉雪峰《大同药物学》指出："龙脑入血，能令循环增速，脉搏增高……其作用显著于血脉系，而不显著于消化系……其实龙脑入血，能令心脏跳动明显。"因此，将三药配伍，可起到温通胸阳、活血化瘀、泄浊豁痰的作用，用于治疗胸痹心痛。使用该贴后，不仅胸闷胸痛、心悸气短的症状得到改善，而且心电图上压低的ST段也得到改善，还使胆固醇、甘油三酯和低密度脂蛋白降低；高密度脂蛋白升高。所以该疗法的作用机制可能是通过特定药物贴敷特定穴位达到整体调节，来扩张血管，增加冠状动脉血流量，减少心肌耗

氧量，降低血脂，改善血液循环，营养心肌，增加心脏功能的。临床运用对肝肾及造血系统未见不良影响。采用敦煌医方——硝石雄黄散贴敷至阳穴防治冠心病心绞痛，疗效明显优于硝酸甘油贴。高云等所制通心膏由丹参、川芎、冰片等透皮性强又能活血化瘀、行气止痛的药物精制而成，根据传统中医穴位疗法和现代药学透皮吸收理论，将本药贴于膻中穴、内关穴、心前穴和虚里穴经皮肤吸收穴位渗透药物直达病所。膻中穴为气之海，心包之募穴，且是手少阴任脉之会，内关直通手厥阴心包经，心前和虚里穴与心之络脉相通，诸穴合用可通脉、活血、行瘀止痛，不仅能改善胸痛胸闷、心悸气短的症状，而且心电图上压低的 ST 段也有所改善，还能使胆固醇、甘油三酯、低密度脂蛋白降低和高密度脂蛋白升高。该疗法的作用机制可能是通过药物贴敷特定穴位达到整体调节，来扩张血管、增加冠状动脉血流量、减少心肌耗氧量、降低血脂、改善血液循环、营养心肌来增加心脏功能。

2. 喷雾及滴鼻疗法　雾化吸入是以肺部吸收给药的方式，主要通过把药物雾化成颗粒，经口腔喷入可直达肺泡囊，不但能迅速起局部作用，也可很快吸收而起全身作用。滴鼻法是以鼻腔给药方式，通过鼻黏膜的吸收途径而起到治疗作用，国外研究表明，鼻黏膜有反射作用，当刺激有关部位时，可产生生理和治疗效应。沈绍功[43]研究心痛舒喷雾剂治疗冠心病心绞痛，临床观察显示，本品对劳累性心绞痛的初发型、稳定型、恶化型均有疗效。对心绞痛的轻度、中度、重度均可改善。这表明心痛舒喷雾剂适用于各种类型及各种程度的冠心病心绞痛患者。心痛舒喷雾剂连续用药 1 周可获得较长期的临床疗效。心电图缺血改善亦比临时喷药有所提高。动态心电图观察表明，心痛舒喷雾剂连续用药能使患者心电图 ST 段压低程度减轻，ST 段压低的回升时间缩短。彩色多普勒 B 超观察表明，心痛舒喷雾剂能同时改善患者心脏的收缩功能和舒张功能。据此建议除在心绞痛发作时可舌下喷药 3 下速效止痛外，为提高疗效，还可每天喷药 3 次，连续用药 1 周为 1 疗程。本制剂能显著改应用心痛舒喷雾剂治疗冠心病心绞痛，结果显示心痛舒喷雾剂速效止痛作用同硝酸甘油相仿。张建文等观察复方丹参气雾剂治疗冠心病心绞痛，治疗组心绞痛的近期疗效、速效作用、对重度心绞痛的疗效、不稳定型心绞痛的效果等各项指标评价均明显优于硝酸异山梨醇酯片口服组。韩宏妮等研究川苏救心喷雾剂是以中医活血化痛、行气止痛、芳香温通为治则，选用川芎、苏合香等药经先进工艺制成的纯中药喷雾剂，现代医学研究表明，川芎可抑制体外血栓形成，降低血小板聚集，苏合香有抗心绞痛作用。我们按观察方案进行观察，表明本药能有效地减少心绞痛的发作次数及缩短心绞痛的发作时间。与速效救心丸比较，虽然总有效率无显著差异，但统计学表明，在改善胸闷、憋气、气短不畅证候上明显优于对照组，可见该药在症状改善方面较佳。在速效评定中该药吸收快、起效迅速，明显优于对照组，从而改变了人们对中药制剂起效慢的传统认识，并在中药治疗急症方面又辟新途径。采用川苏救心喷雾剂治疗冠心病心绞痛与速效救心丸口服对照比较。结果心绞痛改善及心电图改善作用相似；速效作用及胸闷、憋气及气短不畅方面的改善均优于对照组。王忠良等研究心安宁滴鼻剂，该药由葛根、当归、党参、炙甘草、肉桂、酸枣仁、冰片等组成。方中葛根、党参为君药，共奏祛瘀和脉、健脾化痰之功。葛根主要成分为葛根异黄酮等，药理研究表明，葛根异黄酮具有扩张冠脉血管、解除冠脉血管痉挛、增加缺血区冠脉侧支循环血流量、抗氧化，以及β肾上腺素受体阻滞样的作用，可降低血压、减慢心率、抗心律失常、改善微循环、降低胆固醇、抗血小板聚集、改善抗凝血酶Ⅲ及 tPA 水平，降低部分纤溶酶活性，预防冠脉内血栓形成。党参，味甘、微苦，性微寒，"入心脾肺经"（《本草再新》），有健脾化痰、益气和脉之功。现代药理研究证实，党参具有抗心肌缺血，提高心输出量而不影响心率、改善微循环、调整血压抗休克、抗血栓形成、抗脂质过氧化等作用；当归、冰片、肉桂为臣药，活血通脉、温阳养心，以助君药之效。冰片、肉桂一寒一热，互制互遏，取长补短，发挥功效；炙甘草、酸枣仁为佐使药，功可助脾养心，甘缓止痛。全方合用共奏活血祛瘀、健脾化痰、温阳通脉之功。在常规西药治疗基础上加用心安宁滴鼻剂治疗冠心病不稳定型心绞痛与常规西药治疗对比心安宁滴鼻剂治疗不稳定型心绞痛起效迅速、疗效显著具有抗心肌缺血作用。王家仁等研究心绞痛滴鼻剂，该药以芳香开窍、通痹止痛之苏合香油、冰片为君药；以活血祛瘀、行气止痛之川芎为臣药；佐以山茱萸补益肝肾、益气固脱。共奏芳香开窍、行痹止痛、扶正固脱之功效。心绞痛滴鼻剂以液状滴入鼻内，鼻为气体出入之门户，为肺系之所属，肺朝百脉，药入鼻腔内，经肺系通经惯络，透彻周身，再加之呼吸道黏膜吸收迅速，药液有效成分易进入血中以发挥治疗作用，其速效是内服药所不及。药理研究表明，苏合香、冰片具有解除血管痉挛、扩张血管、增加心肌血流量的作用，亦具镇静、镇痛以减少心肌耗氧等功效。川芎嗪、阿魏酸钠及生物碱均有扩冠、增加冠脉流量、降低心肌耗氧量作用；山茱萸有明显的利尿、降压及增加免疫之功能。采用心绞痛滴鼻剂治疗胸痹心痛当心绞痛发作时立即予心绞痛滴鼻剂滴入鼻孔近外端。结果心绞痛总有效率为 91.79%。本观察表明，心绞痛滴鼻剂治疗冠心病心绞痛具有良好的临床疗效，值得推广应用。王华等研究邵念方教授克心痛滴鼻剂，认为气机壅滞、瘀血痰浊痹阻心络是冠心病心绞痛急性发作期的主要病机；鼻通十二经脉，特别与心肺宗气关系密切，通过鼻腔给药，起到理气活血、化痰开窍、通络止痛之功效。根据以上认识，精选地道药材，采用先进工艺，研制成克心痛滴鼻剂，应用于临床。鼻腔给药主要通过疏通经络、行气活血来缓解心痛。鼻腔给药极有利于药物的渗透和吸收，从而进入血液循环发挥治疗作用。这就避免了消化道和肝脏的首过效应对药物有效成分的破坏。鼻腔内分布有为数众多的嗅觉细胞，故药物的气味一旦进入鼻腔，刺激嗅觉细胞，其产生的冲动便可迅速传入大脑，心脑相贯，故能达到治疗心脏疾病的目的。张英等研究速效冠心滴鼻剂，该药以浓缩滴油形式组成，通过鼻腔黏膜给药，鼻腔黏膜血管丰富，药效集中，易于吸收，起效迅速，而且避免了胃液消化酶的破坏，能增强疗效。对于部分重症心绞痛患者，处于昏迷状态，或不能吞咽者，滴鼻剂能解决口服给药困难的实际问题。通过 40 例典型心绞痛患者的临床初步观察，抗心绞痛有效率达 82.50%，2 ~ 5min 疼痛消失，改善心电图总有效率为 80%，且速效救心丸组，抗心绞痛总有效率达

65%，改善心电图总有效率为33%，多在5min以上疼痛消失。本疗效可以看出从止痛时间、疗效、心电图改善情况，速效冠心滴鼻剂组优于速效救心丸组（$P < 0.01$），与硝酸甘油作用相近似（$P > 0.05$）。临床观察对心率、血压无影响，对心、肝、肾等脏器无毒副反应。而部分含化硝酸甘油的患者有头晕、血压稍低的情况，有个别患者心率加快。速效冠心滴鼻剂对中医证属气滞寒凝血瘀型胸痹的临床症状改善率优于速效救心丸组和硝酸甘油组（$P < 0.01$），鼻腔黏膜给药节省了固体药丸舌下含化的时间。迅速解除胸闷、气短、肢冷、憋气的临床症状，本药初步试验不失为新的抗冠心病心绞痛的有效途径，并加以推广研究。

3. 穴位注射疗法 穴位注射疗法即腧穴注射法，又称水针，是选用某些中西药物注射液注入人体有关穴位以防治疾病的方法。韩勇等取内关（双）、心俞（双）、阳陵泉（双）等穴位注射复方香丹注射液等治疗冠心病心绞痛结果总有效率为87.9%。张建平等采用心俞穴、膈俞穴注射心血通注射液治疗冠心病心绞痛并设注射0.9%氯化钠注射液做对照组进行疗效观察。结果治疗组心绞痛临床疗效有效率92.5%明显高于对照组。尚录增采用补阳还五汤加味配合穴位注射治疗老年冠心病心绞痛穴位射取内关、阴郄、膻中。药物选用黄芪注射液、丹参注射液、当归注射液，结果总有效率90.70%。

4. 离子导入疗法 直流电药物离子导入是指使用直流电将药物离子通过皮肤、黏膜或伤口导入体内进行治疗的方法。离子导入的优点为导入药物在局部形成的"离子堆"在组织内可停留数小时至10余天再缓慢通过血液、淋巴循环分布全身。因此，其药物作用持续时间可比其他给药途径长从而更充分地发挥药物的治疗作用。王春红等以中医理论为指导，中医内病外治，标本兼顾，运用温通行气理论和现代药学透皮吸收理论，选用当归、丹参、红花、桃仁、勾藤、络石藤、羌活组成制剂。其中当归味甘辛，性温，补血活血，调经止痛；丹参味苦微寒，祛瘀止痛，活血通经，清心除烦；红花味辛，性温，活血通经、散瘀止痛。将药物浸在酒中，30天后用于导入治疗。利用透皮吸收原理，达到活血化瘀、温经通络止痛的目的，故而疗效显著。在常规西药治疗的基础上加用中药离子导入治疗冠心病心绞痛症状及心电图改善的总有效率为91.67%及90%，高于常规西药治疗对照组。

5. 涂擦疗法 涂擦疗法亦称药物摩擦法，是医生以掌心或其他物品蘸药液或药膏在患处表皮涂擦以治疗疾病的一种方法，具有疏通经络、滑利关节、促进气血运行、调整脏腑功能之功效。不但可起润滑作用而且可促使药物直接渗入皮下组织到达病所因而兼具按摩法与药物的双重作用。唐金凤等研究表明，正红花油是由红花、桂叶等多种中草药提取而成。具有活血通经、祛瘀止痛等功效。对冠脉有一定的扩张作用，并可增加冠脉流量，临床上常用于局部软组织损伤。心前区涂擦缓解心绞痛尚属临床初步观察。可能通过扩张局部血管，加快血液循环，使肌肉松弛，肌肉神经末梢的兴奋性下降，反射性使痉挛的冠脉得到扩张，使决定冠状动脉血流量的部分因素得到调整，从而缓解临床症状。同时，正红花油本身就可扩张冠脉，增加血流量。其次由于护理人员亲临现场及时处理与局部涂擦温热效应，两者均可消除患者紧张情绪，解除患者思想负担，从而消除患者交感神经兴奋而降低心肌耗氧，缓解冠脉痉挛。该方法具有疗效确切、操作简便、药源丰富、价格低廉等优点。可在各级医院广泛开展，并可为冠心病患者在家庭急救中又提供了一种简单、便捷、快速发挥疗效的方法。该方法不良反应少且较轻，仅有个别患者局部皮肤出现皮疹等，一般不需处理，短时间内可自行恢复。冬天天冷时使用该方法，我们的体会是对红花油适当加温，可减少刺激而增强疗效。对确诊为冠心病心绞痛的患者在常规用药基础上加用正红花油涂擦心前区症状缓解时间明显短于未涂红花油对照组心电图 S-T 段改善明显且再发作次数及程度明显较对照组轻。

临床实践证明中医外治疗法在冠心病心绞痛的治疗中取得了良好的疗效。在目前以药物、介入等为主流防治冠心病、不稳定型心绞痛的前提下中药外治疗法仍然在本病的防治中占有一席之地尤其对于某些患者因身体条件所限不宜内服药物及应用介入等其他疗法时更加显示出其外治法的独特功效。中医外治疗法在辨证论治的基础上通过整体调节在多方面、多环节发挥效能，具有直达病所、奏效迅捷、多途径给药、使用安全、毒副反应小等优点。但也存在着一些不足及局限性在中药药理方面的研究还有待深入，在剂型和给药途径方面有待改善和提高，在临床疗效判定方面需要更多的结合现代科学技术检测手段使疗效评价更加客观，将中医外治法的特色充分发挥出来。总之，在中医药理论的指导下结合现代医学研究成果，利用高新科技手段加大临床、实验、制剂等方面的研究力度，充分发挥中药外治法治疗冠心病心绞痛的优势，必将会大大提高中医外治法在治疗冠心病心绞痛等心血管危重急症方面的水平。

（二）非药物外治法

1.按摩推拿方法　推拿法是通过刺激摩擦穴位、敏感痛点或胸壁利用经络的传导增加心肌供血和纠正心脏功能而治疗冠心病心绞痛。

李华东等通过推拿治疗冠心病稳定劳累性心绞痛与口服丹参滴丸组比较治疗前后患者的临床症状体征与心电图、动态心电图的变化。结果显示，推拿治疗组总有效率为92.5%、对照组为90.0%。说明推拿疗法对稳定劳累性心绞痛患者具有良好的治疗作用。赵捷采用震颤法、弹拨法、按法、一指掸法等，推拿任脉、督脉、足太阳经、手少阴经、手太阳经等经络的部分穴位。令患者仰卧位，先用一指掸依次推下脘、建里、上脘、气海、章门、肺俞，后用按揉法施于上穴，以患者能忍受为限。再于心前区接触患者体表行掌式展颤法，同时顺时针方向转动。之后顺手太阳经自左肩至左小指弹拨，放松上肢肌肉，弹拨反复 3～5 次。最后用较快速的擦法施于左前胸部，按揉内关。再让患者取坐位，先依次按大椎、肩井、肺俞、心俞、肝俞、肾俞、天宗、小海、神门、后溪，尤以肺俞、心俞、肝俞、肾俞为主进行推拿，每穴应超过 3min。然后直接推督脉，以透热为度。最后用较重手法顺手太阳经自肩至腕部弹拨，以放松左上肢肌肉，反复 3 次后抖臂结束。以上治疗每天 1 次，10 次为 1 个疗程，共治 2 个疗程。冠心病心绞痛主要是冠脉粥样硬化、冠脉腔狭窄、冠脉痉挛导致的心肌缺氧、缺血。心脏的神经支配是由交感和副交感神经来调节的。其中交感神经节前纤维是起自胸髓侧角，一部分在上胸部交感神经节交换神经元；一部分上升，终止于颈上、中、下交感神经节。节后纤维组成心上、中、下神经和胸心神经丛，分布到心脏，起到提高心脏的传导系统的兴奋性、使心搏加速、冠状动脉舒张的作用。因此，按揉心俞、肺俞等穴对冠心病能起到行气活血通脉的作用，对气滞血瘀之心脉鹿阻型冠心病能起到很好的治疗作用。震颤法产生点射状震颤能量，补益心气，振奋心阳，激发与调整气机，通络活血，立即改善心肌细胞的缺氧缺血状态，增加冠状动脉的血流量，使症状迅速缓解。推拿治疗的目的是刺激俞穴通过经络神经的传导，来增加心肌供血量和纠正心脏功能，达到消除冠心病症状的目的。与口服复方丹参滴丸组对照比较，发现心电图改善情况明显优于对照组。张建国以震颤法为代表手法行推拿治疗冠心病心绞痛也取得同样效果。于长生等对顽固性心绞痛患者在西药常规治疗无效的基础上结合震腹配合推拿治疗，结果显示心绞痛发作频率明显降低，心绞痛发作持续时间明显缩短，ST-T 有明显改善并能降低急性心肌梗死或猝死的发生率。

2. 针灸疗法 针灸治疗可以激发机体经气加强气血的运行从而使壅滞的经络得以疏通达到治疗疾病的目的。针灸治疗冠心病心绞痛的疗效已从临床和实验研究方面得以证实，现代研究表明其改善心肌缺血的作用机制考虑有抗血小板聚集、改善微循环、对血管活性物质的影响、局部心肌组织调节及抗氧自由基作用等几个方面。刘建荣等采用针刺心俞、厥阴俞、膻中、内关、足三里、三阴交联合灸法治疗冠心病心绞痛，与对照组单纯使用针刺治疗中药组口服复方丹参滴丸比较结果，发现临床疗效总有效率治疗组明显高于对照组与中药组。于月罡研究针刺膈俞、膻中、心俞及内关可有效缓解心绞痛，改善心肌供血，而达到治疗冠心病的目的。膈俞，为八会穴之一，是足太阳膀胱经的背部腧穴，为血会。补之则补养阴血、摄血止痛、强壮筋脉；泻之则调血活血、祛瘀生新、宽胸理气、通经止痛。膻中，八会穴之一，是任脉的胸部腧穴，为任脉、足太阳、手太阴、手少阴经之交会穴，又是宗气聚集之处，气之所止部位。其功能为通畅气机、理气散瘀、疏经通络、活血化瘀。膈俞与膻中相配，调理气血、行气导滞、活血化瘀止痛。心俞，是足太阳膀胱经的背部腧穴。《针灸大成》曰："中风心急，灸心俞百壮，当权其缓急可也……主治心胸闷乱……"内关穴属于手厥阴心包经的络穴，别走至于手少阳三焦经，也是八脉交会穴中阴维脉的会穴。《针灸甲乙经》言："实则心暴痛，虚则烦心，心惕惕不能动，失智，内关主之。"艾叶苦辛，生温熟热，纯阳之性，以其辛能发散，苦能泄热，温能行气活血，热能胜寒，又因其气味芳香，可升可降，善通诸经，启闭开窍，行血中之气，气中之滞。其与火同灸，借火力以升药力，使灸火直达病所，调理气血，平衡阴阳。针后加灸，可使经络畅通，气机条达，气血宣行流畅，血脉和利，故临床可获得显著疗效。应用针灸治疗冠心病心绞痛与常规口服肠溶阿司匹林对照比较治疗组，发现在心电图疗效、治疗前后心绞痛发作次数变化、治疗前后中医症状积分均优于对照组。吴长岩等在多年临床观察中发现温阳通脉在本病的治疗过程中，起着不可忽视的作用。在辨证施治原则的基础上，通过温针灸即针刺与艾灸结合使用，来加强温心阳、通心脉的作用。研究结果也充分证实了这一治疗方法的合理性。取穴心俞为心之背俞穴，厥阴俞、膻中分别为心包之俞、募穴，膻中穴又为八会穴之一，内关为心包经之络穴、八脉交会穴之一，通于阴维脉。诸穴合用可以起到温通心脉、振奋胸阳、活血止痛的作用。灸法主要是利用艾火温和的热力扩张治疗部位毛细血管，改善微循环并加速穴区组织内血液和淋巴循环，针刺诸穴后再加艾灸，在调节自主神经的基础上加强血液循环，可以扩张心血管，加强冠状动脉循环，解除心肌缺血，从而达到减少和预防心绞痛的发生。通过温针灸治疗，血胆固醇（CHO）、甘油三酯（TG）、高密度脂蛋白胆固醇（HDL-C）、低密度脂蛋白胆固醇（LDL-C）、血液流变学指标等均有明显改善。说明温针灸具有改善冠状动脉血液循环、降低血脂和血液黏稠度、增加心肌供血、改善心肌细胞的缺血缺氧状态，对冠心病心绞痛有较好的疗效。单纯针刺治疗虽然也有效果，但缺少温针灸温阳通脉的作用，所以不及温针灸改善血脂、血流变的作用明显。本研究也表明温针灸对冠心病心绞痛血脂、血流变的改善明显优于复方丹参滴丸药物治疗。观察温针灸对冠心病心绞痛血脂、血流变的影响并与单纯针刺和药物治疗做对照，结果发现温针灸明显改善冠心病心绞痛患者血脂、血流变各项指标与两个对照组比较均有明显差异。

3. 传统功法　随着康复医学的发展，运动疗法进行康复训练并结合药物治疗，正在逐渐成为糖尿病合并心血管疾病防治的方法之一，可进一步降低病死率，改善临床症状，恢复机体活动能力，提高患者生活质量及降低住院率。功法是具有中医传统特色的预防保健方法之一，由于其强身壮骨疗效确切、操作简单、便于开展等优势，成为我国防治皆宜的传统疗法。近年来，传统功法在糖尿病合并慢性心功能不全患者中广为运用，在促进心衰患者康复中发挥着重要的作用。心脏康复（cardiacrehabilitation，CR）是一种使心脏病患者达到身体、心理及社会性最佳状态的治疗方法。慢性心功能不全可继发于各种结构性心脏疾病的每一个阶段，改善心功能是一项需要长期维持的艰巨历程。早期康复通过运动评估及指导、患者教育、营养咨询、戒烟等干预方式，可减少心衰患者因卧床而导致的低血容量、血栓形成等并发症，缩短住院时间，促进日常生活能力及运动能力的恢复，提高患者自信心，帮助患者实现自我管理，减少再次住院率。

传统治疗认为，糖尿病合并慢性心功能不全患者需要减少体力活动、多卧床休息，以减轻心脏负荷和机体需求。既往运动康复被列为心力衰竭患者的禁忌证，直至20世纪70年代国外通过多个临床研究开始注意到运动康复可提高心力衰竭患者运动耐力，如Lee等研究表明，运动康复疗法明显提高了心功能不全患者的运动耐力，并且对心功能不全患者是安全的疗法。2008年，欧洲心脏病学会的急慢性心力衰竭诊断治疗指南中提出通过运动锻炼可以改善活动的耐受性和生活质量，降低 CHF 患者的病死率和住院率；2009 年，运动康复已作为"一类推荐"出现在美国心脏学会（AHA）/ 美国心脏病学会（ACC）成人 CHF 诊断和治疗指南中；其后，欧洲心脏病学会（ESC）和欧洲心血管预防和康复协会（EACPR）也分别推出了包含心血管疾病预防的运动康复指南。O'Connor 等早期即报道，运动康复可降低心血管原因死亡率和心衰原因住院率；Sagar 等研究表明，运动康复可改善心功能不全患者的生活质量，同时降低患者的病死率。国内学者通过观察有氧运动对 CHF 患者运动心排量及相关参数，心肺运动试验及有氧运动训练均未发生严重的心血管事件，证实心肺运动试验、有氧运动康复对慢性心功能不全患者是安全的。另外，大量的临床试验证实，包括运动和行为调整在内的心脏康复项目，可以帮助患者持续进行有效的生活方式干预，从而达到降低危险因素、改善生活质量、改善预后的目标。因此，在《中国心力衰竭诊断和治疗指南 2014》中明确表示运动训练是心力衰竭治疗的整体治疗方法之一。

功法是通过"调身""调息""调心"等自我锻炼，起到提高身体机能、防病强身的一种传统的预防保健方式。传统功法源于"舞"，早在公元前 241 年《吕氏春秋》中记载："昔陶唐氏之始，阴多滞伏而湛积，水道壅塞，不行其原，民气郁阏而滞著，筋骨瑟缩不达，故作为舞以宣导。"春秋时《庄子》载："吹呴呼吸，吐故纳新，熊经鸟伸，为寿而已矣。此道（导）引之士，养形之人……"这是关于"导引"的最早记载。唐代王冰《补注黄帝内经素问》云，"摇筋骨，动肢节，以行气血也"，这是对导引的形象描述，而导引正是养生功法的起源。随着几千年的实践发展，太极拳、八段锦、易筋经、五禽戏等优秀功法得以推广运用于养生保健、病后康复、体育竞技等各个领域。现代医学认为，有氧运动结合药物可以从改善心衰异常的血流动力学、外周血管阻力、心肌能量代谢、肾素 – 血管紧张素 – 醛固酮系统、氧化应激和炎症的影响、增强骨骼肌能量代谢等方面有效控制心室重构，从而舒缓心衰状况，这与中医传统功法有异曲同工之妙。中医认为，传统养生运动的肢体活动可以调理人体上下阳气，阳气通则人体气血流畅、阴阳平衡、脏腑经络和调。《灵枢·天年》记载"六十岁，心气始衰，苦忧悲，血气懈惰，故好卧"，针对"心气衰"予适当的运动可帮助调节体内气血的运行和阴阳的平衡。

（1）八段锦：是我国传统健身气功功法中的一种。古人把这套动作比喻为"锦"，意为动作舒展优美，如锦缎般优美、柔顺，是我国医疗体育的瑰宝之一，它通过调形、调息、调意以发挥治疗和保健作用，具有简单易学、行之有效等优点。新编立式健身气功八段锦全套功法分八式：双手托天理三焦，左右开弓似射雕，调理脾胃须单举，五劳七伤往后瞧，摇头摆尾去心火，双手攀足固肾腰，攒拳怒目增气力，背后七颠百病消。糖尿病是由于胰岛素分泌及（或）作用缺陷引起以血浆葡萄糖升高为特征的代谢综合征，其中 2 型糖尿病（Type 2 Diabetes Mellitus，T2DM）占 90% 左右。研究发现八段锦可显著改善 2 型糖尿病患者的生活质量和健康状态，动作简便易学，不受天气、场地和运动时间限制，疗效确切，值得临床上进一步推广应用。许多研究证明健身气功八段锦运动对改善 2 型糖尿病患者血糖血脂、心理状态等方面有着独特的优势。

糖尿病前期（IGR）是指血糖升高超过正常水平，但尚未达到糖尿病的诊断标准，又称为糖调节受损（IGR）。IGR 可分空腹血糖受损（IFG）和糖耐量减低（IGT），是糖尿病的"未病"阶段，这类人群是最需要重点关注的 2 型糖尿病高危人群。伍艳明等把 175 例糖尿病前期患者分为对照组、健康教育组和八段锦组，随访 6 个月后，八段锦组的空腹血糖恢复正常率和餐后 2h 血糖正常转化率分值均高于其他组，表明八段锦可预防或延缓糖调节受损发展为糖尿病。方春平等把 89 例 IGT 患者分成 3 组，依次采用健康教育、健康教育 + 步行、健康教育 + 八段锦干预，比较干预前后空腹血糖（FBG）、餐后 2h 血糖（2hBG）、糖化血红蛋白（HbA1c）、低密度脂蛋白（LDL-C）、高密度脂蛋白（HDL-C）、胆固醇（TC）、甘油三酯（TG）的变化情况，结果表明健康教育 + 八段锦运动干预能明显降低 IGT 患者的血糖、糖化血红蛋白和血脂。以上研究都证实八段锦运动能显著降低糖尿病前期患者的血糖、糖化血红蛋白和血脂，预防或延缓糖调节受损发展为糖尿病，在改善糖尿病前期患者的物质代谢等方面有确切作用。

牛鹏等选取 2 型糖尿病患者 60 例进行八段锦运动 6 个月，每周日观察 5 点血糖谱变化，并监测患者运动前，运动 1、3、6 个月后糖化血红蛋白（HbA1c）值，结果显示八段锦不仅能降低 2 型糖尿病患者日内各点血糖和 HbA1c 值，而且作用平缓、安全。杨金禄等通过对社区 108 例 2 型糖尿病八段锦锻炼干预辅助治疗研究中发现患者 FPG、HbA1c、TC、TG、HDL-C 和 LDL-C 指标均有所改善，且 FPG、HbA1c、TG、LDL-C 依次下降，说明八段锦锻炼干预辅助治疗可以避免血糖、血脂快速下降对机体造成的不良影响。大量研究都已证明八段锦对 2 型糖尿病的血糖、血脂、胰岛素抵抗等方面有较好的改善作用。胆红素（BIL）是血红蛋白等代谢的产物，其有抗氧化、抗动脉粥样硬化作用，八段锦锻炼动作柔和而缓慢，可以促使躯体肌肉和五脏六腑得到充分舒缓，进而疏通经络，调畅气血，调节脏腑功能，能够改善 2 型糖尿病患者 BIL 的临床控制情况，对生理水平的 BIL 起到稳定作用。

研究发现八段锦运动能够改善老年人心肺功能，增强心肌收缩力，增加心输出量，提高血管弹性，降低心肌耗氧量和外周阻力，增加肺活量，增强 2 型糖尿病患者呼吸机能，使糖尿病患者体重指数、腰臀比显著改善，体脂减少，脂类代谢和糖耐量得到显著改善。

研究发现八段锦锻炼可降低糖尿病患者血液高黏附分子水平，对改善其血液流变性具有重要作用。李兴海等选择 79 名 2 型糖尿病患者为研究对象，将其随机分组，运动组进行 6 个月后，检测对比得出八段锦锻炼对 2 型糖尿病患者内皮依赖性血管舒张功能有较好的改善。管玉香等将 80 例中老年 2 型糖尿病患者随机分组，两组均予糖尿病常规运动和降血糖治疗。观察组在此常规运动和降血糖治疗基础上由糖尿病专科护士指导八段锦练习，连续 4 个月后评价效果，结果观察组心踝指数（CAVI）、踝肱指数（ABI）值显著优于对照组。以上研究结果均证实八段锦运动对 2 型糖尿病患者的血管弹性程度，血流情况都有着较好改善作用。

糖尿病属消渴病范畴，是一种心身疾病，我国早在明代的医书《普济方》中就有消渴患者"睡眠不安，四肢倦怠"的记载，无论是糖尿病还是失眠都与精神心理因素的关系密切。糖尿病患者由于慢性高血糖可导致脑动脉硬化、微循环障碍、脑组织供血不足、神经元和神经纤维损伤及糖化血红蛋白增高等复杂的病理生理变化，极易引起失眠。李莉等在观察组进行 4 周的研究中选用了匹兹堡睡眠质量指数评定量表（PSQI）、血清褪黑素作为检测的指标，证明八段锦对 2 型糖尿病患者睡眠障碍有显著的效果，其产生治疗作用的机制之一可能为褪黑素分泌增多。糖尿病患者，疾病迁延不愈，经济压力大，常伴有不同程度的心理障碍，如焦虑、抑郁、恐惧等，而八段锦运动锻炼对提高心理健康水平、提高主观幸福感具有明显的积极影响。方春平等通过对 89 例 IGT 患者随机分组并干预 1 年，比较干预前后身心症状自评量表（SCL-90）各因子的得分情况，八段锦组和步行组躯体化、焦虑、偏执的因子分值显著低于仅仅只有健康教育干预组，八段锦和步行均能促进 IGT 患者的心理健康，以八段锦的作用为优。刘宇等将 130 例 T2DM 伴抑郁症状的患者随机分为八段锦组和社区护理组，研究周期均为 12 周，分别在干预前、干预第 6 周和第 12 周，应用自评抑郁量表（SDS）和 2 型糖尿病患者生活质量量表（DMQLS）评价两组患者抑郁症状和生活质量，并抽取静脉血检测糖化血红蛋（HbA1c），八段锦组干预后第 6 周和第 12 周时 SDS 均值较干预前降低，社区护理组干预前后差异无统计学意义，八段锦组 SDS 均值、DMQLS 总分均值及心理维度、满意度维度均值均低于社区护理组。这证实八段锦能够改善 T2DM 伴抑郁患者的抑郁症状，提高其生活质量。

八段锦辅助治疗糖尿病患者作用机制可能是：①通过意念锻炼可以调节情绪和大脑皮层的功能活动，进而调节自主神经功能并影响到肾上腺髓质功能，同时也可以通过影响丘脑—垂体—靶腺系统，进而加强 B 细胞分泌功能或影响胰岛素抵抗激素的分泌降低血糖；②通过呼吸锻炼进行内脏自主按摩，直接影响胰腺功能，促进 B 细胞分泌功能；③通过柔和的肢体导引促进糖的分解与消耗。中医学认为，糖尿病以脾病为主，所以依据调理脾胃的中医学理论，以调理脾经为核心，引导筋肉，疏肝健脾，行气养血，促使脾胃功能康复，有益于糖尿病的调治。八段锦简单易学，适合 2 型糖尿病患者练习，运动可促使肌肉和组织对糖的利用，使血中胰岛素水平下降，直接或间接地控制血糖，并提高胰岛素敏感性，改善胰岛素抵抗，防治代谢综合征。八段锦练习中处处体现绵缓的特征，运动强度小，时间长，属于有氧运动，较长时间的缓慢运动消耗能量，供能系统首推脂肪，而脂肪代谢增加又可以减小血液对血管壁的压力，从而起到减脂降压的功效；八段锦每一节动作都要求上下肢的配合，练习时要求手臂旋转和躯干的折叠，手臂屈伸有助于对肘部的刺激，起到畅通心肺经络的目的，这样小强度的全身性运动可达到消结化瘀的健身效果。

付萍萍等认为练习八段锦时要注重"柔和、缓慢、圆活、连贯、松紧结合、动静相兼"，8 个动作的缓慢用力之处，在外观上看略有停顿之感，但内劲没有停，肌肉继续用力，使相应的部位受到一定强度的刺激，有助于提高锻炼效果，做到神与形合、气寓其中。进行八段锦练习前对患者做全身评估，如合并严重的心脑血管疾病及骨关节疾病，认知功能障碍或生活不能自理、眼底出血，伴有急性或严重并发症（如糖尿病足或肢体残疾）的患者均不能练习八段锦，制订运动计划前首先要评估患者的具体情况，了解有无并发症、排除运动危险因素。运动前要监测血糖，患者运动前血糖＞16.7mmol/L时应避免运动。八段锦运动时衣着宽松，穿适宜的鞋袜；根据天气情况，适当增减衣物，注意防寒保暖，预防感冒；防止皮肤损伤，极小伤口也要重视；注意观察患者情况，患者如果出现头晕、心慌、乏力、呼吸困难、大汗淋漓应停止运动，监测血糖并补充含糖食物。八段锦运动时的呼吸方式包括胸式呼吸、腹式呼吸和胸腹式完全呼吸3种方法。要求用鼻腔平和缓慢地深呼深吸，辅以冥想，一静一动，相得益彰，提高大脑入静效果，能起到松弛身心、缓解压力、调整心态的作用。八段锦作为传统的养生气功，强调"形、气、意"的配合，在练习八段锦的同时配以合理的呼吸方法，会使练习者气血充盈，动作更加饱满，收到事半功倍的效果，但初练者应遵守循序渐进的原则，根据自身情况，采取舒服自然、合理适当的呼吸方式，待动作熟练后再有意识地进行呼吸方式的锻炼，最后达到"不调而自调"的状态。八段锦运动强度以微微出汗为宜，适宜心率为（170－年龄），运动后多喝水并监测患者的血糖、血压等，做好记录，观察运动的疗效及不良反应，以及时进行调整。当运动量增加时，要警惕运动后迟发低血糖的危险，应当监测运动当晚夜间血糖。

（2）太极拳："太极"源于《易系辞》："易有太极，是生两仪。"太极拳的基本理论依据可概括为阴阳平衡和虚实变化，即通过招式的阴阳变化来调节人体内的阴阳平衡，在练习过程中需要动作轻柔、自然连贯、协调完整，需要形、神、意三者一体，意识、呼吸和动作配合恰当，经常练习则有调整脏腑、疏通经络、补益气血、调畅情绪等功效。太极拳论主张"先求开展，后求紧凑，乃可臻于缜密"。即先偏于练形体，大开大展使肢体得到较多的锻炼，待技术精熟，全身练松柔后，再将拳架姿势收小一些，减少体力消耗，向松柔灵活方向发展，这有利于思想从拳架向拳理推移，促进"精神内敛"向静境深入，向养神方面转化，以求达到高深水平。练习太极拳特别强调，"心静"和"体松"相结合，即"养神"与"练形"相结合，但它们之间并没有严格的阶段性，只是在练习太极拳的前期偏重于练形，使全身肌肉、关节韧带等处于自然舒展放松状态而达到"体松"，练到较高水平后则偏重于养神，以意识引导动作，"重意不重形""意到身随"，如行云流水般进行柔圆、浑然一体的运动，达到"恬淡虚无""物我两忘""人天合一"的境界。这种良好的安定心理状态，可以迁移到生活中去，做到和平恬适，遇事不乱，从容自如。

姚成栋等选择150例CHF患者，随机分为对照组（70例）和康复组（80例），康复组在常规药物治疗的基础上进行太极拳康复运动，6个月后发现康复组在心功能分级、生活质量评分、LVEF值、6MWT均有明显改善，表明太极拳运动可改善CHF患者的心功能和生活质量，促进患者康复。魏洪悦等研究太极拳对CHF患者的作用效果，并进行了系统评价，结果显示太极拳对 CHF 患者的生活质量、生理功能等方面均有积极作用，可有效降低明尼苏达生活量表积分，提高患者生活质量；可明显增加 CHF 患者 6MWT，提高患者活动耐量；可提高慢性心功能不全患者 LVEF，增加患者心脏射血能力；可降低慢性心功能不全患者 BNP 水平，对减轻心衰程度有积极作用。魏棣等收治 70 例 CHF 患者，随机分为运动组（40 例）与对照组（30 例），运动组在常规药物治疗的基础上每天练习太极拳 1 次，锻炼 3 个月后，运动组的患者心功能耐缺氧能力及对疾病的抵抗能力都比对照组有明显提高，用药种类及数量也比对照组减少，说明太极拳运动对 CHF 患者有确切的心功能改善作用。

（3）五禽戏：相传是由东汉后期著名医家华佗根据"虎、鹿、熊、猿、鸟"5 种动物的形态动作所创编。经过 2000 年的演变流传，五禽戏分出了众多流派，但万变不离其宗。五禽戏的养生机制可以从肢体、呼吸、意念三方面阐述以达到调身、调息、调心的目的，同时也与藏象学说、经络学说等有密不可分的联系。据历史考证，早在春秋战国时期，我国就有仿效动物来治愈人疾病的先例。《庄子·刻意》中记载："吹呴呼吸，吐故纳新，熊经鸟伸，为寿而已矣。此导引之士，养形之人。"文中"熊经鸟伸"是为模仿熊和鸟的动作而创编的传统保健功法，后世称其"二禽戏"，这是最早有文字记载的古代仿生学启示下产生的养生术。西汉时期，刘安在前人的基础上，以《导引图》中 44 式导引术中的 6 式为启迪，创编了"六禽戏"，被记载于《淮南子·精神训》中："若吹呴呼吸，吐故纳新，熊经鸟伸，凫浴蝯躩，鸱视虎顾，是养形之人也。"刘安在"熊经鸟伸"的基础之上做了进一步发挥，由单一的二禽戏变为灵活多变的"多禽戏"。东汉华佗在《庄子》"二禽戏"（"熊经鸟伸"）的基础上，参照当时流传的导引动作、功法创编了"五禽戏"。《后汉书·方术列传·华佗传》记载，"吾有一术，名五禽之戏：一曰虎，二曰鹿，三曰熊，四曰猿，五曰鸟。亦以除疾，兼利蹄足，以当导引。体有不快，起作一禽之戏，怡而汗出，因以着粉，身体轻便而欲食。普施行之，年九十余，耳目聪明，齿牙完坚"。此时的五禽戏才真正被确立，并在诸多中华传统养生功法中有着突出地位。南北朝时期的陶弘景在其《养性延命录》中更有详细记载："虎戏者，四肢距地，前三掷，却二掷，长引腰，侧脚仰天，即返距行，前、却各七过也。鹿戏者，四肢距地，引项反顾，左三右二，左右伸脚，伸缩亦三亦二也。熊戏者，正仰以两手抱膝下，举头，左擗地七，右亦七，蹲地，以手左右托地。猿戏者，攀物自悬，伸缩身体，上下一七，以脚拘物自悬，左右七，手钩却立，按头各七。鸟戏者，双立手，翘一足，伸两臂，扬眉鼓力，各二七，坐伸脚，手挽足距各七，缩伸二臂各七也。夫五禽戏法，任力为之，以汗出为度，有汗以粉涂身，消谷食，益气力，除百病，能存行之者，必得延年。"该书不仅对五禽戏的习练方法进行了详细描述，并提出五禽戏的锻炼原则为"任力为之，以汗出为度"。《周易》提出"一阴一阳之谓道"，强调阴阳相反相成是宇宙万物发生、发展、变化的基本规律所在。"阴平阳秘，精神乃治"（《素问·生气通天论》），阴阳平和是人体身心健康的基本保证。"动极者镇之以静，阴亢者胜之以阳"

（《类经附翼·医易》），阴阳制约是保持平调阴阳的基本原理。笔者从自身长期练习五禽戏的体会认为，五禽戏是一项外动内静、动中求静、动静兼备的养生功法，其蕴含着丰富的阴阳相反思想。一方面，五禽戏属于动功，以模仿动物姿态，根据动作的升降开合，以形引气，能够疏经通络，充盈气血，提高机体免疫力，从而抗御外邪，助阳生长；另一方面，五禽戏又属于静功，即在遵循5种动物运动规律的前提下，用心来模仿此5种动物的神态并体会5种动物的神韵，以达到专心致志、心平气和、心无妄念的状态，从而达到养阴保精的目的。例如，五禽戏中猿戏，其讲究外动内静，欲静则似静月凌空，万籁无声，欲动则快若惊鸿，迅捷有力，一动一静，一阴一阳，恰恰体现了阴阳相反的思想。在练习五禽戏过程中，也应当注重"三调"。即运用意念来调和阴阳，调整呼吸来把握阴阳，引诸肢体来协调阴阳，实现阴阳平和的养生功效。"无阳则阴无以生，无阴则阳无以化"（《医贯砭·阴阳论》）。阴阳二气虽然是相反制约的，但又是相互资生和促进的。阴阳者，一荣俱荣，一损俱损。而五禽戏正是借此以潜阳滋阴，养阴壮阳，阴阳相互扶持，相互促进。五禽戏中最具阴阳互根理论特点的是"刚举柔张"，其"刚举"是指虎举运动，其主要运动形式是生发阳刚之气。下握拳时通过手指、手掌屈伸抓握，意入提挈地之气，上托到顶时又一次由掌变拳，则意入衔接天之气。双手运行到胸肩前，由拳变掌上托下按则是刚举柔张的融合点，或者说虎举动作中的调身、调心、调息在这一点上达到了平和状态。因此，虎举作为五禽戏中虎戏的第一个动作，它在"戏"中以刚柔相济、刚举柔张的运动形式，展示出人的生命律动与天地共同运转的自然法则，也是传统文化中经常提到的阴阳互根、阳升阴长的运动过程。一动一静分阴阳，阴之极复生阳、阳之极又复生阴，这是自然之道。动静处于一个统一体中，动根于静，静根于动，每一方都以其相反的另一方为自己存在的条件。而五禽戏恰好是一种"外动内静""动中求静"的功法，阴阳互根、动静相宜，以此促进其养生作用的充分发挥。以阴阳哲理视角来探究五禽戏，其显然是一种别具特色的"动中静，静中动"的传统养生功法。"动中静"需要在运动时保持精神宁静，全神贯注。"静中动"，即在保持呼吸自然和谐，神情专注若一的同时，动作须刚劲有力，刚柔并济。唯有如此，意、气、体三者才能紧密配合，炼精化气生神，内养脏腑气血，外壮筋骨皮肉。习练五禽戏时的"动"，并不是盲目的动，其一招一式均遵循5种动物运动规律，而此时的内心则在意会5种动物神韵，处于一种"静"的状态。但此时的"静"也不是死气沉沉的"止水"，而是"动而不妄动"，处于一种"专一而不杂"的状态。例如，习练熊戏时，要求周身放松、呼吸均匀、意守丹田、形神合一，但需在沉稳之中寓有轻灵，将熊之彪悍个性展现出来。《老老恒言》云："静时固戒动，动而不妄动，亦静也。"说明心神虽主静，但并不是指心无所用的绝对的静，而是精神专一、摒弃杂念、心无妄用的"静"。习练五禽戏时"静"中也包含着"动"，但同时也伴随着五禽神韵的合理转换。因此，五禽戏是根植于"动静结合"思想下的一种功法，更是发扬了古人揭示的阴阳互根互用之理，以其独特的思想内涵吸引着较多习练者。《素问·宝命全形论》有云："人生有形，不离阴阳。"正常的生理活动有赖于人体阴阳的相互调节，即"阴平阳秘"。对立又互根的阴阳双方并不是一成不变的，而是处于不断的增长和消减的变化之中，阴阳此消彼长达到了阴阳平和的状态，故阴阳平和是阴与阳动态变化的过程。《素问·生气通天论》云："凡阴阳之要，阳密乃固。"通过习练五禽戏，可达到"阴平阳秘"的健康状态。对于阴气偏盛而畏寒者，宜多行虎戏，其生性勇猛，喜摇首摆尾，壮阳化阴，致阳气于外，抵御外邪，并可使周身气血调和，经脉通畅。对于阳气偏衰、阴寒偏盛及情绪低落者，宜多行鹿戏、猿戏，其轻捷灵活，生性好动，动则生阳，以舒展筋骨，助长阳气，以消荫翳，又可调畅情志，开阔心胸，使身心健康，头脑清醒。对于阴阳俱虚者，宜多行熊戏，其有藏阴于内，助阳外化；升阳卫外，内守阴精的功效。对于阴虚寒凝者，宜多行鸟戏，其动作轻翔舒展，有调畅气血、疏通经络、祛风散寒之功效。再者，习练五禽戏时，宜根据不同体质来选择其节奏与力度，以达最好的练习效果。如若气凝身寒，阳气偏衰，则功法主动，做动作时应偏阳刚，以振奋心阳，使心神舒适，精神饱满；若阴不制阳，身热气耗，阳盛太过，则功法主静，做动作宜偏阴柔，使内气充盈而不外泄，抑制兴奋。"天有阴阳，人亦有阴阳，天地之阴气起，而人之阴气应之而起。人之阴气起，而天地之气亦宜应之而起，其道一也。"（《春秋繁露·同类相动》）。人与自然是相互联系的，所以当外界环境发生变化时，我们可通过习练五禽戏对自身进行调整，正所谓"阴平阳秘，精神乃治"。根据时间养生观，中医把四季分为春、夏、长夏、秋、冬。五禽戏按照5个时节来安排，有利于我们在不同的时节里锻炼。春，农历1—3月，肝气偏旺，是操练鹿戏的最佳时节。鹿肢体灵活、胫骨柔软，对应了肝经循行的特点；夏，农历4—6月，心气偏旺，是操练猿戏的最佳时节，猿猴聪明智慧、富有生气，对应了心经循行的特点；长夏，多指春末秋初，脾气偏旺，是操练熊戏的最佳时节，熊步伐稳健、脾胃强劲，对应了脾经循行的特点；秋，农历7—9月，肺气偏旺，是操练鹤戏的最佳时节，鹤呼吸平稳、皮毛光洁，对应了肺经循行的特点；冬，农历10—12月，肾气偏旺，是操练虎戏的最佳时节，虎腰强力壮、胫骨强劲，对应了肾经循行的特点。从阴阳二气的运动变化来讲，夏季应以静为主，防止阳气耗损；而冬季则主要以动为主，以防阴气旺盛。这恰恰与时间养生观相符。而根据方位阴阳的观点，东南属阳、西北为阴，因此，要练功者面东站立练功，以求取得养生的最佳效果。根据一天当中阴阳的变化，注意锻炼的时间，早晨阳气始生，日中最盛，日暮而收，夜半而藏。因此，为了资助阳气，最好早晨在户外空气清新的地方练习五禽戏。《中藏经·人法于天地论》云："人者，上禀天，下委地，阳以辅之，阴以佐之。天地顺则人气泰，天地逆则人气否。"寥寥几语，揭示出华佗养生思想之"顺天因时"的观点，因此，在练习五禽戏时，习练者需根据季节、时间、自身状况来合理安排运动。《素问·生气通天论》有言："夫自古通天者，生之本，本于阴阳……其生五，其气三。""数犯此者，则邪气伤人，此寿命之本也。"阴阳二气各分三阴三阳，衍生五行，为万物造化之始，常违逆者，则易为邪气所伤。《灵枢·逆顺肥瘦》认为："手之三阴，从胸走手；手之三阳，从手走头；足之三阳，从头走足；足之三阴，从足走腹。"这样构成一个"阴阳相贯，如环无端"的循行路径。习练五禽戏，对疏通经络有多方面作用。其一，在手形的多变性上，虎爪、鹿角、熊掌、猿钩、鸟持、握固的运用，能不同程度加强手三阴、手三阳经的气血运行。以虎举为例，手形有撑掌、屈指、拧拳3个过程，两臂举法有提、拉、举、按，并贯以内劲，眼随手动，带动头的运动，这一动作看似简单，其实展现了手三阴、手三阳经的变化。在撑掌、屈指过程中，手阳明大肠经、手太阴肺经的气血运行得到加强，同时促进远端血液循环；拧拳中，手太阳小肠经、手少阳三焦经获得更大的"原动力"；提举中，手厥阴心包经、手少阴心经会使"原动力"发挥更大的作用。同样，在鸟戏中，以"鸟伸"动作为范，"两首侧齐内合下按，两臂下按、后展，手掌成鸟翅状"。在这些具体动作中，手形的变化不同程度刺激手三阴阳经络的气血运行。这些均是阴阳理论通过经络而体现的养生原理。其二，五禽戏的疏通经络可体现在对任督二脉的刺激上。督脉总督一身之阳经，为"阳脉之海"，任脉总任一身之阴经，为"阴脉之海"。两者在人体经脉循行当中发挥着极大的作用，但在功法中往往容易被人所忽略。而五禽戏则通过多种动作，如在虎戏的"虎扑"中，其要求"常引腰"，即"两臂前伸，臀部后引，髋、腰、胸自上而下蠕动"，在具体动作中，练习者可以体会到脊柱蠕动，肌肉紧绷，刺激任脉，后接"前伸"变为提手提脚，"后手"变虎爪，落手落脚前扑，从松柔下沉到提手提脚前扑姿态，督脉受到牵引。又如，鹿戏中的"竖弓"，含胸收腹、敛臀，后凸命门，功法上的一张一弛同样刺激督脉。其三，五禽戏对足部经脉同样具有疏通作用，如鹿戏，"身体重心后移，左膝伸直，全脚掌着地，右膝屈膝，低头，弓背，收腹"，刺激足少阴、足厥阴等经络。除此之外，其还注重动态运动，如鹿奔中的"搭腕""跳换步"，熊运、猿提中的"提踵"等，均能调节足部经络运行，达到舒筋活络、行气活血的作用。

覃刚在不同养生功法对大学生心血管功能影响的比较研究中发现，经过20周的五禽戏和八段锦功法练习，长期进行功法练习能够降低心率，改善人体心脏泵血功能，增强心血管功能。张庆武等研究发现五禽戏锻炼对安静时心率和每搏输出量的影响达到显著性水平，对最大吸氧量也有一定程度改善。表明长期进行五禽戏锻炼有助于大学生心血管系统机能的改善和提高。卞伯高等对84例健康中老年人练习五禽戏前后心功能进行研究，表明练习五禽戏可以改善中老年人心功能指标，增加心肌收缩力，有效改善血管弹性，促进血液循环。岳海侠等研究发现老年人练习五禽戏后身体素质明显提高，心脏泵血功能明显改善。任超学等通过为期6个月的五禽戏和六字诀锻炼的观察，发现五禽戏和六字诀对中老年女性心血管机能均有改善作用，但五禽戏在中老年人大、中动脉弹性、下肢血流量及动脉的狭窄程度的改善优于六字诀。陈静等研究20名初中生习练校园五禽戏前后心功能指数和身体素质指标，研究表明习练校园五禽戏可以改善学生心功能水平，提高心血管系统功能，促进学生正常的生长发育。吴向科对30名非体育专业女生进行五禽戏干预实验，证明五禽戏可以明显降低安静心率，改善大学生的心功能水平。刘新荣通过观察中老年女性6个月五禽戏锻炼后的动脉硬化、骨密度、体成分等指标，证明五禽戏可以使中老年女性心率、血压、左右踝肱指数、脉搏波传导速度有良好的变化，有效预防中老年女性动脉硬化的产生和发展。苑朝霞在健身气功五禽戏对 60～69 岁老年人心血管和呼吸机能的影响研究中，发现健身气功五禽戏的锻炼可以改善老年人舒张压水平；降低安静心率改善心脏功能；促进血液循环，提高心血管机能水平。

血脂异常是冠心病的基本危险因素，主要是血清胆固醇、低密度脂蛋白和甘油三酯水平增高，预治冠心病与改善这些基本危险因素相关。沈爱明等在五禽戏锻炼降低心血管病发病的研究中证明五禽戏可以降低 10 年缺血性心血管病发病的绝对危险。桑全喜对肥胖人群进行 12 个月五禽戏训练，研究提示五禽戏的锻炼能够显著提升老年肥胖人群血液中抗氧化酶的活性、脂质过氧化作用，有益于老年肥胖人群的身体健康。陈艳阳等对 64 名加拿大温哥华市健康老年人持续 30 天的五禽戏锻炼表明五禽戏锻炼后血胆固醇、甘油三酯、低密度脂蛋白水平以时间依赖性的方式减少，高密度脂蛋白水平显著增加，证实了"五禽戏"的锻炼能降低老龄者血脂水平，减少氧化损伤，增强老年人血抗氧化酶的活性。汝雷等在五禽戏对老年人血脂及生理机能影响的研究中发现老年人血胆固醇、低密度脂蛋白的含量降低，高密度脂蛋白的含量升高，血液在血管流动的阻力减小，进而心脑血管疾病的致病因素减少，老年人患心血管疾病的概率降低。李兆伟、沙鹏等在健身气功—五禽戏对血脂异常患者干预作用的研究中发现五禽戏对血脂异常患者有显著的调脂作用，提高心血管的机能，有效降低心血管疾病的发病危险。虞定海等在 6 个月健身气功—五禽戏锻炼前后中老年人脂代谢变化研究中，证明五禽戏锻炼对降低中老年女性甘油三酯水平、调节脂代谢具有一定作用。由此可见，健身气功五禽戏锻炼对改善中老年人血脂代谢有积极作用。

李雯等研究者对健康老人进行 6 个月五禽戏锻炼，证明五禽戏对老年高血压及肥胖显示出良好的效果。张海平等研究者就传统功法太极拳、八段锦、五禽戏和易筋经作为辅助疗法治疗高血压方面的作用，同时证明上述养生功法进行两两组合后对高血压的治疗效果较单个功法练习有明显提高。林红等通过对老年高血压患者锻炼五禽戏前、中、末期 3 个阶段的血压进行数据分析，得到锻炼末期即时血压较锻炼早期有明显下降；动态血压显示锻炼早期与末期平均收缩压明显下降，而舒张压未见明显下降。

血糖水平的持续升高是心脏疾病的基本危险因素，并可导致 2 型糖尿病的进展。李宁在不同运动对预防中年女性代谢综合征作用研究中，表明适当运动包括现代健美操和太极拳、五禽戏、八段锦均可以预防代谢综合征，且比较发现，由于锻炼的形式和要求不同，太极拳、五禽戏、八段锦练习者在脂肪和糖代谢方面比现代健身操练习者更有优势。杜敏等在五禽戏对 2 型糖尿病患者血糖的影响研究中，表明五禽戏能降低 2 型糖尿病患者的末梢血糖和糖化血红蛋白水平，是一种有效控制血糖的运动疗法。

五禽戏在心脏康复中的优点：①抑制血小板聚集，预防心肌梗死、中风和肺栓塞等血栓形成事件的发生，减少支架术后再通血管的再发狭窄情况。②调节血压、心率、心搏出量和肺活量等，加强对保护心脏和肺脏的保护。③调节血脂，升高高密度脂蛋白浓度，降低胆固醇和三酰甘油等动脉粥样硬化危险因素。④降低胰岛素抵抗，调节血糖，预防和治疗糖尿病，减轻高血糖对冠状动脉内壁的损伤；⑤降低再住院率，降低再发心血管事件率和死亡率，改善内皮功能，稳定斑块，减少心肌细胞凋亡，促进侧支循环的建立，延长寿命，并可以辅助治疗患者的焦虑和抑郁等心理康复问题。因此，五禽戏也可作为心功能不全运动康复疗法的有效手段。

（4）易筋经："易"是变通、改换、脱换之意，"筋"指筋骨、筋膜，"经"则带有指南、法典之意。易筋经就是改变筋骨，通过修炼丹田真气打通全身经络的内功方法。

程其练等以中老年为研究对象，并实施易筋经的锻炼，动态连续观察练功后受试者不同时间段的体质状态，结果发现前3个月练功后，受试者的平衡能力和神经动态反应速度均有了显著的提高，经6个月练功后，受试者的体质得到了较为全面的改善，表现为呼吸机能、身体形态、柔韧性、握力、平衡力等项目的良好改变，在练功6个月到1年的时间段内，受试者的身体机能保持在一个较为良好的稳定状态。类似的实验研究也显示，通过易筋经的规范化练习，受试者的背部肌力、坐位体前屈、闭眼单腿站立均高于练功前，而对照组练功前后所检测指标均未发现明显改变，说明易筋经可提高受试者的平衡、柔韧和灵敏等身体机能，长期练习具有较好的效果。另有对受试者心功能进行研究的，经过6个月的易筋经规律练习，练功组SV、VE、VE-SV值均较练功前提高，而对照组未见差异性变化。说明通过易筋经的习练，可以促进血液循环，增强心肌的收缩能力，使心脏的后负荷得到改善，以增加每搏输出量。其机制可能是通过改善心脏前负荷，使心肌舒张功能、顺应性增强实现的。

血脂异常是影响中老年人身体健康的重要因素，易筋经可明显改变中老人的血脂水平，具有积极良好的健身效果。刘晓丹等同样以易筋经为干预手段，以64名老年女性为研究对象，经过6个月的功法练习，练功组LDL明显降低，HDL明显升高，GSH-Px和SOD显著升高，MDA明显降低，对照组指标无明显变化。表明通过易筋经的锻炼能够有效改善老年人的血脂异常，抑制体内脂质发生过氧化反应，使自由基抗氧化酶保持在较高的水平，对老年女性延缓衰老和心血管疾病的预防方面有积极的意义，与苏玉凤等的研究相符，王华军等的研究，也表明易筋经的练习能够有效调节单纯性超重和肥胖大学生的健康水平，10周前后肥胖对照组男性的脂肪重量显著增加，而运动组指标与此相反，二者形成鲜明的对比；同时对照组女大学生的脂肪重量却没有明显波动。说明易筋经运动干预可以促使肥胖大学生的身体成分发生良好的变化，体脂百分比、体重指数均明显下降，骨盐显著升高。伍庆华等也探讨了易筋经对人体衰老进程的影响，检测各个练功时期受试者血清MDA、SOD的水平变化，结果练功组干预后血清MDA含量低于同组实验前和对照组（均$P < 0.05$）；1年后练功组血清MDA含量下降，而血清SOD活性提高，与实验前比较，均具有显著性差异（$P < 0.01$）；练功1年与6个月比较，血清SOD活性较锻炼6个月时有所提高（$P < 0.05$）；其余指标未见显著变化。说明易筋经锻炼能降低MDA水平、提高人

体血清 SOD 的活性，并且练功后产生的效应与锻炼时间存在一定的相关性。苗福盛等采用免疫生理指标观察练习易筋经前后血清 IgG、IgA、IgM 及 C3、C4 含量变化，经半年的功法练习后，练功组血清 IgG、C3、C4 含量与对照组比较显示增高，血清 IgA、IgM 含量与对照组比较未见相应的改变。表明了健身气功易筋经的长期坚持锻炼，可提高老年人补体及免疫球蛋白的含量，增强自身的免疫系统，提高免疫力，以致提高抗病能力。

既往研究发现，生活行为、方式和心理状态是影响老年人生理健康的主要内在影响因素。钟志兵等采用 SCL-90 对 214 名老年人进行练功干预前后变化的研究，发现经过易筋经锻炼的受试者在实验 6 个月时焦虑、抑郁、强迫、敌对、偏执和人际关系等即有较为明显的改善，至实验 1 年时其心理保健作用进一步增强。尤其对抑郁、强迫、敌对、偏执、人际关系、偏执等方面均有明显的改善作用，结果与太极拳、舞蹈等传统体育的健身效应研究相一致。张彩琴等观察了易筋经对于增进现代大学生的心理健康水平及改善亚健康状态的研究中发现，易筋经锻炼对大学生的即时功效影响表现为 TMD、紧张因子、疲劳因子、慌乱因子的显著变化，表明一次课的练习亦能从整体上改善大学生的心境状态，并且与易筋经的功法特点相关。对于心理因素的影响，经过 4 个月的易筋经练习，受试者练功前后在焦虑、抑郁等指标均具有改善作用。说明 4 个月的易筋经锻炼对调节和改善受试者的心理状态具有一定的良性作用，尤以女性练习者的改善程度大，优于男性。相关研究表明，易筋经可以有效改善相关疾病所引起的肌力减退及平衡稳定性，并对不同肌群的改善效果各有差异，是多种运动性疾病有效的锻炼方法。其中，老年骨骼肌减少症为诸多学者研究较多的病症，龚利等在观察易筋经对本症患者膝关节屈伸肌肌力的影响中，发现治疗组在不同角速度时，治疗后受试者屈伸肌群的 TW、AP、PT 或 H/Q 均较前有不同程度的改善，说明通过易筋经的锻炼，对于提高本症患者膝关节的稳定性和伸肌群肌力方面，具有正面作用。金道鹏等则对此症患者的日常活动能力及体质进行观察，同样以 8 周易筋经练习作为干预手段，并采用 6min 步行试验、坐位体前屈、双侧肩关节柔韧度及 EPESE 体能评价量表进行练功前后的对比观察，结果练功组 3 项体质指标和日常活动能力均较练功前明显改善，说明易筋经的锻炼对于改善骨骼肌减少症患者的上下肢关节、下肢骨骼肌耐力、韧带柔韧度及整体活动能力等方面均具有明确的辅助意义，是骨骼肌减少症患者运动的有效方法之一。此外，不同方式的易筋经锻炼方法可产生不同的临床效应，胡伟民采用 Biodex 等速评估训练系统观察老年受试者右膝关节单次运动最大做功（MRTW）、伸屈肌群的峰力矩（PT）、平均功率（AP）和屈伸肌比值（H/Q）等指标，探讨易筋经中每段定势站桩持续 10、20、30s 不同训练方式的影响，发现 30s 的训练方式对于老年人右膝关节检测指标的改善作用优于 20s 方式及 10s 方式，由此推荐定势站桩持续 30s 作为易筋经改善老年右膝关节屈伸肌力的锻炼方式。相关研究显示，伸肌群的易筋经锻炼效果优于屈肌，易筋经锻炼能有效提高屈肌群的作功能力，提高伸肌群肌肉收缩所产生的最大张力，有效证明了经过易筋经的功法锻炼，对老年增龄性骨骼肌的衰弱具有延缓作用，能够有效提高此症患者的下肢肌力。项汉平等从易筋经的功法特点阐述了其对呼吸肌的可能作用机制。项汉平认为，易筋经具有呼吸自然、精神内守、变易筋骨的功法特点。呼吸自然与精神内守促进了人体的身心放松，利于变易筋骨，练功中锻炼部位的反复伸展、收合，使胸廓反复充分地开合，对于呼吸肌肌群具有良好的刺激作用，以增强呼吸肌的伸缩性，以及肌力、耐力，最终提高呼吸肌的储备能力。易筋经对其他系统疾病的影响目前研究表明，易筋经能够改善失眠、腰肌劳损、腰椎间盘突出、肩周炎、膝骨性关节炎、骨质疏松症等病症的临床症状及相应指标，提高其治愈率，并且能够调节患者自主神经系统的功能。张静课题组采用 Fugl-Meyer（FMA）方法分别对脑卒中恢复期患者的上下肢运动功能进行评测，实验组在一般康复训练的基础上增加易筋经的锻炼。结果发现两组患者上下肢的运动功能积分值的组内和组间比较，均有显著的统计学差异。此次研究揭示了，增加易筋经的锻炼，对于促进脑卒中偏瘫患者上下肢运动功能的康复具有积极意义，是本病恢复期体疗的有效锻炼方法。单纯的易筋经锻炼在临床中显示出了较为明显的优势，对肩周炎具有较好的治疗作用，通过锻炼使肩背部的血循加速，调节患处的物质代谢，有利于损伤部位软组织的修复。在椎间盘突出症的治疗中，优于手法治疗与药物治疗，能够有效改善腰肌劳损患者的临床疼痛、压痛、功能障碍、失眠等症状，并对失眠本病也有改善治疗作用，具有经济性、方便性、安全性、无副反应性。

易筋经在心功能不全康复中的运用尚无相关研究报道，但王超通过研究发现，易筋经锻炼可以提高中老年人的每搏输出量，增强心肌舒张能力，改善心功能；Ascenso 等研究表明，通过习练易筋经可以改善人体的血液循环，提高心肌收缩能力和每搏射血量，从而增强心肌的顺应性，增强心脏功能；沈玉芹等研究发现，易筋经通过肢体与躯干的伸展、旋转、疏通经络、血脉，进而改善心脏供血功能。有研究发现易筋经锻炼后心腔排空射血分数和每搏量升高，前后负荷均得到改善，心肌顺应性、舒张功能增强，E 峰、VE/VA 值上升，另有报道推拿专业学生习练易筋经后，哈佛台阶健适指数由中上提高到良好，心率较前降低。章文春等发现，易筋经对中老年人规范负荷下心率变异性有影响，可以提高心电稳定性，有效阻止老年人高血压、冠心病的发生。这些无疑为易筋经在心功能不全早期心脏康复的运用提供了有益的佐证。

（5）导引：意为"导气令和，引体令柔"，是一种结合导气和形体拉伸的自我锻炼方法。内经的《素问·异法方宜论》中记载："中央者，其地平以湿，天地所以生万物也众。其民食杂而不劳，故其病多痿厥寒热。其治宜导引按跷，故导引按跷者，亦从中央出也。"《庄子·刻意》："吹呴呼吸，吐故纳新，熊经鸟申（伸），为寿而已矣。此道（导）引之士，养形之人，彭祖寿考者之所好也。"秦汉时期，导引术随着医学的进步有了发展。东汉张仲景所著《金匮要略》："若人能养慎，不令邪风干杵经络，适中经络，未流传藏府，即医治之，四肢才觉重滞，即导引、吐纳、针灸、膏摩，勿令九窍闭塞。"《中藏经》中也指出，"导引可逐客邪于关节""宜导引而不导引，则使人邪侵关节，固结难通"。汉代医家对导引疗病的认识逐步加深，导引疗法的使用范围也愈益扩大。1974年湖南长沙马王堆3号汉墓出土的帛画《导引图》，有44个各种人物的导引形象。每个图像有简单的文字标出名目，体现了当时导引术式的多样性。既有徒手的导引，也有使用器械的导引；既有配合呼吸运动的导引，也有纯属肢体运动的导引，除个别蹲坐姿势外，大部分为立式，国内推广的广播体操中的动作，在《导引图》中基本都能见到。图像的文字说明中多处提到对疾病的治疗作用。导引术古已有之且风行数千年，根据文献考证，诸多名医都兼修气功。医圣张仲景就是精通导引的专家；华佗是五禽戏编创者之一；陶弘景著有《养性延命录》，在医学气功的研究方面取得很大成就。标志性人物是隋太医令巢元方，其发表的《诸病源候论》一书为《伤寒论》《金匮要略》以来最重要的中医著作。全书基本不涉及方药，相反，全书共载"养生方"或"导引法"289条、213种具体方法。可以说巢元方是集此前数千年医学气功成就之大成者，也是"医学气功学"最早的领路人。

导引气功按练功体态分站功、坐功、卧功、行功；从形体动静分静功、动功、动静相兼；气功在历史上流传过程中，形成了医家、儒家、道家、佛家、武家等众多流派。医家气功更强调保健、延年。在过去很长时间的电影和文学作品中，重点凸显的是"武术气功"，而鲜有介绍"医家功"。即便是描述气功治病的情境，一般也会把施功者的身份定为武林高手，让受众形成认知错觉。需要申明的是，本书所阐述健身的气功系指医家气功，也称为健身气功。扶阳理论与健身气功无论是体力劳动，还是脑力劳动都是会消耗阳气，中医讲"阳气者，精则养神，柔则养筋"，所以无论是体力，还是思虑都会损耗阳气，如果消耗过度，都会成为致病因素。因此，扶助阳气至关重要。阳气在人体中有着不可替代的重要作用，这是扶阳理论的思想基础。阴阳两者，缺一不可，但在生命活动中，阳气的主导作用不容置疑，阳气是生命活动的根本动力。"阳者阴之根""阳主而阴从""阳统乎阴"，阳对于阴有化生、主导和统摄的作用。如果阳气不足，人就会失去健康，甚至失去生命。"阳气者，若天与日，失其所则折寿而不彰。导引，就是符合动则生阳，喜则生阳，善则生阳的扶阳要药。早运动、适度运动是提升身体阳气的好办法。而阳气的生发有助于心脉的鼓动，而使周身气血流通来达到心脏病患者康复的效果。动则生阳，是说运动能生发阳气。比如说，手足欠温时活动肢体就会使阳气达于四肢，感觉温暖。喜则生阳，善则生阳是指气功可以调摄精神，达到精神调和，心情愉悦，达到生阳的目的。扶阳学派创始人郑钦安（1824—1911），著有《医理真传》《医法圆通》和《伤寒恒论》。他以重视阳气、善用附子干姜等辛热药著称。郑钦安的扶阳学派理论立根于《周易》和《内经》，效法《伤寒论》，形成自己的个性化理论特征，属于这个学派的现代著名医家有李可、卢崇汉和刘力红等人。目前这个学派的影响日益剧增，进而成为引领中医学界发展方向的一面旗帜。创新离不开对传统的继承和完善，心脏康复理论的创新也需要把根基牢牢地建立在中医基本理论之上，在中医理论框架之内进一步拓展与完善。未来的心脏康复发展，需要不断壮大心脏康复的行业规模，发展心脏康复的理论体系。有理由相信，心脏康复将为扶阳理论带来了新的机遇，扶阳理论也必将在中西医结合心脏康复学科中大放异彩。而作为扶阳的重要方法之一，在中医理论指导下的心脏康复运动疗法——导引，在心脏康复的兴起正是扶阳学说在心脏康复中运用的进一步完善。

早运动、适度运动对于心脏病患者来说是提升身体阳气的好办法。喜则生阳，善则生阳是指气功可以调摄精神，达到精神调和，心情愉悦，达到生阳的目的。生命虽然在于运动，但合理调节动与静，动养生和静养生相配合，是保护阳气、延长生命的关键。动与静是运动内容的和谐统一体，只强调生命在于运动，而忽视"生命在于静止"，则不是全面辩证的摄生观。气功是动中练静的方法，动中有静、静中有动。在运动时要保持精神宁静、全神贯注要保持呼吸的自然和谐，只有动静结合，才能炼精化气生神，内养脏腑气血，外壮筋骨皮肉。强调三调，即调身、调心、调息。体现在内含松静，外示运动的锻炼过程。即在心息调和的基础上，再进行柔和而有规律的肢体活动。导引由3个部分组成，即肢体运动、呼吸锻炼、意念锻炼。其中，肢体运动包括肢体的伸屈、转动、俯仰、开合等，是有节奏、有规律的，可以促进全身气血流畅、关节灵活和筋骨强健。现代医学认为，血液循环受神经系统的支配和调节。健身气功（如八段锦）的练习中，通过"三调"能通过调节自主神经的平衡降低交感神经系统紧张度的，使心率、心输出量和血压等得到适度的调整。此外，健身气功对改善人体末梢的血液循环十分有效。因此，习健身练气功对预防和辅助治疗心血管的疾病具有积极的作用。导引的思想上符合中医养生哲学理念，如其中对"气"的概念、"天人相应""形神合一"的生命整体观等内容的阐述。同样，导引也重视"天人合一"，认为健身运动不能只着眼于身体本身，更要把人的整个运动与整个宇宙运转联系在一起，把人放在大环境之中，让自身的练习与天地运动相契合。"天人合一"，练功时是指人与自然、人与社会及自我身心内外的和谐统一。导引充分体现了天人合一的整体观。人和自然界有着密不可分的联系，人的身体受气候、环境等因素的影响。导引练习时注重人与自然界的动态适应，使机体功能运转不断贴合自然规律，"顺天地而生"。导引练习强调"心静"，将注意力从日常焦虑纠结的情绪中解放出来，避开七情对机体的影响。因此，既可以提高人体的生理功能，又能提高人体的心理状态。健身气功提高人体生理功能与心理功能是同时进行的，二者相互联系、相互制约。中医学以阴阳学说作为基本理论。阴阳学说的阴阳平衡观念来源于人们对自然现象的观察，是中国最早的哲学思想。《周易》提出"一阴一阳之谓道"即强调宇宙万事万物的运动关系皆为阴阳的对立统一关系。传统的养生理论强调顺应阴阳变化规律，调节阴阳平衡，以恢复机体原有的健康状态，作为最基本的指导原则。因此，练功行气，首先要注重对阴阳平衡的调整，阴阳只有在处于相对平衡的状态时，才能按照阴阳互根、阴阳消长、阴阳转化的规律变化，这是练功者在练功时不可缺少的基本概念。掌握阳根于阴、阴根于阳，阳得阴则生、阴得阳则长，阳主阴从的理论，才会在练"气"时有意识地调整自己的机能状态，使练习达到良好的效果。导引包含心理疗法，在练习过程中要求入静，其实就是一种主动的心理调节锻炼。入静的过程就是不断对抗各种思绪对注意力影响的过程，通过反复训练逐渐降低各种情绪对心理的负面影响，这样患者在医生指导下，发挥主观能动性，通过自我锻炼从而加强自我控制能力而达到平衡心理、放松身心的效果。《黄帝内经》言"得神者昌，失神者亡"，所以健康的真正标准必须是形神俱健。所以，在练习中，精神的松弛是形体松弛的基础和前提，而形体松弛则是精神松弛的深入和发展。在练习过程中肢体松沉自然，身心放松，既有利于机体内气血的自然运行，减少内、外环境对大脑皮质的干扰，又有利于诱导大脑入静，可以做到以意引气，气贯全身，以气养神，气血通畅，从而增强体质，促进患者的康复。研究发现，健身气功能够增强情绪的稳定性，缓解情绪的紧张和疏解身心的压力。运用此种方式长期积极主动的锻炼，可帮助患者的精神情志得到调整，缓解精神紧张，提高情绪的稳定性，减轻心理压力，保持心理健康。调身和调息可以使人体植物性神经系统活动减弱，这是从生理的角度来阐释健身气功调控情绪心理的作用机制。运，气之行而不息也。也就是说气机按一定的规律川流不息就是运。天地之气的上下交流是万物存在生长的基础，也是寒温暑热交替出现的原因。人与天地相应，人体内部的气机运行不息也是人生存的必要条件，气机运行如常与否直接关乎人体的健康，当气机停止运行，那么人也就不在了。中医的阴阳五行，乃宇宙造化的大气圆运动的物质。生物皆是秉受大气的圆运动而生的，大气中有阴阳五行，故人身亦有阴阳五行，大气中阴阳五行是圆运动着的，故人身中阴阳五行，亦是圆运动着的，人身独得大气阴阳五行圆运动之圆。运动圆为生理，运动不圆为病理，运动不圆以气功回复其圆为医理。根据天人相应的整体观，一年之中，二十四节气，亦是地球围绕太阳圆运动的时相节点。一日之中，太阳东升西落亦是一圆运动。人体是一个小宇宙，万物顺应年的圆运动规律而春生夏长秋收冬藏，人们顺应日的圆运动规律而"日出而作，日落而息"。人体的圆运动若不能顺应大的圆运动规律即病。健身气功在身体运动的基础上运行了体内的气机，因此，扶阳的效果更佳，因为气的运动本身就是阳气的运动，其实气功的过程就是气在人体的圆运动过程，扶阳效果显而易见。十二经络之气的巡行也是圆运动，方向为左升右降。其中阴经主降，阳经主升，阴经之升者，阴中有阳也，阳经之降者，阳中有阴也。导引分小周天和大周天，小周天就是任督二脉的圆运动，大周天是十二经脉的圆运动。十二经就包含了五脏六腑的精气。当人体内十二经的精气汇入任督二脉，当任督二脉精气充盈之后，自然就会百病不生。从整个人体的气机来看，右为阴道，左为阳道，左升右降，人体为阴，阴中藏阳，升降运动，以阳为主，经气平和，则运动自圆。五运六气，十二经的升降，皆是此意。

（6）六字诀：是我国古代流传下来的一种养生方法，为吐纳法。它的最大特点是：强化人体内部的组织机能，通过呼吸导引，充分诱发和调动脏腑的潜在能力来抵抗疾病的侵袭，防止随着人年龄的增长而出现的心脑血管疾病。明代太医院的龚廷贤在他著的《寿世保元》中，谈到六字诀治病。呼有六曰：嘘、呵、呼、呬、吹、嘻也，吸则一而已。呼有六者，以呵字治心气、以呼字治脾气、以呬字治肺气、以嘘字治肝气、以吹字治肾气、以嘻字治胆气。此六字诀，分主五脏六腑也。六字诀是一种吐纳法。它是通过呬、呵、呼、嘘、吹、嘻6个字的不同发音口型，唇齿喉舌的用力不同，以牵动不同的脏腑经络气血的运行。在呼吸吐纳的同时，通过特定的读音口型来调整与控制体内气息的升降出入，形成分别与人体肝、心、脾、肺、肾、三焦相对应的6种特定的吐气发声方法，进而达到调整脏腑气机平衡的作用，在众多气功中独具特色。

　　传统功法以"天人合一、刚柔相济、动静结合"为原则，通过调身、调息、调心的锻炼，改善"精气神"，调节人体气血，锻炼机体生理功能，符合中医学的整体观念、阴阳辩证等哲学理论。①"调身"要求锻炼者充分地屈曲、伸展、内收、扭转等动作，可以起到牵拉肌群、肌腱、韧带的作用，有效提高柔韧性，增加了肌肉的耐受性。练习太极拳时肌肉有节奏地放松和收缩，使得毛细血管反射性扩张，可改善微循环，增加骨骼肌血液供应。其作用机制根据一项荟萃分析总结，考虑与提高骨骼肌力度和耐力、改善骨骼肌氧化酶活性等化学效能有关。有氧运动可促进内皮细胞分泌一氧化氮（NO），有学者认为是运动时血管扩张使肌肉血流量增加，增大的切应力刺激内皮细胞生成NO。NO可使血管扩张、降低血管压力、增加效应器官供血，而运动训练可显著提高有氧代谢能力，并明显增加毛细血管密度、肌原纤维横截面积及线粒体密度。传统功法属于有氧运动，骨骼肌力量与耐受性的提高抑或存在以上机制。②所有传统功法锻炼都要求"调息"，锻炼过程中吸气深长有力、呼气均匀缓慢，延长了通气时间，增加了肺泡弥散；而腹式呼吸的同时还增强了膈肌力量、缓解肋间肌肉疲劳，使呼吸肌进行等长收缩和等张收缩，从而增强呼吸肌的收缩耐力和收缩力，最终改善呼吸功能。李琳等对慢性心力衰竭患者进行呼吸肌训练，研究结果提示训练患者的分钟通气量从48.6L/min升到76.9L/min，可见传统功法在改善呼吸功能方面作用显著。③"调心"功效可表现在多个方面。如习练太极拳者心率变异率（HRV）增加、静息心率降低、心率储备增加，其可能的作用机制为调节去甲肾上腺素水平、抑制迷走神经张力、平衡自主神经系统，从而增加心肌电稳定性、改善心率变异性。慢性心功能不全是一种渐进性发展的疾病，需要长期治疗，给患者的生活和经济带来负担沉重，其焦虑和抑郁的发生率可高达50%左右。有研究表明，慢性心功能不全老年患者并发抑郁患者机体的神经体液因子激活、血管收缩，机体长期处于该状态可导致大脑慢性缺氧，从而引起神经精神障碍。Wang等通过Meta分析研究显示，太极拳和八段锦等中国传统运动方式，对心血管疾病的预后治疗有着积极的作用，对心功能不全患者的症状、体力、情绪方面作用显著；王薇等发现针刺结合易筋经治疗失眠症的临床疗效评价治疗组睡眠状况较对照组存在优势，这从一个侧面反映了传统功法在情绪舒缓方面也起到重要作用。此外，血管内皮是中药的内分泌器官和效应器官，内皮功能不全与慢性心功能不全的病理生理存在特异性联系。而八段锦有效锻炼能够改善血管内皮功能。BNP可反映心力衰竭的严重程度，研究证实，BNP能抑制甚至逆转心肌纤维化，抑制血管平滑肌增生，从而改善及延缓心肌重构过程；而魏洪悦等观察到太极拳运动可降低心衰患者BNP水平，对减轻心衰程度有积极作用。太极拳、八段锦、五禽戏等是中国特色的传统功法，深受我国广大群众的喜爱。中医运动疗法演练时，动作具有圆活柔顺、沉着稳定的运动特点和心意慢运、肢体缓随的行功节奏，充分体现了低强度长时间阈值下的运动特点，它可避免大强度运动后给人体生理带来的各种负效应，以及短时间剧烈运动对心脏病患者的危险，有利于在节能的情况下均匀地提高机体的各种生理功能。由于这种低强度的运动特点，极大地避免了临床心脏病患者在心脏运动康复过程中意外事件的发生，同时这种长时间阈值下的运动又使心脏病患者的运动强度得到保证，并使患者得到全身心的康复，是临床心脏康复中安全性和强度适宜性两者的共同体现。

中国传统特色运动康复疗法可以减轻慢性心功能不全患者的临床症状、改善心功能、提高生存质量，因此患者的依从性较高，故而在心血管疾病康复领域有着巨大的潜力。研究建立规范化的中医特色的运动康复疗法是我们未来的目标。2000 多年前的《黄帝内经》即提倡"未病先防、既病防变"，但目前临床多重视治疗、轻视预防及康复，这表明我们对经典更深一步的理解还有很多路要走。从研究内容来看，各研究多为短期观察研究，缺乏对慢性心功能不全患者训练传统功法后的长期观察，且现阶段大部分的临床研究结果只是改善症状、提高生活质量，但在病理改变方面（如延缓和抑制心肌重构、调节神经体液的分子机制等）缺乏进一步的研究，更缺乏大样本、多中心的临床试验研究。因此，亟须具有高水平循证医学证据的研究，以期提供可靠的证据。

第四节　糖尿病心脏病的营养治疗、生活调摄与心脏康复

一、糖尿病心脏病的营养治疗

（一）中国居民平衡膳食宝塔

中国居民平衡膳食宝塔是根据中国居民膳食指南，结合中国居民的膳食结构特点来设计的。它把平衡膳食的原则转化成各类食物的重量，并以直观的宝塔形式表现出来，便于群众理解和在日常生活中实行。

平衡膳食宝塔提出了一个营养上比较理想的膳食模式，它所建议的食物量，特别是奶类和豆类食物的量可能与大多数人当前的实际膳食还有一定距离，对某些贫困地区来讲可能距离还很远，但为了改善中国居民的膳食营养状况，这是不可或缺的，应把它看作一个奋斗目标，努力争取逐步达到。

1. 平衡膳食宝塔　平衡膳食宝塔共分五层，包含我们每天应吃的主要食物种类。宝塔各层位置和面积不同，这在一定程度上反映出各类食物在膳食中的地位和应占的比重。谷

类食物位居底层，每人每天应吃 300 ～ 500g；蔬菜和水果占据第二层，每天应吃 400 ～ 500g和 100 ～ 200g；鱼、禽、肉、蛋等动物性食物位于第三层，每天应吃 125 ～ 200g（鱼虾类 50g，畜、禽肉 50 ～ 100g，蛋类 25 ～ 50g）；奶类和豆类食物合占第四层，每天应吃奶类及奶制品 100g 和豆类及豆制品 50g；第五层塔尖是油脂类，每天不超过 25g。

宝塔没有建议食糖的摄入量。因为我国居民现在平均吃食糖的量还不多，少吃些或适当多吃些可能对健康的影响不大，但多吃糖有增加龋齿的危险，尤其是儿童、青少年不应吃太多的糖和含糖食品。食盐和饮酒的问题在《中国居民膳食指南》中已有说明。

宝塔建议的各类食物的摄入量一般是指食物的生重。各类食物的组成是根据全国营养调查中居民膳食的实际情况计算的，所以每一类食物的重量不是指某一种具体食物的重量。

（1）谷类：是面粉、大米、玉米粉、小麦、高粱等的总和。它们是膳食中能量的主要来源，在农村中也往往是膳食中蛋白质的主要来源。多种谷类掺着吃比单吃一种好，特别是以玉米或高粱为主要食物时，应当更重视搭配一些其他的谷类或豆类食物。加工的谷类食品如面包烙饼切面等应折合成相当的面粉量来计算。

（2）蔬菜和水果：经常放在一起，因为它们有许多共性。但蔬菜和水果终究是两类食物，各有优势，不能完全相互替代，尤其是儿童，不可只吃水果不吃蔬菜，蔬菜水果的重量按市售鲜重计算。一般说来，红、绿、黄色较深的蔬菜和深黄水果含营养素比较丰富，所以应多选用深色蔬菜和水果。

（3）鱼肉蛋：归为一类，主要提供动物性蛋白质和一些重要的矿物质和维生素。但它们彼此间也有明显区别。

鱼、虾及其他水产品含脂肪很低，有条件可以多吃一些。这类食物的重量是按购买时的鲜重计算的。肉类包含畜肉、禽肉及内脏，重量是按屠宰清洗后的重量来计算的。这类食物尤其是猪肉含脂肪较高，所以生活富裕时也不应吃过多肉类，蛋类含胆固醇相当高，一般每天不超过 1 个为好。

（4）奶类和豆类食物：当前主要包含鲜牛奶和奶粉。宝塔建议的 100g 按蛋白质和钙的含量来折合约相当于鲜奶 200g 或奶粉 28g。中国居民膳食中普遍缺钙，奶类应是首选补钙食物，很难用其他类食物代替。有些饮奶后有不同程度的肠胃道不适，可以试用酸奶或其他奶制品。豆类及豆制品包括许多品种，宝塔建议的 50g 是个平均值，根据其提供的蛋白质可折合为大豆 40g 或豆腐干 80g 等。

2. 平衡膳食宝塔的应用

（1）确定你自己的食物需要：宝塔建议的每人每日各类食物适宜摄入量范围适用于一般健康成人，具体应用时要根据个人年龄、性别、身高体重、劳动强度、季节等情况适当调整。年轻人、劳动强度大的人需要能量高，应适当多吃些主食；年老活动少的人需要能量少，可少吃些主食。

从事轻微体力劳动的成年男子如办公室职员等，可参照中等能量 10.04MJ（2400kcal）膳食进行安排自己的进食量；从事中等强度体力劳动者如钳工、卡车司机和一般农田劳动者可参照高能量 11.72MJ（2800kcal）膳食进行安排；不参加劳动的老年人可参照低能量 7.53MJ（1800kcal）膳食来安排。女性一般比男性的食量小，因为女性体重较轻及身体构成与男性不同。女性需要的能量往往比从事同等劳动的男性低 836.8KJ（200kcal）或更多些。一般说来人们的进食量可自动调节，当一个人的食欲得到满足时，他对能量的需要也就会得到满足。

平衡膳食宝塔建议的各类食物摄入量是一个平均值和比例。每日膳食中应当包含宝塔中的各类食物，各类食物的比例也应基本与膳食宝塔一致。日常生活无须每天都样样照着"宝塔"推荐量吃。例如，烧鱼比较麻烦就不一定每天都吃 50g 鱼，可以改成每周吃 2 ～ 3 次鱼、每次 150 ～ 200g 较为切实可行。实际上平日喜吃鱼的多吃些鱼、愿吃鸡的多吃些鸡都无妨碍，重要的是一定要经常遵循宝塔各层各类食物的大体比例。

（2）同类互换，调配丰富多彩的膳食：人们吃多种多样的食物不仅是为了获得均衡的营养，也是为了使饮食更加丰富多彩以满足人们的口味享受。假如人们每天都吃同样的 50g 肉、40g 豆，难免久食生厌，那么合理营养也就无从谈起了。宝塔包含的每一类食物中都有许多的品种，虽然每种食物都与另一种不完全相同，但同一类中各种食物所含营养成分往往大体上近似，在膳食中可以互相替换。

应用平衡膳食宝塔应当把营养与美味结合起来，按照同类互换、多种多样的原则调配一日三餐。同类互换就是以粮换粮、以豆换豆、以肉换肉。例如，大米可与面粉或杂粮互换，馒头可以和相应量的面条、烙饼、面包等互换；大豆可与相当量的豆制品或杂豆类互换；瘦猪肉可与等量的鸡、鸭、牛、羊、兔肉互换；鱼可与虾蟹等水产品互换；牛奶可与羊奶、酸奶、奶粉或奶酪等互换。

多种多样就是选用品种、形态颜色、口感多样的食物，变换烹调方法。例如，每日吃 50g 豆类及豆制品，掌握了同类互换多种多样的原则就可以变换出数千种吃法。可以全量互换，全换成相当量的豆浆或熏干，今天喝豆浆、明天吃熏干；也可以分量互换如 1/3 换豆浆、1/3 换腐竹、1/3 换豆腐，早餐喝豆浆、中餐吃凉拌腐竹、晚餐再喝碗酸辣豆腐汤。

（3）要合理分配三餐食量：我国多数地区居民习惯于一天吃三餐。三餐食物量的分配及间隔时间应与作息时间和劳动状况相匹配，一般早、晚餐各占 30%，午餐占 40% 为宜，特殊情况可适当调整。通常上午的工作学习都比较紧张，营养不足会影响学习工作效率，所以早餐应当是正正经经的一顿饭，早餐除主食外至少应包括奶、豆蛋、肉中的一种，并搭配适量蔬菜或水果。

（4）要因地制宜充分利用当地资源：我国幅员辽阔，各地的饮食习惯及物产不尽相同，只有因地制宜充分利用当地资源才能有效地应用平衡膳食宝塔。例如，牧区奶类资源丰富，可适当提高奶类摄取量；渔区可适当提高鱼及其他水产品摄取量；农村山区则可利用山羊奶，以及花生、瓜子、核桃、榛子等资源。在某些情况下，由于地域、经济或物产所限无法采用同类互换时，也可以暂用豆类替代乳类、肉类；或用蛋类替代鱼、肉；不得已时也可用花生瓜子、榛子、核桃等干坚果替代肉、鱼、奶等动物性食物。

（5）要养成习惯，长期坚持：膳食对健康的影响是长期的结果。应用平衡膳食宝塔需要自幼养成习惯，并坚持不懈，才能充分体现其对健康的重大促进作用。

表2.3　食物交换份表

组别	类别	每份重量（g）	能量（kcal）	蛋白质（g）	脂肪（g）	碳水化合物（g）	主要营养素
谷薯组	1. 谷薯类	25	90	2.0	—	20.0	碳水化合物 膳食纤维
蔬果组	2. 蔬菜类	500	90	5.0	—	17.0	矿物质 维生素 膳食纤维
	3. 水果类	200	90	1.0	—	21.0	
肉蛋组	4. 大豆类	25	90	9.0	4.0	4.0	蛋白质
	5. 乳类	160	90	5.0	5.0	6.0	
	6. 肉蛋类	50	90	9.0	6.0	2.0	
油脂组	7. 坚果类	15	90	4.0	7.0	—	脂肪
	8. 油脂类	10（1汤匙）	90	—	10.0		

表2.4　谷薯类交换表

食品	重量（g）
大米、小米、糯米、薏米	25
高粱米、玉米碴	25
面粉、米粉、玉米面	25
混合面	25
燕麦片、莜麦面	25
荞麦面、苦荞面	25
各种挂面、龙须面	25
通心粉	25
绿豆、红豆、芸豆、干豌豆	25
干粉条、干莲子	25

续表

食品	重量（g）
油条、油饼、苏打饼干	25
烧饼、烙饼、馒头	35
咸面包、窝窝头	35
生面条、魔芋生面条	35
马铃薯	100
湿粉皮	150
鲜玉米（1 中带棒心）	200

注：每份谷薯类供蛋白质 2g，碳水化合物 20g，能量 90kcal。

表 2.5　蔬菜类交换表

食品	重量（g）
大白菜、圆白菜、菠菜、油菜	500
韭菜、茴香、茼蒿	500
芹菜、苤蓝、莴苣笋、油菜薹	500
西葫芦、西红柿、冬瓜、苦瓜	500
黄瓜、茄子、丝瓜	500
芥蓝菜、瓢儿菜、塌棵菜	500
苋菜、龙须菜	500
绿豆芽、鲜蘑、水浸海带	500
白萝卜、青椒、茭白、冬笋	400
南瓜、菜花	350
鲜豇豆、扁豆、洋葱、蒜苗	250
胡萝卜	200
山药、荸荠、藕、凉薯	150
慈姑、百合、芋头	100
毛豆、鲜豌豆	70
百合	50

注：每份蔬菜类供蛋白质 5g，碳水化合物 17g，能量 90kcal。

表2.6　肉蛋类食品交换表

食品	重量（g）
熟火腿、香肠	20
肥瘦猪肉	25
熟叉烧肉（无糖）、午餐肉	35
熟酱牛肉、熟酱鸭、大肉肠	35
瘦猪、牛、羊肉	50
带骨排骨	50
鸭肉、鸡肉	50
鹅肉	50
兔肉	100
鸡蛋粉	15
鸡蛋（1个带壳）	60
鸭蛋、松花蛋（1个带壳）	60
鹌鹑蛋（6个带壳）	60
鸡蛋清	150
带鱼	80
草鱼、鲤鱼、甲鱼、比目鱼	80
大黄鱼、鳝鱼、黑鲢、鲫鱼	80
对虾、青虾、鲜贝	80
蟹肉、水浸鱿鱼	100
水浸海参	350

注：每份肉蛋类供蛋白质9g，脂肪6g，能量90kcal。

表2.7　大豆食品交换表

食品	重量（g）
腐竹	20
大豆	25
大豆粉	25

续表

食品	重量（g）
豆腐丝、豆腐干	50
油豆腐	30
北豆腐	100
南豆腐（嫩豆腐）	150
豆浆（黄豆重量 1 份加水重量 8 份磨浆）	400

注：每份大豆类供蛋白质 9g，脂肪 4g，碳水化合物 4g，能量 90kcal。

表 2.8　乳类食品交换表

食品	重量（g）
奶粉	20
脱脂奶粉	25
乳酪（起司）	25
牛奶	160
羊奶	160
无糖酸奶	130

注：每份乳类供蛋白质 5g，碳水化合物 6g，能量 90kcal。

表 2.9　水果类交换表

食品	重量（g）
柿、香蕉、鲜荔枝	150
梨、桃、苹果	200
橘子、橙子、柚子	200
猕猴桃	200
李子、杏	200
葡萄	200
草莓	300
西瓜	500

注：每份水果类供蛋白质 1g，碳水化合物 21g，能量 90kcal。

·临 床 篇·

表 2.10　油脂类食品交换表

食品	重量（g）
花生油、香油（1 汤匙）	10
玉米油、菜籽油（1 汤匙）	10
豆油（1 汤匙）	10
红花油（1 汤匙）	10
核桃	15
花生米	15
猪油	10
牛油	10
羊油	10
黄油	10
葵花籽（带壳）	25
西瓜子（带壳）	40

注：每份油脂类供脂肪 10g，能量 90kcal。

（二）糖尿病心脏病的健康饮食

1. 饮食原则　饮食在控制糖尿病合并心脏病病情、防止并发症中具有重要的意义，提高严格和长期执行规范饮食管理的自觉性，定量进餐。将总热量折算成食品份，按早中晚1/3、1/3、1/3 或 1/5、2/5、2/5 的比例分配，也可按 1/7、2/7、2/7、2/7 的四餐分配比例。强调饮食原则遵循低脂、低盐、低碳水化合物，高蛋白质、高纤维素食物的原则；少食多餐，忌甜食、饱食、烟、酒及刺激性食物。饮食治疗对糖尿病合并心脏病患者的重要性，应通过口头宣教、书面宣教资料和宣传片等多种教育形式反复强化，提高患者的自觉性，使之能持之以恒地按饮食处方进餐。

糖尿病患者的常见大血管并发症包括高血压，脂代谢紊乱是造成心血管并发症的主要危险因素。此外，高尿酸血症被认为是增加糖尿病发病率的另一危险因素，血清尿酸水平也被认为是糖尿病发病的一项独立危险因素。

①糖尿病合并高血压的患者营养管理措施与普通高血压患者相似。

②高尿酸血症作为胰岛素抵抗的一项组分，也是糖尿病和心血管疾病的危险因素。

③降低糖尿病患者心血管疾病风险的生活方式包括减轻（如果超重）并保持体重、健康饮食、戒烟、适量饮酒、增加活动量、控制血压（< 130/80mmHg）、控制 HbA1c（< 7.0%）。

④糖尿病及糖尿病合并高血压的患者需限制每日钠摄入量＜1700mg，相当于 4.25g 氯化钠。

⑤对于合并脂代谢异常的糖尿病患者，应减少饱和脂肪酸、反式不饱和脂肪酸及胆固醇摄入量；增加 ω-3 不饱和脂肪酸，膳食纤维及植物甾醇摄入量；控制体重；增加活动量。

⑥坚持地中海饮食可升高 HDL-C，降低 TG 及血压，同时降低空腹血糖及胰岛素抵抗。

⑦低血糖指数（LGI）膳食模式，有助于降低 LDL-C；对于 2 型糖尿病，LGI 饮食和低碳水化合物饮食有助于升高 HDL-C；严格的素食饮食可帮助 2 型糖尿病患者有效控制血糖及血脂；DASH 饮食有助于升高 HDL-C，降低 LDL-C 及 TG。

⑧对于调整血糖及调整膳食后仍存在高 LDL-C 和（或）高 TG 血症的患者，应考虑结合药物治疗。

⑨应关注高果糖摄入量对血尿酸水平升高的影响。

评估：根据患者的病情、膳食习惯和行为方式，以及体格测量和生化指标，评估每日摄入的总能量、总脂肪、饱和脂肪、钠盐和其他营养素摄入水平。根据评估结果，针对膳食和行为习惯存在的问题，制定个体化营养处方。膳食指导：主要指导患者的行为改变和纠正不良饮食行为。营养教育：教育患者及其家庭成员如何按营养处方进行合理科学的饮食，了解常见食物中盐、脂肪、胆固醇和能量含量和各类食物营养价值及其特点，《中国居民膳食指南》，食品营养标签应用，科学运动等。

2. 能量　能量平衡，既要调整能量摄入以控制体重在合理范围并改善不同疾病阶段的代谢状况，也要符合中国居民膳食推荐摄入量以获得在成人、儿童青少年及妊娠期等不同情况下各种营养素合理摄入，预防营养不良。按照每人 25 ～ 30 kcal/kg IBW/d 计算推荐能量摄入，根据患者身高、体重、性别、年龄、活动量、应激状况调整为个体化能量标准。

推荐意见：

①糖尿病前期或糖尿病患者应接受个体化能量平衡计划，目标是既达到或维持理想体重，又满足不同情况下的营养需求。

②对于所有患糖尿病或有糖尿病患病风险的肥胖或超重个体，应建议减重。

③在超重或肥胖的胰岛素抵抗个体中，适当减轻体重可改善胰岛素抵抗。

④就减重效果而言，限制能量摄入较单纯调节营养素比例更关键。

⑤不推荐 2 型糖尿病患者长期接受极低能量（＜ 800kcal/d）的营养治疗。

3. 碳水化合物　碳水化合物（膳食纤维、蔗糖等）是人体获取能量的主要来源，亦是体内多个器官系统的主要能源物质；但碳水化合物摄入过多易影响血糖控制，并增加胰岛负担。因此，合理摄取碳水化合物成为影响糖尿病患者病程进展的重要内容。

推荐意见：

①推荐每日碳水化合物供能比 45% ～ 60%；如碳水化合物的来源为低 GI 食物，其供能比可达 60%。

②低碳水化合物饮食有利于血糖控制，但对于血脂仅观察到改善高密度脂蛋白胆固醇（HDL-C）。

③糖尿病患者膳食纤维摄入可高于健康成年人推荐摄入量，推荐 25 ～ 30g/d 或 10 ～ 14g/1000kcal。

④蔗糖引起的血糖升幅并不比相同能量的淀粉引起的升幅更高，但摄入量太高时可能升高血糖及 TG 水平，不推荐常规摄入；不推荐在糖尿病饮食中常规添加大量果糖作为甜味剂，过量果糖不利于血脂代谢。

⑤不推荐糖尿病患者饮酒，如饮酒则需计入全日总能量，具体摄入量可参考：女性每天不超过 1 个酒精单位，男性每天不超过 2 个酒精单位，建议每周饮酒不超过 2 次。

4. 脂肪　膳食脂肪作为一种重要的营养物质，不仅为机体提供能量与必需脂肪酸，促进脂溶性维生素的吸收，还能增进食物的美味，增加饱腹感。然而，由于其能量密度较高，过多摄入会对健康带来一系列的问题。

推荐意见：

①脂肪总摄入量对心血管事件发生率的影响并不明确；膳食脂肪的摄入以每天占总能量的 25% ～ 35% 为宜；对超重或肥胖患者，脂肪供能比应控制在 30% 以内。

②应增加植物脂肪占总脂肪摄入的比例。

③限制饱和脂肪酸与反式脂肪酸的摄入量，饱和脂肪酸的摄入量不应超过供能比的 10%。

④单不饱和脂肪酸是较好的膳食脂肪来源，可取代部分饱和脂肪酸供能，宜大于总能量的 12%。

⑤多不饱和脂肪酸不宜超过总能量的 10%。

⑥膳食中宜增加富含 ω-3 多不饱和脂肪酸的植物油。推荐每周吃鱼 2 ～ 4 次（尤其是 ω-3 多不饱和脂肪酸含量丰富的鱼）。

⑦每天摄入 3.5g 的 ω-3 脂肪酸可显著降低 TG 水平；ω-3 多不饱和脂肪酸与 ω-6 多不饱和脂肪酸比例宜为 1:4 ～ 1:10。

⑧每日胆固醇摄入量不宜超过 300mg。

5. 蛋白质　尽管各国的指南对糖尿病患者蛋白质的适宜摄入量均有明确推荐，但近年来关于蛋白质摄入量，蛋白质来源对血糖、脂代谢及体重影响的研究大量涌现。

推荐意见：

①针对肾功能正常的糖尿病患者，推荐蛋白质的适宜摄入量占总能量的 15% ～ 20%。

②植物来源的蛋白质，尤其是大豆蛋白，相比动物蛋白更有助于降低血脂水平。

③高蛋白膳食在短期内（3 个月内）有助于减轻体重。

④不建议超重或肥胖人群长期食用高蛋白质膳食。

⑤乳清蛋白有助于促进胰岛素分泌，改善糖代谢，并在短期内减轻体重。

6. 维生素　维生素作为机体物质代谢的辅酶和（或）抗氧化剂，其缺乏及失衡在糖尿病及其并发症的发生发展中有重要作用。糖尿病患者应认识到从天然来源和均衡饮食中获得维生素以达到每日需要量的重要性。在某些特殊群体中，如老年人、孕妇或哺乳期妇女、严格的素食者，或采用限制能量摄入的个体及糖尿病手术患者，可能需要补充多种维生素。

推荐意见：

①尚无明确证据表明无维生素缺乏的糖尿病患者大量补充维生素会产生代谢益处，不推荐此类患者常规大剂量补充维生素。

②维生素 D 缺乏与糖尿病发生有关，但无证据表明给糖耐量减低（IGT）的患者补充维生素 D 能预防糖尿病发生。

③不建议常规大量补充抗氧化维生素，如维生素 E、C 和胡萝卜素，且需考虑其长期安全性。

④烟酸不能减少糖尿病发生，但对已确诊糖尿病的患者补充烟酸具有调节血脂、降低血磷等作用。

⑤补充 B 族维生素，可改善糖尿病神经病变。

⑥补充 300 ～ 600mg 的 α- 硫辛酸，可改善神经传导速度及周围神经症状。

⑦联合补充维生素 C 和 E 及镁、锌可能有助于糖尿病患者的血糖控制，并改善肾小球功能，降低血压；但联合补充维生素 C、E 并不能降低 1 型糖尿病孕妇发生先兆子痫的风险。

7. 无机盐及微量元素　锌与胰岛素的合成、分泌、贮存、降解、生物活性及抗原性有关，缺锌时胰腺和 β 细胞内锌浓度下降，胰岛素合成减少。三价铬是人体必需的微量元素，三价铬的复合物在人体中被称作"葡萄糖耐量因子"，有利于改善糖耐量。临床和动物实验显示，铬是维持正常糖代谢必需的元素。镁是多种糖代谢酶，如葡萄糖激酶、醛缩酶、糖原合成酶体内许多酶的辅助因子。糖尿病患者钙、磷代谢异常可诱发骨代谢病理生理改变，如骨量减少和骨质疏松。

推荐意见：

①基于现有证据，适量补充微量营养素可提高 2 型糖尿病患者免疫功能，减少一般感染的发生。

②限制糖尿病患者食盐摄入量可明显降低血压，其效果接近于单用降压药物的控制水平。

③糖尿病患者缺乏钙及维生素 D 可能对血糖产生负面影响，联合补充可有助于改善糖代谢。

④在心血管病的初级预防研究中，补硒可能使 2 型糖尿病风险增加；对于已经有足够硒摄入者若再额外补充，可能会增加 2 型糖尿病的患病风险。

⑤常规补充铬是否有益于糖尿病患者目前尚有争议。有铬缺乏的糖尿病或肥胖症患

者，补充铬可能有益。

⑥铁摄入过量可能引发或加剧糖尿病及其并发症的发生，但从孕 16 周开始到分娩补充铁剂并不增加妊娠糖尿病的风险。

⑦未得到控制的糖尿病容易发生微量元素缺乏，在某些人群中，如幼儿、老年人、孕妇、严格的素食者和严格限制饮食的肥胖者、糖尿病手术者可能需要补充部分微量元素。

⑧膳食摄入足够锌可降低空腹血糖水平。

⑨膳食摄入足够镁可有助于预防胰岛素抵抗及 2 型糖尿病。

8. 甜味剂　美国食品药品监督管理局（FDA）批准的 5 种非营养性甜味剂分别是：乙酰磺胺酸钾、阿斯巴甜、纽甜、食用糖精和三氯蔗糖。此外，还有一种公认安全的天然甜味剂甜菊糖可限量使用。FDA 针对这些非营养性甜味剂制定了日容许摄入量，公众（包括糖尿病患者和孕妇）在低于日容许摄入量的情况下食用这些甜味剂是安全的。

推荐意见：

糖尿病患者适量摄入糖醇或非营养性甜味剂是安全的；但并无肯定的代谢益处。

9. 植物化学物　植物化学物通常是指植物性食物在代谢过程中产生的次级代谢产物，通过降解或合成产生不再对代谢过程起作用的化合物。现已发现植物化学物对人体有多种生理功能，包括抗氧化、调节免疫、抗感染等，还包括降血糖、改善胰岛素抵抗。

推荐意见：

①糖尿病合并高脂血症患者膳食中每日补充 2g 植物固醇或甾烷醇酯，可降低血 LDL-C 的水平，并降低冠心病的发病风险。

②大豆异黄酮能够改善绝经后 2 型糖尿病患者的胰岛素抵抗、血糖控制和血浆脂蛋白水平，从而降低其患冠心病的风险。

③每日摄入 500mg 的多酚类物质，可使 2 型糖尿病患者发生心脑血管疾病的风险下降 5%；2 型糖尿病患者可适量摄入茶多酚或绿茶提取物。

④花青素和富含花青素食物的摄入与糖尿病发生呈负相关。

10. 膳食结构　从膳食结构分析膳食与糖尿病的关系，能弥补单一营养素分析的片面性和孤立性，更能较全面的阐明膳食的整体作用。近年来有多种膳食结构被证明对糖尿病防治有益，主要是低碳水化合物饮食、低脂饮食、地中海饮食、美国预防和控制高血压的饮食方案（DASH 饮食）和素食（表 2.11 至表 2.22）。

推荐意见：

①建议糖尿病患者遵循平衡膳食原则，膳食总能量摄入应符合体重管理目标，其中 45% ～ 60% 来自碳水化合物，25% ～ 35% 来自脂肪，15% ～ 20% 来自蛋白质。

②在保证宏量营养素的供能比适当的前提下，可结合患者的代谢目标和个人喜好制定个体化的膳食结构。

③低碳水化合物、限制能量的低脂饮食或地中海饮食在短期内（2 年内）可有效减轻

体重。若采取低碳水化合物饮食，应定期监测血脂、肾功能和蛋白质摄入量。

④限制能量的地中海饮食能降低糖尿病患者心血管疾病的风险。

⑤地中海饮食有助于降低糖尿病的发生风险。

表 2.11　糖类食物的血糖指数（GI）

食物名称	GI
葡萄糖	100.0
绵白糖	83.8
蔗糖	65.0
果糖	23.0
乳糖	46.0
麦芽糖	105.0
蜂蜜	73.0
方糖	65.0
巧克力	49.0

表 2.12　谷类及制品的血糖指数（GI）

食物名称	GI
小麦（整粒，煮）	41.0
面条（小麦粉，湿）	81.6
面条（全麦粉，细）	37.0
通心面（管状，粗）	45.0
馒头（富强粉）	88.1
烙饼	79.6
油条	74.9
大米粥（普通）	69.4
大米饭	83.2
糯米饭	87.0
大麦（整粒，煮）	25.0
大麦粉	66.0
玉米（甜，煮）	55.0
玉米面（粗粉，煮）	68.0

续表

食物名称	GI
玉米片（市售）	78.5
小米饭	71.0
小米粥	61.5
荞麦（黄）	54.0
荞麦面条	59.3

表 2.13　薯类及制品的血糖指数（GI）

食物名称	GI
马铃薯	62.0
马铃薯（煮）	66.4
马铃薯泥	73.0
甘薯（山芋）	54.0
甘薯（红，煮）	76.7
藕粉	32.6

表 2.14　豆类及制品的血糖指数（GI）

食物名称	GI
黄豆（煮）	18.0
豆腐（炖）	31.9
豆腐干	23.7
绿豆	27.2
扁豆	38.0
四季豆	27.0

表 2.15　蔬菜类的血糖指数（GI）

食物名称	GI
胡萝卜（金笋）	71.0
南瓜（倭瓜）	75.0
山药（薯蓣）	51.0
芋头（蒸）	47.7

续表

食物名称	GI
芦笋雪	< 15.0
魔芋	< 15.0
绿菜花	< 15.0
菜花	< 15.0
芹菜	< 15.0
黄瓜	< 15.0
茄子	< 15.0
鲜青豆	< 15.0
莴笋	< 15.0
生菜	< 15.0
青椒	< 15.0
西红柿	< 15.0
菠菜	< 15.0

表 2.16　水果及制品的血糖指数（GI）

食物名称	GI
苹果	36.0
梨	36.0
桃	28.0
杏干	31.0
李子	24.0
樱桃	22.0
葡萄	43.0
葡萄干	64.0
猕猴桃	52.0
柑	43.0
柚	25.0
菠萝	66.0
杧果	55.0

食物名称	GI
香蕉	52.0
香蕉（生）	30.0
西瓜	72.0

表 2.17　乳及乳制品的血糖指数（GI）

食物名称	GI
牛奶	27.6
酸奶（加糖）	48.0
低脂奶粉	11.9

表 2.18　方便食品的血糖指数（GI）

食物名称	GI
桂格燕麦片	83.0
白面包	87.9
面包（全麦粉）	69.0
面包（混合谷物）	45.0
棍子面包	90.0
苏打饼干	72.0
膨化薄脆饼干	81.0
爆玉米花	55.0

表 2.19　饮料类的血糖指数（GI）

食物名称	GI
苹果汁	41.0
水蜜桃汁	32.7
橘子汁	57.0
葡萄汁	48.0
冰激凌	61.0

表 2.20　混合膳食及其他的血糖指数（GI）

食物名称	GI
馒头 + 芹菜炒鸡蛋	48.6
馒头 + 酱牛肉	49.4
馒头 + 黄油	68.0
饼 + 鸡蛋炒木耳	48.4
饺子（三鲜）	28.0
包子（芹菜猪肉）	39.1
硬质小麦粉肉馄饨	39.0
牛肉面	88.6
米饭 + 鱼	37.0
米饭 + 芹菜 + 猪肉	57.1
米饭 + 炒蒜苗	57.9
米饭 + 蒜苗 + 鸡蛋	68.0
米饭 + 猪肉	73.3
猪肉炖粉条	16.7
西红柿汤	38.0
窝头（玉米 + 面粉）	64.9

表 2.21　种子类的血糖指数（GI）

食物名称	GI
花生	14.0

表 2.22　不同能量糖尿病饮食的营养成分和数量表（粗算）

能量	蛋白质		脂肪		碳水化合物		谷薯类		蔬菜类		肉蛋类		大豆类		乳类		油脂类	
（kcal）	g	%	g	%	g	%	g	份	g	份	g	份	g	份	g	份	g	份
1000	49	19	27	24	143	56	150	6	500	1	100	2	25	0.5	250	1.5	10	1
1200	53	17	33	24	180	59	200	8	500	1	100	2	25	0.5	250	1.5	10	1
1400	61	17	40	25	199	58	225	9	500	1	125	2.5	25	0.5	250	1.5	15	1.5
1600	72	18	47	27	221	55	250	10	500	1	150	3	50	1	250	1.5	20	2
1800	77	17	48	24	258	59	300	12	500	1	150	3	50	1	250	1.5	25	2.5

续表

能量	蛋白质		脂肪		碳水化合物		谷薯类		蔬菜类		肉蛋类		大豆类		乳类		油脂类	
（kcal）	g	%	g	%	g	%	g	份	g	份	g	份	g	份	g	份	g	份
2000	84	17	48	22	301	61	350	14	750	1.5	150	3	50	1	250	1.5	25	2.5
2200	88	16	49	20	339	63	400	16	750	1.5	150	3	50	1	250	1.5	25	2.5
2400	98	16	56	21	376	63	450	18	750	1.5	175	3.5	50	1	250	1.5	25	2.5

（三）糖尿病心脏病的食疗方法

在长期防治消渴病的过程中，古代医家认识到消渴病多是肥人膏粱之疾，所以特别指出控制饮食对防治消渴病起到积极作用。《素问·腹中论》提出消渴"热中、消中，不可服膏粱、芳草、石药"的观点。唐代孙思邈认为"食物消作小便"，食物在体内经过脾胃运化腐熟，最终化为糟粕、小便，这为糖尿病的饮食控制疗法提供了理论基础。他把控制饮食看成消渴病能否治愈的关键因素。他提出："夫消渴者，凡积久饮酒，无有不成消渴病者……所慎者有三，一饮酒、二房室、三咸食及面，能慎此者，虽不服药，而自无可他，不知此者，纵有金丹，亦不可救，深思慎之。"《儒门事亲》也强调"不减滋味，不戒嗜欲，不节喜怒，病已而复作"。说明了消渴病因与饮食不节有密切关系，尤其指出了酗酒与消渴发病的关系。

饮食疗法中的药膳汤粥疗法是独特而实用的疗法，是祖国药膳学宝库中的重要精华。《黄帝内经》中提到："药以法之，食以随之""谷肉果菜，食养尽之"。这种以粥扶正、以药治病的独特搭配理论，是药膳汤粥疗法的理论支撑。药膳汤粥疗法是一种比较好的食疗方法，药食结合，寓医于食，药借汤粥之力，汤粥可助药威，二者相辅相成，既美味营养，又可防治疾病，对恢复机体脏腑功能，巩固人体正气有重要作用。

药膳是膳食的一种特殊表现形式，它可根据个人体质，将药物与食物合理的搭配应用于实际，既营养丰富，又具一定的治疗作用，集二者于一体，是中医独具特色的传统疗法之一。糖尿病被视为一种难以根治的慢性疾病，需要长期饮食调理和药物治疗。中药药膳性味平和，便于长期坚持和实施，是一种简便易行的糖尿病辅助治疗手段。

根据糖尿病阴虚为本，燥热为标的基本病机，予以养阴生津、清热润燥的治疗。由于病情迁延不愈，本病常发生气虚血瘀及阴损及阳的病变，则应适时地选用活血化瘀、健脾益气、滋补肾阴、温补肾阳、阴阳双补等治法。因此可将糖尿病分为下面几型，施以药膳汤粥。

①肺胃阴虚燥热型：肺胃阴虚燥热者，表现为口渴欲饮，口干烦热，便干尿黄，舌红苔少，脉细数等；治法以养肺胃之阴为主。

药膳汤粥可选北沙参、天花粉、玉竹、龟肉、银耳、粳米等益胃生津，养阴清热之品作为原材料，如天花粉粥。组成：天花粉 30g，粳米 100g。用法：先煎天花粉，煎好后去渣，取天花粉汁，然后加入粳米煮成粥。每日分 2 次食用。

②气阴两虚型：气阴两虚者，表现为神疲乏力，气短自汗，咽干口渴，五心烦热，大便秘结，舌质淡或红，少苔，脉细等；治法当补气养阴为主。

药膳汤粥可选山药、西洋参、黄精、龙眼、南沙参、乌梅等益气养阴之品作为原材料，如黄精粥。组成：黄精 50g，粳米 100g。用法：将黄精用清水泡后捞出切碎，与粳米一同放入锅内煮粥。温服，1 次/天。

③肝肾阴虚型：肝肾阴虚者，表现为耳鸣目眩，失眠健忘，腰膝酸软，五心烦热，胸胁胀痛，盗汗遗精，舌红少苔，脉细数等；治法当以滋补肝肾为主。

药膳汤粥可选择山药、枸杞、山茱萸、鸽肉、羊肾、黑芝麻等补益肝肾之品作为原材料，如淮山枸杞子粥。组成：枸杞 10g，山药 15g，大米 50g。用法：把枸杞、山药洗净，切薄片。大米洗干净后，与山药、枸杞一同放入锅中，加水 500mL。然后用武火煮沸，再文火煮 35～40min 即成。1 次/天，每次吃粥 50g，早餐食用。

④阴阳两虚型：阴阳两虚者，表现为疲乏无力，腰膝酸软，形寒肢冷，舌淡苔白，脉沉等；治法当滋阴助阳。

药膳汤粥可选肉桂、韭菜、人参、黄精、羊肉等温阳补阴之品作为原材料，如桂黄粥。组成：肉桂 3g，熟地黄 10g，鲜韭菜 30g，大米 100g。用法：先煎熟地黄和肉桂，去其渣取其汁，再加入大米一同煮粥，后加入韭菜，食用前加入油和食盐。1 次/天。

⑤肺热型：肺热者，表现为烦渴燥热，口干喜饮，小便频多，舌红少津，苔薄黄，脉洪数等；治法当清热润肺为主。

药膳汤粥应选知母、绿豆、葛根、百合、玉竹等清热润肺、养阴生津之品作为原材料，如竹笋粳米粥。组成：竹笋 1 个，粳米 100g。用法：将鲜竹笋去皮洗净后切片，与粳米一同放入锅内煮成粥。每日分 2 次食用。

⑥气虚血瘀型：气虚血瘀者，表现为面色淡白或晦暗，少气懒言，神倦乏力，或见胸胁刺痛，疼痛固定，拒按，舌淡或紫黯，脉沉涩等；治法当以补气活血为主。

药膳汤粥可选择黄芪、山药、陈皮、当归、蘑菇、山楂、丹参等补气活血化瘀之品作为原材料，如黄芪地龙桃仁粥。组成：黄芪 60g，地龙 2 条，桃仁 10g，粳米 50g，白糖适量。用法：先煮黄芪、桃仁，取汁 150mL，与粳米同煮成粥。地龙研成粉，调入药粥中，放糖调味。以上为 1 日量，1 个月为 1 个疗程。

⑦湿热中阻型：湿热困阻中焦者，表现为渴不欲饮，四肢困重，脘痞满闷，口苦而黏腻，小便黄，大便黏腻不爽，舌红，苔黄腻，脉濡数等；治法当以清热化湿为主。

药膳汤粥应选薏苡仁、陈皮、白扁豆、黄连、苦瓜、茯苓等清热燥湿，化湿畅中之品作为原材料，如薏苡仁粥。组成：薏苡仁 150g，薄荷 15g，荆芥 15g，葱白 15g，豆豉

50g。用法：将薄荷、荆芥、葱白洗净后放入锅，加水 1500mL，水开后文火煎 10min 滗出原汁，倒入碗内备用，将薏苡仁洗后入锅，加入荾汁，至中火上煮至薏苡仁开花蒸烂。食用时，加入食盐调味即可。每日 1 次。

二、糖尿病心脏病的生活调护

（一）糖尿病心脏病的预防

一项针对中国糖尿病及并发症经济负担评估发现，81% 的直接医疗费用用于治疗糖尿病并发心血管疾病，糖尿病并发心血管疾病已给患者和社会带来沉重的负担。如何预防糖尿病心脏病激发了世界各国医学科学家的广泛关注，最先的关注焦点是，能否通过严格的血糖控制达到预防糖尿病心脏病。世界各国进行了大量的循证医学研究，期望通过这样的研究，找到预防糖尿病心脏病的途径。但是，不同的研究似乎得出了矛盾的结论。使糖尿病心脏病的预防陷入了更大的争论漩涡。其中，来自澳大利亚的 ADVANCE 研究、美国的 ACCORD 研究和 CREDIT 研究尤为引人注目。ADVANCE 研究公布的中期结果显示：强化血糖控制、使糖化血红蛋白水平达到 6.5%，降低了 10% 的主要大血管和主要微血管事件的联合终点，减少了 21% 的肾病发生，减少了 30% 的蛋白尿。强化血糖控制和常规治疗组相比，虽然可以有力地保护肾脏，但对于主要大血管事件、心血管死亡和全因死亡均没有显著的差异；可能存在降低心血管病死亡风险的正向作用，但没有统计学意义。ACCORD 项目数据分析监控委员会经过仔细分析后发现，强化血糖控制组的死亡人数 [257 例，14/1000（人·年）]，多于常规治疗组 [203 例，11/1000（人·年）]，前者的死亡率明显高于后者，相对风险增加 22%，二者存在显著差异。为了保护患者的权益，ACCORD 于 2008 年 2 月 6 日发表声明，提前终止血糖控制部分的试验，将强化血糖控制组转至常规血糖控制组，继续完成其血压和血脂控制研究部分。此时，强化血糖控制治疗组的平均观察时间为 3.5 年，距离观察结束还有 18 个月。ACCORD 和 ADVANCE 研究均是大型随机对照试验，由于其设计和目的的相似性，大多数人认为它们应该得出类似的结论，但实际结果，二者存在显著差异。这两项研究结论的一个共同点是：它们都没能证实，对高危 2 型糖尿病患者来说，如果采用强化血糖治疗的方法严格控制血糖，就可以减少心血管疾病的发生率和死亡率。对高危患者来说，强化血糖控制的益处是有限的，而之前，它可能被寄予了过高的期望。接受降糖治疗刚开始的缓慢的适应过程是非常必要且重要的。过激的治疗方式会增加疾病的不稳定性。CREDIT 研究显示：患者从血糖控制中收获颇丰，第一年中位 HbA1c 降到了 7.4%，并且在随后 3 年中均维持在此水平左右。随访期间，出现 44 例非致命性心肌梗死，57 例非致命性卒中及 60 例心血管死亡。全因死亡患者为 148 例。研究发现：HbA1c 超过平均值 1%，首次卒中风险增加 36%，心血管死亡风险增加 31%，心肌梗死风险增加 5%。由于风险比的可信区间过大，心肌梗死风险尚未明显增加很可能是由于机会性所造成的。约有 53.7% 的患者报告 1 次或以上的有症状低血糖事件，6.6% 的患者报告 1 次或以上的严重低血糖事件，但在患者随访期间，心血管死亡或全因死亡的相对风险并未升高。研究强化了良好血糖控制的需求：研究结果证实了血糖控制好的患者具有较好的心血管结局，并且发现使用胰岛素维持良好的血糖在中期内具有优势，使用低剂量胰岛素联合其他药物降低糖化血红蛋白是安全的，并且有益于降低心血管事件。尽管该研究并非前瞻性对照研究，但它进一步证实控制好血糖对心血管疾病的预防至关重要。最近的《分子医学》（*Molecular Medicine*）杂志，首次提供了明确的证据表明，糖尿病患者心脏组织中的低水平甲状腺激素，可能是他们患相关心脏疾病的主要原因。美国纽约理工大学（NYIT）骨科医学院 A.Martin Gerdes 教授的一项最新研究表明，患有糖尿病的大鼠，服用低剂量的甲状腺激素，可有助于恢复它们心脏的激素水平，并预防心脏功能和病理的恶化。研究发现，糖尿病会引起低水平的甲状腺，这会导致心脏衰竭。在动物模型中，Gerdes 及其同事们发现，服用低剂量活性形式的甲状腺激素 T3，可预防心脏病的发展。这种治疗方法，能预防基因表达、组织病理学和心脏功能的异常改变。一个人的甲状腺水平通常是经过血液测试进行测量的。但是 Gerdes 注意到，心脏组织中的甲状腺激素水平，不一定与血液检测中的甲状腺读数相对应。一个患心脏病且心脏组织中甲状腺激素水平低的人，可能具有正常的血液测试结果，部分原因是，一旦心脏中的甲状腺激素离开心脏并参与到身体其余的血液循环中，就被稀释了约 20 倍。然而，他的研究不断发现，低剂量的甲状腺激素补充，可能是帮助心脏病患者的一种安全有效的治疗方法。研究人员表示，还需要更多的研究，来确定外周血清生物标志物，跟踪心脏中低水平的甲状腺激素，并且有必要进行人类临床研究。

1. 糖尿病与冠心病　我国正处在糖尿病及心血管疾病发病的上升阶段，如何有效控制发病率，是我们面临的严峻任务。糖尿病患者心血管疾病的预防包括多个方面。美国心脏病协会与美国糖尿病协会分别对心血管疾病的预防提出了指南。80% 的糖尿病患者可能死于大血管并发症。对于无冠心病史的糖尿病患者，心血管事件的发生与冠心病患者相似。过去 10 多年时间里，糖尿病患者心血管事件的发生率似有下降，但是预防策略的具体实施仍有很多工作需要进行。

生活方式的干预是糖尿病心血管疾病预防的重要内容。包括饮食习惯的改变，减少脂肪和总热量的摄入，增加纤维素摄入，减轻和控制体重，坚持有规律的体力活动。这些对于控制血糖水平及减轻并保持理想的体重均有益。

阿司匹林是预防糖尿病患者心血管疾病的最为经济有效的手段。对于糖尿病伴有心血管危险性高的患者，包括年龄在 40 岁以上、高血压、吸烟、血脂异常及冠心病史等危险因素时，应该给予阿司匹林 75 ～ 162mg/d 作为一级预防措施。阿司匹林在心血管疾病患者的二级预防中，可降低近期死亡及再次心肌梗死的发生。

吸烟能够增加心血管疾病的危险已经达成共识，如果伴有糖尿病，心血管疾病的危险将进一步增加。戒烟可以降低死亡率，使心血管疾病死亡率呈下降趋势。对于所有糖尿病患者均应询问吸烟病史，对患者进行戒烟的教育与戒烟指导，制订计划，精神鼓励，定期随访，必要时使用药物帮助戒烟，新的戒烟药物不久将进入临床使用。

高血压及血脂代谢异常均是心血管疾病的重要危险因素，并且常与糖尿病并存，严格治疗高血压及高脂血症对于降低糖尿病心血管并发症非常重要，其重要性不亚于糖尿病本身的治疗。

糖尿病对包括心血管系统在内的全身多数脏器都有不同的影响，严格血糖控制虽然能减少微血管并发症，减缓动脉硬化的发展，降低心血管事件发生的危险，但是对于降低心血管事件的血糖水平是多少，尚不十分清楚。

对于糖尿病患者合并稳定性及不稳定性冠状动脉疾病，指南具体推荐意见如下：心血管疾病患者需进行糖代谢异常筛查，可考虑应用受体阻滞剂降低糖尿病合并 ACS 患者的患病率和死亡率；应用 ACEI 或 ARB 降低糖尿病合并心血管疾病患者的心血管事件发生风险；应用他汀类药物降低糖尿病合并心血管疾病患者的心血管事件发生风险；应用阿司匹林降低糖尿病合并心血管疾病患者的心血管事件发生风险；对于糖尿病合并心血管疾病患者，除阿司匹林外，推荐使用 P2Y12 受体抑制剂，ACS 患者合并显著高血糖（＞10mmol/L）推荐胰岛素为主的降糖方案，根据可能的并发症达到相应目标值；糖尿病合并 ACS 患者推荐采用不同的降糖药物控制血糖。

冠心病合并糖尿病防控重点应在于以下 3 个级别的预防。一级预防：纠正不良生活习惯、减重、戒烟限酒、低盐低脂饮食等；二级预防：纠正代谢紊乱，对心血管多重危险因素进行干预及监测，延缓慢性并发症的发生及进展；三级预防：进行并发症的监测及预防，改善冠心病合并糖尿病患者的整体治疗现状。

2. 糖尿病与心肌病　首先是血糖的控制，降低糖尿病对心肌的影响，对于糖尿病合并冠心病急性冠脉综合征患者，血糖控制可以减少心力衰竭的发生。长期口服降糖药物对于糖尿病心肌病的影响的研究较少，既往的临床研究也是注重于心血管事件等。伴有高血压的糖尿病患者，要严格控制血压水平，研究提示，ACEI 类及 ARB 药物治疗可以改善患者舒张功能，能否延缓糖尿病心肌病的发展尚不清楚。

（二）糖尿病心脏病的生活调摄（非药物疗法）

糖尿病心脏病的一般治疗为持续性的饮食控制及运动疗法，尤其是在运动疗法中，应准确掌握患者心功能指标，合理安排进行活动，选择恰当的活动量及运动方式，严禁过度运动、剧烈运动。

心脏康复是冠心病二级预防的重要构成部分，它是包括运动疗法在内的心理—生物—社会综合医疗保健。1999 年 Goble 和 Worcester D 对它的定义为：心脏康复是促进健康生活方式、延缓或逆转心血管疾病（CVD）进展的综合干预措施，用以保证患者生活质量得到改善，并促进他们回归正常社会生活。心脏康复已有数十年历史，2007 年美国心肺康复协

会 / 美国心脏协会（AACVPR/AHA）将心脏康复定义为：包括医疗评估、运动处方、改良危险因素、健康教育、疾病询问及行为干预在内的长期运行计划。这些计划用于制约心血管疾病对患者生理和心理的影响，控制疾病的症状，稳定并逆转疾病的发展，使患者恢复正常的社交生活并预防心血管事件。目前，大量循证医学证据已证实心脏康复可为冠心病患者带来益处，对所有病情稳定的心血管疾病患者都适用。心脏康复是一门新兴的交叉学科，它不仅是心血管医学的一个分支，也是康复医学的延伸，现已成为心血管疾病治疗体系的重要组成部分，心脏康复显著降低了发达国家冠心病死亡率。

1. 病情评估　病情评估的目的在于更好地制定治疗方案、判断康复治疗的风险、确定疗效和识别残疾程度。内容一般包括患者的疾病症状、病史资料，包括疾病的诊断及所含并发症，药物使用情况，血脂、血糖、血压等危险因素评估和生活质量评估等。丁荣晶在《心脏康复评估内容与方法》中对危险因素、营养状态、心理状态、睡眠状态、运动负荷试验、无创运动心排检测、徒手 6min 步行试验、肌力和肌肉耐力、均衡性、身体灵活性等方面进行了评估。在开展心脏康复前，需对患者进行病情评估。

2. 控制危险因素

（1）体重管理：研究证实肥胖和超重与高血压、糖尿病、脂代谢异常、核酸代谢有密切关系。代谢综合征主要表现为多种代谢成分异常聚集，其危险因素主要包括肥胖、高血压、糖尿病、血脂异常及高尿酸与凝血因子不正常等。相关研究调查显示，在参与心脏康复的人群中，有 80% 的患者体重超过正常范围，50% 伴有代谢综合征。

研究人员回顾性分析了 81 例疑似冠心病患者，发现冠心病患者冠状动脉病变的严重程度与患者体重指数密切相关，临床实践中要对此进行干预。目标体质指数应控制在 $18.5 \sim 23.9 kg/m^2$；男性目标腰围 < 90cm，女性目标腰围 < 85cm。对于超重或肥胖冠心病患者，心脏康复就是帮助他们减轻体重。

（2）调节血脂：血脂异常是冠心病的一个主要危险因素，调节血脂是心脏康复的一部分。血脂检验为诊断心血管疾病提供重要依据，对疾病的危险性有较高的预示作用。《中国成人血脂异常防治指南（2016 年修订版）》指出：防控动脉粥样硬化性心血管疾病的首要干预靶点是降低 LPL-C 水平，其次是非高密度脂蛋白胆固醇。调脂目标值为：极高危者 LDL-C < 1.8mmol/L；高危者 LDL-C < 2.6mmol/L；中危和低危者 LDL-C < 3.4mmol/L。血脂水平与饮食习惯密切相关，健康的生活饮食习惯并坚持体育锻炼可以使高脂血症和心脑血管疾病发生率大大降低。血脂异常药物主要是他汀类药物，其他药物还包括：贝特类降脂药、烟酸类降脂药及高纯度鱼油制剂。心脏康复的许多办法能够帮助患者改善血脂，包括运动锻炼、膳食咨询、体重控制、选择药物等。

（3）控制血压：我国心血管死亡的主要原因是高血压，高血压是一种"心血管综合征"。在参与心脏康复的人群中，大多数患者都患有高血压。《中国高血压防治指南（2010 年修订版）》及《中国高血压基层管理指南（2014 年修订版）》推荐五大类降压药作为高血压初始和维持治疗药物，分别是血管紧张素 Ⅱ 受体拮抗剂、钙离子拮抗剂、血管紧张素转化酶抑制剂、利尿剂和 β 受体阻滞剂。《中国高血压防治指南（2010 年修订版）》指出：一般高血压患者降压目标应控制在 140/90mmHg 以下，对于 65 岁或以上患者，最好将收缩压控制在 150mmHg 以下，能耐受的情况下还可以进一步降低。高血压治疗应具体化，对于合并肾病、糖尿病和稳定型冠心病的高血压患者，血压降至 130/80mmHg 或更低，卒中高血压患者目标值为 140/90mmHg。2017 年美国心脏病学会（American College of Cardiology，ACC）/ 美国心脏协会（American Heart Association，AHA）联合制定的高血压新指南将高血压定义为 130/80mmHg。心脏康复医生可指导冠心病患者改善生活方式及合理选择降压药。

（4）控制血糖：糖尿病或糖尿病前期患者患心血管疾病风险较高，糖尿病主要是促进冠状动脉粥样硬化的形成。代谢综合征患者合并糖尿病心血管疾病发病率较高，降低代谢综合征患者心血管病的发生主要是控制好血糖。对于糖尿病的心血管病防治，指南着重强调健康饮食、体育锻炼及戒烟等生活方式的重要性。指南推荐，HbA1c 的控制目标依然是 < 7%。Dylewicz 等通过对冠状动脉旁路移植术（CABC）术后的糖尿病患者进行短期耐力训练，证明心脏康复是有效的，它可以通过抑制胰岛素抵抗改善患者的血糖。

（5）戒烟：2010 年，美国心脏协会（AHA）指出，不吸烟或戒烟 1 年以上为"理想健康七要素"之一。烟草中含有的害物质能使交感兴奋、氧化应激，可以损伤患者血管内膜，导致血管收缩、血管壁增厚、动脉粥样硬化，增加患者冠心病、脑卒中、猝死和外周血管病发生的风险。高血压患者吸烟可使心血管危险性增加，戒烟一段时间后心血管风险仍然存在。戒烟非常具有挑战性，这与患者对烟的精神依赖及寻求刺激密切相关。心脏康复为患者提供戒烟咨询，通常包括告知抽烟的危害，使用尼古丁替代药物援助等。宣传戒烟的好处如促进身体健康、增加个人食欲、为家庭积累财富、良好的自我感觉、为孩子树立好的榜样、养育健康后代、活动耐量增加等。

目前我国是世界上最大的烟草生产国、消费国，我国有烟民 3.5 亿，占世界烟民的 1/3，被动吸烟人群达 5.4 亿。吸烟是心血管疾病的独立危险因素，吸烟已经被明确证实是导致冠心病、动脉硬化性外周血管疾病和卒中的重要原因，戒烟应启动在心血管药物治疗方案之前。戒烟可降低心血管疾病发病和死亡风险，其长期获益至少等同于目前常用的冠心病三级预防药物，如阿司匹林和他汀类药物。

共识中推荐戒烟人员主要包括以下 3 种情况：①针对心血管疾病及预防，对 20 岁以上的所有人，需要评估吸烟情况，建议戒烟。②针对心血管疾病及预防，所有冠脉粥样硬化和（或）外周血管动脉硬化患者，需要评估吸烟情况，建议戒烟。③特别强调需要戒烟的疾病包括：PCI 围手术期和术后、冠脉旁路移植术围术期和术后、慢性稳定性心绞痛、不稳定性心绞痛 / 非 ST 段抬高心肌梗死、ST 段抬高心肌梗死和外周血管疾病。

烟草依赖程度的评估：烟草依赖又称尼古丁依赖，根据尼古丁依赖量表得分来确定依赖程度。烟草依赖治疗方案包括生理依赖治疗、心理依赖治疗、随访及复吸处理，最佳治疗方案是药物治疗、心理治疗和行为治疗相结合的综合方法。

1）药物治疗：当尼古丁依赖评分达 24 分时，提示戒烟过程中容易出现戒断症状，且容易复吸，应当用戒烟药物减轻戒断症状。常用一线药物有尼古丁替代疗法类产品、盐酸安非他酮和伐尼克兰。伐尼克兰是新型戒烟药物，非尼古丁替代剂，不成瘾，它能够缓解对尼古丁的渴求和戒断症状，减少吸烟快感，降低对吸烟的期待。伐尼克兰推荐用量 1mg，2 次 7 天，疗程 6 ～ 12 周。

2）心理干预和行为支持：大多数吸烟者认为自己想戒烟就能戒烟，实际上烟龄＞ 1 年者戒烟成功率不到 5%。故戒烟处方要求临床医师对戒烟者提供强有效的心理干预和行为支持，根据共识采用 5A 法，即询问（ask）、建议（advice）、评估（assess）、帮助（assist）和随访（arrange）。

3）随访和复吸处理：尼古丁依赖评分＞ 4 分是预测患者复吸的独立危险因素。复吸主要原因是渴求的占 90.32%；其他原因占 9.68%。根据共识随访：随访时间，至少 6 个月；随访频率，在戒烟日之后的第 1 周、第 2 周、1 个月、3 个月和 6 个月，总共随访次数不少于 6 次；随访形式，戒烟者到戒烟门诊复诊、电话、短信或邮件形式。

3. 营养咨询　心脏康复包括合理膳食，其重点是严格限制钠盐的摄入、限制总热量和营养均衡。中国营养学会推荐健康成人每日摄入食盐量最好不要超过 6g。总热量须严格限制，特别是要控制油脂的类型和摄入量，在满足每日必需营养和总能量需要的基础上，应多使用不饱和脂肪酸代替饱和脂肪酸和反式脂肪酸。动脉粥样硬化性心血管疾病患者摄入脂肪量应小于总能量的 20% ～ 30%，每日胆固醇摄入不应超过 300mg。摄入总能量中饱和脂肪酸占比应小于 10%；对于高胆固醇血症患者，摄入总能量中饱和脂肪酸占比不应超过总能量的 7%，反式脂肪酸摄入量不应超过总能量的 1%。富含 n-3 多不饱和脂肪酸的食物脂肪摄入应优先选择，总能量中碳水化合物占比建议在 50% ～ 65%，25 ～ 40g 的膳食纤维在每日饮食中是必需的，碳水化合物摄入应以谷类为主。营养均衡包括适量补充如牛奶、鱼类、鸡蛋清、瘦肉、豆制品等富含蛋白质的食物，增加膳食钙摄入，适量增加新鲜水果和蔬菜。营养咨询的目的在于帮助患者理解食物对健康的影响，并帮助患者选择健康食物。

4. 心理干预　心理因素与冠状动脉病变的程度密切相关，是一个独立的危险因素。抑郁和焦虑对冠心病的发生、发展有着重要影响。积极的心理社会干预对患者的心理社会特征和身心健康起积极作用。心脏康复的心理治疗方式是多方面的，运动、多因素心脏康复及心理社会干预已经证明可以减少心脏事件的发生，精神药理学干预也可能有效。心脏康复医生给予患者心理疏导和精神支持以促进患者心理健康是必要的。

患者应正确认识和对待疾病，修身养性，陶冶性情，保持心情舒畅，调畅气机，树立战胜疾病的信心和乐观主义精神，配合医生进行合理的治疗和监测。

5.睡眠管理 血压与睡眠密切相关，晚睡与早醒可使患者血压升高。睡眠剥夺刺激免疫系统，然后活化免疫白细胞，这会导致在这些免疫相关的细胞中促炎因子和抗炎因子的表达之间失去平衡，引起炎症过程和程度的变化，最终导致心血管疾病。例如，血管压力增加，动脉血管病变和心肌梗死。睡眠具有解除疲劳和恢复体力的作用，睡眠时间过长或过短，睡眠质量差均是心血管疾病的危险因素，因此应重视睡眠的影响和作用。心脏康复医生可以通过问诊了解患者的睡眠情况，对失眠患者进行心理疏导，选用音乐疗法，较严重的患者可选用催眠药帮助睡眠。

6.运动训练 运动是心脏康复的核心内容，科学制定及实行运动训练方案是心脏康复的关键。研究证明运动训练能够增强心肺功能的适应证，改善冠状动脉和心脑器官的调节能力。运动是一种"天然绿色良药"，是心脏康复的重要构成部分，应该贯穿康复过程始终，对心血管疾病患者的益处不容置疑。血管内皮生长因子可通过适度运动训练得到表达，锻炼可使周围小动脉增多、增粗，心肌毛细血管增生，促进侧支循环的建立，增加心肌供血、供氧，降低心血管事件的发生率。依赖于运动训练的心脏康复已经成为心血管疾病特别是心肌梗死后治疗的重要手段，将来治疗冠心病可能会更加强调运动训练。运动处方就是希望通过科学的、有序的运动训练，给机体一定负荷的运动刺激，使身体产生反应，最终实现身体健康，增强体质。因此，心脏康复运动处方的制定在保证安全的前提下，应以实用有效、因人而异、可行性为原则，根据人体生理学，运动学和医学基础制定运动处方。

运动应循序渐进、量力而行、动中有静、劳逸结合，将其纳入日常生活的规划中。青壮年患者或体质较好者可以选用比较剧烈的运动项目，中老年患者或体质较弱者可选用比较温和的运动项目，不适合户外锻炼者可练吐纳呼吸或打坐功；八段锦、太极拳、五禽戏等养身调心传统的锻炼方式适宜大部分患者；有并发症的患者原则上避免剧烈运动。

7.康复获益 目前，心脏康复的获益机制还没有完全阐明，但已被越来越多的研究所证实。心脏康复带来的益处是其各个组分共同作用的结果。美国运动医学会（ACSM）认为，规律的运动能够降低安静状态下的血压，从而有效地防治高血压，还能够使血清中甘油三酯减少，高密度脂蛋白增加；此外运动可以降血糖，提高机体糖耐量。运动疗法具有抗炎作用，降低动脉硬化程度，从而使血管的内皮功能得到改善，同时线粒体功能也会得到改善。血管内皮细胞可促进血管新生，心脏康复可增加内皮祖细胞的数量。Laskey 等证实，心脏康复可降低动脉硬化，下调外周血压及心率。对于冠状动脉支架植入术后患者进行早期渐进式综合性康复干预，可增加疾病治疗的疗效，有益于心脏康复，提高患者的生活质量。患者参加心脏康复＞ 25 期，5 年死亡率要比参加＜ 25 期患者低 20%。一篇包含 63 个随机试验，共 21 295 例患者的 Meta 分析发现，心脏康复能使患者 1 年内再次心肌梗死的发生率降低 17%，并能使 2 年内死亡率减少 7%。因此心脏康复的益处不可小觑。

（三）运动疗法

1. 运动的方式和益处　有氧运动主要包括大肌肉群反复持续参与的运动。主要由有氧能量系统供能，包括步行、骑自行车、慢跑和游泳等。抗阻（力量）练习包括器械练习、自重练习或弹力带练习等。柔韧性练习主要改善关节活动度。平衡练习改善步态并防止跌倒。太极和瑜伽等活动将柔韧性、平衡性和抗阻练习结合在一起。

常用运动方式有氧运动、阻抗运动、柔韧性训练、平衡训练。有氧运动目的是增加心脏的容量负荷，改善心脏功能。常用方式有走路、跑步、骑车、游泳，固定踏车、平板等。强度建议为最大运动强度的 50%～80%，每次运动时间为 20～40min，运动频率 3～5次/周，鼓励每天进行。常用确定运动强度的方法为心率储备法，即：目标心率=（最大心率 - 静息心率）× 运动强度 + 静息心率。阻抗运动目的是锻炼肌肉力量和肌肉耐力，能增加心内膜下血流灌注，增加心肌供氧。其常用方法有俯卧撑、哑铃或杠铃等运动器械及弹力带。运动过程中要注意用力时呼气，放松时吸气，不要憋气，避免 Valsalva 动作。柔韧性训练目的是拉伸肌肉和韧带，增加关节活动度，预防腰背痛发生。从颈部、上肢、躯干、下肢拉伸各 2 组，强度为有拉伸感觉而无明显疼痛，每次持续时间 15～30s，总时间 10min 左右，鼓励每天进行。平衡性训练目的是提高平衡能力，提高日常活动能力，减少跌倒风险。常用方法有徒手、平衡垫、器械等，遵循由易到难的原则。

（1）有氧运动：有氧运动增加线粒体密度，提高胰岛素敏感性，增强氧化酶活性，改善血管的顺应性和反应性，提高肺功能和免疫功能，并增加心输出量。中到大量的有氧运动可显著降低 1 型和 2 型糖尿病患者的心血管疾病和全因死亡风险。有氧运动增强 1 型糖尿病患者的心肺耐力，降低胰岛素抵抗，改善血脂水平和内皮功能。2 型糖尿病患者进行规律训练可降低糖化血红蛋白（HbA1c）、三酰甘油、血压和胰岛素抵抗水平。高强度间歇训练（HIT）是有氧运动的另一种选择，它可快速改善成年 2 型糖尿病患者骨骼肌有氧能力及胰岛素敏感性，1 型糖尿病患者运动时也不会导致血糖控制的恶化。

糖尿病患者应进行更规律的有氧运动。2 型糖尿病患者每次应进行不少于 10min 的有氧运动，运动目标是每周多次进行 30min/d 或更长时间的有氧运动。建议任何类型的糖尿病患者为了改善胰岛素抵抗均应每日运动，至少 2 个运动日间隔不超过 2d。应逐渐增加强度、频率和（或）持续时间，以达到至少 150min/周中等强度运动。

青年 1 型或 2 型糖尿病患者应参照儿童和青少年的一般建议，包括至少 60min/d 中等或较大强度有氧运动，及至少 3d/周的肌肉力量练习和增强骨骼力量活动。

（2）抗阻练习：糖尿病是低肌肉力量的独立危险因素，并导致肌肉力量和肌肉功能状态的快速下降。所有成年人通过抗阻练习均可以增加肌肉重量，改善身体成分，增强力量和身体功能，改善精神健康，增加骨密度，提高胰岛素敏感性，降低血压和血脂，促进心血管健康。抗阻练习对 1 型糖尿病患者血糖控制的作用目前尚不清楚。但抗阻练习有助于降低 1 型糖尿病患者因运动而发生低血糖的风险。抗阻练习和有氧运动组合练习时，先进行抗阻练习比先进行有氧运动发生低血糖次数少。抗阻练习对 2 型糖尿病患者的益处包括改善血糖控制、降低胰岛素抵抗、减少体脂肪量、控制血压水平、增加力量和减轻体重。成年糖尿病患者应该在非连续日进行 2 ～ 3 次 / 周的抗阻练习。

（3）其他类型体力活动：柔韧性和平衡性运动对老年糖尿病患者很重要。关节活动度受限是糖基化终产物形成的部分原因，正常老化会导致其积聚，而高血糖使其聚积加速。拉伸练习可增加关节活动度和柔韧性，但不影响血糖控制。

平衡练习可以通过改善平衡和步态降低跌倒风险，即使已经出现周围神经病变也有助于预防跌倒。组合运动干预（抗阻和平衡训练，太极拳课程）可使跌倒风险下降 28% ～ 29%。尽管瑜伽可能会改善 2 型糖尿病患者的血糖控制、调节血脂和改善身体成分，但诸如瑜伽和太极拳等其他训练的获益还未完全证实。虽然缺乏高质量的研究结果，但目前已知练习太极拳可改善血糖控制、平衡能力、神经病变症状，并可以提高合并神经病变糖尿病患者的生活质量。

每个主要的肌肉 – 肌腱群进行不少于 2d/ 周的柔韧性练习，可以保持关节活动度。成年糖尿病患者（50 岁及以上）应进行 2 ～ 3 次 / 周维持或改善平衡的锻炼，特别是患有周围神经病变的患者。许多下肢和核心力量训练也可以同时改善平衡，应该包括在内。

应注意：有氧运动是运动的基础，其他运动应建立在有氧运动基础之上，是有氧运动的补充。个体化原则：应根据患者病情和体质，选择合适的运动量，运动量过大有风险，过小达不到效果。注意运动前的热身和运动后的放松，热身和放松运动多采用低强度的有氧运动，持续 5 ～ 10min，病情越重热身与放松运动时间宜越长。密切观察运动治疗的反应，包括自我感觉、心血管反应、治疗后反应，根据情况及时调整运动处方，酌情增加、减少甚至终止运动。长期坚持，提高患者坚持运动治疗的依从性，因为运动治疗效果一般仅能维持 1 ～ 2 天。

2. 推荐运动处方

（1）无症状个体在锻炼初期进行不高于健步走或日常生活要求的低或中等强度体力活动时，无须进行运动前医学筛查。

（2）大多数成年糖尿病患者应参加每周至少 150min 的中等到较大强度体力活动，分布在至少 3d 内，不活动的时间不超过连续 2d。进行较短时间较大强度或间歇训练（最少 75min），可适用于年轻人或身体素质更好的个体。

（3）患 1 型或 2 型糖尿病的儿童和青少年应该参加每天至少 60min 中等或较大强度有氧运动，及至少每周 3d 的较大强度肌肉力量和增强骨强度的活动。

（4）成年糖尿病患者应在非相邻日参加抗阻练习，2 ～ 3 次 / 周。

（5）老年糖尿病患者，应进行每周 2 ～ 3 次的柔韧性和平衡性练习。基于个人偏好，可选择瑜伽和太极，以增加柔韧性、肌肉力量和平衡能力。

（6）鼓励糖尿病前期或糖尿病患者增加日常生活中的体力活动（非运动）获得更多健康益处。

（7）在医务监督下参加体力活动项目与无监督相比，可获得更多的健康益处。

3. 糖尿病患者的运动相关不良反应

（1）低血糖：运动诱发低血糖在1型糖尿病患者中很常见，使用胰岛素或胰岛素促泌剂的2型糖尿病患者也可见到。在调整胰岛素方案和碳水化合物摄入量以外，在中等强度运动之前或之后进行短暂（10s）的最大强度冲刺跑也可以减少低血糖的发生。在中等强度有氧运动期间，间歇性地进行高强度运动或在抗阻练习之后立即进行有氧运动也可以减缓血糖下降的速度。

运动诱发夜间低血糖是一个主要问题。低血糖事件通常发生在运动后6～15h，其风险可以延长至48h。对于使用MDI的患者，可以通过减少20%日常基础胰岛素剂量，运动后增加低升糖指数碳水化合物的摄入等策略最大限度地降低夜间低血糖风险。对于使用CS Ⅱ的患者，午后运动基础胰岛素减量20%，可减少夜间低血糖。也可通过睡前加餐、血糖夜间监测和（或）使用具有警报和自动停止泵入的CGM等措施。

（2）高血糖：运动诱发的高血糖在1型糖尿病患者中更常见。运动前有意未注射胰岛素可导致血糖升高，也可能是由于注射装置故障。2型糖尿病患者在有氧运动或抗阻练习后也可能会出现血糖升高，尤2是使用胰岛素的患者因为餐后运动而过少的注射餐时胰岛素。运动前或运动期间过多摄入碳水化合物，过快地减少胰岛素用量，都可以造成任何运动期间的高血糖。

非常剧烈的运动，如冲刺跑，短暂但剧烈的有氧运动和举重会促进高血糖，特别是运动开始前血糖水平升高者。如果大强度运动散布在中等强度的有氧运动之间，高血糖风险就会减低。同样地，结合抗阻练习（首先完成）和有氧训练（后完成）可以帮助1型糖尿病患者稳定葡萄糖水平。为了纠正运动后高血糖，可以采用保守的（常规推荐的50%）矫正方案，或者在有氧运动后进行放松整理来降低血糖水平。运动后胰岛素注射过多会增加夜间低血糖风险，有可能导致死亡。

1型糖尿病患者如果出现不明原因的高血糖（≥250mg/dL），应进行血酮体测试。如果血酮体水平升高（≥1.5mmol/L），应推迟或暂停运动，因为即使是轻体力活动，血糖水平和血酮体也可能进一步升高。

（3）药物作用：糖尿病成人患者通常服用多种治疗糖尿病和其他共患疾病的药物。某些药物（除胰岛素外）可增加运动风险，需要调整药物剂量，应进行个性化的剂量调整。

（4）体力活动相关的热射病：体力活动增加了身体的产热和核心温度，导致皮肤血流增加和出汗。在相对年轻的1型糖尿病患者中，仅在高强度运动时体温调节功能受损。年龄的增长、血糖控制变差及合并神经病变等因素，可能会使1型和2型糖尿病患者皮肤血流和出汗功能受损，增加了热射病的风险。慢性高血糖会增加渗透利尿导致的脱水风险，某些降压药物也可能影响水和电解质平衡。老年糖尿病患者任何自主神经病变、心血管并发症或肺部疾病的患者应避免在非常炎热和（或）潮湿环境进行户外运动。

（5）骨科问题及劳损：活跃的 1 型糖尿病患者肌腱损伤的风险并没有增加，但这并不适用于静坐少动或老年糖尿病患者。可能与此类患者因血糖变化导致关节结构变化而较易出现运动劳损有关，糖尿病患者的运动锻炼应循序渐进，以避免关节表面组织和结构劳损，特别是服用他汀类药物控制血脂的患者。

4. 八段锦、太极拳、五禽戏

（1）八段锦：此功法历史悠久，简单易学，功效显著。共八节，又分武八段与文八段两种。武八段多为马步式或站式，又称北派，适合青壮年与体力充沛者。其名称出自北宋·洪迈《夷坚志》："政和七年，李似矩为起居郎。……尝以夜半时起坐，嘘吸按摩，行所谓八段锦者。"南宋·曾慥《道枢》辑其基本功法为："仰手上举所以治三焦；左肝右肺如射雕；东西单托所以安其脾胃；返而复顾所以理其伤劳；大小朝天所以通五脏；咽津补气左右挑起手；摆鲜鱼尾所以祛心疾；左右攀足所以治其腰。"另《医方类聚》《灵剑子导引子午记》等均载有类似功法。现在流行的是晚清时所传的歌诀："两手托天理三焦，左右开弓似射雕。调理脾胃须单举，五劳七伤望后瞧。摇头摆尾去心火，两手攀足固肾腰。攒拳怒目增气力，背后七颠百病消。文八段又称南派，多用坐式，注重凝神行气。"其图式出南宋·河滨丈人《摄生要义》。明·王圻《三才图会》载有类似图式并附有功法。高濂《遵生八笺》括为歌诀："闭目冥心坐，握固静思神。叩齿三十六，两手抱昆仑。左右鸣天鼓，二十四度闻。一口分三咽，龙行虎自奔。闭气搓手热，背摩后精门。尽此一口气，想火烧脐轮。左右辘轳转，两脚放舒伸。叉手双虚托，低头攀脚频。以候逆水上，再漱再吞精。如此三度毕，神水九次吞。咽下汩汩响，百脉自调匀。河车搬运讫，发火遍烧身。……子后午前后，造化合乾坤。循环次第转，八卦是良因。"亦附有功法八图，并于歌诀有详细注释。曹无极《万育仙书》曾转载此诀，后世流行颇广。

1）坐式八段锦练法

①宁神静坐：采用盘膝坐式，正头竖颈，两目平视，松肩虚腋，腰脊正直，两手轻握，置于小腹前的大腿根部。要求静坐 3 ～ 5min。

②手抱昆仑：牙齿轻叩二三十下，口水增多时即咽下，谓之"吞津"。随后将两手交叉，自身体前方缓缓上起，经头顶上方将两手掌心紧贴在枕骨处，手抱枕骨向前用力，同时枕骨后用力，使后头部肌肉产生一张一弛的运动。如此行十数次呼吸。

③指敲玉枕：接上式，以两手掩位双耳，两手的食指相对，贴于两侧的玉枕穴上，随即将食指搭于中指的指背上，然后将食指滑下，以食指的弹力缓缓地叩击玉枕穴，使两耳有咚咚之声。如此指敲玉枕穴十数次。

④微摆天柱：头部略低，使头部肌肉保持相对紧张，以左右"头角"的颈，将头向左右频频转动。如此一左一右地缓缓摆撼天柱穴 20 次左右。

⑤手摩精门：作自然深呼吸数次后，闭息片刻，随后将两手搓热，以双手掌推摩两侧肾俞穴 20 次左右。

⑥左右辘轳：接上式，两手自腰部顺势移向前方，两脚平伸，手指分开，稍作屈曲，双手自胁部向上划弧如车轮形，像摇辘轳那样自后向前做数次运动，随后再按相反的方向前向后作数次环形运动。

⑦托按攀足：接上式，双手十指交叉，掌心向上，双手作上托劲；稍停片刻，翻转掌心朝前，双手作向前按推劲。稍作停顿，即松开交叉的双手，顺热作弯腰攀足的动作，用双手攀两足的涌泉穴，两膝关节不要弯曲。如此锻炼数次。

⑧任督运转：正身端坐，鼓漱吞津，意守丹田，以意引导内气自中丹田沿任脉下行至会阴穴接督脉沿脊柱上行，至督脉终结处再循任脉下行。

2）站式八段锦练法

①两手托天理三焦：自然站立，两足平开，与肩同宽，含胸收腹，腰脊放松。正头平视，口齿轻闭，宁神调息，气沉丹田。双手自体侧缓缓举至头顶，转掌心向上，用力向上托举，足跟亦随双手的托举而起落。托举 6 次后，双手转掌心朝下，沿体前缓缓按至小腹，还原。

②左右开弓似射雕：自然站立，左脚向左侧横开一步，身体下蹲成骑马步，双手虚握于两髋之外侧，随后自胸前向上划弧提于与乳平高处。右手向右拉至与右乳平高，与乳距约两拳许，意如拉紧弓弦，开弓如满月；左手捏箭诀，向左侧伸出，顺势转头向左，视线通过左手食指凝视远方，意如弓箭在手，等机而射。稍作停顿后，随即将身体上起，顺势将两手向下划弧收回胸前，并同时收回左腿，还原成自然站立。此为左式，右式反之。左右调换练习 6 次。

③调理脾胃须单举：自然站立，左手缓缓自体侧上举至头，翻转掌心向上，并向左外方用力举托，同时右手下按附应。举按数次后，左手沿体前缓缓下落，还原至体侧。右手举按动作同左手，唯方向相反。

④五劳七伤往后瞧：自然站立，双脚与肩同宽，双手自然下垂，宁神调息，气沉丹田。头部微微向左转动，两眼目视左后方，稍停顿后，缓缓转正，再缓缓转向右侧，目视右后方稍停顿，转正。如此 6 次。

⑤摇头摆尾去心火：两足横开，双膝下蹲，呈"骑马步"。上体正下，稍向前探，两目平视，双手反按在膝盖上，双肘外撑。以腰为轴，头脊要正，将躯干划弧摇转至左前方，左臂弯曲，右臂绷直，肘臂外撑，臀部向右下方撑劲，目视右足尖；稍停顿后，随即向相反方向，划弧摇至右前方。反复 6 次。

⑥两手攀足固肾腰：松静站立，两足平开，与肩同宽。两臂平举自体侧缓缓抬起至头顶上方转掌心朝上，向上作托举劲。稍停顿，两腿绷直，以腰为轴，身体前俯，双手顺势攀足，稍作停顿，将身体缓缓直起，双手右势起于头顶之上，两臂伸直，掌心向前，再自

身体两侧缓缓下落于体侧。

⑦攒拳怒目增气力：两足横开，两膝下蹲，呈"骑马步"。双手握拳，拳眼向下。顺势头稍向左转，两眼通过左拳凝视远方，右拳同时后拉。与左拳出击形成一种"争力"。随后，收回左拳，击出右拳，要领同前。反复6次。

⑧背后七颠百病消：两足并拢，两腿直立，身体放松，两手臂自然下垂，手指并拢，掌指向前。随后双手平掌下按，顺势将两脚跟向上提起，稍作停顿，将两脚跟下落着地。反复练习6次。

前四段作用是治病。

一式，两手托天理三焦。作用：上焦心肺，中焦脾胃，下焦肝肾，掌心向上托，小指和无名指有麻的感觉。

二式，左右开弓似射雕。作用：向前推出的食指向上，拇指斜向上，做法正确会有麻胀的感觉。

三式，调理脾胃须单举。作用：调理脾胃。

四式，五劳七伤向后瞧。作用：任督通，病不生，头旋转，手下按，打通任督二脉。

后四段作用是强身。

五式，摇头摆尾去心火。作用：健肾（去心火即强身）。

六式，两手攀足固肾腰。作用：健肾 通过身体前后动 两手至命门。

七式，攒拳怒目增气力。作用：练内气。

八式，背后七颠百病消。作用：血脉通畅，气血充足。

（2）太极拳：太极拳是中国传统辩证的理论思维与武术、艺术、导引术、中医等的完美结合，它以中国传统儒、道哲学中的太极、阴阳辩证理念为核心思想，集颐养性情、强身健体、技击对抗等多种功能为一体，是高层次的人体文化。作为一种饱含东方包容理念的运动形式，其习练者针对意、气、形、神的锻炼，非常符合人体生理和心理的要求，对人类个体身心健康及人类群体的和谐共处，有着极为重要的促进作用。

太极拳对于武德修养的要求也使得习练者在增强体质的同时提高自身素养，提升人与自然、人与社会的融洽与和谐。同时，太极拳也不排斥对身体素质的训练，讲究刚柔并济，而非只柔无刚的表演、健身操。

太极拳基本内容包括太极阴阳养生理论、太极拳拳术套路、太极拳器械套路、太极推手及太极拳辅助训练法。其拳术套路有大架一路、二路、小架一路、二路。器械套路有单刀、双刀、单剑、双剑、单锏、双锏、枪、大杆、青龙偃月刀等。

太极拳作为中华武术瑰宝，已受到了世界各地人们的普遍推崇。20世纪80年代以来，各级政府及广大民众对太极拳这一古老文化体系的保护意识日益强化，各级政府相继制定保护措施，与太极文化有关的各个地方先后举办了国际性太极拳交流大会。传承人、民间传承组织也加大深入推广的力度。2006年5月，太极拳被列为第一批国家级非物质文化遗产。

太极拳在技击上别具一格，特点鲜明。它要求以静制动，以柔克刚，避实就虚，借力发力，主张一切从客观出发，随人则活，由己则滞。"彼未动，己先动"，"后发先至"，将对手引进，使其失重落空，或者分散转移对方力量，乘虚而入，全力还击。太极拳的这种技击原则，体现在推手训练和套路动作要领中，不仅可以训练人的反应能力、力量和速度，而且在攻防格斗训练中也有十分重要的意义。

太极拳技击法皆遵循阴阳之理，以"引化合发"为主要技击过程。技击中，由听劲感知对方来力大小及方向，"顺其势而改其路"，将来力引化掉，再借力发力。

太极拳的 8 种劲：掤（用于化解或合力发人），捋（用于借力向后引力），挤（对下盘的外掤劲），按（对上盘的外掤劲，或作反关节拿法），采（顺力合住对方来力，或作拿法），挒（以侧掤之劲破坏对方平衡），肘（以肘尖击人），靠（以肩膀前后寸劲击人）。太极拳是一种技击术。其特点："以柔克刚，以静待动，以圆化直，以小胜大，以弱胜强"。太极拳有 3 个特性，即全面性、适应性、安全性。

全面性：太极拳是一项全面的系统工程，是一种具有汉族传统文化特色的综合性学科，它涉及人与社会、人与自然及与人体本身有关的问题，包括古典文学、物理学、养生学、医学、武学、生理学、心理学、运动生物力学等，体现东方文学的宇宙观、生命观、道德观、人生观、竞技观。

适应性：太极拳动作柔和、速度较慢、拳式并不难学，而且架势的高或低、运动量的大小都可以根据个人的体质而有所不同，能适应不同年龄、体质的需要，并非年老弱者专利。无论是理论研究还是亲身实践，无论是提高技艺功夫，还是益寿养生，都能参与太极拳，并从中获取各自需要。

安全性：太极拳松沉柔顺、圆活畅通、用意不用力的运动特点，既可消除练拳者原有的拙力僵劲，又可避免肌肉、关节、韧带等器官的损伤。既可改变人的用力习惯和本能，又可避免因用力不当和呼吸不当引起的胸闷紧张、气血受阻的可能性。

①把拳术与易学的阴阳五行之变化相结合

人体是一个不断运动着的有机整体，易学认为，自然界一切事物的运动，无一不是阴阳的对立统一。人的生命运动，其本身就是阴阳对立双方在不断的矛盾运动中取得统一的过程。

易学认为，凡是属于温热的、上升的、明亮的、兴奋的、轻浮的、活动的等方面的事物或现象，统属于阳的范围；凡是属于寒冷的、下降的、晦暗的、抑制的、静止的等方面的事物或现象，统属于阴的范围。而太极拳就顺从阴阳变化之理，在一招一式动作之中，阴中含阳，阳中具阴，阴阳互变，相辅而生。

②把拳术与中医学中的导引、吐纳等理论相结合，将气功运用于拳术之中

中医学中的导引是中国古代医学家们发明的一种养生术。主要是通过呼吸、仰俯、手

足屈伸的形体运动，使人体各部血液精气流通无阻，从而促进身体的健康。

导引在太极拳中的应用即把意与形相结合，使心脏生理正常，从而引导血气于周身畅通。中国古代医学家认为，心为神之居，主掌血脉运行，对人体各个脏腑均有重要的调节作用，是人类生命活动的主宰，是人身上最重要的脏器。五脏主藏精气论中以心藏脉，肺藏气，脾藏营，肝藏血，肾藏精；五神脏论中以心藏神，肺藏魄，脾藏意，肝藏魂，肾藏志。人体全身的血液依赖于心脏的推动作用才可以输送到全身各个部位。因此，陈王廷在创造太极拳时，把始祖陈卜所传授下来的一百单八势长拳等拳术与中医的导引相结合，在周身放松的条件下，使形体的运动符合并且能够促进血液的循环。演练太极拳可使心气旺盛，心血充盈，脉道通利，心主血脉的一切功能正常发挥，血液在脉管内正常运行，起到练拳养生的作用。否则，会使演练者气血不足，引起推动血液运行循环的力量减弱，脉道堵塞，产生病变，不利于演练者的身体健康。吐纳，也是中国古代医学家们所发明的一种养生术。吐，即从口中吐出，意为呼气；纳，即收入，意为吸气，由鼻孔而入。吐纳术就是呼吸之术，通过口吐浊气，鼻吸清气，吐故纳新，服食养身，使形神相亲，表里俱济。

肺脏主掌呼吸之气，呼吸功能是人体重要的生理功能之一。人体在一生之中，需要不停地进行新陈代谢。在新陈代谢过程中，要消耗掉大量的清新之气（即氧气），产生出大量的浊气（即二氧化碳）。吸进氧气，排出二氧化碳全靠肺的呼吸、吐纳功能。

太极拳把拳术招式的形体运动与吐故纳新相结合。首先，保证形体运动不能妨碍人体的肺脏呼吸运动，以保障肺脏机能正常发挥，新陈代谢自然进行。其次，通过拳术招式的形体运动来促进人体内部宗气的形成。所谓宗气，也叫大气，是相对于先天元气而论的后天之气，是人之生命根本。宗气的功能就是推动肺的呼吸和心血在脉管内的运动。宗气主要由肺脏吸入的自然界之清气与脾胃所化生的水谷精微之气相结合而成，集聚于胸中，称作上气海，是全身之气运动流行的本始。最后，通过拳术招式的形体运动来促进人体宗气的分布。在心脏、肺脏的协同下，将上气海中之宗气通过血脉分别送入全身各个脏腑组织器官，达到全身表里上下，肌肤内脏，发挥其滋润营养之作用。

太极拳把拳术的形体运动与中医学中的导引、吐纳等理论相结合，使形体运动更有益于身体健康和技击功能的发挥。

③把拳术与中医学中的经络学说相结合

中国古代中医经络学说主要是论述人体经络系统的生理功能、病理变化，以及经络与脏腑之间的相互关系的学说，是中国古代医学理论体系的重要组成部分。

经络是运行全身气血，联络脏腑肢节，沟通表里、上下、内外，调节体内各部分功能活动的通路，是经脉、络脉及其连属组织的总称，是人体特有的组织结构和联络系统。其中，经脉是人体经络系统的纵行干线；络，有网络之意，是人体脉络的大小分支，纵横交错，网络全身，无处不至。人体的经络系统主要包括十二正经、奇经八脉、十二经别、别络、孙络、浮络、十二经筋、十二皮部等几个部分，起着决死生、处百病、调虚实的重大作用，所以决不可不通。

经络系统通过有规律的循行和错综复杂的联络交会，把人体的五脏六腑、四肢百骸、五官九窍、皮肉筋脉等组织器官联结成一个统一的有机整体，从而来保证人体生命活动的正常进行。

打太极拳要求松静自然，这使大脑皮层一部分进入保护性抑制状态而得到休息。同时，打拳可以活跃情绪，对大脑起调节作用，而且打得越是熟练，越要"先在心，后在身"，专心于引导动作。这样长期坚持，会使大脑功能得到恢复和改善，消除由神经系统紊乱引起的各种慢性病。太极拳要求"气沉丹田"，有意地运用腹式呼吸，加大呼吸深度，因而有利于改善呼吸机能和血液循环。通过轻松柔和的运动，可以使年老体弱的人经络舒畅，新陈代谢旺盛，体质、机能得到增强。太极拳近百年来之所以在国内外逐渐得到推广，就是因为它具有防病治病的功用，对神经衰弱、心脏病、高血压、肺结核、气管炎、溃疡病等多种慢性病都有一定预防和治疗作用。病情严重的患者，要在医务人员指导下进行锻炼。

灵活协调，动作一致，随心所欲。只有周身轻灵，才能进而掌握行气运动的本领。第二阶段是练内形，也称内劲。先以意识作为指导，练成意、气、拳架三者合一，由外形至内形。身法是组织内形，产生内劲的关键环节。所以，平日行功走架，一举一动必须由内及外，达到内外相合统一。此即"一动无有不动，一静无有不静"的道理。身、手、步法一定要做到相互协调配合，达到以内形支配外形的目的。

1）练脑：太极拳对脑的功能起着积极的调节和训练作用。太极拳要求精神专一，全神贯注，意动身随，内外三合（内三合指意、气、力相合，即意与气合，气与力合；外三合指手与足合、肘与膝合、肩与胯合），连绵不断，一气呵成。这些细微、复杂、独特的锻炼方法和要求融合在太极拳练习过程当中，是对大脑很好的锻炼，进而调整身体诸系统的功能，使其趋于正常，诸脏器达到坚强有力，从而起到防病、治病、强身、防身的目的。

太极拳是"以静制动，虽动犹静"，动与静相结合的锻炼方法。这有益于对大脑皮层兴奋、抑制的调节。它对大脑皮层过度兴奋引起的神经衰弱、失眠、头晕等有显著疗效。如果长期坚持下去，亦可逐渐消除疾病在大脑皮层引起的病理兴奋，从而达到治疗效果。

太极拳强调在周身放松条件下进行锻炼。它不仅要求躯体放松，而且更要求大脑放松。在大脑支配下，神经、肌肉放松又能反射性地使全身小动脉（高血压主要表现小动脉收缩）得到舒张，同时缓解小动脉壁的硬化。这样血压随之下降，并趋于正常，对高血压患者更为有利。在脑力、体力劳动后进行全身放松，能使兴奋的神经、疲劳的肌肉恢复得比较快，这就是练拳比静止更能消除疲劳的原因。

2）练气：太极拳练气是在大脑皮层统摄诸神经系统的统一指挥下，使全身处于松静状态，随着深长的呼吸，促使内脏器官和外部肌肉有节律地舒张、收缩。腰、脊、四肢螺旋缠绕将沉蓄于丹田（小腹）之气，运送到全身，此时末梢神经会产生酸、麻、胀、热的感觉，即通常所说的"气感"。有此气血运行感的人皮肤红润，其体温可增高 1 度左右。

通过气的运行，肌肉每平方毫米约有 200 条毛细血管打开使用（在平时只有 5 条左右有血流过）。而毛细血管是依照一定周期来开闭的。因此，它们的搏动好像给身体增加了几百万个微小的"心脏"。这些外围小"心脏"的大量开发，减轻了心脏的负担，对心脏病的防治极为有利。

通过肢体的顺逆缠绕运动，不仅锻炼了肌肉的弹性，而且提高了血液循环的速度，因而可防治因血行受阻而产生的心脑血管的病症。

练太极拳可使呼吸逐步加深，因此横膈膜下降的较多。通过横膈上下鼓动，牵动胸腹运动加强，对五脏六腑起到"按摩"作用。这是药物所达不到的效果。如此，胸腔、腹腔的器官血流旺盛，吸收机能加强，对诸脏腑产生的疾病，如肠胃消化不良、糖尿病、二便失禁等会收到良好的疗效。

太极拳的深长呼吸使肺腑排出大量浊气，吸入较多的氧气，提高了肺部的换气效率，同时增强了肺组织的弹性。这可使肋软骨骨化率降低，胸廓活动度加强，对肺病和肺气肿的防治有一定的作用。

吸气时吊裆（指轻轻地收缩肛门肌肉，就像会阴吊着一样）会阴轻轻用意上提，呼气时放松。这样会阴一提一松，练久了会感到会阴部随着呼吸张弛起伏。这是肛门括约肌的运动，可防治痔瘘病、脱肛、子宫脱垂和某些慢性生殖系统疾病。

3）练身

①躯体：太极拳要求上身中正，上下一条线。"顶头悬，尾闾收"即百会穴与会阴穴在一条直线上，这样不但可使气血上下疏通，而且能避免未老先衰、低头猫腰、脊椎萎缩等病态。通过太极拳顺顶贯顶，脚底生根，会产生上下对拉的意念；加之手眼相随，使颈椎左右摆动，前后摇转等，可对颈椎疾病起到有效的预防和治疗作用。

②腰：太极拳特别注意腰部活动，要求"以腰带脊"。通过腰部锻炼，可增强肾功能，同时对脊髓神经及自主神经有良好的功能刺激，再加上腹肌和膈肌运动的配合，对腹内器官瘀血的消除和肠蠕动功能的改善尤有积极影响，对腰背疼痛的防治更有突出作用。

③眼神：练太极拳时是否精神贯注，主要表现在眼神上。俗语说"神聚于眼"，"眼为心之窗"。练拳时眼神要随着手的动作向前平视，动作变化时首先要意动，指挥眼神转向欲去的方向，然后身法、手法、步法跟上去，做到意到、眼到、手到、足到，达到"形神合一"。这样的练法，不仅能使眼球神经得到锻炼，也有助于视力的改善和增强。

④关节和韧带：太极拳要求节节贯穿，周身一家。在腰脊、关节的带动下再配合回旋缠绕运动、就能使肩、肘、膝、胯、踝、腕等关节，达到节节贯穿，周身一家的地步。如此则能增强各关节的机能，防止其发生退化现象，并有助于关节韧带、软骨组织的正常功能。

⑤肌肉：肌肉的质量主要看弹性和坚实程度。长期演练太极拳能使肌肉坚实有力，

从而防止大腹便便，行路困难。通过肌肉张弛和关节伸屈的运动，一方面可使劲法运用自如，另一方面由此产生的有节律的挤压，对静脉血回流心脏会起到促进作用。

⑥腿和脚：太极拳着重虚实转换的锻炼。上肢、下肢、躯干及内脏各部"处处均有一虚实"。以腿为例，体重在左腿，则左腿为实，右腿为虚，反之亦然。腿部通过虚实锻炼能增加很大的力量。再以脚为例，脚跟、脚掌、脚趾相继下落抓地为实，脚心（涌泉穴）轻轻上提为虚，叫作实中有虚。经常做脚底板贴地、足弓上提的活动，一紧一松的虚实交换可使足部的肌肉和韧带得到充分的锻炼。长久下去，不但可以矫正平足，同时可使足弓增强弹性，健步轻灵。

太极拳能健身治病是确信无疑的，但有一个条件，即必须坚持下去，要把练太极拳当作日常生活中如同吃饭一样不可缺少的一件事情。只要坚持，就能达到百病不侵、精神旺盛、身体健壮的锻炼目的。

养生太极拳是一种身心兼修的练拳健身运动。练拳时注重意气运动，以心行气，疏通经络，平衡阴阳气血，以提高阴阳自和能力——即西医所说的抗病康复能力和免疫力。

练养生太极拳有疗疾健身、修身养性、健美益智、开悟智慧、激发潜能、技击防卫的作用，达到维持健康、提升气质、提高生活质量的目的。

养生太极拳内外兼修。内练意气劲力，运太极阴阳；外练拳势招式，显气势神态。通俗说法：形体力量和精神气质同时锻炼。

养生太极拳是练身、心、意三家，合精、气、神三元的太极修炼功法，符合中西医学科学原理，具有疗疾健身、修性养生功效。

（3）五禽戏：五禽戏是中国传统导引养生的一个重要功法，其创编者华佗（约145—208）出生在东汉末沛国谯县（今安徽亳州）。其一生著述颇丰，但均亡佚。今传《中藏经》《华佗神医秘传》等皆托名之作。华佗弟子中著名者有吴普、樊阿、李当之等人。其中，吴普著有《吴普本草》，李当之著有《李当之药录》，而樊阿则擅长针灸及养生，据传他活到100多岁。

华佗在《庄子》"二禽戏"（"熊经鸟伸"）的基础上创编了"五禽戏"。其名称及功效据《后汉书·方术列传·华佗传》记载："吾有一术，名五禽之戏：一曰虎，二曰鹿，三曰熊，四曰猿，五曰鸟。亦以除疾，兼利蹄足，以当导引。体有不快，起作一禽之戏，怡而汗出，因以著粉，身体轻便而欲食。普施行之，年九十余，耳目聪明，齿牙完坚。"

南北朝时陶弘景在其《养性延命录》中有比较详细的记载："虎戏者，四肢距地，前三掷，却二掷，长引腰，侧脚仰天，即返距行，前、却各七过也。鹿戏者，四肢距地，引项反顾，左三右二，左右伸脚，伸缩亦三亦二也。熊戏者，正仰以两手抱膝下，举头，左擗地七，右亦七，蹲地，以手左右托地。猿戏者，攀物自悬，伸缩身体，上下一七，以脚拘物自悬，左右七，手钩却立，按头各七。鸟戏者，双立手，翘一足，伸两臂，扬眉鼓力，各二七，坐伸脚，手挽足距各七，缩伸二臂各七也。夫五禽戏法，任力为之，以汗出为度，有汗以粉涂身，消谷食，益气力，除百病，能存行之者，必得延年"。陶弘景在该书中，不但对五禽戏的具体操作步骤进行了描绘，而且提出了五禽戏的锻炼原则——"任力为之，以汗出为度"。

（四）生活调理

《2016年欧洲心血管疾病预防的临床实践指南》（以下简称《2016年指南》）强调糖尿病患者中的多因素综合管理，包括通过饮食控制体重、增加运动、强化降糖治疗、血压管理和降脂治疗等。强化降糖治疗可减少微血管并发症风险，在轻微程度上降低心血管疾病风险，但对于老年、体弱、长病程糖尿病和已有心血管疾病的患者需适当放宽靶标。《2016年指南》延续了2013年欧洲心脏病学会（ESC）和欧洲糖尿病研究协会联合发布的《糖尿病、糖尿病前期和心血管疾病指南》的建议，将大部分糖尿病患者的血压目标定为140/85mmHg（1mmHg=0.133kPa），部分特殊并发症风险增加的年轻个体可控制在130/80mmHg以下，以进一步降低卒中、视网膜病和蛋白尿的风险。

中华医学会内分泌学分会（CSE）发布的《中国成人糖尿病患者动脉粥样硬化性脑心血管疾病分级预防指南》（下称《指南》）用动脉粥样硬化性脑心血管病（ASCCVD）这一术语取代了西方国家常用的动脉粥样硬化性心血管疾病（ASCVD），是为了强调脑血管病在中国糖尿病中的重要性。ASCCVD包括卒中、冠心病（CHD）及外周动脉疾病（PAD）。

糖尿病是常见病、多发病，其患病率呈逐渐增长的趋势。2010年中国疾病预防控制中心（CDC）调查估测我国18岁以上成人糖尿病患病率为11.6%，且我国糖尿病的发病正趋向年轻化。糖尿病是动脉粥样硬化性血管疾病（ASVD）的独立危险因素之一，它可发生于ASVD之前或之后，可引起或加重ASVD。有大量可靠的研究证据表明，卒中是我国成人糖尿病患者ASVD最常见的临床结局，也是最主要的致死及致残原因。因此，要降低糖尿病的病死率和致残率，首先应解决ASCCVD的预防。

《指南》指出，糖尿病患者ASCCVD预防分为一级预防和二级预防。一级预防是指预防糖尿病患者发生ASCCVD；二级预防即指南建议糖尿病患者应依据ASCCVD的分级制定管理方案，使每位患者"对号入座"。防止已发生的临床ASCCVD的事件再发，降低致残率和病死率，并改善患者的生存质量。

1. 生活方式　吸烟、饮酒属于不良生活行为，为ASVD并发症危险因素。因烟中有害成分会损害血管内皮细胞，血管内皮细胞遭受损伤后会合成NO并减少分泌，导致内环境紊乱，增加内皮素分泌，进而收缩血管，升高血压。此外，吸烟还使血中高密度脂蛋白胆固醇（HDL-C）的原蛋白量降低，血清胆固醇含量增高，以致易患动脉粥样硬化，本次《指南》推荐糖尿病患者不要吸烟或使用烟草产品。饮酒也应该控制酒精摄入量。对于患者饮食成分及模式进行了分类说明，其中特别指出钠摄入量不超过2400mg/d（相当于NaCl6.1g/d），进一步将钠摄入量降低至1500mg/d（相当于NaCl3.8g/d），可获得更大程度的血压下降。所有患者宜进行适度有规律的有氧运动，减少静坐时间，尤其是避免长时间的静坐（>90min）。其中在二级预防中指出：如无禁忌，建议患者进行规律的体育活动，而缺血性卒中或短暂性脑缺血发作（TIA）患者，如能参加体力活动，可以考虑至少每周 1～3 次，每次 40min 的中等强度的有氧运动，以减少卒中风险因素。对于缺血性卒中后残疾的患者，可以考虑有医疗保健专家指导，至少在运动计划开始时要接受指导。

戒烟干预在心血管疾病预防中具有最高的成本获益，最有效的方法是综合干预、辅助药物治疗及随访支持。因此《2016 年指南》鼓励所有吸烟者戒烟，建议采取 5A 戒烟策略。中国医师协会心血管病分会和国家卫生和计划生育委员会于 2011 年和 2015 年分别发布了《心血管疾病戒烟干预中国专家共识》和《中国临床戒烟指南（2015 版）》，对于戒烟的心理、药物及综合干预方法有非常详尽的阐述。

2. 血压管理

（1）一级预防：糖尿病患者每次随访时均应测量血压，血压升高的患者，应该改日重复测量证实，推荐自我血压监测。收缩压控制目标应该 < 140mmHg，舒张压应该控制在 < 90mmHg。对于部分患者，如年轻患者或合并有蛋白尿 [尿白蛋白肌酐比（ACR）> 30mg/g 或 3mg/μmol] 的患者，可有较低的血压控制目标，如收缩压 < 130mmHg，舒张压 < 80mmHg。老年（年龄 > 65 岁）患者在安全的前提下收缩压尽量控制在 < 150mmHg。血压 > 120/80mmHg 的患者应改变生活方式以控制血压，当血压明确 > 140/90mmHg 时，除接受生活方式治疗外，还应立即接受药物治疗，并及时调整药物剂量使血压达标。药物治疗应首选血管紧张素转化酶抑制剂（ACEI）或血管紧张素受体拮抗剂（ARB），如果一类药物不能耐受，应该用另一类药物代替，但不推荐 ACEI 合用 ARB。联用多种药物时，应在 ACEI 或 ARB 基础上加用中小剂量利尿剂（如相当于噻嗪类利尿剂 12.5～25.0mg）或钙通道阻滞剂（CCB）等。如果已经应用 ACEI、ARB 类或利尿剂，应监测血肌酐及估算肾小球滤过率（eGFR）和血钾水平。英国糖尿病前瞻性研究（UKPDS）显示，在新诊断的糖尿病患者中，采用强化的血压控制可以同时显著降低糖尿病大血管病变及微血管病变的发生风险。高血压优化治疗试验（HOT）及其他抗高血压治疗临床试验的糖尿病亚组分析也表明，强化的血压控制可以降低无明显 CCVD 的糖尿病患者发生心血管病变的风险。

（2）二级预防：目标血压应 < 140/90mmHg。CHD 患者应尽早启动 ACEI 或 ARB，对于发生过心肌梗死的患者，应该在心肌梗死后持续使用受体阻滞剂至少 2 年。ADV ANCE 研究显示：强化血压控制不但可明显降低糖尿病患者 CCVD 的发生风险，还可降低 CCVD 发生后的死亡风险；糖尿病患者强化降压治疗 5 年，可有效降低任何原因导致的死亡；降压对 CCVD 保护有后续效应。而血糖控制在病程长的 ASCCVD 极高危患者或 CCVD 二级预防中的肾脏保护作用中存在后续效应，但没有降低其死亡。

由以上可以看出：控制高血压和高血糖对 ASCCVD 一级预防均有效，但相对而言高血压的控制具有较短时间可获益、安全性高、治疗及监测简单等优势。控制高血压可降低 CCVD 发生后的死亡风险，但目前缺乏降糖治疗降低二级预防或 ASCCVD 极高危者死亡和 ASCCVD 死亡的确切证据。因此，对于糖尿病患者，药物干预应该将高血压的控制放在首位。

高血压病也是心血管病的传统危险因素。与《JNC8 指南》和美国高血压学会与国际高血压学会发布的《美国社区高血压管理临床实践指南》不同，《2016 年指南》建议利尿剂、β 阻滞药、钙通道阻滞药、血管紧张素转化酶抑制药 / 血管紧张素 I 受体拮抗药均可作为一线降压药物，但对于合并多项代谢危险因素的患者不建议 β 阻滞药或利尿剂作为首选药物。关于血压的控制目标，虽然 SPRINT 研究结果已经发表，但考虑到该研究是开放标签，并且强化降压组低血压、晕厥等不良反应发生率更高，《2016 年指南》并不建议将 SPRINT 研究结果盲目地推广到更广泛的人群。因此《2016 年指南》总体建议与《JNC8 指南》大体相同，但根据年龄的分层更为细致：建议所有 < 60 岁高血压病患者血压控制在 < 140/90mmHg（I，B）；年龄 > 60 岁，收缩压（SBP）> 160mmHg 时，建议控制在 140 ~ 150mmHg（I，B）；年龄 < 80 岁，能够耐受前提下，建议 SBP < 140mmHg；某些极高危的患者，在能够耐受多药联合前提下，可考虑 SBP < 120mmHg（Ib，B）；身体和精神状态良好的 80 岁以上的个体，起始 SBP ≥ 160mmHg 时，建议血压控制在 140 ~ 150mmHg（I，B）。

3. 调整血脂

（1）一级预防：在首次诊断、初次医学评估和（或）年龄达 40 岁时应该筛查血脂，以后应定期复查（如每 1 ~ 2 年）。无其他心血管危险因素且无靶器官损害者，低密度脂蛋白胆固醇（LDL-C）目标值 < 2.6mmol/L；2 型糖尿病（T2DM）患者年龄 > 40 岁，成年 1 型糖尿病患者病程 > 10 年或合并糖尿病肾脏疾病（DKD）时，即使 LDL-C 已达标也应给予中等强度的他汀治疗（相当于阿托伐他汀 10 ~ 20mg）。糖尿病 + 高血压或其他危险因素患者 [其他危险因素包括：年龄（男性 > 45 岁，女性 > 55 岁）、吸烟、高密度脂蛋白胆固醇 < 1.04mmol/L、BMI > 28、早发缺血性脑心血管病家族史]LDL-C 目标值 < 1.8mmol/L，如不能达到该目标则至少降低 > 50%，该类人群即使 LDL-C 已达标也应给予中等强度他汀治疗，若 LDL-C 未达标如患者能耐受应加大他汀剂量。可以考虑将非 HDL-C 设为血脂控制的次要目标（非 HDL-C 目标值为相对应的 LDL-C 目标值 +0.8mmol/L）。对三酰甘油水平升高（TG > 2.3mmol/L）和（或）HDL-C 降低（男性 < 1.0mmol/L，女性 < 1.3mmol/L）的患者，强化生活方式治疗，优化血糖控制。对空腹三酰甘油 > 5.7mmol/L 的患者，评估继发性原因并首先考虑贝特类药物治疗以减少胰腺炎的风险。一般不予推荐他汀与非他汀联合治疗（他汀 / 贝特和他汀 / 烟酸），但是足量他汀和（或）LDL-C 达标后 TG > 2.3mmol/L 者可考虑联用非诺贝特。在一级预防中，阿托伐他汀糖尿病协作研究（CARDS）及盎格鲁 - 斯堪的纳维亚心脏终点试验（ASCOT）糖尿病亚组研究，均表明阿托伐他汀可显著降低主要心血管事件。UKPDS 显示，严格控制血糖 10 年后才显示出大血管获益。

对于 ASCCVD 的一级预防，他汀与控制血糖二者均有证据有效，但他汀起效快，且他汀的使用比降糖药物简单。从卫生经济学方面来看，使用他汀可能"回报"更高。

（2）二级预防：使用高强度他汀（相当于阿托伐他汀 20mg 或以上），即使 LDL-C 达标后也应该使用高强度他汀。LDL-C 目标值＜ 1.4mmol/L，如不能达到该目标则至少降低 50%，尤其在急性冠脉综合征（ACS）患者中将 LDL-C 目标控制在 1.4mmol/L 以下，可考虑辛伐他汀联合依折麦布治疗。他汀类药物在糖尿病 ASCCVD 二级预防人群的获益数据主要来自随机对照试验的糖尿病亚组分析。斯堪的纳维亚辛伐他汀生存研究（4S）糖尿病亚组分析显示，辛伐他汀（20 ～ 40mg/d）可减少糖尿病合并 CHD 患者 ASCCVD 的再发风险，且在糖尿病患者中的预防效果优于非糖尿病患者。CARE 研究随访 5 年，对糖尿病合并心肌梗死的患者（586 例，占总研究人数的 14.1%）亚组分析发现，普伐他汀可使糖尿病组冠脉事件再发生的绝对风险降低 8.1%。虽然缺乏降糖与他汀治疗对糖尿病 ASCCVD 一级预防和二级预防效果的头对头比较研究，但通过分析不难得出结论：他汀的使用和控制高血糖对 ASCCVD 一级预防均有效，但相对而言他汀的使用具有获益较快，安全性较高，治疗及监测简单等优势。且目前缺乏降糖治疗降低二级预防或 ASCCVD 极高危者死亡和 ASCCVD 死亡的肯定证据。无论是 ASCCVD 一级预防还是二级预防，他汀的重要性均超过血糖。这正是《指南》强调他汀药物在糖尿病人群中的使用重要性的原因。

血浆中低密度脂蛋白胆固醇（LDL-C）水平升高是造成动脉粥样硬化的主要原因，而降低胆固醇治疗的获益依赖于起始危险水平，起始风险越大，绝对风险下降的获益越多。《2016 年指南》与同期发布的《血脂异常管理指南》类似，仍然保留 LDL-C 控制目标：建议极高危心血管患者，LDL-C 达标值＜ 1.8mmol/L 或者至少相对基线水平（处于 1.8 ～ 3.5mmol/L）下降 50% 以上（I，B）；建议高危心血管疾病患者，LDL-C 达标值＜ 2.6 mmol/L 或相对于基线水平（处于 2.6 ～ 5.2mmol/L）下降 50% 以上（I，B）；建议其他患者，LDL-C 靶标值＜ 3mmol/L（Ⅱa，C）。

4. 抗血小板治疗

（1）一级预防：ASCCVD 高危的患者（10 年 CCVD 风险＞ 10%），即大部分男性＞ 50 岁或女性＞ 60 岁，并至少合并一项其他主要危险因素（ASCCVD 家族史、高血压、吸烟、血脂异常或蛋白尿）者，考虑阿司匹林一级预防治疗（剂量 75 ～ 150mg/d）。ASCCVD 中危的患者（10 年 CCVD 风险在 5% ～ 10%），如男性＜ 50 岁或女性＜ 60 岁且合并至少一项其他主要 ASCCVD 危险因素，或男性＞ 50 岁，女性＞ 60 岁但未合并其他主要 ASCCVD 危险因素者，需要临床判断是否使用阿司匹林。30 岁以下或 80 岁以上人群缺乏阿司匹林一级预防获益的证据，须个体化评估。ASCCVD 低危的患者（10 年 CCVD 风险＜ 5%），如男性＜ 50 岁或女性＜ 60 岁且无其他主要 ASCCVD 危险因素者，不推荐使用阿司匹林一级预防，因为出血的潜在副反应可能抵消了其潜在益处。

（2）二级预防：二级预防应常规使用阿司匹林（75～150mg/d）。对阿司匹林禁忌或不耐受者建议使用氯吡格雷（75mg/d）替代治疗。在氯吡格雷基础上加用阿司匹林会增加出血风险，除非特殊情况（如缺血性卒中或 TIA 发病初期、ACS 及经皮冠状动脉介入治疗患者），否则不推荐常规联合使用。发生急性冠脉综合征后，双联抗血小板治疗 1 年是合理的。轻型缺血性卒中或 TIA 患者发病 24h 内，可启动阿司匹林和氯吡格雷双联抗血小板治疗 21d（氯吡格雷首日负荷量 300mg），随后氯吡格雷单药治疗（75mg/d），总疗程为 90d。此后，氯吡格雷、阿司匹林均可作为长期二级预防的一线用药。对于非心源性栓塞性缺血性卒中或 TIA 患者，推荐应用抗血小板药而非口服抗凝治疗来降低复发性卒中和其他心血管事件风险。对于在服用阿司匹林期间仍发生缺血性卒中的患者，尚无证据表明增大阿司匹林剂量能提供额外的益处，在此类患者中缺乏对单药治疗或联合治疗何者更优的证据。

二级预防中，根据 ASCCVD 危险度分层来决定是否使用阿司匹林。抗血小板治疗在 ASCCVD 二级预防中获益明确，因此在 ASCCVD 二级预防中，统一推荐用常规小剂量阿司匹林。由于没有高质量 RCT 证明血糖控制在 ASCCVD 一级预防中的确切效应，所以二级预防或 ASCCVD 极高危者中抗血小板治疗比控制血糖更重要。

对于无心血管疾病患者，《2016 年指南》并未对阿司匹林的一级预防作用做出明确建议。《2016 年指南》关于急性冠状动脉综合征（acute coronary syndrome，ACS）或药物洗脱支架（drug-eluting stent，DES）置入患者的抗血小板治疗方面的建议与《2016 年美国心脏病学会/美国心脏协会冠心病患者双联抗血小板治疗疗程指南更新》基本一致，但关于具体临床情形及缺血、出血的风险平衡评估方面不如后者详全。基于 PEAGSUS-TIMI54 试验和 DAPT 试验的结果，对于没有出血风险禁忌证的 ACS 患者，《2016 年指南》建议使用阿司匹林与 P2Y，抑制剂的双联抗血小板治疗时间为 12 个月（I，A），并在 12 个月后谨慎评估缺血与出血风险，方可考虑延长双联抗血小板治疗时间（Ⅱb，A）。对于高出血风险 DES 置入术后患者，《2016 年指南》建议可短期使用 P2Y，抑制剂 3～6 个月（Ⅱb，A）。此外，建议非心源性缺血性卒中或短暂性缺血发作患者，单用阿司匹林或氯吡格雷，或双嘧达莫联合阿司匹林治疗（I，A）。

5.血糖管理

（1）一级预防：对多数非妊娠成人糖化血红蛋白（HbA1c）控制目标是＜7%。年龄＜65 岁、糖尿病病程较短、预期寿命较长（＞15 年）且降糖治疗无明显低血糖及超重肥胖患者无体重增加等其他治疗副反应的患者，建议更严格的 HbA1c 目标（如＜6.5%）或许也是合理的。对于有严重低血糖病史或其他低血糖高危人群、预期寿命有限（＜5 年）、病程长（＞15 年）、有较多的伴发病、年老、独居，执行医嘱有困难及尽管实施了糖尿病自我管理教育（DSME）、适当的血糖检测或应用了包括胰岛素在内的多种有效剂量的降糖药物，而血糖仍难达标的患者，较宽松的 HbA1c 目标（如＜8.5%）或许是合理的，该类人群应该尽量避免低血糖。但宽松血糖管理应避免高血糖症状，不能增加感染和高血糖危象的风险。

初治患者降糖药使用原则：口服降糖药一般首选二甲双胍，应尽量避免低血糖，一般不应快速降糖；超重肥胖患者应尽量避免因降糖药致体重增加；胰岛素一般应为三线治疗药物，超重肥胖者胰岛素应作为四线或五线。HbA1c > 9% 可考虑二联使用口服降糖药。当 HbA1c > 10% 或空腹血糖 > 16.7mmol/L 或最高血糖 > 19.4mmol/L；或有明显糖尿病症状或消瘦，或酮症时均应考虑首选胰岛素，上述 3 条同时存在者应首选胰岛素。

已治患者胰岛素的使用指征：2 种口服降糖药不达标时可考虑加用胰岛素；超重肥胖患者 3 种或 4 种口服降糖药不达标时（请注意：本处未推荐 HbA1c 的切点，因为每位患者的靶目标可能差异较大，因此笼统推荐该人群启动胰岛素 HbA1c 的指征欠合理，不科学）可考虑加用胰岛素。

（2）二级预防：一般控制目标 HbA1c < 7.5%，宽松目标 HbA1c < 8.5%。有条件时可首选或加用钠 - 葡萄糖共转运体 2 抑制剂。

《指南》指出针对特殊人群应该有更加严格或宽松的血糖控制目标，在更严格控制血糖时应该尽量避免低血糖，而宽松血糖管理应避免高血糖症状，不能增加感染和高血糖危象的风险。《指南》也明确指出初治或已治患者使用胰岛素的指征。迄今为止，一些有关口服降糖药（OHA）与胰岛素的研究表明没有使用胰岛素在糖尿病 ASCCVD 或病死率或致残率方面优于 OHA 的可靠证据，相反胰岛素的使用会出现更多的低血糖、体重增加、使用不方便、需要更多血糖监测等问题。因此，强调必须严控胰岛素指征，合理使用胰岛素。

不能笼统说控制血糖对 ASCCVD 的影响，要进行 ASCCVD 预防分级，控制血糖对一级预防获益明确，但目前缺乏二级预防控制血糖获益的公认证据。但是，控制血糖有效降低 ASCCVD 一级预防、二级预防及极高危人群微血管病变是明确的。总之，应该对所有糖尿病患者进行合理的血糖控制，但应该重视低血糖，防止低血糖的发生，根据 ASCCVD 分级、不同目的或情况进行个性化控制高血糖。

6. 体重管理

（1）一级预防：建议患者保持健康体重，维持体质指数（BMI）在 18.5 ~ 23.0。超重及肥胖患者适当减重且长期维持，初级目标至少减重 3% ~ 5%。

（2）二级预防：减重对心血管危险因素有确切获益，然而减重对近期发生缺血性卒中或 TIA 的肥胖患者的益处并不明确。

肥胖受试者研究（SOS）接受常规治疗和减重手术的糖尿病肥胖患者 17 年的随访显示，与常规治疗相比，减重手术与糖尿病缓解率升高和体重减轻更多相关，同时减重手术亦与微血管和大血管病变风险显著降低相关。一项纳入 66 例糖尿病轻度肥胖患者（平均病程 12.5 年、BMI30 ~ 35、HbA1c 9.7%）的减重手术研究随访 6 年，结果显示即使是非严重肥胖患者，减重仍可以达到较高的糖尿病缓解率，同时降低了 10 年 CCVD 风险。

因此，一定幅度的体重下降且长时间的维持可能对超重肥胖糖尿病患者 ASCCVD 的预防很重要。

　　适量运动是心血管疾病防治中的最重要组成之一。《2016 年指南》建议 1 周之内不低于 150min 中等强度的有氧运动或每周不低于 75min 的高强度有氧运动或综合等价以上（I，A）。对于健康成年人，建议逐渐增加至每周 300min 的中等强度有氧运动或每周 150min 的高强度有氧运动或综合等价以上（I，A）。此外，适量运动也有助于控制肥胖。《2016 年指南》建议超重和肥胖人群达到健康体重（或争取减重）来降低血压、血脂异常和 2 型糖尿病风险，这样便可以改善整个心血管疾病风险谱（I，A）。

　　7. 睡眠呼吸监测

　　（1）一级预防：对肥胖患者应进行睡眠呼吸障碍的筛查，重度睡眠呼吸障碍者应接受持续气道正压通气治疗。

　　（2）二级预防：缺血性卒中和 TIA 人群应进行睡眠呼吸障碍的检测。缺血性卒中或 TIA 合并睡眠呼吸障碍的患者应接受持续气道正压通气治疗。

　　由于睡眠呼吸障碍与卒中风险有关，通过详细询问患者病史（包括问卷调查，如 Epworth 嗜睡量表和柏林问卷）、体格检查筛查睡眠呼吸暂停，必要时行多导睡眠图检查可能是合理的。通过治疗睡眠呼吸障碍来降低卒中风险可能是合理的。

　　对每位接诊的糖尿病患者，除非伴有急性并发症，应进行 ASCCVD 评估以确定属于一级预防或二级预防，以"个性化（personalization）"为总体指导原则，依据病情、患者的健康需求、医疗条件及经济条件等诸多因素，与患者充分讨论，达成共识，决定可行的、个性化的综合干预。

　　《2016 年指南》建议基层医疗的全科医生、护士及其他医疗保健人员都应共同参与心血管疾病高危患者的预防工作，包括对患者的教育、心脏康复计划的制订及随访的维持等，以减少死亡率和并发症的风险。在急性事件后，建议对院内心血管疾病患者进行疾病预防，包括生活方式改变、危险因素管理和药物优化。对急性冠状动脉事件或血管重建及心力衰竭住院患者，建议参与心脏康复训练；对稳定心血管疾病患者，建议治疗优化、增加依从性和危险因素管理的预防项目来减少疾病的复发。此外，医生、护士和治疗专家可采用电子提示、自动提示、联络性访问、随访等方法来提高患者采取心脏康复训练项目并且出院后尽早开始。

　　（五）心理调护

　　糖尿病是临床上的常见病，而且属于终身性疾病，需要接受长时间的治疗，而且在治疗的过程中要对饮食进行合理的控制，尤其是含糖量比较高的食物，这样会增加患者的失望和无助，使其产生抑郁、焦虑等不良心理情绪，以致对患者的治疗效果产生一定的影响。因此，在糖尿病患者临床药物治疗过程中，要为其提供系统性的心理护理。因为糖尿病病情容易反复，药物治疗效果不理想，极易导致患者失去治疗的信心，严重的时候还会导致部分患者产生轻生的念头，尤其是对于那些重症患者和老年患者而言，悲观心理对于治疗的影响非常严重，导致他们不愿意配合医院的相关治疗工作。此外，大部分糖尿病患者会出现不同程度的忧虑、恐惧心理，对自身疾病缺乏全面的认识，从而影响治疗工作的开展。因此，加强对糖尿病患者的心理护理尤为重要。

为了提高患者对于糖尿病的认识和了解，增强保健意识，可以按照要求按时服用药物，始终保持良好的心情进行疾病综合控制，要求医院在治疗期间对患者进行与疾病相关的知识的健康教育，使得患者能够学习掌握疾病干预常用的治疗方法及影响疾病康复的相关危险因素。可以在日常生活中保持健康的饮食、生活习惯，按时定量服药控制血糖；同时辅以心理治疗有助于疏解患者紧张、抑郁、焦虑等不良情绪，使得患者能够积极配合医生的各项治疗，提高血糖控制有效性。其中糖尿病教育疗法内容包括：结合糖尿病治疗方法、饮食及运动方法等知识，整理成册发放给患者，每周开设 3 次 2 型糖尿病治疗讲座，邀请专家学者对患者进行健康教育，告知患者正确合理的生活、运动、饮食习惯，指导患者日常治疗期间做好自我管理，有效预防多种糖尿病并发症发生。心理治疗内容包括：医生始终以热情和蔼的态度与每一位患者进行面对面交流，了解患者对于疾病治疗是否存在焦虑、恐惧等心理及情绪是否消极，结合面诊调查了解患者心理状态，采用运动、音乐、心理咨询、科室活动等方式及时疏导患者的心理问题和消极情绪，使患者逐渐形成积极乐观的心态，认识到不良心理、情绪对于糖尿病治疗的不良影响，从而对医生产生信赖，积极配合治疗。在本文的研究中即就有 55 例观察组患者采用上述治疗方法，取得了非常理想的疗效，所以糖尿病教育及心理疗法 2 种联合治疗方法值得在临床 2 型糖尿病预后干预中多加推广与应用。

糖尿病患者在诊断后，应接受糖尿病自我管理教育，掌握相关知识和技能，并且不断学习。糖尿病自我管理教育和支持应以患者为中心，尊重和响应患者的个人爱好、需求和价值观，以此指导临床决策。糖尿病自我管理教育是患者的必修教育课，该课程应包含延迟和预防 2 型糖尿病的内容，并注重个体化。糖尿病自我管理教育和支持可改善临床结局和减少花费。当提供糖尿病自我管理教育和支持时，健康教育提供者应该考虑治疗负担、患者自我管理的自我效能和社会与家庭支持的程度。医护工作者应在最佳时机为糖尿病患者提供尽可能全面的糖尿病自我管理教育。在规范化的专科糖尿病教育护士培养基础上，为患者提供糖尿病自我管理教育。

每位糖尿病患者一旦确诊即应接受糖尿病自我管理教育，教育的目标是使患者充分认识糖尿病并掌握糖尿病的自我管理能力。糖尿病自我管理教育的总体目标是支持决策制定、自我管理行为、问题解决和与医疗团队积极合作，最终改善临床结局、健康状况和生活质量。

糖尿病自我管理教育可以是集体教育，如大课堂式、小组式，也可以是个体教育。内容包括饮食、运动、血糖监测和自我管理能力的指导，小组式或个体化形式的针对性更强。糖尿病自我管理教育的方式包括集体教育、个体教育、个体和集体教育相结合、远程教育。

集体教育包括小组教育和大课堂教育。小组教育指糖尿病教育者针对多个患者的共同问题同时与他们沟通并给予指导，每次教育时间 1h 左右，患者人数 10 ～ 15 人为佳。大课堂教育指以课堂授课的形式由医学专家或糖尿病专业护士为患者讲解糖尿病相关知识，每次课时 1.5h 左右，患者人数在 50 ～ 200 人不等，主要面向对糖尿病缺乏认识的患者及糖尿病高危人群。

个体教育指糖尿病教育者与患者进行一对一的沟通和指导，适合一些需要重复练习的技巧学习，如自我注射胰岛素、自我血糖监测（SMBG）。在健康教育目标制定时重视患者的参与，在方案实施过程中，细化行为改变的目标，重视患者的回馈，以随时对方案做出调整。

远程教育可通过手机或互联网传播糖尿病自我管理健康教育相关资讯。

糖尿病教育的基本内容包括：①糖尿病的自然进程；②糖尿病的临床表现；③糖尿病的危害及如何防治急慢性并发症；④个体化的治疗目标；⑤个体化的生活方式干预措施和饮食计划；⑥规律运动和运动处方；⑦饮食、运动、口服药、胰岛素治疗及规范的胰岛素注射技术；⑧ SMBG 和尿糖监测（当血糖监测无法实施时），血糖测定结果的意义和应采取的干预措施；⑨ SMBG、尿糖监测和胰岛素注射等具体操作技巧；⑩口腔护理、足部护理、皮肤护理的具体技巧；⑪特殊情况应对措施（如疾病、低血糖、应激和手术）；⑫糖尿病妇女受孕必须做到有计划，并全程监护；⑬糖尿病患者的社会心理适应；⑭糖尿病自我管理的重要性。

三、糖尿病心脏病的康复治疗

（一）心脏康复的历史发展

心脏康复是指应用多种协同的、有目的的干预措施，改善患者生活质量，回归正常社会生活，并预防心血管事件的发生。研究表明，心脏康复在改善冠心病和心力衰竭患者生活质量、增加社会适应能力、降低再发心血管事件率和病死率等方面得到广泛认可。心脏康复已经从单纯鼓励患者体力活动逐步发展成为包括运动康复、教育引导、心理干预、营养咨询、药物治疗最优化和二级预防为一体的心血管疾病综合管理体系。欧洲心脏病学会、美国心脏协会等均将心脏康复列为心血管疾病治疗中最高级别 I 级推荐。

1. 世界心脏康复发展概况　国际心脏康复的历史可追溯到 20 世纪 50 年代，英美等国家最先突破急性心肌梗死患者须长期卧床的思想禁锢，鼓励患者进行早期活动，进行有指导的运动康复，以达到降低心肌梗死并发症、缩短住院时间的早期康复目标。20 世纪 80 年代以前，心脏康复的核心以运动训练为主，其目的主要在于恢复和提高患者心脏功能，减少卧床并发症和长期体力活动不足导致的体能下降，促使患者重返社会和工作岗位。20 世纪80年代以后，流行病学、病理学和病理生理学得到了长足发展，心血管疾病的发病机制和危险因素逐渐完善。血脂异常、高尿酸血症、高同型半胱氨酸血症、肥胖、吸烟、糖尿病、营养失衡、体力活动缺乏等危险因素的持续存在导致了包括动脉粥样硬化、心衰等心血管疾病的进行性发展，因此"二级预防"的概念被提出并很快获得重视，促进了心脏康复的发展。1993年，世界卫生组织将心脏康复治疗的目标总结为：通过对潜在病因良性、有效地干预，使心脏病患者尽可能拥有良好的身体、精神和社会生活状况，帮助患者通过自身的努力尽可能地保存或恢复在社会生活中的正常地位。

进入21世纪后，以运动为核心的综合康复成为专业协会和心脏病学家关注的焦点。越来越多的心血管专家和科研人员进行了心脏康复的临床实践，国际上每年发表的与心脏康复相关的临床研究论文在700篇左右。如今的心脏康复已逐渐演变为包含康复（恢复和提高患者的功能能力）和预防（预防疾病再发和死亡）双重含义的现代心脏康复。心脏康复涵盖心血管疾病的预防、基于训练的心脏运动康复、围手术期体能评定、预康复与术后康复等，较大程度地改善心血管疾病患者的预后和生命质量。

2. 中国心脏康复发展概况　我国的心脏康复起步于20世纪80年代，以北京、河北等心血管专家为核心的心脏康复团队开始冠心病心脏康复的宣传和临床实践为发轫，其后广东、湖南等地方医院开始设立心脏康复科，推动了心脏康复的发展。但是基于对运动诱发心血管疾病患者心脏事件的恐惧和疑虑，心脏康复的安全性遭到质疑，心脏康复并未得到国内心血管学术界和管理部门的足够重视。与此同时，中国心血管疾病介入诊疗技术的起步和较快发展得到专家学者、患者和国家有关部门的认可，但是心脏康复并没有跟上心脏介入治疗快速发展的步伐。这一阶段大多数医院陆续开展的心脏康复由于各种原因逐步消失，仅存北京、上海和广东等为数不多的几家医院保留了心脏康复的技术力量，且大多属于科研层面。从1993年起，北京大学第三医院心内科通过多中心研究带动国内多家医院开展冠心病康复的临床研究，并率先将心脏康复提升到学科发展的高度，心脏康复陆续得到心血管领域专家学者的关注和卫生部等相关部门的重视。尤其是心脏康复的心肺运动康复评估逐步开启了由心内科主导的心脏康复模式，心血管医生开始引领心脏康复的临床实践。在其后10多年中，南京、福建、上海、广东等地心血管科医生一直积极推动中国心脏康复事业的发展，并开始通过举办论坛和培训班来宣传和普及心脏康复的理念。

2013年中华医学会心血管病学分会、中国康复医学会心血管病专业委员会和中国老年学学会心脑血管病专业委员会联合发布了《冠心病康复与二级预防中国专家共识》，提出心脏康复"五大处方"的概念，包括运动处方、营养处方、心理处方、戒烟处方和药物处方。"五大处方"的提出是对国际预防与康复先进理念的学习借鉴，同时具有一定的特色创新，极大地推动了心脏康复在我国的普及和发展，具有里程碑式的意义。此后，多个心脏康复专家共识相继发表，心脏康复中心在各级医疗中心普遍建立和发展。随着心脏康复阶段划分愈加明了，心脏康复对象更加扩大、内容更加广泛、方法更加多样、理念更加完善。截至 2018 年，全国各地各种规模和形式的心脏康复中心已达 500 余家，心脏康复的临床和基础研究也明显增多。

我国心脏康复工作起步较晚，经过近几年的飞速发展，心脏康复的理念已经深入人心，但问题也日渐凸显。这些问题集中表现在心脏早期预防管理和临床治疗的发展不平衡；规范的心脏康复临床实践尚未完全开展；缺乏合适的心脏康复评估和治疗收费标准；由于医保政策范围的局限导致患者心脏康复的参与度较低等。另外，目前国内心脏康复的临床和科研数据多引自国外，缺少符合中国人体质的研究证据和参照标准，尤其是中医药在心脏康复过程中没有完全发挥其优势。这些问题在很大程度上制约了国内心脏康复的良性发展，难以更大程度上体现其医疗和社会价值。

（二）心脏康复评估

心脏康复评估的目的是了解患者的心功能状况，判断心脏康复治疗风险，协助制定个体化的康复治疗方案。康复评估是康复治疗的重要前提，贯穿于康复治疗的整个过程。康复过程中医护人员须根据患者康复的进展不断整合患者的康复资料，调整康复方案以提高康复疗效。

心脏康复评估一般包括康复前评估和出院前评估。康复前评估用以了解患者在康复过程中再次发生严重心血管事件的危险程度和危险分层，掌握总体健康状况和生活质量。出院前评估是评价患者何时适合出院，出院后的生活自理能力及能否进入相关社区保健服务，结合患者的需求对心脏专家、全科医生和（或）基层医疗保健人员联系，明确下一次随访的时间。心脏康复评估内容包括一般医学评估（包括采集病史、客观检查）、心肺功能风险评估及通过量表对日常生活活动、生命质量、精神心理状态、营养状态等进行评估。

1. 一般医学评估

（1）病史采集：通过问诊了解患者的心血管疾病病史和其他脏器病史，了解日常运动习惯；检查患者是否有限制运动的因素，是否规范使用二级预防药物，是否服用其他脏器疾病治疗药物。

（2）客观检查：通过测量患者的心率、血压以及血糖、血脂、肝功能、肾功能等了解患者治疗是否达标以及药物的副作用；通过量表评估患者的日常生活能力和生活质量。可选用 36 条目健康调查简表（the MOS item short from health survey，SF-36）、欧洲五维健康量表（European five-dimensional health scale，EQ-5D）、西雅图心绞痛问卷等。

2. 心肺运动试验评估　心肺运动试验（cardiopulmonary exercise test，CPET）是指在逐渐递增的运动负荷下，通过收集分析受试者呼出的气体，监测机体在运动状态下的摄氧量、二氧化碳排出量、心率、血压、心电图等数据综合评价心肺等器官系统的整体功能和储备能力。CPET 强调外呼吸和内呼吸（细胞呼吸）耦联，对外呼吸与细胞呼吸不同水平的功能状况进行全面的评价。CPET 受主观因素的影响较小，具有客观、定量、无创等特点，且监测敏感度较高，主要用于早期诊断和鉴别诊断以及心肺功能障碍的定量分级和指导运动康复治疗。CPET 是心脏康复的重要环节，是一种相对安全、方便、快捷的评估心肺功能水平和定量分级的综合和独特的诊断工具，在临床应用中非常广泛。CPET 首先要跟受试者介绍检查的目的、步骤、意义极有可能发生的危险，签署知情同意书，并查看受试者病史、症状、以往重要的心脏检查结果及其他临床资料，评估心肺运动试验的风险度；其次采用心电图、血压计进行肺容量、流速容量环、分钟最大通气量测定；最后佩戴合适的面罩，骑行于踏车上，开始心肺运动试验。试验包括静息、热身、运动、恢复、四个阶段，整个过程中严密观察患者的心电信息及气体代谢指标变化。CPET 适用于心血管疾病病情稳定的人群，许多严重疾病的急性期患者要避免这种测试，如急性心肌梗死、不稳定型心绞痛、急性心肌炎等都不适合做 CPET 试验。CPET 在测试前应与主诊医师多沟通，并听取医师意见，做好测试前准备工作。

3. 日常生活活动评估　日常生活能力的下降常会损害个体形象，影响患者与他人的联系，可能导致其自尊心、自信心降低，进而加重生活能力的丧失和疾病的进展，还可影响到整个家庭和社会。日常生活活动（activities of daily living，ADL）在康复医学中指日常生活活动能力，反映了人们在家庭（或医疗机构内）和在社区中最基本的能力，是康复医学中最基本和最重要的内容之一。日常生活活动包括基础性日常生活活动和工具性日常生活活动两部分。基础性日常生活活动是指维持人最基本的生存、生活所必需的必须每日反复进行的活动，通常包括自理活动如进食、梳妆、洗漱、洗澡、如厕、穿衣等；功能性活动如翻身、从床上坐起、转移、行走、驱动轮椅、上下楼梯等。工具性日常生活活动是指维持人独立生活所进行的活动，这些活动常需借助工具在家庭或社区环境中进行。这些工具多用于评价社区中患者活动能力状况，一般包括做饭、洗衣、服药、购物、理财、使用电话或交通工具、处理突发事件及在社区内的休闲活动等。ADL 评估更多适用于老年心血管疾病患者，目前主要评测工具包括 Barthel 指数、Katz 指数等。

4. 生命质量评估　生命质量评估包括综合健康、机体功能、认知功能、情感功能、角色功能、性功能、心理健康、自立能力、社会安康、精神信仰等，适用于所有心血管疾病患者的康复评估。临床中推荐选择一个普适量表和一个专用量表评估患者的生活质量。常用的普适量表包括 SF-36、世界卫生组织生活质量量表简表（WHOQOL-BREF），心血管病患者专用生活质量量表还可参用西雅图心绞痛量表。

5. 精神心理状态评估　流行病学调查显示，心血管科门诊患者焦虑发生率为 42.5%，抑郁发生率为 71%。心内科医生有必要了解基本的精神心理卫生常识，对存在焦虑、抑郁的患者给予心理疏导，必要时酌情予抗焦虑、抗抑郁药物治疗。临床上出现精神心理状态失常的心血管疾病患者可采用定式访谈、半定式访谈、焦虑抑郁量表评定等识别患者的精神心理问题。推荐心血管科采用《综合医院焦虑抑郁量表（HADS）》《广泛焦虑问卷 7 项（GAD-7）》《患者健康问卷 -9 项（PHQ-9）》。这 3 个自评量表在心血管科经过效度和信度检测有较好的阴性预测值，同时条目少，简单方便。需要澄清的是无论是量表还是筛查问题，都不是对患者的精神心理问题的明确诊断，只是说明患者可能存在精神心理障碍。临床医生应根据量表提供的抑郁焦虑严重程度给予缓解症状治疗，评估结果提示轻度患者可由心血管科医生对患者进行一些药物或非药物治疗，中度患者请双心医生或精神科会诊，重度患者转诊精神科。

6. 营养状态评估　循证医学研究表明，科学合理的膳食可以有效降低心血管病的风险。膳食中过多的能量摄入及饱和脂肪酸、反式脂肪酸、胆固醇、食盐摄入过多将增加心血管疾病的风险。营养状态与食物的摄入、消化与吸收功能及代谢等因素有关，可以作为心脏康复的标准之一。因此营养状态评估对于心脏康复具有重要意义。心血管疾病患者有必要进行营养状态评估以减少心血管疾病的危险因素。营养状态评估可通过问卷或问诊了解患者一日蔬菜、水果、肉蛋油盐的摄入量及家庭饮食习惯、外出就餐次数等，结合年龄、身高和体重进行综合判断。营养状态除了根据皮肤弹性、黏膜颜色、指甲、毛发的光泽、肌肉是否结实，以及肋间隙和锁骨上窝凹陷程度等判断以外，还需要进行某些身体指标测量。常用的测量指标包括身高、体重、体重指数、腰围或腰臀比、皮褶厚度等。临床上根据不同的营养状态常用正常、中度、重度 3 个等级来描述。

（三）中医心脏康复原则和方法

中医康复是中医临床医学的继续和发展，在临床疾病康复尤其是心脏康复中不可或缺。《尔雅》中称："康，安也"，"复，返也"，"康复"即恢复平安健康。中医康复学以中国哲学和中医药理论指导下最大限度改善和恢复患者心脏功能为目的，倡导"治未病"理念，强调整体观念，主张辨证康复，讲求内外相结合、身心相宜。随着学科的发展和社会的进步，中医康复始终立足功能康复为导向，逐渐形成了自己独特的优势。

1. 中医心脏康复原则

（1）心脏康复整体观：中医认为人体是由脏腑、经络、气血等相互联系的统一整体。整体观念体现在形体与精神一体、人与自然一体、人与社会一体，这些因素密切联系，相互影响。心脏的功能障碍常与人体其他部位甚至全身的脏腑功能状态有关，且心血管疾病多迁延日久，辗转多变。因此，在心脏康复过程中应从整体出发，同时重视精神情志、人与自然和社会的关系对疾病发生发展的影响，采取内治和外治相结合，药物和非药物并重的整体康复观念才能达到理想的康复目的。

（2）心脏康复辨证观：辨证论治是中医学思想的精髓，也是中医心脏康复的基本原则。心脏康复的中医辨证强调以康复对象为中心，以四诊合参为依据，分析病因病机和临床分型，来确定康复原则和康复方案。在整体观和辨证观指导下，心脏康复强调根据心血管疾病发展的证型演变辨析疾病的寒热虚实特性，因人、因时、因地、因病的不同综合运用多种康复疗法，以取得最佳心脏康复疗效。

（3）心脏康复"治未病"观：早在《内经》就有"圣人不治已病治未病"的记载。作为世界医学史上超前的预防医学思想，"治未病"理念贯穿心脏康复的临床实践的全过程，具有广大的群众基础和长远的康复意义。中医"治未病"主要包括未病先防、已病防变、瘥后防复等3个方面，强调预防的重要性。"治未病"理念与预防紧密结合，通过中医特色治疗如药膳食疗、导引气功、中药沐浴、调畅情志等调理人体的亚健康状态，减少或减小心血管疾病的危险因素。在心血管疾病难以完全治愈的现况下，充分发挥"治未病"的预防理念，运用中医在药物、运动、生活方式及情志调节方面的独特优势进行心脏康复，具有极其重要的临床价值。

（4）动静结合，内外相宜：《内经》云："静则生阴，动则生阳。阳虚动之，阴虚静之。"中医自古就运用动静结合、身心共调的思想指导临床康复。在形体康复运动中当身动心静、外动内静以舒活筋骨、畅通气血、调和脏腑、宁神养心。导引功法如太极拳、八段锦等皆强调动静结合、刚柔相济、身心共调，是中医心脏康复的有效方法。但康复过程中当做到动静有度、不可偏废，否则过犹不及。内外相宜体现在中药内服和外治相结合，药物和非药物相结合，医疗与自疗相结合，是中医"杂合以治"的集中体现。尤其是心血管疾病多迁延日久、病机复杂，单一疗法多难有明显疗效，因此在心脏康复过程中主张根据不同病情和病情变化采用内外相宜、综合治疗的原则。

（5）形神协调，天人合一：中医认为神是生命活动的主宰。在中医康复中，不仅注重身体功能的恢复，而且重视精神的调养。中医在运用针药、导引等方法进行心脏康复时，配合音乐、书法等调养情志的康复疗法以养心安神。人与天地为统一本源，自然界的变化可以影响人体功能的变化，人体也可利用自然的变化来调节体内阴阳的平衡。中医康复的一大特点是广泛利用自然环境和自然物质，如阳光、空气、高山、温泉等作为康复治疗手段。《灵枢·本神》中云："天之在我者德也，地之在我者气也，德流气搏而生者也。"要保持旺盛的生命力就要亲近自然，开阔胸襟，涵养德行，寡念少欲，方能悟道生慧、天人合一而终其天年。

2. 中医心脏康复方法　在中医学漫长的发展过程中，历代医家创造了丰富多彩的养生康复方法，其中包括大量的药物疗法和非药物疗法。中医心脏康复方法可分为药物治疗、膳食营养、精神调摄、形体运动、戒烟及中医外治疗法等，是心脏康复的重要组成部分。这些疗法加减灵活，方式多样，疗效确切且独具特色。

（1）药物治疗：心脏药物治疗的目的是改善预后和减轻症状，是心血管疾病治疗和心脏康复的基础。《心血管疾病临床用药指南》中指出，心血管康复二级预防药物包括抗血小板药物、β受体阻滞剂、ACEI/ARB药物及他汀类药物，能够延缓心室重构，符合长期的治疗目标改善预后；利尿剂、血管扩张剂、正性肌力药等能够改善血流动力学，起到即时治疗效果。

中医药在心血管疾病的康复治疗中，以培本固元，扶正祛邪，调畅气血，燮理阴阳为原则，积累了丰富的临床经验。现代药理学研究也表明，中医药复方及其有效成分具有抗氧化、抗炎、抗血栓、抗动脉粥样硬化、改善内皮功能、保护心肌细胞、舒张血管功能、促进血管形成、降血糖、正性肌力等多种药理作用，可以通过多靶点、多途径干预心血管疾病的病理过程，改善临床症状，减少心血管事件的发生，可作为心血管疾病一级、二级预防的补充替代方法。因此，在心脏康复过程中我们应该在合理使用有循证医学证据的二级预防药物的情况下，充分发挥中医药在心脏康复中个体化的优势进行辨证论治。

1）冠心病心绞痛：属中医"心痛""胸痹"等范畴，主要病机是本虚标实，本虚是气血阴阳亏虚，标实是痰浊、寒凝、瘀血阻滞。辨证分型论治如下：①心血瘀阻证临床表现为胸痛以固定性疼痛为特点，症见面色紫黯，肢体麻木，口唇黯红或紫黯，舌质黯红或紫黯，舌体有瘀点瘀斑，舌下静脉紫黯，脉涩或结代。治以活血化瘀、通络止痛，方选冠心2号方。中成药可选用精制冠心片、复方龙血竭胶囊、地奥心血康软胶囊、冠心舒通胶囊等。②气滞血瘀证临床表现为胸痛以胸闷胀痛，多因情志不遂诱发为特点，症见善太息，脘腹两胁胀闷，得嗳气或矢气则舒，舌紫或黯红，脉弦。治以行气活血、通络止痛，方选血府逐瘀汤加减。中成药可选用血府逐瘀胶囊、冠心丹参滴丸、心可舒片、乐脉丸、银丹心脑通软胶囊。③痰浊闭阻证临床表现为胸痛以胸闷痛为特点，症见痰多体胖，头晕多寐，身体困重，大便黏腻不爽，舌苔厚腻，脉滑。治以通阳泄浊、豁痰开结，方选瓜蒌薤白半夏汤。④寒凝心脉证多表现为胸痛以卒然心痛如绞，感寒痛甚为特点，症见形寒肢冷，冷汗自出，面色苍白，心悸气短，苔薄白，脉沉紧。治以温经散寒、活血通痹，方选宽胸丸加减。中成药可选用冠心苏合丸。⑤气虚血瘀证临床表现为胸痛以胸痛胸闷、劳则诱发为特点，症见气短乏力，身倦懒言，心悸自汗，面色淡白或晦暗，舌胖淡黯，脉沉涩。治以益气活血、补虚止痛，方选八珍汤加减或双和散加减。中成药可选用通心络胶囊、养心氏片、正心泰片、脑心通胶囊。⑥气阴两虚证临床表现为胸痛以胸闷隐痛、遇劳则甚为特点，症见气短口干，心悸倦怠，眩晕失眠，自汗盗汗，舌胖嫩红少津，脉细弱无力。治以益气养阴、活血通络，方选生脉散加味。中成药可选用参松养心胶囊、益心舒丸。⑦心肾阴虚证临床表现为胸痛以疼痛时作时止为特点，症见腰膝酸软，心悸失眠，五心烦热，口燥咽干，潮热盗汗，舌红少苔，脉细数。治以滋阴清热、养心安神，方选左归饮加减。中成药可选用心元胶囊。⑧心肾阳虚证临床表现为胸痛以胸闷痛，遇寒加重为特点，症见畏寒肢冷，心悸怔忡，自汗神倦，面色㿠白，便溏，肢体水肿，舌淡胖，苔白，脉沉迟。治以补益阳气、温振心阳，方选参附汤合右归饮加减。

2）慢性心力衰竭：基本中医证候特征为本虚标实、虚实夹杂。本虚以气虚为主，常兼有阴虚、阳虚；标实以血瘀为主，常兼痰、饮等，每因外感、劳累等加重。本虚是心衰的基本要素，决定了心衰的发展趋势；标实是心衰的变动因素，影响心衰的病情变化，本虚和标实的消长决定了心衰的证候发展演变。心衰中医基本证候特征可用气虚血瘀统驭，在此基础上可有阴虚、阳虚的转化，常兼见痰、饮。辨证分型论治如下：①气虚血瘀或兼痰饮证临床表现为气短/喘息，乏力，心悸，倦怠懒言，活动易劳累，自汗，语声低微，面色/口唇紫黯，咳嗽/咯痰，胸满/腹胀，面浮/肢肿，小便不利，舌质紫黯，舌苔润滑，或腻，脉沉、细或虚无力。当益气活血，或兼以化痰利水，以保元汤合血府逐瘀汤加减。②气阴两虚血瘀或兼痰饮证临床表现为气短/喘息，乏力，心悸，口渴/咽干，自汗/盗汗，手足心热，面色/口唇紫黯，咳嗽/咯痰，胸满/腹胀，面浮/肢肿，小便不利，舌质黯红或紫黯，舌体瘦，少苔或无苔或剥苔或有裂纹或腻，脉细数无力或结代，或有滑脉。用生脉散合血府逐瘀汤加减以益气养阴活血，或兼以化痰利水。③阳气亏虚血瘀或兼痰饮证临床表现为气短/喘息，乏力，心悸，怕冷/喜温，胃脘/腹/腰/肢体冷感，冷汗，面色/口唇紫黯。舌质紫黯（或有瘀斑、瘀点或舌下脉络迂曲青紫），舌体胖大，或有齿痕，脉细、沉、迟无力。治疗当益气温阳活血，或兼以化痰利水，代表方剂可选用真武汤合血府逐瘀汤加减。在把握以上用药原则的基础上，可酌情辨证加用中成药或中药静脉制剂。中成药的选择上，偏气虚者可应用芪参益气滴丸，或麝香保心丸，或脑心通胶囊，或通心络胶囊等，气阴两虚者可选用补益强心片，或生脉胶囊等，阳气亏虚者可选用芪苈强心胶囊，或参附强心丸、心宝丸等，血瘀明显者可加用血府逐瘀胶囊等。静脉制剂多用于失代偿的急性加重期患者，偏气虚或阴虚者给予生脉注射液/参麦注射液等，偏阳虚者给予参附注射液，兼血瘀者可给予丹红注射液等。

3）心律失常：属于祖国医学"心悸""怔忡"等范畴。心律失常的病位在心，但与其他脏器可互为影响，主要涉及肝、脾、肾，亦可因他脏疾病而及心，本病发病常与体质虚弱，情志刺激，外邪入侵，饮食失节等因素有关。辨证分型论治如下：①证属水饮凌心，心神不宁者多表现为心慌气短，喘促不能平卧，或见咳嗽，咯吐清稀痰涎，尿少水肿，舌质淡苔白滑，脉沉细，当振奋心阳，化气利水，用苓桂术甘汤合真武汤加减；②气阴两虚，心神失养证一般表现为自觉心动悸不宁，气短，神疲体倦乏力，眩晕，心烦，少寐多梦，自汗盗汗，口干，胸闷或有心痛，舌红少苔，脉细无力而促或结代，当益气养阴，宁心安神，用生脉散合炙甘草汤加减，中成药可选用生脉散和天王补心丹；③心阳亏虚，心神失养证见心悸不宁，心胸憋闷，神疲气短，畏寒肢冷，面色㿠白，或口唇紫黯，或下肢浮肿，或有心痛，舌质淡，苔白滑，脉弱而促，或结或代，用温补心阳，安神定悸法，方以桂枝甘草龙骨牡蛎汤加味；④气滞血瘀，心脉瘀阻证者，临床多见心悸，胸闷，或有心痛如刺，情志不遂易诱发或加重，舌黯或有瘀点，脉弦涩中有结代，当理气化瘀，宁心安神，用桃仁红花煎加减；⑤痰热内扰，心神不宁证可见心悸呕恶，口苦尿赤，烦躁不宁，痰多气短，舌黯红，苔黄腻，脉滑而促，应清心化痰，宁心安神，方以黄连温胆汤加减；⑥心脾两虚，心神失养证者可见心悸气短，神疲乏力，头晕健忘，腹胀纳呆，食少便溏，面色淡白或萎黄，舌淡嫩苔薄白，脉细弱或结代，当益气健脾，补血养心归脾汤加减；⑦肝肾阴虚，心神失养证见心悸不宁，胸胁隐痛，心烦少寐，头晕耳鸣，手足心热，腰酸，舌质黯红，脉细或沉细，应滋补肝肾，养心安神，用六味地黄丸和酸枣仁汤加减。

4）高血压：属"头痛""眩晕"等范畴，多为肝阳上亢，肾精不足所致，当以滋阴育阳、补肾益精为治疗大法。辨证分型论治如下：①证属肝阳上亢者临床表现为头晕胀痛，头晕目眩，烦躁易怒，夜眠不宁，或兼胁痛，面赤口苦。舌红，苔薄黄，脉弦有力。用天麻钩藤饮加减以平肝潜阳。②瘀血内阻证则出现头晕头痛如刺，痛有定处，胸闷或痛，心悸怔忡，两胁刺痛，四肢疼痛或麻木，夜间尤甚，舌质紫或有瘀斑，脉细涩或细结，用通窍活血汤以活血化瘀。③临床出现头痛而重，眩晕，胸闷，恶心，食少，多寐，身重困倦，肢体麻木，舌苔白腻，脉濡滑属痰湿内阻证，当化痰祛湿，方以半夏白术天麻汤加减。④肝肾阴虚证会出现头部隐痛，目眩耳鸣，五心烦热，腰腿酸软。舌红少苔，脉细或细数当滋养肝肾，方以大补元煎加减。⑤阴阳两虚者出现眩晕，健忘，消瘦，口干，五心烦热，神疲乏力，少气懒言，或夜尿频作，腰腿酸软。舌质淡红，苔薄，脉细无力，应施以金匮肾气丸加味以调补阴阳。

5）PCI 术后：在中医学中仍属"胸痹""心悸"等范畴，但其辨证分型有其特殊性，治疗方面也有其明显优势。辨证分型论治如下：①气阴两虚证临床表现为胸闷隐痛，时作时止，心悸心烦，气短乏力，倦怠懒言，面色少华，头晕目眩，遇劳则甚，自汗盗汗，手足心热，口干少津，舌质红，苔少，脉细弱，或结代，用生脉散合人参养营汤加减，益气养阴，活血通络；②气虚血瘀证临床表现为胸闷气短，心胸阵阵刺痛或绞痛，痛有定处，活动后加重，心悸自汗，倦怠乏力，或有头晕目眩，舌质淡紫或有瘀斑，苔薄白，脉细涩，宜用补阳还五汤合桂枝黄芪五物汤加减以补气活血通络；③气滞血瘀证表现为心胸满闷，隐痛阵阵，痛无定处，时欲太息，遇情志不畅则诱发或加重，或兼有脘腹胀闷，得嗳气或矢气则舒，苔薄或薄腻，脉弦，用柴胡疏肝散合丹参饮加味，行气止痛，活血通脉；④痰浊壅阻者临床证见胸闷如窒而痛，或痛引肩背，心胸作痛，心悸，倦怠乏力，气短喘促，肢体沉重，或咳嗽吐痰，或时有胸闷刺痛、灼痛，体胖，舌质淡，或紫黯，苔厚腻，脉滑，用栝蒌薤白半夏汤味以通阳泄浊，豁痰开结；⑤阴寒凝滞证多出现猝然心痛如绞，时急时缓，感寒痛甚，胸闷气短，心悸，重则喘息，不能平卧，面色苍白，四肢厥冷，或心痛彻背，背痛彻心，舌质淡，苔白，脉沉细方以栝蒌薤白白酒汤合乌头赤石脂丸加减以辛温通阳，开痹散寒；⑥痰瘀互结证临床症状为胸闷、胸痛，疼痛固定不移，心悸，倦怠乏力，肢体沉重，或咳嗽吐痰，或因恼怒而心胸痛加重，舌质黯红或有瘀斑，苔厚腻，脉弦滑，以当二陈汤合血府逐瘀汤加减化裁以化痰散结，活血通络；⑦心肾阴虚证可见胸闷痛或灼痛，心悸心烦，盗汗不寐，手足心热，耳鸣，腰膝酸软，或头晕目眩，舌质红绛，或有瘀斑，苔少，脉细数，宜用天王补心丹合六味地黄丸以补养心肾之阴。临床 PCI 术后的症候表现比较复杂，以上 2 种或 3 种证型常同时出现，因此我们在辨证用药时要灵活处理，不可拘泥。

（2）膳食营养：膳食营养是影响心血管病的主要因素之一。膳食结构过于单一或能量摄入不均衡等都会增加心血管病发生的风险。科学合理的膳食可以有效降低心血管疾病风险，是心血管疾病一级、二级预防和康复的手段，且经济、简单、有效。心血管疾病膳食营养的总原则是在平衡膳食基础上控制总能量的摄入，尽量保持理想体重或使体重趋向理想状态。现代医学需要结合病人具体情况制定相应的饮食处方。通过了解病人饮食习惯，纠正不良饮食方式，结合身高、体重计算出每日摄取食物热量，以合理搭配为原则，保证食物摄入多样、粗细搭配合理，能量出入均衡。除营养膳食外，针对不同疾病的特点，还要配合其他康复方法。例如，高血压病在注意膳食营养的同时还应注意坚持中等强度有氧运动，严格控制钠盐，适当增加钾摄入量，限制饮酒等。

中医临床施膳是在中医药传统理论和辨证施膳指导下，根据中医的四气五味、升降浮沉、归经归脏等理论对食物进行分类，结合患者的证候和体质的不同，将药疗和食疗有机结合，设计合理的膳食营养方案，以达到药食同疗的目的。同时中医讲究药食同源，加上中国发达的饮食文化，施膳方式有菜肴药膳、面点药膳、药粥、药茶、药酒、膏滋等多种形式，是最具发展潜力的康复手段。辨证施膳重在辨患者当前病证，其优势在于对具有复杂病机的心血管疾病患者可以从辨析证型入手，灵活加减变化膳食处方，整体调节身体机能。心血管疾病的常见证型及膳食处方如下。

1）肝阳上亢证：高血压患者多见此型，平肝类的食物包括菊花、芹菜、番茄、绿茶等。可选用：①菊花粥（《老老恒言》）：熬粥时调入适量菊花末，可作早晚餐食用，为高血压患者特别是老年高血压患者经常服用的主食；②芹菜粥（《本草纲目》）：常用治疗高血压及冠心病等血清胆固醇过高等，尤宜于高血压病肝阳化风而见失眠、四肢抽搐者；③三七花茶（《云南中草药选》）、西红柿汁（《疑难病的食疗》）、苹果汁（《疑难病的食疗》）对高血压病的防治皆有一定作用。另外阴虚阳亢患者，可食双耳粥（《药粥治百病》白木耳、黑木耳、粳米，冰糖适量）、黄瓜粥（《中国药粥谱》黄瓜、糯米，蜂蜜适量）以平肝降压兼滋补肝肾。

2）寒凝心脉证：冠心病患者多见此型，温中散寒类食物包括辣椒、胡椒、花椒、八角茴香、小茴香、丁香、干姜、蒜、葱、韭菜、刀豆、桂花、羊肉、鸡肉。可选用：①艾叶茶（《中医良药良方》）为艾叶煎汤温饮，适用于寒凝心脉、气血瘀阻的猝然胸痛；②薤白粥（《养生粥谱》）适量薤白、香菜、葱白煮粥，早晚餐温热服用，对冠心病引起的胸闷、胸痛有一定疗效；③葡萄酒（《科学饮食强身大全》）具有温阳、活血、通经、活络的作用，每次20mL，每日2次，可预防心肌梗死；④苏合香酒（《广济方》）将苏合香丸与米酒同煮，至融化药丸饮服；⑤艾叶鸡蛋（《中医饮食疗法》）为鲜嫩艾叶与鸡蛋花同炒，并放香油、葱、姜、蒜丝略炒以增色味。艾叶鸡蛋不仅可用于寒凝血脉的心痛诸症，还可用于经寒不调、宫冷不孕、崩漏带下等妇科疾患。

3）痰浊中阻证：本证型可见于多种心血管疾病，健脾化湿类的食物包括薏苡仁、蚕豆、香椿、大头菜等，温化寒痰类的食物包括洋葱、杏子、芥子、生姜、佛手、香橼、桂花、橘皮等。可选用：①橘皮茶（《疑难病的食疗》）即橘皮加茶叶泡服频饮，可降压、开胃、化痰助消化。但浓茶会使心跳加快，血压升高，故茶叶少量即可；②陈皮蒸鲫鱼（《常见疾病的食疗》）是将橘皮丝、玉兰片及其他佐料随鱼共蒸，能理气化痰、健脾补虚，还能活血散瘀、营养心肌，适用于脾虚痰壅、瘀血阻滞的心肌梗死患者；③桑皮粥（《粥谱》）或葶苈酒（《圣济总录》），以泻肺利水、止咳平喘，适用于痰浊阻肺的心衰患者；④洋葱炒肉片（《疾病饮食疗法》）借洋葱辛散之力，行气化痰，可用于高血压病、高脂血症、冠心病患者。

4）气滞血瘀证：本型多见于冠心病或风心病患者。行气类食物包括香橼、橙子、柑皮、佛手、柑、荞麦、高粱米、刀豆、菠菜、白萝卜、韭菜、茴香、大蒜等；活血类食物包括桃仁、油菜、慈姑、茄子、山楂、酒、醋、蚯蚓等。可选用：①菊花山楂茶（《疾病饮食疗法》）为菊花、山楂、茶叶等适量共入杯，沸水泡沏。本茶气味芳香可口，可作为高血压、高血脂、冠心病患者瘀血阻络型患者常用茶饮。龙井茶、丹参茶、山楂益母茶亦有相同功效。②桃仁粥（《食医心镜》）因桃仁具有抗血液聚集、预防血栓形成之功，可作为心梗患者的食疗处方。与之相类，柠檬汁可亦可防止心梗和脑血栓形成，银杏叶面条可作为心梗患者的主食。③生鸡蛋酒出自《普济方》，可补人体之虚，行血中之瘀，适合风心病患者。④醋茶（《本草纲目》）为茶叶加入米醋调服，能清火解郁止痛，适用于风心病患者心痛较甚，且上焦火热症状明显者。

5）气血两虚/心脾两虚证：补气类食物包括粳米、糯米、小米、黄米、大麦、山药、莜麦、籼米、马铃薯、大枣、胡萝卜、香菇、豆腐、鸡肉等；补血类食物包括桑葚、荔枝、松子、黑木耳、菠菜、胡萝卜、猪肉、羊肉、牛肝等。可选用：①人参红枣粥（经验方）为人参3克，红枣6枚煮粥。人参益气降压、大枣养血调脂，二者功能相得益彰，适于高血压气血亏虚型患者。②黄芪当归蒸鸡（《食物疗法精粹》）可补气养血，对高血压患者尤宜。③人参茶或参叶茶（生硒参、西洋参等）（《中华临床药膳治疗学》）具有补益心脾、强心健身之效，对病程一般较长，身体较弱患者，如风心病患者心脾两虚证尤宜。④桂圆莲子粥（《中国药膳大观》）适合于心血亏，脾气虚弱的患者，可见到心悸、怔忡、健忘、少气、面黄肌瘦，大便溏软等症状。⑤人参养肉羹（《中医饮食疗法》）营养丰富，大补元气及精血，适合于冠心病心绞痛患者的辅助治疗。

6）气阴两虚/肝肾阴虚证：本型多见于高血压、心律失常、冠心病及支架植入术后的患者。滋阴类食物包括银耳、黑木耳、大白菜、梨、葡萄、桑葚、牛奶、鸡蛋黄、甲鱼、乌贼鱼、猪皮等；补肝肾食物如山药、香菇、虫草、枸杞、黑豆、芝麻等。可选用①草菇瘦肉汤、丝瓜豆腐瘦肉汤（《疾病饮食疗法》）以清补，猪瘦肉属于高蛋白低脂食品，易于消化，配合草菇或丝瓜，补虚尤著，对高血压病气阴两虚者尤宜；②桑葚蛋糕（《现代营养知识全书》）可作为点心服用，用于肝肾阴虚的冠心病心绞痛患者；③首乌牛膝茶（《中医良药良方》）能补肝益肾，滋阴养血，活血养心，用治冠心病心绞痛，但大便溏泄及有湿痰者慎用；④枸杞麦冬茶（《茶的药用便方》）包括枸杞、麦冬、牛膝、青茶，能滋补肝肾、清心除烦，养阴润肺，对心梗后患者有良好的滋补作用；⑤山萸肉粥（《粥谱》）适合于老年冠心病肾虚患者，每易出现腰膝酸软、头晕耳鸣，配合枸杞煮粥食用效果最佳。

7）心阳不振/脾肾阳虚证：本型多见于冠心病、心衰、心律失常等多种心脏疾患；助阳类食物包含核桃仁、豇豆、韭菜、丁香、刀豆、羊肉、狗肉、鹿肉、鸽蛋、鳝鱼、海虾、淡菜等。可选用：①红姜茶（《百病饮食自疗》）为红花、干姜，代茶频饮，适用于冠心病心绞痛患者偏于脾阳虚者；②茶树米酒煎（验方）为茶树根与米酒共煎，可睡前温服，能活血、温阳安神，用于心律失常之心阳不振者；③猪腰粳米粥（《中国分科食疗大全》）可补益心肾，镇惊安神，适用于心阳虚更甚以至水饮凌心者；④干姜茯苓粥（《谷类治百病》）为干姜与薏米共煮粥，熟时加入茯苓粉及红糖，可温中阳，利水湿，消水肿，适用阳虚水肿的患者服食；⑤人参胡桃饮（《家庭药膳与疾病食疗》）用人参3g、核桃肉3片共煮，烧开后去渣取汁，对高血压、冠状动脉硬化、心绞痛、心肌梗死、心力衰竭等病皆有一定的防治作用。

（3）精神调摄：临床医学和流行病学研究显示，心血管疾病患者常存在精神心理问题，"双心医学"也应运而生。心藏神，主血脉，神乃精神、情志活动之体现，心之病变亦可通过神反映出来。在心血管疾病的康复治疗过程中，心神宜静，七情宜和，当戒嗔怒、远抑郁，使脏气调和，气血流畅。中医学历来重视七情过极或不及而致病的致病因素，并创立了多种情志调摄方法。中医情志疗法具有鲜明的民族传统文化特色，反映了古代医家独特的思维和辨治观念，是经典理论和临证经验的完美结合。总的来说可以分为以下4种疗法：

1）情志相胜法：情志相胜法是利用中医五行生克的理论，有意识地采用另一种情志活动去控制或调节因某种刺激而引起的疾病，从而达到治愈疾病的目的。吴师机《理瀹骈文》中称："情欲之感，非药能愈，七情之病，当以情治。"《素问·阴阳应象大论》中指出："怒伤肝，悲胜怒"；"喜伤心，恐胜喜"；"思伤脾，怒胜思"等。具体来说就是利用五脏与五志、五音、五指、五色等对应及生克关系来调整情绪。例如，调指法可以通过开指或闭指的方法用不同的手诀影响人的情绪，发音法通过五音生克调剂情绪，同类的还有造象法和添色法等。

2）移情易性法：《临症指南医案》中说："情志之郁，由于隐性曲意不伸……盖郁证全在病者能移情易性。"移情易性目的是分散病人对疾病的注意力，把注意力转移到其他地方，或者改变其周围环境，避开不良刺激使其从某种情感转移到另外的人或事上，或者通过谈心、学习使其改变情操。具体方法则因人因病而宜，分别采用不同的方法。例如，用唱歌、书法、绘画等改善患者不良情绪，使之心情平和，缓解压力，促进疾病恢复。

3）顺情从欲法：《素问·移精变气论》指出："系之病者，数问其情，以从其意。"在人类社会中，衣食住行等是必要的生活物质需求，而这些必要的生活物质愿望得不到满足导致精神情志的改变。《丹溪心法》中称："传云：饮食男女，人之大欲存焉，所关甚大，饮食之欲，于身尤切。"在治疗中仅靠说服开导则达不到理想的治疗效果，还需得到必要的社会支持。当前物质生活的丰富为顺情从欲创造了可行性条件。例如，天灾人祸造成情志失常，集体的关怀，社会的救济等，即为顺情从欲的体现。

4）语言诱导法：《素问·移精变气论》中言："闭户塞牖，系之病者，数问其情，以从其意，得神者昌，失神者亡。"提醒医生治病首先要详细询问病情并劝说开导，取得病人的信任，使病人吐露真情、倾诉痛苦，有利于病情的恢复。如若能调治其神，使患者面色光华、脉息平和、神气旺盛则预后良好。否则，患者一旦对治愈疾病缺乏信心，则预后不良，不利于疾病康复。

（4）形体运动：中医认为，适当的运动可以疏通气血，畅达经络，调和脏腑，强身健骨，益寿延年。国内外多项临床研究证实，心脏运动康复能改善心功能和血流动力学，降低各种心血管不良事件，提高心脏病患者的生活质量。中医形体运动中的传统功法如太极拳、八段锦等讲求练力重气、形神合一、动静结合、内外兼修，且简单易学、安全性高，是理想的心脏康复的形体运动方式。

1）太极拳：太极拳本质是练气，为松静柔和的内功拳，有利于经络畅通、气血充盈。太极拳运动中身体的扭转和四肢的屈伸等可对全身经络的穴位进行按摩刺激，促进人体经气的感应传导以改善脏腑功能。习练太极拳要求心境平和自然，达到无念的沉静状态，做到心中一物无着方能功效显著。临床研究发现长期习练太极拳能有效降低心率，增加每搏输出量，提高心肺功能，减缓心室重构和心脏衰竭进程。

推荐方案：24式太极拳整套练习，习练时间应根据个人身体条件而定。练习时要求以意领气，以气导行，动作连贯，使气运于周身而循环不息。同时注意呼吸深长，柔和自然，且气沉丹田，心无杂念。通过这种忘我的修炼，使原来活跃的病理灶得到抑制，使平时焦虑烦躁的意识得到放松，使人体固有机能系统达到状态，达到涵养性情，强身防病的目的。心梗恢复期患者可选练简化太极拳如云手、搂膝拗步、野马分鬃、倒卷肱等单式，随后根据体力情况逐渐增加。

2）八段锦：八段锦最早见于北宋洪迈《夷志坚》，后经历代不断完善扩充，形成了较完整的动作套路，由清光绪皇帝命名为"八段锦"而流传至今。八段锦以调身为主，侧重于肢体运动与呼吸相配合。八段锦每节动作的设计，都是针对一定的脏腑或病证的保健与治疗需要，习练时动作宜柔、宜缓，呼吸要宜匀、宜长。其中伸展、前俯、后仰、摇摆等动作分别作用于人体的三焦、心肺、脾胃、腰肾等器官或部位，是辨证施功的基本功法之一。

推荐方案：①"两手托天理三焦"能整体调节脏腑功能，尤其是对心肺和脾胃功能的调理作用显著。习练时应注意吸气时两手上托，重复伸展机体，增大肋间肌、膈肌的运动幅度，扩大胸腔和腹腔容积，可升举气机、调理三焦；呼气时两手分开从体侧徐徐落下，有利于气机的下降。一升一降，使气机运动平衡，对脊柱和腰背肌群亦有较好调节作用，有助于矫正两肩内收和圆背、驼背等不良姿势。②"左右开弓似射雕"可扩展胸部，作用于上焦。吸气时双手似开弓状，左右尽力拉开，加大胸廓横径，纳清入里；呼气时，双手向胸前合拢，挤压胸廓，帮助吐浊出外。吐纳之间，两肺的舒张、收缩，可直接按摩、挤压心脏，增强心肺功能。③"五劳七伤往后瞧"，该动作可使整个脊柱尽量旋转扭曲，可增强颈项腰背部肌肉力量和改善脊柱活动功能，消除大脑疲劳，用于防治脊柱病、高血压、动脉粥样硬化。④"摇头摆尾去心火"为全身性动作，摇头摆尾、拧转腰胯、牵动周身，可清心泻火、宁心安神，对心火亢盛所致的心烦、失眠、多梦有一定的防治作用。

3）易筋经：易筋经相传为天台紫凝道人所创，是我国民间流传已久的健身方法。顾名思义，易筋经能改筋变骨，疏经通脉，养气凝神，延年益寿。易筋经内功运动量较大，动作难度亦较高，适用于体力较好的青壮年或慢性病患者；外功主要运动指掌及上肢，通过上肢运动而运气壮力、活血舒筋，适用于各年龄层的健康人及慢性病患者。

推荐方案：①"韦陀献杵第一式"是易筋经的基本动作，可平心静气、安神定志、排除杂念、消除焦虑，对神经衰弱、心烦失眠、精神疲劳有一定疗效。②第二式"横担降魔杵"主要作用是宽胸理气、疏通经络、平衡阴阳、改善心肺功能，对防治肺气肿、肺心病、共济失调等有一定效果。③第六式"出爪亮翅式"疏肝理气、调畅气机、培补肾气、增强肺气，促进气血运行。对肺气肿、肺心病有一定疗效。④第十二式"掉尾摇头式"：本式为结束动作，能通调十二经脉、奇经八脉、舒通气血、疏通经络、强筋健骨，增强手臂及腰以下的力量和柔韧性。

4）少林内功：少林内功的内容十分丰富，共有43个锻炼动作，广泛适用于内科的虚劳杂病。与一般的呼吸吐纳或冥想静坐为主的气功功法不同，少林内功是以持续地进行等长性肌肉收缩，以"呼吸自然、以气导力"，"练气不见气、以力带气、气贯四肢"为练功准则，属气功中"动功"范畴。习功者需意气合一、动静结合、循序渐进、持之以恒。坚持气功锻炼可减轻心脏负担，保障冠脉血液供应，纠正心肌缺氧，帮助梗死部位侧支循环建立，因而有利于心梗患者的康复。开始习练时宜静功，可选择放松功，待体力相对恢复后可逐渐增加练功时间。

推荐方案：①"前推八匹马式""风摆荷叶式""凤凰展翅式"可宽胸理气、疏肝解郁，用于防治失眠、胸闷、善太息等；②"怀中抱月式"和"力劈华山式"能通利三焦，防治胸闷；③"霸王举鼎式"可引气血上行，提神醒脑；④"顺水推舟式"可宽胸理气、健脾和胃、强筋健骨，用于防治心脏病、脾胃不和、腰背部和肩背部的肌肉劳损等症。

（5）戒烟：抽烟是心脑血管疾病的主要危险因素。最新研究显示，抽烟还能引起DNA损伤诱发癌症或其他急慢性疾病。作为预防心血管疾病的最重要措施之一，戒烟可有效降低心血管疾病发病和死亡风险，是挽救生命的有效治疗手段。临床医生通过询问患者吸烟年限、吸烟量和戒烟的意愿，评估烟草依赖程度和戒烟动机。对于有戒烟意愿的患者帮助其制订戒烟计划，处理可能出现的戒断症状，指导使用戒烟药物，监测戒烟药物治疗效果和不良反应，并安排随访。对于没有戒烟意愿的患者应在每次接触中反复重申、不断鼓励吸烟者积极尝试戒烟，促使患者进入戒烟思考期和准备期，给予患者戒烟行为指导。

早在明清时代医药学家就已经认识到烟草对人体的毒害作用，并提出了戒烟建议。例如，《滇南本草》中记载烟草"令人烦乱，不省人事……"，《本经逢原》中称："毒草之气，熏灼脏腑，游行经络，能无壮火散气之虑"。吴仪洛在《本草从新》中将烟草归为毒药类，并告诫"卫生者宜远之"，是古代中医药领域最早具有戒烟意识的记载，但并未载方。当代中医药领域在控烟方面进行了诸多的临床实践，如用鱼腥草30g，地龙、远志各15g，藿香、薄荷、甘草各10g，人参5g或用炙紫菀、炙款冬花各15g，补骨脂、清半夏、枇杷叶、前胡、茯苓、橘红、桔梗各12g，川贝、射干、罂粟壳各10g，干姜9g，肉桂6g，细辛3g，水煎服可消除戒烟产生的各种身体不适、情绪烦躁。另有戒烟茶、戒烟酒、戒烟糖等辅助戒烟，改善由于吸烟引起的咳嗽、多痰、口干、舌燥等症状。

（6）外治疗法：中医外治疗法历史悠久，内容丰富，准确恰当地选择和应用中医外治技术对心血管患者的生理、心理恢复有积极疗效。常见的心脏外治疗法有经穴体外反搏疗法、推拿疗法、沐足疗法、耳压疗法等。这些方法对心脑血管疾病的康复有一定辅助疗效，且有现代科学技术评估方法，可随时调整康复方案。

1）经穴体外反搏疗法：经穴体外反搏疗法是以中医经络理论为指导，借助体外反搏袖套气囊，通过心电反馈，将中药颗粒（或替代品）置于丰隆、足三里等穴位进行有效刺激，以疏通经络、活血化瘀。研究表明，经穴体外反搏对冠心病稳定型心绞痛有显著疗效。

2）推拿疗法：推拿治疗能扩张血管，增强血液循环，改善心肌供氧，促进血管重建，改善心血管功能，调整自主神经和镇痛。循经按摩可疏通经络，减少冠心病心绞痛发作频次，提高生活质量。心血瘀阻者用力宜稍重，以泻为主，由肺俞至膈俞重推背部膀胱经；气滞血瘀、寒邪壅盛者，当揉心俞、厥阴俞，横擦屋翳，使热透胸背。心肾阳虚者应用力宜轻，轻摩心俞、厥阴俞，以补为主。操作时应取得患者信任和合作，并注意患者反应及局部情况，随时变换手法和强度。高血压急症、危重心律失常等禁用。

3）沐足疗法：沐足疗法是根据中医辨证论治理论，将药物煎煮成液或制成浸液后，通过浸泡双足、按摩足部穴位等方法刺激神经末梢，改善血液循环，从而达到防病治病、强身健体作用的治疗方法。可用于冠心病、心律失常、心力衰竭、高血压病等多种心脏疾病患者，根据患者体质及合并病、兼夹症状（如失眠、肢体疼痛麻木）等，辨证组方治疗。病情不稳定者（如高血压急症、危重心律失常等）禁用，忌空腹及餐后立即沐足。

4）耳压疗法：耳压疗法是将药籽贴敷耳穴上，给予适度的揉、按、捏、压，使其产生酸、麻、胀、痛等刺激效应，以达到治疗作用的方法。耳压疗法的操作简单易行，较安全，一般无不良反应和绝对禁忌证。耳部分布有面神经、耳颞神经、耳大神经、枕大神经等，刺激不同的耳穴，其相关的神经核调节中枢神经系统，对交感、副交感神经进行调节，对改善心绞痛、负性情绪、睡眠等有一定作用。严重高血压、恶性心律失常等需在病情稳定后应用，不宜采用强刺激。

5）中药穴位贴敷疗法：中药穴位贴敷疗法是将中药或中药提取物与适当基质和（或）透皮吸收促进剂混合后，制成敷贴剂，贴敷于人体俞穴上，利用其药物对穴位的刺激作用和中药的药理作用来治疗疾病的无创穴位刺激疗法。穴位贴敷能明显减少心绞痛发作次数，减轻疼痛程度，缩短心绞痛持续时间，减少硝酸甘油用量，改善患者的临床症状，且疗效确切、安全无不良反应。用于冠心病、心律失常、心力衰竭、高血压病等多种心脏疾病患者，也可根据患者体质及合并病、兼夹症状，辨证选药组方治疗。敷贴过程中注意观察病情变化，询问患者有无不适，敷药后若出现红疹、瘙痒、水疱等现象应暂停使用。对药物或敷料成分过敏者或贴敷部位有创伤、溃疡者禁用。

6）针刺疗法：针刺疗法是一种利用针刺进行治疗的方法。常用穴位有内关、心俞、膻中、膈俞、足三里、心俞、膈俞、厥阴俞、肾俞、脾俞、太冲、三阴交等，根据患者体质及兼夹症状，辨证选穴治疗，用于冠心病、心律失常、高血压病等多种心脏疾病患者。针刺应注意：①过于饥饿、疲劳、精神高度紧张者，不行针刺。体质虚弱者，刺激不宜过强，并尽可能采取卧位。②避开血管针刺，防止出血；常有自发性出血或损伤后出血不止的患者不宜针刺。③背部第十一胸椎两侧，侧胸（胸中线）第八肋间，前胸（锁骨中线）第六肋间以上的腧穴，禁止直刺、深刺，以免刺伤心、肺，尤其对肺气肿患者，更需谨慎，防止发生气胸。病情不稳定者或有严重并发症，不宜针刺，如急性冠脉综合征、心力衰竭、严重心律失常等。

7）中药热罨包疗法：中药热罨包疗法是将加热好的中药药包置于身体的患病部位或身体的某一特定位置（如穴位上）。通过罨包的热蒸气使局部的毛细血管扩张，血液循环加速，达到温经通络、调和气血、祛湿驱寒的目的。可用于冠心病、动脉硬化等，具有一定疗效。胸痛发作期和严重糖尿病、截瘫等感觉神经功能障碍的患者，以及对药物过敏、皮肤溃烂、有出血倾向的患者禁用或慎用。

8）其他疗法：多功能艾灸仪是根据传统的壮灸原理，采用现代的计算机电子技术、磁疗方法，在保持传统艾灸所需要艾绒的基础上，消除了艾灸燃烧冒烟、污染环境、操作不便、效率低等弊端。直流电药物离子导入是指使用直流电将药物离子通过皮肤、黏膜导入体内进行治疗的方法，称为直流电药物离子导入疗法。可用于冠心病、心律失常、心力衰竭、高血压病等多种心脏疾病患者，也可根据患者体质及合并病、兼夹症状，辨证选穴治疗。通过电子加热和磁疗作用，充分利用艾的有机成分，可同时对多个穴位施灸。冠心病超声治疗仪是运用超声波原理，由电能通过高科技数字信号处理，转换超声波治疗冠心病的治疗方法。

临床实践和流行病学表明，心脏康复具有综合性、持续性、阶段性、个体化等特点，对心血管疾病辅助治疗具有不可估量的重要意义。中国心脏康复经过了近40年的探索，经近5年的大力发展已经取得了阶段性的成果，但仍有很大的提升空间。在现代科学技术的影响和大健康、大康复的顶层设计下，中国心脏康复事业在中医心脏康复特色理论和特色疗法的基础上，应增强康复理念的宣传和推广，吸纳先进的康复技术，不断优化、丰富中医心脏康复内容，从专业发展和学科建设的角度，规范康复评估和康复治疗，同时利用互联网、物联网发展推动心脏康复，使之更大程度上惠及心血管疾病患者。

第五节　糖尿病心脏病名医经验

一、陈可冀临证经验

辨证论治的中医学特色决定了证候研究的核心地位，而病证结合的临床诊疗特色是中西医结合发展的必然趋势。糖尿病血管病变的临床表现及以"浓、黏、凝、聚"为特点的血液流变性改变和血管功能异常与中医学血瘀证极为相似。因此，基于辨证论治法则和病证结合理论，活血化瘀法广泛应用于糖尿病血管病变的预防与治疗。

（一）血瘀证理论

血瘀证是中医临床常见证型，见于多种疾病。在《黄帝内经》血脉理论的基础上，清末医家王清任对血瘀证的病因病机、症状及治疗进行了详尽阐述，为血瘀证理论的形成奠定了坚实基础。血瘀证的形成与"血""脉"密切相关，血与脉互为依存、密切相关、共同构成血行，"血行失度"或"血脉不通"则成"血瘀"。目前，血瘀证被认为是一种由各种病因所引起的临床综合征，其共同的病理生理学特点在于"血行失度"与"血脉不通"，即血在脉中的循行失去其正常之度，使身体组织和器官或得不到足够的血液灌注，或形成全身或局部瘀血，从而引起全身或局部组织和器官的代谢紊乱和功能活动障碍。陈可冀院士领导的课题组对血瘀证和活血化瘀进行深入研究，不仅发展了血瘀证理论，而且还揭示了血瘀证的科学内涵。血瘀证不等同于西医学某方面指标的变化，而具有其相对特定的规律与特征，具体包括血液流变性异常、微循环障碍、血流动力学障碍、血小板聚集活化、凝血及纤溶活性异常等。

1. 血瘀证与糖尿病血管病变　糖尿病血管病变发生、发展的病理机制与血瘀证科学内涵极为相似。特别表现在与血瘀证形成密切相关的"血"和"脉"两方面，即以血流流变性、血流动力学和血液成分异常为表现的"血的异常"及血管功能紊乱和血管狭窄为表现的"脉的异常"。

（1）血的异常

1）血液流变性和血流动力学：血流动力学异常在糖尿病微血管并发症的发展过程中起

重要作用，前者主要表现为血液高凝状态、血流速度减慢和微血栓形成；后者以微血管血流量增加、压力增高为特征，突出表现为微血管基底膜增厚和血管壁滤过屏障功能受损，进而影响血管内皮功能。随着微循环结构的不断破坏，最终发生微循环缺血缺氧，微循环功能衰竭。有学者发现糖尿病患者存在四高状态，即高凝状态——纤维蛋白溶解酶活性减低；高聚状态——血沉加快，低切变速度下全血黏度升高；高浓度状态——血浆纤维蛋白原增加；高黏状态——血黏度、全血黏度升高。并且这"4 种状态"使微血流状态出现明显障碍，血液中易形成网状结构，易于形成血瘀及血栓倾向，进而导致血管并发症发生。糖尿病视网膜病变者红细胞聚集指数、全血比黏度、血浆比黏度、纤维蛋白原及血沉均明显增加，视网膜中央动脉的收缩峰值血流速度、加速度、舒张末期血流最大速度均减慢，提示 2 型糖尿病视网膜病变存在血流动力学的改变。这种糖尿病高糖情况下的"浓、黏、凝、聚"状态正是血瘀证的外在表现。

2）血小板活化：血小板黏附、聚集于内皮损伤部位，释放生长因子，促进平滑肌增殖，导致动脉粥样硬化的发生，从而引起糖尿病大血管病变。同时，血小板的高黏附、高聚集状态可以造成微循环瘀滞，进而导致组织缺氧引起糖尿病的微血管病变。高糖状态下血小板功能异常具体表现在：①内皮细胞损伤后释放血管假性血友病因子（vWF）和内皮下暴露的胶原纤维增加了血小板的黏附性；②血小板对各种诱聚剂敏感性增加而对抗血小板聚集的前列环素和 NO 反应性降低导致血小板聚集功能亢进；③血小板释放反应增强；④血小板促凝活性增强。有学者以 2 型糖尿病血瘀证患者为研究对象，从血小板聚集性、血小板活化标志分子两方面对糖尿病血管并发症血瘀证实质进行了研究，发现血瘀证患者血小板聚集率较无血瘀证患者显著升高；血瘀证患者血小板膜糖蛋白 CD62P 和 CD63 高表达，提示 2 型糖尿病血瘀证患者血小板处于高活化状态；并发现 CD62P 在 2 型糖尿病血管病变患者呈高表达。P 选择素与血小板活化、内皮细胞与白细胞黏附密切相关，血小板活化因子（PAF）是迄今发现的最强血小板聚集诱导剂，参与血栓形成病理生理过程。有研究者以血清可溶性 P– 选择素和 PAF 为靶点，观察其在 2 型糖尿病患者大血管病变中的表达，结果发现，两者在 2 型糖尿病大血管病变组均高表达，且呈正相关。

3）凝血与抗凝功能及纤溶平衡失调：凝血及抗凝功能异常及由此引起的血栓形成亦是糖尿病大血管并发症的主要病理机制之一。正常情况下血液的凝血、纤溶系统及各种激活和抑制因子保持着动态平衡。而高糖状态下血小板活化，血液中与瘀血相关的因子含量或活性增高，与抗凝有关的因子含量或活性降低，最终导致血液呈高凝状态。血小板与内皮细胞在促凝与抗凝调节方面起着重要作用，两者功能失调是血瘀证形成的内在机制之一。

（2）脉的异常

1）血管内皮细胞功能紊乱：内皮功能异常是糖尿病血管病变的病理生理学基础。正常的内皮细胞通过生成 NO 和前列环素等介质，降低血管紧张性，减少血小板的聚集和抑制炎症细胞的招募及活性对维持血管壁的健康发挥了重要作用。然而，在高血糖状态下内皮细胞功能异常主要表现为：损伤内皮祖细胞分化，进而影响内皮型一氧化氮合酶（eNOS）磷酸化、减少 NO 生物利用度，最终损伤内皮细胞；受损的内皮细胞可释放出多种血管活性物质，通过改变血管张力及血流动力学，激活凝血系统和血小板活化，增加血管通透性进而造成一系列病理变化；另外，内皮细胞凋亡不仅造成血管内皮结构的损害，还严重影响内皮细胞的正常功能，促进血管病变的发生，是引起糖尿病大血管病变的始动因素。这种内皮细胞损伤及由此引起的生物活性物质释放、血流动力学异常是对血瘀证形成理论中脉异常的阐释。

2）血管狭窄：血管狭窄是糖尿病血管病变终末期的主要病理表现，同时也是导致糖尿病患者下肢疼痛、生活质量下降及致死、致残的重要原因。动脉粥样硬化的发生是糖尿病心血管并发症发生发展的重要病理生理基础。随着动脉血管内粥样硬化斑块的不断形成、增长，管腔内径逐渐缩小，血管狭窄程度逐渐加重，造成血流动力学改变，出现血流"不通"，导致脏腑器官及远端供血不足，进而出现瘀阻疼痛的表现，该过程契合"不通则痛"的中医学理论。

另外，从中医理论角度讲，早在《黄帝内经》就有相关论述，认为五志过极、情志失调是糖尿病的发病原因之一，而情志不畅、气郁不达，日久血行涩滞而成血瘀。之后，唐容川在《血证论》中明确提出"瘀血发渴，瘀血去则不渴"的论断，为消渴病"从瘀论治"提供了理论基础。随着消渴病与血瘀证相关性研究的深入，瘀血不仅被认为是一种病理产物，根于阴虚燥热，贯穿于消渴病始末；同时，也是一种致病因素，使血行不畅、经脉失养，进而导致血管病变的发生。由此可见，血瘀是消渴病慢性血管并发症的重要病理机制。

（二）病因病机

糖尿病属中医学"消渴"范畴，基本病机为阴虚燥热，以阴虚为本，燥热为标。随着病程延长，阴虚可致阳伤、可致气耗，最终形成气阴两伤、阴阳俱虚的病理局面，其病理结局必然是气血运行失调，脉络瘀阻，筋脉失养，脏腑受损，进而出现一系列痹症、痿症、中风、胸痹等并发症。因此，由气阴两伤所致的脉络瘀阻是消渴病后期血管并发症的基本病机。

（三）糖尿病血管病变防治

实验研究表明，活血化瘀中药具有扩张血管、加快血流、增加血流量，抑制纤维组织增生、纠正并改善血液流变性、消除微循环障碍作用，广泛应用于改善糖尿病患者糖脂代谢、预防或减轻多种血管并发症并取得良好疗效。

1. 调节内皮细胞功能　内皮细胞是血液和血管平滑肌之间的重要屏障，其分泌的多种活性物质处于精密的平衡状态，维持着血管正常的生理功能。而高糖状态使内皮细胞功能紊乱、分泌活性物质失调进而造成血管病理改变。实验研究表明，活血化瘀复方、单体或单味中药可不同程度改善高糖状态下内皮细胞损伤。活血化瘀中药姜黄可通过调节血浆内皮素、血浆血栓素和前列腺素水平，减轻血管痉挛，改善血管舒张与收缩状态，进而达到保护内皮细胞功能的作用。

2. 改善胰岛素抵抗　胰岛素抵抗是 2 型糖尿病的病理生理基础，也是糖尿病血管并发症发生发展的机制之一。大量临床和基础研究证实，活血化瘀中药可通过调节脂质代谢、抑制炎症反应，进而改善高血糖状态下的胰岛素抵抗。有学者通过分析糖尿病时胰岛素水平与无症状性心肌缺血的病理关系，探讨了活血化瘀中药复方开心胶囊（由川芎、蒲黄、五灵脂、香附、山楂等组成）的有关机制。结果显示，糖尿病合并心肌缺血的大鼠血浆胰岛素水平明显升高；而开心胶囊可降低模型大鼠的全血浆胰岛素水平。应用加味桃核承气汤能降低糖尿病及正常大鼠空腹血糖浓度，促进 β 细胞分泌内源性胰岛素，抑制胰及胰外组织分泌胰高血糖素，对胰岛素内分泌细胞有一定的修复功能，同时能够增加胰岛 β 细胞的分泌颗粒，刺激肝糖原合成，抑制肝糖原分解。借助 2 型糖尿病大鼠模型，研究发现活血化瘀复方制剂速效救心丸、地奥心血康和复方丹参滴丸灌胃治疗，均可不同程度降低大鼠空腹血糖水平、改善糖耐量、降低血清胆固醇和甘油三酯水平，进而改善糖脂代谢、纠正胰岛素抵抗。

3. 抑制血小板活化　高糖状态下出现的血小板活化及由此引起的细胞因子分泌与释放，不仅加剧炎症级联反应，同时引起血管内皮损伤，两者均是糖尿病心血管并发症的始动环节。既往研究表明，活血化瘀中药具有抑制血小板黏附、聚集和释放功能，预防和溶解血栓，从而改善血液循环和微循环的效应。实验研究观察了丹红注射液对糖尿病血管病变患者血小板活化标志物 P- 选择素的影响，结果发现，糖尿病合并血管病变患者的血小板呈高凝状态，而丹红注射液能使血小板活化功能显著降低。

4. 改善血液流变性及微循环　全血高切黏度反映了红细胞的变形能力与刚性指数，人体血浆黏度与血浆纤维蛋白原的浓度呈正比。研究表明，复方血栓通胶囊能显著改善高血糖引起的视网膜血流量的变化，从而改善因微循环异常所致的视网膜病变。葛根素和灯盏细辛注射液对糖尿病肾病血液黏稠度具有明显改善作用，其中灯盏细辛注射液在降低全血低切黏度和降低血小板聚集率方面作用显著。脉络宁能够显著改善老年糖尿病患者的血流变指标和甲皱微循环，同时还可降低血清 C 反应蛋白水平。

二、程益春临证经验

程益春教授是我国著名的中医学家，从事临床、教学、科研工作 40 余载，尤其是对糖尿病及其并发症的认识与治疗的研究颇有建树，形成了一套独特的学术见解和诊疗体系，积累了丰富的宝贵经验。程教授在总结前人经验的同时，根据现代糖尿病的发病特点，提出了"脾"在糖尿病病因病机中的重要地位，认为脾气亏虚、肾气不足是消渴病的病理基础，以脾为主的气机升降失常是消渴病的重要病机，而五脏俱虚是消渴病的病理转归。他主张健脾补肾活血法为治疗糖尿病大法，强调益气健脾，培补后天之本，以利气血生化之源，充养先天肾精，此法得到了中医界同仁的认同，被誉为"程氏健脾法"。

程教授一贯倡导以辨证为中心，以健脾为基础，气阴两虚及不同程度的血瘀几乎贯穿于糖尿病发生发展的全过程，故以健脾补肾活血为基本法。但糖尿病病机复杂，病变多累及阴阳气血及多个脏腑，临床上往往表现为虚实夹杂，阴阳失调，气血不和，三消混杂，因此在临证之时，不能拘泥于单一分型，要根据具体病情、四诊合参、灵活辨证、随证加减，方能取得满意疗效。

（一）病因病机

脾气亏虚，子病及母　脾主运化，化生气血，长养五脏，为气血生化之源，人体"后天之本"，与其他四脏关系至为密切，脾的运化、升清功能正常，诸脏气血充足，才能行使正常的生理功能，若脾气亏虚，健运失职，病及他脏，可见变证迭出。

心为脾之母脏，心脾之间的关系主要体现为（脾）气与（心）血之间的关系。脾气健运，气血充足，心脏才能发挥其主血脉与藏神的生理功能。若脾气虚弱，气血生化乏源，心失所养，心血不足，心气不能推动血液在脉中正常运行，则出现心悸、怔忡、胸痹、脉结代等症。

（二）对药治疗经验

1. 丹参—葛根—瓜蒌　程教授认为，2型糖尿病患者的各种慢性血管神经并发症的根本病机在于"瘀血内阻"，为防止糖尿病的慢性并发症，活血化瘀法应贯穿糖尿病病程始终。本组药物的作用就在于活血化瘀，尤其适用于糖尿病合并心脏病患者。其中"丹参+葛根"降糖对药源于祝湛予教授经验。丹参既能活血化瘀、祛瘀生新，又可养血安神，所谓"一味丹参，功同四物"。葛根轻扬升发，能生津止渴、濡润筋脉。两药参合，相互促进，活血化瘀作用明显增强，从而达到降低血糖之目的。临床适用于有瘀血证候的糖尿病及其并发症患者。糖尿病心脏病的典型临床表现是胸闷，但胸痛不明显。往往不会引起患者应有的重视而失去治疗机会。所以，程教授强调特别重视胸闷的糖尿病患者，以防漏诊糖尿病无痛性心肌梗死。瓜蒌，性寒，味甘、微苦，具有清热涤痰、宽胸理气之功。用于胸痹心痛。研究表明，瓜蒌皮提取液经离子交换所得物质（注射液）具有扩张豚鼠离体心脏冠状动脉、增加其血流量的作用；而瓜蒌所含的石油醚、乙酸乙酯、正丁醇和水提取物对α-葡萄糖苷酶活性均有不同程度抑制，其中乙酸乙酯提取物的抑制作用略强于阿卡波糖。

三、丁学屏临证经验

丁学屏教授为全国名老中医，上海市名中医，曾担任中华中医药学会糖尿病分会副主任委员，上海市中医药学会糖尿病分会主任委员，上海市中医糖尿病医疗协作中心主任，在糖尿病心脏病的治疗方面有深刻的见解，现就其经验总结如下。

（一）病因病机

1. 病因　情志：杂事冗繁，心火暴张，或心境愁郁，内火自燃。心移热于肺，而病鬲消。

饮食：醇酒醴醍，膏粱炙爛，甘美肥厚。饮啖无度，酿成湿热，痹阻三焦。三焦猛热，劫烁津液，遂病消渴。

2. 病机　燥热既久，劫伤津液，津不载血，血行仄涩；热烁气液，气津两伤，鼓动不力，血行瘀滞，脉络瘀阻发为心痹胸痛，此其一；燥热伤津，脏真日漓，心孵浮越，心悸怔忡，此其二。

湿热久羁，酿成痰浊，痹阻胸阳，发为胸痹心痛；湿热既久，化火蒸痰，痰火互结，扰动心神，心悸怔忡。病延日久，阴损及阳，心肾阳微，水瘀交阻，唇口爪甲青紫，浸凌心下，喘逆动悸，水漫高原，卧难着枕，面浮足肿。

（二）辨证论治

1. 气津两伤、脉络瘀阻证　燥热伤津，气虚络瘀。

①证候：胸次失旷，间或胸痛，瞬间即逝，神气易疲。口干少津。舌嫩红。边有齿痕，或有紫斑，苔薄净。脉小弦或细涩。此类证候，于是特异性糖尿病心肌病，非特异性糖尿病冠心病初期，最为繁见。

②治法：益气生津，和营疏瘀。

③例方：生脉散、旋覆花汤、丹参饮三方复合。

2. 气阴不足、痰瘀交阻证　燥伤气液，瘀阻痰凝。

①证候：胸膺室决，或痛引背膂，动则气促，形神疲怠。形体肥胖，口干便难。舌嫩红，边有齿痕，苔浊腻，上罩紫气。脉弦滑。此类证候，于糖尿病合并非特异性冠心病最为繁见。

②治法：固护气液，疏瘀涤痰。

③例方：生脉散、旋覆花汤、栝蒌薤白半夏三方复合。

3. 营阴积亏、心阳浮越证　燥伤津血，阳不潜藏。

①证候：心悸怔忡，寐短易醒，自汗寝汗，动则气促，口干便难。舌质红，苔光或有剥裂。脉弦数或结代。此类证候，于糖尿病心脏自主神经病变或特异性心肌病心律失常的病例。最为繁见。

②治法：滋养营阴，潜摄心阳。

③例方：吴氏救逆汤、甘麦大枣汤复合。

4. 气阴耗竭、水凌心下证　燥烁气液，瘀化为水。

①证候：动则气促，心悸怔忡，甚或卧难着枕，喘而汗出，虚里动跃。舌嫩红，边有紫斑，苔少或剥裂。脉濡数或结代。此类证候，于糖尿病特异性心脏病心肌功能不全或心律失常的病例，最为繁见。

②治法：固护气阴，疏瘀行水。

③例方：生脉散，坎熏潜龙汤、苓桂术甘汤三方复合。

5. 心阳暴脱、水饮凌心证　阴损及阳，心肾阳脱。

①证候：心痛彻背，喘不得卧，时咳，痰多泡沫，汗出发润，口唇青紫，肌肤湿冷，面浮跗肿。舌淡胖，色紫，苔白滑。脉沉微且数。此类证候，于糖尿病非特异性冠心病心肌梗死而出现心源性休克的病人，最为繁见。

②治法：回阳固脱，疏瘀行水。

③例方：回阳救急汤、沉香琥珀丸复合。

（三）辨病论治

1. 糖尿病性非特异性冠心病　非特异性冠心病的症情较非糖尿病冠心病患者严重，其症状往往不典型，常表现为无症状的心肌缺血，其无痛性心肌梗死发生率高达 35.5%，而非糖尿病患者的发生率为 17.6%。常有多支血管病变，且左冠状动脉病变较重，左心室顺应性较差，表现为明显的室壁节段性异常，左心室室壁瘤发生率增加，常出现心力衰竭或射血分数降低。临床常见胸次失旷，间或胸痛，瞬间即逝，神气易疲，口干少津，舌嫩红，边有齿痕，或有紫斑，苔薄净，脉小弦或细涩。用益气生津、和营疏瘀法为治。方以生脉散、六花绛复汤、丹参饮三方复合。生脉散出自金·张元素《医学启源》，以珠儿参易人参，取其养阴清热，疏瘀活血之用，麦冬甘寒，润肺燥而养心血。以上两味药所含甾体皂苷，具有降糖活性，同时，能增加冠状动脉血流量，减低心肌耗氧量。五味子敛肺生津，收耗散之气。三者相合，一补、一清、一敛，补肺清心，气充而脉复。现代药理研究表明，该方主要增加心肌细胞线粒体，增强线粒体能力，从而增加心肌收缩力。旋覆花汤出自汉·张仲景《金匮要略》，能使血络畅行，阳气通利，后世视为络病之祖方，经何廉臣亲身实验，在旋覆花汤的基础上推出六花绛复汤（菊花、金银花、藏红花、豆蔻花、佛手花、旋覆花、新绛、青葱管），此方载于《重订广温热论》中。新绛系猩红染就的丝织物，已不可觅得，丁教授取染石榴裙的茜草及升清化瘀、通利血脉要药的泽兰代之。藏红花价格较贵，但效果很好，治心血管病如鼓桴应，效可立见。糖尿病非特异性冠心病大多痰瘀互结，病机错综复杂，丁教授师六花绛复汤其意而扩大其用，正与病机吻合。

丹参饮出自清·吴谦《医宗金鉴》，取其丹参活血，檀香调气，砂仁和中之用，此调气活血法也。程门雪先生极赞其效用之妙，认为治疗冠心病丹参饮必用，为胸痹心痛第一方法。三方复合增以北沙参清金滋水，助麦冬以润肺燥，玉竹润心肺而补虚损，增加心脏搏动，改善心肌缺血。处方如下：珠儿参30g，麦冬、玉竹、菊花、泽兰叶、丹参各9g，五味子（打）、砂仁（后下）各3g，北沙参12g，旋覆花（包煎）、厚朴花各4.5g，金银花30g，佛手、檀香（后下）各6g，藏红花0.5g。

2. 糖尿病性特异性心肌病　特异性心肌病由糖、蛋白质、脂质代谢异常造成心肌细胞学改变，从而出现亚临床的心功能异常，继而进展为心肌小血管病变、微循环障碍及心脏自主神经病变，最终导致充血性心力衰竭。心肌微血管病变是糖尿病心肌病发生发展的主要病理机制。临床常表现为动则气促，心悸怔忡，甚或卧难着枕，喘而汗出，虚里动跃，舌嫩红，边有紫斑，苔少或剥裂，脉濡数或结代。用固护气液、摄纳冲气、疏瘀行水法为治。方用生脉散、坎炁潜龙汤、苓桂术甘汤化裁。生脉散益心气、滋心阴、敛心液，已如前述。坎炁潜龙汤出自清·俞根初《重订通俗伤寒论》，主治肾经阴虚，阳无所附而上越，任阴不足，冲气失纳而上冲。方中坎炁最得先天之祖气，生地黄益精填髓，滋养后天之真阴，二药相伍，阴平阳秘；青龙齿、珍珠母、生牡蛎潜摄龙雷；磁朱丸交济心肾，但此药常不可得，乃以琥珀粉代之，琥珀尚有滋肾阴、摄纳冲气的作用，具安神、祛瘀、利水的功效，一药而有三用；妙在使以白芍、白薇，一为敛肝和营所必要，一为纳冲滋任之要药，现代药理研究认为，两者具有增强心肌收缩力，改善心肌氧供应的作用。以上诸药合用为补肾滋任、镇肝纳冲之良方。

苓桂术甘汤出自汉·张仲景《伤寒论》，具有温阳健脾，利水降冲的作用，取其意，用肉桂、茯苓化气行水，加泽兰、泽泻增疏瘀行水之功，四药联合，水有下趋之机，自无凌心射肺之患矣。处方：党参、泽泻、茯苓、珍珠母（先煎）各30g，麦冬9g，五味子（打）、肉桂各3g，生地黄12g，白薇、白芍、泽兰叶各15g，坎炁1条，生牡蛎（先煎）18g，琥珀粉（吞服）2g。

3. 糖尿病心脏自主神经病变　糖尿病自主神经病变是糖尿病的常见并发症，糖尿病心脏自主神经病变的临床特征是昼夜心率差异消失，成为心率较快的固定心率。临床表现为心悸怔忡，寐短易醒，自汗寝汗，动则气促，口干便难，舌质红，苔光或有剥裂，脉弦数或结代。用滋阴养血、潜摄心阳法以治，方取加减复脉汤、甘麦大枣汤复合。加减复脉汤取意《伤寒论》之复脉汤（即炙甘草汤），为叶天士经验方。仲景所处时代，病患伤寒，最易伤人阳气，自有取参、桂、姜、枣，复脉中之阳；叶氏所处时代，病患温病，最易伤人津液，不得再补其阳也。叶天士用古法而不拘于古方，真大家也。此方载于《重订广温热论》，炙甘草六钱，大生地六钱，生白芍六钱，麦冬五钱，真阿胶三钱，大麻仁三钱。脉虚大软数者加人参二钱，方意养心血而滋心阴。丁教授以为糖尿病心脏自主神经病变多系心营心阴不足，虚阳外越，其病机方药正相契合。丁教授取其与补中气而缓脾急之甘麦大枣汤合用，颇能应验。

甘麦大枣汤出自汉·张仲景《金匮要略》，取其益心气而补肝体。方中甘草甘缓和中，以缓急迫，深合《内经》"肝苦急，急食甘以缓之"之意；小麦甘寒，为心之谷，补养心气，兼能宁神；大枣甘平，补益中气，悦脾除烦。诸药多甘，相互配伍，药简力专，共奏甘润缓急、养心宁神之效。两方之外，尚可加震摄收敛之生龙骨、生牡蛎，可治心中振振，中无所主者。处方：炙甘草、麦冬、阿胶（烊冲）、大麻仁各9g，生地黄、生白芍各12g，淮小麦30g，大枣10枚，党参、生龙骨（先煎）各15g，生牡蛎（先煎）18g。

四、李果烈临证经验

李果烈教授，生于1931年，江苏南京人，目前为南京市中医院金陵名医馆主任医师，南京中医药大学教授，博士生导师。李果烈教授中西博学，治学严谨，汲取中西医之长，采用中医辨证及西医辨病相结合的方法，擅长治疗心脑血管病、糖尿病及其并发症、老年病等，在内科疑难杂病的治疗上也颇有造诣。

糖尿病心脏病是指糖尿病患者所患的心脏病，包括糖尿病并发或伴发的心脏血管系统的病变，涉及心脏大、中、小、微血管损害。目前糖尿病心脏病这一病名已为许多国内外专家所公认，已见于世界卫生组织（WHO）糖尿病手册及国外糖尿病、内分泌专著中。糖尿病心脏病的中医病名可称为"消渴病心病"，属于"心悸""胸痹心痛""真心痛""水肿"等范畴。对于糖尿病心脏病李教授从"痰瘀"立论，现对于李教授的治疗经验做如下总结。

（一）痰瘀同源、同病、同治理论溯源

李教授常说："百病皆因痰作祟""怪证属痰，久病属瘀"。李教授在诊治许多疾病尤其是疑难杂病、缠绵久病及一些老年病时，常运用痰瘀理论作为临证指导，提出痰瘀同源、同病、同治的学术思想。痰瘀同源、同病、同治的理论和实践可以溯源到《内经》。首先，在生理上，《内经》阐明了津血同源的相互关系。《灵枢·邪客》曰："营气者，泌其津液，注之于脉，化以为血，以荣四末，内注五脏六腑。"其次，《内经》在病理上，体现了痰饮与瘀血的相关性。如《灵枢·百病始生》曰："温气不行，凝血蕴里而不散，津液涩渗，著而不去，而积皆成矣。"最后，在治则、治法上，《内经》提出了"留者攻之，坚者削之，结者散之，逸者行之"，广泛适用于痰瘀互阻的一切病症。

此后，痰瘀同源、同病理论得到历代医家补充和完善。如《诸病源候论》云："诸痰者，此由血脉窒塞，饮水结聚而不消散，故能痰也。"《金匮要略》："经为血，血不利则为水。"《丹溪心法》指出："痰挟瘀血，遂成窠囊。"唐容川《血证论》谓："须知痰水之壅，由瘀血使然""血病不离乎水"。叶天士指出"久病入络"，并提出"瘀闭痰结""久病必瘀闭"。

李教授总结了历代医家对痰瘀同源、同病的理论，提出了痰瘀同治的治疗原则。临床上运用痰瘀理论作为临证指导，常用于诊治疑难病如胸痹、中风、咳喘、头痛、眩晕、

癫、狂、痫、积证等。李教授在多年临床实践中，运用痰瘀理论总结并制定了治疗胸痹的"胸痹汤"，疗效颇佳。功效：通阳宣痹，化痰通络。主治：痰饮痹阻，气滞血瘀，胸阳失展之胸痹。此经验方正是李教授运用痰瘀理论作为临证指导，结合多年临床经验而制定，体现了痰瘀同源、同病、同治的学术思想。

（二）治则治法

李教授临证大致可分为五法论治糖尿病心脏病。

1. 益气养阴宁心法　适用于临床表现为心悸气短，胸闷隐痛，口干，神疲乏力，懒言，自汗，盗汗，舌红或淡，苔少，脉细数或细而无力的气阴两虚证患者。方药予生脉散加减，常用药物有太子参、麦冬、五味子、黄精、柏子仁、丹参等。多汗加煅龙牡；口干明显，虚烦不得眠加天冬、酸枣仁。

2. 活血化瘀理气法　适用于临床表现为胸痛如刺，心悸，胸闷喜叹息，肢麻，舌质紫暗，脉弦涩或结代之心脉瘀阻证患者。方药予血府逐瘀汤加减，常用药物有郁金、赤芍、川芎、红花、降香、桃仁、牛膝、柴胡、枳壳等。心痛甚加延胡索、石韦。

3. 化痰通络宣痹法　适用于临床表现为胸闷胸痛，痛引肩背，心下痞满，倦怠乏力，肢体重着，痰多，舌体胖大或边有齿痕，舌暗淡或有紫气，唇紫，苔厚腻，脉滑或结代之痰瘀阻络证患者。方药自拟胸痹汤加减，常用药物有全瓜蒌、法半夏、桂枝、枳实、川芎、红花、延胡索、鬼箭羽、土鳖虫。痰热口苦加黄连、竹茹。

4. 阴阳双调法　适用于临床表现为心悸气短，胸闷隐痛，眩晕耳鸣，大汗出，畏寒肢冷，舌淡，苔薄白，脉细或结代之阴阳两虚证患者。方药予炙甘草汤加减。常用药物有炙甘草、生地黄、太子参、桂枝、阿胶、麦冬、当归。五心烦热加旱莲草、制女贞；畏寒肢冷甚加仙茅、仙灵脾。

5. 温阳宁心利水法　适用于临床表现为心悸气短，喘闷不得平卧，动辄加剧，腰酸，畏寒肢冷，肢体水肿，尿少，舌胖淡，苔白滑，脉沉细或结代之阳虚水泛证患者。方药予真武汤合葶苈大枣泻肺汤加减。常用药物有制附片、干姜、黄芪、白术、猪苓、茯苓、泽泻、大腹皮、桑白皮、桂枝、车前子等。恶心厌食，加砂仁、炒谷麦芽。

李教授将糖尿病心脏病病程分为病变初期、病变进展期、病变晚期三期。病变初期为糖尿病经久不愈，致心脏气阴两损，心阴虚损，心火偏旺，心神不宁；或心脾两虚，心脉失养则心悸。脾虚失运，肺失治节，肾气失司，痰浊内生；或因阴虚燥热，灼津成痰，痰浊内蕴，胸阳失展，弥漫心胸，发为胸痹。到进展期，"久病必瘀"，气虚血瘀，血运不畅，或气滞血瘀，心络瘀阻，不通则痛，故见胸痛。阴损及阳，阳虚寒凝，血脉瘀阻，心脉痹阻，发为胸痹。进入病变晚期，糖尿病累及心脏日久，脾虚湿阻，阴阳俱虚，痰瘀交阻，壅塞心络；或由虚损至衰微，脏腑血脉瘀阻不通，肺络瘀阻，肺气受遏，失其肃降，心肾阳虚，水邪内停，上凌心肺，则喘息、浮肿；重则虚阳欲脱，阴竭阳亡。

糖尿病心脏病是糖尿病过程中的一种并发症，与中医认为消渴病的病势可以演化出心悸、眩晕、胸痹、喘证、水肿、脱证、厥证的认识相一致。消渴病的基本病理是阴虚燥热，阴虚与燥热在病机上互为因果，《丹台玉案》曰："火因水竭而益烈，水因火烈而益干"，决定了消渴病的难治性。本病涉及肝、肾、肺、脾。病性为本虚标实，虚实夹杂，气血阴阳亏虚为本，气滞、痰浊、血瘀、寒凝为标。李教授认为，对糖尿病心脏病的治疗，应抓住虚、火、痰、寒、瘀几个要点，大法不离补虚、清热、化痰、散寒、行瘀，而随证辅以其他治法。因本病为复合病证，各种病症常相兼为患。因此要抓主干，在此基础上，注重病因多元性、病证多重性、治疗多途性，或针药并举，或中西结合，强调早防早治，十分必要。李教授认为，糖尿病心脏病药物治疗原则上与一般糖尿病和心脏病的用药基本相同。但应注意的是，纠正心衰的原则是减轻心脏负荷，为减轻容量负荷常用利尿剂，其中噻嗪类药会使胰岛素分泌降低而导致血糖控制不正常，应尽量避免使用；治疗一般快速性心律失常常会用β受体阻滞剂（如心得安），但此类药也可使血糖增高，且延长和抑制低血糖反应，以致延误对低血糖的及时发现，并易促进心力衰竭，故应慎用；一般认为钙拮抗剂、转换酶抑制剂对糖代谢无明显不良影响，较适合于糖尿病心脏病的治疗。口服降糖药会加重高胰岛素血症，而高胰岛素血症可能是大血管病变的重要原因，故已合并冠心病者应慎用磺脲类及双胍类降糖药，糖尿病心肌梗死病人急性期应该使用胰岛素，待心肌梗死好转或痊愈后，胰岛素可减量或停用，改用口服降糖药。糖尿病心脏病较单纯心脏病预后较差，容易发生心肌梗死或猝死，而且治疗抢救方面也较单纯的冠心病、心肌病、心脏自主神经病变更困难。

五、李赛美临证经验

李赛美教授将《伤寒论》六经辨证体系融入糖尿病整体、全程辨治过程，取得一定临床疗效，现将辨治思路略述如次。

《伤寒论》理法方药一脉贯通，除对外感病外，于疑难杂证的辨治亦具有重要指导价值。其六经辨证虽是主要反映外感病发生、发展、变化与转归，但由于外感与内伤常兼夹，且经络与脏腑相连，故六经辨证体系是融经络、脏腑、阴阳、邪正、气化、疾病发展阶段、治法、方药、调护在内的综合性临床辨证论治体系，是所有辨证体系的基础，"六经诠百病"，因而疑难杂病均可按六经辨证进行诊治。由于经络内属脏腑，外连皮毛、肌肉、筋膜，是气血、津液、水火、阴阳运行之通道，同时将人体自身、人与外界有机地融为一体，故六经辨证体系在中医辨证层面具有良好的概括性和广泛的适用性。

（一）六经辨证运用思路

六经与脏腑相关，按照经络与脏腑病位归类方法，六经辨证在糖尿病辨治的运用如下，大体而言，糖尿病合并皮肤、肺部或尿路感染，病在表、在皮毛，可归属于太阳病；三消症明显，多饮多食多尿、体重下降，或合并肠道感染者，病在肌肉、在胃肠，可归属于阳明病；合并抑郁症或脂肪肝、肝脏疾病者，病在经脉、在肝胆，依据病情轻重，部分可归属于少阳病，部分归属于厥阴病；合并胃肠自主神经损伤，证实者可归属于阳明病，证虚者可归属于太阴病；合并心肾损伤者可归属于少阴病。

（二）冠心病辨治

针对大血管并发症，如冠心病，从证候言，以心悸、胸闷甚或气促为主；从病机言，主心阴阳虚损，邪气上扰。心阳虚有桂甘系列，如桂枝甘草汤、桂甘龙牡汤、桂枝去芍药加蜀漆牡蛎龙骨救逆汤、桂枝加桂汤；脾虚有苓桂系列，如苓桂术甘汤、苓桂枣甘汤、苓桂甘姜汤；肾阳虚有姜附系列，如真武汤、茯苓四逆汤、白通汤、通脉四逆汤；心阴阳两虚之炙甘草汤；气血不足、邪气内扰之小建中汤；心阳受损兼表邪未尽之桂枝去芍药汤、桂枝去芍药加附子汤；气机郁滞之四逆散；热扰心膈之栀子豉汤。

针对内脏自主神经病变，合并心脏自主神经损伤，表现为心悸者，多气阴不足或阴阳两虚，兼夹肝郁，即炙甘草汤与四逆散合方运用。

（三）现代研究理论

李教授曾对 2003—2006 年住院的糖尿病患者中有详细冠脉造影资料的 91 份病案对比研究了中医证型与冠脉病变程度的关系，具体如下。

91 例糖尿病冠心病病例分析表明，本虚证 4 型按气阴两虚、气虚、阳气两虚、阳虚的顺序，每组患者的平均冠脉狭窄支数、狭窄级别总计分、粥样硬化计分、范围计分等有依次增多的趋势，糖尿病冠心病患者冠脉狭窄的支数、冠脉粥样硬化的狭窄程度和弥漫范围均与本虚证型由气阴两虚证向气虚证、阳气两虚证、阳虚证的发展密切相关。其原因可能为随着糖尿病病程的发展，正气的虚损逐渐由气阴两虚向气虚、阳虚过渡，随着阳气的衰退，心体失养、心用失常逐渐加重，导致心功能逐渐恶化，在形态学上则表现为冠脉狭窄范围逐渐扩大，程度逐渐加重，受累心肌的范围也逐步扩大，对心肌供血供氧的能力也愈显不足。本研究还提示狭窄血管严重度，本虚证组间无显著性差异，提示狭窄血管的严重度除与阳气的衰退有关，可能还与其他的因素有关，如痰浊、血瘀等致病因子。研究提示在糖尿病冠心病辨病明确和统一的前提下，中医从邪实角度辨证分型，其证型与冠脉粥样硬化的病变特点间的关系不甚密切，其原因可能与糖尿病冠心病的致病因子（或称单病理产物）的构成比例有关。研究提示痰浊和血瘀在糖尿病冠心病致病因子的构成比例中占有绝对的优势（97.8%），它们二者或单独致病或联合致病，二者都参与冠脉粥样硬化的形成，且二者对冠脉粥样硬化形成的贡献力度也是相当的，而从邪实角度辨证分型时绝大部分证型又是与之相关的，因此出现证型与冠脉粥样硬化的病变特点间的关系不甚密切的现象。

如果结合前述有关本虚证型与冠脉狭窄支数和粥样硬化程度、特点的对比研究结果，可推测在冠脉粥样硬化形成过程中，正气的虚损起主导作用，因虚致实，因正气的不足而招致各种致病因子的形成，而致病因子反过来又会加重正气的虚损，如此的恶性循环，最终形成虚实夹杂，病情复杂，缠绵难愈。本研究提示临床中糖尿病冠心病的治疗宜注重在益气温阳的基础上活血化痰。

六、林兰临证经验

中国中医科学院广安门医院主任医师、博士研究生导师林兰教授从事中医药治疗糖尿病及并发症研究 50 余载，在糖尿病合并周围神经病变、胃轻瘫、冠心病、心肌病、肾病等多种并发症的中医药治疗上积累了丰富的临床经验，形成了完善的诊治理论体系。林兰教授在糖尿病心脏病的中医诊治上有其独特见解，现对其经验进行总结如下。

糖尿病心脏病是糖尿病的主要并发症之一。主要涉及心脏的大、中、小及微血管，非特异性冠状动脉粥样硬化性心脏病、特异性糖尿病心肌病、糖尿病心脏病自主神经性病变等是糖尿病患者的主要死亡原因。血管病变是糖尿病患者致残致死的主要原因，胰岛素抵抗（IR）是 2 型糖尿病血管病变发生的主要危险因素、主要发病机制，动脉硬化是心脑血管疾病的病理基础：① IR 引起代偿性高胰岛素血症（HI），使内源性胆固醇合成增多、LDL 受体活跃，促使平滑肌和结缔组织增生，而致动脉硬化；② IR 及 HI 使 Na^+-K^+-ATP 酶、Ca^{2+}-ATP 酶活性抑制，血管通透性升高；③ IR 是脂代谢紊乱的中心环节，引起极低密度脂蛋白和甘油三酯升高，高密度脂蛋白下降是动脉硬化的基础。

林教授总结多年临床工作经验认为糖尿病心脏病的临床表现相当于中医学的"消渴""心悸""怔忡""胸痹""惊悸""胸痛""心痛""厥心痛""真心痛"等范畴。其中，糖尿病冠心病多见"胸痹""胸痛""心痛""厥心痛""真心痛"；糖尿病心肌病与糖尿病心脏自主神经性病变多见"心悸""怔忡""惊悸""晕厥"。糖尿病属于中医消渴病范畴，其病机除气阴两虚、燥热偏盛外，林教授认为瘀血阻滞是糖尿病尤其是糖尿病冠心病常见的不可忽视的重要因素。东汉末年张仲景在《金匮要略》中有记载："病者如热状，烦满，口中燥而渴，其脉反无热，此为阴伏，是瘀血也。"清·唐容川《血证论》有："瘀血在里则渴，所以然者，血与气本不相离，内有瘀血，故气不得痛，不能载水津上升，是以为渴，名曰血渴。瘀去则不渴也。"

（一）病因病机

林教授总结实践经验认为，糖尿病心脏病病因病机主要有以下 3 个方面。

1. 阴虚燥热　素体阴虚，心肺不足，或外感燥火，内伤七情，郁火移于心肺，或饮食不节酿成内热，而致燥火伤肺。燥热灼伤心肺之阴，心阴受损，心火偏旺而见心悸怔忡；

热灼津液成痰，痹阻心脉，不通则痛，发为胸痹心痛；邪热扰心而心悸心烦；阴液受损，口干便秘等发为胸痹。

2. 痰浊闭阻　肺失治节，脾不健运，肾阳不蒸腾，三焦失于气化，水谷精微不能生化输布而聚集酿痰；同时阴虚燥热灼津为痰，或胸阳不振，痰浊凝聚，弥漫心胸，气机不畅而胸闷心痛；痰热上扰神明则见心烦头晕，痰浊痹阻心脉而心胸作痛，发为胸痹。

3. 瘀血阻滞　血脉运行不畅，血液凝聚而发生血瘀之证。瘀血的发生与心、肝、脾三脏关系密切。血瘀证的形成又可分为气滞血瘀、寒凝血瘀、阴虚血瘀及气虚血瘀，最终导致胸痹的发生。

总之，因为消渴病经久不愈，"久病必虚""久病必瘀""久病入络"，因虚致实，而形成虚实夹杂，以心气虚、心阴虚为本，心脉瘀阻为标之本虚标实证。

（二）从瘀立论

林教授从瘀论治糖尿病心脏病可从如下几方面阐述。

1. 热灼致瘀　津血同源，消渴病久多致阴津亏虚，阴虚则生燥热，煎熬津液，而致血液黏稠滞涩，而致瘀血。

2. 气虚血瘀　消渴日久，久病耗气，久病致气虚，气虚无力推动血脉运行，血行不畅，血脉瘀滞，不通则痛；久病致虚，脾气亏虚，化生乏源，气血亏虚，筋脉失于濡养，致不荣则痛。

3. 气滞血瘀　消渴患者性情抑郁或情志不畅，肝气失于疏泄，气机阻滞，气行则血行，气滞则血瘀。

4. 寒凝血瘀　患者感受寒邪，寒性收引，寒邪凝滞，凝则血脉运行不畅。

5. 痰浊致瘀　患者饮食不节，过食肥甘膏粱厚味，壅滞于内，损脾伤胃，痰浊由生，壅滞血脉，血液运行不畅，而致血瘀。

6. 饮邪致瘀　外感、内伤之湿，聚而为水、饮，多为六淫或饮食、劳逸、七情内伤，使肺、脾、肾、三焦等脏腑功能失调，水液代谢障碍，水液停滞，"津血同源"，津液凝滞不散，而致水饮之邪阻滞，血脉不通而瘀滞。

7. 阴虚血瘀　阴虚津液枯乏，"津血同源"，津枯血亏，血运不畅。

（三）辨证论治

林教授在辨治糖尿病冠心病时辨证准确，治疗药用精当。善用经方，药味简，效力宏，药到而病除，既经济又实惠。

1. 分型论治　根据不同的辨证分类方法，将本病分为不同的证型。

（1）按阴阳辨证，分两型施治：①心脾阳虚型，用益气健脾、化瘀通脉法，方用炙黄芪、党参、白术、茯苓、淮山药、桂枝、丹参、降香、山楂等并配服止消膏（桃树胶、蚕茰、五倍子）；②阴虚火旺型，用滋阴泻火、活血养心法，方用生地黄、知母、黄柏、当归、赤芍、白芍、丹皮、丹参、生甘草、生石决明、山楂、麦冬、五味子等。

（2）按脏腑辨证，分两型论治：①心气阴虚，郁瘀阻脉型，治以益气养心、理气通脉，药用麦冬、五味子、生地、天花粉、白芍、香附、香橼、佛手、丹参、川芎、三七；②心脾不足，痰气阻脉型，治以疏肝化痰、益气通脉，药用香附、乌药、厚朴、陈皮、半夏、太子参、白术、川芎、丹参、白芍。

（3）按病因辨证，分三型论治：①痰瘀互阻型，治以燥湿化痰、活血止痛，方用温胆汤合失笑散加减；②寒凝血瘀型，治以通阳宣痹、化瘀止痛，方用瓜蒌薤白桂枝汤加味；③肾阳虚衰型，治以温阳利水为主，方用真武汤加减。

（4）按气血津液辨证，分为四型论治：①气虚血瘀型，治以益气活血，方药：黄芪、白术、茯苓、党参、茜草、川芎、红花、旋覆花、甘草；②气滞血瘀型，治以疏肝理气、宣痹止痛，方药：柴胡、白芍、枳实、甘草、檀香、砂仁、郁金、丹参、瓜蒌、黄连、川芎、茜草；③痰浊瘀阻型，治以化痰宽胸、宣痹止痛，方药：瓜蒌、薤白、陈皮、半夏、茯苓、枳实、甘草、郁金、红花、旋覆花、川芎；④气阴两虚型，治以益气养阴活血，方药：黄芪、麦冬、五味子、黄精、红花、丹参、太子参。

2. 辨证与辨病相结合分型论治　辨证与辨病相结合进行分型论治，将本病分为冠心病（胸痹）和急性心肌梗死（真心痛）进行辨证论治。

（1）胸痹分三型：气滞血瘀型用疏肝理气、宣痹止痛的四逆散合丹参饮加减（柴胡、白芍、枳实、甘草、檀香、砂仁、郁金、丹参、瓜蒌、黄连）；痰浊瘀阻型用化痰宽胸、宣痹止痛的瓜蒌薤白半夏汤（全瓜蒌、薤白、半夏、陈皮、茯苓、枳实、甘草）；寒凝血瘀型用温阳通痹、散寒止痛的赤石脂汤加味（赤石脂、制附子、干姜、薤白、枳实、半夏、丹参、桂枝）。

（2）真心痛分三型：心脉瘀阻型用活血化瘀、宣通心脉的丹参饮合抗心梗合剂加减（丹参、郁金、檀香、砂仁、红花、赤芍、生黄芪、桂心）；心阳暴脱型用回阳救逆的参附汤加味（人参、附子），脉绝不可寻者加干姜、肉桂、炙甘草以回阳复脉，不得卧加黑锡丹以定喘，大汗不止加黄芪、煅牡蛎以益气收敛而固脱，神识昏蒙加苏合香丸以芳香开窍；肾阳虚衰型用温阳利水的真武汤加味（附子、生姜、茯苓、白术、白芍、人参、肉桂、丹参、红花）。

3. 中成药治疗　糖尿病合并冠心病主要因消渴病经久不愈，出现“久病必虚”“久病必瘀”“久病入络”，因虚致实，形成虚实夹杂，以心气虚、心阴虚为本，心脉瘀阻为标的本虚标实之证。治疗当益气养阴、活血化瘀。芪蛭降糖胶囊是根据上述认识研制的纯中药制剂，由黄芪、生地黄、黄精、水蛭等组成。其中，黄芪补气升阳，黄精补气滋肾润燥，生地黄养阴生津，三者相得益彰，共为君药。水蛭味辛咸善入血分活血化瘀；水蛭得黄芪，破瘀活血，攻而不伤正气；黄芪得水蛭，益气活血、祛瘀生新，补而不滞为臣药。现代药理研究表明，黄芪具有对缺血缺氧心肌的保护作用、抑制或清除氧自由基、提高心肌组织中一氧化氮含量、改善血糖、抑制血小板凝集、抗血栓形成、调血压、降血脂及改善循环作用；黄精中的黄精多糖能抑制糖尿病大鼠心肌组织糖基化终产物 mRNA 表达，对高血糖及糖基化终产物造成心肌组织损伤具有保护作用，临床表现出较好的降糖作用；生地黄能改善微循环，临床提示具有降糖作用；水蛭具有抗凝、抗血栓、抗再灌注损伤作用，能改善血流变，清除氧自由基。全方既注重整体辨证，又注重微观药理，是辨病和辨证、宏观和微观的有机组合（芪蛭降糖胶囊治疗 2 型糖尿病合并冠心病心绞痛 128 例临床观察）。

（四）从瘀辨证论治

1. 气滞血瘀　证见胸闷憋气、郁闷善太息，头晕目眩，心烦易怒，两胁刺痛，痛引肩背，发无定时，每遇郁怒等情志刺激而加重，舌质淡红或暗红，苔薄白或薄黄，脉弦或弦数为主者。治疗方法：疏肝理气、活血化瘀、宣痹止痛；气行则血行，气滞则血瘀。其治疗代表方剂：四逆散和丹参饮加减。临床常用药物：柴胡 10g，赤白芍各 15g，枳实 10g，郁金 10g，丹参 15g，檀香 6g，砂仁 6g，丹皮 10g，元胡 10g，川芎 10g 等。若见口苦咽干、烦躁易怒、头晕目眩，加焦山栀、生石决明以清肝潜阳。

2. 痰阻血瘀　临床表现为胸闷憋气，心下痞满，胸脘作痛，痛引肩背，伴头昏头晕，倦怠乏力，肢体重浊，舌体胖大，边有齿痕，舌质暗淡苔白腻，脉弦滑。治疗原则：化痰宽胸，活血化瘀，宣痹止痛。代表方温胆汤和失笑散加减，药用陈皮、半夏、茯苓、枳实、竹茹、蒲黄、五灵脂等。痰浊内盛见胸闷憋气者，可加服冠心苏合丸。水饮之邪瘀滞者，治以温化水饮、通络止痛，即仲景之"病痰饮者当以温药和之"，代表方：瓜蒌薤白半夏汤加味或苓桂术甘汤和枳实薤白桂枝汤。临床常用药物：茯苓、桂枝、白术、枳实、薤白、全瓜蒌、甘草等。

3. 寒凝血瘀　症见心胸疼痛，痛甚切背，背痛切心，痛有定处，痛剧则伴四肢厥逆，面色苍白，气短喘促，或紫暗晦滞，爪甲青紫，遇寒尤甚，唇舌紫暗，苔薄白，脉沉迟或结代。治则：温阳散寒通痹，活血化瘀止痛。代表方四逆汤合瓜蒌薤白白酒汤加味。临床常用药：瓜蒌、薤白、半夏、桂枝、枳实、芍药、甘草、丹参、郁金、干姜、制附子等。若阴寒内盛而见心胸憋闷而痛伴四肢逆冷，脉来迟缓，心电图提示 T 波改变，伴传导阻滞者可加麻黄附子细辛汤以温阳散寒。若见四肢厥逆，大汗淋漓，面色青紫，脉微欲绝，当迅速以参附汤回阳救逆。

4. 气虚血瘀　心胸憋闷疼痛，头晕目眩，伴心悸气短，倦怠乏力，肢体麻木，气喘易汗出动则加剧，胸闷冷痛汗出，倦怠乏力，少寐多梦，舌体胖大，舌质淡黯，边有瘀斑，苔薄白，唇舌紫暗，脉弱或细涩。治疗原则：益气活血通络。代表方：补阳还五汤或归脾汤和丹参饮。临床常用药物：黄芪、党参、丹参、白术、赤芍、桃仁、红花、地龙、川芎、当归尾、木香、檀香、砂仁等。若心悸气短伴少寐多梦加柏子仁、五味子、夜交藤；

胸闷冷痛加桂枝、薤白等。

5. 阴虚血瘀　证见心悸怔忡，失眠口干，五心烦热，心胸作痛，痛引肩背，舌质嫩红，边有瘀点，苔少脉细数或结、代。治则：养阴生津、活血通络。代表方：麦味地黄丸和生脉饮加减。临床常用药物：人参、麦冬、五味子、沙参、丹参、葛根、生地黄、山药、山萸肉、泽泻、茯苓、丹皮等。若阴虚热盛加黄柏、知母、地骨皮等；伴脉结、代者加炙甘草、党参等；心阴虚而心悸怔忡，失眠、多梦加天王补心丹以滋阴降火、养心安神。

6. 气阴两虚夹瘀　证见心悸气短，自汗乏力，口干少津，心胸痹痛，大便秘结，舌嫩红，边有瘀点，脉细弱，或细数。患者多为病程日久，伤阴耗气，中气不足，而见气短乏力，自汗出，营阴不足，口干少津，心失所养则见心悸不宁，气阴两虚，血脉不充，推动乏力，久之瘀阻心脉而致心胸痹痛，此型病程较长，以虚为主。心电图可见 T 波及 S-T 段改变，或心律不齐。病位在心、肾。治则：益气养阴，活血通络。代表方：生脉饮、二至丸和失笑散。临床常用药物：人参、太子参、麦冬、五味子、女贞子、旱莲草、蒲黄、五灵脂等。

（五）现代辨证论治

运用理气活血化瘀、补肾健脾、涤痰散结、益气、疏肝等法均可降低 LDL、TG，提高 HDL 水平，改善脂质代谢，影响 PGI_2/TXB_2 平衡及血小板功能，改善血液流变性，抑制脂质过氧化反应，减轻血管内皮细胞损伤，从而起到抗动脉硬化作用。近年来研究表明，水蛭既能阻止主动脉和冠状动脉粥样硬化的形成，还能使已成的动脉粥样硬化病变较快消退。

七、吕靖中临证经验

吕靖中是河南中医学院第一附属医院教授，全国名老中医，兼任中华中医药学会糖尿病分会副主任委员。吕教授认为，血瘀证是糖尿病发生、发展的基本病机，活血化瘀应贯穿于糖尿病治疗的始终，尤其糖尿病中、后期，更应加大活血化瘀药的用量，对控制血糖及防治并发症大有裨益。现将吕教授治疗经验介绍如下。

糖尿病患者在血瘀证尚未出现明显症状时，血液流变学在浓、黏、凝、集四方面已发生不同程度的变化，经活血化瘀药治疗后可显著改善。吕教授认为，整体、客观、灵活的辨证论治，显示出中医治病的优势，但应深化提高。结合现代科学方法、手段，更具体、确切、深入地认识疾病。对于无症状糖尿病患者，可根据其微观变化判断中医"证"的存在，给予相应治疗，即微观辨证论治，并强调微观辨证整体化。例如，血液流变学异常，表明存在血瘀证，予川芎、当归、鸡血藤、水蛭等活血化瘀，并佐以少量益气行气之品，常选用黄芪、山药、枳壳、陈皮等，以促进血循环。同时，结合血糖、血脂、氧自由基等客观指标变化，选用相应的经临床验证的有效专药。

活血化瘀，贯穿始终：糖尿病患者不仅病程长，且常见多种并发症。近年来血瘀学说得到普遍认同。实验室检测也发现，糖尿病患者有不同程度的血液流变及甲皱微循环的异常、血小板聚集功能增加、纤维蛋白原含量升高。临床流行病学调查表明，糖尿病患者发生血瘀证的比率极高，即使临床没有血瘀表现的患者也处于一种隐性血瘀或微观血瘀证。血瘀证是糖尿病发生、发展的基本病机。瘀血形成后，既是病理产物，又是新的致病因素，中医学有"瘀血日久，变症未可预料"之说。常见瘀血表现，如面唇色暗、皮肤瘀斑、胸闷刺痛、月经色暗多块、肢体麻痛、半身不遂、舌青紫或紫暗有瘀斑、舌下静脉怒张等。因此，在治疗过程中，应用活血化瘀药宜贯穿于治疗始终，尤其对胰岛素抵抗者，配合应用大剂量活血化瘀药，可增强胰岛素敏感性、减少用量。临床常用活血化瘀药有当归、川芎、红花、鸡血藤、益母草、泽兰、丹参、鬼箭羽、全蝎、蜈蚣、水蛭、血竭、三七等，具有较强的抑制血小板聚集作用。

八、吕仁和临证经验

吕仁和教授是国医大师、国家级名老中医、著名中医糖尿病专家。对于糖尿病及其并发症的中医诊治有其独特经验和创新，"六对论治"是吕仁和教授在长期诊治疾病的实践中，在中医整体观和辨证论治思想指导下，结合现代医学对疾病的分期，总结创立的对疾病诊治的 6 种方法，即对病论治、对病辨证论治、对病分期辨证论治、对症论治、对症辨证论治和对症辨病与辨证相结合论治。中医学的基本特点和核心内容是整体观念与辨证论治，"六对论治"则充分体现了中医"整体论"和"辨证论治"的思想。

糖尿病心脏病是糖尿病最重要的远期并发症之一，其中包括冠状动脉粥样硬化性心脏病（冠心病）、糖尿病性心肌病、微血管病变和自主神经功能紊乱所致的心律失常及心功能不全，还包括高血压性心脏病，总称为糖尿病心脏病。其临床表现有休息时心动过速、心绞痛、无痛性心肌缺血、无痛性心肌梗死、体位性低血压和猝死、心力衰竭等，发病机制十分复杂，尚未完全阐明。其中医病名可称为"消渴病心病"，根据其临床表现可归入消渴病胸痹（糖尿病冠心病）、消渴病心悸（糖尿病心律失常）、消渴病心力衰竭（糖尿病心力衰竭）。笔者学习吕仁和教授"六对论治"思路，结合我院国家级名老中医魏执真教授治疗糖尿病心脏病的学术思想和临床经验，将其运用于糖尿病心脏病中医诊疗之中，获益匪浅。

（一）对病论治

对病论治是较高层次的论治，主要是针对病因或病机治疗，它适用于对病因明确的疾病或起关键作用的病机的治疗，其治疗目标单一。因糖尿病心脏病（消渴病心病）是由消渴病演变而来的，血糖、血脂、血压升高为本病发病的主要原因，因此，降糖、降压、降脂即为治疗的主要目标。临证时可依据现代药理研究成果结合中医辨证分型灵活选用具有降糖、降压、降脂的药物。因消渴病心悸（糖尿病心律失常）发生的根本原因与心脏电生理异常有关，现代药理研究认为：葛根中含有葛根总黄酮（葛根素）对氯仿、乌头碱、毒毛花苷3种方法建立的心律失常模型均具有保护作用；甘松提取物缬草酮对心肌细胞膜具有膜的稳定作用，可对抗氯化钠、氯仿－肾上腺素引起的心律失常；丹参含有的丹参酮 II_A 抑制豚鼠单个心肌细胞 L 型钙电流，可通过抑制缺氧细胞钙超载，减少触发活动和折返，降低心率而防治心律失常；苦参含有的苦参碱能防治乌头碱、肾上腺素和毒毛花苷诱发的室上性心律失常，且通过显著提高心肌舒张期兴奋阈值、延长有效不应期降低了心肌自律性，消除折返从而减少室颤。故治疗消渴病心悸时可根据辨证，选用葛根、甘松、丹参、苦参具有抗心律失常功效的药物，以提高疗效。

（二）对病辨证论治

根据魏执真教授治疗心律失常的学术思想，可将消渴病心悸（糖尿病心律失常）分为两类，10种证型，3种证候。两类是阳热类（快速类心律失常）和阴寒类（缓慢类心律失常），各分为5种证型，各型可兼有不同的证候。

1. 阳热类分5种证型

（1）心气阴虚，血脉瘀阻，瘀郁化热：拟益气养心，理气通脉，凉血清热。予清凉滋补调脉汤，药用太子参、麦冬、五味子、丹参、川芎、香附、香橼、佛手、牡丹皮、赤芍、黄连、天花粉等。

（2）心脾不足，湿停阻脉，瘀郁化热：拟理气化湿，凉血清热，补益心脾。予清凉化湿调脉汤，药用苏梗、陈皮、半夏、白术、茯苓、川朴、香附、乌药、川芎、牡丹皮、赤芍、黄连、太子参、白芍等。

（3）心气衰微，血脉瘀阻，瘀郁化热：拟补气通脉，清热凉血。予清凉补气调脉饮，药用生黄芪、太子参或人参、麦冬、五味子、川芎、香橼、牡丹皮、赤芍、黄连等。

（4）心阴血虚，血脉瘀阻，瘀郁化热：拟滋阴养血，理气通脉，清热凉血。予清凉养阴调脉汤，药用太子参、麦冬、五味子、白芍、生地黄、丹参、川芎、香附、香橼、佛手、牡丹皮、赤芍、黄连等。

（5）心气阴虚，肺瘀生水，瘀郁化热：拟补气养心，肃肺利水，凉血清热。予清凉补利调脉饮，药用太子参、麦冬、五味子、丹参、川芎、桑白皮、葶苈子、车前子、牡丹皮、赤芍、黄连等。

2. 阴寒类分5种证型

（1）心脾气虚，血脉瘀阻，血流不畅：拟健脾补气，活血升脉。予健脾补气调脉汤，药用太子参、生黄芪、白术、陈皮、半夏、茯苓、泽泻、羌活、独活、防风、升麻、川芎、丹参等。

（2）心脾气虚，湿邪停聚，心脉受阻：拟化湿理气，活血升脉。予理气化湿调脉汤，药用苏梗、陈皮、半夏、白术、茯苓、川朴、香附、乌药、羌活、独活、川芎、丹参、太子参等。

（3）心脾肾虚，寒邪内生，阻滞心脉：拟温阳散寒，活血升脉。予温阳散寒调脉汤，药用生黄芪、太子参、白术、茯苓、附片、肉桂、鹿角、桂枝、川芎、丹参、干姜等。

（4）心脾肾虚，寒痰瘀结，心脉受阻：拟温补心肾，祛寒化痰，活血散结。予温化散结调脉汤，药用生黄芪、太子参、白术、茯苓、肉桂、鹿角、干姜、白芥子、莱菔子、陈皮、半夏、川芎、三七粉等。

（5）心肾阴阳俱虚，寒湿瘀阻，心脉涩滞：拟滋阴温阳，化湿散寒，活血通脉。予滋养温化调脉汤，药用生黄芪、太子参、白术、茯苓、陈皮、半夏、干姜、肉桂、阿胶、当归、白芍、生地黄、川芎、丹参等。

3.3 种兼有证候

（1）气机郁结：须加入理气解郁之法。选加郁金、枳壳、香附、乌药、大腹皮、川朴等。

（2）神魂不宁：须加入安神定志之法。选加石菖蒲、远志、炒枣仁、夜交藤、合欢花、琥珀粉、朱砂粉、生龙骨、生牡蛎等。

（3）风热化毒：须加入疏风清热之法。选加薄荷、荆芥、金银花、板蓝根、锦灯笼等。

（三）对病分期辨证论治

对病分期辨证论治适用于慢性、复杂性疾病的诊治。疾病的分期多以现代理化检查指标为依据，以明确疾病的阶段性；辨证则以中医四诊合参为依据。根据魏执真教授治疗消渴病心力衰竭（糖尿病心力衰竭）的经验，可分为三期四证论治。

1. **消渴病心力衰竭Ⅰ期** 相当于心功能不全Ⅰ度，较重体力活动则有症状、体力活动稍受限制。证见心悸，气短，气喘，动则尤甚；舌质暗红少津，苔薄白，脉细数。证属心气阴衰，血脉瘀阻，肺气受遏。拟益气养心，活血通脉。药用生黄芪、太子参或人参、麦冬、五味子、丹参、川芎、香橼、佛手、白芍、天花粉等。

2. **消渴病心力衰竭Ⅱ期** 相当于心功能不全Ⅱ度，轻微体力活动即有明显症状休息后稍减轻，体力活动大受限制，以左心衰竭为主。证见心悸，气短，咳喘，不能平卧，尿少，水肿；舌质暗红，苔薄白，脉细数。证属心气阴衰，血脉瘀阻，肺失肃降。拟益气养心，活血通脉，泻肺利水。药用生黄芪、太子参（或人参）、麦冬、五味子、丹参、桑白皮、葶苈子、香附、泽泻、车前子、白芍、天花粉等。

3. **消渴病心力衰竭Ⅲ期** 相当于心功能不全Ⅲ度，即使在安静休息状态下亦有明显症状，体力活动完全受限，主要见于中重度消渴病心力衰竭，以右心衰竭为主。分两证型：①心气衰微，血脉瘀阻，肝失疏泄，脾失健运：证见心悸，气短，胁胀痛，胁下痞块，脘腹胀满，水肿，尿少，大便溏或不爽；舌质暗红，苔薄白，脉细数。拟益气养心，活血通脉，疏肝健脾。药用生黄芪、太子参、麦冬、五味子、丹参、川芎、香附、白术、茯苓、川楝子、泽泻、桃仁、红花、车前子、白芍、天花粉等。②心气衰微，血脉瘀阻，肾失开阖：证见心悸，气短，咳喘，不能平卧，水肿，尿少，头晕，耳鸣，腰酸腿软，面目黧黑，甚而肢凉怕冷；舌质淡瘦，脉细数。治法：益气养心，活血通脉，温肾利水。药用生黄芪、太子参、麦冬、五味子、丹参、川芎、生地黄、山茱萸、附子、肉桂、胡芦巴、车前子、泽泻等。

（四）对症论治

糖尿病心脏病可出现多种症状。在辨病辨证的基础上，针对主症或重要症状，用一种快速、便捷的方法，使症状得到缓解或消除，即是"对症论治"。如胸闷、胸痛频发可选用三七粉、薤白、瓜蒌、娑罗子活血化痰、通络止痛；心悸、心率偏快可重用牡丹皮、赤芍、黄连凉血清热、平复心率；兼有高血压头晕可选用生石决明、天麻、钩藤平肝潜阳；喘促、少尿、双下肢浮肿可选用葶苈子、桑白皮、泽兰、泽泻、水红花子泻肺利水。

（五）对症辨证论治

针对不易解除的复杂症状的对症治疗方法。如消渴病胸痹（糖尿病冠心病）患者便秘，常从胃肠实热、肺脾气虚、血虚阴亏三方面辨证考虑。胃肠实热，拟清热润肠，可选用麻子仁丸加减；肺脾气虚，拟补气健脾，润肠通便，可选用四君子汤合麻子仁丸加减；血虚阴亏，拟养血滋阴，润燥通便，可选用增液承气汤加减。如消渴病胸痹（糖尿病冠心病）患者失眠多梦，属肝郁化热、热扰心神者，拟清热泻肝、镇心安神，常选石决明、牡蛎、远志、龙胆草、珍珠母、炒栀子、莲子心等；属肝肾阴虚、心神失养者，拟滋补肝肾、养心安神，常选酸枣仁、夜交藤、柏子仁、生地黄、枸杞子、玄参等。

（六）对症辨病与辨证相结合论治

糖尿病心脏病是糖尿病的慢性合并症，也是一种终生性疾病。在其漫长的发展过程中，常与高龄、动脉硬化、高脂血症、肥胖、高血压病等相伴，也可合并如糖尿病肾病、糖尿病脑病等其他糖尿病合并症，出现各种各样的临床症状，对此需要采用"对症辨病与辨证相结合论治"的办法进行治疗。临床对症，首先要辨清何种病引起。如以下肢浮肿为例，消渴病心力衰竭（糖尿病心力衰竭）可以出现，消渴病肾病（糖尿病肾病）同样也可以出现。如下肢浮肿主要是由消渴病心力衰竭（糖尿病心力衰竭）所致，可辨证为：①心气阴衰，血脉瘀阻，肺失肃降：拟益气养心，活血通脉，泻肺利水。药用生脉饮合葶苈大枣泻肺汤加减。②心气衰微，血脉瘀阻，肝失疏泄，脾失健运：拟益气养心，活血通脉，疏肝健脾。药用生脉饮合柴胡疏肝散加减。③心气衰微，血脉瘀阻，肾失开阖：拟益气养心，活血通脉，温肾利水。药用生脉饮合金匮肾气丸加减。以上3种证型，临证时均可酌情选用泽兰、泽泻、车前子、益母草、水红花子等活血利水药。

（七）病因病机

糖尿病心脏病在中医学中，既属消渴病，又属心病。唐·王焘在《外台秘要》中引《古今录验》云"渴而饮水多，小便数，无脂似麸片甜者，皆是消渴病也"，是论及消渴病，而历代医家所述的消渴继发心痛、胸闷等皆属消渴病心病范畴。

糖尿病患者在脏腑虚损的基础上会引起多种病理产物在体内的产生。由于饮食不节，过食肥甘厚味，损伤脾胃，或因忧思、劳倦伤脾，可以导致脾气虚弱，健运失职，水湿内停，集聚成痰，或肺气不足，宣降失司，水液不得通调输布，津液留聚而生痰，或肾虚不能化气行水，水泛为痰，或肝气郁结，气郁湿滞而生痰。同时阴津亏虚，燥热内生，津亏液少，不能载血循经畅行，瘀血又化热伤阴，津液大量亏耗，血液浓缩，在脉中循行涩滞不畅；精神刺激，情致失调，肝失调达，气机阻滞，阻碍血液运行而导致血瘀；气虚运血无力，血流运行不畅可致血瘀；阳虚阴寒凝结，寒则血凝而导致血瘀；痰湿阻络血行不畅而致血瘀。在脏腑虚损基础上的痰、瘀、郁、热等实邪阻于体内络脉则会发生多种并发症，阻于心之脉络会出现胸痹、心痛、心悸、怔忡等心系并发症。消渴病心病，其病位在心，发病与肝、肾、脾（胃）诸脏有关，是在气血阴阳失调基础上，出现心气、心阴、心血、心阳不足和虚衰，导致气滞、血瘀、痰浊、寒凝等痹阻心脉，基本病机是气阴两虚、痰瘀互结、心脉痹阻。

1. 络脉病变是早期糖尿病心脏病的基本病理基础

（1）络脉的生理功能和病理改变：人体有十二正经、奇经八脉，各大经脉之间均有络脉与之相连，络脉是经络系统的分支，包括十五别络、孙络、浮络和血络等，又有阴络、阳络、脏络、腑络、系络、缠络等称谓。经脉有固定的数量和循行路线，贯通绵延全身；络脉细小但是纵横交错、网络全身。经脉是主干，络脉是支流，二者沟通连接，内络脏腑，外联肢节，通行气血，灌溉全身，形成了维持人体正常生命活动的网络系统。络脉是按层次分支细化的庞大网络体系，有比十二经脉更广泛的作用，从空间位置来看，络脉在体内纵横交错成网片状，贯通表里上下、环流气血津液、渗灌脏腑组织，把经脉纵向线性运行的气血横向面性弥散到全身，发挥对身体的濡养作用，维持人体正常生命活动。络脉是沟通机体内外、保障脏腑气血灌注的功能性网络系统，又是协调机体内外环境统一和维持机体内稳态的重要结构。络脉具有双向性和满溢灌注的特点，能使经脉中的气血流溢于络脉，并通过络脉散布于脏腑肌腠之中，还可以通过散布于脏腑肌腠的气血渗入络脉而灌注于经脉。

络脉病变是指邪入十五别络、孙络、浮络和血络而发生的病变，是以络脉阻滞为特征的一类疾病，因为络脉是营卫气血津液输布贯通的枢纽，络体细小，分布广泛，分支众多，功能独特，由于病久不愈，正气亏虚，或外邪入侵，或情致郁怒，一旦邪客络脉则使得气血津液的运行输布异常，出现络脉瘀阻、络脉不荣等病理变化，继而形成络病。

（2）痰瘀互结是心脏微小癥积的病理基础：古代中医文献的记述是比较一致的，如《诸病源候论》有"癥瘕者皆由寒温不调，饮食不化，与脏气相搏结所生也"；《血证论·瘀血》有"瘀血在经络脏腑间，则结为癥瘕"；《景岳全书·积聚》有"壮人无积，虚人则有之，脾胃怯弱，气血两虚，四时有感，皆能成积"。可见前人认为癥瘕系由正虚、邪郁两途，其中邪郁主要有食、痰、瘀三者。食积指饮食失宜，尤以膏粱厚味等积滞所伤多见；痰积指"肥人多痰湿""怪证属痰""无痰不作眩""痰随气升降，遍身皆到""其为病也，症状非一"的无形之痰；瘀指血脉凝滞、郁积，甚或"离经"之瘀血；正虚指正气疲惫致升降出入受碍。

饮食不宜与无形之痰的形成具有一定的因果或相互关系。如《三因极一病证方论》云："人之有痰饮者，由荣卫不清，气血败浊，凝结而成也。"张景岳则更明确指出："痰即人之津液，无非水谷之所化，此痰亦既化之物，而非不化之属也。但化得其上，则形体强，荣卫充。而痰涎本皆气血，若失其正，则脏腑病，津液败，而血气即成痰涎……盖痰涎之化，本因水谷，使脾强胃健如少壮者流，则随食随化，皆成血气，焉得留而为痰。惟其不能尽化，而十夫一二，则一二为痰矣；十留三四，则三四为痰矣，甚至留其七八，则但见其血气日消，而痰涎日多矣。"所以我们习惯省略饮食水谷，不言食、痰、瘀，而只言痰瘀互结形成癥积。

消渴常因气血亏虚导致营卫不和，气血运行不畅，正如《诸病源候论·消渴》云："小便利则津液竭，津液竭则经络涩。"瘀血、痰湿是消渴最常见的病理产物，通过多种途径形成：其一是燥热煎熬阴血成瘀，炼津成痰；其二是阴虚，虚火炼血为瘀，灼液为痰；其三是气随津脱，气不行血而停滞为瘀，气不行津停为痰湿；其四是阴损及阳，失于温煦，血凝为瘀、液凝为痰。糖尿病心脏病亦多为本虚标实之证，病位在心，与脾肾有关，本虚为气阴两虚，标实为血瘀、痰浊交互为患。

2. 心之络脉微型癥积的形成是早期糖尿病心脏病的基本病理改变　中医文献有关癥积的记载，最早见于《内经》："外中于寒，内伤忧怒，则气上逆，六俞不通，凝血蕴里不散，津液涩渗，著而不去，积乃成已。"《难经》则以积聚分脏腑，认为"积乃主脏所生，痛不离其部，上下有终始"与"聚者六府所成，始发无根本，上下无留止，痛无常发"不同。《巢氏病源》别立癥瘕之名，以不动者为癥，动则为瘕。后世多认为癥瘕实为积聚之别名，如清·林佩琴在所著的《类证治裁》中确认巢氏之癥瘕"亦犹《难经》之积聚而已，第无形之瘕聚，其散易，有形之癥积，其破难"，所以凡是有形的肿块而坚著不移的，即可称为癥积。

消渴病久不愈，正气亏虚，或外邪入侵，或情致郁怒，脏腑内伤累及心络，心络受损，终致津血的运行输布异常，痰瘀互结，阻塞络道，如此产生的痰瘀等病理产物又进一步损伤心络，包括孙络、浮络、缠络等，形成微型癥积而发为络病。

3. 消补兼施、同治心络中痰瘀是早期糖尿病心脏病的治疗总则　癥积是一个难治性疾病，在科学已十分发达的今天，仍未被完全攻克，因而隐伏于心脏的微型癥积，其治疗难度自不待言。追溯历史，大约在战国至西汉时期成书的《黄帝内经》已开始探索癥积的治疗。如《素问·六元正纪大论篇》记述："大积大聚，其可犯也，衰其大半而止，过者死。"金元时期的张洁古认为"养正则积自除"；朱丹溪谓"大法咸以软之，坚者削之，行气开痰为主"。《临证指南·癥瘕》："总之，治癥瘕之法，用攻伐宜缓宜曲，用补法忌涩忌呆。"这些经验，今天阅读仍觉启发深远、回味无穷。至于具体用药，《金匮要略》有"妇人宿有癥病……当下其癥，桂枝茯苓丸主之"，此外尚有治瘀血的下瘀血汤和大黄虫丸《伤寒论》有治蓄血的抵当汤、抵当丸等，可供借鉴。唐容川《血证论》有"瘀血在经络脏腑之间，则结为疤痕……癥之为病，总是气与血胶结而成，须破血行气，以推除之……虚人久积，不便攻治者，亦宜攻补兼施，以求克敌。攻血质宜抵当汤、下瘀血汤、代抵当丸"；"瘀血在经络脏腑之间，被气火煎熬，则为干血……病至此者，十治二三，仲景大黄虫丸治之"。可见，前人对癥积的辨证论治经验对我们今天用治心脏微型癥积，已经提供了十分宝贵的资料，这就是消补兼施、同治心络中痰瘀的总则。

临床研究证明使用益气养阴、化痰消癥通络功效的中药复方治疗早期糖尿病心脏病取得较好疗效，实验研究表明中药复方可以明显减轻糖尿病动物的心肌坏死程度，缩小坏死范围，减轻心肌纤维间 PAS 阳性物质的沉积，减轻心肌细胞超微结构的损伤，减轻心肌毛细血管基底膜的增厚和血管壁中 PAS 阳性物质的沉积；临床研究表明该药可以明显改善心功能、纠正糖和脂肪代谢紊乱、减轻蛋白非酶促糖基化、改善微循环、提高胰岛素敏感性等。

九、南征临证经验

糖尿病心脏病包括糖尿病性冠心病、糖尿病性心肌病、糖尿病性自主神经病变，是由于糖尿病（消渴）迁延不愈，致毒损心络之变。《伤寒杂病论》中所载"消渴，气上撞心，心中疼热"之论述，《丹溪心法》中"热气上腾，心虚受之，心火散漫，不能收敛，胸中烦躁……病属上焦，谓之消渴"之论述，与糖尿病心脏病的现代认识基本上是一致的。本部分拟就糖尿病性心肌病的中医辨治体系结合其现代病理生理学改变，提出毒损心络为病的学术观点，以期指导临床实践。

（一）毒损心络是糖尿病性冠心病主要病理机制的理论内涵

中医认为糖尿病（消渴）的发生是多因素内外因相互作用的结果。有素体阴虚，五脏虚弱；加之饮食不节，形体肥胖；精神刺激，情志失调；外感六淫，毒邪侵害；过服温燥或寒凉药物；房劳过度，肾精亏耗等。其基本病机特点是阴虚燥热。糖尿病性冠心病发生是因为消渴病日久，缠绵不愈，毒邪（糖毒、脂毒等）内生，循络而行，伤阴耗气，阴损及阳，致阴阳气血失调，脏腑亏损，心体用俱损，病变波及三焦，脏腑经络，尤以毒损心络为病机核心。

毒与络病"毒"是泛指对机体有不利因素的物质。毒邪有内外之分，糖尿病性冠心病之毒主要指内生之毒，涵盖糖毒、脂毒等，属中医瘀毒、痰毒、燥毒等多方面，是机体阴阳失和，气血运行不畅及脏腑功能失调而导致，毒邪贯穿糖尿病性冠心病的始终，毒邪具有损伤、致变、顽固、秽浊、结聚、依附等多种病理特性，其致病又具有虚、郁、瘀、痰、燥等特点，糖尿病性冠心病发病中瘀、痰、燥、虚等致病因素可在病变一定阶段同时并存或相继出现，且相互作用，相互影响，错综复杂。毒与络病关系密切，《针灸大成》说："经脉十二，络脉十五，外布一身，为气血之道路也。其源内根于肾，乃生命之本也。"经络为气血出入之总途，也是毒邪传变之通道。心络之病为络病之一，心络通畅，能升能降，能开能合，能出能入，能收能放，气血等各种精微物质旖布于全身内外，以维护机体的各种生理活动，故明·沈子禄《经络全书》说："气主煦之而不闭，血主濡之而不枯。"气血在经络之内，周流环行无阻，五脏六腑、四肢百骸得润，内外不燥，水火既济，资化其源，形神若一，何病之有。心络为病，就其发病之原委而言，多以内外二因为病之始。亦有经病入络，更有脏腑久病入络者。而邪毒所以入络，因络虚所使。络脉亏虚，则气机不流贯，不能御邪，邪毒必乘虚内侵。亦有情志失调、破坏性情欲轴心之生理正常活动，引起轴心反向活动，促使气化功能失常，造成络脉气滞，血逆，水津代谢障碍，聚而为痰为饮化毒，毒害心之大络、小络、孙络则病生也。这就是叶天士在《外感温热篇》所说"久则络血瘀气凝滞……"之义也。若饮食失节，暴饮暴食入胃，滞留于胃，不化不消，为积为腐，毒自内生。胃腑内生之毒，从胃之孙络渗入大络、诸络，引起气机不顺，不顺则为逆，可使气血、精津代谢失常，不能正常周流与输布，聚而为逆，因逆致变，变则为害，害则病成。更有饮酒过度所致者，酗酒入胃，酒毒及其寒热之性由胃渗入孙络，输入大络，注于诸络，进而毒害气机，致使津血循环失常而发病。此外，还有久病不愈而使病邪入络者。

（二）辨证论治、扶正祛邪是糖尿病性冠心病的根本治则

邪盛谓之毒，机体内的生理或病理产物不能及时排出或化解，蕴积体内，化生毒邪。毒随邪生，变由毒起，毒寓予邪。毒、虚并存，正邪（毒）交争是糖尿病性冠心病的基本病理。毒损心络，心阴心阳亏虚，心之体用俱病是糖尿病性冠心病迁延难愈的根本原因。在糖尿病性冠心病中把握毒邪致病的环节，就是抓住了糖尿病性冠心病的共性发病环节，也就是抓住了矛盾的主要方面，并当结合虚实缓急的不同，随症治之，做到"已病防变"，也要在未出现明显的糖尿病性冠心病表现时，做到"未病先防"，防微杜渐。因此，辨证论治、扶正祛邪是糖尿病性冠心病的根本治则。

（三）益气养阴、解毒通络是治疗早期糖尿病性冠心病的主要途径

依据毒邪多变的致病特点，圆机活法，才能突出辨治之精髓，必以解毒（伏其所主、先其所因之法）—通络（畅通气血、既病防变之道）—益气养阴（扶正固本之基）之法，应用于消渴心病，达到标本兼治，促进病情的康复。

糖尿病性冠心病基本病机特点为本虚标实，心体用俱损，本虚为气血阴阳，五脏亏虚，以心为根本，标实多为血瘀、痰浊、毒邪蕴结等，病机核心是毒损心络。针对糖尿病性冠心痛的临床特点，应注重气阴两虚、毒损心络的病机，以此病机为依据，确立益气养阴、解毒通络法，应该指出，该法在糖尿病性冠心病的治疗中有重要意义，但并不是该病的唯一治疗方法，而应结合中医辨证正确认识和理解毒邪在糖尿病性冠心病中作用的不同病机演化，随症治之，有助于提高疗效，丰富糖尿病性冠心病中医病机制论，为中医药治疗糖尿病性冠心病提供新的思路和途径。

十、任继学临证经验

任继学教授是首批国医大师、全国著名中医学家，学识渊博，经验丰富，研究心、脑、肾疾病，建树颇多，在国内外享有极高声誉。在心脏病方面，任教授痛感近来中医界西化之风日甚，"见心治心"，一遇冠心病、心律失常等疾，漫应以活血之品、扩管之剂，久之恒致"愈活而心愈痛，愈扩而气愈衰"。故任教授根据《灵枢·厥病》所论，认为冠心病应属中医"厥心痛"范畴，《内经》对此病不独责之于心，而是联系五脏六腑，有肾心痛、胃心痛、脾心痛、肝心痛、肺心痛之别，已示人从他脏治心之旨。任教授认为，病虽在心，而不能唯知治心，须着眼整体，推求致病之源，方为求本之道。

1. 疏肝胆以宁心　心病治肝胆：理由有三：一者，厥阴司疏泄，少阳主升发，故肝胆有疏理气机之职能。气为血之帅，气机不畅则血行滞涩，血脉不和，则有心痛；二者，肝主藏血、调血，为"凝血之本"，肝伤则血失疏泄，凝血失常，引起血络不畅，心脉受损；三者，足少阳胆经与心相连。

2. 通督脉以开通　督脉总督一身之阳，为人身上下之通路，与任脉相接，为子午之道，下焦之相火、真水由督脉上升，任脉下降，形成阴阳升降循环之"小太极"。故心阳得督脉阳气之资助，始能血行有常，神明安定，此亦君相二火相资为用之理。

3. 调冲任以缓急　冲任亦属奇经八脉。《素问·骨空论篇》云："任脉为病，男子内结七疝，女子带下瘕聚。冲脉为病，逆气里急。"

4. 久病入络，瘀化方可推陈致新　消渴病日久，必然本元大伤，虚损之象叠现。若气虚则运血乏力，阴虚则血行艰涩，而成旧病入络，久虚入络之血瘀证候，所谓"病久入深，营卫之行涩"。瘀滞即成，则陈者当去而不能去，新者当生而不能生。血愈虚而愈瘀，愈瘀而愈虚，互为因果，交相为患。终至阳气不得敷布，津血不得畅荣，而发消渴之疾，或使已病之消渴愈甚。诚如唐容川所言："瘀血在里，则口渴，所以然者，血与气本不相离，内有瘀血，故气不得通，不能载水津上升，是以发渴，名曰血渴，瘀血去则不渴矣。"（《血证论·卷五》）此血渴虽非完全等同今之消渴，但其因瘀致渴之病机，亦已概括在消渴病机范畴之内。临床辨治足以借鉴。

十一、仝小林临证经验

中国中医科学院广安门医院仝小林教授善用经方，活用经方，以经方之理与经方之法为基础，在临床上不断总结，形成了临床扩大经方应用的新思路，即病、证、症三者结合的诊疗思路与现代药理学的成果相融合，以证为基础，以病为参考，以症为靶点，注重中药的现代药理应用，在临床治疗疾病过程中，取得了良好疗效。仝小林教授认为，糖尿病及其并发症的治疗要从"治糖、治络、治杂"着手，强调"三位一体，各有侧重"，临床处方用药要遵循"以证为基，以病为参，以症为靶，证病症结合"的指导原则，对于合并冠心病患者，以控制血糖为靶向，以胸痹为主要靶点，根据其标本缓急，灵活施治，燥湿、清热、活血贯穿于方药始终。

（一）糖络病的提出

针对糖尿病引起的血管病变并发症，仝小林教授首次提出"糖络病"的概念，糖络病从中医角度看是因血糖高而引起络脉损伤的疾病，糖尿病由轻到重的发展过程，就是病络到络病的过程。病络是大小血管病变形成的过程（高黏血症、微循环障碍，属痰聚）；络病是大小血管形成的病变（属癥积）。脉指经脉，大者为经，支者为络，络脉即微血管。临床上严格控制血糖可使糖尿病微血管病变大幅减少，但不能减少大血管病变，这表明糖尿病以高血糖主要损伤的是"络"而不是"经"。建议将糖尿病的中医病名改为"糖络病"，一是考虑到糖尿病的中医病机及演变特点；二是为了与糖尿病的西医病名接轨，体现中医特色；三是为了增强糖尿病并发症的可预见性和可干预性；四是为了指导临床治疗，既着眼于"糖"，更着眼于"络"，治疗当考虑从病络到络病的过程，前者属潜证，后者属显证。

（二）降糖：重用苦寒，佐以辛温（热）

糖络病辛开苦降、苦酸制甜以治糖；早期、适量应用辛香疏络以治络，临床疗效显著。综其用药特点为重用苦寒药为主，"辛开苦降"主药为黄连、黄芩、干姜等；"苦酸制甜"重用苦药，主药为黄连、乌梅等；"开郁清胃"主药为柴胡、黄连、大黄等。苦寒之品易伤胃阳，大量或长期应用会易致胃脘胀满、疼痛、纳差、呕吐等症，故苦寒药不宜过用。应用大量苦寒药同时多配以辛温之生姜或辛热之干姜。

中药降糖主要通过3条途径：①直接降糖，运用苦酸制甜的理论，以苦酸的方药直指病本；同时抓住中焦，斡旋大气，转动气机，消补灵活运用，清（苦）、通（下）、助（虚）、消（减少能量）并用，使代谢的升降出入运转恢复正常。②间接降糖，通过对血糖难控制因素的治疗降低血糖，还可以配合饮食疗法。③辅助降糖，通过中药调理改善体质，提高机体对降糖药物的敏感性，消除口服西药的继发性失效，减少西药用药种类和剂量——减副增效。

（三）通络贯全程

糖络病治疗从发现那一天起即给予活血通络的药物，防治并发症，早期介入，积极治疗，事半功倍。糖络病的络脉瘀阻时刻在发展着，故强调全程兼顾活血化瘀通络。糖络病的并发症是糖络病致残、致死的根本原因。在众多的并发症当中，大血管并发症往往出现在代谢综合征的背景下，同时会伴有高血压、血脂紊乱、肥胖等；微血管并发症的出现主要是由于高血糖的糖毒性引起的，是糖尿病的特异性损害，多由血糖增高等因素所引起的络脉损伤所致。糖络病并发症都有一个共同的病理基础——脉络瘀阻，因此需抓住这条主线积极治疗。脉络瘀阻的程度在病程的不同阶段有血淤、血瘀、瘕积等不同的表现，有时还会有不同程度的脉络瘀阻同时存在的情况发生，相应的治疗上应予以活血、化瘀、通络等不同力度的治疗，根据需要还可以合用不同力度的治疗。糖络病的治疗要在控制血糖的基础上，尽早应用络药，以防止和延缓并发症的发生、发展。早期应用络药，辛香疏络，可预防并发症的发生；一旦出现了并发症，应用活血通络，可延缓并发症的发展；到糖尿病后期，可辨证应用滋阴、益气通络药物，治疗糖尿病并发症。

糖络病的演变过程可分为郁、热、虚、损4个阶段。

糖络病的早期，即郁、热阶段的治疗要以开郁、清热为治，同时要兼顾气阴不足的虚证。郁的阶段可以越鞠丸加减治疗气、血、痰、火、湿、食诸多郁滞；热的阶段可以大柴胡汤加减治疗胃、肠、肝、胆、肺的郁热。

糖络病中期多虚实相兼，寒热并存，既有脏腑、气血功能不足的本虚，更有痰、浊、瘀的标实，治疗当标本兼顾，并根据虚实寒热的多少施治。脾虚胃滞或胃热者可用半夏泻心汤加减；气阴不足兼内热者可用当归六黄汤加减；上热下寒者可用乌梅丸加减。

糖络病后期，诸虚渐重，脉损络瘀益显，治疗在补虚的基础上必须强调活血化瘀通络。气阴两虚者可用生脉饮加减；肝肾阴虚者可用杞菊地黄丸加减；阴阳两虚者可用地黄饮子加减，脾肾阳虚者可用金匮肾气丸合真武汤加减。

糖络病常见气阴两虚证，但往往单纯益气养阴效差，尤其是血糖较难控制且不稳定者，在气阴两虚的背后往往伴有脏热、脏毒。脏热或见肝胃郁热，或见胃肠燥热，或见肺胃燥热，或见肝肾阴虚火旺。热耗气、伤阴，热之不除，气阴缘何能补？故而有热必清。如玉女煎之石膏、黄连配青黛、连翘清胃热；泻肺散、清气化痰丸之黄芩配石膏、桑白皮清肺热；当归芦荟丸配夏枯草、黄芩清肝热；增液承气汤清肠热；大柴胡汤清肝胃肠热并存。酌用黄芪、太子参、南沙参、天花粉等益气养阴，配石榴皮、乌梅、白芍以敛气敛阴。虽然糖络病后期虚损阶段以虚和瘀为主要表现，但后期虚损阶段的治疗也要注意清热。另外，脉络瘀阻的以下临床表现需要特别注意：①即使无临床症状，无阳性检查结果，也要从早期开始活血、化瘀、通络治疗。②眼底出现出血，不必忌惮活血药的应用，中医把离经之血辨为瘀血，仍可用活血通络药，但需把握分寸。③皮肤干、糙、裂、鱼鳞样变、发黑，表面上看似是阴津亏虚，但其本质是微循环障碍，治疗上养阴是次要的，重点在于通络。④对舌底发现小血管网络样分布，血管颜色变暗变黑者，即使未发现眼底和肾脏的早期病变，治疗上也要加大活血力度。

1. 糖尿病心脏病血管病变　仝小林教授指出，在临床上治疗糖尿病合并冠心病、心绞痛等疾病，常以瓜蒌薤白白酒汤、瓜蒌薤白半夏汤、枳实薤白桂枝汤为效方，常用治法即通阳行气、消痰化浊、活血化瘀等。通阳常以薤白配桂枝；行气常以枳实配降香；消痰化浊则分虚实，实者调理脾胃，以半夏配陈皮，虚者健脾和胃，可以六君子汤中人参配伍白术；活血化瘀的常用药对为丹参配伍三七；如遇老年患者，当注重培补肾气，从肾论治冠心病，肾气分阴阳，根据情况可选择淫羊藿配枸杞子，或附子配伍熟地等。

（1）治疗原则

1）预防为主：糖尿病慢性并发症的发生发展是一个长期慢性的过程，必须坚持"未病先防，既病防变"的中心思想。有两个措施，一是严格控制血糖，一是活血化瘀通络。因为糖尿病慢性并发症的最基本病理基础是微血管病变，而高血糖又是微血管病变最根本的影响因素，所以西医把控制高血糖作为防治慢性并发症的最重要手段。中医则从消渴病的瘀血病机出发，把活血化瘀通络作为一个基本的治则贯穿始终，因为消渴病之始即有络脉瘀阻的存在，气滞致瘀，热灼致瘀，津亏致瘀，随着疾病的发展，致瘀的因素越来越多，瘀也就越来越重，后期患者可见舌底大量瘀斑、瘀点就是一个明证。一些实验研究显示在不控制血糖的情况下早期的单纯活血化瘀通络可以显著减轻糖尿病大鼠的肾脏及视网膜的微血管病变，更说明活血化瘀通络有独立于血糖控制之外的血管保护机制。所以临床上对于糖尿病患者在诊断糖尿病之始就应开始使用活血化瘀通络的中药如复方丹参滴丸、水蛭粉等，并一直使用下去。

2）综合调控：糖尿病患者往往合并有高血压、高血脂、高血黏度、肥胖等，这一系列代谢障碍不单纯是一个糖尿病并发症的问题，它们是代谢综合征的组成成分，它们之间存在着共同的病理基础胰岛素抵抗。胰岛素抵抗及代谢综合征与动脉硬化、冠心病等大血管并发症密切相关，而近年来，强调更多的是糖尿病的大血管并发症，糖尿病死亡者中 60% 的直接死因是心血管疾病，所以只有对胰岛素抵抗及其相关的代谢综合征进行积极治疗才有可能有效防治糖尿病慢性并发症。近年来，国际大规模多中心临床验证的经验表明单纯降糖减少糖尿病慢性并发症危险性的益处甚为有限，并且强化血糖控制对降低大血管并发症的发生率没有统计学意义，所以综合调控甚为关键，而西药在这些病症的治疗上是特异的，也是有效的，所以中药必须与之相配合，从气、血、痰、淤、湿、食六郁的角度入手，通过散"郁"，正其气化，改善诸多代谢的异常。

3）化淤通络，贯穿始终：络淤、脉淤是消渴病并发症的一条病机主线，这与现代医学认为糖尿病是以血管病变为核心的认识是一致的，虽然在不同的阶段，致淤的机制不同，但单纯通过清热、滋阴、益气、温阳等病因治疗往往疗效较差，所以必须重视通络药的使用，临床常用水蛭、桃仁、三七、地龙等活血化淤类药物。

4）中医辨证与西医分期相结合：糖尿病慢性并发症是一个逐渐发展的病变，就中医来讲，其病机及证型也是一个动态演变的过程，如前所述，消渴病发展到这一阶段，往往始而气阴两虚，渐至肝肾阴虚，阴阳两虚，最终发展为脾肾阳虚。这是其主要方面，但淤血、水湿、痰浊等兼夹之邪常使病机错综复杂，临床上只有抓住其病机的主要方面，掌握其基本的动态演变规律，才能知常达变，拥有治疗的主动权。要做到这一点，就必须重视西医对该病发展过程的认识，很好地把中医辨证与西医分期相结合，这对于了解预后，指导中医临床诊治有很大意义。这样才能在病机和证型发生转变之前，稍见端倪，即采取积极的治疗措施，权衡标本缓急予以辨证论治。

（2）辨证论治：对于糖尿病心脏病证属痰热互结者，仝小林教授善用小陷胸汤治疗，主要用药指征为形体肥胖，同时以舌苔脉为辅，适当参考临床症状进行加减。证属痰瘀交结，痹阻心脉者，治以通阳泄浊，豁痰宣痹，活血化瘀，方选瓜蒌薤白半夏汤，两个重要指证：一为胸部痞闷不畅；二为舌苔黏腻或滑腻，结合临床常用药对丹参、三七等，诊治效果确实良好。

2. 糖尿病心脏病自主神经病变　中医学认为糖尿病性心脏自主神经病变病位在心，涉及心、脾、肾三脏。《景岳全书》曰："怔忡之病……此证惟阴虚劳损之人乃有之，盖阴虚于下，则宗气无根，而气不归源。"说明患者素体不足，或心虚胆怯，或久病不愈等原因，而致机体气血阴阳亏虚，发为心悸，应根据临床症状辨证施治。

（1）病因病机

1）络脉损伤是糖尿病心脏病自主神经病变的主要病理基础及其核心病机：糖尿病属中医学"消渴"范畴，病久内耗脏腑之精。如隋·巢元方指出："小便利，利多不能调养五脏，脏衰则生诸病。"病程日久，失于调治，常导致各类并发症的发生，包括各类神经病变。久病入络，络脉损伤，脏腑筋脉失于濡养，则功能悖常，阴阳失和，气机升降失常，血行不畅。所以在糖尿病自主神经病变的发展过程中络脉损伤为主要病理基础及其核心病机，从一开始的邪气入络，营卫气化功能失常，络之气血津液代谢紊乱而气血津液生化不足，气不足则血行迟缓，血不足则络脉失养；络脉亏虚，血涩不行，气虚无力鼓动血运，或气机逆乱，血滞留于络脉，而成气滞血瘀；络脉不利，则为痰为瘀。

2）气阴两虚、虚中夹实是糖尿病自主神经损伤的主要证候：在糖尿病的发展过程中，自主神经损伤是疾病分期的一个重要标志，往往标志糖尿病由肝胃郁热期进入气阴两虚阶段。在糖尿病自主神经损伤中往往表现出的主要证型为气阴两虚、虚中夹实。脏腑功能失调，气血阴阳亏虚，络脉损伤而瘀血阻络，进而成痰成瘀。伤于心脏而见心气、心阴、心血、心阳不足或痰瘀阻络或水饮凌心。可见心悸、脉律不齐、头晕、软弱无力、视物模糊，严重可出现休克、昏厥甚至心脏猝死。

（2）辨证论治

1）心脾两虚证：《丹溪心法》曰："惊悸者血虚，惊悸有时。怔忡者血虚，怔忡无时，血少者多。"即血亏是导致惊悸怔忡的主要原因。辨证要点为：心悸不安，心中空虚，面色㿠白无华，头晕目眩，倦怠乏力，舌淡红苔薄白，脉虚细或虚数。方用归脾汤加减。对于心气虚而涣散者，培补心气为本，药用黄芪、人参，并加强收敛心气之药，如山萸肉、五味子、二至丸；对于心悸不能自持者，可用紫石英以稳心气。

2）心阴血虚证：心中之神明原以心中之气血为凭依，气血过于虚损，致神明失其凭依，临床表现为心悸、心慌、气短、汗出、心烦、失眠多梦、精神疲惫但又头脑兴奋，舌红少苔，脉虚数。本证以心悸、心烦伴失眠为辨证要点，经验用药可用黄连阿胶汤加百合地黄汤以滋阴降火；合增液汤、南沙参、天花粉以加强滋阴之效；加炒枣仁、五味子、乌梅、石榴皮以收敛心阴，宁心安神。

3）中气下陷证：头晕目眩，气短乏力，倦怠懒言，面白无华，舌质淡苔薄白，脉细弱无力为辨证要点。治疗上，根据《内经》"虚者补之""陷者升之"之原则，可用补中益气汤加减，以补中益气，升阳举陷。方中重用黄芪30～60g，陈皮可用枳实代替，剂量可用10～30g。

4）虚风内动证：心悸怔忡，或心颤（房颤）或手颤或头颤或舌颤或肌颤，脉沉细虚弱或三五不调为其主要临床症状。方用镇肝熄风汤加减。脉律不齐者加用紫石英以稳心律；配以三胶一珠（龟版胶、鹿角胶、阿胶、炮甲珠）通督脉；地黄饮子以补肾气。

十二、魏执真临证经验

魏执真教授认为，糖尿病心脏病的中医病名应称为"消渴病心病"。其中，糖尿病冠心病中医可称为"消渴病胸痹"，糖尿病心律失常中医可称为"消渴病心悸"，糖尿病心功能不全中医可称为"消渴病心衰"等。

本病的病因为消渴病不及时治疗而致病情进一步发展演变而成。其主要病机是肺脾肾之阴虚燥热，若不及时治疗，不断耗气伤阴进而涉及心，使得心脏气阴耗伤，心体受损，心用失常，于是心脉瘀阻，心神不安，遂形成消渴病心病。另外，消渴病患者多食多饮使中土受伤，脾失健运，痰湿内生，痰湿之邪阻滞气机，痰气互阻也可引起心脉不通而形成消渴病心病。其中，心气阴虚、郁瘀阻脉或心脾两虚、痰湿阻脉而成消渴病胸痹（糖尿病冠心病或糖尿病心肌病），心气阴虚、心脉瘀阻、瘀郁化热而成消渴病心悸（糖尿病快速型心律失常），心脾两虚、痰湿阻脉亦可形成消渴病心悸（糖尿病缓慢型心律失常）。若心脏病再进一步发展而成心用衰微、心脉瘀阻，进而引致其他脏腑经脉瘀阻，脏用失常而形成消渴病心衰（糖尿病心功能不全），如血瘀于肺致肺失通调，三焦不利，水饮停聚而上逆凌心射肺出现水肿喘促；心气衰微，心脉瘀阻而致肝脾肾血脉瘀阻，出现腹胀、纳呆、水肿加重。消渴晚期阴阳虚衰，心气衰微，再进一步加重而致阴竭阳绝，阴阳离绝，则会出现消渴病脱证（休克）或阴阳猝然离绝，可致消渴病厥证（心搏骤停）。总之，本病病位在心，涉及肺、脾、胃、肝、肾等脏腑。以心气阴虚或心脾两虚，心脉瘀阻，郁热或痰湿阻脉为其特点，进一步发展可致心气衰微，水饮停聚，甚或阴竭阳绝，阴阳离绝或阴阳猝厥而致厥证。

在治疗中，魏教授依病分型分候进行辨证论治，临床每收良效，具体如下。

1. 消渴病胸痹（糖尿病冠心病心绞痛，糖尿病心肌病）的辨治思想　魏教授将本病分两型辨治。

（1）心气阴虚、郁瘀阻脉：盖症见心痛时作，心悸气短，胸憋，瘀乏无力，口干欲饮，大便偏干，舌暗红或嫩红裂，少苔或薄白苔，脉细数或细弦数者，辨其证属心气阴虚、郁瘀阻脉，治以益气养心、理气通脉为法，方用通脉理气汤，药用太子参、麦冬、五味子、生地、花粉、白芍、香附、香橼、佛手、丹参、川芎、三七粉，方中以太子参、麦冬、五味子益气养心，以生地、花粉、白芍养阴生津、补而不燥，以香附、香橼、佛手宽胸理气，配以丹参、川芎、三七活血通脉。

（2）心脾不足、痰气阻脉：盖症见心痛时作，心悸气短，乏力，胸胁苦满，脘腹痞胀，二便不爽，纳谷不佳，舌胖质淡暗，苔白厚腻，脉滑者，辨其证属心脾不足、痰气阻脉，治以疏气化痰、益气通脉为法，方用疏化活血汤，药用苏梗、香附、乌药、川朴、陈皮、半夏、草蔻、太子参、白术、茯苓、川芎、丹参、白芍，方中以苏梗、香附、乌药、厚朴疏郁行气，以陈皮、半夏、草蔻行气化痰，配太子参、白术、茯苓健脾益气，川芎、丹参活血通脉，白芍育阴防燥。

2. 消渴病心悸（糖尿病心律失常）的辨治思想　魏教授临床治疗中将本病分两类，10种证型，3种证候。两类是阳热类（快速类）和阴寒类（缓慢类），各分为5种证型，各型中又都可能出现气机郁结、神魂不宁、风热化毒3种证候。

（1）阳热类

1）心气阴虚、血脉瘀阻、瘀郁化热型：本型主要见于糖尿病合并窦性心动过速、阵发性室上性心动过速、心室率偏快的各种期前收缩、室性心动过速者等，临床主要症见心悸，气短，疲乏无力，胸闷或胸痛，面色少华，急躁怕热，舌质暗红、碎裂，苔黄，脉数、疾、促、细。魏教授指出，此类患者多因阴虚燥热之消渴病日久而伤及心脏，致使心脏气阴耗损。心主血脉，心气不足，不能帅血畅行，致心脉瘀阻，瘀久化热，热可致急，瘀可致乱，遂引起心悸、数脉、疾脉、数而时止的促脉，脉数、疾、促均是血瘀化热的表现；心悸气短，疲乏无力，面色少华，脉细为心气阴虚；胸闷刺痛，舌暗红、碎裂，为心气阴虚，血脉瘀阻；黄苔为化热之征。故治法当为益气养心、理气通脉、凉血清热，方用清凉滋补调脉汤，药用太子参、麦冬、五味子、丹参、川芎、香附、香橼、佛手、丹皮、赤芍、黄连、葛根、花粉，方中以太子参、麦冬、五味子益气养阴，以丹参、川芎活血通脉，以丹皮、赤芍、黄连清热凉血，以香附、香橼、佛手理气助通脉，再加葛根、花粉养阴生津以顾其本，全方共奏益气养心、理气通脉、凉血清热之功，以使气阴足、血脉通而瘀热清，数、疾、促脉平，心悸自止。

2）心脾不足、湿停阻脉、瘀郁化热型：本型可见于糖尿病合并窦性心动过速、阵发性室上性心动过速、阵发性室性心动过速、各种心室率偏快的期前收缩者，临床主要症见心悸，气短，疲乏无力，胸闷或有疼痛，口苦，纳差，脘腹痞满，大便溏，黏而不爽，舌质暗红，苔白厚腻或兼淡黄，脉数、疾、促、滑。魏教授指出，此型乃因脾虚痰湿停滞之消渴病日久而致痰湿阻脉，心脉不通，且心气耗损，痰气瘀阻，郁久化热。热可致急，瘀可致乱，遂引起数脉、疾脉、促脉等心律失常的脉象，数、促、疾、滑是湿热阻脉的脉象；脘腹胀满，便黏不爽，口苦，纳差，苔白厚腻及厚腻兼黄是湿热困脾之象；胸闷或痛，舌质暗，脉促（数而时一止）均为心脉瘀阻之征；心悸，气短，疲乏无力，大便不实是心脾不足所致。故当治以理气化湿、凉血清热、补益心脾为法，方用清凉化湿调脉汤，药用苏梗、陈皮、半夏、白术、茯苓、川朴、香附、乌药、川芎、丹皮、赤芍、黄连、太子参、白芍，方中以白术、茯苓健脾化湿，以陈皮、半夏温化痰湿，苏梗、川朴、香附、乌药以理气宽胸、温化理气，以川芎活血通脉，以丹皮、赤芍、黄连清热凉血，太子参主益心脾，再加白芍滋阴以防津伤，全方共奏理气化湿、凉血清热、补益心脾之功，使心脾气足，停湿消退，心脉通畅，瘀热化解而数、疾、促脉得以平复。

3）心气衰微、血脉瘀阻、瘀郁化热型：本型主要见于糖尿病合并频发室性期前收缩、频发房性期前收缩或频发结性期前收缩，甚至形成二联律或三联律者，临床主要症见心悸，气短，疲乏无力，胸闷或有疼痛，劳累后心悸、气短尤甚，舌胖淡暗或暗红，苔薄，脉促代。魏教授强调，此型患者虽与上述两型同时具有血脉瘀阻、瘀久化热形成促脉的病机，但此型患者是促代脉，而前面两型是促脉。促脉是指脉数而有间歇；代脉是指脉间歇频发或有规律出现，即"止有定数"，如二联律、三联律等；促代脉是指促而且代的脉象。因代脉主病是脏气虚衰，所以此型患者的病机当为心气虚衰、血脉瘀阻、瘀郁化热。其与单纯促脉的区别是此型心气虚的程度严重，已达到了虚衰的程度。故当治以补气通脉、清热凉血为法，方用清凉补气调脉汤，药用生芪、太子参、人参、麦冬、五味子、丹参、川芎、香附、香橼、佛手、丹皮、赤芍、黄连，方中以生芪、太子参、人参大补心气，麦冬、五味子养心阴以助补气，丹参、川芎活血通脉，香附、香橼、佛手理气以助通脉，丹皮、赤芍、黄连清热凉血。本方与治疗阳热类1）型心律失常方——清凉滋补调脉汤方的区别是，本方是前方加用生芪、人参等大补心气之品而成。前方功效只是补气滋阴、通脉凉血，故主治心气阴虚，血脉瘀阻，瘀郁化热之证；本方功效则重补心气、通脉凉血，主治心气衰微，血脉瘀阻，瘀郁化热之证。

4）心阴血虚、血脉瘀阻、瘀郁化热型：本型见于糖尿病合并快速型心房纤颤者，临床主要症见心悸，气短，胸闷，胸痛，面色不华，疲乏无力，大便秘结，舌质红暗碎裂，苔薄白或少苔，脉涩而数。魏教授认为，此型患者临床表现特点是见涩而数脉。涩脉是细而迟，叁伍不调，艰涩不畅之脉；此型是伍不调，但不迟反而数，即快速型心房纤颤。涩脉的主病是心阴精血亏虚，加之寒湿之邪痹阻血脉，故典型的涩脉是细迟而叁伍不调；此型的脉象数而叁伍不调，因为此型的病机只是心阴精血亏虚而致血脉瘀阻，瘀郁化热，而无寒湿之邪阻脉。此型与促脉型比较，心阴精血损伤更甚。故治疗当以滋阴养血、理气通脉、清热凉血为法，方用清凉养阴调脉汤，药用太子参、麦冬、五味子、白芍、生地、丹参、川芎、香附、香橼、佛手、丹皮、赤芍、黄连，方中以麦冬、五味子、白芍、生地滋补心阴血，太子参补气以生阴血，丹参、川芎活血通脉，丹皮、赤芍、黄连清热凉血，香附、香橼、佛手理气以助活血通脉，全方共奏滋阴养血、理气通脉、清热凉血之功。此方的特点是滋阴养血，主治因心阴血亏虚，血脉瘀阻，瘀郁化热而致之涩数脉。

5）心气阴虚、肺瘀生水、瘀郁化热型：本型见于糖尿病合并心力衰竭心动过速者，临床主要症见心悸，气短，胸闷，胸痛，咳喘，甚而不能平卧，尿少，水肿，舌质红暗，苔薄白或薄黄，脉细数。魏教授指出，此型患者的特点是除因心气不足、血脉瘀阻、瘀久化热而引起的脉细数外，尚兼有肺失肃降、水饮停聚的表现。因此，其临床症状除见心悸、气短、胸闷、胸痛等外尚见咳喘，甚而不能平卧，尿少肢肿，舌质暗红，苔薄黄。此型数脉的形成除了因气阴两虚引起的血脉瘀阻，瘀久化生之热鼓动血脉，使脉搏增快外，尚有因水饮停聚，阻滞血脉，使血脉更加闭阻，瘀热更盛。因此这型的治疗法则，除益气养心、理气活血、凉血通脉外，尚需肃肺利水，使水饮去，血脉通，瘀热除，而数脉平。此型的病因是阴虚燥热之消渴病未能及时治疗而致心气阴受损，血脉瘀阻，再继失治则心气阴由虚损至衰微，血瘀更甚而致肺脉亦见瘀阻，进而肺失肃降，水湿停聚，遂出现心悸、气短，且咳喘不能平卧、尿少、水肿；舌暗为血瘀之象；脉细数乃气阴虚衰之脉。此型主要见于消渴心衰病中重度（Ⅱ～Ⅲ度），以左心衰为主者。肺脉瘀阻常先出现，肺脉瘀阻日久致肺用失常，而出现肺失肃降，水饮停聚的临床表现。故当以补气养心、肃肺利水、凉血清热为其治法，方用清凉补利调脉汤，药用生芪、太子参、麦冬、五味子、丹参、川芎、桑皮、葶苈子、泽泻、车前子、丹皮、赤芍、黄连，方中以生芪、太子参大补心气，以麦冬、五味子滋心阴，以丹参、川芎活血通脉，以桑皮、葶苈子、泽泻、车前子泻肺利水，以丹皮、赤芍、黄连清热凉血，全方共奏补气养心、肃肺利水、凉血清热之功，使得心气充足，血脉畅行，肺脉流通，水道通利，瘀热消退，而心悸平复，数脉调整。

（2）阴寒类

1）心脾气虚、血脉瘀阻、血流不畅型：本型可见于糖尿病合并窦性心动过缓、结区心律及加速的室性自搏心律者，临床主要症见心悸，气短，胸闷或胸痛，乏力，怕热，不怕冷，肢温不凉，舌质淡暗，苔薄白，脉缓而细弱。魏教授认为，阴虚燥热之消渴病失治日久，进一步发展累及心，致使心气阴耗伤。迁延失治又进一步发展，气虚更甚，同时累及脾，致使心脾气虚，血脉瘀阻，血流不畅，运行无力缓慢而出现缓脉。此型的特点是脉缓而非迟、非结，不怕冷，甚至怕热，四肢不凉而温，舌质暗淡苔薄白，一派心脾气虚、心脉失养、血行缓慢滞而不畅之象，但位在心脾而不在肾，是虚证而不是虚寒证，且无明显的湿痰之邪。故治法为健脾补气、活血升脉，方用健脾补气调脉汤，药用太子参、生芪、白术、陈皮、半夏、茯苓、羌独活、防风、升麻、川芎、丹参，方中以白术、茯苓健脾化湿，以太子参、生芪大补心脾之气，配以防风、羌独活祛风之药，川芎、丹参活血通脉，全方共奏健脾补气、活血通脉之功，使因心脾气虚所致之缓脉得以平复。

2）心脾气虚、湿邪停聚、心脉受阻型：本型亦见于糖尿病合并窦性心动过缓、结区心律及加速的室性自搏心律者等，临床主要症见心悸，气短，胸闷或胸痛，乏力，不怕冷，肢温，脘腹胀满，纳差，大便不实不爽，头晕而胀，舌质淡暗，苔白厚腻，脉缓而弦滑。魏教授强调，消渴病失治日久，心脾两伤，脾失健运，湿邪停聚，湿停阻脉，脉流失畅，形成缓脉。这一类型的特点与前一类型相同之处是脉缓、不怕冷、肢温不凉，说明其病位同在心脾，同是心脾气虚为本，病位未涉及肾，病情属于心脾气虚而无明显肾虚之象；与前一型不同之处是，此型是以湿邪停聚为主，本虚标实，且标实表现突出，所以症见脘腹胀满，纳差，便不实不爽，头胀而晕，苔白厚腻，脉缓兼弦滑等湿停气结之象，但同时又有心悸、气短、乏力、舌淡暗等心脾气虚之证。此型是以湿为标，以虚为本。临床治疗时宜急则治其标，以化湿为主，兼顾健脾补气。待湿化后可能化为心脾不足、心失所养的1）型，此时则可按1）型的治疗原则继续治疗调养收功。故治疗当以化湿理气、活血升脉为法，方用理气化湿调脉汤，药用苏梗、陈皮、半夏、白术、茯苓、川朴、香附、乌药、羌独活、川芎、丹参、太子参，方中以白术、茯苓、陈皮、半夏健脾化湿，以苏梗、川朴、香附、乌药理气化湿，羌独活祛风以助化湿，川芎、丹参活血通脉，太子参补益心脾，全方共奏化湿通脉、补益心脾之功，使湿邪化，心脉通，心气足，缓脉愈。

3）心脾肾虚、寒邪内生、阻滞心脉型：本型主要见于糖尿病合并病态窦房结综合征、Ⅲ度房室传导阻滞或Ⅱ度Ⅲ型房室传导阻滞及室性自搏心律者等，临床主要症见心悸，气短，胸闷，胸痛，乏力，怕冷，肢冷，便溏，腰腿酸软无力或可伴头晕耳鸣，阳痿等，舌质淡暗，苔薄白或白滑，脉迟。魏教授指出，消渴病失治日久而致心肾阳虚，阴寒之邪内生，阻滞心脉，致使脉迟。此型的特点是脉迟而非缓、非结，自觉怕冷，肢凉不温。故此型病性是阳虚而寒之证，不同于前面两型之气虚无寒。病位不仅在心脾，且涉及肾，故可见腰腿酸软、头晕、耳鸣、阳痿等。另外，此型不仅有寒邪而且有痰阻心脉。此型之治宜用辛温辛热之品温补脾肾且散寒化痰、活血通脉，以使寒痰祛而心脉通，迟脉转常，虚寒之证消失。故治法当为温阳散寒、活血升脉，方用温阳散寒调脉汤，药用生芪、太子参、白术、茯苓、附片、肉桂、鹿角、桂枝、川芎、丹参、干姜，方中以附片、肉桂、鹿角、干姜、桂枝温阳散寒，以生芪、太子参、白术、茯苓健脾益气、助温阳散寒，以川芎、丹参活血通脉，全方共奏温阳散寒、活血升脉之功效。

4）心脾肾虚、寒痰瘀结、心脉受阻型：本型主要见于糖尿病合并期前收缩而心室率慢者、Ⅱ度Ⅰ型房室传导阻滞及心室率慢的窦房传导阻滞者等，临床主要症见心悸，气短，乏力，胸闷，胸痛，怕冷或不怕冷，肢温或肢冷，舌质淡暗，苔薄白，脉结（缓而间歇或迟而间歇）、结代。魏教授认为，本型的特点是脉结，或结代。结脉可有缓而间歇或迟而间歇，两者的病机尚有分别，缓而时止者是因心脾气虚加之湿痰与气血凝结，阻滞心脉而成；迟而时止者是因心脾肾阳虚，寒痰与气血凝结阻滞心脉。两者除脉有差别外尚可见症状有差别，缓而间歇者不怕冷，肢温；迟而间歇者怕冷而肢凉，同时迟而间歇者还可兼有头晕耳鸣，腰腿酸软等。此型与1）型、2）型的差别是此型为结脉而1）型、2）型是缓脉，与3）型的差别是此型为结脉而3）型是迟脉。结脉与缓脉和迟脉形成方面的差别是，结脉除心脾肾虚及寒痰湿阻脉等因素外尚有气、血、老痰相凝结而心脉被阻的特点，因此脉流更加结滞不通而出现脉有间歇之象。故治疗结脉除补气或温阳散寒外，尚宜重通气活血，逐痰破瘀散结。结代脉是结脉而间歇频繁出现，甚而连续出现。结代脉与单纯结脉形成方面的区别是，结代脉的形成是气虚更甚，达到衰微的程度，所以治疗结代脉时要更加重用补气之品方可取得满意效果。故当以温补心肾、祛寒化痰、活血散结为其治法，方用温化散结调脉汤，药用生芪、太子参、白术、茯苓、肉桂、鹿角、干姜、白芥子、莱菔子、陈皮、半夏、川芎、三七粉，方中以干姜、肉桂、鹿角温阳散寒，以白芥子、莱菔子、陈皮、半夏、白术、茯苓化痰湿，生芪、太子参补气以助通阳散寒化痰湿之力，川芎、三七粉活血通脉散结，全方温补，散寒化痰、活血通脉散结，治疗心脾肾虚、寒痰瘀结、心脉受阻之脉结证。

5）心肾阴阳俱虚、寒湿瘀阻、心脉涩滞型：本型主要见于糖尿病合并心室率缓慢的心房纤颤者，临床主要症见心悸，气短，胸闷，胸痛，乏力，大便偏干，舌暗红或兼碎裂，苔薄白，脉细涩。魏教授强调，本型的特点是出现细迟且叁伍不调的涩脉。涩脉的形成与本型的病机是心脾肾之阴精及气阳俱虚，且以阴津精血不足为主。阴血不足、心脉失其濡养，气阳不足、心脉失其温煦，且兼寒湿之邪阻滞心脉，诸多因素致使心脉受损，故出现脉细且缓而叁伍不调的涩脉。此型为阴阳气血俱虚，心脾肾俱虚且兼寒湿之邪停聚的复杂证型，因此治疗法则较其他类型更为复杂，且取效更为困难。故当治以滋阴温阳、化湿散寒、活血通脉为法，方用滋养温化调脉汤，药用生芪、太子参、白术、茯苓、陈皮、半夏、干姜、肉桂、阿胶、当归、白芍、生地、川芎、丹参，方中以白术、茯苓、陈皮、半夏健脾化湿，以干姜、肉桂温阳散寒，生芪、太子参补气以助散寒化湿，当归、白芍、生地、阿胶滋补心肾之阴，川芎、丹参活血通脉，全方使寒湿消散，心肾阴阳充足，心脉得以湿煦濡润，心血得以畅通，涩脉得以纠正。

（3）3种证候

1）气机郁结：主要兼见脘腹、胸胁胀满、郁闷少欢、常叹息、大便欠畅、食纳欠佳、舌暗甚、脉弦等症。魏教授认为，常因情志不舒，郁郁少欢，肝气郁结，气机不畅，致使心脉瘀阻更甚，可加重前述各类型心律失常，或成为各型心律失常发作的诱因，因此各类各型心律失常如兼见气机郁结证候时需予以重视，加用疏郁理气药物方能取得治疗心律失常的良好疗效。故上述各型如兼见气机郁结证时，宜在该型原有的治法中加入理气解郁之法，可选加郁金、枳壳、香附、乌药、大腹皮、川朴等药。

2）神魂不宁：主要兼见失眠多梦、易惊、胆怯、精神不易集中或坐卧不宁、舌淡暗、脉动等症。魏教授指出，此证候多为惊恐、郁怒、思虑、忧郁等情志损伤心神，使神魂不宁。心脏两大生理功能，一为心主血脉，一为心藏神。心脏病变可分别出现两种功能失调的表现，同时两者又可互为影响。心脉流通不畅可致心神不宁，心神不宁又可加重心脉流通不畅，因此心律失常时若兼见神魂不宁则应予以重视，加以相应治疗，否则心律失常不会取得良好效果，尤其是睡眠不安及失眠会加重心律失常的出现，必须加用宁心安神之品。故上述各型如兼见神魂不宁时，宜在该型原有的治法中加入安神定志之法，可选用菖蒲、远志、炒枣仁、夜交藤、合欢花、琥珀粉、朱砂粉、生龙骨、生牡蛎等药。

3）风热化毒：主要兼见咽痒、咽痛、鼻塞、流涕，甚或恶寒发热、肢体疼痛、口干喜饮、舌红、苔薄白或薄黄、脉浮等症。魏教授强调，兼此证型时是因兼感上焦风热。心律失常患者发病的重要环节是心脉瘀阻，若加之外感风热之邪，阻滞心脉，则必然加重心律失常的病情，尤其是阳热类心律失常再加风热之邪，内外之热相合，可使脉更急而更乱，则数、疾、促脉更加明显，所以若兼感风热时必须予以高度重视。此时处方用药必须加用疏风清热之品（风热之邪很轻时），即上述各型如兼见风热化毒时，宜在该型原有的治法中加入疏风清热之法，可选用薄荷、荆芥、连翘、金银花、板蓝根、锦灯笼等药；或暂用疏风清热之方（风热之邪较重时），等风热消退后再继用原治疗心律失常之药更为适宜。

3. 消渴病心衰（糖尿病心功能不全）的辨治思想　魏教授常将本病分为4种证型进行论治。

（1）心气阴衰、血脉瘀阻、肺气受遏型：临床常症见心悸、气短、气喘，活动多则出现，舌质暗红少津，苔薄白，脉细数等。魏教授认为，阴虚燥热之消渴病未能及时治疗而致心气阴受损，血脉瘀阻，再失治则心气阴由虚损至衰微，血瘀更甚，而致肺脉亦瘀阻，进而肺气受遏，于是出现活动多则心悸、气短、气喘；脉细数为气阴不足衰微之象；舌暗红为血脉瘀阻之象。此型主要见于消渴心衰病轻度（Ⅰ度）。故当治以益气养心、理气通脉为法，方用理气通脉汤，药用生芪、太子参（或人参）、麦冬、五味子、丹参、川芎、香附、香橼、佛手、白芍、花粉。方中以生芪、太子参（或人参）、麦冬、五味子益气养心，以丹参、川芎活血通脉，香附、香橼、佛手理气以助通脉，再加白芍、花粉滋阴清热，全方共奏益气养心、理气通脉之功。

（2）心气阴衰、血脉瘀阻、肺失肃降型：临床常症见心悸，气短，咳喘不能平卧，尿少，水肿，舌质暗红，苔薄白，脉细数等。魏教授指出，阴虚燥热之消渴病未能及时治疗而致心气阴受损，血脉瘀阻，再失治则心气阴由虚损至衰微，血瘀更甚而致肺脉亦见瘀阻，进而肺失肃降，水湿停聚，遂出现心悸，气短，且咳喘不能平卧，尿少，水肿；舌暗为血瘀之象；脉细数乃气阴虚衰之征。此型主要见于消渴心衰病中、重度（Ⅱ～Ⅲ度），以左心衰为主者。故治以益气养心、活血通脉、泻肺利水之法为宜，方用泻肺利水强心汤，药用生芪、太子参（或人参）、麦冬、五味子、丹参、川芎、桑皮、葶苈子、泽泻、车前子、白芍、花粉。方中以生芪、太子参、麦冬、五味子益气养心，以丹参、川芎活血通脉，以桑皮、葶苈子、泽泻、车前子泻肺利水，再加白芍、花粉滋阴清热，全方共奏益气养心、活血通脉、泻肺利水之功。

（3）心气衰微、血脉瘀阻、肝失疏泄、脾失健运型：临床常症见心悸，气短，胁肋胀痛，胁下痞块，脘腹胀满，肢肿，尿少，大便溏或不爽，舌质暗红，苔薄白，脉细数等。魏教授强调，阴虚燥热之消渴病未能及时治疗而致心气阴受损，血脉瘀阻，再失治则心气阴由虚损至衰微，血瘀更甚而致肝脾之脉亦见瘀阻，而肝失疏泄，脾失健运，于是出现心悸气短，胁胀，胁下痞块，脘腹胀满，水肿，尿少，大便溏或不爽。此型主要见于消渴心衰病中、重度（Ⅱ～Ⅲ度），以左心衰为主者。故治疗当以益气养心、活血通脉、疏肝健脾为法，方用疏肝健脾强心汤，药用生芪、太子参、麦冬、五味子、丹参、川芎、香附、白术、茯苓、川楝子、泽泻、桃仁、红花、车前子、白芍、花粉。方中以生芪、太子参、麦冬、五味子益气养心，以丹参、川芎活血通脉、化瘀，以香附、川楝子疏肝解郁，以白术、茯苓、泽泻、车前子健脾利水，配白芍、花粉滋阴润燥顾护消渴病之本，全方共奏益气养心、活血通脉、疏肝健脾之功。

（4）心气衰微、血脉瘀阻、肾失开合型：临床常症见心悸，气短，咳喘不能平卧，尿少，水肿，头晕，耳鸣，腰酸腿软，面目黧黑，甚至肢凉怕冷，舌质淡瘦，脉细数等。魏教授认为，阴虚燥热之消渴病未能及时治疗而致心气阴受损，心脉瘀阻，再继失治则心气阴由虚损至衰微，血瘀更甚，而致肾脉瘀阻，进而肾气阴耗伤，开合失司而致心悸，气短，尿少，水肿，咳喘，耳鸣，腰酸腿软，面目黧黑，甚至肢凉怕冷。此型多见于心衰晚期。故当以补益心肾、通脉利水为其治法，方用温肾利水强心汤，药用生芪、太子参、麦冬、五味子、丹参、川芎、生地、山萸肉、附子、葫芦巴、肉桂、车前子、泽泻。方中以生芪、太子参、麦冬、五味子益气养心，以丹参、川芎活血通脉、化瘀，以生地、山萸肉、附子、肉桂温补肾阳，以葫芦巴、车前子、泽泻利水，全方共奏补益心肾、通脉利水之功。

此外，在上述治疗的同时，魏教授还特别强调，消渴病心病宜综合防治，应尽早发现、及时治疗；临床治疗本病时，消渴病基础病的治疗亦应认真对待，采用中西医结合治疗疗效更好；对感冒或感染者宜及时治疗，特别是肺部感染应及时控制；一定要在了解尿糖与血糖关系的基础上，根据每天四段四次尿糖的变化，配合适当的饮食，一般脂肪要少、优质蛋白要够、糖要适量，盐碱均不能多；降糖药物应足够；活动量要适当；情绪要稳定、精神状态要好。

十三、魏子孝临证经验

魏子孝教授为全国名老中医专家学术经验继承工作指导老师，在内分泌代谢疾病的中医治疗方面经验丰富，现将其善于"抓主症"辨治糖尿病性冠心病经验总结如下。

（一）病因病机

糖尿病性冠心病临床表现可见胸闷憋气、心慌、心绞痛等症，严重时还会引起心律失常、心力衰竭、急性心肌梗死等，属中医学"胸痹""心悸""心痛""真心痛"等范畴，临床上糖尿病性冠心病可称为"消渴病胸痹"。糖尿病性冠心病的病位在心，与脏腑功能失调及气血津液代谢紊乱密切相关，魏教授认为，该病的病因病机主要是气阴两虚、痰瘀阻滞。

1. 气阴两虚为本　糖尿病性冠心病是基于"消渴病"迁延不愈发展而来的，《诸病源候论》指出："消渴重，心中痛。"魏教授认为，阴津亏损、燥热偏盛本就是消渴病（糖尿病）的重要发病机制，日久阴损及气，出现气虚，如《证治要诀·消渴》所言："三消得之气之实，血之虚，久久不治，气极虚。"气损可及阴，气虚导致血脉运行、津液气化作用减弱，因虚而致瘀血、痰浊内生。随着病情进展，日久可形成气阴两虚，阴伤气耗必累及阳，阳气不足则温煦不及，血行迟缓，血脉瘀滞，水湿内聚，痰瘀互结，以上各种因素导致病邪阻滞心脉，发为消渴病胸痹。

2. 痰瘀为标　《诸病源候论·消渴》云"小便利则津液竭，津液竭则经络涩"，提示脏腑功能失调，气血津液代谢失常易致经脉瘀滞，气血不畅，痰浊、瘀血内生。魏教授强调，痰浊、瘀血性病理产物阻滞心脉是"消渴病胸痹"发病的病理关键。另外，痰浊、瘀血又是致病因素，气血津液代谢障碍，可进一步加重脏腑、气血失调情况，故血瘀、痰浊交互为患，为发病之标。

（二）"抓主症"辨治糖尿病性冠心病

魏教授在临床上推崇"六步辨证法"的中医诊疗模式：先辨病（辨明西医诊断、中医诊断）—抓主症—辨标本先后—辨证—选定基础方—药味加减，即把西医病名与中医病名结合起来，抓住疾病的主要脉症，在治疗过程中根据患者病情选择对标、本治疗的先后顺序，围绕主症进行辨证论治，选择基础方，并根据患者不同情况，加减用药。魏教授认为，"有诸内必形诸外"，主症是疾病病理的外在表现，是对该疾病本质认识的集中概括，当疾病的临床表现各异，症状繁多时，抓主症就是把握疾病的核心特征，高度概括主要病因病机，即临证上有所侧重，将辨证分析控制在合理范围内，简化辨证过程，找到解决主要矛盾的方法。根据患者临床症状，将糖尿病性冠心病分为心肌缺血、心功能不全两类。心肌缺血的主症为胸痹诸症（胸闷、气短、胸背痛），治疗以行气化瘀、宣阳通痹为主；心功能不全的主症为心慌、肢冷、水肿，治疗以温通阳气为主，同时随症加减，注意饮食、情志调理。

1.行气化瘀、宣阳通痹　魏教授临证以行气化瘀、宣阳通痹法为主治疗心肌缺血。痰瘀阻滞为糖尿病性冠心病发病之标，痰浊、瘀血等病邪造成心脉痹阻、气血运行不畅，导致心肌缺血诸症（主要为胸闷、气短、胸背痛），此属于"不通则痛"。魏教授认为，在还未发生急性加重（主要指急性心衰、休克、急性心肌梗死等）的情况时，治疗当"以通为用"，以祛邪为要，注重瘀血与痰浊两端，瘀血取法于王清任诸逐瘀汤，痰浊则于仲景的瓜蒌半夏薤白汤类中取法，两者分别以化瘀行气通痹和化痰宣阳通痹为法，临证当灵活选择。辨证属瘀血时魏教授常用血府逐瘀汤或四逆散合冠心Ⅱ号方（西苑医院协定方：丹参、红花、赤芍、川芎、降香）为基础方（柴胡12g，赤白芍各15g，枳壳12g，丹参30g，红花10g，川芎12g，炙甘草10g），辨证属痰浊时常选瓜蒌半夏薤白汤合宽心丸（西苑医院协定方：高良姜、荜茇、细辛、延胡索、檀香、冰片）为基础方（瓜蒌20g，薤白20～30g，法半夏12g，桂枝15g，高良姜9g，细辛3g，郁金12g，延胡索12g）。

魏教授强调，除上述祛邪用方外，还应考虑患者正气情况，应时时顾护患者的正气，临床须辨明气血阴阳情况（阴血虚、阳气虚、气阴两虚或气血亏虚），明确疾病分期，然后确定相应的治疗方法。如糖尿病性冠心病患者，根据气血阴阳的偏重和盛衰各有不同，有的表现为面赤时烦、肥胖、畏热喜凉，有的表现为面色无华、消瘦、畏寒肢冷，前者气虚多痰、阴不制阳，多属气阴两虚的体质；后者气血两亏、阳失温煦，用药亦当随症加减。气虚显著者，加黄芪、党参等益气健脾；心血不足者，加党参、白芍、当归等益气补血；肢冷阳虚者，可加用附子、细辛、桂枝等温经散寒；水肿明显者，加猪苓、葶苈子、五加皮等利水消肿；心慌，属气阴两虚者，加炙甘草、麦冬、五味子等益气养阴。

2.温通阳气　魏教授临证以温通阳气法为主治疗心功能不全。糖尿病性冠心病病机以气阴两虚为本，阴阳互为其根，久病阴损及阳，阳损及阴，最终会导致阴阳俱损，故治疗须加以扶正。魏教授认为扶正即亦祛邪，祛邪即亦扶正，对心功能不全患者的治法主要为温通阳气（补心气，振心阳），及时预防和治疗对因正虚致邪实的致病因素（如湿邪内阻、气滞血瘀、痰瘀阻滞等），可防止心气、心阳进一步受损，这对调整脏腑功能，调理气血津液代谢，维持阴阳平衡有重大意义。温通阳气方面常选用张仲景的苓桂剂，用药有附子、薤白、高良姜、细辛、淫羊藿、肉桂等温通之品；心血不足者，选归脾汤、人参养荣丸、十全大补丸等方。心慌以心气不足为主要临床表现，则用苓桂术甘汤合生脉饮为基础方（党参15～30g，茯苓15g，白术12g，桂枝15g，炙甘草6～9g，麦冬15g，五味子9g），具有益气通阳养阴、宁心定悸之功。高血压患者人参、甘草用量酌减，可不用五味子（或配伍活血、利水之品），而低血压患者必用。若肢冷属心阳不振阳微不运，多以附子汤、当归四逆汤为基础方（附子 12～15g，党参 15～20g，茯苓 15g，白术 12g，桂枝 15g，当归 10～15g，细辛 3g），重在温肾阳、助心阳；水肿若以气虚阳微，水饮内停为主，用春泽汤为基础方（党参 15～30g，桂枝 15g，茯苓 15～20g，白术 12g，猪苓 15g，葶苈子 12～20g，北五加皮 6～9g），治宜祛除邪气，顾护心脏，改善临床症状。魏教授认为，葶苈子虽在古本草中常被视为峻利之品，苦寒之品，然配入大队的辛温方药中，则寒凉之性减，功以下气行水为主，在治疗心包积液、胸水患者时疗效显著，方药配伍得当，常用至 30g 未见伤正；北五加皮强心利水效果明显，类似洋地黄作用，但因有毒，不宜多用、久用。魏教授认为，心力衰竭患者参类中药的临床应用，重证可以选用红参，不是危急重症，每日 3g 即可；虚不受补患者容易"上火"，可以太子参 30g 或少配党参同用。太子参为清补之品，生津作用较好，补气药力较弱，清代以前本草所载人参之小者，谓之太子参，人参属五加科植物，大补元气之力很强，现代所用的太子参为石竹科植物，古今应用各有不同，应当分辨。西洋参也属清补之品，平时适时服用可用于保健，或以治疗温病气津两伤者为宜。

3. 重视饮食、情志调理　精神情志因素，尤其是焦虑和抑郁会影响冠心病患者的生活质量。糖尿病性冠心病多易受饱食、过度劳累、紧张焦虑、失眠、受凉等因素而诱发。魏教授在临床上重视心理疏导，嘱患者保持生活规律、情绪安定、保持乐观积极的心态，避免进食过饱。治疗上常根据舌苔拟方，若苔黄腻，以泻黄散或黄连温胆汤加减；若舌苔白腻，予温胆汤加减；若舌苔薄白，选逍遥散加减。若气滞腹胀者，可加槟榔、木香、陈皮等行气，或兼见心烦不寐者，加酸枣仁、莲子心、合欢皮等安神定志，若感寒诱发者，常用薤白、桂枝、高良姜等温散寒邪。

（三）经方现用

扶正方面张仲景的诸苓桂剂（特别是桂枝、茯苓、人参、甘草的应用）运用得法在补心气、振心阳方面可以起到较好的效果，如附片、荜拨、薤白、葱、姜等都有较好的温通阳气的作用；心血宜常养，归脾汤、养荣丸、十全大补丸都可以作为寻常保健药品。

祛邪方面在尚未发生急症（主要指心衰、休克、心梗等）的平时，治疗应当注重瘀血与痰浊两端，瘀血从王清任诸逐瘀汤中取法；痰浊则取法于仲景的瓜蒌半夏薤白汤等方。

（四）糖尿病心脏病的防治

（1）低血糖对于糖尿病心脏病是很危险的，因此在血糖调整过程中要避免低血糖的发生，对于老年患者，特别是血糖不稳定波动较大的血糖的标准可以放宽一些。

（2）由于病程较长的糖尿病患者神经系统受损，机体对疾病的反应迟钝，发生心肌梗死时临床表现常不典型，甚至可能出现无痛性急性心梗，故不能放过任何发生心梗的可能性而延误救治。当糖尿病心脏病的老年患者胸憋明显，一般情况较差时，首先要除外急性心梗予以相应的理化检查。宁可虚惊，不可误诊。

（3）糖尿病心脏病，尤其是冠心病、心肌病，最怕劳累导致心肌缺血而出现急症。劳累并不局限于体力活动，凡紧张、失眠、生气、愤怒、兴奋、进食过饱等都在劳累的范畴。一定要保持生活规律、情绪安定，这一点是要提醒患者及家属的。

（4）代谢紊乱、高血压是糖尿病心脏病恶化的重要因素，故血糖、甘油三酯、低密度脂蛋白、血压的定期监测及调整是长期追随患者的措施，要使患者得到应有的重视。

（5）精神欢愉对任何疾病的调养都是积极的因素，要注意适当的文化生活来排解患者对疾病疑虑的重要性。

十四、熊曼琪临证经验

熊曼琪教授是我国著名伤寒学家、糖尿病专家。熊教授医学造诣精深，临床经验丰富，重视科学研究。临床善于活用经方治疗内科疑难病症，尤其擅长糖尿病、消化系统疾病的诊治。在伤寒经方的降糖作用、中医药改善胰岛素抵抗方面的实验研究亦有突出成果。针对糖尿病及其并发症的治疗熊教授提出了心胃相关理论，具体论治如下。

（一）心胃相关理论

对于糖尿病心脏病的中医治疗，在中医学心胃相关理论的指导下，采用通腑泄热法治疗糖尿病心脏病取得了较好的疗效。心胃相关理论是在邓铁涛教授 "五脏相关" 理论的基础上产生的，已经引起中医界许多学者的重视，其形成的理论依据有以下几点。

1. 经络相连　《素问·平人气象论》云："胃之大络……出于左乳下，其动应衣，脉宗气也。"《灵枢·经别》云："足阳明之正……上通于心。"《灵枢·经脉》曰："足阳明之经……属胃，散之脾，上通于心。"均明确指出了心胃的经络关系，并且心与胃在解剖上的毗邻也是心胃相关的理论基础。

2. 生理相关，病理影响　中医学理论认为，心藏神，主血脉，有赖胃运化水谷精微而化生，胃为后天之本，气血生化之源，但亦需心血濡养和心神主宰。从五行理论来看，心属火，胃属土，二者为母子相生的关系，病理上常常母病及子或子病犯母，相互影响。

熊教授通过对糖尿病及其并发症多年的临床研究，在《内经》"二阳结，谓之消"理论的指导下，认为胃肠燥热是糖尿病及其并发症的基本病机，提出瘀热互结，气阴两虚是糖尿病及其并发症的主要证型，采用加味桃核承气汤（三黄降糖方）治疗糖尿病及其并发症取得显著疗效，可以明显改善 2 型糖尿病及其并发症患者的临床症状，并有较好的降糖降脂作用。

（二）加味桃核承气汤治疗理论基础

1. 西医理论基础　李赛美等观察了加味桃核承气汤对大鼠实验性糖尿病性心肌病变的

影响，并对该方进行不同治法的拆方研究。结果表明，加味桃核承气汤对糖尿病大鼠心肌超微结构具有改善作用；将该方按不同治法拆分为若干组分，发现 1 型糖尿病大鼠，以泻热通下法（生大黄、芒硝、甘草组方）对心肌超微结构的改善为优，益气养阴法（黄芪、生地、玄参、麦冬组方）作用次之；在 2 型糖尿病大鼠，以活血化瘀法（桃仁、桂枝、熟大黄组方）对心肌超微结构的改善作用为优，泻热通下法次之。

研究证实，三黄降糖方可降低 DM 患者和动物血糖，改善胰岛素抵抗，在不增加大鼠血清胰岛素水平的基础上，具有一定的降低血糖的作用，提示可能通过促进了组织的葡萄糖利用，改善了心肌细胞糖代谢，从而减轻了糖尿病性心肌病变。

2. 中医理论基础　桃核承气汤是《伤寒论》泻热逐瘀法的代表方，临床 2 型糖尿病患者多饮、多食、多尿的症状常伴有便秘。消渴病以阴虚为本，燥热为标，燥热伤肺，津液枯涸，故多饮而渴不止；胃火燥盛，则消谷善饥；热结下焦，水为火迫而偏渗于膀胱，故小便频数；阴虚其本在肾，少阴热化，津伤肠燥，邪归阳明，胃肠燥结成实，故大便坚硬。由此可见消渴病"三多"及便干便秘症多为胃热肠燥所致。不论消渴早期燥热炽盛，伤津灼血，血脉涩滞，运行不利而成瘀血，还是消渴久病新旧瘀血互为致病因素，瘀血与燥热互结，形成"瘀热互结在里"的病机。据《伤寒论》"血自下，下者愈"及"下血乃愈"之意，故选桃仁活血逐瘀，桂枝通经活血，配合大黄、芒硝苦寒泻下，通导瘀热下行，共奏泻热通下、逐瘀活血之功。在此方基础加北芪、麦冬、甘草等益气养阴之药的加味桃核承气汤，在临床应用中具有降糖效果好、防止血管并发症发生的优势。

（三）老年糖尿病心脏病

老年糖尿病心血管并发症多呈复合型，即并发两种或两种以上，尤以冠心病、高血压为主。其产生机制除老年人衰老过程中整体自身调节潜力减退，心血管功能呈退行性变外，与糖尿病所致高糖、高脂，血液呈浓、黏、聚状态及微血管病变密切相关。其心功能特点表现为高排、高阻、耗氧量增加、血管顺度下降，心力储备减低。从中医辨证分型与心功能关系分析，显示老年期糖尿病无论何型均潜伏着心血管病变的危险。之前研究工作表明气阴两虚（阳虚），痰瘀阻滞是糖尿病衰老的重要病机，具体表现为心肌耗氧量、心脏指数和总外周阻力改变，因此益气养阴、活血通络为其重要治法。现代研究结果提示老年糖尿病患者应注意适量使用益气之品，以防增加心肌耗氧量，而重在活血化瘀，以改善心肌缺血缺氧状态。

十五、祝谌予临证经验

祝谌予教授是著名的中医临床家和教育家。师从北京四大名医之一施今墨先生，致力于中医理论的学习研究和临床医疗实践，深得其传。祝教授擅长治疗中医内科病和妇科病，对于研究糖尿病的中医疗法颇有建树，开创了应用活血化瘀法治疗糖尿病的新途径。他在北京协和医院曾开设中医治疗糖尿病专科门诊，在继承施今墨治疗糖尿病经验的基础上，进行新的探索：糖尿病属于中医消渴范畴，而历代文献均从阴虚燥热立论，三消分治着手。祝教授经过系统观察，发现该病90%以上都不同程度地伴有气虚见证，总结出气阴两伤、脾肾亏损才是糖尿病的中医病机。他又进一步发现该病合并有大血管或微血管病变者，多具有刺痛、麻木、皮肤青紫、舌质紫暗或有瘀斑等血瘀征象，结合血液流变学测定或微循环检查均为异常，部分患者经用活血化瘀中药治疗取效满意，因而提出了活血化瘀法治疗糖尿病的新见解，目前已被国内同行公认和证实。他曾在西学中班讲课时提到："根据我多年在临床实践对糖尿病患者的观察，发现糖尿病合并有血管病变（如冠状动脉粥样硬化性心脏病、脑血管意外后遗症、高血压、动脉硬化、脉管炎等）的患者并不少见，而长期使用胰岛素患者，也有舌质紫暗，舌上有瘀点或瘀斑，舌腹静脉青紫或怒张，对于这些合并症或血瘀症状，都要用活血化瘀法。"

祝教授首先在中医界提出应将"活血化瘀"法运用于糖尿病及糖尿病并发症的治疗，并在此基础上，他继承施今墨教授治疗糖尿病的经验，结合西医糖尿病并发症多为血管类疾病的实际，选用"葛根、丹参"两味活血化瘀药物作为自己治疗糖尿病的基本用药，改进了"降糖对药方"（生黄芪、生地、葛根、丹参、苍术、玄参）；基于西医对难治性糖尿病可能与自身免疫相关的学说及修瑞娟教授关于微循环学说，祝教授又选用《广嗣药语》中的加味益母丸方药，并命名为"降糖活血1号方"，去广木香，加生黄芪后为"降糖活血2号方"，发现该活血化瘀方药在治疗糖尿病时能够抗自身免疫并能够改善糖尿病患者的微循环障碍，在糖尿病临床实践中取得了良好疗效。

祝教授在学术上历来提倡中西医结合，博采众方。他研究糖尿病也并非完全纯中医，而是把西医的病因病理、诊断方法及药理研究有机地结合到中医治疗中。祝教授所创降糖对药方由生黄芪、生地、苍术、玄参、葛根、丹参三组对药组成，生地更适合阴虚燥热的糖尿病病情，而且现代药理研究证实生地有明显降糖作用，降糖对药方保留了施今墨先生用黄芪配生地降尿糖、苍术配玄参降血糖的治疗特点而又有所发展和新的特点，尤其是新增加的葛根配丹参这组生津止渴、祛瘀生新、降低血糖对药，是祝教授近年用药配伍经验所得，是为糖尿病多加瘀血的病机而设。葛根轻扬升发，解肌退热，生津止渴，滋润筋脉，扩张心脑血管，改善血液循环，降低血糖；丹参活血祛瘀，化瘀生新，凉血消痛，镇静安神，降低血糖，二药参合，相互促进，活血化瘀，祛瘀生新，使降低血糖功能增强。祝教授通过研究发现，糖尿病发展到一定程度，尤其是合并有慢性血管、神经病变时，或者长期使用胰岛素治疗者，常常伴有瘀血表现，现代医学经病理解剖也证实，部分糖尿病患者胰腺血管存在闭塞不通现象，约70%的糖尿病患者死于心脑血管并发症。由于动脉粥样斑点的形成，血管壁增厚，管腔狭窄，再加上血液流变性异常，血黏度增高，血小板和红细胞聚集性增强，造成血栓形成，血流缓慢，血液瘀滞和微循环障碍，均说明糖尿病血瘀证有其病理生理学基础。因此祝教授主张应用活血祛瘀法治疗糖尿病，强调不论临床是否见到血瘀证候，均加用活血化瘀对药葛根、丹参，症状典型患者再加当归、川芎、赤芍、益母草。

（一）病因病机

1. 气阴两虚为病变基础　祝教授认为，糖尿病瘀血证主要由气阴两虚导致。气为血之帅，血为气之母，气虚推动无力，血行不畅，缓慢涩滞而成瘀血，即所谓气虚浊留；阴虚火旺，煎熬津液，津亏液少则血液黏稠不畅亦可成瘀，即所谓阴虚血滞。血液瘀滞，郁久生热或消渴燥热炼津为痰；或脾虚失运，水湿内生，聚而为痰。脾气虚弱，健运失司，无力输布运化水谷精微各归其所（脾不散精），精微蓄积而为浊。痰与浊混溶而为痰浊，痰浊与瘀血滞留在脉络（血管腔），日久互结于脉络壁形成固定不移、有形可征的脉络癥瘕，致使管壁增厚，管腔狭窄，脉络闭阻，临床变症丛生：瘀阻于心脉可致胸痹心痛；瘀阻于脑络则成中风偏枯；瘀阻于肢体则为麻木、刺痛，甚或脱疽；瘀阻于目络可致视瞻昏渺；瘀阻于肾络则尿闭水肿。

2. 阴虚燥热阶段血管病变偶见　糖尿病血管病变虽多发生在糖尿病中晚期（气阴两虚型、阴阳两虚型）。但是，糖尿病早期多阴虚燥热，阴虚不能载血循经畅行和燥热煎熬血液而致瘀，燥热灼炼津液而为痰，痰滞瘀血阻碍水谷精微正常转输布化，精微蓄积而为浊。造成痰浊瘀血滞留在脉络（血管）腔。在持续性糖浊（高血糖）的影响下，痰糖浊与脉络（血管）基膜胶原蛋白结合形成痰胶原蛋白糖浊。在此基础上，痰浊瘀血互结于脉络（血管）壁致使管壁增厚，管腔狭窄。痰浊瘀血互结于脉络（血管）壁所致之狭窄管腔与滞留在脉络（血管）腔中的痰浊瘀血相互作用，而致脉络（血管）闭阻。如是，阴虚燥热阶段血管病变偶有所见，亦当重视。

3. 痰浊不化是微血管病变的病理基础　在持续性糖浊（高血糖）的影响下，痰糖浊与络脉（微血管）的基底膜胶原蛋白结合形成痰胶原蛋白糖浊（胶原蛋白糖化物）。血浆中一些蛋白浊（一些蛋白质，如白蛋白、免疫球蛋白等分子）渗入微血管（络脉）外层时，能够与这些痰胶原蛋白糖浊（胶原蛋白的这些糖化产物）结合，附着在痰胶原蛋白糖浊（胶原蛋白质非酶性糖化物分子）上，致使基底膜不断增厚，造成络脉（微血管）腔狭窄，甚则阻塞。

临床所见糖尿病多种微血管病变确实普遍存在瘀血证候，患者常见高血黏、高血凝、血小板聚集性黏附性增高，微循环障碍，而致络脉瘀结。但瘀血导致的络脉瘀结不能造成基底膜增厚，故其不是糖尿病微血管病变的病理基础。

现代医学认为蛋白质非酶性糖化产物是糖尿病并发症的病理基础。祝教授的科学预见——痰浊不化（痰蛋白糖浊）是导致微血管基底膜不断增厚的关键。故痰浊不化是糖尿病微血管病变的病理基础。

4. 痰浊不化是加速大血管病变的病理基础　大血管（经脉）胶原蛋白的糖化（痰浊不化——痰胶原蛋白糖浊）可以促使痰脂浊（脂蛋白）沉积大血管（经脉）壁上从而加速了动脉粥样硬化的过程。实验证明，当痰脂浊（低密度脂蛋白）浓度为 1030mg/L 时，痰脂浊（低密度脂蛋白）与糖化了的胶原蛋白（痰胶原蛋白糖浊）的结合率升高，是未糖化的胶原蛋白的 3 倍。同时痰浊不化（糖化了的胶原蛋白）可使痰脂浊（低密度脂蛋白）流动性相对减少，一方面能够促进纤维状脂质（痰脂浊）斑块的堆积，另一方面也可以增加血浆中的一些蛋白质糖化物（痰蛋白糖浊）与痰脂浊（低密度脂蛋白）的结合和堆积，从而促使痰脂浊（脂蛋白）易于沉积在大血管（经脉）壁上，致使大血管（经脉）内皮表面向腔内突出，组织增生形成椭圆形斑块。如是，痰浊不化（痰胶原蛋白糖浊——蛋白质非酶性糖化物）是促进加速大血管病变的病理基础。

（二）治则治法

防治血管病变的基本原则是化痰散结，活血化瘀。血管病变是在痰浊不化基础上痰浊瘀血互结于脉络壁形成的，且常伴有瘀血和痰浊不化。痰浊、瘀血既是糖尿病的病理产物，又是糖尿病血管病变的致病因子。在痰浊不化的基础上，痰浊瘀血互结于脉络（血管）壁形成血管病变，故化痰散结、活血化瘀是防治糖尿病血管病变的基本原则，应贯穿于糖尿病治疗的始终。

（三）辨证论治

祝教授强调，使用活血化瘀法治疗糖尿病必须辨证论治。气血相关，不可分离。气虚血瘀宜益气活血；气滞血瘀则行气活血；阴虚血瘀则养阴活血；阳虚血瘀则温阳活血。如治疗糖尿病合并中风偏瘫常用补阳还五汤加味，合并高血压常用血府逐瘀汤加味，合并肝硬化、肝脾肿大常用膈下逐瘀汤加味等，皆不脱离辨证论治的原则。

治疗糖尿病血瘀证，祝教授用自拟降糖活血方：广木香 10g、当归 10g、益母草 30g、赤芍 15g、元参 30g、生地 30g、生黄芪 30g、川芎 10g、丹参 30g、葛根 15g、苍术 15g。方中生黄芪、生地、苍术、元参益气阴、补脾肾以治本，脾气阴旺则血畅行，丹参、葛根、当归、川芎、赤芍、益母草、广木香活血行气，逐瘀生新以治标，共奏气阴双补、活血降糖之功。本方治疗气阴两虚兼瘀血型糖尿病，不仅能消除或改善临床症状，降低血糖、尿糖，而且可以纠正异常的血液流变指标，预防和减少合并症的发生。

合并有缺血性心脏病（冠心病等），对于气阴两虚型症见胸闷刺痛、心悸气短者，方用降糖药对方加味合降糖生脉方（冠心 2 号方）：川芎、赤芍、红花各 15g，丹参 20g，羌活 10g，并加菖蒲 10g，郁金 20g，羌活 10g，菊花 15g。阴阳两虚型糖尿病血管病变，治宜温阳育阴，化痰散结，活血化瘀，方用桂附地黄汤（肉桂、制附子、熟地黄、山药、山茱萸、茯苓、牡丹皮、泽泻各 15g）加味，可加僵蚕、法半夏、白芥子、海藻、葛根、泽兰各 15g，丹参 25g，水蛭（冲服）2g，辨病合方，随症加减。

合并高血压者，以益气养阴、平肝降压为治则，常根据辨证用降糖对药方或降糖生脉方酌加牛膝、夏枯草、黄芩、钩藤，这些药物不仅能滋肾平肝，清热泻火，而且药理研究证实均有降压作用。此外，合并有高脂血症者酌加制首乌、丹参、草决明等，初步观察效果满意。

第六节　验案精选

一、祝谌予医案

（一）消渴病胸痹

1. 医案一　李某，男，42 岁。1991 年 4 月 24 日初诊。

患者有糖尿病史 2 年，口渴多饮，头晕乏力，心悸气短，大便秘结，小便频数，面色灰黑。舌质暗、有瘀斑，舌下静脉曲张，脉沉弦。实验室检查：空腹血糖 17.76mmol/L，餐后 2h 血糖 21.09mmol/L，尿糖（+++），肝功能正常。西医诊断为非胰岛素依赖型糖尿病。现服格列齐特（达美康）80mg，每日 1 次。证属气阴两伤，气滞血瘀。治宜益气养阴，活血化瘀。处方：生黄芪 30g，生地 30g，苍术 15g，玄参 30g，葛根 15g，丹参 30g，川芎 10g，当归 10g，鸡血藤 30g，豨莶草 10g，天花粉 10g，五味子 10g，炒枣仁 10g，远志 10g。

患者在服格列齐特同时，服用上方 1 个月，口渴及手、足麻木症状减轻，精神大振，空腹血糖 11.10mmol/L，餐后 2h 血糖 13.88mmol/L。继服上方 2 个月，"三多"症状消失，头晕乏力及心悸气短症状大减，但仍感口干及大便干。停服西药，将上方诸药共研细末，水泛为丸，每次服 10g，每日 2 次。继服 2 个月，空腹血糖降至 6.67mmol/L，尿糖（-），病情稳定。

按：血瘀与消渴的关系，正如《灵枢·五变篇》所云："其心刚，刚则多怒，怒则气上逆，胸中蓄积，血气逆留，䐜皮充肌，血脉不行，转而为热，热则消肌肤，故为消瘅。"气阴两伤，往往导致气滞血瘀，影响水津输布而加重消渴。当血瘀证表现突出时，应予活血化瘀，故用降糖基本方加活血化瘀之品，以增强疗效。该法还适于长期应用胰岛素治疗及合并有血管病变（如冠心病、脉管炎、脑血管意外后遗症等）的糖尿病患者。

2. 医案二　张某，女，44 岁，工人。1995 年 4 月 10 日初诊。

主诉：高血压 20 年，左上肢无脉、乏力、口渴易饥 2 年。患者因间断性心悸、气短，血压增高 20 年，左上肢无脉 3 个月，于 1993 年 2 月住院，确诊为多发性大动脉炎（混合型）、高脂血症，同时因口渴、饥饿感明显，血糖增高诊为糖尿病，并用格列本脲（优降糖）治疗。住院中行左肾动脉球囊扩张术及左肾自体移植手术，血压得以控制而出院。但近 3 个月以来，血糖控制不理想而来求治。

现症：乏力口渴，饥饿感明显，心前区及左肩背疼痛，心慌失眠，双下肢酸沉发冷，肠鸣便溏，大便每日 2 次。4 天前查空腹血糖 10.1mmol/L，午餐后 2h 血糖 15.9mmol/L，尿糖 100mg/dL。现口服格列本脲每次 2.5mg，每日 3 次。舌淡黯，苔白，脉沉细无力。

辨证立法：气阴两伤，心血不足，瘀血阻络。治宜益气养阴，补心安神，活血化瘀。方用降糖对药方、生脉散合补阳还五汤加味。

处方：生黄芪 50g，生、熟地各 15g，苍、白术各 10g，玄参 20g，丹参 30g，川芎 10g，赤芍 15g，地龙 10g，鸡血藤 30g，麦冬 10g，五味子 10g，酸枣仁 15g，首乌藤 15g，女贞子 10g。水煎服。

二诊（1995 年 4 月 24 日）：药后口干、饥饿感均好转，入睡较佳，大便成形，空腹血糖 8.0mmol/L，但仍心前区及左肩背疼痛，下肢酸沉，舌脉同前，易方如下：

生黄芪 50g，生、熟地各 15g，苍、白术各 10g，玄参 20g，丹参 30g，葛根 15g，党参 10g，麦冬 10g，五味子 10g，菖蒲 10g，郁金 10g，羌活 10g，赤芍 10g，枸杞子 10g，川断 15g，桑寄生 20g，狗脊 15g。

三诊（1995 年 5 月 22 日）：药后诸症减轻，空腹血糖为 6.4mmol/L，故将格列本脲减至 2.5mg，每日 2 次，守方继服。

四诊（1995 年 8 月 28 日）：以上方加减治疗 3 个月，自觉症状不明显，大便偏溏，查空腹血糖 8.8mmol/L，午餐后 2h 血糖 12.5mmol/ L。拟配丸药方巩固：生黄芪 120g，生、熟地各 50g，苍、白术各 30g，玄参 50g，丹参 90g，葛根 50g，党参 30g，麦冬 30g，五味子 30g，苏、霍梗各 30g，白芷 30g，生薏苡仁 60g，川断 60g，鸡血藤 90g。共研细末，水泛为丸，如梧桐子大小，每服 10g，每日 3 次。

1998 年 10 月 26 日随诊，病情稳定，化验空腹血糖为 8.4mmol/L，午餐后 2h 血糖为 9.7mmol/L。

按：本案临床主症有二，即糖尿病之乏力、口渴、易饥等气阴两伤证和大动脉炎之心悸，心前区及左肩背疼痛、左肢无脉等心脉阻证。故治以降糖对药方益气养阴、止渴降糖；生脉散合补阳还五汤强心复脉、益气活血。又因素有脾虚湿阻之肠鸣便溏表现，再加入苍术、白术、苏梗、藿梗、白芷、生薏苡仁燥湿健脾止泻等药，此即"有是证即用是药"之理。

3. 医案三　戚某，男，55 岁，干部，1994 年 4 月 29 日初诊。

患高血压 20 年，冠心病 6 年，糖尿病 3 年。素嗜饮酒，虽口服格列本脲 2.5mg，4 次／日治疗，病情控制仍不理想，查空腹血糖 12.8mmol/L，血压 24.0/16.0kPa。症见胸闷憋气，劳累后心前区不适，乏力，口干思饮，易饥饿，下肢发凉，夜尿频，大便干燥，舌淡暗，脉沉弦。辨证属气阴两虚，心脉瘀阻，肝阳上亢。治用降糖生脉方加苍术、元参、葛根、丹参、川断、枸杞子、牛膝、桑寄生、鸡血藤，并嘱其戒酒，格列本脲减为 2.5mg，3次／日。治疗 2 个月诸症均减，空腹血糖 10.4mmol/L，血压 l4.0/ 10.7kPa。继减格列本脲至 2.5mg，2 次／日，守方再服 2 个月，诸症告愈，空腹血糖 6.2mmol/L。原方改配水丸继服，10 月随诊复查空腹血糖 6.0mmol/L，病情稳定。

（二）消渴病心悸

汪某，男，62 岁，退休工人，1993 年 5 月 10 日初诊。

主诉：阵发性心慌 3 年，乏力、口干思饮半年。

患者 3 年前突发心慌、心律不齐，当地医院心电图检查示心房纤颤，经治疗后纠正，但时常心慌气短，劳累后可出现心律不齐。1992 年 11 月自觉乏力，口干思饮，尿频量多，查血、尿糖均增高，确诊为 2 型糖尿病。予格列本脲25mg，3 次／日口服治疗，"三多"症状有所改善，但一直乏力明显，空腹血糖波动在 11.1mmol/L 左右。

现症：乏力神疲，不耐劳累，心慌燥热，腰膝酸软，双下肢酸沉疼痛怕冷，口干饮水不多，视物模糊，夜尿频多。舌淡红，脉细弦。查空腹血糖 13.9mmol/L。

辨证立法：气阴两伤，心血不足，肝肾亏损。治宜益气养阴、强心复脉、滋补肝肾，方用降糖生脉方加减。

处方：生黄芪 30g，生、熟地各 15g，北沙参 15g，麦冬 10g，五味子 10g，天花粉 20g，生山楂 15g，枸杞子 10g，桑寄生 20g，鸡血藤 30g，威灵仙 15g，羌、独活各 10g。

二诊（1993 年 5 月 31 日）：服药 20 剂，乏力较前减轻，下肢疼痛消失，仍有口干、燥热、心慌，化验空腹血糖为 10.6mmol/L，尿糖微量，舌淡黯，脉沉弦。守方去枸杞子、威灵仙、羌活、独活，加黄芩 10g、黄连 5g、丹参 30g、葛根 15g、川断 15g、狗脊 15g、千年健 15g，再服 1 个月。

三诊（1993 年 7 月 5 日）：下肢有力，燥热心慌告愈，仅觉视物模糊，空腹血糖为 9.4mmol/L。守方加白蒺藜 10g 继服。

四诊（1993 年 9 月 20 日）：上方连服 2 个月，诸症告愈，空腹血糖降至 7.5mmol/L，尿糖阴性。乃将原方配制水丸，如梧桐子大小，每服 10g，每日 3 次，以资巩固。

按：糖尿病患者合并心血管病变的机会较非糖尿病患者明显为多，治疗亦相对复杂。本案虽患糖尿病半年，但已有阵发性心房纤颤史 3 年，并经常心慌气短，脉律不整，说明心血不足，心脉已然受损，故治疗以降糖生脉方益气养阴，强心复脉为主。腰酸膝软、视物模糊、夜尿频多、下肢酸沉疼痛等均为肝肾不足、血脉不活之象，故又加枸杞子、川断、桑寄生、狗脊、鸡血藤、威灵仙、羌活、独活、丹参、葛根等补益肝肾，强筋壮骨，活血通络，疗效颇佳，充分体现出祝教授治疗糖尿病合并症的遣方用药特点。

二、林兰医案

师某，男，54岁，职员。2009年7月14日初诊，患者有2型糖尿病史3年。主诉间断口干口渴、乏力3年，加重伴心悸半日。刻下症见口干口渴、乏力、心悸、胸闷，汗多，双下肢沉重，发凉，进食及睡眠可，小便可，大便稀软，舌暗红，苔黄腻，脉细结代。空腹血糖控制在7mmol/L，餐后血糖控制在6~8.5mmol/L。动态心电图提示：窦性心律，偶发房早，短阵房速，频发室早，呈二联律，部分T波改变。目前，口服诺和龙治疗，中医诊断：消渴病，心悸，证属气阴两虚，瘀阻心脉。治则以益气养阴，活血化瘀，养心安神为法。方用生脉饮和丹参饮加减。处方：太子参15g，五味子10g，麦冬10g，柏子仁15g，生龙骨30g，生牡蛎30g，珍珠母30g，白芍10g，生地15g，熟地15g，炒枣仁15g，丹参20g，砂仁6g，檀香6g，郁金10g，生黄芪20g，1剂/日。2009年7月17日二诊：轻微口干口渴，无胸闷、心悸发作，仍双下肢沉重发凉，心电图示：窦性心律，频发室性期前收缩，呈二联律。原方继服。7月27日三诊：患者诉口干口渴、双下肢沉重发凉有所减轻，无胸闷、心悸发作，舌暗红，苔黄腻，脉细。心电监视：偶发室早。原方继服，病情稳定。

三、仝小林医案

侯某，男，60岁，2010年9月13日初诊。

主诉：发现血糖升高7年，加重4个月。患者2004年因扁桃体发炎至当地医院就诊。查餐后血糖:23.0mmol/L，后经复查确诊为2型糖尿病，未用药物控制，仅饮食治疗。2010年5月因血糖再次升高引起不适，至当地医院住院治疗，血糖控制平稳。出院后用甘精胰岛素及格列美脲治疗，血糖控制不佳，求中医治疗。

刻下：偶发胸闷胸痛喘憋，下肢乏力，双足发凉，全身皮肤暗黑粗糙如树皮，口干，口渴不欲饮，四肢偶疼麻，饮食睡眠尚可，大便溏，质黏，小便频，舌红苔黄厚腐腻，脉滑数。自测血糖：空腹血糖4~7mmol/L，餐后血糖7~18mmol/L，波动较大。患者身高170cm，体重63kg。既往诊断有原发性高血压、高脂血症、冠心病、心房颤动、腔隙性脑梗死、下肢动脉硬化等病变。抽烟饮酒史40余年。现用拉西地平、吲哒帕胺、马来酸依托普利、硝酸异山梨酯、洛伐他汀等药物联合甘精胰岛素、格列美脲控制病情。

中医诊断为消渴、胸痹，证属痰热互结，瘀血阻滞。治以清热化痰，活血通脉。方以小陷胸汤加减。方药如下：黄连30g，清半夏50g，瓜蒌仁30g，三七15g，丹参30g，生大黄6g，生山楂30g，西洋参6g，生姜5大片，30剂。

后每月复诊1次，上方随症加减。三诊后口干、口渴、小便频等症缓解，查糖化血红蛋白（HbA1c）7.90%，六诊后查HbA1c 6.93%。2011年3月28日七诊：患者时发胸闷喘憋、心悸、胸痛、右肩疼、全身乏力、纳眠可，夜尿35次，多泡沫，大便正常。舌红苔厚腻，脉结代。3月25日查空腹血糖7.39mmol/L，HbA1c6.04%。证属痰瘀互结，胸阳痹阻，治以涤痰化瘀，通阳散结。方以瓜蒌薤白半夏汤加减，具体方药如下：瓜蒌仁 30g，薤白 30g，半夏 50g，丹参 30g，三七 9g，酒大黄 6g，荷叶 15g，黄连 15g，生姜 3 大片，30 剂。4 月 25 日八诊：服上方 1 个月右肩疼减轻 30%，心悸、胸闷减轻 50%，胸痛次数显著减少，全身乏力减轻。后以上方随症加减，病情平稳。10 月 24 日患者复诊时，胸闷喘憋、心悸、胸痛等症已完全消失，血糖控制较平稳，查 HbA1c 5.01%。后因自行停服降糖西药，糖化波动，升至 9.66%，嘱其继服格列本脲，上方酌加黄连、知母等药后，至 2011 年 11 月 10 日查 HbA1c 7.47%，血压、血糖平稳，诸症悉除，全身皮肤已转细腻光滑。电话随访，心悸、胸闷、胸痛症状未有发作，体重亦从初诊 63kg 增至 70kg，病情稳定。

　　此案患者因血糖控制不佳来诊，其症见偶发胸闷胸痛，结合西医诊断，中医诊断为"消渴""胸痹"，此期以控制血糖为主。患者平素嗜烟饮酒，痰湿结胸，易发胸闷、胸痛、喘憋，其舌红，苔黄厚腐腻，脉滑数乃痰热之邪痹阻胸膈之胸痹；双足发凉，小腿皮肤暗黑粗糙如树皮，四肢疼麻则为瘀血阻滞脉络的表现。结合舌脉，辨为痰热互结，瘀血阻滞证。方以小陷胸汤化裁，清化痰热，宽胸散结。加三七、丹参、山楂以活血化瘀；患者大便溏、质黏，乃胃肠湿热之象，加生大黄泻热通便；西洋参益气养阴生津，消除口干、口渴之症；生姜护胃，防苦寒药伤中之弊。现代药理表明，方中黄连、西洋参可以降糖，丹参、山楂、三七、半夏、瓜蒌仁、大黄可以降脂，抑制血栓形成。六诊后患者糖化血红蛋白平稳下降，病情平稳。重点降糖是全教授此期用药的一大特色。

　　七诊患者时见胸痹症状反复。此期患者血糖已趋平稳，治疗胸痹成为首务。胸痹的主要病机为心脉痹阻，此期患者舌苔脉象仍为痰瘀之相，辨证痰瘀互结，胸阳痹阻。治以涤痰化瘀，通阳散结。方选瓜蒌薤白半夏汤加减。瓜蒌薤白半夏汤源自《金匮要略》，为治疗胸痹的一首名方。《金匮要略》云："胸痹不得卧，心痛彻背，瓜蒌薤白半夏汤主之。"方中瓜蒌始载于《神农本草经》，味甘性寒，功擅涤痰散结，宽胸利膈，开胸间、胃肠之痰热。薤白辛温通阳，豁痰下气，宣通上焦之阳。《本草求真》云："薤，味辛则散，散则能使在上寒滞立消；味苦则降，降则能使在下寒滞立下；气温则散，散则能使在中寒滞立除；体滑则通，通则能使久痼寒滞立解。是以……胸痹刺痛可愈……实通气、滑窍、助阳佳品也。"瓜蒌、薤白二药相合，散胸中凝滞之阴寒，化上焦结聚之痰浊，宣胸中阳气以宽胸，乃治疗胸痹之要药。《张氏医通》云："瓜蒌性润，专以涤垢腻之痰。薤白臭秽，用以通秽浊之气，同气相求也。"更加半夏燥湿化痰以增祛痰散结之力，同时消痞散结，降逆止呕。尤在泾云："胸痹不得卧，是肺气上而不下也。心痛彻背，是心气塞而不和也，其痹为尤甚矣。所以然者，有痰饮以为之援也，故于胸痹药中加半夏以逐痰饮。"全教授认为经方有"其法缜密，药少而精，专而力宏"的特点，故此期以胸痹为主要靶点，重用瓜蒌薤白半夏汤，同时加三七活血通络；酒大黄活血通腑，疏通血滞；荷叶芳香化湿；黄连清热利湿；生姜固护胃气，兼以佐制半夏。故初诊诸症大减，至 2011 年 10 月 24 日复诊时胸痹之证已完全缓解。

按：仝教授指出治病要"以证为基，以病为参，以症为靶，证病症结合"，临证当根据疾病的标本缓急灵活施治，不可拘泥于一法一方。此验案中，虽主方先后有所变动，但燥湿、清热、活血贯穿方药始终。仝教授用药法效仲景，强调"药少而精，效专力宏"，其特点在剂量，上方半夏50g，黄连30g，在现代药典中属严重超量，然患者服药1年，尚未出现肝肾功能损害，反而疾病得到缓解，可见临证中举大证、起顽疾的关键在于用药剂量之妙。

四、魏子孝医案

患者，男，52岁，2015年10月22日初诊。自诉糖尿病病史10余年，3年前突发胸前区疼痛、憋闷，经CTA检查示冠脉回旋支狭窄75%，诊断为冠心病，后服用阿司匹林肠溶片、硝酸异山梨酯片、阿托伐他汀钙片等药物治疗，目前血糖控制尚可，胸闷、气短，神疲乏力，少寐多梦，口干舌燥，舌暗红、有瘀点，苔薄少津，脉弦细。西医诊断：糖尿病性冠心病；中医诊断：消渴病胸痹（气阴两虚、血脉瘀阻）；治法：益气养阴、活血化瘀；方药：生脉散合冠心Ⅱ号方加减，处方：生黄芪30g，太子参30g，麦冬15g，五味子10g，玄参12g，黄连3g，丹参20g，郁金12g，赤芍15g，红花10g，川芎12g，酸枣仁30g，合欢皮15g。14剂，水煎服，1剂/d。

二诊：2015年11月5日，患者胸闷、憋气、乏力、睡眠较前明显好转，近1周出现腹胀、便秘，舌暗红，苔薄黄，脉弦细，上方去红花、酸枣仁、合欢皮，加桃仁10g，牛蒡子12g，木香10g，槟榔15g，柏子仁15g。继服14剂，后随访患者，诸症好转。

按：结合患者病史、症状、体征及理化检查，中医诊断为"消渴病胸痹"。主要病机为气阴两虚、血脉瘀滞，治以益气养阴、活血化瘀为法，标本兼顾，疗效明显。初诊予生脉散合冠心Ⅱ号方加减，气为血之帅，补气行血，益气养阴，通调血脉。二诊时患者气机郁滞突出，酌加行气导滞、润肠通便之品。

五、丁学屏医案

（一）消渴病胸痹

方某某，男，55岁，工人。1996年11月24日来诊。患者胸部持续隐痛1年有余，曾做胸片、B超、胃镜等检查未发现异常；心电图提示：轻度ST-T段改变。服异山梨酯、硝苯地平等无明显效果。来就诊前2个月在外院查血糖14.3mmol/L（空腹），诊断为糖尿病，予消渴丸口服治疗，血糖降低，但胸痛无改善，且有加重趋势，伴气短、胸闷、坐卧不宁，复查心电图无变化。患者无明显渴饮多尿纳旺史，唯较前更瘦，倦怠。舌质红、苔薄白，脉细弦。辨证：燥热久稽，伤及气阴，胸络失濡。治拟益气养阴、理气通络。处方：珠儿参15g，北沙参12g，玉竹、麦冬、泽兰、郁金各9g，旋覆花、柴胡、枳壳各4.5g，红花 6g，甘松 3g。7 剂后，胸痛显减。续服 7 剂，霍然而愈。此后患者因糖尿病定期复诊，称胸痛未发，连声称谢。

按：本案胸痛延续 1 年有余，仅用轻灵之剂，其症即霍然若失，可见辨证用药之精确。丁教授认为：本案无心胸大痛，舌脉亦无明显瘀滞之象，当不以胸痹为主论治。其有消渴之病，必有燥热之稽，气阴两伤之因。气为血帅，且阴津同类，津血同源，气虚阴亏，必血少而滞涩，胸络失于濡润，则隐痛不休，久病留瘀，故增胸闷，且胸痛加剧。方以珠儿参、北沙参、玉竹、麦冬益气养阴，清热润燥；泽兰、红花代新绛，与旋覆花配合师旋覆花汤之意，理气活血，疏通胸络；郁金、甘松、柴胡、枳壳增理气止痛之功。药少剂轻，然药证契合，故取效甚捷。

（二）消渴病心悸

王某，女，83 岁，主诉：心悸、气急、浮肿 1 周。患者糖尿病史 14 年，目前，胰岛素控制血糖。1 周前觉胸闷气促，双下肢水肿就诊，查空腹血糖 13mmol/L，予注射胰岛素，服用呋塞米、螺内酯等对症治疗。诊见：心悸，胸闷，动则气促，双下肢水肿，自汗涔泄，寐不安寐，口味觉甜，卧向左侧，辄觉心痛，大便干结。舌嫩红，苔右半白腻，脉三五不匀，涩涩不调，右尺不能应指。此燥热未除，气液耗伤，心气不足，心脉瘀阻，水凌心下。治拟清心润肺，益气和营，疏瘀行水。处方：桑叶、麦冬、白薇、黑丑、白丑、陈阿胶（烊冲）、知母、瓜蒌皮、泽兰各 9g，玉竹、白芍、丹参、生龙骨（先煎）、生牡蛎（先煎）各 15g，桑白皮、地骨皮、生地黄、百合、柏子仁、郁李仁各 12g，珠儿参、茯苓、猪苓、车前子（包煎）、小麦各 30g，肉桂、炙甘草各 3g，琥珀粉（吞服）2g，大枣 10 枚。

二诊：汗泄已少，动则气促，足背水肿，寐寐欠安，大便干结，舌尖红，苔薄少津，脉三五不匀，涩涩不调。心阳失于旷达，水瘀交阻，浸凌心下，再予清心润肺，益气和营，疏瘀行水。原方改玉竹、生龙骨（先煎）、生牡蛎（先煎）各 30g，白薇 15g，加强敛阴和营、镇摄纳冲的功效；加冬葵子 20g，增强利尿消肿的作用。

三诊：便已畅行，下肢不肿，纳食有加，脉弦缓有力，并无结代，唯平卧则觉气促。水瘀渐化，续从前治，前后 20 余剂，诸恙悉解。

按：患者病消 14 年，始伤肺胃津液，继耗肝肾精血，气液由此而耗。心气亏虚，鼓动无力，血行不畅，滞而为瘀，血不利则为水，水瘀互结，浸凌心下，喘逆动悸，水漫高原，卧难着枕，下肢水肿，发为本病。患者病情复杂，集糖尿病性非特异性冠心病、糖尿病性特异性心肌病、糖尿病心脏自主神经病变于一身，取复方多用之法。以生脉散、旋覆花汤、丹参饮、坎炁潜龙汤、苓桂术甘汤、吴氏救逆汤、甘麦大枣汤复方加减而成，诸药合用，方病相应，症情显见轻瘥。

六、栗锦迁医案

李某某，女，56岁，2014年12月4日首诊。刻诊见：口干渴，多尿，乏力，心悸，时有胸痛、胸闷，左肩背沉重、疼痛，胸胁胀满，口苦，喜叹息，潮热汗出，纳少，寐差，大便不畅，舌红边有齿痕苔薄黄，脉细滑。查：空腹血糖8.1mmol/L，ECG示：HR64次/分，V4–V6导联ST-T低平。既往：2型糖尿病史6年。诊断：中医诊断：消渴；胸痹。证候诊断：气虚血瘀，痰热互结。西医诊断：2型糖尿病；冠状动脉粥样硬化性心脏病。处方：生黄芪30g，当归10g，党参10g，炒白术15g，炒枳壳12g，茯苓20g，清半夏15g，柴胡10g，白芍12g，瓜蒌15g，黄连10g，生石膏20g，酸枣仁25g，川芎15g，丹参30g，生甘草10g，7剂，水煎服，日1剂。

二诊（2014年12月11日）：刻下：口干渴，多尿，乏力减轻，心悸，胸痛、胸闷，胸胁胀满，口苦，喜叹息明显好转，无左肩背沉重、疼痛，仍潮热汗出，纳食略增加，睡眠明显改善，舌红边有齿痕苔薄白，脉细滑。处方：生黄芪30g，当归10g，党参10g，炒白术15g，炒枳壳12g，茯苓20g，清半夏15g，柴胡19g，白芍12g，瓜蒌15g，黄连10g，生石膏20g，浮小麦30g，川芎15g，丹参30g，生甘草10g，7剂，水煎服，日1剂。

三诊（2014年12月18日）：刻下：无明显口干渴，多尿，自觉周身清爽，心悸，胸痛、胸闷，无胸胁胀满，口不苦，喜叹息明显好转，无左肩背沉重、疼痛，潮热汗出减轻，纳好寐佳，舌淡红边有齿痕，苔薄白，脉细滑。处方：继服原方7剂巩固疗效。

按：患者2型糖尿病史6年，出现心悸，胸痛、胸闷，心电图示心肌缺血。依据证候、舌脉，可辨为气阴两伤、痰瘀互结证。方以补中益气汤合小陷胸汤、四逆散加减。补中益气汤健脾补气；小陷胸汤清热化痰；四逆散疏肝解郁，酌加酸枣仁，其与川芎、甘草相伍，取酸枣仁汤之意以安神，黄连苦寒，苦能燥湿，寒可清热，石膏甘寒，清阳明经热，白芍味酸，伍石膏、甘草取酸甘化阴之意，丹参，川芎活血化瘀，全方共奏益气活血、清热化痰之功，临床取得良效。

七、张素清医案

刘某，女，61岁，退休。于2008年8月20日初诊。主诉：阵发性胸闷、心慌2年余，加重1周。患者1998年确诊为"2型糖尿病"，曾间断口服二甲双胍片、格列齐特片，于2004年因血糖控制不良改为皮下注射甘舒霖30R控制血糖，现血糖平稳。患者高血压病史20余年，长期口服"非洛地平片"，血压波动在125～140/75～85mmHg。2006年情绪不佳及劳累后出现胸闷、心慌、气短，休息后症状可减轻或缓解。2008年7月31日于外院行冠状动脉造影示：CX11开口处狭窄50%。刻下症见：阵发性胸闷、心慌、气短，轻度口干喜饮，乏力倦怠，视力模糊，偶有头晕，睡眠一般，夜尿2次，大便干燥。舌暗红，有瘀斑，苔白，脉沉细。BP：120/80mmHg，听诊：心律齐，心率72次/min，心音低钝，A2＞P2，各瓣膜听诊区未闻及病理性杂音。十二导联心电图：T 波改变。空腹血糖：8.0mmol/L，餐后 2h 血糖 10.8mmol/L。张教授嘱患者继用降糖药：太子参 15g，柴胡、郁金、麦冬、五味子、芦根、石斛、丹参、红花、桑寄生、怀牛膝、鸡内金、夏枯草、玄参各 12g，砂仁 10g。以上诸药煎汤 300mL，早晚 2 次分服。口干喜饮，咽燥，去芦根、桑寄生、怀牛膝，加生石膏 15g，知母 10g，天花粉 15g；胸闷、胸痛明显，去芦根、石斛、玄参，加延胡索 12 ～ 15g，全瓜蒌 12g，佛手 12g；身困倦怠、思卧，去夏枯草、玄参，加山药 15g，苍术、白术、石菖蒲各 12g；头晕、少寐，去芦根、石斛，加天麻、钩藤、泽泻各 12g，锻牡蛎 20g；畏寒肢冷，手足欠温，去芦根、石斛、夏枯草、玄参，加巴戟天、仙茅各 12g，桂枝 6 ～ 9g；随症加减化裁连续用药约 1 个月，患者临床症状明显好转，口干喜饮，乏力倦怠症状消失，阵发性胸闷、心慌较少发作，偶有头晕，睡眠改善，大小便调畅。继续随症加减治疗 1 年余，患者血糖稳定，空腹血糖 5 ～ 7mmol/L，餐后 2h 血糖 7 ～ 11mmol/L，糖化血红蛋白 7.1%；十二导联心电图示：部分 T 波异常改变。2010 年 5 月行心脏 CT 检查示：右冠 2 段管壁不规则增厚，管腔狭窄 10% ～ 20%；左主干显示正常；前降支中段管壁增厚欠规则，第 1、第 2 对角支及间隔支未见异常；回旋支起始软斑，管腔狭窄 20% ～ 30%，13 段管壁欠规则，钝缘支未见异常。

按：患者初诊时糖尿病病史已 10 年，应用甘舒霖 30R 皮下注射控制血糖，血糖控制情况不理想。近两年出现阵发性胸闷气短、心慌等症，就诊时于外院行冠状动脉造影有异常表现。诊为 2 型糖尿病，糖尿病心脏病，结合舌脉症，中医辨证为消渴病、胸痹，证属气阴两虚，脉络瘀阻。治疗以益气养阴、行气活血为主。张教授指出：气为血之帅，气行则血行，气滞则血瘀，故多用柴胡、郁金为主药，与"生脉散"的变方共为君药，起到益气养阴、疏肝行气的功效；另配伍芦根、石斛养阴生津，丹参、红花均归心、肝经，活血化瘀，通调经脉，此四味共为臣药；桑寄生、怀牛膝滋补肝肾，与丹参、红花为伍兼活血化瘀、通经活络之功；内金、砂仁运脾健胃，行气化湿；夏枯草、玄参清泻肝火，共为佐使。诸药配伍，标本兼治，故获良效。

· 展 望 篇 ·

第一节　糖尿病合并冠心病病证结合诊疗方案

一、研究对象

1. 临床一般资料

（1）病例来源　本研究所有病例均来自 2009 年 1 月至 2012 年 1 月在中国中医科学院广安门医院内分泌科住院的糖尿病患者，按合并冠心病入选标准筛选共 455 例。

（2）患者年龄、性别、病程的分布

1）年龄分布：有效例数 455 例。将年龄分段：＜ 50 岁、50 ～ 60 岁、≥ 60 岁。其中，＜ 50 岁患者 28 例，占 6.2%；50 ～ 65 岁（含 50 岁和 65 岁）患者 106 例，占 23.3%；＞ 65 岁患者 321 例，占 70.5%。由年龄分布可知，2 型糖尿病合并冠心病的患病率随着患者年龄的增长，而呈上升趋势。

2）性别分布：有效例数 455 例。其中，男性 175 例，占 38.46%；女性 280 例，占 61.54%。说明性别与糖尿病合并冠心病的患病率有一定联系。

3）糖尿病病程分布：有效例数 455 例。糖尿病病程＜ 4 年的有 44 例，占 9.7%；4 ～ 7 年（包含 4 年和 7 年）患者 59 例，占 13.0%；＞ 7 年患者 352 例，占 77.4%。

4）冠心病病程分布：有效例数 455 例。按照冠心病病程＜ 4 年，4 ～ 7 年（包含 4 年和 7 年），＞ 7 年的标准，将糖尿病合并冠心病分为早期、中期和晚期。其中，病程＜ 4 年的患者有 189 例，占 41.5%；4 ～ 7 年（包含 4 年和 7 年）的患者有 81 例，占 17.8%；＞ 7 年的患者有 185 例，占 40.7%。

2. 病历资料的质量控制方法

（1）数据采集的质量控制　适时、规范的临床数据采集；数据采集人员均为主治职称以上临床医生。

主要的数据采集按照图 3.1 流程进行。

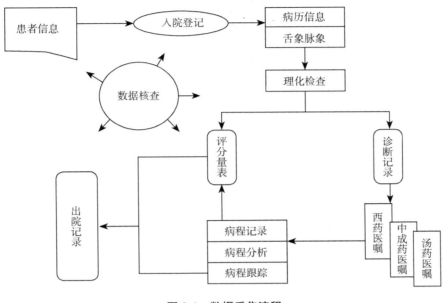

图 3.1　数据采集流程

（2）数据录入的质量控制　依托于结构化、规范化的数据采集系统；经过专业培训的数据录入员。

（3）库存数据的核查　制定统一的《数据核查记录表》，重点是查漏——信息丢失；查错——信息判别错误、信息归档错位、信息残缺。数据核查做到适时、有效，即查即改。

二、研究方法

1. 诊断标准

（1）西医诊断标准：凡在冠心病发生前即有糖尿病，同时符合糖尿病及冠心病的诊断标准即为糖尿病合并冠心病。糖尿病按照 1999 年世界卫生组织（WHO）推荐的糖尿病诊断标准：①有糖尿病的症状，任何时间的静脉血浆葡萄糖浓度 ≥ 11.1mmol/L；②空腹静脉血浆葡萄糖浓度 ≥ 7.0mmol/L；③ OGTT 服 75g 葡萄糖后 2h 静脉血浆葡萄糖浓度 ≥ 11.1mmol/L。符合其中 1 项即可诊断。冠心病的诊断标准根据 1980 年第一届全国内科学术会议的建议，参考 WHO 制定的缺血性心脏病的命名及诊断标准。

（2）中医诊断标准：符合《中医内科学》第 6 版教材 "消渴病" 诊断定义。

（3）中医证候判断规则：①国家标准条目即《中医临床诊疗术语　证候部分》部分章节内容；②参考《中国中西医结合糖尿病诊疗标准（草案）》，结合《中药新药临床研究指导原则（试行）》、《中医诊断学》及《中医内科学》教材第 6 版相关内容拟定了证候判断规则。

1）血瘀证规则：①肢体麻木；②肢体活动不利；③肌肤甲错；④肢体疼痛、左胸疼痛、腰痛；⑤唇色紫、舌边瘀点、舌瘀斑、舌淡紫、舌紫黯、舌下脉络青紫；⑥脉涩、脉沉涩、脉细涩、脉弦涩。具备1项可诊断。

2）气虚证规则：①乏力；②面色㿠白、气短；③多汗、自汗；④肢软无力；⑤舌淡、苔薄；⑥脉虚、脉细。具备2项可诊断。

3）阴虚证规则：①五心烦热；②盗汗；③口燥、咽干；④视物模糊、视物昏朦；⑤失眠；⑥舌红、苔少、苔花剥、无苔；⑦脉细数。具备2项可诊断。

4）阳虚证规则：①畏寒、肢冷；②面色㿠白；③颜面水肿、肢体水肿；④大便稀、夜尿频、小便失禁；⑤舌淡、苔白、舌体胖大；⑥脉沉、脉沉迟。具备3项可诊断。

5）血虚证规则：①面色淡白、面色萎黄；②唇色淡、头晕、眼花；③心悸、多梦；④脉细。具备2项可诊断。

6）热盛证规则：①多食易饥；②口渴、多饮；③心烦、失眠；④便干、小便黄；⑤舌红、苔黄；⑥脉数。具备2项可诊断。

7）痰湿（浊）证规则：①肢体困重；②脘腹胀、胸闷；③食欲不振、口黏腻；④苔白腻、苔厚；⑤脉濡、脉滑。具备2项可诊断。

8）湿热证规则：①食欲不振；②脘腹胀；③肢体困重；④口渴、口苦、口黏腻；⑤大便不爽、大便干稀不调、小便黄；⑥舌红、苔黄腻；⑦脉滑数、脉数。具备2项可诊断。

9）寒湿证规则：①畏寒；②头重、肢体困重；③关节疼痛；脘腹胀；④大便稀；舌淡、苔白；⑤脉滑、脉濡。具备2项可诊断。

2. 病例纳入标准

①符合诊断标准及排除标准；②数据采集完整且无噪声数据。

3. 病例排除标准

①1型糖尿病患者；②有糖尿病严重急性并发症如酮症酸中毒等急性并发症患者；③继发性糖尿病患者；④妊娠糖尿病患者。

4. 糖尿病冠心病分期的标准　根据冠心病的病程进行分期。早期：冠心病病程＜4年；中期：冠心病病程4～7年（包含4年和7年）；晚期：冠心病病程＞7年。

5. 数据预处理　鉴于数据输入时可能存在症状、病名等描述的同质异义表达或理化检查的新旧单位不一致等，故需对相关数据采用人机结合的方式进行预处理。

6. 统计方法　在数据预处理后，基于数据库中临床事实数据，对糖尿病冠心病患者的危险因素、理化指标、病程、症状、舌脉、证候、方剂、中药等进行描述性统计，部分数据采用SPSS 16.0软件进行描述统计分析；症状、舌脉象及中医证候等采用频数和构成比；症状、方剂、中药配伍关系采用关联规则分析；证候、理化指标与症状之间关系采用贝叶斯网络分析，证候与理化指标关系采用回归分析。

三、结果

1. 全人群分析

（1）舌象分析：有效人次数为 455 人次。舌象以暗红、暗淡、暗、紫暗、淡红、淡、红多见，说明糖尿病合并冠心病以瘀、热、虚较多见。舌象分布见表 3.1。

表 3.1　舌象分析

舌象	频数（人次）	百分比（%）	累积频数（人次）	累积百分比（%）
舌暗红	250	54.9	250	54.9
舌暗淡	101	22.2	351	77.1
舌暗	27	5.9	378	83.1
舌紫暗	24	5.3	402	88.4
舌淡红	21	4.6	423	93.0
舌红	20	4.4	443	97.4
舌淡	9	2.0	452	99.3
舌淡胖	2	0.4	454	99.8
舌淡紫	1	0.2	455	100.0

（2）苔象分析：苔象有效人次数为 455 人次。患者多见薄、白、腻、黄苔，可见糖尿病冠心病常夹杂湿、热、痰等病理产物。苔象分布见表 3.2。

表 3.2　苔象分析

苔象	频数（人次）	百分比（%）	累积频数（人次）	累积百分比（%）
苔薄白	145	31.9	145	31.9
苔白腻	115	25.3	260	57.1
苔黄腻	88	19.3	348	76.5
苔薄黄	68	14.9	416	91.4
苔薄少	28	6.2	444	97.6
苔白干	4	0.9	448	98.5
苔白厚	4	0.9	452	99.3
苔黄厚	2	0.4	454	99.8
苔花剥	1	0.2	455	100.0

（3）脉象分析：脉象有效人次数为455人次。排在前几位的脉象依次是脉沉细149例，占32.7%；脉弦滑93例，占20.4%；脉弦细92例，占20.2%；脉细滑19例，占4.2%；脉弦19例，占4.2%；脉细数17例，占3.7%；脉细13例，占2.9%。可见以脉象细、沉出现最多，提示里证、虚证、瘀血证较多；其次为滑、弦、数，提示湿证、痰证、热证也较多见。脉象分布见表3.3。

表3.3　脉象分析

脉象	频数（人次）	百分比（%）	累积频数（人次）	累积百分比（%）
脉沉细	149	32.7	149	32.7
脉弦滑	93	20.4	242	53.2
脉弦细	92	20.2	334	73.4
脉细滑	19	4.2	353	77.6
脉弦	19	4.2	372	81.8
脉细数	17	3.7	389	85.5
脉细	13	2.9	402	88.4
脉沉	10	2.2	412	90.5
脉沉弦	7	1.5	419	92.1
脉沉滑	6	1.3	425	93.4
脉滑	6	1.3	431	94.7
脉细涩	5	1.1	436	95.8
脉滑数	4	0.9	440	96.7
脉弦数	4	0.9	444	97.6
脉结代	3	0.7	447	98.2
脉沉迟	1	0.2	448	98.5
脉沉缓	1	0.2	449	98.7
脉沉涩	1	0.2	450	98.9
脉紧	1	0.2	451	99.1
脉涩	1	0.2	452	99.3
脉数	1	0.2	453	99.6
脉弦缓	1	0.2	454	99.8
脉弦涩	1	0.2	455	100.0

（4）症状分析：总共3277人次数，有64个症状分类。表3.4是所占比例为前30位的症状频数及构成比。排在前3位的症状分别为口干、乏力和胸闷，分别占12.2%、11.7%和9.4%，可见糖尿病合并冠心病的常见症状为口干、乏力、胸闷，提示临床上糖尿病合并冠心病患者存在气虚、阴虚、血瘀等基本病机。其次为肢体麻木、视物模糊、眠差、便干、头晕等，分别占5.9%、5.0%、4.7%、4.5%、4.5%，提示糖尿病合并冠心病患者还合并有糖尿病周围神经病变、糖尿病视网膜病变、糖尿病高血压等并发症，其中以糖尿病周围神经病变最多见。

表 3.4　症状分析

症状	频数	百分比（%）	累积频数	累积百分比（%）
口干	401	12.2	401	12.2
乏力	384	11.7	785	24.0
胸闷	308	9.4	1093	33.4
肢体麻木	192	5.9	1285	39.2
视物模糊	164	5.0	1449	44.2
眠差	153	4.7	1602	48.9
便干	148	4.5	1750	53.4
头晕	148	4.5	1898	57.9
多饮	145	4.4	2043	62.3
心悸	144	4.4	2187	66.7
夜尿频	125	3.8	2312	70.6
肢体水肿	97	3.0	2409	73.5
气短	81	2.5	2490	76.0
肢凉	79	2.4	2569	78.4
肢体疼痛	73	2.2	2642	80.6
咳嗽	59	1.8	2701	82.4
纳差	58	1.8	2759	84.2
小便多	52	1.6	2811	85.8
左胸疼痛	52	1.6	2863	87.4
汗多	50	1.5	2913	88.9

症状	频数	百分比（%）	累积频数	累积百分比（%）
便秘	39	1.2	2952	90.1
畏寒	35	1.1	2987	91.2
头痛	31	0.9	3018	92.1
便稀	27	0.8	3045	92.9
腹胀	20	0.6	3065	93.5
皮肤瘙痒	17	0.5	3082	94.0
多食	16	0.5	3098	94.5
耳鸣	14	0.4	3112	95.0
双目干涩	12	0.4	3124	95.3
反酸	11	0.3	3135	95.7

（5）方剂分析：总共 733 人次数，共使用 86 种方剂。使用最多的方剂是丹参饮，占 19.4%、生脉散，占 18.8%；其次为参芪麦味地黄汤、六味地黄汤、桃红四物汤、参芪地黄汤、金匮肾气丸、瓜蒌薤白半夏汤等。按照方剂功效可分为：活血类：丹参饮、桃红四物汤、补阳还五汤、黄芪桂枝五物汤、血府逐瘀汤；益气养阴类：生脉散、参芪麦味地黄汤、六味地黄汤、参芪地黄汤、二至丸、天麻钩藤饮；养阴清热类：知柏地黄汤、当归六黄汤；阴阳双补类：金匮肾气丸；化痰类：瓜蒌薤白半夏汤、二陈汤、温胆汤、黄连温胆汤、半夏白术天麻汤；祛湿类：参苓白术散、平胃散、四藤一仙汤；利水类：猪苓汤、五苓散、当归芍药散、实脾饮、苓桂术甘汤、真武汤；补血类：四物汤；理气类：四逆散。说明糖尿病冠心病以益气养阴、活血化瘀为最主要治法；其次兼以祛湿、化痰、清热、利水、理气、温阳等法。方剂分布见表 3.5。

表 3.5　方剂分析

方剂	频数	百分比（%）	累积频数	累积百分比（%）
丹参饮	142	19.4	142	19.4
生脉散	138	18.8	280	38.2
参芪麦味地黄汤	43	5.9	323	44.1
六味地黄汤	43	5.9	366	49.9
桃红四物汤	37	5.0	403	55.0

续表

方剂	频数	百分比（%）	累积频数	累积百分比（%）
参芪地黄汤	34	4.6	437	59.6
金匮肾气丸	21	2.9	458	62.5
瓜蒌薤白半夏汤	18	2.5	476	64.9
参苓白术散	13	1.8	489	66.7
补阳还五汤	11	1.5	500	68.2
知柏地黄汤	11	1.5	511	69.7
猪苓汤	11	1.5	522	71.2
当归六黄汤	10	1.4	532	72.6
二陈汤	10	1.4	542	73.9
平胃散	10	1.4	552	75.3
五苓散	10	1.4	562	76.7
半夏白术天麻汤	9	1.2	571	77.9
黄芪桂枝五物汤	9	1.2	580	79.1
四物汤	9	1.2	589	80.4
天麻钩藤饮	8	1.1	597	81.4
当归芍药散	7	1.0	604	82.4
实脾饮	7	1.0	611	83.4
温胆汤	7	1.0	618	84.3
苓桂术甘汤	6	0.8	624	85.1
血府逐瘀汤	6	0.8	630	85.9
二至丸	5	0.7	635	86.6
黄连温胆汤	5	0.7	640	87.3
四逆散	5	0.7	645	88.0
四藤一仙汤	5	0.7	650	88.7
真武汤	5	0.7	655	89.4

（6）中药分析：总共6347人次数，250个类。患者入院用药总共有250位中药。使用

較多的是茯苓，占 4.2%；丹参，占 4.0%；太子参，占 3.5% 等；其次为生地黄、麦冬、黄芪、当归、五味子、砂仁、白术、川芎、檀香、赤芍、泽泻、山萸肉、牛膝、丹皮、熟地黄、山药、甘草、桂枝、白芍、红花、半夏、猪苓、桃仁、瓜蒌、陈皮、枳实、苍术等。按照药物功效分类，活血药：丹参、当归、川芎、红花、桃仁；补气类：茯苓、太子参、黄芪、山药、白术；养阴类：生地黄、麦冬、五味子、山萸肉、牛膝；理气类：砂仁、檀香、枳实；清热凉血类：赤芍、丹皮；祛湿类：陈皮、苍术；化痰类：半夏、瓜蒌；利水类：猪苓、泽泻；养血类：熟地黄、白芍；温阳类：桂枝。可见是以益气养阴、活血化瘀类药物为主；其次为祛湿、化痰、利水、清热、凉血类药物。说明益气养阴、活血化瘀是糖尿病合并冠心病常用治法，临床需要辨证使用化痰、祛湿、利水、清热、凉血、理气、温阳等法。中药分布见表 3.6。

表 3.6　中药分析

中药	频数	百分比（%）	累积频数	累积百分比（%）
茯苓	265	4.2	265	4.2
丹参	255	4.0	520	8.2
太子参	225	3.5	745	11.7
生地黄	220	3.5	965	15.2
麦冬	207	3.3	1172	18.5
黄芪	198	3.1	1370	21.6
当归	192	3.0	1562	24.6
五味子	176	2.8	1738	27.4
砂仁	171	2.7	1909	30.1
白术	163	2.6	2072	32.6
川芎	160	2.5	2232	35.2
檀香	160	2.5	2392	37.7
赤芍	156	2.5	2548	40.1
泽泻	152	2.4	2700	42.5
山萸肉	137	2.2	2837	44.7
牛膝	127	2.0	2964	46.7
丹皮	116	1.8	3080	48.5

352

续表

中药	频数	百分比（%）	累积频数	累积百分比（%）
熟地黄	116	1.8	3196	50.4
山药	115	1.8	3311	52.2
甘草	100	1.6	3411	53.7
桂枝	100	1.6	3511	55.3
白芍	95	1.5	3606	56.8
红花	91	1.4	3697	58.2
半夏	86	1.4	3783	59.6
猪苓	85	1.3	3868	60.9
桃仁	84	1.3	3952	62.3
瓜蒌	71	1.1	4023	63.4
陈皮	70	1.1	4093	64.5
枳实	66	1.0	4159	65.5
苍术	64	1.0	4223	66.5

（7）证候分析：根据患者入院时的症状、舌苔脉进行证型的重新判定。判定结果：455 例有效病例共出现证型 36 种，可以看出糖尿病冠心病证型的复杂。糖尿病冠心病证候以气阴两虚证最多，共 214 例，占 47.03%；其次为阴阳两虚证 191 例，占 41.98%；阴虚热盛证 27 例，占 5.93%；阳虚证 19 例，占 4.18%；气虚证 4 例，占 0.88%。提示糖尿病合并冠心病的基本病机是气阴两虚证，且常兼挟痰湿、湿热、血瘀等病理产物，以血瘀（占 96.07%）最为常见。证候分布见表 3.7。

表 3.7　455 例糖尿病冠心病入院患者具体中医证型（%）

证型名称		例数	证型名称		例数
气虚 4 例（0.88%）	气虚 + 血瘀	4	阴虚热盛 27 例（5.93%）	阴虚热盛 + 痰湿 + 血瘀	19
				阴虚热盛 + 痰湿 + 气滞 + 血瘀	4
				阴虚热盛 + 气滞 + 血瘀	4

续表

证型名称		例数	证型名称		例数
气阴两虚 214 例（47.03%）	气阴两虚 + 湿热 + 血瘀	103	阴阳两虚 191 例（41.98%）	阴阳两虚 + 湿热 + 血瘀	97
	气阴两虚 + 湿热 + 气滞 + 血瘀	52		阴阳两虚 + 湿热 + 气滞 + 血瘀	60
	气阴两虚 + 热盛 + 血瘀	23		阴阳两虚 + 热盛 + 痰湿 + 血瘀	35
	气阴两虚 + 血瘀	9		阴阳两虚 + 热盛 + 痰湿 + 气滞 + 血瘀	14
	气阴两虚 + 热盛	6		阴阳两虚 + 热盛 + 气滞 + 血瘀	9
	气阴两虚 + 痰湿 + 血瘀	6		阴阳两虚 + 热盛 + 血瘀	6
	气阴两虚 + 热盛 + 气滞 + 血瘀	5		阴阳两虚 + 痰湿 + 气滞 + 血瘀	5
	气阴两虚 + 痰湿 + 气滞 + 血瘀	4		阴阳两虚 + 气滞 + 血瘀	5
	气阴两虚 + 热盛 + 痰湿 + 气滞 + 血瘀	4			
	气阴两虚 + 热盛 + 痰湿 + 血瘀	3			
阳虚 19 例（4.18%）	阳虚 + 痰湿 + 血瘀	7			
	阳虚 + 湿热 + 血瘀	5			
	阳虚 + 热盛 + 痰湿 + 血瘀	4			

注：同时出现气虚阳虚者归阳虚。

（8）危险因素分析

①吸烟史：有效例数 455 例。糖尿病冠心病患者有吸烟史的 108 例，占 23.7%。

②饮酒史：有效例数 455 例。糖尿病冠心病患者有饮酒史的 64 例，占 14.1%。

③体重指数（BMI）：有效例数为 455 例。将 BMI 分段：过轻（男低于 20；女低于 19），适中（男 20～25；女 19～24），过重（男 25～30；女 24～29），肥胖（男 30～35；女 29～34），非常肥胖（男高于 35，女高于 34），未知。其中，体重过轻 10 例，占 2.2%；体重适中 81 例，占 17.8%；体重过重 239 例，占 52.5%；肥胖 98 例，占 21.5%；非常肥胖 27 例，占 5.9%。可见以体重超重的患者居多，说明体重超重的患者更容易罹患糖尿病合并冠心病。

④CHO：有效例数为 355 例。CHO 升高 83 例，占 18.2%；降低 3 例，占 0.3%；正常 195 例，占 42.9%。

⑤TG：有效例数为 455 例。TG 升高 166 例，占 36.5%；正常的 168 例，占 36.9%。

⑥HDL-C：有效例数为 455 例。HDL-C 降低的有 146 例，占 32.1%。

⑦LDL-C：有效例数为 455 例。LDL-C 升高有 158 例，占 34.7%。

⑧VLDL：有效例数为 455 例。VLDL 升高有 102 例，占 22.4%。

⑨餐后血糖：有效例数为 455 例。餐后血糖轻度升高的有 28 例，占 6.2%；中度升高的有 123 例，占 27.0%；重度升高的有 207 例，占 45.5%。

⑩空腹血糖：有效例数为 455 例。空腹血糖轻度升高的有 26 例，占 5.7%；中度升高的有 69 例，占 15.2%；重度升高的有 301 例，占 66.2%。

⑪血压：有效例数为 455 例。高血压一级 163 例，占 35.8%；高血压二级 44 例，占 9.7%；高血压三级 12 例，占 2.6%。

⑫糖化血红蛋白：有效例数为 455 例。糖化血红蛋白升高 342 例，占 75.2%。

⑬冠心病家族史：有效例数为 455 例。有冠心病家族史 47 例，占 10.3%。

⑭高血压家族史：有效例数为 455 例。有高血压家族史 76 例，占 16.7%。

⑮糖尿病家族史：有效例数为 455 例。有糖尿病家族史 209 例，占 45.9%。

⑯高血压病史：有效例数为 455 例。有高血压病史的 360 例，占 79.1%。

⑰高脂血症病史：有效例数为 455 例。有高血脂病史的 180 例，占 39.6%。

（9）糖尿病冠心病与心电图

①心律异常：有效例数为 455 例。心律异常 18 例，占 4.0%。

②P-R 间期延长：有效例数为 455 例。P-R 间期延长有 30 例，占 6.6%。

③S-T 段下移：有效例数为 455 例。患者中出现 S-T 段下移的有 8 例，占 1.8%。

④T 波异常：有效例数为 455 例。出现 T 波异常 46 例，占 10.1%。

（10）糖尿病冠心病与心脏彩超：有效例数为 455 例。左心室舒张功能降低的有 363 例，占 79.8%。

2. 多指标联合分析

（1）舌象与糖尿病冠心病病程：舌象有效人次数为 455 人次。舌象分布与糖尿病冠心病病程见表 3.8。从表 3.8 中可以看出在糖尿病冠心病早期、中期和晚期常见的舌像均为暗红、暗淡、暗、紫暗、淡红等。说明糖尿病合并冠心病的整个病程中均以瘀、热、虚较多见。

表 3.8 舌象分布与糖尿病冠心病病程

单位：人次（%）

舌象	早期	中期	晚期
舌暗红	104（41.60）	44（17.60）	102（40.80）
舌暗淡	45（44.55）	18（17.82）	38（37.62）
舌暗	10（37.04）	5（18.52）	12（44.44）
舌紫暗	7（29.17）	2（8.33）	15（62.50）
舌淡红	9（42.86）	6（28.57）	6（28.57）
舌红	8（40.00）	4（20.00）	8（40.00）
舌淡	6（66.67）	0（0）	3（33.33）
舌淡胖	0（0）	2（100.00）	0（0）
舌淡紫	0（0）	0（0）	1（100.00）

（2）苔象与糖尿病冠心病病程：苔象有效人次数为455人次。从入院苔象上看在糖尿病冠心病的早期、中期、晚期，患者多见薄、白、腻、黄苔。提示湿、热、痰等病理产物贯穿糖尿病冠心病整个病程。苔象分布与糖尿病冠心病病程见表3.9。

表3.9　苔象分布与糖尿病冠心病病程

单位：人次（%）

苔象	早期	中期	晚期
苔薄白	59（40.69）	21（14.48）	65（44.83）
苔白腻	44（38.26）	23（20.00）	48（41.74）
苔黄腻	42（47.73）	14（15.91）	32（36.36）
苔薄黄	28（41.18）	15（22.06）	25（36.76）
苔薄少	12（42.86）	4（14.29）	12（42.86）
苔白干	1（25.00）	1（25.00）	2（50.00）
苔白厚	1（25.00）	3（75.00）	0（0）

（3）脉象与糖尿病冠心病病程：脉象有效人次数为455人次。在糖尿病冠心病的整个病程中主要脉象以细、沉出现最多，提示里证、虚证、瘀血证较多；其次为滑、弦、数，提示湿证、痰证、热证也较多见。提示本虚标实的基本病机贯穿糖尿病冠心病的整个病程。脉象分布与糖尿病冠心病病程见表3.10。

表3.10　脉象分布与糖尿病冠心病病程

单位：人次（%）

脉象	早期	中期	晚期
脉沉细	55（36.91）	28（18.79）	66（44.30）
脉弦滑	34（36.56）	20（21.51）	39（41.94）
脉弦细	41（44.57）	13（14.13）	38（41.30）
脉细滑	8（42.11）	4（21.05）	7（36.84）
脉弦	8（42.11）	3（15.79）	8（42.11）
脉细数	10（58.82）	3（17.65）	4（23.53）
脉细	9（69.23）	0（0）	4（30.77）
脉沉	1（10.00）	4（40.00）	5（50.00）

续表

脉象	早期	中期	晚期
脉沉弦	4（57.14）	0（0）	3（42.86）
脉沉滑	4（66.67）	0（0）	2（33.33）
脉滑	3（50.00）	1（16.67）	2（33.33）
脉细涩	1（20.00）	2（40.00）	2（40.00）
脉滑数	4（100.00）	0（0）	0（0）
脉弦数	2（50.00）	1（25.00）	1（25.00）
脉结代	0（0）	1（33.33）	2（66.67）

（4）刻下症与糖尿病冠心病病程：总共 3277 人次，64 个分类。早期常见的症状依次为口干，占 40.15%；乏力，占 40.73%；胸闷，占 42.02%；其他依次为肢体麻木，视物模糊，多饮，眠差等。中期常见的症状依次是口干，占 18.20%；乏力，占 18.28%；胸闷，占 16.61%；其他依次为视物模糊，肢体麻木，眠差，多饮等。晚期常见的症状依次是口干，占 41.65%；乏力，占 40.99%；胸闷，占 41.37%；其他依次为肢体麻木，便干，头晕，心悸等。由上可知，随着糖尿病冠心病病程的延长，头晕、便干、心悸等症状有相应增加的趋势，提示其气阴两虚挟瘀的病机逐渐加重。刻下症分布与冠心病病程见表 3.11。

表 3.11 刻下症分布与冠心病病程

单位：人次（%）

刻下症	早期	中期	晚期
口干	161（40.15）	73（18.20）	167（41.65）
乏力	156（40.73）	70（18.28）	157（40.99）
胸闷	129（42.02）	51（16.61）	127（41.37）
肢体麻木	81（42.41）	33（17.28）	77（40.31）
视物模糊	62（38.04）	40（24.54）	61（37.42）
眠差	58（38.16）	29（19.08）	65（42.76）
便干	49（33.11）	23（15.54）	76（51.35）
头晕	54（36.49）	22（14.86）	72（48.65）
多饮	59（40.97）	29（20.14）	56（38.89）
心悸	54（37.76）	24（16.78）	65（45.45）

续表

刻下症	早期	中期	晚期
夜尿频	42（33.60）	21（16.80）	62（49.60）
肢体水肿	37（38.14）	24（24.74）	36（37.11）
气短	27（33.33）	18（22.22）	36（44.44）
肢体发凉	22（27.85）	20（25.32）	37（46.84）
肢体疼痛	24（33.33）	15（20.83）	33（45.83）
咳嗽	22（37.93）	12（20.69）	24（41.38）
食欲缺乏	30（52.63）	10（17.54）	17（29.82）
小便多	25（48.08）	9（17.31）	18（34.62）
左胸疼痛	23（44.23）	9（17.31）	20（38.46）
汗多	22（44.00）	11（22.00）	17（34.00）
便秘	17（44.74）	7（18.42）	14（36.84）
畏寒	18（51.43）	6（17.14）	11（31.43）
头痛	12（38.71）	3（9.68）	16（51.61）
便稀	16（59.26）	1（3.70）	10（37.04）
腹胀	10（50.00）	5（25.00）	5（25.00）
皮肤瘙痒	3（17.65）	7（41.18）	7（41.18）
多食	4（25.00）	5（31.25）	7（43.75）
耳鸣	7（50.00）	0（0）	7（50.00）
双目干涩	5（41.67）	2（16.67）	5（41.67）
反酸	5（45.45）	3（27.27）	3（27.27）

（5）方剂与糖尿病冠心病病程

总共 733 人次，方剂种类 86 种。早期使用较多的方剂依次为：生脉散 59 例，占 42.75%、丹参饮 53 例，占 37.32%；其他依次为参芪麦味地黄汤、桃红四物汤、参芪地黄汤、六味地黄汤、猪苓汤等。中期使用较多的方剂依次为：丹参饮 25 例，占 17.61%、生脉散 21 例，占 15.22%；其他依次为参芪麦味地黄汤、六味地黄汤、桃红四物汤、参芪地黄汤、参苓白术散等。晚期使用较多的方剂依次为：丹参饮 64 例，占 45.07%；生脉散 58 例，占 42.03%；其他依次为六味地黄汤、桃红四物汤、参芪麦味地黄汤、参芪地黄汤、瓜蒌薤白半夏汤等。可见随着糖尿病冠心病病程的延长,丹参饮、六味地黄汤、瓜蒌薤白半夏汤、参苓白术散的使用有增加的趋势,说明其瘀血、痰饮、湿浊等病理产物不断增多。方剂分布与糖尿病冠心病病程见表 3.12。

表 3.12　方剂分布与糖尿病冠心病病程

单位:人次(%)

方剂	早期	中期	晚期
丹参饮	53（37.32）	25（17.61）	64（45.07）
生脉散	59（42.75）	21（15.22）	58（42.03）
参芪麦味地黄汤	18（41.86）	9（20.93）	16（37.21）
六味地黄汤	13（30.23）	9（20.93）	21（48.84）
桃红四物汤	16（43.24）	5（13.51）	16（43.24）
参芪地黄汤	15（44.12）	4（11.76）	15（44.12）
金匮肾气丸	8（38.10）	3（14.29）	10（47.62）
瓜蒌薤白半夏汤	5（27.78）	0（0.00）	13（72.22）
参苓白术散	4（30.77）	4（30.77）	5（38.46）
补阳还五汤	8（72.73）	0（0.00）	3（27.27）
知柏地黄汤	7（63.64）	1（9.09）	3（27.27）
猪苓汤	9（81.82）	0（0.00）	2（18.18）
当归六黄汤	3（30.00）	1（10.00）	6（60.00）
二陈汤	3（30.00）	3（30.00）	4（40.00）
平胃散	3（30.00）	4（40.00）	3（30.00）
五苓散	4（40.00）	3（30.00）	3（30.00）
半夏白术天麻汤	4（44.44）	0（0.00）	5（55.56）
黄芪桂枝五物汤	3（33.33）	2（22.22）	4（44.44）
四物汤	4（44.44）	1（11.11）	4（44.44）
天麻钩藤饮	4（50.00）	3（37.50）	1（12.50）
当归芍药散	4（57.14）	1（14.29）	2（28.57）
实脾饮	5（71.43）	1（14.29）	1（14.29）
温胆汤	4（57.14）	0（0.00）	3（42.86）

续表

方剂	早期	中期	晚期
苓桂术甘汤	0（0.00）	1（16.67）	5（83.33）
血府逐瘀汤	1（16.67）	4（66.67）	1（16.67）
二至丸	1（20.00）	1（20.00）	3（60.00）
黄连温胆汤	1（20.00）	3（60.00）	1（20.00）
四逆散	2（40.00）	0（0.00）	3（60.00）
四藤一仙汤	2（40.00）	0（0.00）	3（60.00）
真武汤	3（60.00）	0（0.00）	2（40.00）

（6）中药与糖尿病冠心病病程：糖尿病冠心病早期，使用较多的中药依次为：茯苓109 例，占 41.13%；丹参 100 例，占 39.22%；其他依次为太子参、黄芪、麦冬、生地黄、五味子等。中期使用较多的中药依次为：茯苓 47 例，占 17.74%；丹参 43 例，占 16.68%；其他依次为生地黄、太子参、黄芪、麦冬、泽泻等。晚期使用较多的中药是：丹参 112 例，占 43.92%；茯苓 109 例，占 41.13%；其他依次为太子参、生地黄、麦冬、当归、黄芪等。可以看出丹参、生地黄、黄芪、当归等药随着糖尿病冠心病病程的延长有增加的趋势，说明其气阴两虚挟瘀的病机不断加重，益气养阴、活血化瘀治法的使用也相应地增多。中药分布与糖尿病冠心病病程见表 3.13。

表 3.13 中药分布与糖尿病冠心病病程

单位：人次（%）

中药	早期	中期	晚期
茯苓	109（41.13）	47（17.74）	109（41.13）
丹参	100（39.22）	43（16.86）	112（43.92）
太子参	89（39.56）	37（16.44）	99（44.00）
生地黄	83（37.73）	42（19.09）	95（43.18）
麦冬	84（40.58）	35（16.91）	88（42.51）
黄芪	86（43.43）	36（18.18）	76（38.38）
当归	74（38.54）	31（16.15）	87（45.31）
五味子	74（42.05）	29（16.48）	73（41.48）
砂仁	65（38.01）	34（19.88）	72（42.11）

续表

中药	早期	中期	晚期
白术	70（42.94）	29（17.79）	64（39.26）
川芎	64（40.00）	24（15.00）	72（45.00）
檀香	60（37.50）	29（18.13）	71（44.38）
赤芍	63（40.38）	30（19.23）	63（40.38）
泽泻	60（39.47）	34（22.37）	58（38.16）
山萸肉	53（38.69）	33（24.09）	51（37.23）
牛膝	46（36.22）	30（23.62）	51（40.16）
丹皮	47（40.52）	24（20.69）	45（38.79）
熟地黄	38（32.76）	26（22.41）	52（44.83）
山药	45（39.13）	24（20.87）	46（40.00）
甘草	30（30.00）	22（22.00）	48（48.00）
桂枝	35（35.00）	15（15.00）	50（50.00）
白芍	39（41.05）	15（15.79）	41（43.16）
红花	38（41.76）	16（17.58）	37（40.66）
半夏	36（41.86）	14（16.28）	36（41.86）
猪苓	31（36.47）	17（20.00）	37（43.53）
桃仁	36（42.86）	12（14.29）	36（42.86）
瓜蒌	29（40.85）	5（7.04）	37（52.11）
陈皮	23（32.86）	17（24.29）	30（42.86）
枳实	24（36.36）	10（15.15）	32（48.48）
苍术	25（39.06）	14（21.88）	25（39.06）

3.症状、方剂、中药的关联分析　数据关联是数据库中存在的一类重要的可被发现的知识。若两个或多个变量的取值之间存在某种规律性就称为关联。关联分析的目的是找出数据库中隐藏的关联网。有时并不知道数据库中数据的关联函数，即使知道也是不确定的，因此关联分析生成的规则带有可信度。本研究利用关联规则做糖尿病冠心病分期与症状、方剂和中药之间的相互关联。

（1）糖尿病冠心病早期与症状

定义：支持度＞10%；置信度＞20%；提升度＞1。

①1项关联：经研究发现，糖尿病冠心病早期1项关联出现较多的是胸闷、肢体麻木、食欲缺乏、左胸疼痛、小便多、汗多等，其概率分别为67.778%、42.222%、12.444%、11.556%、11.111%、10.889%，见表3.14。

表3.14 糖尿病冠心病早期症状的1项关联

分期	症状	支持度（%）	置信度（%）	提升度
早期	胸闷	67.778	41.967	1.015
早期	肢体麻木	42.222	42.105	1.019
早期	食欲缺乏	12.444	51.786	1.253
早期	左胸疼痛	11.556	44.231	1.070
早期	小便多	11.111	48.000	1.161
早期	汗多	10.889	42.857	1.037

②2项关联：经研究发现，糖尿病冠心病早期2项关联出现较多的是：胸闷－乏力；肢体麻木－口干；肢体麻木－乏力。以糖尿病的典型症状口干、乏力与糖尿病并发症症状胸闷、肢体麻木伴发出现，见表3.15。

表3.15 糖尿病冠心病早期症状的2项关联

分期	症状1	症状2	支持度（%）	置信度（%）	提升度
早期	胸闷	乏力	57.333	42.248	1.022
早期	肢体麻木	口干	38.000	41.520	1.005
早期	肢体麻木	乏力	34.222	41.558	1.005

③3项关联：糖尿病冠心病早期经研究发现3项关联出现较多的是：胸闷－乏力－口干；肢体麻木－乏力－口干；多饮－肢体麻木－口干，见表3.16。由糖尿病的典型症状口干、乏力与糖尿病并发症症状胸闷、肢体麻木伴发出现，体现了气阴两虚挟瘀的病机特点。

表3.16 糖尿病冠心病早期症状的3项关联

分期	症状1	症状2	症状3	支持度（%）	置信度（%）	提升度
早期	胸闷	乏力	口干	51.111	40.000	1.002

续表

分期	症状 1	症状 2	症状 3	支持度（%）	置信度（%）	提升度
早期	肢体麻木	乏力	口干	30.667	40.580	1.012
早期	多饮	肢体麻木	口干	15.111	42.647	1.032

（2）糖尿病冠心病中期与症状

定义：支持度＞10%；置信度＞10%；提升度＞1。

①1项关联：糖尿病冠心病中期1项关联出现较多的是口干、乏力、胸闷、肢体麻木、视物模糊、眠差、多饮等，其概率分别为88.222%、84.000%、67.778%、42.222%、36.000%、33.778%、31.778%，见表3.17。与糖尿病冠心病早期症状相比，增加了肢体发凉、肢体水肿、肢体疼痛等阳虚水停血瘀的症状。

表 3.17　糖尿病冠心病中期症状的 1 项关联

分期	症状	支持度（%）	置信度（%）	提升度
中期	口干	88.222	18.388	1.034
中期	乏力	84.000	18.254	1.027
中期	胸闷	67.778	16.721	1.031
中期	肢体麻木	42.222	17.368	1.023
中期	视物模糊	36.000	24.691	1.389
中期	眠差	33.778	19.079	1.073
中期	多饮	31.778	20.280	1.141
中期	肢体水肿	21.556	24.742	1.392
中期	气短	18.000	22.222	1.025
中期	肢体发凉	17.333	25.641	1.442
中期	肢体疼痛	15.556	21.429	1.205

②2项关联：经研究发现，糖尿病冠心病中期2项关联出现较多的是：乏力－口干；胸闷－口干；肢体麻木－口干；视物模糊－口干；多饮－口干；视物模糊－乏力，见表3.18。为糖尿病的典型症状口干、多饮、乏力与糖尿病并发症的症状胸闷、肢体麻木、视物模糊伴发出现。

表 3.18　糖尿病冠心病中期症状的 2 项关联

分期	症状 1	症状 2	支持度（%）	置信度（%）	提升度
中期	乏力	口干	73.778	18.976	1.067
中期	胸闷	口干	60.889	17.883	1.006
中期	肢体麻木	口干	38.000	17.544	1.005
中期	视物模糊	口干	31.111	25.714	1.446
中期	多饮	口干	31.111	20.714	1.165
中期	视物模糊	乏力	29.778	24.627	1.385
中期	眠差	口干	28.000	20.635	1.161
中期	视物模糊	胸闷	25.111	20.354	1.145
中期	夜尿频	口干	24.889	18.750	1.055
中期	眠差	胸闷	22.889	18.447	1.038
中期	多饮	乏力	22.000	23.232	1.307
中期	夜尿频	乏力	21.778	19.388	1.091
中期	多饮	胸闷	19.778	21.348	1.201
中期	视物模糊	肢体麻木	18.444	24.096	1.355
中期	肢体水肿	乏力	17.778	22.500	1.266
中期	肢体水肿	口干	16.667	28.000	1.575

③ 3 项关联：经研究发现，糖尿病冠心病中期 3 项关联出现较多的是：胸闷 – 乏力 – 口干；肢体麻木 – 乏力 – 口干；视物模糊 – 乏力 – 口干；眠差 – 乏力——口干；视物模糊 – 胸闷 – 口干；多饮 – 乏力 – 口干；肢体麻木 – 胸闷 – 口干等，见表 3.19。提示糖尿病冠心病中期与糖尿病周围神经病变、糖尿病视网膜病变关联密切，常伴发出现。

表 3.19　糖尿病冠心病中期症状的 3 项关联

分期	症状 1	症状 2	症状 3	支持度（%）	置信度（%）	提升度
中期	胸闷	乏力	口干	51.111	17.826	1.003
中期	肢体麻木	乏力	口干	30.667	17.391	1.023
中期	视物模糊	乏力	口干	25.111	25.664	1.444
中期	眠差	乏力	口干	22.889	19.417	1.092

续表

分期	症状1	症状2	症状3	支持度（%）	置信度（%）	提升度
中期	视物模糊	胸闷	口干	22.000	22.222	1.250
中期	多饮	乏力	口干	21.778	23.469	1.320
中期	肢体麻木	胸闷	乏力	20.889	11.702	1.033
中期	视物模糊	胸闷	乏力	20.222	18.681	1.051
中期	夜尿频	乏力	口干	19.778	21.348	1.201
中期	多饮	胸闷	口干	19.778	21.348	1.201
中期	眠差	胸闷	口干	19.111	19.767	1.112
中期	夜尿频	胸闷	口干	17.556	18.987	1.068
中期	视物模糊	肢体麻木	口干	16.889	23.684	1.332
中期	夜尿频	胸闷	乏力	15.333	18.841	1.016
中期	视物模糊	肢体麻木	乏力	15.111	22.059	1.241
中期	多饮	肢体麻木	口干	15.111	19.118	1.075
中期	多饮	胸闷	乏力	13.778	24.194	1.361
中期	气短	乏力	口干	13.778	24.194	1.361
中期	气短	胸闷	口干	13.778	24.194	1.361
中期	气短	胸闷	乏力	13.556	22.951	1.291

（3）糖尿病冠心病晚期与症状

定义：支持度＞10%；置信度＞10%；提升度＞1。

①1项关联：研究发现，糖尿病冠心病晚期1项关联出现较多的是：口干、乏力、胸闷、肢体麻木、视物模糊、眠差、头晕等，其概率分别为88.222%、84.000%、67.778%、42.222%、36.00%、33.778%、32.667%，见表3.20。较糖尿病冠心病早期增加了肢体水肿、肢体发凉、肢体疼痛、左胸疼痛等症状，较糖尿病冠心病中期增加了左胸疼痛等症状，说明糖尿病冠心病晚期阳虚水停血瘀症状较前加重。

表3.20　糖尿病冠心病晚期症状的1项关联

分期	症状	支持度（%）	置信度（%）	提升度
晚期	口干	88.222	41.562	1.016
晚期	乏力	84.000	41.005	1.003

续表

分期	症状	支持度（%）	置信度（%）	提升度
晚期	胸闷	67.778	41.311	1.010
晚期	肢体麻木	42.222	40.526	1.351
晚期	视物模糊	36.000	37.654	1.031
晚期	眠差	33.778	42.763	1.046
晚期	便干	32.667	51.701	1.264
晚期	头晕	32.667	48.980	1.198
晚期	心悸	31.556	45.775	1.119
晚期	夜尿频	27.556	50.000	1.223
晚期	肢体水肿	21.556	37.113	1.002
晚期	气短	18.000	44.444	1.087
晚期	肢体发凉	17.333	46.154	1.129
晚期	肢体疼痛	15.556	44.286	1.083
晚期	咳嗽	12.889	41.379	1.012
晚期	左胸疼痛	11.556	38.462	1.041

②2 项关联：经研究发现，糖尿病冠心病晚期 2 项关联可见：口干与乏力、胸闷、肢体麻木、多饮、视物模糊、便干、头晕、心悸等关联。乏力与胸闷、肢体麻木、视物模糊、便干、头晕、夜尿频等关联；胸闷与肢体麻木、视物模糊等关联。见表 3.21。

表 3.21　糖尿病冠心病晚期症状的 2 项关联

分期	症状 1	症状 2	支持度（%）	置信度（%）	提升度
晚期	乏力	口干	73.778	41.867	1.024
晚期	胸闷	口干	60.889	41.971	1.026
晚期	胸闷	乏力	57.333	41.473	1.014
晚期	肢体麻木	口干	38.000	40.936	1.001
晚期	肢体麻木	乏力	34.222	40.909	1.000
晚期	多饮	口干	31.111	39.286	1.002
晚期	视物模糊	口干	31.111	37.143	1.031

续表

分期	症状 1	症状 2	支持度（%）	置信度（%）	提升度
晚期	视物模糊	乏力	29.778	38.060	1.101
晚期	便干	口干	29.333	53.030	1.297
晚期	头晕	口干	28.889	47.692	1.166
晚期	心悸	口干	28.444	46.875	1.146
晚期	便干	乏力	28.222	52.756	1.029
晚期	头晕	乏力	28.222	49.606	1.213
晚期	眠差	口干	28.000	41.270	1.009
晚期	眠差	乏力	27.778	45.600	1.115
晚期	心悸	乏力	26.889	47.934	1.172
晚期	肢体麻木	胸闷	26.444	45.378	1.011
晚期	视物模糊	胸闷	25.111	43.363	1.061
晚期	夜尿频	口干	24.889	46.429	1.135
晚期	眠差	胸闷	22.889	42.718	1.045
晚期	头晕	胸闷	22.000	49.495	1.021
晚期	夜尿频	乏力	21.778	52.041	1.273
晚期	心悸	胸闷	20.889	47.872	1.171
晚期	便干	胸闷	20.222	51.648	1.263

③3 项关联：经研究发现，糖尿病冠心病晚期 3 项关联出现较多的是：胸闷－乏力－口干；肢体麻木－乏力－口干；便干－乏力－口干；视物模糊－乏力－口干；头晕－乏力－口干；心悸－乏力－口干；肢体麻木－胸闷－口干等。见表 3.22。

表 3.22　糖尿病冠心病晚期症状的 3 项关联

分期	症状 1	症状 2	症状 3	支持度（%）	置信度（%）	提升度
晚期	胸闷	乏力	口干	51.111	42.174	1.031
晚期	肢体麻木	乏力	口干	30.667	42.029	1.028
晚期	便干	乏力	口干	25.111	53.982	1.320
晚期	视物模糊	乏力	口干	25.111	37.168	1.009

续表

分期	症状 1	症状 2	症状 3	支持度（%）	置信度（%）	提升度
晚期	头晕	乏力	口干	24.667	47.748	1.168
晚期	心悸	乏力	口干	24.444	48.182	1.178
晚期	肢体麻木	胸闷	口干	24.444	44.545	1.089
晚期	眠差	乏力	口干	22.889	44.660	1.092
晚期	视物模糊	胸闷	口干	22.000	44.444	1.087
晚期	多饮	乏力	口干	21.778	37.755	1.012
晚期	肢体麻木	胸闷	乏力	20.889	48.936	1.197
晚期	视物模糊	胸闷	乏力	20.222	45.055	1.102
晚期	夜尿频	乏力	口干	19.778	48.315	1.182
晚期	多饮	胸闷	口干	19.778	38.202	1.034
晚期	头晕	胸闷	乏力	19.333	50.575	1.237
晚期	便干	胸闷	口干	19.111	53.488	1.308
晚期	头晕	胸闷	口干	19.111	47.674	1.166
晚期	眠差	胸闷	乏力	18.667	47.619	1.165
晚期	心悸	胸闷	口干	18.444	48.193	1.179
晚期	心悸	胸闷	乏力	17.556	51.899	1.269
晚期	夜尿频	胸闷	口干	17.556	49.367	1.207
晚期	便干	胸闷	乏力	17.111	51.948	1.270
晚期	夜尿频	胸闷	乏力	15.333	53.623	1.311
晚期	气短	乏力	口干	13.778	46.774	1.144
晚期	气短	胸闷	口干	13.778	45.161	1.104

（4）糖尿病冠心病早期与方剂

定义：支持度＞ 10%；置信度＞ 10%；提升度＞ 1。

①1 项关联：从表 3.23 可知，糖尿病冠心病早期 1 项关联排在前几位的方剂是丹参饮、生脉散、参芪麦味地黄汤、六味地黄汤。体现了益气养阴、活血化瘀的治法。

表 3.23　糖尿病冠心病早期方剂的 1 项关联

分期	方剂	支持度（%）	置信度（%）	提升度
早期	丹参饮	33.732	36.879	1.201
早期	生脉散	32.775	42.336	1.035
早期	参芪麦味地黄汤	10.287	41.860	1.023
早期	六味地黄汤	10.287	30.233	1.073

②2 项关联：研究发现，糖尿病冠心病早期 2 项关联中以生脉散 – 丹参饮，桃红四物汤 – 生脉散最为常见，见表 3.24。体现了益气养阴、活血化瘀为糖尿病冠心病早期常用治法。

表 3.24　糖尿病冠心病早期方剂的 2 项关联

分期	方剂 1	方剂 2	支持度（%）	置信度（%）	提升度
早期	生脉散	丹参饮	17.225	40.278	1.085
早期	桃红四物汤	生脉散	14.306	44.444	1.086

（5）糖尿病冠心病中期与方剂

定义：支持度＞ 10%；置信度＞ 10%；提升度＞ 1。

①1 项关联：研究发现，糖尿病冠心病中期 1 项关联，排在前几位的方剂是丹参饮、生脉散、参芪麦味地黄汤、六味地黄汤、参苓白术散等，见表 3.25。体现了糖尿病冠心病中期的益气养阴，活血化瘀，健脾祛湿等治法。

表 3.25　糖尿病冠心病中期方剂的 1 项关联

分期	方剂	支持度（%）	置信度（%）	提升度
中期	丹参饮	33.732	17.730	1.002
中期	生脉散	32.775	15.328	1.066
中期	参芪麦味地黄汤	10.287	20.930	1.182
中期	六味地黄汤	10.287	20.930	1.182
中期	参苓白术散	10.110	30.769	1.738

②2 项关联：糖尿病冠心病中期，2 项关联中以生脉散 – 丹参饮，桃红四物汤 – 生脉散，参苓白术散 – 丹参饮最为常见，见表 3.26。体现益气养阴，活血化瘀，活血化湿等治法。

表 3.26　糖尿病冠心病中期方剂的 2 项关联

分期	方剂 1	方剂 2	支持度（%）	置信度（%）	提升度
中期	生脉散	丹参饮	17.225	13.889	1.085
中期	桃红四物汤	生脉散	14.306	16.667	1.941
中期	参苓白术散	丹参饮	12.632	36.364	2.054

（6）糖尿病冠心病晚期与方剂

定义：支持度＞ 10%；置信度＞ 10%；提升度＞ 1。

①1 项关联：糖尿病冠心病晚期，1 项关联排在前几位的方剂是丹参饮、生脉散、六味地黄汤等，从表 3.27 可以看出较糖尿病冠心病早期和中期使用的方剂，增加了金匮肾气丸、瓜蒌薤白半夏汤、桃红四物汤、猪苓汤等化痰、祛湿、利水、温阳方剂。可以看出糖尿病冠心病晚期的痰、湿、水、瘀血等病理产物较早期和中期的症状更加严重。

表 3.27　糖尿病冠心病晚期方剂的 1 项关联

分期	方剂	支持度（%）	置信度（%）	提升度
晚期	丹参饮	33.732	45.390	1.097
晚期	生脉散	32.775	42.336	1.023
晚期	六味地黄汤	10.287	48.837	1.180
晚期	桃红四物汤	18.852	43.243	1.045
晚期	参芪地黄汤	17.895	45.455	1.098
晚期	金匮肾气丸	15.263	45.455	1.098
晚期	瓜蒌薤白半夏汤	14.306	72.222	1.745
晚期	参苓白术散	13.110	38.462	1.029
晚期	猪苓汤	12.632	18.182	1.039

②2 项关联：糖尿病冠心病晚期，2 项关联中以生脉散 – 丹参饮，桃红四物汤 – 生脉散，六味地黄汤 – 丹参饮，参芪地黄汤 – 丹参饮较为常见，体现益气养阴、活血化瘀的治法；其次为参苓白术散 – 丹参饮，平胃散 – 丹参饮，体现活血祛湿法；瓜蒌薤白半夏汤 – 生脉散，体现益气养阴，行气化痰法；瓜蒌薤白半夏汤 – 丹参饮，体现活血化痰法；金匮肾气丸 – 丹参饮，体现温阳活血法；当归六黄汤 – 丹参饮，体现活血清热法；参苓白术散 – 金匮肾气丸，体现温阳利湿法；四物汤 – 丹参饮，体现养血活血法；五苓散 – 丹参饮，体现活血利水法。见表 3.28。

表 3.28　糖尿病冠心病晚期方剂的 2 项关联

分期	方剂 1	方剂 2	支持度（%）	置信度（%）	提升度
晚期	生脉散	丹参饮	17.225	45.833	1.107
晚期	桃红四物汤	生脉散	14.306	38.889	1.094
晚期	参苓白术散	丹参饮	12.632	45.455	1.098
晚期	六味地黄汤	丹参饮	12.153	77.778	1.879
晚期	瓜蒌薤白半夏汤	生脉散	12.153	77.778	1.879
晚期	瓜蒌薤白半夏汤	丹参饮	11.675	71.429	1.726
晚期	平胃散	丹参饮	11.435	33.333	1.085
晚期	金匮肾气丸	丹参饮	11.435	83.333	2.013
晚期	当归六黄汤	丹参饮	11.196	60.000	1.450
晚期	参芪地黄汤	丹参饮	11.196	40.000	1.096
晚期	参苓白术散	金匮肾气丸	10.967	75.000	1.812
晚期	四物汤	丹参饮	10.967	25.000	1.604
晚期	五苓散	丹参饮	10.957	75.000	1.812

（7）糖尿病冠心病早期与中药

药物关联的定义：支持度＞10%，置信度＞10%；提升度＞1。

①1 项关联：糖尿病冠心病早期，1 项关联显示排在前面的是茯苓、丹参、太子参、生地黄、麦冬、黄芪、当归等，见表 3.29。提示糖尿病冠心病早期使用的治法主要是益气养阴，行气活血。

表 3.29　糖尿病冠心病早期中药的 1 项关联

分期	中药	支持度（%）	置信度（%）	提升度
早期	茯苓	60.227	41.132	1.099
早期	丹参	56.591	38.956	1.094
早期	太子参	50.909	39.286	1.095
早期	生地黄	49.545	38.073	1.092
早期	麦冬	46.818	40.291	1.097
早期	黄芪	44.773	43.147	1.043

续表

分期	中药	支持度（%）	置信度（%）	提升度
早期	当归	43.182	37.895	1.091
早期	五味子	39.773	41.714	1.008
早期	砂仁	38.636	37.647	1.091
早期	白术	36.591	42.236	1.021
早期	檀香	36.136	37.107	1.089
早期	川芎	35.682	40.127	1.097

②2项关联：糖尿病冠心病早期，中药2项关联常见的是：麦冬－太子参；五味子－麦冬；砂仁－丹参；檀香－丹参，见表3.30。体现了益气养阴，行气活血的治法。

表 3.30　糖尿病冠心病早期中药的 2 项关联

分期	中药 1	中药 2	支持度（%）	置信度（%）	提升度
早期	麦冬	太子参	39.773	37.714	1.012
早期	五味子	麦冬	37.045	41.718	1.009
早期	砂仁	丹参	36.364	36.250	1.087
早期	檀香	丹参	35.227	36.774	1.088

③3项关联：经研究发现，糖尿病冠心病早期，中药3项关联常见的是：五味子－麦冬－太子参；檀香－砂仁－丹参；麦冬－太子参－丹参；砂仁－太子参－丹参，见表3.31。体现了益气养阴，行气活血的治法。

表 3.31　糖尿病冠心病早期中药的 3 项关联

分期	中药 1	中药 2	中药 3	支持度（%）	置信度（%）	提升度
早期	五味子	麦冬	太子参	34.318	40.397	1.122
早期	檀香	砂仁	丹参	33.864	36.913	1.092
早期	麦冬	太子参	丹参	27.045	37.815	1.014
早期	砂仁	太子参	丹参	22.045	38.144	1.022

④4项关联：经研究发现，糖尿病冠心病早期，中药4项关联的是：五味子－麦冬－

太子参 – 丹参；檀香 – 砂仁 – 太子参 – 丹参；五味子 – 当归 – 麦冬 – 太子参，见表 3.32。
体现了益气养阴，行气活血化瘀的治法。

表 3.32　糖尿病冠心病早期中药的 4 项关联

分期	中药 1	中药 2	中药 3	中药 4	支持度（%）	置信度（%）	提升度
早期	五味子	麦冬	太子参	丹参	24.318	40.187	1.072
早期	檀香	砂仁	太子参	丹参	20.909	40.217	1.022
早期	五味子	当归	麦冬	太子参	15.909	41.429	1.002

（8）糖尿病冠心病中期与中药

药物关联的定义：支持度＞ 10%，置信度＞ 10%；提升度＞ 1。

① 1 项关联：如下表所示，糖尿病冠心病中期，1 项关联显示排在前面的依次是茯苓、
丹参、太子参、生地黄、麦冬、黄芪、砂仁、白术、檀香、赤芍、泽泻等，见表 3.33。提
示糖尿病冠心病中期使用的治法主要是益气养阴，活血化瘀，健脾利湿等。

表 3.33　糖尿病冠心病中期中药的 1 项关联

分期	中药	支持度（%）	置信度（%）	提升度
中期	茯苓	60.227	17.736	1.027
中期	丹参	56.591	17.269	1.000
中期	太子参	50.909	16.518	1.056
中期	生地黄	49.545	18.807	1.089
中期	麦冬	46.818	16.990	1.004
中期	黄芪	44.773	18.274	1.058
中期	砂仁	38.636	20.000	1.158
中期	白术	36.591	18.012	1.043
中期	檀香	36.136	18.239	1.056
中期	赤芍	35.227	19.355	1.121
中期	泽泻	34.091	22.667	1.312
中期	山萸肉	31.136	24.088	1.395
中期	牛膝	28.636	23.810	1.378
中期	熟地黄	26.364	22.414	1.298

续表

分期	中药	支持度（%）	置信度（%）	提升度
中期	丹皮	26.364	20.690	1.198
中期	山药	25.909	21.053	1.219
中期	甘草	22.727	22.000	1.274

②2 项关联：糖尿病冠心病中期中药 2 项关联较常见的是：麦冬 – 太子参；砂仁 – 丹参；檀香 – 丹参；檀香 – 砂仁；丹参 – 茯苓；泽泻 – 茯苓；白术 – 茯苓等，见表 3.34。

表 3.34　糖尿病冠心病中期中药的 2 项关联

分期	中药 1	中药 2	支持度（%）	置信度（%）	提升度
中期	麦冬	太子参	39.773	16.571	1.059
中期	砂仁	丹参	36.364	19.375	1.122
中期	檀香	丹参	35.227	18.710	1.083
中期	檀香	砂仁	34.091	18.667	1.081
中期	丹参	茯苓	31.364	20.290	1.175
中期	泽泻	茯苓	30.909	22.059	1.277
中期	白术	茯苓	30.909	19.118	1.107
中期	生地黄	茯苓	30.000	18.939	1.096
中期	黄芪	太子参	29.318	21.705	1.257
中期	山萸肉	茯苓	28.636	22.222	1.287
中期	黄芪	茯苓	27.955	18.699	1.083
中期	生地黄	太子参	27.955	17.886	1.036
中期	当归	丹参	27.500	19.008	1.100
中期	麦冬	生地黄	25.909	19.298	1.117
中期	黄芪	生地黄	25.000	19.091	1.105
中期	山萸肉	生地黄	24.773	24.771	1.434
中期	丹皮	茯苓	24.545	20.370	1.179
中期	黄芪	麦冬	24.545	22.222	1.287
中期	麦冬	茯苓	24.091	17.925	1.038
中期	黄芪	丹参	23.864	20.000	1.158

③3项关联：糖尿病冠心病中期中药3项关联较常见的是：五味子 – 麦冬 – 太子参；檀香 – 砂仁 – 丹参；山萸肉 – 生地黄 – 茯苓；丹皮 – 山萸肉 – 茯苓等，见表3.35。体现了益气养阴，活血化瘀，健脾利湿的治法。

表 3.35　糖尿病冠心病中期中药的 3 项关联

分期	中药 1	中药 2	中药 3	支持度（%）	置信度（%）	提升度
中期	五味子	麦冬	太子参	34.318	15.894	1.092
中期	檀香	砂仁	丹参	33.864	18.792	1.088
中期	山萸肉	生地黄	茯苓	22.273	22.449	1.300
中期	丹皮	山萸肉	茯苓	21.818	22.917	1.327
中期	山萸肉	泽泻	茯苓	21.136	23.656	1.370
中期	麦冬	生地黄	太子参	21.136	19.355	1.121
中期	泽泻	生地黄	茯苓	20.682	20.879	1.209
中期	黄芪	麦冬	太子参	20.682	23.077	1.336
中期	丹皮	生地黄	茯苓	20.227	21.348	1.236
中期	麦冬	太子参	茯苓	19.773	18.391	1.065
中期	砂仁	丹参	茯苓	19.545	23.256	1.346
中期	山药	山萸肉	茯苓	19.545	25.581	1.481
中期	丹皮	山萸肉	生地黄	19.091	25.000	1.447
中期	檀香	丹参	茯苓	18.636	21.951	1.271
中期	五味子	黄芪	麦冬	18.636	21.951	1.271

④4项关联：糖尿病冠心病中期中药4项关联较常见的是：五味子 – 麦冬 – 太子参 – 丹参；檀香 – 砂仁 – 太子参 – 丹参；丹皮 – 山萸肉 – 生地黄 – 茯苓；檀香 – 砂仁 – 丹参 – 茯苓等，见表3.36。体现了益气养阴，活血化瘀，健脾利湿的治法。

表 3.36　糖尿病冠心病中期中药的 4 项关联

分期	中药 1	中药 2	中药 3	中药 4	支持度（%）	置信度（%）	提升度
中期	五味子	麦冬	太子参	丹参	24.318	12.150	1.073
中期	檀香	砂仁	太子参	丹参	20.909	13.043	1.075
中期	丹皮	山萸肉	生地黄	茯苓	18.182	23.750	1.375

续表

分期	中药 1	中药 2	中药 3	中药 4	支持度（%）	置信度（%）	提升度
中期	檀香	砂仁	丹参	茯苓	17.500	22.078	1.278
中期	山萸肉	泽泻	生地黄	茯苓	17.500	24.675	1.429
中期	丹皮	山萸肉	泽泻	茯苓	17.045	26.667	1.544
中期	五味子	黄芪	麦冬	太子参	16.818	21.622	1.252
中期	五味子	麦冬	生地黄	太子参	16.364	18.056	1.045
中期	山药	山萸肉	泽泻	茯苓	16.136	26.761	1.549
中期	山药	山萸肉	生地黄	茯苓	15.909	24.286	1.406
中期	丹皮	山药	山萸肉	茯苓	15.455	26.471	1.533
中期	丹皮	泽泻	生地黄	茯苓	15.455	26.471	1.533
中期	丹皮	山萸肉	泽泻	生地黄	15.000	27.273	1.579
中期	山药	泽泻	生地黄	茯苓	14.773	24.615	1.425

（9）糖尿病冠心病晚期与中药

药物关联的定义：支持度＞10%，置信度＞10%；提升度＞1。

① 1 项关联：糖尿病冠心病晚期，1 项关联显示较常见的中药为：茯苓、丹参、太子参、生地黄、麦冬、黄芪、当归等，见表 3.37。体现了糖尿病冠心病晚期使用的治法主要是益气养阴，活血化瘀。

表 3.37　糖尿病冠心病晚期中药的 1 项关联

分期	中药	支持度（%）	置信度（%）	提升度
晚期	茯苓	60.227	41.132	1.000
晚期	丹参	56.591	43.775	1.064
晚期	太子参	50.909	44.196	1.074
晚期	生地黄	49.545	43.119	1.048
晚期	麦冬	46.818	42.718	1.038
晚期	黄芪	44.773	38.579	1.093
晚期	当归	43.182	45.789	1.113
晚期	五味子	39.773	41.714	1.014

续表

分期	中药	支持度（%）	置信度（%）	提升度
晚期	砂仁	38.636	42.353	1.030
晚期	檀香	36.136	44.654	1.086
晚期	川芎	35.682	44.586	1.084
晚期	熟地黄	26.364	44.828	1.090
晚期	甘草	22.727	48.000	1.167

②2项关联：糖尿病冠心病晚期，经研究发现 2 项关联较常见的是：麦冬 – 太子参；砂仁 – 丹参；檀香 – 丹参；五味子 – 太子参；檀香 – 砂仁；太子参 – 丹参；丹参 – 茯苓等，见表 3.38。体现了益气养阴，行气活血，健脾化湿的治法。

表 3.38　糖尿病冠心病晚期中药的 2 项关联

分期	中药 1	中药 2	支持度（%）	置信度（%）	提升度
晚期	麦冬	太子参	39.773	45.714	1.111
晚期	砂仁	丹参	36.364	44.375	1.079
晚期	檀香	丹参	35.227	44.516	1.082
晚期	五味子	太子参	35.000	44.156	1.073
晚期	檀香	砂仁	34.091	44.000	1.070
晚期	太子参	丹参	32.955	46.897	1.140
晚期	丹参	茯苓	31.364	47.101	1.145
晚期	泽泻	茯苓	30.909	40.441	1.098
晚期	白术	茯苓	30.909	37.500	1.091
晚期	麦冬	丹参	30.000	46.212	1.123
晚期	生地黄	茯苓	30.000	43.939	1.068
晚期	太子参	茯苓	28.636	44.444	1.080
晚期	生地黄	丹参	27.955	47.967	1.166
晚期	生地黄	太子参	27.955	44.715	1.087
晚期	当归	丹参	27.500	46.281	1.125
晚期	五味子	丹参	26.136	47.826	1.163

续表

分期	中药1	中药2	支持度（%）	置信度（%）	提升度
晚期	麦冬	生地黄	25.909	41.228	1.002
晚期	川芎	当归	24.318	47.664	1.159
晚期	麦冬	茯苓	24.091	44.340	1.078
晚期	当归	生地黄	23.864	46.667	1.134
晚期	当归	太子参	23.636	46.154	1.122

③3项关联：糖尿病冠心病晚期，经研究发现3项关联较常见的是：五味子－麦冬－太子参；檀香－砂仁－丹参；麦冬－太子参－丹参；五味子－麦冬－丹参；五味子－太子参－丹参；山萸肉－生地黄－茯苓；砂仁－太子参－丹参等，见表3.39。体现了益气养阴，行气活血，健脾利湿的治法。

表 3.39 糖尿病冠心病晚期中药的 3 项关联

分期	中药1	中药2	中药3	支持度（%）	置信度（%）	提升度
晚期	五味子	麦冬	太子参	34.318	43.709	1.063
晚期	檀香	砂仁	丹参	33.864	44.295	1.077
晚期	麦冬	太子参	丹参	27.045	49.580	1.205
晚期	五味子	麦冬	丹参	25.227	46.847	1.139
晚期	五味子	太子参	丹参	24.773	48.624	1.182
晚期	山萸肉	生地黄	茯苓	22.273	41.837	1.017
晚期	砂仁	太子参	丹参	22.045	49.485	1.203
晚期	檀香	太子参	丹参	21.364	46.809	1.138
晚期	砂仁	麦冬	丹参	21.136	49.462	1.202
晚期	檀香	砂仁	太子参	21.136	46.237	1.124
晚期	麦冬	生地黄	太子参	21.136	46.237	1.124
晚期	泽泻	生地黄	茯苓	20.682	45.055	1.095
晚期	檀香	麦冬	丹参	20.227	47.191	1.147
晚期	砂仁	麦冬	太子参	20.227	49.438	1.202
晚期	砂仁	五味子	丹参	19.773	49.425	1.201

续表

分期	中药 1	中药 2	中药 3	支持度（%）	置信度（%）	提升度
晚期	麦冬	太子参	茯苓	19.773	45.977	1.118
晚期	檀香	砂仁	麦冬	19.773	47.126	1.146
晚期	砂仁	五味子	麦冬	19.773	47.126	1.146
晚期	砂仁	丹参	茯苓	19.545	48.837	1.187
晚期	砂仁	五味子	太子参	19.545	48.837	1.187
晚期	檀香	麦冬	太子参	18.864	48.193	1.172
晚期	檀香	五味子	丹参	18.636	46.341	1.127

④ 4 项关联：糖尿病冠心病晚期，经研究发现 4 项关联的前 2 位是：五味子 – 麦冬 – 太子参 – 丹参；檀香 – 砂仁 – 太子参 – 丹参等，见表 3.40。体现了益气养阴，行气活血，健脾利湿的治法。

表 3.40　糖尿病冠心病晚期中药的 4 项关联

分期	中药 1	中药 2	中药 3	中药 4	支持度（%）	置信度（%）	提升度
晚期	五味子	麦冬	太子参	丹参	24.318	47.664	1.159
晚期	檀香	砂仁	太子参	丹参	20.909	46.739	1.136
晚期	檀香	砂仁	麦冬	丹参	19.773	47.126	1.146
晚期	砂仁	麦冬	太子参	丹参	19.773	50.575	1.229
晚期	砂仁	五味子	麦冬	丹参	19.318	48.235	1.173
晚期	砂仁	五味子	太子参	丹参	19.091	50.000	1.215
晚期	砂仁	五味子	麦冬	太子参	19.091	47.619	1.158
晚期	檀香	麦冬	太子参	丹参	18.864	48.193	1.172
晚期	檀香	砂仁	麦冬	太子参	18.636	47.561	1.156
晚期	檀香	砂仁	五味子	丹参	18.409	46.914	1.140
晚期	檀香	五味子	麦冬	丹参	18.182	45.000	1.094
晚期	丹皮	山萸肉	生地黄	茯苓	18.182	41.250	1.003
晚期	檀香	五味子	太子参	丹参	17.955	46.835	1.139
晚期	檀香	砂仁	五味子	麦冬	17.955	45.570	1.108

续表

分期	中药1	中药2	中药3	中药4	支持度(%)	置信度(%)	提升度
晚期	檀香	砂仁	五味子	太子参	17.955	46.835	1.139
晚期	檀香	砂仁	丹参	茯苓	17.500	49.351	1.200
晚期	檀香	五味子	麦冬	太子参	17.500	45.455	1.105
晚期	五味子	麦冬	生地黄	太子参	16.364	43.056	1.047
晚期	五味子	麦冬	太子参	茯苓	16.136	46.479	1.130
晚期	山药	山萸肉	生地黄	茯苓	15.909	42.857	1.042
晚期	五味子	当归	麦冬	太子参	15.909	44.286	1.077
晚期	檀香	砂仁	生地黄	丹参	15.682	53.623	1.304
晚期	山药	泽泻	生地黄	茯苓	14.773	41.538	1.010

4. 证候与理化指标的回归分析 回归分析（regression analysis）是基于观测数据，建立变量间适当的依赖关系，以分析数据内在规律并可用于预报、控制等问题。是确定两种或两种以上变数间相互依赖的定量关系的一种统计分析方法。本研究运用回归分析分析证候与理化指标的关系。

（1）血瘀证：血瘀证与 HDLC 降低有关联。

（2）湿滞证：湿滞证与空腹血糖升高、心律异常有关联。

（3）痰阻证：痰阻证与左心室舒张功能减低有关联。

（4）热盛证：热盛证与空腹血糖升高、餐后血糖升高、左心室舒张功能减低、血压升高有关联。

四、讨论

1. 糖尿病冠心病的流行病学特征 本研究共纳入有效患者例数为 455 例。糖尿病病程小于 4 年，占 9.7%；4 ～ 7 年（包含 4 年和 7 年），占 13.0%；大于 7 年，占 77.4%。从中可以看出随着患者年龄的增长，糖尿病合并冠心病的患病率呈上升趋势。

性别上，男性 175 例，占 38.46%；女性 280 例，占 61.54%。说明女性糖尿病患者较男性糖尿病患者更容易合并冠心病。俞氏研究表明糖尿病是冠心病最显著的危险因素，尤其在女性更为明显。

患者中体重过重、肥胖及非常肥胖患者占总人数的 80.0%。可见体重超重的患者更容易罹患糖尿病合并冠心病。陈氏研究表明年龄、糖尿病病程、高血压、体重指数、空腹血清C肽、三酰甘油、血尿酸等因素与2型糖尿病患者的冠心病发生率有明显关系。

患者中有吸烟史的108例，占23.7%；有饮酒史的64例，占14.1%；说明吸烟与饮酒与糖尿病冠心病有一定联系。

患者中TG升高的有166例，占36.5%；CHO升高的有83例，占18.2%；HDL-C降低的有146例，占32.1%；LDL-C升高的有158例，占34.7；VLDL升高的有102例，占22.4%；说明血脂异常与糖尿病冠心病有一定联系。

餐后血糖轻度升高的有28例，占6.2%；中度升高的有123例，占27.0%；重度升高的有207例，占45.5%。空腹血糖轻度升高的有26例，占5.7%；中度升高的有69例，占15.2%；重度升高的有301例，占66.2%；糖化血红蛋白升高的有342例，占75.2%。说明血糖升高与糖尿病冠心病有一定联系。

高血压一级的有163例，占35.8%；高血压二级的有44例，占9.7%；高血压三级的有12例，占2.6%。说明血压升高与糖尿病冠心病有一定联系。

有冠心病家族史的47例，占10.3%；有高血压家族史的76例，占16.7%；有糖尿病家族史的209例，占45.9%；有高血压病史的360例，占79.1%；有高血脂病史的180例，占39.6%。说明冠心病家族史、高血压家族史、糖尿病家族史及高血压病史、高血脂病史与糖尿病冠心病有一定联系。

由此可知，糖尿病合并冠心病与患者年龄、性别、糖尿病病程、职业、体重指数、吸烟史、饮酒史、血脂异常、血糖升高、血压升高、糖化血红蛋白升高、冠心病家族史、高血压家族史、糖尿病家族史、高血压病史、高血脂病史有一定联系。

2.常见舌脉、症状分析

（1）舌脉分析：糖尿病合并冠心病的早期、中期、晚期的整个病程中舌象均以暗红、暗淡、暗、紫暗、淡红多见；苔象多见薄、白、腻、黄苔；脉象以细、沉出现最多，其次为滑、弦、数等。可见在糖尿病冠心病整个疾病过程中，舌象提示本病瘀、热、虚较多见；苔象提示本病常夹杂湿、热、痰等病理产物；脉象提示里证、虚证、瘀血证较多，其次湿证、痰证、热证也较多见。可见本虚标实的基本病机贯穿糖尿病冠心病的整个病程。

（2）口干、乏力、胸闷是糖尿病冠心病的主要症状，常与视物模糊、肢体麻木并发。总共3277人次，有64个症状分类。排在前3位的症状分别为口干、乏力和胸闷，分别占12.2%、11.7%和9.4%；其次为肢体麻木、视物模糊、眠差、便干、头晕等，分别占5.9%、5.0%、4.7%、4.5%、4.5%。提示临床上糖尿病合并冠心病患者存在气虚、阴虚、血瘀等基本病机。

从多指标联合分析可见，本病的早期、中期、晚期均以糖尿病的典型症状口干、乏力与糖尿病冠心病的典型症状胸闷最为常见，且常伴发肢体麻木、视物模糊、便干、头晕、心悸等症状，而且随着病程的延长，其伴发症状逐渐增多。

从关联分析可见，糖尿病冠心病早期1项关联出现较多的症状是胸闷、肢体麻木、食欲缺乏、左胸疼痛、小便多、汗多等；中期1项关联较早期增加了肢体发凉、肢体水肿、肢体疼痛等阳虚水停血瘀的症状；晚期1项关联较早期增加了肢体水肿、肢体发凉、肢体疼痛、左胸疼痛等症状，较中期增加了左胸疼痛等症状，说明糖尿病冠心病晚期阳虚水停血瘀症状较前加重。并且早期、中期、晚期多项关联提示糖尿病的典型症状口干、乏力等与胸闷、肢体麻木、视物模糊、头晕、心悸等糖尿病冠心病、糖尿病周围神经病变、糖尿病视网膜病变的症状常并发出现，而且随着病程的延长，其并发症越来越多；糖尿病周围神经病变、糖尿病视网膜病变是最常与糖尿病冠心病一同出现的糖尿病并发症。

3.2型糖尿病合并冠心病的方剂分析

（1）糖尿病冠心病处方以益气养阴，活血化瘀为主，生脉散和丹参饮是最常用方剂。总共733人次，使用86种方剂。使用最多的方剂是丹参饮，占19.4%、生脉散，占18.8%；其次为参芪麦味地黄汤、六味地黄汤、桃红四物汤、参芪地黄汤、金匮肾气丸、瓜蒌薤白半夏汤等。按照方剂功效可分为：活血类、益气养阴类、养阴清热类、阴阳双补类、化痰类、祛湿类、利水类、补血类、理气类等。说明糖尿病冠心病以益气养阴，活血化瘀为最主要治法；其次兼以祛湿、化痰、清热、利水、理气、养血、温阳等法。

多指标联合分析和关联分析显示：在糖尿病冠心病早期、中期、晚期的整个发病过程中使用的主要方剂是丹参饮和生脉散，体现了本病的基本病机是气阴两虚挟瘀。而且随着本病病程的延长，丹参饮、六味地黄汤、瓜蒌薤白半夏汤、参苓白术散、金匮肾气丸、猪苓汤的使用有增加的趋势，说明随着本病病程的延长，其瘀血、痰饮、湿浊等病理产物不断增多。

（2）糖尿病冠心病用药规律以益气养阴，活血化瘀药物使用最多。患者用药总共有250味中药，使用最多的是茯苓，占4.2%；丹参，占4.0%；太子参，占3.5%等；其次依次是生地黄、麦冬、黄芪、当归、五味子、砂仁、白术、川芎、檀香、赤芍、泽泻、山萸肉、牛膝、丹皮、熟地黄、山药、甘草、桂枝、白芍、红花、半夏、猪苓、桃仁、瓜蒌、陈皮、枳实、苍术等。按照药物功效分类，可分为活血药、补气类、养阴类、清热凉血类、化痰类、祛湿类、养血类、理气类、温阳类等。可见益气养阴，活血化瘀是糖尿病合并冠心病常用治法，临床需根据需要辩证使用祛湿、化痰、利水、清热、凉血、养血、理气、温阳等法。

从多指标联合分析可见，糖尿病冠心病早期、中期、晚期用药均以益气养阴，活血化瘀药物为主，而且丹参、生地黄、黄芪、当归等中药随着糖尿病冠心病病程的延长有增加的趋势，可见随着糖尿病冠心病病程的延长，益气养阴、活血化瘀类药物的使用也相应增多，说明其气阴两虚挟瘀的症状在不断加重。

从关联分析可见，糖尿病冠心病早期、中期、晚期均以生脉散（太子参、麦冬、五味子）和丹参饮（丹参、檀香、砂仁）的药物关联最常见。

（3）常用方剂的文献研究

丹参饮：本方出自《时方歌括》，方由丹参一两，檀香、砂仁各一钱组成，主治心痛、胃脘诸痛。方中重用丹参为君，活血调经，祛瘀止痛，养血安神。《本草汇言》言，"丹参，善治血分，去滞生新，调经顺脉之药也"；《本草纲目》言，"（丹参）活血，通心包络"。檀香善行胸膈脾胃之气，《本草述》曰，"东垣所言，白檀调气在胸膈之上，处咽隘之间，而《日华子》更言煎服止心腹痛，霍乱、肾气痛，是则其调气不止在上焦而已止"。砂仁行气调中，和胃醒脾，《本草汇言》言，"砂仁，温中和气之药也，若上焦之气梗逆而不下，下焦之气抑遏而不上，中焦之气凝聚而不舒，用砂仁治之，奏效最捷"。诸药合用，共奏活血化瘀，行气止痛之效。

现代药理研究认为丹参饮具有抗心肌纤维化，保护心肌细胞，保护心脏超微结构，保护冠状动脉内皮细胞，影响冠脉血流量及阻力等作用。

李氏等观察丹参饮对大鼠急性心肌缺血的保护作用，实验结果显示丹参饮能抑制心肌缺血大鼠血清中肌酸激酶（CK）、乳酸脱氢酶（LDH）活性的升高，缓解缺血对心肌造成的损伤，使酶的外漏减少，从而对缺血心肌起到保护作用。罗氏等观察丹参饮对心肌缺血模型小鼠血清一氧化氮（NO）含量、内皮素（ET-1）含量的影响，结果显示丹参饮具有对抗心肌缺氧、缺血作用，其作用机制可能与增加血清中 NO 含量、降低 ET-1 含量，恢复 NO/ET 的平衡有关。廖氏等研究加味丹参饮对大鼠实验性心肌缺血损伤的抗凝血作用，结果显示加味丹参饮对大鼠实验性心肌缺血具有显著保护作用，可能与其抗凝血作用密切相关。李氏等研究加味丹参饮对心肌缺血再灌注损伤（IRI）血瘀证兔内皮功能及内皮细胞超微结构影响，结果显示加味丹参饮能改善缺血再灌注损伤兔内皮功能，有效保护冠状动脉内皮细胞超微结构，从而对缺血再灌注损伤的心肌具保护作用。黄氏等观察加味丹参饮预处理对心肌细胞内钙超载的延迟保护作用，结果显示加味丹参饮预处理的延迟保护作用可防止心肌细胞内钙离子超载，从而发挥细胞保护作用。李氏观察加味丹参饮对麻醉犬心脏冠脉血流量及阻力的影响，结果显示加味丹参饮能够增加冠状动脉血流量，提高动静脉血氧饱和度及血氧含量，调整和改善心肌供血，为缺血性心脏病的治疗提供了实验依据。

生脉散：生脉散由人参、麦冬、五味子组成，始见于《医学启源》，方中人参甘温，益元气，补肺气，生津液，是为君药；麦冬甘寒养阴清热，润肺生津，用以为臣；人参、麦冬合用，则益气养阴之功益彰；五味子酸温，敛肺止汗，生津止渴，为佐药；三药合用，一补一润一敛，益气养阴，生津止渴，敛阴止汗，使气复津生，汗止阴存，气充脉复，故名"生脉"，后世将其作为益气复脉基础方。

近年来研究表明，生脉散具有扩张冠状血管、提高心肌耐缺氧能力、抑制血栓、抑制脂质过氧化、抑制钙超载、抑制心肌细胞凋亡等作用。

李氏等用降糖生脉饮联合西药常规治疗糖尿病合并心肌缺血型冠心病，并与西药常规治疗对照，研究结果显示治疗组治疗后，血糖、血脂、血流变相关指标明显低于治疗前

（$P < 0.05$）；临床症状及心电图改善明显，高于对照组（$P < 0.05$），总有效率94%，表明降糖生脉饮治疗糖尿病合并心肌缺血型冠心病患者疗效明显。鲁氏在西药治疗基础上加用生脉注射液治疗糖尿病合并冠心病，结果表明生脉注射液治疗糖尿病合并冠心病，具有改善临床症状、心肌供血、增强心肌收缩力，改善心功能，扩张外周血管，降低血管阻力等作用。李氏等用通络生脉饮联合西药常规治疗早期糖尿病心脏病，与单纯西药治疗对照，结果显示治疗组在临床症状及血糖、心脏自主神经功能、超声心动、疗效评价等指标均优于对照组，两组差异有统计学意义（$P < 0.05$）。

（4）常用中药的文献研究

丹参：味苦，性微寒；归心、肝经。《本经》言："主心腹邪气，肠鸣幽幽如走水，寒热积聚；破症除瘕，止烦满，益气"。《吴普本草》言："治心腹痛。"

太子参：味甘，微苦，性微温；归心、脾、肺三经。《本草从新》言："大补元气。"《本草再新》言："治气虚肺燥，补脾土，消水肿，化痰止渴。"

生地黄：味甘苦，性凉；归心、肝、肾经。《本草汇言》言："生地，为补肾要药，益阴上品，故凉血补血有功，血得补，则筋受荣，肾得之而骨强力壮。"《本经逢原》言："干地黄内凉血滋阴，外润皮肤荣泽，病人虚而有热者，宜加用之。"

麦冬：味甘，微苦，性微寒；归心、肺、胃经。《名医别录》言："疗身重目黄，心下支满，虚劳客热，口干烦渴，止呕吐，愈痿蹶，强阴益精，消谷调中，保神，定肺气，安五脏，令人肥健。"《本草衍义》言："治心肺虚热。"《本草汇言》言："麦冬，清心润肺之药也。"

黄芪：味甘，性微温；归肝、脾、肺、肾经。《本草便读》言："（黄芪）之补，善达表益卫，温分肉，肥腠理，使阳气和利，充满流行，自然生津生血，故为外科家圣药，以营卫气血太和，自无瘀滞耳。"

当归：味甘、辛、苦，性温；归肝、心、脾经。《注解伤寒论》言："脉者血之府，诸血皆属心，凡通脉者必先补心益血，故张仲景治手足厥寒，脉细欲绝者，用当归之苦温以助心血。"《本草正》言："当归，其味甘而重，故专能补血，其气轻而辛，故又能行血，补中有动，行中有补，诚血中之气药，亦血中之圣药也。大约佐之以补则补，故能养营养血，补气生精，安五脏，强形体，益神志，凡有形虚损之病，无所不宜。"

茯苓：味甘、淡，性平；归心、肺、脾、肾经。《别录》言："止消渴，好睡，大腹，淋沥，膈中痰水，水肿淋结。开胸腑，调脏气，伐肾邪，长阴，益气力，保神守中。"《日华子本草》言："补五劳七伤，安胎，暖腰膝，开心益智，止健忘。"

五味子：味酸、甘，性温；归肺、心、肾经。《注解伤寒论》言："《内经》曰，肺欲收，急食酸以收之。芍药、五味子之酸，以收逆气而安肺。"《别录》言："养五脏，除热，生阴中肌。"

砂仁：味辛，性温；归脾、胃、肾经。《药品化义》言："砂仁，辛散苦降，气味俱厚。主散结导滞，行气下气，取其香气能和五脏，随所引药通行诸经。"《日华子本草》言："治

·展望篇·

一切气，霍乱转筋，心腹痛。"

白术：味苦、甘，性温；归脾、胃经。《医学启源》言："除湿益燥，和中益气，温中，去脾胃中湿，除胃热，强脾胃，进饮食，和胃，生津液，主肌热，四肢困倦，目不欲开，怠惰嗜卧，不思饮食，止渴，安胎。"《药类法象》言："除温益燥，和中益气，利腰脐间血，除胃中热。去诸经之湿，理胃。"

川芎：味辛，性温；归肝、胆、心包经。《日华子本草》言："治一切风，一切气，一切劳损，一切血，补五劳，壮筋骨，调众脉，破症结宿血，养新血，长肉，鼻洪，吐血及溺血，痔瘘，脑痈发背，瘰疬瘿赘，疮疥，及排脓消瘀血。"《本草正》言："川芎，其性善散，又走肝经，气中之血药也。"

檀香：味辛，性温；归脾、胃、心、肺经。《纲目》言："白檀辛温，气分之药也，故能理卫气而调脾肺，利胸膈。紫檀咸寒，血分之药也，故能和营气而消肿毒，治金疮。"

赤芍：味苦，性微寒；归肝经。《神农本草经》言："芍药，味苦平。主邪气腹痛，除血痹、破坚积寒热疝瘕、止痛。"《别录》言："通顺血脉，缓中，散恶血，逐贼血，去水气，利膀胱大小肠，消痈肿，时行寒热，中恶腹痛，腰痛。"

泽泻：味甘、淡，性寒；归肾、膀胱经。《别录》言："补虚损五劳，除五脏痞满，起阴气，止泄精、消渴、淋沥，逐膀胱、三焦停水。"《日华子本草》言："治五劳七伤，主头旋、耳虚鸣，筋骨挛缩，通小肠，止遗沥、尿血。"

山萸肉：味酸、涩，性微温；归肝、肾经。《别录》言："强阴益精，安五藏，通九窍，止小便利。"《药性论》言："止月水不定，补肾气，兴阳道，添精髓，疗耳鸣……止老人尿不节。"

4. 糖尿病冠心病血瘀证的诊疗规律　根据方剂的关联规则分析，对方剂以方测证可得到糖尿病冠心病血瘀证的诊疗规律如下：

①气虚血瘀证，治以益气活血法，方用补阳还五汤、黄芪桂枝五物汤加减。

②阴虚血瘀证，治以养阴活血法，方用生脉散合丹参饮、桃红四物汤合生脉散、六味地黄汤合丹参饮或参芪地黄汤合丹参饮加减。

③阳虚血瘀证，治以温阳活血法，方用金匮肾气丸合丹参饮加减。

④血虚血瘀证，治以养血活血法，方用四物汤合丹参饮加减。

⑤痰凝血瘀证，治以化痰祛瘀法，方用瓜蒌薤白半夏汤合丹参饮加减。

⑥湿阻血瘀证，治以祛湿活血法，方用参苓白术散合丹参饮或平胃散合丹参饮加减。

⑦毒热瘀阻证，治用活血解毒法，方用当归六黄汤合丹参饮加减。

⑧瘀阻水停证，治以活血利水法，方用五苓散合丹参饮加减。

5. 糖尿病冠心病的心电图与心脏彩超　心电图提示，患者心律异常的有 18 例，占 4.0%；P-R 间期延长的有 30 例，占 6.6%，出现 S-T 段下移的有 8 例，占 1.8%，出现 T 波异常的有 46 例，占 10.1%。心脏彩超提示患者中左心室舒张功能降低的有 363 例，占

79.8%。说明糖尿病冠心病患者常伴有左心功能下降，心肌缺血等表现。

五、结论

①糖尿病合并冠心病发病与患者年龄、性别、糖尿病病程、体重指数、吸烟史、饮酒史、血脂异常、血糖升高、血压升高、糖化血红蛋白升高、冠心病家族史、高血压病家族史、糖尿病家族史、高血压病史、高血脂病史有一定联系。

②糖尿病冠心病的基本病机是气阴两虚挟瘀，血瘀贯穿糖尿病冠心病的始终。

③糖尿病冠心病的主要治法为益气养阴、活血化瘀，常兼挟以祛湿、化痰、清热、利水、温阳等法。

④丹参饮和生脉散是治疗糖尿病冠心病最常用方剂。

⑤丹参、太子参、生地黄、麦冬、黄芪、当归、茯苓是治疗糖尿病冠心病最常用的中药；太子参、麦冬、五味子、檀香、砂仁、丹参、茯苓、黄芪、麦冬、山萸肉、泽泻等是最常见的联合使用的药物。

⑥糖尿病冠心病血瘀证的有气虚血瘀证、阴虚血瘀证、阳虚血瘀证、血虚血瘀证、痰凝血瘀证、湿阻血瘀证、毒热瘀阻证、瘀阻水停证等几个证型。

⑦糖尿病冠心病患者易出现心肌缺血及左心功能下降的表现。

第二节　益气活血方治疗糖尿病心肌病的疗效和有效组分处方优化

糖尿病心肌病是糖尿病患者的首位死因。近期研究表明，心肌纤维化、心室重塑及心肌细胞凋亡是病变关键，尤其是心肌细胞功能与数量的改变。前期临床研究结果：该病1274例患者中，气虚血瘀证占73%，生脉散和丹参饮合用最多；经实验证实，益气活血法（生脉散丹参饮合方）有显著抗糖尿病大鼠心肌纤维化作用。本研究拟在以往益气活血法抗糖尿病心肌纤维化研究的基础上，以糖尿病仓鼠为研究模型，研究第8～12周心肌组织胶原含量和比值动态变化、心肌细胞凋亡数目和凋亡指数、心肌细胞 AT_2 和 *Bcl-2* 蛋白等表达量的变化。与抗氧化剂氨基胍、血管紧张素 II 受体拮抗剂坎地沙坦对照，近一步证实益气活血方抗心肌细胞凋亡及心室重塑的发生和发展，减少细胞丢失的作用。用已知益气活血方的有效组分或成分，采用均匀设计、回归分析方法，获得基于组分配伍的"最佳配方"，借以探讨益气活血方药防治糖尿病心肌病的机制和有效靶点。

一、丹参饮抗糖尿病心肌病大鼠心肌纤维化疗效及分子机制

（一）心肌纤维化细胞模型的建立

1. 材料与方法

（1）实验动物：Wister 新生大鼠（1～2天），雌雄不限，体重 220～250g，35只，由首都医科大学动物中心提供。

（2）实验仪器

精密天平：METTLER TOLEDO

微量振荡器：上海精密仪器仪表有限公司

酶标仪：GENIOS-BASIC

96 孔板：Sigma

分光光度计：上海天谱分析仪器有限公司

紫外超净工作台：苏州苏净集团

震荡恒温水浴锅：北京市光明医疗仪器厂

立式压力蒸汽灭菌器：上海申安医疗器械厂

隔水式恒温培养箱：上海一恒科技有限公司

CO_2 细胞培养箱：Trmo Forma

冰箱：SIEMENS

显微镜：Olympus

超低温冰箱：Thermo Forma

血球计数板：上海求精生化试剂仪器有限公司

（3）主要试剂

无水乙醇：≥ 99.7% 新化试剂

过硫酸钾：国药集团化学试剂有限公司

NaCl：新化试剂

NaOH（AR）：新化试剂

高糖 DMEM 培养基：GBICO

新生牛血清：GBICO

氨苄西林：Sigma

硫酸链霉素：Sigma

Trypsin：Sigma

DMSO：Sigma

KCI：新化试剂

Na$_2$HPO$_4$×12H$_2$O：新化试剂

KH$_2$PO$_4$：新化试剂

NaHCO$_3$：新化试剂

去离子水：自制

（4）方法

①将原代培养的乳鼠置于体积分数 75% 乙醇缸中浸泡 10s 转移至超净台。

②将乳鼠固定于左手掌中，右手用无菌棉签蘸体积分数 75% 酒精消毒胸、腹部皮肤 3 次。

③用眼科虹膜剪在剑突处正中线稍偏左向上开胸后，用剪子压住胸骨右缘使心脏自然跳出，用弯镊子勾住心尖根部取出心脏，置于装有预冷的 0.01mol·L^{-1} 磷酸盐缓冲溶液（phosphate buffered solution，PBS）的培养皿中。

④将乳鼠心脏全部取出后剪去心房，剔除心脏上结缔组织、脂肪及血管于预冷 0.01mol·L^{-1}PBS（含双抗）清洗 3 次去除血污。

⑤将心脏剪成约 1mm×1mm×1mm 的组织块备用。将组织碎块放入容积为 100mL 的锥形瓶中，再加入 2gL Ⅱ型胶原酶和 2.5gL 胰蛋白酶（1：1）联合消化液，消化液体积为心肌组织的 10～15 倍，置于 37℃、80r·min^{-1} 水浴摇床消化 20min 后，用吸管轻轻吹打组织块 2min 以分散细胞，此时消化液变混浊，小部分组织块变成白色，用吸管吸取细胞悬液放入 15mL 的离心管中，加入含体积分数 10% FBS 的 HG/DMEM 以终止消化，收获细胞。

⑥在其余未完全消化的组织块中加入联合消化液为上次消化液总体积的 1/2，其余步骤同前，重复消化 4 次，所有的细胞悬液过 200 目铜网。吸取细胞悬液入 15mL 离心管，以 1000r·min 离心 5min，弃去上清液，在细胞沉淀中加入含体积分数 10% 的 HG/DMEM 10mL，吹打均匀后放入 100mm 培养皿中，放置在体积分数 5% CO$_2$、37℃ 培养箱中培养 90min，以差速贴壁，最先贴壁为心肌成纤维细胞。

⑦将心肌成纤维细胞以 1×10^5 个 /cm^2 接种于培养瓶中，加入含 10% FCS 的 DMEM 培养液培养细胞，在 5% CO$_2$、37℃ 条件下培养至细胞融合，再用 0.25% 胰蛋白酶消化传代，第 2～3 代细胞用于实验。根据既往的方法，将上述原代心肌成纤维细胞培养 48h 后，换成无血清再培养 24h，加入 Ang Ⅱ 10μmol/L 作用 48h 即可诱导心肌成纤维细胞增殖。

（5）心肌活细胞的形态检测

1）病理形态学观察：用倒置显微镜观察心肌成纤维细胞的形态学特征。

2）免疫病理学鉴定：用免疫细胞化学染色方法，倒置显微镜下观察心肌活细胞形态。标本制备：取 6 孔板，每孔内放一片盖玻片，用 0.25% 胰蛋白酶消化一瓶心肌成纤维细胞制成细胞悬液，以 1×10^5 个 /mL 浓度接种于孔内盖玻片上，置于 37℃、5% CO$_2$ 培养箱内培养 2h，使其充分附着贴壁后在其周围缓慢注入含 10% FCS 的 DMEM 培养液，继续培养 12～16h 后取出盖玻片，用无钙镁 PBS 液清洗两遍后，用 4% 多聚甲醛固定 30min，待做免疫细胞化学染色。免疫组织化学染色采用链霉亲和素－生物素－过氧化物酶（SABC）法。①细胞爬片：盖玻片固定后，用 PBS 清洗 3 次，每次 3min。然后置于 3% H_2O_2 室温孵育 30min，消除内源性过氧化物酶，再用 PBS 清洗 3 次，每次 3min。用 10% 正常山羊血清封闭，置于 37℃ 环境下孵育 30min。滴加一抗工作液（分别为兔抗大 18，其中含青霉素 100IU，链霉素 100μg。采用 PBS 作为一抗替代物做阴性对照，用 PBS 清洗 3 次，每次 3min。滴加生物素化二抗工作液，置于 37℃ 环境中孵育 15min，用 PBS 清洗 3 次，每次 3min。滴加辣根酶标记链霉卵白素工作液，置于 37℃ 环境中孵育 15min，用 PBS 清洗 3 次，每次 3min，DAB 显色，显微镜下控制显色时间，用蒸馏水洗涤，脱水。②用倒置显微镜观察细胞形态，用即用型 SP 免疫细胞化学法对心肌成纤维细胞进行染色，PBS 做阴性对照。

3）噻唑蓝比色法（MTT 法）检测心肌成纤维细胞增殖：细胞培养 1 周后弃培养液，用 0.25% 胰酶消化并收集细胞，在含 10% FCS 的 DMEM 培养液中反复吹打，并在倒置显微镜下观察贴壁细胞几乎全部脱离培养瓶壁，将细胞吸到 10mL 消毒玻璃离心管中，用台式离心机以 1000r/mm 离心 5min，弃去上清液，取沉淀细胞加入含 10% FCS 的 DMEM 以迅速终止胰酶的作用，用吸管反复吹打，混匀细胞，配成单个细胞悬液，调整细胞数为 5×10^4 个 /mL，将细胞接种于 96 孔板中，每孔 150μL，在 37℃，5% CO_2 及饱和湿度条件下继续培养 24h 以上，然后用无血清培养基培养 24h，而后进行实验，首先观察不同浓度 Ang Ⅱ（10^{-8}mol/L，10^{-7}mol/L，10^{-6}mol/L 和 10^{-5}mol/L）对 CFs 增殖的影响；继而进行 Ang Ⅱ（浓度为 10^{-6}mol/L）不同作用时间（24h，48h 和 72h）对 CFs 增殖影响的观察；按上述分组进行相应处理和操作后，每孔加入 MTT 20μL（5mg/mL），在 37℃，5% CO_2 条件下继续培养 6h 终止培养，小心弃净 MTT 液，每孔加 DMSO 100μL，振荡 10min 左右使结晶物充分溶解，自动酶联仪 490nm 波长测定各孔吸光度（OD 值），每孔 OD 值减去空白孔 OD 值为测试孔 OD 值，活细胞数与 OD 490nm 成正比。

2. 结果

（1）倒置显微镜下观察心肌活细胞形态：倒置显微镜下，原代培养的 CFs 12～16h 后可观察到散在分布的单个纺锤样梭形细胞，折光强，似结晶小体。第二天后细胞逐渐伸展成梭形或不规则三角形，胞质淡而几乎透明，折光弱，细胞核较大，呈椭圆形，通常含 2～3 个核，胞质向外伸出突起，细胞排列呈放射状或火焰状，生长至汇合状态时发生接触抑制，不呈"铺路石"或"峰和谷"等内皮细胞和平滑肌细胞生长模式，无自发性搏动。如图 3.2，图 3.3 所示为正常心肌成纤维细胞 HE 染色；如图 3.4，图 3.5 所示为加药处理后纤维化的细胞 HE 染色。

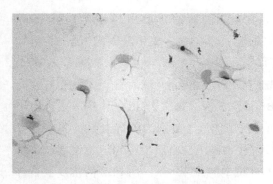

图 3.2　正常心肌成纤维细胞 HE 染色
（一，40×）

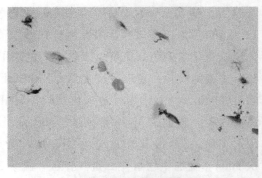

图 3.3　正常心肌成纤维细胞 HE 染色
（二，40×）

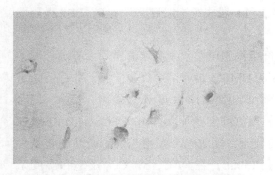

图 3.4　加药处理后纤维化的细胞 HE 染色
（一，40×）

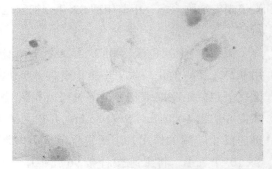

图 3.5　加药处理后纤维化的细胞 HE 染色
（二，40×）

（2）免疫细胞化学 SP 法染色结果：光镜下见细胞呈梭形或多角形，阳性反应即胞质内围绕胞核呈现棕黄色细密颗粒改变，呈细丝状；波形蛋白染色阳性即胞质内围绕细胞核呈红色丝状网络状态，纤维连接蛋白染色呈阳性；血管平滑肌肌动蛋白染色呈阴性，PBS对照呈阴性，符合成纤维细胞的染色特征。取 5 个高倍视野，计数 100 个细胞中阳性细胞所占比例达 96%。

（3）MTT 法检测 Ang Ⅱ对心肌成纤维细胞增殖的影响表 3.41。

表 3.41　MTT 法检测条件培养基中细胞增殖情况（$\bar{x} \pm s$，$n=5$）

分组	n	MTT
空白组	5	0.54 ± 0.02
Ang Ⅱ刺激组	5	$0.56 \pm 0.03^{*}$

注：与原代细胞组比较

$*P < 0.05$

·展望篇·

（二）MTT 法检测丹参饮中药组分抑制 Ang Ⅱ 诱导的新生大鼠心肌成纤维细胞增殖的影响

1. 材料与方法

（1）CFs 取自同批次原代培养的 2 ～ 3 代细胞。

（2）药物

氨基胍：Sigma

坎地沙坦：Sigma

血管紧张素Ⅱ：Sigma

丹参：西安斯诺特生物技术有限公司

砂仁：西安斯诺特生物技术有限公司

檀香：西安斯诺特生物技术有限公司

丹参酮Ⅱ A：西安斯诺特生物技术有限公司

乙酸龙脑酯：西安斯诺特生物技术有限公司

檀香油：西安斯诺特生物技术有限公司

1）丹参饮水提物的提取

①取丹参 250g，砂仁 50g，檀香 50g，比例 5：1：1。用中药粉碎机粉碎，混匀，加入 1000mL 二蒸水，浸泡 4h。

②将药材倒入容积为 2L 的圆底烧瓶中，上方接冷凝回流装置，放置在电热套上加热煮沸，煎煮 10h，倒出药液，重复 3 次，合并 3 次提取物，以 15 000r/min 离心除渣，在蒸发皿烘干，即得丹参饮水提物。

③计算提取率，3 次共提取丹参饮混合物 80.04g，提取率为 22.87%。

2）含药血清的制备

①取健康雄性 SD 大鼠（220 ～ 250g）22 只，随机分为对照组和 1 组、2 组，每组 7 只。

②适应饲养 3d 后，1 组、2 组分别给予丹参饮中药组分（丹参酮Ⅱ A、乙酸龙脑酯、檀香油，比例为 5：1：1）、丹参饮水提物灌胃，以每千克体质量 8mg 的剂量灌胃 2 次 /d，连续 3d；对照组给予等体积生理盐水灌胃。连续给药 3d 后禁食 12h，于第 4 天一次性给予全天剂量，1h 后颈总动脉取血，静置 2h，2000r/min、4℃离心 15min 分离血清，56℃、30min 灭活。0.22μm 滤膜过滤除菌，–20℃保存备用。

（3）主要仪器

电子天平：武汉电子称重仪器公司

中药粉碎机：江阴市新雄机械制造有限公司

恒温水浴锅：北京市光明医疗仪器厂

恒温干燥箱：海一恒科学仪器有限公司

双蒸水机：上海和杰科技有限公司

（4）主要材料

二蒸水：自制

MTT细胞增殖及细胞毒性检测试剂盒：货号M1020，Solarbio公司

（5）方法

1）心肌成纤维细胞（CFs）的培养：同实验（一）部分

2）实验细胞准备与分组

①正常对照组：继续用含10%胎牛血清的DMEM培养液培养。②Ang Ⅱ刺激组（Ang Ⅱ组）：用含Ang Ⅱ（10^{-6}mol/L）的上述培养液培养细胞。③氨基胍组（Ang Ⅱ+氨基胍组）：在②组培养液基础上加入氨基胍，配成终浓度为0.8mg/L的培养液培养细胞。④坎地沙坦组（Ang Ⅱ+坎地沙坦组），在②组培养液基础上加入坎地沙坦，配成终浓度为0.8mg/L的培养液培养细胞。⑤丹参饮中药组分高剂量组（Ang Ⅱ+中药组分高剂量组）：培养液中丹参饮中药组分浓度为100μL/mL含药血清，余同②组。⑥丹参饮中药组分中剂量组（Ang Ⅱ+中药组分中剂量组）：培养液中丹参饮中药组分浓度为50μL/mL含药血清，余同②组。⑦丹参饮中药组分低剂量组（Ang Ⅱ+中药组分低剂量组）：培养液中丹参饮中药组分浓度为10μL/mL含药血清，余同②组。⑧丹参饮水煎剂高剂量组（Ang Ⅱ+水煎剂高剂量组）：培养液中丹参饮水煎剂浓度为100μL/mL含药血清，余同②组。⑨丹参饮水煎剂中剂量组（Ang Ⅱ+水煎剂中剂量组）：培养液中丹参饮水煎剂浓度为50μL/mL含药血清，余同②组。⑩丹参饮水煎剂低剂量组（Ang Ⅱ+水煎剂低剂量组）：培养液中丹参饮水煎剂浓度为10μL/mL含药血清，余同②组。

3）MTT法检测条件培养基中细胞增殖情况：用传代至2～4代的心肌成纤维细胞进行实验，心肌成纤维细胞培养1周后弃去培养液，0.25%胰酶消化并收集细胞，在含10%FCS的DMEM培养液中反复吹打，并在倒置显微镜下观察贴壁细胞几乎全部脱离培养瓶壁，将细胞吸到10mL消毒玻璃离心管中，用台式离心机以1000 r/min离心5min，弃去上清液，取沉淀细胞加入含10%FCS的DMEM以迅速终止胰酶的作用，用吸管反复吹打，混匀细胞，配成单个细胞悬液，以5×10^4个/mL浓度接种于96孔板中，每孔100μL，置于CO_2细胞培养箱中培养过夜，待细胞贴壁；第二天弃旧培养液，换以不同浓度的含药血清+DMEM，继续置于培养箱中培养72h后，弃培养液，加入0.5mg/mL MTT，每孔100μL，置于培养箱中孵育4h；4h后弃去MTT溶液，每孔加入150μL DMSO，避光震荡10min，酶标仪上读取在波长492nm下光吸收值（OD）。

对细胞增殖的抑制率根据式（3.1）计算，即

抑制率（%）=[1−（OD实验组−OD空白）/（OD对照组−OD空白）]×100%　　　（3.1）

当细胞半数死亡时的挥发油浓度为IC50，其计算公式用改良寇式方程：

$$lgIC50 = Xm\text{-}I\,(P-(3-P_m\text{-}P_n)/4)$$　　　（3.2）

其中，X_m 为 lg 最大剂量；

I 为 lg（最大剂量 / 相临剂量）；

P 为阳性反应率之和；

P_m 为最大阳性反应率；

P_n 为最小阳性反应率。

2. 结果

MTT 法检测丹参饮中药组分抑制 Ang Ⅱ诱导的新生大鼠心肌成纤维细胞增殖的影响（$\bar{x} \pm s$, $n=5$）结果见表 3.42。

表 3.42　MTT 法检测丹参饮中药组分抑制 Ang Ⅱ诱导的
新生大鼠心肌成纤维细胞增殖的影响（$\bar{x} \pm s$, $n=5$）

分组	n	MTT
原代细胞	5	0.53 ± 0.03
模型组	5	$0.57 \pm 0.02^{*\,★\,△△}$
氨基胍组	5	$0.54 \pm 0.03^{△}$
坎地沙坦组	5	$0.48 \pm 0.02^{*\,▲▲★}$
DSY 组分高	5	$0.42 \pm 0.04^{**\,▲▲★\,△}$
DSY 组分中	5	$0.46 \pm 0.02^{*\,▲▲★}$
DSY 组分低	5	$0.47 \pm 0.02^{*\,▲▲★}$
DSY 水煎高	5	$0.43 \pm 0.03^{**\,▲▲★\,△}$
DSY 水煎中	5	$0.45 \pm 0.04^{**\,▲▲★}$
DSY 水煎低	5	$0.52 \pm 0.05^{▲△}$

注：DSY 组分高、DSY 组分中、DSY 组分低、DSY 水煎高、DSY 水煎中、DSY 水煎低分别代表丹参饮中药组分高剂量组、丹参饮中药组分中剂量组、丹参饮中药组分低剂量组、丹参饮水煎剂高剂量组、丹参饮水煎剂中剂量组、丹参饮水煎剂低剂量组。

* 与原代细胞组比较，$P < 0.05$

** 与原代细胞组比较，$P < 0.01$

$^{▲}$与模型组比较，$P < 0.05$

$^{▲▲}$与模型组比较，$P < 0.01$

$^{△}$与坎地沙坦组比较，$P < 0.05$

$^{△△}$与坎地沙坦组比较，$P < 0.01$

$^{★}$与氨基胍组比较，$P < 0.05$

$^{★★}$与氨基胍组比较，$P < 0.01$

3. 结果分析

MTT 法检测丹参饮中药组分抑制 Ang Ⅱ 诱导的新生大鼠心肌成纤维细胞增殖的影响实验结果显示：丹参饮中药组分高剂量组与模型组比较有统计学意义（$P < 0.05$）；丹参饮中药组分中剂量组与模型组比较有统计学意义（$P < 0.05$）；丹参饮中药组分低剂量组与模型组比较有统计学意义（$P < 0.05$）；丹参饮水煎剂高剂量组与模型组比较有统计学意义（$P < 0.05$）；丹参饮水煎剂中剂量组与模型组比较有统计学意义（$P < 0.05$）；丹参饮水煎剂低剂量组与模型组比较有统计学意义（$P < 0.05$）；丹参饮中药组分高剂量组与坎地沙坦组比较有统计学意义（$P < 0.05$）；丹参饮水煎剂高剂量组与坎地沙坦组比较有统计学意义（$P < 0.05$）；丹参饮水煎剂低剂量组与坎地沙坦组比较有统计学意义（$P < 0.05$）；丹参饮中药组分高剂量组与氨基胍组比较有统计学意义（$P < 0.05$）；丹参饮中药组分中剂量组与氨基胍组比较有统计学意义（$P < 0.05$）；丹参饮中药组分低剂量组与氨基胍组比较有统计学意义（$P < 0.05$）；丹参饮水煎剂高剂量组与氨基胍组比较有统计学意义（$P < 0.05$）；丹参饮水煎剂中剂量组与氨基胍比较有统计学意义（$P < 0.05$）；丹参饮中药组分高剂量组与丹参饮中药组分中剂量组比较有统计学意义（$P < 0.05$）；丹参饮中药组分高剂量组与丹参饮中药组分低剂量组比较有统计学意义（$P < 0.05$）；丹参饮水煎剂高剂量组与丹参饮水煎剂中剂量组比较有统计学意义（$P < 0.05$）；丹参饮水煎剂高剂量组与丹参饮水煎剂低剂量组比较有统计学意义（$P < 0.05$）；丹参饮水煎剂中剂量组与丹参饮水煎剂低剂量组比较有统计学意义（$P < 0.05$）。

（三）Western Blot（蛋白质印迹法）检测心肌成纤维细胞中 Ⅰ 型胶原蛋白、Ⅲ 型胶原蛋白等蛋白表达水平

1. 材料与方法

（1）材料

1）主要试剂

丹参饮中药组分、丹参饮提取物、氨基胍、坎地沙坦含药血清：由实验（二）制备。

心肌纤维化成纤维细胞：由实验（一）制备。

2）试剂配制

组织裂解液：50mmol/L Tris base，150mmol/L NaCl，0.1% SDS，即 0.303g Tris base，0.4383g NaCl，0.05g SDS，40mL H_2O，用 HCl 调 pH 至 8.0，定容至 50mL。

30% 丙烯酰胺储存液：29g 丙烯酰胺（单丙），1g N'N'– 双丙，用去离子水定容至 100mL，4℃ 避光保存。

1.5mol/L Tris-Cl（pH 8.8）缓冲液：18.16g Tris 碱，用 HCl 调 pH 值至 8.8，去离子水定容至 100mL，4℃ 保存。

1.0mol/L Tris-Cl（pH 6.8）缓冲液：12.11g Tris 碱，用 HCl 调 pH 值至 6.8，去离子水

定容至100mL，4℃保存。

　　10% SDS：10g SDS，用去离子水定容至100mL，室温保存。

　　10% AP：1g AP用去离子水定容至10mL，-20℃分装保存。

　　2×SDS凝胶加样缓冲液：见表3.43。-20℃分装保存。

表3.43　2×SDS凝胶加样缓冲液

成分	体积/重量	终浓度
1.0mol·L^{-1} Tris-Cl（PH 6.8）	1mL	100mmol·L^{-1}
10% SDS	4mL	4%
甘油	2mL	20%
溴酚蓝	0.01g	0.1%
10%β-巯基乙醇	1mL	200mmol·L^{-1}
去离子水	1mL	
总体积	10mL	

　　Tris-甘氨酸电泳缓冲液；见表3.44。去离子水定容至1000mL，4℃保存，工作浓度为1×。

表3.44　Tris-甘氨酸电泳缓冲液（5×）

成分	体积/重量	终浓度
Tris碱	15.1g	25mol/L
甘氨酸	94g	250mol/L
10%SDS	50mL	0.1%

　　电转缓冲液：3.035g Tris碱，甘氨酸，200mL甲醇，用去离子水定容至1000mL，4℃保存。

　　TBS：6.057g Tris碱，8.755g NaCl，200mL甲醇，用HCl调pH至7.6，去离子水定容至1000mL，4℃保存。

　　TBST：1000mL TBS，1mL Tween-20。

　　封闭液：100mL TBST，5g脱脂奶粉。

3）主要仪器

电子天平：Sartorius 公司

移液枪：Eppendorf 公司

微量加样吸头：北京中衫金桥生物有限公司

－80℃低温冰箱：青岛海尔

4℃低温冰箱：青岛海尔

制冰机：SCOTSMAN

去离子水仪：Purelab Plus

PVDF 膜：Millipore

医用 X 射线胶片：柯达公司

通用显影粉、酸性定影粉：天津天陆海感光材料厂

高速离心机：Eppendorf 公司

转移脱色摇床：海门其林贝尔仪器制造公司

电泳仪：北京六一仪器厂

低温离心机：Eppendorf

凝胶玻璃板、固定夹：北京六一仪器厂

垂直电泳槽：北京六一仪器厂

转移槽：北京六一仪器厂

（2）方法

1）总蛋白的提取：提取组织蛋白多是利用将组织裂解、破碎、使蛋白质释放的原理。具体步骤如下：取大约 100mg 组织放入到 1mL 裂解液中，加入抑制剂后使用匀浆器充分研磨。研磨完毕放在 4 度离心机离心，转速为 12000r/min，离心 10min。取上清放入 –80℃冰箱保存。

2）组织总蛋白测定：蛋白含量测定采用新式的 Nano Drop 测定。

3）SDS– 聚丙烯酰胺凝胶电泳（PAGE）

①制备 SDS-PAGE 凝胶

a. 将灌胶玻璃板洗净，晾干固定，确定灌制分离胶液面标志线（距样品梳子底部 0.5 ～ 1.0cm 处）。

b. 配制 10% 分离胶(表 3.45)4mL，快速灌入凝胶玻璃槽中，使其液面至标志线位置(避免产生气泡)。

c. 立即用去离子水覆盖胶面（隔绝空气，有助于凝胶聚合），室温放置约 40min 至分离胶凝固。

d. 配制 4% 浓缩胶 2mL （表 3.45）。

·展 望 篇·

表 3.45　10% 分离胶和 4% 浓缩胶的配制

	10% 分离胶	4% 浓缩胶
ddH$_2$O	1.576mL	1.2mL
30% Acrylamide（4℃避光）	1.36mL	0.27mL
1.5mol·L^{-1} Tris-HCl（pH 8.8）	1.00mL	—
0.5mol·L^{-1} Tris-HCl（pH 6.8）	—	0.5mL
10% SDS	40μL	20μL
10% APS（后加）	40μL	20μL
TEMED（后加）	2.0μL	2μL
总计	4mL	2mL

e. 倒掉去离子水覆盖液，并用吸水纸吸掉残留的液体。将凝胶板重新垂直放置，轻轻加入 4% 浓缩胶液（注意避免产生气泡），插入样品梳，室温凝胶约 40min。

f. 轻轻拔去梳子，将玻璃夹板"凹"面贴紧电泳槽，两侧用夹子很好地固定在电泳槽上。

②样品变性及电泳

a. 从 –80℃冰箱中取出提取的总蛋白样品，立即插入冰中（减少蛋白降解）待其融化。

b. 根据蛋白定量结果，加入相应体积的总蛋白样品与 5× 蛋白质凝胶电泳上样缓冲液，轻轻混合，95℃变性 10min，立即插入冰中待用。

c. 将样品轻轻加至凝胶孔中，电泳仪设置成稳压状态，接通电源，将电压调至 80V 使样品通过浓缩胶与分离胶（电压约 8V/cm）。电泳使染料至分离胶适当位置，结束电泳。

4）凝胶转膜及其检测：凝胶电泳结束后，将凝胶上分离到的蛋白条带通过转移电泳方式转印至固相支持物上，然后分别用非标记一抗及辣根过氧化物酶标记的二抗对其进行孵育、检测。本实验采用 PVDF 膜作为固相支持物。采用半干转的转膜方式。

①PVDF 膜的预处理：先置于 100% 甲醇中浸泡 2～3min，水、电转液依次漂洗 2min×2 次，置于电转液中备用。

②剪裁与胶同样大小的 6 层滤纸，用转移缓冲液浸泡后待用。

③取下电泳板，将其平置（使"凹"面玻璃板在下），小心取出夹板中的垫片及去掉上层玻璃板，切除多余凝胶，将含样品胶用电转液漂洗一次。

④将样品胶与膜装入标有正、负极的转膜夹板中：由阴极侧开始，依次为海绵垫片→3 层滤纸→样品胶→PVDF 膜→3 层滤纸（注意：排除气泡）→海绵垫片，扣紧转膜夹板，放入含有转膜缓冲液的转移电泳槽中。

⑤正确连接转移电泳连线，保证电荷由负极向正极流动（转膜条件：电流 130mA，电压 20V 左右，转膜时间为 30min）。

⑥封闭：小心取出转移膜置于封闭液中，室温、摇床上缓慢摇动状态下封闭 1h。

⑦一抗反应：将一抗用封闭液稀释300倍；将封闭后的膜直接放入一抗工作液中，4℃反应过夜 [（一抗：bax（bs-0127R）]。

⑧洗膜：将反应膜放入平皿中，用1×TBST洗涤3次（室温下缓慢摇动洗涤），每次10 min，洗净未结合的一抗。

⑨二抗反应：将洗涤后的一抗反应膜放入二抗工作液（1：3000）中，室温、避光缓慢摇动60 min（二抗：ZB-2301）。

⑩洗膜：用1×TBST洗膜，方法同⑧，洗去游离二抗。

⑪曝光及洗片。

2. 实验结果

（1）丹参饮对糖尿病心肌病心肌成纤维细胞中Ⅰ型胶原蛋白表达的影响如图3.6所示。

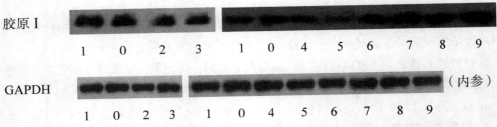

图3.6　丹参饮对糖尿病心肌病心肌成纤维细胞中Ⅰ型胶原蛋白表达的影响

0、1、2、3、4、5、6、7、8、9，分别代表空白组；模型组；氨基胍组；坎地沙坦组；丹参饮水煎剂低剂量组；丹参饮水煎剂中剂量组；丹参饮水煎剂高剂量组；丹参饮中药组分低剂量组；丹参饮中药组分中剂量组；丹参饮中药组分高剂量组。

（2）丹参饮对糖尿病心肌病心肌成纤维细胞中Ⅲ型胶原蛋白表达的影响如图3.7所示。

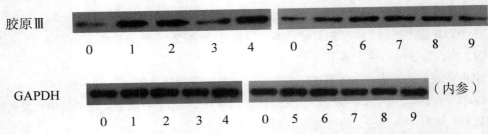

图3.7　丹参饮对糖尿病心肌病心肌成纤维细胞中Ⅲ型胶原蛋白表达的影响

0、1、2、3、4、5、6、7、8、9，分别代表空白组；模型组；氨基胍组；坎地沙坦组；丹参饮水煎剂低剂量组；丹参饮水煎剂中剂量组；丹参饮水煎剂高剂量组；丹参饮中药组分低剂量组；丹参饮中药组分中剂量组；丹参饮中药组分高剂量组。

3. 结果分析

（1）丹参饮对糖尿病心肌病心肌成纤维细胞中Ⅰ型胶原蛋白表达的影响：与模型组比

较，丹参饮中药组分低剂量组Ⅰ型胶原蛋白表达水平下调。其他组别与模型组比较未见明显差异。与氨基胍组比较，丹参饮中药组分低剂量组Ⅰ型胶原蛋白表达水平下调。

（2）丹参饮对糖尿病心肌病心肌成纤维细胞中Ⅲ型胶原蛋白表达的影响：与模型组比较，丹参饮水煎剂低剂量组、丹参饮水煎剂中剂量组、丹参饮水煎剂高剂量组、丹参饮中药组分低剂量组、丹参饮中药组分中剂量组、丹参饮中药组分高剂量组的Ⅲ型胶原蛋白表达水平下调。与氨基胍组比较，丹参饮水煎剂中剂量组、丹参饮水煎剂高剂量组、丹参饮中药组分高剂量组的Ⅲ型胶原蛋白表达水平下调。与坎地沙坦组比较，实验组未见明显差异。与丹参饮水煎剂中剂量组比较，丹参饮水煎剂高剂量组与丹参饮中药组分高剂量组的Ⅲ型胶原蛋白表达水平下调。与丹参饮中药组分低剂量组比较，丹参饮水煎剂中剂量组、丹参饮水煎剂高剂量组和丹参饮中药组分高剂量组的Ⅲ型胶原蛋白表达水平下调。

（四）ELISA 法检测心肌成纤维细胞中Ⅰ型胶原蛋白、Ⅲ型胶原蛋白等蛋白表达水平

1. 材料与方法

（1）材料

1）主要试剂及材料

Ⅰ型胶原 ELISA 试剂盒：产家 Rigorbio；规格 96T。

Ⅲ型胶原 ELISA 试剂盒：产家 Rigorbio；规格 96T。

丹参饮中药组分、丹参饮提取物、氨基胍、坎地沙坦含药血清：由实验（二）制备。

心肌纤维化成纤维细胞：由实验一制备。

2）主要仪器

低温冷冻离心机：Thermo

酶标仪：Thermo

（2）方法

1）样品处理：将心肌组织制成细胞裂解液、细胞培养上清液各 10 份，以 3000r/min 的速度，4r/min 环境下离心 20min，将上清液转移至新的 EP 管中 –20℃保存待测。

2）样品稀释与加样：在酶标包被板上设标准品孔 12 孔，在第 1、第 2 孔中分别加标准品 50μL，然后在第 1、第 2 孔中加入标准品稀释液 50μL 混匀；从第 1、第 2 孔中各取 50μL 分别加到第 3、第 4 孔中，然后在第 3、第 4 孔中加标准品稀释液 50μL，混匀；从第 3 孔、第 4 孔中各取 50μL 分别加到第 5 孔和第 6 孔，再在第 5、第 6 孔分别加标准品稀释液 50μL，混匀；然后在第 5 孔和第 6 孔中各取 50μL 分别加到第 7、第 8 孔中，再在第 7、第 8 孔中分别加标准品稀释液 50μL，混匀；混匀后从第 7、第 8 孔中各取 50μL 分别加到第 9、第 10 孔中，再在第 9、第 10 孔中分别加标准品稀释液 50μL，混匀后从第 9、第 10 孔中分别取 50μL 去掉；在第 11、第 12 孔中分别加标准品稀释液 50μL 作为空白孔（稀释后各孔加样量都为 50μL，浓度为 2 倍倍比稀释）。

3）加样：在酶标包被板上待测样品孔中先加样品 40μL，然后再加对应的生物素标记二抗溶液 10μL。加样将样品加于酶标板孔底部，尽量不触及孔壁，轻轻晃动混匀；再在所有孔中加入对应的酶标试剂 50μL。

4）温育：用封板膜封板后置 37℃温育 60min 或室温孵育 2h。

5）配液：将 30 倍浓缩洗涤液用蒸馏水 30 倍稀释后备用。

6）洗涤：小心揭掉封板膜，弃去液体，甩干，每孔加满洗涤液，静置 30s 后弃去，如此重复 5 次，拍干。

7）显色：每孔先加入显色剂 A 50μL，再加入显色剂 B 50μL，轻轻振荡混匀，37℃ 避光显色 10min。

8）终止：每孔加终止液 50μL，终止反应（此时蓝色立转黄色）。

9）测定：450nm 波长依序测量各孔的吸光度（OD 值）。测定应在加终止液后 15min 以内进行。根据 OD 值绘制标准曲线，计算样品中对应指标的浓度。

10）细胞每个样本每个指标做 3 个平行，细胞培养上清每个样本每个指标做 3 个平行。

2. 实验结果

（1）心肌成纤维细胞中 I 型胶原蛋白表达水平如表 3.46 所示。

表 3.46　ELISA 法检测心肌成纤维细胞中 I 型胶原蛋白表达水平（$\bar{x} \pm s$，$n=5$）

分组	n	I 型胶原蛋白
原代细胞	3	4.12 ± 0.19
模型组	3	$5.45 \pm 0.18^{**}$
氨基胍组	3	$4.24 \pm 0.12^{\blacktriangle\blacktriangle}$
坎地沙坦组	3	$4.14 \pm 0.1^{\blacktriangle\blacktriangle}$
DSY 组分高	3	$4.18 \pm 0.13^{\blacktriangle\blacktriangle}$
DSY 组分中	3	$4.25 \pm 0.11^{\blacktriangle\blacktriangle}$
DSY 组分低	3	$4.33 \pm 0.04^{\blacktriangle\blacktriangle}$
DSY 水煎高	3	$4.19 \pm 0.04^{\blacktriangle\blacktriangle}$
DSY 水煎中	3	$4.31 \pm 0.04^{\blacktriangle\blacktriangle}$
DSY 水煎低	3	$4.37 \pm 0.27^{\blacktriangle\blacktriangle}$

注：DSY 组分高、DSY 组分中、DSY 组分低、DSY 水煎高、DSY 水煎中、DSY 水煎低分别代表丹参饮中药组分高剂量组、丹参饮中药组分中剂量组、丹参饮中药组分低剂量组、丹参饮水煎剂高剂量组、丹参饮水煎剂中剂量组、丹参饮水煎剂低剂量组。

** 与原代细胞组比较，$P < 0.01$

▲▲与模型组比较，$P < 0.01$

（2）心肌成纤维细胞中Ⅲ型胶原蛋白表达水平如表3.47所示。

表3.47　ELISA法检测心肌成纤维细胞中Ⅲ型胶原蛋白表达水平（$\bar{x} \pm s$，$n=5$）

分组	n	Ⅲ型胶原蛋白
原代细胞	3	7.16 ± 0.29
模型组	3	9.28 ± 0.98**
氨基胍组	3	7.24 ± 0.05 ▲▲
坎地沙坦组	3	7.38 ± 0.10 ▲▲
DSY 组分高	3	7.35 ± 0.20 ▲▲
DSY 组分中	3	7.69 ± 0.10 ▲▲
DSY 组分低	3	7.74 ± 0.34 ▲▲
DSY 水煎高	3	7.42 ± 0.11 ▲▲
DSY 水煎中	3	7.59 ± 0.31 ▲▲
DSY 水煎低	3	7.60 ± 0.38 ▲▲

注：DSY组分高、DSY组分中、DSY组分低、DSY水煎高、DSY水煎中、DSY水煎低分别代表丹参饮中药组分高剂量组、丹参饮中药组分中剂量组、丹参饮中药组分低剂量组、丹参饮水煎剂高剂量组、丹参饮水煎剂中剂量组、丹参饮水煎剂低剂量组。

** 与原代细胞组比较，$P < 0.01$

▲▲ 与模型组比较，$P < 0.01$

3. 结果分析

（1）心肌成纤维细胞中Ⅰ型胶原蛋白表达水平：与原代细胞组比较，模型组Ⅰ型胶原蛋白表达水平上升，差异有统计学意义（$P < 0.01$）；其他组别与原代细胞组比较未见明显差异。与模型组比较，氨基胍组、坎地沙坦组、丹参饮中药组分高剂量组、丹参饮中药组分中剂量组、丹参饮中药组分低剂量组、丹参饮水煎剂高剂量组、丹参饮水煎剂中剂量组、丹参饮水煎剂低剂量组Ⅰ型胶原蛋白表达水平下调，差异有统计学意义（$P < 0.01$）。其他各组别间比较，未见明显差异。

（2）心肌成纤维细胞中Ⅲ型胶原蛋白表达水平：与原代细胞组比较，模型组Ⅲ型胶原蛋白表达水平上升，差异有统计学意义（$P < 0.01$）；其他组别与原代细胞组比较未见明显差异。与模型组比较，氨基胍组、坎地沙坦组、丹参饮中药组分高剂量组、丹参饮中药

组分中剂量组、丹参饮中药组分低剂量组、丹参饮水煎剂高剂量组、丹参饮水煎剂中剂量组、丹参饮水煎剂低剂量组Ⅲ型胶原蛋白表达水平下调，差异有统计学意义（$P < 0.01$）。其他各组别间比较，未见明显差异。

4. 实验讨论：糖尿病性心肌病（diabetic cardiomyophthy，DC）是导致糖尿病患者死亡的主要病因之一，是糖尿病导致心脏微血管病变和心肌代谢紊乱所致的心肌广泛局灶性坏死等损害。由 Ruble 等人于 1972 年根据 4 个成年糖尿病患者在无明显的冠状动脉及瓣膜病变、先天性心脏病、高血压及酗酒的情况下罹患充血性心衰首次提出 DC 的概念。目前已有较多证据表明，部分糖尿病患者所出现的心力衰竭与大血管粥样硬化无关，而是由 DC 所致，DC 被证明是一种独立的糖尿病并发症。DC 通常表现为心肌顺应性降低和舒张期充盈受阻为主的心室功能异常。DC 的病理生理特点为左心室舒张功能障碍，晚期也可有收缩功能减低。心肌间质纤维化和心肌胶原网络重构是 DC 左心室舒张和收缩功能障碍的主要原因之一。目前认为，心肌间质纤维化是 DC 诱发心力衰竭、心律失常、心源性休克和猝死的主要原因，有 80% 的糖尿病患者死于心脏病。充血性心力衰竭发病率升高，在男性糖尿病患者为 2.4∶1，在女性糖尿病患者为 5∶1；糖尿病患者中，致死性和非致死性心力衰竭发生率比不伴糖尿病增加 2 ～ 4 倍；伴有糖尿病患者心脏病死亡率比不伴糖尿病患者增加 3 ～ 7 倍；在糖尿病患者中，心梗后近期和远期死亡率增加了 1.5 ～ 2 倍。

阻断或逆转心肌间质纤维化是治疗 DC 的关键之一，最新研究认为，DC 以心肌细胞增生肥大、凋亡，心肌间质纤维增生为主要病理特征。心脏从组织结构上分为两部分：实质和间质。前者数量不足心脏细胞总数的 1/3，主要指心肌细胞。后者包括成纤维细胞、淋巴细胞、巨噬细胞、细胞外基质（extracellular matrix，ECM）和血管等，统称为结缔组织，其中成纤维细胞能够合成胶原等细胞外基质成分及胶原酶。细胞外基质作为心肌细胞间质的主要组成部分，由多种蛋白质构成，包括胶原（collagen，CL）、层粘连蛋白（laminin，LN）及纤维连接蛋白（fibronectin，FN）等，胶原的含量（细胞外基质的主要成分）常被用来评估器官纤维化的程度。心肌胶原主要是Ⅰ型胶原（占心肌间质总胶原 85%）和Ⅲ型胶原（占心肌间质总胶原 11%）。Ⅰ型胶原具有良好的韧性，其数量多少与心脏的僵硬度密切相关，Ⅲ型胶原伸展性强，其数量多少决定心室壁弹性。Ⅰ/Ⅲ型胶原比例平衡，对心肌组织结构和心脏功能完整性的维持具有重要意义。心肌细胞周围的间质性胶原，对维持心肌细胞、冠状动脉微循环的结构与功能的完整性具有重要作用，并决定着心室体积及舒张功能，协调由心肌细胞产生的收缩力向心室腔内传导。因此，心脏间质性胶原成分过度降解和（或）过度合成，都将影响心肌的力学性质、心室的结构与功能。有研究结果显示，糖尿病心肌病组左室心肌组织胶原含量明显高，提示糖尿病心肌病大鼠存在心肌间质纤维化，ECM 的生成和降解受许多因素的影响和调控，其中 TGF-β 作为一个关键的生长因子，在转录、转录后及翻译水平增加胶原等间质蛋白质的合成，也能抑制细胞外基质的降解，是纤维化形成过程中的中心环节。TGF-β 异构体中，TGF-β 致组织纤维化作用最强。体内的许多细胞和组织中均表达和释放 TGF-β 其生物活性形式是二硫键连接而成的同源二聚体，最初 TGF-β 以二聚体与其潜活相关蛋白（latent associated protein，LAP）非共价连接而形成非活性 TGF-β，分泌到细胞外。

中医对 DC 提倡整体观念，病证结合，综合处理，辨证论治。糖尿病心肌病可归属于中医学"消渴""胸痹""心悸""怔忡"等范畴讨论。在中医学很早就有消渴并发心痛的记载。消渴常因气血亏虚导致营卫不和，气血不畅。明代《普济方·消渴门》记载了许多治疗消渴病心痛、心闷、心神烦乱的方剂，如"麦冬丸治消渴心烦闷、健忘怔忡""枸杞根饮治消渴心中热闷烦躁""天麦冬煎治消渴惊悸不安""赤茯苓煎治消渴心神烦乱""治热渴心闷，橘皮、甘草等分煮饮"。《诸病源候论·消渴》言："小便利则津液竭，津液竭则经络涩。"瘀血、痰湿是消渴最常见的病理产物，可通过多种途径形成：其一是燥热煎熬阴血成瘀，炼津成痰；其二是阴虚，虚火炼血为瘀，灼液为痰；其三是气随津脱，气不行血而停滞为瘀，气不行津停为痰湿；其四是阴损及阳，失于温煦而血遇寒而凝为瘀、水得寒而凝为痰。胸痹亦多为本虚标实之证，病位在心，与肺、肝、脾、肾有关，本虚为气阴亏虚，标实为血瘀、痰浊交互为患。消渴所形成之瘀血、痰湿易交阻心脉而发为胸痹。研究认为，饱食、受寒、疲劳、精神刺激常为糖尿病心肌病发病诱因。初期以燥热为主，燥热伤阴，渐使阴虚；后期则又损及肾阴，以阴虚为主，兼有气虚；气阴两虚是 DC 的基本病机之一。气阴两虚夹瘀血是 DC 的主要证型，益气活血法是主要治则，生脉散和丹参饮是最常用方剂。丹参饮出自《时方歌括》，方由丹参一两，檀香、砂仁各一钱组成，主治心痛、胃脘诸痛。方中重用丹参为君，活血调经，祛瘀止痛，养血安神。《本草汇言》言："丹参，善治血分，去滞生新，调经顺脉之药也。"《本草纲目》言："（丹参）活血，通心包络。"檀香善行胸膈脾胃之气，《本草述》曰："东垣所言，白檀调气在胸膈之上，处咽隘之间，而《日华子》更言煎服止心腹痛，霍乱、肾气痛，是则其调气不止在上焦而已也"。砂仁行气调中，和胃醒脾，《本草汇言》言："砂仁，温中和气之药也，若上焦之气梗逆而不下，下焦之气抑遏而不上，中焦之气凝聚而不舒，用砂仁治之，奏效最捷"。诸药合用，共奏活血化瘀，行气止痛之效。本研究应用结构化糖尿病住院病历临床信息采集系统采集了北京地区7 家医院 1274 例 2 型糖尿病合并冠心病患者的临床数据，辨证分型气阴两虚占 56.28%，是所有证型中最常见的，是 2 型糖尿病的本证；其次，夹瘀、夹湿也较常见。对方剂组成整理发现，均以生脉散、丹参饮，或生脉散合丹参饮加减进行处方，进一步提示益气活血法应用广泛，生脉散和丹参饮是被广泛认可的有效方剂。

研究认为益气活血类中药具有提高机体免疫力，促进机体代谢，增强心肌抗氧化能力等作用；其对糖尿病心肌病的治疗主要是通过抑制心肌间质纤维化，抑制心肌细胞凋亡，抑制心室重塑，抑制心肌胶原网络重构等多个途径发挥治疗作用的。

中药干预 DC 心肌间质纤维化有效，方证对应机制阐述值得深入探讨。中医药综合干预措施是多层次、多靶点、多环节、多方法的联合干预。多靶点干预主要是根据机体损伤的层次（诸如细胞、分子、基因），结合药物作用的不同靶点，选择适宜的、高效的干预手段进行干预。本研究探讨了丹参饮对 DCM 大鼠的保护作用，实验通过糖尿病心肌病大鼠的动物模型，研究发现糖尿病心肌病过程中大鼠出现明显的心肌纤维化，与模型组相比，丹参饮组大鼠血糖、胆固醇、三酰甘油明显降低，心肌组织破坏程度较轻，胶原纤维含量显著减少，电镜观察心肌细胞亚细胞结构破坏程度较轻，免疫组化检测心肌 TSP-1、TGF-β_1 及 TRB-3 的表达水平、Western Blot 检测心肌 tsp-1、A-TGF-β_1 和 L-TGF-β_1 蛋白表达水平均降低，PCR 检测 TSP-1 mRNA 和 TRB-3 mRNA 表达水平降低。认为丹参饮可通过多条途径抑制糖尿病心肌病大鼠的心肌纤维化，显著延缓高血糖大鼠糖尿病心肌病的发生进程。

本研究建立了糖尿病心肌病心肌纤维化细胞模型，将心肌成纤维细胞随机分为 10 组：正常对照组、Ang Ⅱ 刺激组（Ang Ⅱ组）、氨基胍组（Ang Ⅱ + 氨基胍组）、坎地沙坦组（Ang Ⅱ + 坎地沙坦组）、丹参饮中药组分高剂量组（Ang Ⅱ + 中药组分高剂量组）、丹参饮中药组分中剂量组（Ang Ⅱ + 中药组分中剂量组）、丹参饮中药组分低剂量组（Ang Ⅱ + 中药组分低剂量组）、丹参饮水煎剂高剂量组（Ang Ⅱ + 中药组分高剂量组）、丹参饮水煎剂中剂量组（Ang Ⅱ + 中药组分中剂量组）、丹参饮水煎剂低剂量组（Ang Ⅱ + 中药组分低剂量组）。采用差速贴壁法提取原代 CFs，采用 HE 染色法、免疫细胞化学染色 SP 法鉴定心肌成纤维细胞，采用 MTT 法检测心肌成纤维细胞的增殖，采用 Western Blot、ELISA 检测心肌成纤维细胞中组织 Ⅰ 型胶原蛋白、Ⅲ 型胶原蛋白的表达水平。

心肌纤维化细胞模型的建立实验结果显示：倒置显微镜下，原代培养的 CFs 12 ～ 16h 后可观察到散在分布的单个纺锤样梭形细胞，折光强，似结晶小体。第二天后细胞逐渐伸展成梭形或不规则三角形，胞质淡而几乎透明，折光弱，细胞核较大，呈椭圆形，通常含 2 ～ 3 个核，胞质向外伸出突起，细胞排列呈放射状或火焰状，生长至汇合状态时发生接触抑制，不呈"铺路石"或"峰和谷"等内皮细胞和平滑肌细胞生长模式，无自发性搏动。免疫细胞化学染色法结果显示，光镜下见细胞呈梭形或多角形，阳性反应即胞质内围绕胞核呈现棕黄色细密颗粒改变，呈细丝状；波形蛋白染色阳性即胞质内围绕细胞核呈红色丝状网络状态，纤维连接蛋白染色呈阳性；血管平滑肌肌动蛋白染色呈阴性，PBS 对照呈阴性，符合成纤维细胞的染色特征。取 5 个高倍视野，计数 100 个细胞中阳性细胞所占比例达 96%。MTT 法检测 Ang Ⅱ 对心肌成纤维细胞增殖的影响，结果显示，Ang Ⅱ 刺激组与原代细胞组差异有统计学意义（$P < 0.05$）。以上结果表明，已经成功建立心肌纤维化细胞模型。

MTT 法检测丹参饮中药组分抑制 Ang Ⅱ 诱导的新生大鼠心肌成纤维细胞增殖的影响实验结果显示：丹参饮中药组分高剂量组与模型组比较有统计意义（$P < 0.05$）；丹参饮中药组分中剂量组与模型组比较有统计意义（$P < 0.05$）；丹参饮中药组分低剂量组与模型组比

较有统计意义（$P < 0.05$）；丹参饮水煎剂高剂量组与模型组比较有统计意义（$P < 0.05$）；丹参饮水煎剂中剂量组与模型组比较有统计意义（$P < 0.05$）；丹参饮水煎剂低剂量组与模型组比较有统计意义（$P < 0.05$）；丹参饮中药组分高剂量组与坎地沙坦组比较有统计意义（$P < 0.05$）；丹参饮水煎剂高剂量组与坎地沙坦组比较有统计意义（$P < 0.05$）；丹参饮水煎剂低剂量组与坎地沙坦组比较有统计意义（$P < 0.05$）；丹参饮中药组分高剂量组与氨基胍组比较有统计意义（$P < 0.05$）；丹参饮中药组分中剂量组与氨基胍组比较有统计意义（$P < 0.05$）；丹参饮中药组分低剂量组与氨基胍组比较有统计意义（$P < 0.05$）；丹参饮水煎剂高剂量组与氨基胍组比较有统计意义（$P < 0.05$）；丹参饮水煎剂中剂量组与氨基胍比较有统计意义（$P < 0.05$）；丹参饮中药组分高剂量组与丹参饮中药组分中剂量组比较有统计意义（$P < 0.05$）；丹参饮中药组分高剂量组与丹参饮中药组分低剂量组比较有统计意义（$P < 0.05$）；丹参饮水煎剂高剂量组与丹参饮水煎剂中剂量组比较有统计意义（$P < 0.05$）；丹参饮水煎剂高剂量组与丹参饮水煎剂低剂量组比较有统计意义（$P < 0.05$）；丹参饮水煎剂中剂量组与丹参饮水煎剂低剂量组比较有统计意义（$P < 0.05$）。丹参饮中药组分的高、中、低剂量组和丹参饮水煎剂的高、中、低剂量组与模型组比较，均能抑制心肌成纤维细胞的增殖，而且随着药物剂量的减少，心肌成纤维细胞的增殖逐渐增加，说明丹参饮中药组分与丹参饮水煎剂抑制心肌成纤维细胞增殖有一定的量效关系。

Western Blot 检测心肌成纤维细胞中 I 型胶原蛋白、III 胶原蛋白等蛋白表达水平实验结果显示：与模型组比较，丹参饮中药组分低剂量组 I 型胶原蛋白表达水平下调。其他组别与模型组比较未见明显差异。与氨基胍组比较，丹参饮中药组分低剂量组 I 型胶原蛋白表达水平下调。与模型组比较，丹参饮水煎剂低剂量组、丹参饮水煎剂中剂量组、丹参饮水煎剂高剂量组、丹参饮中药组分低剂量组、丹参饮中药组分中剂量组、丹参饮中药组分高剂量组的 III 型胶原蛋白表达水平下调。与氨基胍组比较，丹参饮水煎剂中剂量组、丹参饮水煎剂高剂量组、丹参饮中药组分高剂量组的 III 型胶原蛋白表达水平下调。与坎地沙坦组比较，实验组未见明显差异。与丹参饮水煎剂中剂量组比较，丹参饮水煎剂高剂量组与丹参饮中药组分高剂量组的 III 型胶原蛋白表达水平下调。与丹参饮中药组分低剂量组比较，丹参饮水煎剂中剂量组、丹参饮水煎剂高剂量组和丹参饮中药组分高剂量组的 III 型胶原蛋白表达水平下调。

ELISA 法检测心肌成纤维细胞中 I 型胶原蛋白、III 胶原蛋白等蛋白表达水平实验结果显示：与原代细胞组比较，模型组 I 型胶原蛋白表达水平上升，差异有统计学意义（$P < 0.01$）；其他组别与原代细胞组比较未见明显差异。与模型组比较，氨基胍组、坎地沙坦组、丹参饮中药组分高剂量组、丹参饮中药组分中剂量组、丹参饮中药组分低剂量组、丹参饮水煎剂高剂量组、丹参饮水煎剂中剂量组、丹参饮水煎剂低剂量组 I 型胶原蛋白表达水平下调，差异有统计学意义（$P < 0.01$）。其他各组别间比较，未见明显差异。与原代细胞组比较，模型组 III 型胶原蛋白表达水平上升，差异有统计学意义（$P < 0.01$）；其

他组别与原代细胞组比较未见明显差异。与模型组比较，氨基胍组、坎地沙坦组、丹参饮中药组分高剂量组、丹参饮中药组分中剂量组、丹参饮中药组分低剂量组、丹参饮水煎剂高剂量组、丹参饮水煎剂中剂量组、丹参饮水煎剂低剂量组Ⅲ型胶原蛋白表达水平下调，差异有统计学意义（$P < 0.01$）。其他各组别间比较，未见明显差异。可见丹参饮中药组分的高、中、低剂量组和丹参饮水煎剂的高、中、低剂量组与模型组比较，均能使Ⅰ型胶原蛋白和Ⅲ型胶原蛋白表达水平下调，而且随着药物剂量的减少，Ⅰ型胶原蛋白和Ⅲ型胶原蛋白表达水平逐渐上调，说明丹参饮中药组分与丹参饮水煎剂对心肌成纤维细胞的Ⅰ型胶原蛋白和Ⅲ型胶原蛋白表达水平调节有一定的量效关系。

以上实验结果表明，不同剂量的丹参饮中药组分和丹参饮水煎剂与模型组比较，均能抑制心肌成纤维细胞的增殖，而且随着药物剂量的减少，心肌成纤维细胞的增殖逐渐增加，说明丹参饮中药组分与丹参饮水煎剂抑制心肌成纤维细胞增殖有一定的量效关系。不同剂量的丹参饮中药组分和丹参饮水煎剂与模型组比较，均能使Ⅰ型胶原蛋白和Ⅲ型胶原蛋白表达水平下调，而且随着药物剂量的减少，Ⅰ型胶原蛋白和Ⅲ型胶原蛋白表达水平逐渐上调，说明丹参饮中药组分与丹参饮水煎剂对心肌成纤维细胞的Ⅰ型胶原蛋白和Ⅲ型胶原蛋白表达水平调节有一定的量效关系。

对实验结果影响因素的讨论：此次实验结果未能完全达到预期的目标，未能显示出丹参饮中药组分组较丹参饮水煎剂组对糖尿病心肌病治疗的优越性，其原因可能有三：①对中药组分的提取存在问题，中药的成分未能确定，需再做相关检测，以确定中药组分成分；②含药血清运用目前尚不成熟，药物在小鼠体内的代谢机制尚不明确，可能使得含药血清的药物成分不明确；③实验技术人员对实验过程的操作可能存在不规范。

二、生脉散抑制高糖环境心肌细胞凋亡疗效及分子机制

（一）生脉散对高糖环境下的 H9c2 心肌细胞保护作用的研究

1. 材料与方法

（1）材料

动物：9 周龄雄性 CD（SD）大鼠 20 只（制备含药血清用），体重（250 ~ 300g），由维通利华公司提供，生产许可证：SCXK（京）2013-0011。动物饲养在室温（22±2）℃，湿度在 40%±5% 之间，12h 黑白切换的环境中的笼内，自由摄取标准食料和饮水。

心肌细胞株：大鼠胚胎心肌细胞 H9c2 由中国医学科学院基础医学研究所基础医学细胞中心提供。

主要试剂和仪器：生脉散水提物，每克干粉含生药 5.50g，由实验室提供（人参、麦冬、五味子用药比例为 9：9：6）。单体组分为人参总皂苷、麦冬多糖、五味子油（用药比例为 1：6：2）。5mL 四甲基偶氮唑盐[3-（4，5-Dimethylthiazol-2-yl）-2，5-diphenyltetrazolium bromide，MTT]（Solarbio），二甲基亚砜（DMSO 分析纯），培养液（DMEM-H:Dulbecco＇s Modified Eagle's Medium（DME H–21 4.5g/L 葡萄糖）10% FBS）。UV–240 紫外分光光度计（日本，岛津），酶标仪（美国，BIO-RAD，l680 型），孵育箱（美国 NU–2500），CO_2 培养箱（日本三洋 MCO–20AIC）。

（2）方法

1）生脉散含药血清的制备：动物饲养在室温（22 ± 2）℃，湿度在 40%±5% 之间，12h 黑白切换的环境中的笼内，自由摄取标准食料和饮水。按参考文献的方法，取 SD 大鼠 10 只按随机数字表法随机分成两组，水提物组和单体组，每组 5 只。各组每次灌胃 8g/kg，每天 2 次；连续给药 3d 后禁食（禁食的同时需要禁水）12h，第 4 天一次性给予全天剂量；1h 后颈总动脉取血；每只至少 3mL 全血，离心后分离血清，56℃水浴灭活 30min，过滤除菌。用肝素作为抗凝剂。标本采集后 30min 内于 1000g 离心 15min 取上清，0.22μm 无菌过滤分装后将上清置于 –80℃保存。

2）心肌细胞 H9c2 的培养：鼠胚心肌细胞 H9c2 在 DMEM 培养基和 10% 胎牛血清中于 37℃、5% CO_2 条件下进行培养，隔日换液，细胞单层生长达 80% 培养面积后，用 0.25% 胰蛋白酶消化，根据情况 1：2 或 1：3 传代，将传至 6 ～ 7 代的细胞用于实验。当细胞呈对数生长后，调整细胞数为 1×10^6 个 /L，接种于 30mm 培养皿中，待细胞生长至融合状态后用无血清培养基培养 24h 使细胞呈静止状态。

3）实验分组

对照组：不含药物血清。

不同浓度水提物组：200μL、100μL、50μL、25μL 含药血清。

不同浓度单体组：200μL、100μL、50μL、25μL 含药血清。

根据正常细胞的检测结果，选用 3 个梯度，两组保持高糖环境（葡萄糖浓度：25mmol/L），通过 MTT 观察生脉散水提物及单体对高糖环境下的 H9c2 心肌细胞损伤的保护作用。对照组保持高糖环境，不添加含药血清。

4）MTT 法检测 H9c2 细胞成活率：将不同分组的细胞消化后接种于 96 孔板上，每组设置 3 个复孔，放入 37℃、5% CO_2 温箱培养使细胞贴壁，培养 24h 后加入现配制的 MTT 液 20μL，继续培养 4h，吸去上清，加入 90μL 新鲜培养液，再加入 10μL MTT 溶液，继续培养 4h。然后吸掉上清，每孔加入 110μL 二甲基亚砜，置摇床上低速振荡 10min，使结晶物充分溶解。在酶联免疫检测仪 490nm 处测量各孔的吸光值（OD 值）。将各测试孔的 OD 值减去本底 OD 值（无血清培养基加 MTT，无细胞），根据各孔 OD 值计算平均值 ±SD。结果以细胞成活率表示，成活率 = 治疗组 / 对照组 ×100%。

5）试验流程如图 3.8 所示。

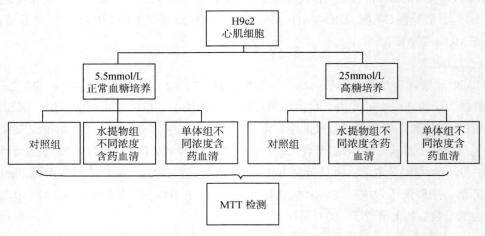

图 3.8　试验流程

2. 实验结果

（1）生脉散水提物及单体对正常 H9c2 心肌细胞成活率的影响：结果以细胞成活率表示，成活率 = 治疗组 / 对照组 × 100%。因此，对照组的结果不在表格中列出。MTT 法检测，计算成活率的结果见表 3.48，与 25μL 相比，两组在 100μL 时，成活率最高，与其他各组具有差异（$P < 0.05$）。

表 3.48　生脉散含药血清及单体对正常 H9c2 心肌细胞活力的影响（%，$\bar{x} \pm s$）

分组	25μL	50μL	100μL	200μL
水提物组	60.5 ± 5.4*	65.8 ± 5.6*	79.3 ± 9.1*	53.8 ± 3.3**
单体组	65.9 ± 4.9△	74.9 ± 2.7△	80.3 ± 4.3△	58.4 ± 2.3△△

* 与水提物组 25μL 组比较，$P < 0.05$

** 与水提物组 200μL 组比较，$P > 0.05$

△ 与对单体 25μL 组比较，$P < 0.05$

△△ 与对单体 200μL 组比较，$P > 0.05$

（2）生脉散水提物及单体对高糖环境下的 H9c2 心肌细胞损伤的保护作用：根据正常细胞的检测结果，选用 3 个梯度（100μL、50μL、25μL），通过 MTT 观察生脉散水提物及单体对高糖环境下的 H9c2 心肌细胞损伤的保护作用（表 3.49）。如图 3.9 所示两组的成活率均随着浓度的增加而增加，在 100μL 时，成活率最高，与其他各组具有显著性差异（$P < 0.01$）。

·展 望 篇·

表 3.49　生脉散水提物及单体对高糖环境下的 H9c2 心肌细胞损伤的保护作用（%，$\bar{x} \pm s$）

分组	25μL	50μL	100μL
水提物组	57.2 ± 5.7	64.5 ± 6.2	76.2 ± 4.9[*]
单体组	60.2 ± 5.5	69.3 ± 8.0	74.9.3 ± 5.3[△]

[*] 与水提物组 25μL 组、50μL 组比较，$P < 0.05$。

[△] 与对单体 25μL 组、50μL 组比较，$P < 0.05$。

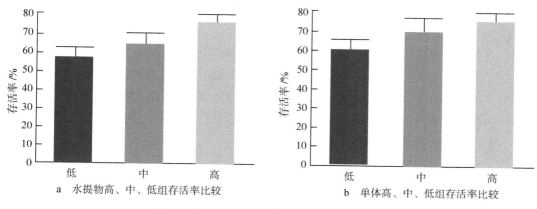

图 3.9　H9c2 细胞在高糖环境下的成活率比较

3. 实验结论　本研究模拟细胞高糖环境，观察生脉散水提物及单体对心肌细胞损伤的保护作用。生脉散水提物及单体对正常 H9c2 心肌细胞成活率的影响显示，两种药物对心肌细胞都具有促进增殖的作用，其中心肌细胞的成活率随着药物的浓度而增加，但是在 200μL 时成活率出现下降的趋势。因此，根据生脉散水提物及单体对正常细胞的影响，在后期的实验中，选择 200μL 以下的浓度进行实验。生脉散水提物及单体对高糖环境下的 H9c2 心肌细胞损伤的保护作用显示，心肌细胞的成活率较正常细胞降低，其成活率随着药物的浓度不断增加，说明药物对心肌细胞具有一定的保护作用，且单体在 25 ～ 50μL 时，对心肌的保护作用优于水提物组，但在高浓度时没有显著性差异。该实验证实生脉散水提物及单体对高糖环境下的心肌细胞具有保护作用，但其作用机制是否与高糖介导的细胞凋亡相关，尚需进一步研究。

4. 讨论

（1）高糖环境下心肌细胞的变化：目前，糖尿病心血管病变是糖尿病患者死亡的重要原因。该病在心肌细胞代谢紊乱、心脏微血管及其他神经内分泌改变的基础上引起心肌细胞坏死，心肌细胞凋亡，最终出现心力衰竭、心律失常，部分患者可出现猝死。高血糖是目前已明确的导致 DM 各种并发症的重要因素，可引起正常心肌发生病变，研究显示糖尿病大鼠模型在大于 16.6mmol/L 的高血糖状态下 5 ～ 7d 即可出现特异性心肌病变。

DC 在早期就可以出现心肌细胞的凋亡,其可能的机制是由于高血糖时氧化应激增加,信号转导途径改变,引起异常基因表达,激活细胞程序化死亡,其中涉及多个基因的共同作用。

(2)血清药理学的应用:血清药理学是由日本学者田代真一为研究中药复方于 1987 年首次提出,为一种新的体外实验方法。近几年,血清药理学在阐明中药药效物质基础及探讨其药理作用机制的研究中得到广泛应用,通过血清药理学的研究,既能体现中药多成分、多靶点协同作用的特点,又有利于其药理作用及其机制的探讨;同时通过分析研究有助于快速、准确地研究中药药效物质基础。

中药的粗制剂直接与器官、细胞等接触,杂质和理化性质均能影响实验的结果,例如,含有大量钙离子或鞣质的煎剂,尽管对离体平滑肌,有明显的兴奋作用,在口服时不一定出现相应的作用。再则,离体实验失去了机体完整统一的内环境和神经体液调节,与临床状态相距较远。有些药物须经内体代谢为活性成分后才有药理作用。因此,离体实验与体内实验结果不一致的现象时有发生。

为了解决这个问题,血清药理学的实验方法是首先给动物灌服药物,然后取其血清代替中药粗提物作为药物源加入离体反应系统中进行药理学观察。粗制剂和复杂的成分经过消化、吸收分布,代谢排除等体内过程,再取含药的血清进行药理实验,比较接近药物体内环境中产生药理作用的真实过程,故适用于中药,特别是复方进行药效评价及其作用机制的研究,还可进行血清药化学及药气力学的研究。

(3)存在问题及可能解决的办法:该实验证实生脉散水提物及单体对高糖环境下的心肌细胞具有保护作用,但其作用机制是否与高糖介导的细胞凋亡相关,将在第二部分做进一步阐述。同时也需要对浓度等级和成分进行细化,做进一步的实验,以探讨生脉散较为准确的组分组成、剂量及比例。

(二)生脉散有效组分抗心肌细胞凋亡作用及其机制研究

1. 材料与方法

(1)试验材料

动物:9 周龄雄性 CD(SD)大鼠 20 只(制备含药血清用),体重(250 ～ 300g),由维通利华公司提供,生产许可证:SCXK(京)2013-0011。SD 新生乳鼠(3 天内),15 只雌雄不拘 [首都医科大学动物部,生产许可证:SYXK(京)2009-0020]。

药物和试剂:人参、麦冬、五味子及相应的有效组分(人参总皂苷、麦冬多糖、五味子油)由中国中医科学院广安门医院新药研发中心提供。汤剂组取药材人参、麦冬、五味子按 9:9:6 配伍,水提物每克干粉含生药 5.50g。有效组分取人参总皂苷、麦冬多糖、五味子油按比例配伍,用 1% 羟甲纤维素钠制成混悬液备用。DMEM 培养基(低糖型,葡萄糖浓度为 515mmol/L）、0.125% 胰蛋白酶、D-Hanks 液由 Gbico 公司提供。Annexin V-FITC 凋亡检测试剂盒由 BD 公司提供。Wester Blot 所用试剂由北京博奥森生物有限公司提供。反转录试剂盒 TIANScript RT Kit 由天根公司提供；qPCR 试剂盒 SYBR FAST qPCR Kit Master Mix（2×）Universal 由美国 KAPA Biosystems 提供。

主要仪器：CO_2 孵箱（型号：3111，Thermo Elec-tron Corporation，美国）、荧光显微镜（型号：CHX41，Olympus 公司，日本），Western Blot 相关耗材由 BIO-RED 公司提供；高速冷冻离心机：Beckman Allgre 21R（Beckman 公司）；电泳仪（北京六一仪器厂）；电泳槽（北京君意东方电泳设备有限公司）；凝胶成像仪 :BioSens SC 810B（上海山富科学仪器有限公司）；分光光度计：NAS–99（ACTGene 公司）；实时定量 PCR 仪：ABI 7900HT（ABI 公司）；流式细胞仪（BD 公司，美国）。

（2）实验方法

1）技术路线：生脉散有效组分抗心肌细胞凋之作用及其机制研究技术路线如图 3.10 所示。

2）生脉散含药血清的制备：按照本试验第一部分的方法进行生脉散含药血清的制备。

（3）乳鼠心肌细胞培养：取出生 1 ~ 3d SD 乳鼠，在无菌条件下开胸取出心脏，于 HBSS 液（胶原酶 0.03% 和胰酶 0.1%）中漂洗 3 次，将心尖部组织剪成 1mm × 1mm × 1mm 碎块后，加入 5mL 的 HBSS 液，加入小转子（细、长），置加热磁力搅拌器消化，37℃，5min，然后弃上清，再次加入 HBSS（与 DMEM 约为 1:1）继续消化剩余组织，重复消化直至碎片几乎完全消化，离心两次后，用吸管轻吹打均匀，用细胞筛滤过，得到细胞悬液（20 ~ 30mL）。将细胞悬液加入两个 60mm 培养皿中，放入孵箱孵育。孵箱孵育 2h，

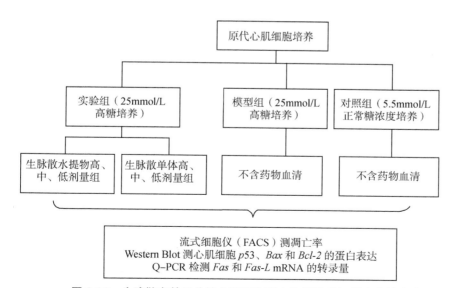

图 3.10　生脉散有效组分抗心肌细胞凋亡作用及其机制研究技术路线

取出培养皿，置显微镜下观察，可见心肌细胞已经贴壁，用吸管吸出上清液至100mL血清瓶中，取1μL置显微镜下计数。在稀释后的细胞悬液中再加5% FBS，使其浓度为15%，另外加入5-Brdu，浓度为0.1mmol/L。将细胞悬液分别置10～15个培养皿中，每个约2mL，置孵箱培养。

（4）实验分组：将培养的心肌细胞随机分成：对照组D1（葡萄糖浓度：5.5mmol/L），其他各组保持高糖环境（葡萄糖浓度：25mmol/L），分别是模型组D2，水提物高、中、低组D3～D5（100μL、50μL、10μL含药血清），单体高、中、低组D6～D8（100μL、50μL、10μL含药血清）。

（5）检测指标

1）流式细胞仪（FACS）测凋亡率：根据Annexin V-FITC凋亡检测试剂盒的说明使用，贴壁的心肌细胞经胰酶消化后，PBS洗涤2次，收集1×105个细胞，加入500μL $1 \times$ Binding buffer重悬细胞，再加入5μL Annexin V-FITC与5μL Propidium Iodide（PI）充分混匀，室温避光孵育15min，流式细胞仪分别检测各组心肌细胞凋亡率，每组各检测5个样本。

2）Western Blot测心肌细胞 p53、Bax 和 Bcl-2 的蛋白表达：原代培养的心肌细胞，用冷的PBS冲洗，立即放入预冷的裂解缓冲液中；4℃超声粉碎，促进细胞破碎和蛋白质提取；9000r/min×30min离心，取上清，即为全细胞蛋白。用Lowry法测定蛋白质含量，12%的SDS-PAGE分离蛋白质，每个泳道蛋白上样量为20μg，一个泳道加Marker，电泳后将PAGE凝胶中的蛋白质电转移至硝酸纤维素膜上，1% BSA阻断缓冲液中，封闭60min后将膜放入一抗中，4℃过夜。TTBS冲洗后将膜放入碱性磷酸酶标记的二抗（1∶1500稀释）中，室温孵育1～2h后放入NBT/BCIP显色液中避光显色。将蛋白印迹显影图扫描，利用凝胶自动分析成像软件以Gel pro 4.0版凝胶光密度分析软件进行分析，检测蛋白累积光密度值（IOD）。以Vav1目的蛋白条带IOD与相应 β-actin IOD的比值计算蛋白表达相对指数，实验重复3次。

3）Q-PCR检测 Fas 和 Fas-L mRNA的转录量：各组心肌细胞中 Fas 和 Fas-L 基因的表达情况通过实时定量PCR的方法检测。先提取细胞总RNA，用提取的总RNA反转录成cDNA，再取反转录产物进行PCR循环。依据文献检索及在Entrez PubMed上验证，设计出相应的引物qPCR扩增条件。反应结束后，确认qPCR的扩增曲线和融解曲线，进行PCR相对定量分析。具体序列见表3.50。

表3.50 引物序列

基因名称	引物名称	引物序列	产物大小/bp
Fas-L	Fas-2L-F	5' 2GGAATGGGAAGACACATATGGAACTGC23'	237
	Fas-2L-R	5' 2CATATCTGGCCAGTAGTGCAGTAATTC2 3'	

续表

基因名称	引物名称	引物序列	产物大小 /bp
rGAPDH（内参基因）	rGAPDH-F	5' 2AAATCGT2GCGTGACATTAA2 3'	381
	rGAPDH-R	5' 2TCGTCATACTCCTGCTTG2 3'	
Fas	Fas-F	5' 2TCTAGTTGGAAAGAACCGAAGG2 3'	306
	Fas-R	5' 2TCTAGTTGGAAAGAACCGAAGG2 3'	

2. 实验结果

（1）流式细胞仪测心肌细胞的凋亡率：如图 3.11 所示，对照组细胞凋亡率为
（4.16±0.64）%；模型组细胞凋亡率为（58.5±1.29）%；单体高剂量组细胞凋亡率为
（5.08±0.94）%；单体中剂量组细胞凋亡率为（6.13±0.87）%；单体低剂量组细胞凋亡率
为（30.40±0.73）%；水提物高剂量组细胞凋亡率为（4.80±0.52）%；水提物中剂量组细
胞凋亡率为（7.78±1.05）%；水提物低剂量组细胞凋亡率为（10.14±0.77）%。模型组与
对照组比较细胞的凋亡率明显升高（$P < 0.01$）；单体高中低组及水提物高中组随着剂量的
增加凋亡率显著下降，各组与模型组比较细胞凋亡率均显著下降（$P < 0.01$）；其中单体高
剂量组与水提物高剂量组比较细胞凋亡率无显著变化（$P > 0.05$）；单体低剂量组与模型组
比较细胞凋亡率无显著变化（$P > 0.05$）。

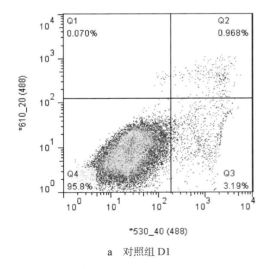

a 对照组 D1

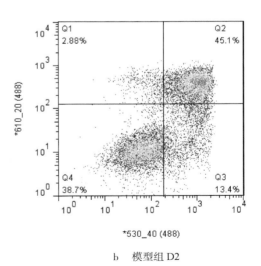

b 模型组 D2

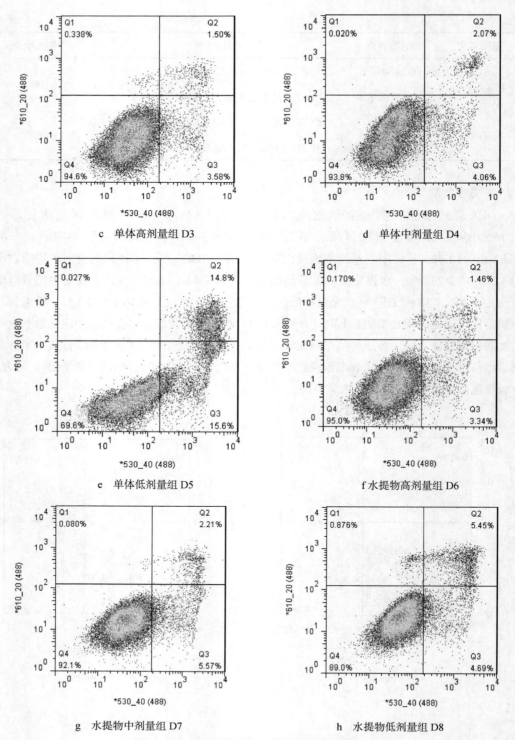

c 单体高剂量组 D3

d 单体中剂量组 D4

e 单体低剂量组 D5

f 水提物高剂量组 D6

g 水提物中剂量组 D7

h 水提物低剂量组 D8

图 3.11 流式细胞仪测各组心肌细胞的凋亡率

（2）Western blot 测心肌细胞 *p53*、*Bax* 和 *Bcl-2* 的蛋白表达：与对照组比较，模型组心肌细胞内 *Bcl-2* 含量降低，*Bax* 和 *p53* 的含量升高（$P < 0.01$）；与模型组比较，生脉散高、中、低剂量组和生脉散高、中、低水提物组均能上调 *Bcl-2* 蛋白表达、下调 *Bax* 和 *p53* 蛋白表达（$P < 0.01$），其中单体高剂量组能显著上调 *Bcl-2* 蛋白表达、下调 *Bax* 和 *p53* 蛋白表达，与水提物高剂量组相当（$P > 0.05$）。生脉散单体组与水提物组均随着剂量的增加上调 *Bcl-2* 蛋白表达、下调 *Bax* 和 *p53* 蛋白表达的作用明显。具体见图 3.12 及表 3.51。

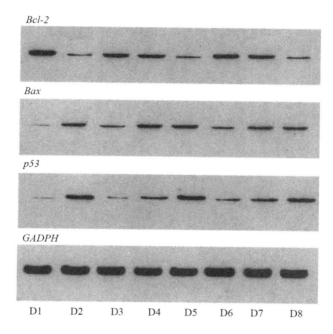

图 3.12　各组心肌细胞 *p53*、*Bax* 和 *Bcl-2* 的蛋白表达

表 3.51　各组心肌细胞 *p53*、*Bax* 和 *Bcl-2* 的蛋白表达（$\bar{x} \pm s$）

分组	次数	*Bcl-2*	*Bax*	*p53*
对照组 D1	3	3668.0 ± 154.3	90.7 ± 13.9	59.7 ± 10.5
模型组 D2	3	296.8 ± 22.1*	1302 ± 106.1*	2792.3 ± 970.2*
单体高组 D3	3	2021.8 ± 82.5**#	455.9 ± 37.2**#	158.1 ± 9.3**#
单体中组 D4	3	1646.6 ± 57.1**	1576.5 ± 96.0**	965.3 ± 72.1**
单体低组 D5	3	416.1 ± 33.6**	1613.5 ± 101.1**	2844.6 ± 113.5**

续表

分组	次数	Bcl-2	Bax	p53
水提物高组 D6	3	2126.1 ± 100.9**	479.9 ± 39.4**	520.4 ± 41.8**
水提物中组 D7	3	1628.5 ± 64.6**	962.8 ± 67.3**	1126.5 ± 53.2**
水提物低组 D8	3	351.4 ± 28.1**	1065.1 ± 44.1**	2259.1 ± 89.2**

注：与对照组比较：$^*P < 0.01$；与模型组比较：$^{**}P < 0.05$；与水提物高剂量组比较：$^\#P > 0.05$。

（3）Q-PCR 检测 Fas 和 Fas-L mRNA 的转录量：与对照组比较，模型组心肌细胞 Fas 和 Fas-L 含量降低（$P < 0.05$）。与模型组比较，生脉散单体高剂量组和水提物高剂量组均能下调 Fas 表达（$P < 0.05$），其他各组与模型组无显著性差异（$P > 0.05$）。生脉散单体各剂量组与水提物各剂量组与模型组无显著性差异（$P > 0.05$）。详见表 3.52。

表 3.52　各组 Fas 和 Fas-L 的基因表达（$\bar{x} \pm s$）

分组	次数	Fas	Fas-L
对照组 D1	3	1.00 ± 0.25	1.00 ± 0.09
模型组 D2	3	1.21 ± 0.19*	0.03 ± 0.01*
单体高组 D3	3	0.82 ± 0.12**	0.01 ± 0.02
单体中组 D4	3	0.91 ± 0.16	0.03 ± 0.01
单体低组 D5	3	1.27 ± 0.06	0.06 ± 0.01
水提物高组 D6	3	0.86 ± 0.09**	0.03 ± 0.01
水提物中组 D7	3	1.08 ± 0.06	0.04 ± 0.01
水提物低组 D8	3	1.21 ± 0.10	0.03 ± 0.01

注：与对照组比较：$^*P < 0.05$；与模型组比较：$^{**}P < 0.05$。

3. 实验结果　本研究模拟细胞高糖环境，观察生脉散含药血清及单体对高糖环境下的心肌细胞抗凋亡作用及其机制研究。流式细胞仪测凋亡率显示无论是生脉散汤剂还是单体的含药血清都能明显缓解细胞的凋亡，其中生脉散汤剂与单体的效果相当。Western blot 测心肌细胞 p53、Bax 和 Bcl-2 的蛋白表达显示，与模型组比较，生脉散单体组与汤剂组均能减少心肌细胞内 Bcl-2 含量，增加 Bax 和 p53 的含量且随着剂量的增加，作用明显，说明生脉散单体组分通过阻断细胞线粒体凋亡通路抑制细胞凋亡。Q-PCR 检测 Fas 和 Fas-L mRNA 的转录量表明，其他各组与模型组无显著性差异（$P > 0.05$），说明生脉散单体组分不通过细胞外的受体凋亡通路抑制细胞凋亡。该实验证实生脉散含药血清及单体对高糖环境下的心肌细胞具有保护作用，但其作用机制可能与阻断线粒体凋亡通路相关。

4. 讨论

（1）糖尿病性心肌病的中医文献梳理：糖尿病心肌病属于中医学消渴、胸痹、心悸等范畴。中医古籍虽无糖尿病心肌病的记载，但是大量古医籍对此病发病症状则有所描述。《素问·腹中论》："夫热中、消中者，皆富贵人也，今禁高粱，是不合其心，禁芳草、石药，是病不愈……"《伤寒论》："发汗过多，其人又手自冒心，心下悸，欲得按……""厥阴之为病，消渴，气上撞心，心中疼热……"《诸病源候论》中有"消渴重，心中痛"的记载。

糖尿病心肌病的主要病机为阴虚燥热，耗伤气阴，久病伤心，致心气阴亏虚，心脏受损，出现心气血阴阳不足和虚衰，导致气滞、瘀血、痰浊等痹阻心脉而发病。该病总体属于本虚标实之证。

《糖尿病中医防治指南》（以下简称《指南》）中将糖尿病心肌病分为 6 个证型，他们分别是气阴两虚证、痰浊阻滞证、心脉瘀阻证、阴阳两虚证、心肾阳虚证、水气凌心证，并强调辨证时需辨别虚实，分清标本。名老中医林兰认为，糖尿病心肌病临床表现以心气虚、心阴虚为主，兼夹血瘀。我们通过临床大样本多中心的研究发现，气阴两虚是 DC 的基本病机之一，而生脉散是广泛认可的有效方剂。而《指南》也恰恰把气阴两虚放在了首位。

（2）存在问题及可能的解决办法：该实验证实生脉散含药血清及单体对高糖环境下的心肌细胞具有保护作用，其作用机制可能与阻断线粒体凋亡通路相关。本实验对两条死亡通路进行了研究，并做了相应指标的研究，缺乏对内质网通路的研究，同时本研究指标还可以进一步细化，有待后续实验的完善。

（三）结论

①糖尿病心肌病的主要病机为阴虚燥热，耗伤气阴，久病伤心，致心气阴亏虚，心脏受损，出现心气血阴阳不足和虚衰，导致气滞、瘀血、痰浊等痹阻心脉而发病。该病总体属于本虚标实之证。气阴两虚是 DC 的基本病机之一，而生脉散是广泛认可的有效方剂。

②该实验证实生脉散含药血清及单体对高糖环境下的心肌细胞具有保护作用。

③生脉散水提物和单体的含药血清都能明显缓解细胞的凋亡，且随着浓度的增加效果作用明显。其中，生脉散水提物与单体的效果相当。

④生脉散含药血清及单体对高糖环境下的心肌细胞具有保护作用的机制可能与阻断线粒体凋亡通路相关。

三、基于均匀设计抗糖尿病心肌纤维化中药有效组分处方优化

（一）DCM 大鼠模型的建立及益气活血方对其结构形态的影响

1. 实验材料

（1）实验动物：清洁级 SD 雄性大鼠 120 只（正常组 6 只，模型组 114 只）；体重为 200～220g，中国中医科学院眼科医院实验动物中心清洁区饲养、造模、治疗、自由饮食。普通饲料（蛋白质 23%，碳水化合物 53%，脂肪 5%），高脂高糖饲料（20% 蔗糖、10% 猪油、2.5% 胆固醇、1% 胆盐和 66.5% 基础饲料），实验动物及饲料均购自北京维通利华实验动物技术有限公司。

（2）实验仪器

血糖仪、血糖试纸：罗氏（ROCHE）罗康全

pH 计：上海梅特勒

电子天平：岛津 Shimadzu 分析天平 AUW 系列 AUW220

电子体重秤：大连星海电子衡器有限公司

真空干燥箱 DZ-2BC：天津市泰斯特仪器有限公司

-20℃冰箱：海尔集团

-80℃冰箱：海尔集团

电子天平：Shimadzu AUW220 系列

生物组织包埋机：德国莱卡型号：EG1150H

LEICA-RM2135 石蜡切片机：德国莱卡

摄像显微镜：德国莱卡 DM2500

高清晰度医学图像分析系统：德国莱卡 DM2500

（3）主要药物及试剂

链脲佐菌素：Sigma 公司

配制：pH 4.2，0.1mmol/L 枸橼酸 - 枸橼酸钠缓冲液；枸橼酸 21.019g，双蒸水 1000mL，配制成 0.1mol/L 溶液；枸橼酸钠 29.419g，双蒸水 1000mL，配制成 0.1mol/L 溶液。

人参总皂苷：南京泽郎医药技术有限公司

麦冬多糖：南京泽郎医药技术有限公司

五味子油：南京泽郎医药技术有限公司

丹参酮Ⅱ A：南京泽郎医药技术有限公司

檀香油：南京泽郎医药技术有限公司

乙酸龙脑酯：南京泽郎医药技术有限公司

石蜡：德国莱卡

2. 实验方法

（1）模型制备：清洁级 SD 雄性大鼠，普通饲料喂养 1 周后，改用高脂高糖饲料喂养 4 周，4 周后大鼠禁食 12 h，于第 5 周使用快速血糖仪测定尾尖血空腹血糖，予模型组大鼠一次性腹腔注射链脲佐菌素 50mg/kg（pH=4.2 的 0.1mmol/L 柠檬酸 – 枸橼酸钠缓冲液在冰浴中新鲜配制，随用随溶，30min 内注射完毕，以保证 STZ 活性），予正常组大鼠同等剂量枸橼酸钠缓冲液腹腔注射；分别于造模后 1 天、3 天、7 天监测血糖，各组继续予高脂高糖饲料继续喂养 4 周，连续 2 次测血糖均≥ 16.7mmol/L，且有多饮、多食、多尿，体重下降的大鼠即造模成功。

（2）分组与给药：从造模第 5 周首日开始，造模大鼠随即分为均匀设计 1 ～ 12 组及模型对照组（模型组），每组 6 只，于继续造模的同时，均匀设计组按均匀设计实验方案给药。各组配方临用前用 10mL 蒸馏水稀释，按 10mL/kg 剂量以相应药物灌胃，每日 1 次，每周 6 次，共 4 周，并设有正常组 6 只，正常组与模型组大鼠以同等体积的蒸馏水灌胃。

（3）运用均匀设计进行有效组分配方筛选：采用均匀设计方案 U13（13^{12}）表及其使用表（表 3.53 和表 3.54），将人参总皂苷（A）、麦冬水提物（B）、五味子水提物（C）、丹参酮ⅡA（D）、檀香水提物（E）、乙酸龙脑酯（F）6 种中药有效组分 / 成分作为考察因子，选择均匀设计表中 1、2、6、8、9、10 列，每个因子分别取 12 个水平（即为每天每 kg 大鼠给药量），综合文献报道，有效剂量及药典规定剂量为中间剂量，确立剂量范围 A：20 ～ 200mg/kg；B：75 ～ 300mg/kg；C：0.25 ～ 1mg/kg；D：5 ～ 70mg/kg；E：0.75 ～ 10mg/kg；F：0.75 ～ 10mg/kg。按均匀设计表格安排各因子及水平，进行组方设计，得到的均匀设计实验方案（表 3.55）。

表 3.53　均匀设计方案 U13（13^{12}）表及其使用表

组号	1	2	3	4	5	6	7	8	9	10	11	12
1	1	2	3	4	5	6	7	8	9	10	11	12
2	2	4	6	8	10	12	1	3	5	7	9	11
3	3	6	9	12	2	5	8	11	1	4	7	10
4	4	8	12	3	7	11	2	6	10	1	5	9
5	5	10	2	7	12	4	9	1	6	11	3	8
6	6	12	5	11	4	10	3	9	2	8	1	7
7	7	1	8	2	9	3	10	4	11	5	12	6
8	8	3	11	6	1	9	4	12	7	2	10	5
9	9	5	1	10	6	2	11	7	3	12	8	4

续表

组号	1	2	3	4	5	6	7	8	9	10	11	12
10	10	7	4	1	11	8	5	2	12	9	6	3
11	11	9	7	5	3	1	12	10	8	6	4	2
12	12	11	10	9	8	7	6	5	4	3	2	1
13	13	13	13	13	13	13	13	13	13	13	13	13

表 3.54　U13（13^{12}）使用表

因素数	列号
2	1　5
3	1　3　5
4	1　6　8　10
5	1　6　8　9　10
6	1　2　6　8　9　10
7	1　2　6　8　9　10　12

表 3.55　均匀设计实验方案

单位：mg/kg

组号	A	B	C	D	E	F
1	20	93.75	0.5625	42.92	6.917	7.688
2	35	131.30	0.9375	15.83	3.833	5.375
3	50	168.80	0.5000	59.17	0.750	3.063
4	65	206.30	0.8750	32.08	7.688	0.750
5	80	243.80	0.4375	5.00	4.604	8.458
6	95	281.30	0.8125	48.33	1.521	6.146
7	110	75.00	0.3750	21.25	8.458	3.833
8	125	112.50	0.7500	64.58	5.375	1.521
9	140	150.00	0.3125	37.50	2.292	9.229
10	155	187.50	0.6875	10.42	9.229	6.917
11	170	225.00	0.2500	53.75	6.146	4.604
12	185	262.50	0.6250	26.67	3.063	2.292

*注：每一列为1种药物，每一行为1个组方，共12组。

（4）观察大鼠一般情况：实验期间，每天观察大鼠精神状态、活动情况、毛色、饮水量、摄食量、排尿量及体重变化。大鼠造模成功后的给药期间，每周通过尾静脉采血以罗氏快速血糖仪监测血糖变化。

（5）取材：给予大鼠1%戊巴比妥钠2mL/kg腹腔注射，麻醉成功后，将大鼠固定在手术台上，脱胸开胸，摘取心脏，去除血管，以冰生理盐水冲洗干净后用滤纸吸干水，称取全心重量。沿房室交界处剪去心房及右心室部分，称取室间隔及左心室游离壁作为左心室重量，获得全心重量与体重、左心室重量与体重的比值（mg/g）。将左心室部分分为3份，切取心尖部迅速置于液氮中，后于−80℃冰箱保存备用，其余两部分均置于多聚甲醛中固定，一份固定24h，一份在多聚甲醛中固定半小时后以20%蔗糖溶液置换，于4℃过夜。

（6）HE染色观察心肌形态变化

1）石蜡切片制作

①固定：将多聚甲醛中浸泡24h的心肌组织取出，体积约4cm³，其中，固定液体积为心肌组织体积的10倍或以上，保证固定液充分渗入。去掉固定液，心肌组织进行流水冲洗，去掉未与心肌结合的固定剂及沉淀物；在室温下，将组织分别于50%酒精中1h、60%酒精1h、70%酒精中保存。

②脱水及硬化：将标本用从低浓度到高浓度乙醇脱水，依次为：

85%乙醇 45min

95%乙醇Ⅰ 45min

95%乙醇Ⅱ 45min

95%乙醇Ⅲ 45min

100%乙醇Ⅰ 30min

100%乙醇Ⅱ 30min

将心肌中的水分完全置换出来。

③透明：将脱水后的心肌组织放入二甲苯与无水乙醇混合液（1:1）中30min；再放入二甲苯中30min，反复3次。

④浸蜡：首先放入二甲苯与石蜡混合溶液（1:1）中60min，再放入石蜡溶液中90min，反复2次。温度设置为58℃。

⑤包埋：将蜡液灌入包埋盒中，迅速将心肌组织放于蜡液内，摆正并取平，然后移至冷却台，使心肌组织同蜡液凝固在一起。冷却过夜。

⑥切片：采用石蜡切片机切片，厚度4–5μm，铺于载玻片上，烘干过夜，室温存放，备用。

2）HE染色

①再水化

片子加热56℃，15min。

二甲苯，$3 \times 5min$。

100% 乙醇，$2 \times 2min$。

95% 乙醇，$2 \times 1min$。

80% 乙醇，$1 \times 1min$。

79% 乙醇，$1 \times 1min$。

自来水冲洗，$1 \times 1min$。

②苏木素染色 5min，自来水冲洗。

③分化液 4s，自来水冲洗 1min。

④稀氨水（1%）返蓝液 30s，自来水冲洗 1min。

⑤伊红染色 3min，自来水冲洗 1min。

⑥ 95% 乙醇，$2 \times 1min$。

⑦ 100% 乙醇，$2 \times 2min$。

⑧ 50% 二甲苯 +50% 无水乙醇，$1 \times 2min$。

⑨二甲苯，$3 \times 2min$。

⑩风干，中性树胶封固。

镜下观察心肌病理损害，结合超微结构的改变来评价心肌的病变。

3. 实验结果

（1）观察大鼠一般生存状态：实验期间，模型组大鼠较正常组大鼠体重下降、活动减少、反应灵敏程度下降、毛色萎黄、易脱落、饮水量及排尿量增加、小便异味加重，易出现皮肤破损、尾尖出血等情况，中药治疗组毛色及体重等较模型组有所改善。

（2）造模结果：注射 STZ 后，连续 2 次测血糖均 ≥ 16.7mmol/L，且有多饮、多食、多尿，体重下降的大鼠即造模成功，成模率为 77.2%，其后每周尾静脉测量血糖 1 次均达标。造模过程中，血糖达标大鼠 88 只；模型组因血糖过高、低血糖及注射方法不当等原因造成大鼠死亡 22 只；给药过程中因 DM 加重或因灌胃操作不当等原因所致大鼠死亡 4 只。

（3）各组大鼠体重与血糖变化：造模及给药期间监测血糖及体重的变化，结果显示与正常组大鼠比较，模型组大鼠血糖水平显著升高（$P < 0.01$），体重明显下降，差异有统计学意义（$P < 0.01$），与模型组比较益气活血有效组分 1、2、3、4、5、9、12 组体重下降减少，2、3、4、5、6、7、8、12 组血糖升高有所好转（表 3.56，图 3.13 和图 3.14）。

表 3.56　大鼠体重、血糖的变化

组号	n	体重（g）	血糖（mmol/L）
1	7	$373.17 \pm 18.50^{\#}$	30.73 ± 0.88
2	7	$382.33 \pm 24.78^{\#}$	$28.53 \pm 1.94^{\#\#}$

组号	n	体重（g）	血糖（mmol/L）
3	6	432.33 ± 37.93##	24.60 ± 2.03##
4	6	455.17 ± 60.40##	28.23 ± 1.40##
5	7	467.50 ± 44.90##	27.41 ± 0.70##
6	7	348.17 ± 29.20	28.47 ± 2.19##
7	6	350 ± 49.89	26.48 ± 1.78##
8	7	360.83 ± 16.10	26.73 ± 1.57##
9	7	421.67 ± 67.00##	30.25 ± 1.51
10	7	328.17 ± 33.50	30.10 ± 1.57
11	7	362.83 ± 103.88	29.40 ± 0.74
12	7	428.83 ± 11.44##	28.18 ± 3.62##
正常组	6	510.67 ± 43.23	5.88 ± 0.62
模型组	7	311.50 ± 35.06**	31.08 ± 1.25**

注：$^*P < 0.05$，$^{**}P < 0.01$ vs 正常组 $^{\#}P < 0.05$，$^{\#\#}P < 0.01$ vs 模型组。

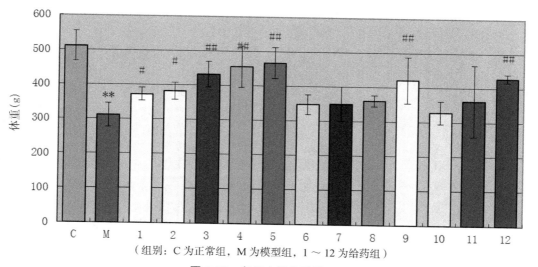

（组别：C 为正常组，M 为模型组，1 ～ 12 为给药组）

图 3.13　各组大鼠体重情况

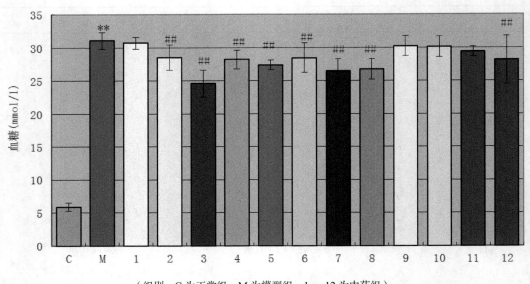

（组别：C 为正常组，M 为模型组，1～12 为中药组）

图 3.14　各组大鼠血糖情况

（4）HE 染色结果：正常组心肌细胞形态正常，细胞核大小均一，胞质染色均匀，肌原纤维排列致密、整齐；模型组心肌细胞排列紊乱，肌纤维断裂、排列紊乱，心肌细胞肥大，细胞核大小不规则；益气活血方组较模型组好转，心肌细胞排列规整（图 3.15）。

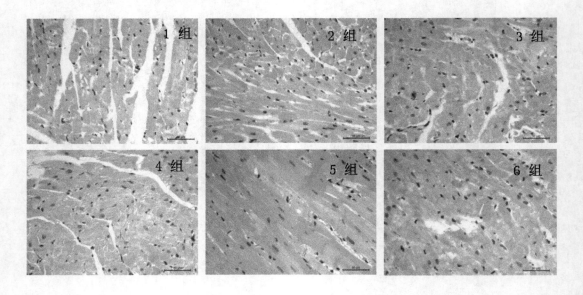

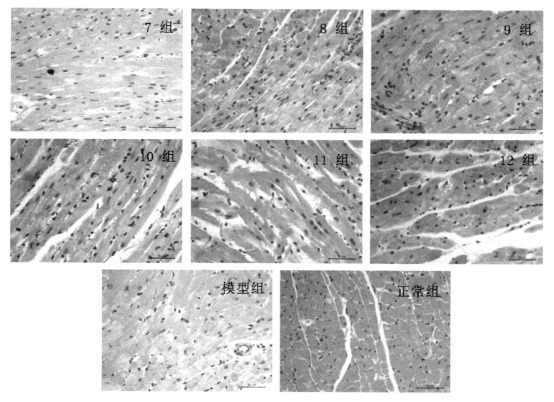

图 3.15　各组大鼠心肌组织 HE 染色（×400）1 ～ 12 为益气活血方各个给药组

4. 讨论　糖尿病心肌病是一种独立的糖尿病并发症，本研究选用 SD 雄性大鼠造模，SD 雄性大鼠具有对 SZD 较为敏感、易成模、成模后血糖波动较平稳、不易自愈等优点。以高脂高糖饲料诱导加 SZD 注射建立的 DM 模型，具有"三多一少"典型症状、胰岛素抵抗及高血糖等表现，基本符合 2 型糖尿病的临床特点。高血糖能引起正常心肌细胞产生糖尿病心肌病变，有研究发现，在急性糖尿病大鼠模型进行的实验，高血糖＞ 16.6mmol/L 持续 5 ～ 7 天 DM 大鼠即可出现特异性糖尿病心肌病变，2 型糖尿病常是胰岛素抵抗与高血糖同时存在，心肌细胞存在糖代谢异常，即糖氧化供能减少、脂氧化利用上升、供能物质由葡萄糖转移为脂肪酸，同时糖尿病患者的红细胞携氧能力下降，心肌处于缺氧状态，而脂肪氧化需要更多的氧气，且非最有效的供能物质，这种改变导致心脏的能量供应障碍，在舒张期能量供应不足尤为明显，所以以舒张功能下降为早期表现，之后逐渐发展为充血性心力衰竭。本实验对模型组大鼠心肌 HE 染色显示心肌细胞排列紊乱，肌原纤维呈灶性溶解，线粒体肿胀，外膜不完整，胞质染色不均匀等，与以往报道的糖尿病心肌超微结构改变一致。

关于益气活血方治疗 DCM 的前期成果较多，通过对大量糖尿病结构化住院病历信息进行采集分析后发现，生脉散合丹参饮均为糖尿病合并心脏病的常用处方，由两方组合而成的益气活血方具有明显降低 DCM 大鼠心肌纤维化程度的作用，且通过多途径、多靶点发挥作用，益气活血方有效组分能抑制 Ang Ⅱ 诱导的心肌成纤维细胞增殖，且存在一定的量效关系，随着给药剂量的增加，心肌成纤维细胞的增殖逐渐减少，还可通过降低心肌中Ⅰ型胶原蛋白、Ⅲ胶原蛋白等蛋白表达水平而达到改善心肌纤维化的作用，有效抑制高糖环境下的心肌细胞的凋亡，其作用与生脉散汤剂的效果相当。本实验结果显示，不同配比的益气活血方给药组与模型组比较，其血糖、体重变化及心肌结构均有不同程度的好转，进一步证实了益气活血方治疗 DCM 的疗效。

（二）益气活血方活性组分对 DCM 大鼠心肌胶原Ⅰ、Ⅲ含量的影响

1. 实验材料

（1）实验动物：本小节中同实验（一）

（2）实验仪器

偏振光显微镜 BX51：奥林巴斯公司

Image-Pro Plus 图像分析系统：Media Cybernetics 公司

低温冷冻离心机：Thermo

酶标仪：Thermo

（3）主要药物及试剂

天狼星红染色液：Fluka Chemie 公司

Ⅰ型胶原 ELISA 试剂盒：Rigorbio；规格 96T

Ⅲ型胶原 ELISA 试剂盒：Rigorbio；规格 96T

2. 实验方法

（1）苦味酸 – 天狼星红染色法观察心肌Ⅰ、Ⅲ胶原。

①石蜡切片，常规脱蜡。

②天狼星红染色液滴染 1h。

③流水稍微冲洗，去除切片表面染液。

④ Mayer 苏木素染色液染细胞核 10min。

⑤流水冲洗 10min。

⑥常规脱水透明，中性树胶封固。

⑦在偏振显微镜下观察，Ⅰ型胶原纤维呈强橙黄色或亮红色，Ⅲ胶原纤维呈绿色。

（2）Elisa 法检测心肌成纤维细胞中Ⅰ型胶原蛋白、Ⅲ胶原蛋白等蛋白表达水平。

①样品处理：将所得细胞裂解液、细胞培养上清以 3000r/min 的速度 4℃离心 20min，将上清转移至新的 EP 管中 –20℃保存待测。

②样品稀释与加样：在酶标包被板上设标准品孔 12 孔，在第 1、第 2 孔中分别加标

准品 50μL，然后在第 1、第 2 孔中加入标准品稀释液 50μL 混匀；从第 1、第 2 孔中各取 50μL 分别加到第 3、第 4 孔中，然后在第 3、第 4 孔中加标准品稀释液 50μL，混匀；从第 3 孔、第 4 孔中各取 50μL 分别加到第 5、第 6 孔，再在第 5、第 6 孔分别加标准品稀释液 50μL，混匀；然后在第 5、第 6 孔中各取 50μL 分别加到第 7、第 8 孔中，再在第 7、第 8 孔中分别加标准品稀释液 50μL，混匀；混匀后从第 7、第 8 孔中各取 50μL 分别加到第 9、第 10 孔中，再在第 9、第 10 孔中分别加标准品稀释液 50μL，混匀后从第 9、第 10 孔中分别取 50μL 去掉；在第 11、第 12 孔中分别加标准品稀释液 50μL 作为空白孔（稀释后各孔加样量都为 50μL，浓度为 2 倍稀释）。

③加样：在酶标包被板上待测样品孔中先加样品 40μL，然后再加对应的生物素标记二抗溶液 10μL。将样品加于酶标板孔底部，尽量不触及孔壁，轻轻晃动混匀；再在所有孔中加入对应的酶标试剂 50μL。

④温育：用封板膜封板后置 37℃温育 60min 或室温孵育 2h。

⑤配液：将 30 倍浓缩洗涤液用蒸馏水 30 倍稀释后备用。

⑥洗涤：小心揭掉封板膜，弃去液体，甩干，每孔加满洗涤液，静置 30s 后弃去，如此重复 5 次，拍干。

⑦显色：每孔先加入显色剂 A 50μL，再加入显色剂 B 50μL，轻轻振荡混匀，37℃避光显色 10min。

⑧终止：每孔加终止液 50μL，终止反应（此时蓝色立转黄色）。

⑨测定：450nm 波长依序测量各孔的吸光度（OD 值）。测定应在加终止液后 15min 以内进行。根据 OD 值绘制标准曲线，计算样品中对应指标的浓度。

3. 实验结果

（1）苦味酸 - 天狼星红染色结果：在偏振光显微镜下观察，可见正常组大鼠心脏间质Ⅰ、Ⅲ型胶原分布较少，颜色较淡。与对照组相比，DCM 组大鼠心肌组织内Ⅰ型和Ⅲ型胶原纤维明显增加，形成间质纤维化，Ⅰ型胶原粗大呈亮红色，排列及分布紊乱，反复重叠；Ⅲ型胶原呈黄绿色细纤维穿插其中，提示心肌纤维化明显，益气活血方各组心肌纤维化较模型组改善（图 3.16）。

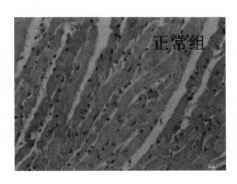
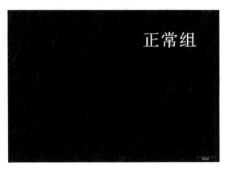

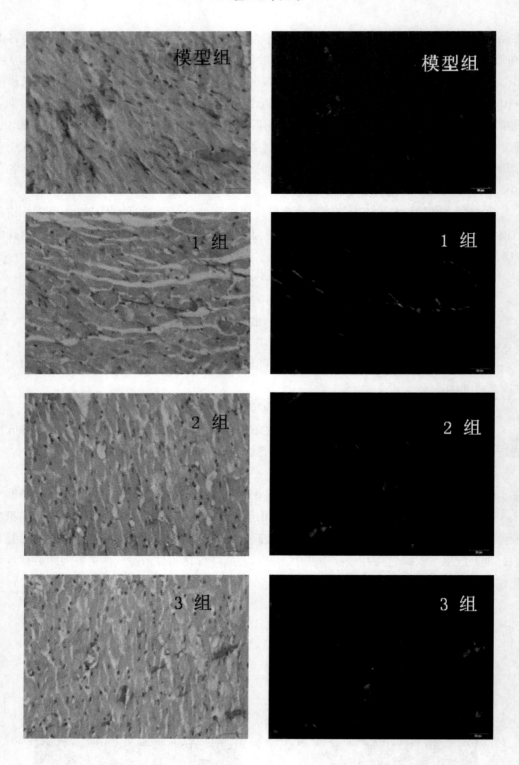

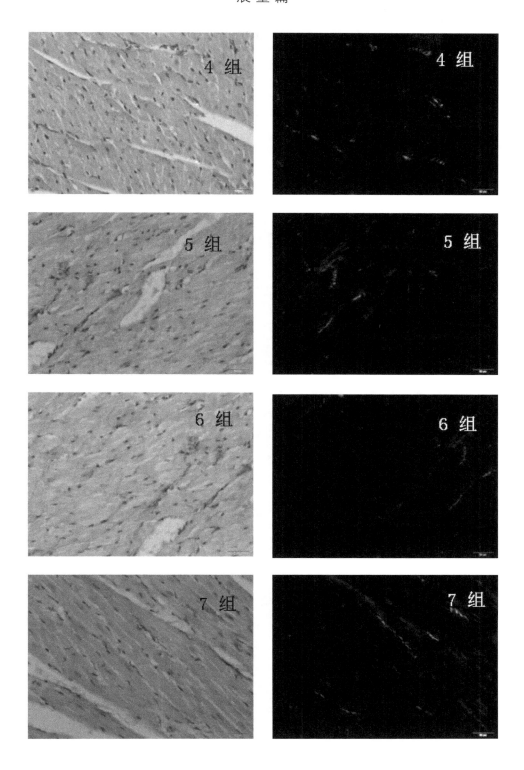

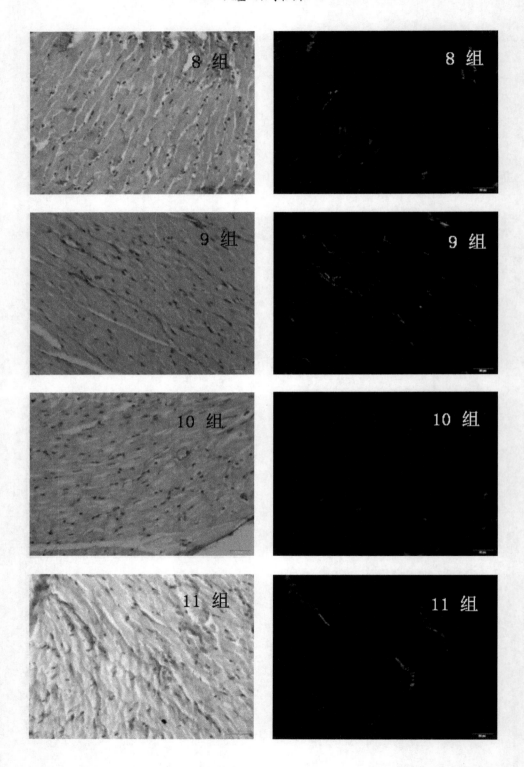

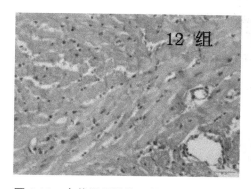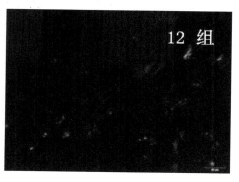

图 3.16　在普通显微镜及偏振光显微镜下观察心肌组织苦味酸 – 天狼星红染色（×400）

（1～12 为益气活血方各个给药组，图片左为正常显微镜下观察，右为偏振光显微镜下观察所得）

（2）心肌成纤维细胞中Ⅰ型、Ⅲ型胶原蛋白表达水平：与正常组比较，模型组心肌胶原Ⅰ、Ⅲ含量明显增加，具有统计学意义（$P < 0.01$）；益气活血方 4、5、6、10 组胶原Ⅰ含量变化与正常组无明显差异；1、2、3、7、9、11、12 组中Ⅰ型胶原含量较正常组增多，差异具有统计学意义（$P < 0.01$；$P < 0.05$）；与模型组比较，除第 3 组外，其余各给药组Ⅰ型胶原含量均显著减少（$P < 0.01$）。益气活血方各组胶原Ⅲ含量与正常组比较均增加（$P < 0.01$），但比较模型组显著减少，具有统计学意义（$P < 0.01$）（表 3.57）。

将表中均匀设计数据与药效指标胶原Ⅰ含量相关联进行逐步回归分析，得到回归方程：$Y=26.704-0.01BF-2.05E-0.019BC$，$R=0.691$，选定的变量也具有统计学意义（$P < 0.01$；$P < 0.05$）；数据与指标胶原Ⅲ含量进行逐步回归分析，得到回归方程：$Y=6.188-0.003BE+0.057D+3.023C-0.069CD$，$R=0.890$，选定变量具有统计学意义（$P < 0.01$）。

表 3.57　Elisa 检测胶原Ⅰ、Ⅲ浓度变化（$\bar{x} \pm s$）

组别	A	B	C	D	E	F	胶原Ⅰ（ng/mL）	胶原Ⅲ（ng/mL）
1	20.0	93.8	0.56	42.9	2.08	2.31	$18.88 \pm 0.25^{*##}$	$7.90 \pm 1.49^{**##}$
2	26.7	131.3	0.94	15.8	1.17	1.63	$22.16 \pm 3.20^{*##}$	$8.63 \pm 0.19^{**##}$
3	33.3	168.8	0.50	59.2	0.25	0.94	$24.43 \pm 0.51^{**}$	$9.04 \pm 0.14^{**#}$
4	40.0	206.3	0.88	32.1	2.31	0.25	$17.06 \pm 0.27^{##}$	$7.35 \pm 0.09^{**##}$
5	46.7	243.8	0.44	5.0	1.40	2.54	$15.39 \pm 0.61^{##}$	$7.0 \pm 0.37^{**##}$
6	53.3	281.3	0.81	48.3	0.48	1.85	$15.31 \pm 7.63^{##}$	$8.29 \pm 0.06^{**##}$
7	60.0	75.0	0.38	21.3	2.54	1.17	$17.90 \pm 0.12^{*##}$	$7.39 \pm 0.1^{**##}$
8	66.7	112.5	0.75	64.6	1.63	0.48	$22.25 \pm 0.59^{**##}$	$8.47 \pm 0.06^{**##}$

续表

组别	A	B	C	D	E	F	胶原Ⅰ（ng/mL）	胶原Ⅲ（ng/mL）
9	73.3	150.0	0.31	37.5	0.71	2.78	$18.60 \pm 0.17^{*\#\#}$	$8.05 \pm 0.41^{**\#\#}$
10	80.0	187.5	0.69	10.4	2.78	2.08	$16.49 \pm 0.30^{\#\#}$	$6.99 \pm 0.07^{**\#\#}$
11	86.7	225.0	0.25	53.8	1.86	1.40	$19.57 \pm 0.34^{**\#\#}$	$8.07 \pm 0.07^{**\#\#}$
12	93.3	262.5	0.63	26.7	0.94	0.71	$18.26 \pm 0.15^{*\#\#}$	$7.69 \pm 0.12^{**\#\#}$
正常组	0	0	0	0	0	0	13.89 ± 1.20	6.51 ± 0.13
模型组	0	0	0	0	0	0	$27.68 \pm 1.40^{**}$	$9.39 \pm 0.22^{**}$

注：$^{*}P < 0.05$，$^{**}P < 0.01$ vs Control，$^{\#}P < 0.05$，$^{\#\#}P < 0.01$ vs Model。

4.讨论　心室重构不仅包括心肌肥大，还包含间质重塑，表现为心肌细胞外间质胶原过度沉积，各型胶原比率失调（Ⅰ/Ⅲ型胶原比率增高）和排列紊乱，最终导致心肌纤维化。早期预防与逆转心肌胶原生成和纤维化具有重要意义。心肌胶原主要为Ⅰ、Ⅲ型胶原，共约占心肌胶原总量的90%，是胶原网络支架的主要构成部分，二者恒定的胶原含量和比值在维持心脏的固有形态，防止心肌束和细胞之间的错位滑移和过度扩张方面起重要作用。其中Ⅰ型胶原约占心肌胶原总量80%，由2条a1链和1条a2链组成，胶原纤维粗，胶原伸展和弹性小，有较大的僵硬度，有很强的抗牵拉特性而用于保持室壁的强度；Ⅲ型胶原由3条相同的a1链组成，约占心肌胶原总量11%，纤维较细，胶原伸展和弹性大，与室壁弹性有关。心肌胶原网络的合成、降解及心脏结构、功能二者是一个动态平衡的过程，研究发现，Ⅲ型胶原总是与Ⅰ型胶原同时存在于相应的组织内，从不单独存在，并总以多聚分子结构即纤维形式存在，且Ⅰ/Ⅲ型胶原比例对心肌的僵硬度起着决定性作用。

本实验采用天狼星红染色，在偏振光显微镜下观察心肌胶原Ⅰ、Ⅲ含量的变化，发现在模型组及益气活血方组Ⅰ、Ⅲ型胶原含量均出现不同程度的增加，证实心肌纤维化的发生、变化与其他研究一致。在益气活血方治疗后，Ⅰ型、Ⅲ型胶原含量及Ⅰ/Ⅲ型胶原比值明显降低，提示益气活血方活性组分能降低心室重构大鼠心肌胶原含量，同时还能改善胶原类型比例，延缓心室重构。

均匀设计方案多采用逐步回归分析法统计，它建立在对客观事物进行大量实验和观察的基础上，寻找那些看上去不确定现象中的规律性的数理统计方法，适用于一个因变量与多个自变量间线性依存关系数量变化规律的研究。以Ⅰ型胶原含量为因变量进行多元线性回归，得出 $Y=26.704-0.01BF-2.05E-0.019BC$ 的回归方程，可见檀香油系数较大，系数为负，对Ⅰ型胶原增生具有抑制作用，发挥主效应作用，麦冬多糖与五味子油发挥协同作用，同时与乙酸龙脑酯发挥协同作用，系数为负，具有抑制胶原增生的作用，由此得到提示最佳配比：麦冬多糖300mg，五味子油1mg，檀香油10mg，乙酸龙脑酯10mg。以

Ⅲ型胶原含量为因变量进行多元线性回归，得出方程 $Y=6.188-0.003BE+0.057D+3.023C-0.069CD$，由此可见，对Ⅲ型胶原含量有影响的因素包括麦冬多糖、五味子油、丹参酮ⅡA，檀香油四种成分，其中丹参酮ⅡA、檀香油发挥主效应作用，且二者可发挥协同作用，共同抑制Ⅲ型胶原增生，方程提示最佳配比：麦冬多糖300mg，檀香油10mg，五味子油0.25mg，丹参酮ⅡA 5mg。丹参饮中，丹参味苦微寒、活血化瘀止痛而不伤气血，为君药；檀香、砂仁为臣，共奏活血化瘀之功。临床及实验研究证明其具有显著改善心肌纤维化程度的作用，本研究进一步证实。

（三）益气活血方活性组分对 DCM 大鼠细胞凋亡率的影响

1. 实验材料

（1）实验动物：同本小上节实验（一）

（2）实验仪器

真空干燥箱：天津市泰斯特仪器有限公司

–20℃冰箱：海尔集团

冰冻切片机：德国莱卡 CM1850

倒置荧光显微镜：奥林巴斯公司

（3）主要药物及试剂

TUNEL 试剂盒：罗氏公司

DAPI 溶液：北京博奥森生物技术有限公司

抗荧光衰退封片剂：北京优尼康生物技术有限公司

2. 实验方法

（1）冰冻切片制作

①取出浸于 20% 蔗糖溶液中的标本，弃蔗糖液，加入 1∶2 的蔗糖 –OCT 溶液。

②振荡器中轻柔震荡 1h。

③在包埋铁盒中加入蔗糖 –OCT 溶液，加入标本，摆正方向。

④缓慢用液氮冰冻标本。

⑤待标本完全冰冻后，放置于 20℃冰箱中冷藏。

⑥切片防脱处理。

⑦切片：采用冰冻切片机，以厚度为 30μm 调整距离，切到组织后调整切片厚度为 8μm，温度为 –20℃。铺于防脱载玻片上，烘干 2h，–20℃存放，备用。

（2）TUNEL 试剂盒检测心肌细胞凋亡率

①从 –20℃取出切片，置于 57℃恒温箱中 10min。

②PBS 浸洗 2 次，每次 15min。

③0.25%Triton 柠檬酸溶液（0.1%）浸洗 30min，4℃。

④ PBS 浸洗 2 次，每次 10min。

⑤制备 TUNEL 反映混合液。

处理组用 50μL TdT+450μL 荧光素标记的 duTP 液混匀，-4℃冰箱保存。

阴性对照组仅加 50μL 荧光素标记的 duTP 液。

阳性对照组加入 100μL DNase1，25℃，10min。

⑥玻片干后，加 50μL TUNEL 反应混合液于标本上，加盖玻片或封口膜在暗湿盒中反应 37℃ × 1h。

⑦ PBS 漂洗 3 次，每次 15min，避光。

⑧加 300μL DAPI 在每张玻片上，在室温下培育 5min，避光。

⑨ PBS 冲洗 10min，避光。

⑩玻片稍干后，用抗荧光衰减封片剂封片，荧光显微镜观察，最后保存于 -20℃冰箱中。

⑪采用荧光显微镜，在高倍镜视野下（10×40）半定量计数分析细胞凋亡数，每个部位切片均随机取 5 个视野，取平均值。凋亡指数（AI）=（凋亡阳性细胞核数 / 总计数的细胞核）×100%。

（3）流式细胞仪（FACS）测凋亡率

心肌组织剪碎后，加入 PBS 离心 5min，取上清收集细胞，各管加入 2μL AnnexinV-FITC，混匀，再加入 5μL PI，室温，避光，反应 15min，上流式细胞仪检测。

3. 实验结果

（1）TUNEL 试剂盒检测心肌细胞凋亡率：所有心肌细胞经 DAPI 染色后，细胞核均显蓝色荧光，而凋亡细胞的细胞核经 TUNEL 染色后呈现红色荧光，正常组心肌凋亡数无明显增多，模型组心肌细胞形态异常，细胞核内有较强的 TUNEL 阳性染色，与模型组比较，益气活血方 3 ～ 12 组凋亡的阳性细胞核数量明显减少，差异有统计学意义（P ＜ 0.01）（图 3.17 和表 3.58）。将表 3.58 中均匀设计数据与药效指标 AI 相关联进行逐步回归分析，得到回归方程为 Y=0.663-0.018A+0.0001EF-0.224C，R=0.716，选定的变量也具有统计学意义（P ＜ 0.01）。

表 3.58　益气活血均匀设计组方对 DCM 大鼠心肌细胞凋亡的影响（$\bar{x} \pm s$）

组别	因素						指标
	A	B	C	D	E	F	AI
1	20.0	93.8	0.56	42.9	2.08	2.31	0.50 ± 0.19[**]
2	26.7	131.3	0.94	15.8	1.17	1.63	0.52 ± 0.09[**]
3	33.3	168.8	0.50	59.2	0.25	0.94	0.33 ± 0.08[**##]

续表

组别	因素						指标
	A	B	C	D	E	F	*AI*
4	40.0	206.3	0.88	32.1	2.31	0.25	$0.36 \pm 0.12^{**\#}$
5	46.7	243.8	0.44	5.0	1.40	2.54	$0.20 \pm 0.09^{\#\#}$
6	53.3	281.3	0.81	48.3	0.48	1.85	$0.27 \pm 0.16^{**\#\#}$
7	60.0	75.0	0.38	21.3	2.54	1.17	$0.13 \pm 0.05^{\#\#}$
8	66.7	112.5	0.75	64.6	1.63	0.48	$0.17 \pm 0.11^{\#\#}$
9	73.3	150.0	0.31	37.5	0.71	2.78	$0.17 \pm 0.13^{\#\#}$
10	80.0	187.5	0.69	10.4	2.78	2.08	$0.23 \pm 0.21^{\#\#**}$
11	86.7	225.0	0.25	53.8	1.86	1.40	$0.15 \pm 0.12^{\#\#}$
12	93.3	262.5	0.63	26.7	0.94	0.71	$0.10 \pm 0.05^{\#\#}$
正常组	0.00	0.00	0.00	0.00	0.00	0.00	0.09 ± 0.10
模型组	0.00	0.00	0.00	0.00	0.00	0.00	$0.54 \pm 0.11^{**}$

注：$^{*}P < 0.05$，$^{**}P < 0.01$ *vs* 正常组 $^{\#}P < 0.05$，$^{\#\#}P < 0.01$ *vs* 模型组。

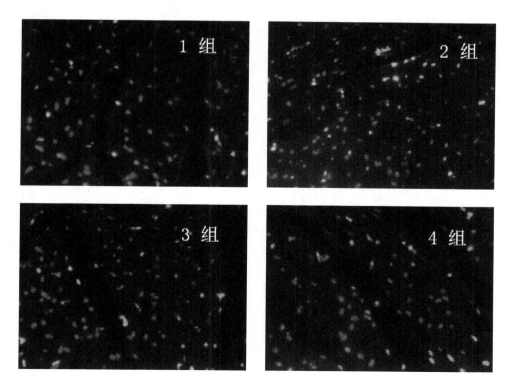

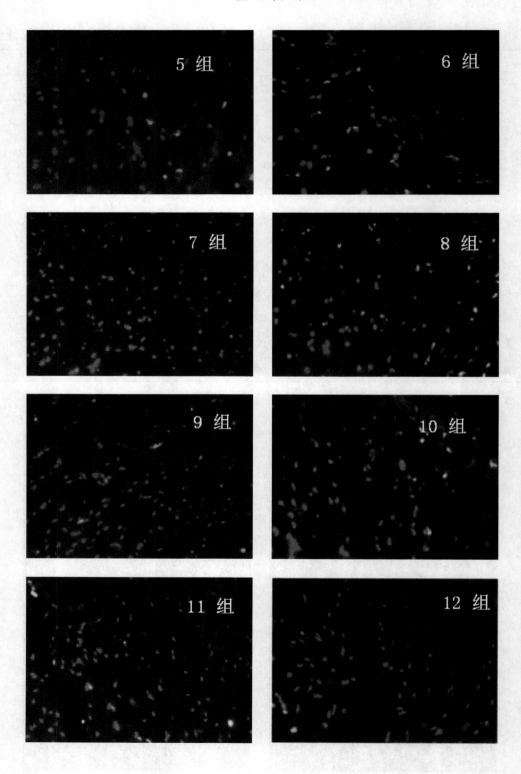

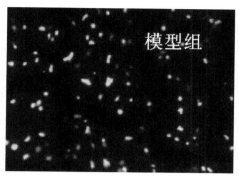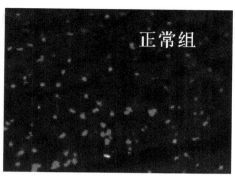

图 3.17　TUNEL 法心肌凋亡染色（×400）

（1～12 组为益气活血方各个给药组）

（2）流式细胞仪测凋亡率

　　流式细胞仪（FACS）测定 DCM 大鼠心肌细胞凋亡的影响见表 3.59；流式细胞仪测各组心肌细胞的凋亡率如图 3.18 所示。

表 3.59　流式细胞仪测定 DCM 大鼠心肌细胞凋亡的影响（$\bar{x} \pm s$）

组别	因素						指标
	A	B	C	D	E	F	*AI*
1	20.0	93.8	0.56	42.9	2.08	2.31	14.26 ± 0.21
2	26.7	131.3	0.94	15.8	1.17	1.63	17.38 ± 1.02
3	33.3	168.8	0.50	59.2	0.25	0.94	49.50 ± 7.20
4	40.0	206.3	0.88	32.1	2.31	0.25	8.58 ± 3.68
5	46.7	243.8	0.44	5.0	1.40	2.54	7.01 ± 0.60
6	53.3	281.3	0.81	48.3	0.48	1.85	19.98 ± 2.47
7	60.0	75.0	0.38	21.3	2.54	1.17	12.85 ± 0.19
8	66.7	112.5	0.75	64.6	1.63	0.48	42.30 ± 0.10
9	73.3	150.0	0.31	37.5	0.71	2.78	13.92
10	80.0	187.5	0.69	10.4	2.78	2.08	11.10 ± 0.69
11	86.7	225.0	0.25	53.8	1.86	1.40	16.79 ± 0.01
12	93.3	262.5	0.63	26.7	0.94	0.71	13.59 ± 0.02
正常组	0	0	0	0	0	0	6.13
模型组	0	0	0	0	0	0	53.40

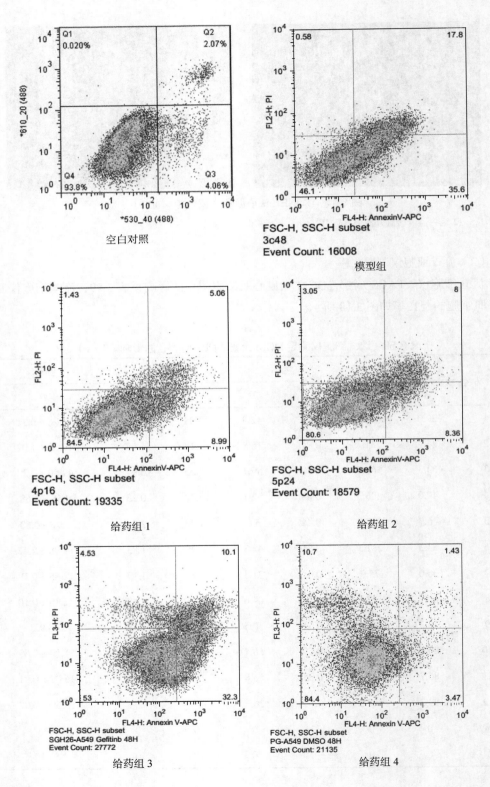

空白对照

FSC-H, SSC-H subset
3c48
Event Count: 16008

模型组

FSC-H, SSC-H subset
4p16
Event Count: 19335

给药组 1

FSC-H, SSC-H subset
5p24
Event Count: 18579

给药组 2

FSC-H, SSC-H subset
SGH26-A549 Gefitinb 48H
Event Count: 27772

给药组 3

FSC-H, SSC-H subset
PG-A549 DMSO 48H
Event Count: 21135

给药组 4

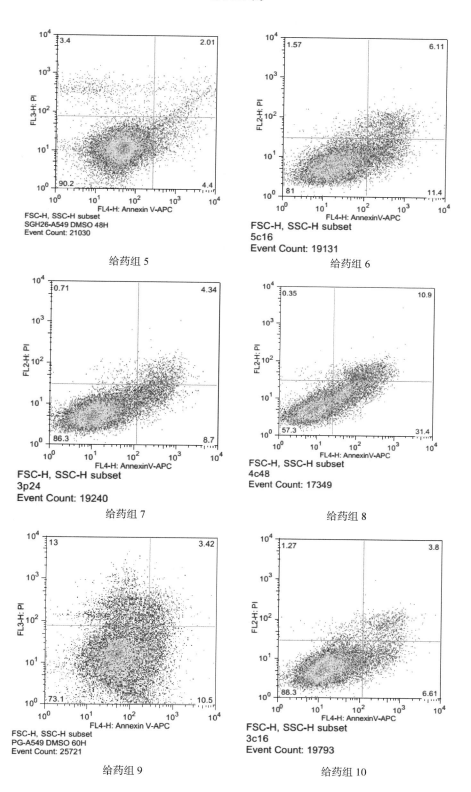

给药组 5

给药组 6

给药组 7

给药组 8

给药组 9

给药组 10

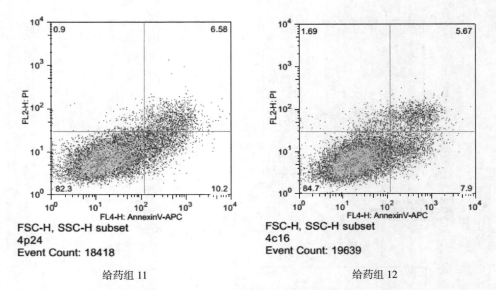

图 3.18　流式细胞仪测各组心肌细胞的凋亡率

4. 讨论　心肌肥大和心肌细胞凋亡增多是 DCM 病程中重要的病理表现之一。心肌细胞属于永久性细胞，不具备分裂增殖的能力，因而，细胞凋亡增多导致心肌组织细胞数量减少，是 DCM 发生发展的重要病理基础。相关研究证实：STZ 诱导的 DM 大鼠心肌组织中细胞凋亡的显著增加，通过体外培养心肌细胞，并予以高糖刺激，结果发现细胞的凋亡指数显著增加，心肌细胞凋亡是一个非常复杂的过程，由于心肌细胞凋亡时过程短暂、不易被观察，现多采用细胞染色法观察，本研究通过 TUNEL 染色法观察细胞凋亡率，结果显示 DCM 组大鼠心肌细胞与对照组相比凋亡指数明显升高。

本实验以 AI 为因变量进行多元线性回归分析得出，$Y=0.663-0.018X_1+0.0001X_5X_6-0.224X_3$，提示相关药物为人参总皂苷、五味子油、檀香油、乙酸龙脑酯，方程中 X_1、X_3 的系数均为负，所以二者的取值与 Y 呈负相关，X_5、X_6 提示檀香油与乙酸龙脑酯交互作用与 AI 存在相关性，有方程提示最佳配比：人参总皂苷 200mg，五味子油 1mg，檀香油 0.75mg，乙酸龙脑酯 0.75mg。实验结果与本课题前期研究结果——生脉散单体组分通过影响 p53、Bax 和 Bcl-2 的蛋白表达抑制细胞凋亡通路——相吻合。人参味甘、微苦、微温，具有大补元气、生津安神等功效，现代药理研究证实，其具有降血糖，抗休克，提高免疫力等作用，人参皂苷为人参的有效成分之一，可通过增强心肌抗氧化能力而发挥其延缓心室重构发展的作用；大剂量北五味子油可以通过减轻和修复 β 细胞损伤，调节胰岛素和胰高血糖素含量治疗糖尿病，另外，北五味子油还能清除自由基，减少脂质过氧化，保护胰岛 β 细胞，降低血糖，对心肌细胞起到保护作用。

（四）益气活血方活性组分对 DCM 大鼠 Bax/Bcl-2 表达的影响

1. 实验材料

（1）实验动物同本小节实验（一）

（2）实验仪器

滤纸（3MM CHR）：Whatman

台式高速冷冻离心机：德国 SORVALL 公司

基础电泳仪：美国 BIO-RAD 公司

垂直电泳槽：美国 BIO-RAD 公司

槽式转印系统：美国 BIO-RAD 公司

小型 Trans-Biot 转印槽：美国 BIO-RAD 公司

NC 膜（#88018）：PIERCE

酶联免疫检测仪（酶标仪）：德国 Labsystems Multiskan MS 352

凝胶图像分析系统：CHEMI GENIUS Bio imaging system

（3）主要药物及试剂

EDTA：北京天恩泽基因科技有限公司

免疫组化试剂盒：博士德生物工程有限公司

Bax、Bcl-2 大鼠单克隆抗：北京天恩泽基因科技有限公司

动植物总蛋白微量提取试剂盒：北京天恩泽基因科技有限公司

AP 显色：北京天恩泽基因科技有限公司

BCA 蛋白浓度测定试剂盒：北京天恩泽基因科技有限公司

SDS：SIGMA

2. 实验方法

（1）免疫组化测定 BAX/BCL-2 表达：采用石蜡切片，免疫组化法测定大鼠左心室心肌 Bax、Bcl-2 蛋白表达，具体步骤如下：

①石蜡切片常规脱蜡。

②PBS 冲洗 5min，3 次。

③水浴高温抗原修复，将烧杯中放入装有 EDTA（1×）溶液 700mL 置于水浴锅中加热到 95℃后，将玻片架放入烧杯中高温 12min。

④取出玻片，放至室温，蒸馏水冲洗 2×3min。

⑤PBS 冲洗 2×3min。

⑥将切片浸 3%H_2O_2 去离子水溶液中 10min，PBS 冲洗 3×5min。

⑦7 加 1%Trition-100，室温 30min。

⑧滴加 1 滴溶液 A（封闭用正常山羊血清工作液），室温下孵育 30min。

⑨滴加一抗工作液（Bcl-2 和 Bax 抗体分别按 1 ： 300 于 0.25% Trition 中稀释），于湿盒内 4℃冰箱过夜。

⑩ PBS 冲洗 3×5min。

⑪PBST 冲洗 3×10min。

⑫滴加溶液 B（生物素化二抗工作液），室温下孵育 120min。

⑬PBST 冲洗 3×10min。

⑭室温下滴加新鲜配置 DAB 显色剂（DAB 试剂配制：在 1mLPH 约 7.0 双蒸水中，加入约 50μL 的 1 滴试剂 A，混合均匀，然后将试剂 B 和试剂 C 各 1 滴加入其中，再次混匀。此溶液需现用现配，配好后避光保存，30min 内使用，剩余的液体弃去）。光学显微镜下观察显色情况，8～10min。

⑮自来水冲洗 5min。

⑯苏木素复染 2s。

⑰自来水冲洗 1min。

⑱PBST 返蓝冲 4s，自来水冲洗 2s。

⑲滴加 2 滴或 100μL 新配置的 DAB 显色剂微镜下观察，结果为红色时，用 PBST 终止反应，一般需要 18～30min。

⑳中性树胶封片，避光、室温下保存。

㉑光学显微镜下照像、观察并记录结果。光镜下 400 倍放大，阳性表达最强区随机选择 5 个视野进行计数。Bax、Bcl-2 阳性细胞为胞质及胞膜内侧出现黄至棕黄色颗粒，计数每个高倍视野内的阳性细胞数和细胞总数，每个视野阳性表达率 = 阳性细胞数 / 细胞总数×100%，并求其平均值。阴性对照用 PBS 代替 I 抗。

（2）Western-Blotting 法测定 Bax、Bcl-2 蛋白表达。

1）匀浆法提取心肌组织蛋白

①称取动物组织样品 100mg，剪刀剪成黄豆大小，将组织转移到 EP 管中。

②加入 1mL 溶液 A，在冰上用 Polytor 式匀浆机匀浆，直到没有肉眼可见的组织块，为了避免产热，分次匀浆，其间放在冰上让匀浆液冷却。

③采用恒温离心机，4℃，12 000r/min，离心 10min，将组织残渣碎片沉淀。

④取上清液转移至一新的 1.5mLEP 管中即得到蛋白溶液，置于 -70℃冰箱中保存或立即检测指标。

2）电泳

①取蛋白样品 6.5μL，放入 1.5mLEP 管中，依次加入 LDS Sammple Buffer（4×）2.5μL 及 NuPage（10×）1μL，总量为 10μL。

②将 EP 管放入干式恒温器中 3min，设定 85℃。

③预制胶用超纯水冲洗，撕下封条，放入电泳槽中，拔去梳子，倒入 1×SDS Running

buffer 没过孔 1cm；预先将 MOPS SDS Running Buffer（20×）稀释为 1×。

④第一孔中加入 ladder 蛋白（Standerd）5μL，以下每孔加入蛋白样品 10μL，每次做 9 个样品，其中含正常组及模型组对照；静置 5min。

⑤接通电源，调制电伏 125V。

⑥不超过第 3 格底线，停止电源，用铲在胶合底部轻轻铲起，取出胶。

3）转膜

①将湿法电转液干粉全部溶解在 1L 去离子水中，得到 20× 湿法电转液为原液，配置为 1× 电转液备用，4℃保存。

②根据 PAGE 胶大小剪成同样大小的滤纸和各边都大于 1cm 的硝酸纤维素膜。

③将剪好的纤维素膜泡在 1× 湿法电转液中 20min，弃掉蓝色纸。

④电转液浸湿 2 块海绵和 2 张滤纸，避免 2 张滤纸直接接触。

⑤将转膜夹放入电转液中，在转膜夹中依次放入海绵垫、滤纸、胶膜、滤纸、海绵垫，在胶膜标准对照处剪下一小角以作标记。

⑥合起转移夹放入转移槽中，接通电极，红对红，黑对黑，转移夹卡槽一边朝下，槽中放入蓝色冰块，灌满电转液。

⑦插入电极，100V，4℃，60min。

⑧终止转移后，取出膜；

4）封膜

①取出膜用 1× TBS 洗 5min，置于封闭摇床上。

②用 40mL 7% 牛奶封闭 1h，置于封闭摇床上。

③用 PBST 冲洗 3 次。

④加入一抗和 β-action 4℃过夜，使液体盖住膜，置于摇床上；一抗中加入 0.2mL 高压水摇匀后形成原液，按 1：300 稀释；β-action 中加入 0.2mL 高压水摇匀后形成原液，按 1：2000 稀释。

⑤用 PBST 在摇床室温洗 3 次，20min/ 次。

⑥用 10% 牛奶封闭，室温摇床 15min。

⑦把膜取出用 PBST 润洗，同时润洗盒子。

⑧加入二抗浸过膜浸过膜，置于 4℃ 1h 摇床；二抗用 0.1mL PBST 润开形成原液后，稀释成 1：2000

⑨用 1× AP 缓冲液预洗膜 5min，室温摇床。

⑩按每平方厘米膜需要 0.1mL NBT-BCIP 显色液计算用量，配制 NBT-BCIP 显色液，将 1× AP 缓冲液中的膜转移到新鲜配制的 NBT-BCIP 显色液中，室温平缓摇床 15min，避光。

配制显色液：超纯水 9mL

AP10× 1mL

BCIP 50μL

NBP 50μL

⑪观察蛋白条带的颜色变化，显色到满意程度处，将膜转移到有超纯水托盘中摇晃，终止显色反应，每30min后换水，共3次，避光。

3. 实验结果

（1）Western-Blotting检测心肌组织Bcl-2、Bax、p53蛋白表达：用Western-Blotting方法，以β-Actin为内参，检测正常组、模型组、各个中药组大鼠心肌组织Bcl-2、Bax、p53蛋白的表达情况，经图像分析系统进行灰度扫描，结果如图3.19所示。

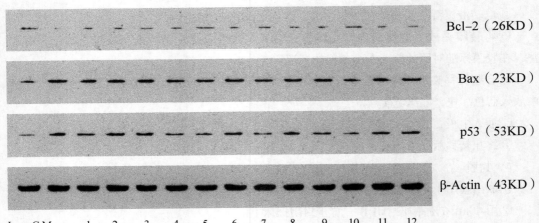

图 3.19　Western-Blotting 检测各组小鼠心肌组织中 Bcl-2 和 Bax 蛋白表达

（LaneC：正常组；LaneM：模型组；Lane1～12：1～12各给药组）

（2）各组大鼠心肌组织 Bcl-2、Bax、p53 的蛋白表达结果：各组大鼠心肌组织 Bcl-2 及 Bax 的蛋白表达及 Bcl-2/Bax 比值变化总体趋势：模型组与正常组比较，Bax 的蛋白表达增强，Bcl-2 的蛋白表达降低，且 Bcl-2/Bax 的比值下降，差异均有统计学意义（均 $P < 0.01$）；12个均匀设计给药组与模型组比较，Bcl-2 的蛋白表达增高，Bax 的蛋白表达降低，且 Bcl-2/Bax 的比值升高，差异均有统计学意义（均 $P < 0.01$）。与正常组比较，模型组 p53 的蛋白表达增强，各个中药组 p53 的水平均有所下降，差异有统计学意义（$P < 0.01$）（图3.20和表3.60）。对表3.60中指标数据与均匀设计表进行逐步回归分析得到以下方程，针对 Bax：$Y=45.281-0.008BE+0.029DE+0.925CE$，$R=0.859$，$P < 0.01$；针对 Bcl-2：$Y=12.093-0.131D+0.003BE$，$R=0.782$，$P < 0.01$；针对 Bcl-2/Bax 比值：$Y=0.276-0.004D+1.05E-4BE$，$R=0.816$，$P < 0.01$；针对 p53：$Y=33.86+0.247D-0.009AE$，$R=0.790$，$P < 0.01$。

表 3.60　各组大鼠心肌 Bcl-2、Bax、p53 的蛋白表达及 Bcl-2/Bax 变化（$\bar{x} \pm s$）

编号	N	Bcl-2	Bax	p53	Bxl-2/Bax
1	7	8.44 ± 0.13#	54.42 ± 0.27#	40.91 ± 0.98#	0.16 ± 0.00#
2	7	6.45 ± 0.38#	52.41 ± 0.09#	48.72 ± 0.74#	0.12 ± 0.01#
3	6	7.40 ± 0.36#	50.05 ± 0.37#	47.69 ± 0.75#	0.15 ± 0.01#
4	6	13.13 ± 0.72#	40.01 ± 1.26#	31.65 ± 0.04#	0.33 ± 0.03#
5	7	19.63 ± 1.49#	40.74 ± 0.16#	25.22 ± 0.86#	0.48 ± 0.03#
6	7	6.37 ± 0.20#	45.83 ± 0.74#	44.77 ± 0.83#	0.14 ± 0.00#
7	6	13.82 ± 0.80#	43.04 ± 0.91#	28.92 ± 1.03#	0.32 ± 0.01#
8	7	7.99 ± 0.59#	53.48 ± 1.64#	44.98 ± 0.93#	0.15 ± 0.02#
9	7	8.64 ± 0.45#	46.06 ± 1.12#	35.14 ± 0.17#	0.19 ± 0.01#
10	7	18.09 ± 0.80#	39.47 ± 1.12#	24.32 ± 0.53#	0.46 ± 0.03#
11	7	6.82 ± 0.81#	47.70 ± 0.79#	40.85 ± 1.13#	0.14 ± 0.01#
12	7	7.57 ± 0.04#	41.85 ± 0.59#	41.18 ± 0.78#	0.18 ± 0.00#
正常组	6	25.32 ± 0.41	26.5 ± 0.50	18.29 ± 0.49	0.96 ± 0.00
模型组	7	3.90 ± 0.32*	60.94 ± 1.00*	50.63 ± 0.52*	0.06 ± 0.01*

注：*$P < 0.01$ vs 正常组，#$P < 0.01$ vs 模型组。

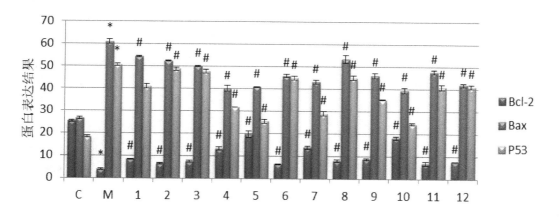

图 3.20　各组大鼠心肌 Bcl-2、Bax、p53 蛋白表达情况

（组别：1 ～ 12 给药组，C 正常组，M 模型组）

4.讨论 心肌细胞凋亡过程与多种途径有关，包括凋亡/抗凋亡基因失调、线粒体凋亡通路、膜受体凋亡通路及氧化、应激等导致的细胞凋亡。Bcl-2 家族是与细胞凋亡紧密相关的基因家族，该家族的蛋白产物从功能上分为两类：一类具有抑制凋亡作用，如 Bcl-2、Bcl-xl、Mcl-1 等；另一类则具有促进凋亡作用，如 Bax、Bak、Box 等。生理情况下，抑制凋亡和促进凋亡的蛋白维持动态平衡，当机体或细胞受到有害刺激时，平衡被打破，出现细胞凋亡增加或发生肿瘤。

Bcl-2 家族成员之间虽然有功能上的重叠，但是这些蛋白都是正常组织发育和维持自身稳态所必需的，Bcl-2 和 Bax 是目前研究比较明确的一对拮抗基因。Bcl-2 是从滤泡 B 细胞瘤中克隆出的第一个抑制凋亡的蛋白，主要位于线粒体膜、滑面内质网及核膜上，可抑制多种原因引起的细胞程序性死亡；Bax 是 Bcl-2 家族中的促凋亡成员，是一个可溶性蛋白分子，主要位于细胞质中，当凋亡信号发生时，Bax 从胞质中转移到线粒体，并与线粒体膜相结合，发挥促凋亡作用。Bcl-2 在细胞中是以同源二聚体（Bax/Bax）或异源二聚体（Bax/Bcl-2）形式存在的，Bcl-2 过度表达与 Bax 构成异源二聚体而阻抑细胞凋亡，而当 Bax 过度表达时，形成 Bax-Bax 同源二聚体可促进细胞凋亡。细胞受到凋亡刺激信号后，Bcl-2/Bax 表达产物的比值可能决定细胞是趋于存活还是死亡。当 Bcl-2/Bax > 1 时，对细胞凋亡起抑制作用，细胞趋向于存活；当 Bcl-2/Bax < 1 时，对细胞凋亡起促进作用，细胞趋向于死亡。P53 基因是一种抑癌基因，P53 激活可诱导细胞凋亡，从而发挥抗癌作用；在 DCM 时 P53 可能通过抑制心肌细胞和中性粒细胞中空泡质子 ATP 酶的活性，通过细胞毒效应和细胞内产生活性氧（ROS）来介导细胞发生凋亡，所以也常作为评价 DCM 的指标之一。

本实验研究结果显示，DCM 大鼠 Bax 表达增加，Bcl-2 的表达减少，P53 表达被激活，通过益气活血方治疗后，各个不同剂量组均能使 Bax 表达下调，Bcl-2 表达增强，P53 表达减弱，从而抑制细胞凋亡。对以上 4 个方程综合分析发现，纳入考察的因子主要包括：丹参酮 II、麦冬多糖、五味子油、人参总皂苷、檀香油、乙酸龙脑酯 6 种成分，而且两方药物活性成分之间存在明显的交互作用，为生脉散和丹参饮两个方剂配伍组合提供了证据支持，本研究选择文献支持较多的 Bcl-2/Bax 比值变化进行逐步回归分析，得到方程显示：$Y=0.276-0.004D+1.05E-4BE$，提示纳入考察的 3 种成分，最佳配比为麦冬多糖 300mg，檀香油 10mg；麦冬多糖与檀香油交互作用对 Bcl-2、Bax 表达具有调节作用，而大量文献研究显示丹参酮 II A 具有抗心肌细胞凋亡及抗心肌纤维化作用，而本实验均匀设计研究结果未能显示其发挥正向作用，为排除这一疑问，我们将在下一步验证实验中分组验证。

（五）结论

本研究通过对益气活血有效组分方进行研究，用药效指标追踪其中发挥作用的主效应药物，采用均匀设计方法，综合分析，为益气活血方药效物质基础研究奠定基础。中药复方具有高度的复杂性和整体性的特点，益气活血方采用生脉散合丹参饮有效组分合而成方，以"益气养阴，活血化瘀"为治则，结合药效评价指标及中药活性成分，阐明益气活血方配伍的科学性及有效性。

采用高脂高糖饲料喂养结合 STZ 腹腔注射造模，模型动物出现多饮、多食、多尿、活动减少、灵敏度下降、体重下降、血糖升高等符合 2 型糖尿病的临床表现，8 周后的 HE 染色结果与西医 DCM 的病理特点一致，该模型广泛应用于 DCM 的研究中，具有一定的代表性。选择药效评价指标采用特异性较强的指标，在前期研究中，这些指标从不同层次说明了益气活血方抗心肌细胞凋亡及心室重塑中的作用机制。

胶原Ⅰ、Ⅲ含量变化在心肌间质纤维化中发挥重要作用，根据回归分析提示：麦冬多糖 300mg，檀香油 10mg，五味子油 0.625mg，丹参酮Ⅱ A 5mg，乙酸龙脑酯 10mg 对胶原增生的抑制作用最强；心肌纤维化的另一重要机制及心肌细胞凋亡，根据回归分析得知人参总皂苷与檀香油的交互作用可抑制 P53 表达，麦冬多糖与檀香油的交互作用可抑制 Bax 蛋白表达，丹参酮Ⅱ A 可抑制 Bcl-2 蛋白表达，可见益气活血方不同活性组分可通过不同途径对心肌细胞凋亡发挥抑制作用，而根据 TUNEL 荧光半定量分析得到的最终结果显示人参总皂苷及五味子油发挥主效应作用。综合研究结果及临床应用实际得到配比为人参总皂苷 200mg、五味子油 1mg、麦冬多糖 300mg，檀香油 5mg，而丹参酮Ⅱ A 在抑制 Bcl-2 表达中发挥主效应作用，而在其他检测指标中均未见协同作用，还需在验证试验中进一步探讨。

方剂治疗疾病的物质基础是其中所含的有效成分，药物配伍后功效发生变化的本质是其化学成分的改变，从微观层次上探析中药化学成分与中药配伍的相关性，对阐明方剂配伍的科学内涵、为临床用药与新药研制提供科学依据、促进中医药理论的现代化均具有极其重大的意义。通过本次实验筛选出中药复方中主效应药物后，需要对筛选出的配方进行药效学的再验证，从而证明其科学性。由于本研究受时间、条件所限，未能对所得出两个最佳配方进行药效学的再验证，是本研究的不足之处，下一步将继续补充验证实验的结果及验证优化处方的疗效。

四、益气活血方有效组分配伍验证研究

（一）糖尿病心肌病动物模型的制备

1. 实验材料

（1）动物及饲料：SPF 级雄性 Sprague Dawley（SD）大鼠 50 只（正常组 6 只，造模组 44 只），体重 200g ～ 220g，购自北京维通利华实验动物技术有限公司，许可证号：2012（京）-0001，于中国中医科学院眼科医院实验动物中心清洁区分笼饲养、自由饮水饮食，

自然昼夜光线照明，室内通风良好，温度湿度适宜。基础鼠料（组成：蛋白质23%、碳水化合物53%、脂肪5%）和高脂高糖饲料（组成：10%猪油、2.5%胆固醇、1%胆盐、20%蔗糖、66.5%基础鼠料）均购自北京维通利华实验动物技术有限公司。

（2）实验试剂：同上一小节。

（3）实验药品

益气活血方：按药典规定剂量的中间剂量确定60kg成人用量为人参9g、麦冬9g、五味子6g、丹参30g、檀香6g、砂仁6g，综合文献报道，确定大鼠用量为生药5.94g/（kg·d），于中国中医科学院眼科医院制备。制备方法：将麦冬、五味子、丹参以10倍水煎煮，1.5h后入砂仁、檀香，煎10min至沸，人参另煎1.5h，将所得药液混匀，经过滤、浓缩，最终将药液浓缩至0.594g/mL，经检测汤剂中含有益气活血方各组成中药的有效组分，后转入4℃冰箱保存备用。

益气活血方的有效组分人参总皂苷、麦冬多糖、五味子油、丹参酮ⅡA、檀香油、乙酸龙脑酯均购自南京泽郎医药技术有限公司。

2. 实验方法

（1）动物造模：SPF级雄性SD大鼠（正常组6只，造模组44只）以基础鼠料适应性喂养1周后，改用高脂高糖饲料喂养4周。禁食不禁水12h，于第5周首日尾尖采血测血糖，造模组大鼠一次性腹腔注射链STZ 50mg/kg，正常组大鼠腹腔注射等量枸橼酸钠缓冲液；各组大鼠继续予原饲料喂养，于造模后1天、3天、7天测血糖，连续2次血糖≥16.7mmol/L且伴有多饮、多食、多尿、体重下降的大鼠即可认为糖尿病模型制备成功。

（2）分组及干预：造模4周后将成模大鼠随机分为A配方组（A组），B配方组（B组），A配方加人参总皂苷组（A+组），B配方加丹参酮ⅡA、乙酸龙脑酯组（B+组），益气活血方组（Y组）及模型组，每组7～8只。综合药典规定、文献报道及前期实验结果制定如下干预方案：

①A组：麦冬多糖300mg、五味子油0.625mg、丹参酮ⅡA5mg、檀香油10mg、乙酸龙脑酯10mg。

②B组：人参总皂苷200mg、麦冬多糖300mg、五味子油1mg、檀香油5mg。

③A+组：人参总皂苷110mg、麦冬多糖300mg、五味子油0.625mg、丹参酮ⅡA5mg、檀香油10mg、乙酸龙脑酯10mg。

④B+组：人参总皂苷200mg、麦冬多糖300mg、五味子油1mg、丹参酮ⅡA37.5mg、檀香油5mg、乙酸龙脑酯5.375mg。

注：①～④组临用前将相应药物用10mL蒸馏水稀释，按10mL/（kg·d）灌胃，每周6次，持续4周。

⑤Y组：按5.94g/（kg·d）灌胃，每周6次，持续4周。

⑥正常组：按10mL/（kg·d）蒸馏水灌胃，每周6次，持续4周。

⑦模型组：按 10mL/（kg·d）蒸馏水灌胃，每周 6 次，持续 4 周。

（3）观察大鼠的一般情况：实验期间每天观察大鼠的饮水、摄食、排尿、精神、活动等一般情况，灌胃期间每周监测大鼠的体重及空腹血糖（fasting blood glucose，FBG）。

（4）取材：禁食 12h 后称体重、测空腹血糖，给予 1% 戊巴比妥钠 2mL/kg 腹腔注射麻醉大鼠，将大鼠固定于手术台上，脱胸开胸，采血完毕后取出心脏，去除包膜、血管，以冰生理盐水冲洗，滤纸吸干水，称取心脏重量，计算大鼠心脏重量（mg）与大鼠体重（g）的比值作为大鼠心脏重量指数（heart weight index，HWI），垂直于心脏左室长轴对称中点上下切取部分心肌分为 3 个部分：一部分置于 4% 多聚甲醛中固定，固定液体积 ≥ 10 倍心肌组织体积，以保证固定液充分渗入，24h 后于 4℃冰箱中过夜；其余两部分迅速置于液氮中，后转入 −80℃冰箱中保存。

（5）HE 染色：步骤同上一小节。

3. 实验结果

（1）大鼠一般情况：实验期间，正常组大鼠无多饮、多食、多尿现象，体重渐增，活动自如，反应灵敏，唇爪红润，毛色光洁，无皮损、出血。造模大鼠在注射 STZ 1 周后出现明显的多饮、多食、多尿，体重下降，活动减少，反应迟钝，唇爪苍白，毛色萎黄、易脱落，或出现皮肤破损、出血等情况。灌胃期间，各中药组大鼠以上情况较模型组有不同程度的改善。

（2）造模情况：造模成功大鼠共计 44 只，成模率为 100%，此后每周测血糖 1 次均 ≥ 16.67mmol/L。至取材前，造模大鼠存活率为 95.45%，给药过程中模型组大鼠死亡 2 只，死亡原因可能为血糖过高导致感染或其他糖尿病并发症。

（3）大鼠 HWI：与正常组比较，模型组大鼠 HWI 显著增大（$P < 0.05$）。见表 3.61。

表 3.61　大鼠心脏重量指数

组别	心脏重量指数（mg/g）
正常组	2.43 ± 0.24
模型组	$3.09 \pm 0.05^{**}$

注：与正常组比较：$^{*}P < 0.05$，$^{**}P < 0.01$。

（4）各组大鼠体重和血糖情况：至取材前，与正常组比较，模型组和各中药组大鼠血糖水平显著升高、体重显著下降（$P < 0.05$ 或 $P < 0.01$）；与模型组比较，各中药组大鼠体重和血糖情况均有好转，差异有统计学意义（$P < 0.05$ 或 $P < 0.01$）；A 组、B 组、Y 组大鼠体重和血糖无显著性差异（$P > 0.05$）；A 组、B 组较 A+ 组、B+ 组体重和血糖情况明显好转（$P < 0.01$）。详见图 3.21 及表 3.62。

表 3.62　大鼠体重和血糖情况（$\bar{x} \pm s$）

组别	n	体重（g）	FBG（mmol/L）
A	8	443.14 ± 43.28**##	26.46 ± 1.37**##
B	7	435.43 ± 35.64**##	26.43 ± 1.28**##
A+	7	360.17 ± 25.91**#△△□□	29.25 ± 0.55**#△△□□
B+	7	359.43 ± 22.28**#△△□□	29.33 ± 0.77**#△△□□
Y	7	461.00 ± 31.14**##	26.01 ± 1.28**##
正常组	6	584.67 ± 29.74##	5.78 ± 0.57##
模型组	6	313.17 ± 27.03**	30.88 ± 1.17**

注：与正常组比较：*$P < 0.05$，**$P < 0.01$；与模型组比较：#$P < 0.05$，##$P < 0.01$；与A配方组比较：△< 0.05，△△$P < 0.01$；与B配方组比较：□$P < 0.05$，□□$P < 0.01$。

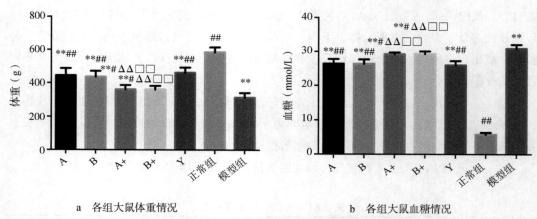

a　各组大鼠体重情况　　　　　　b　各组大鼠血糖情况
图 3.21　各组大鼠体重和血糖情况

（5）各组大鼠心肌组织 HE 染色结果：HE 染色细胞核呈紫蓝色，胞质和肌纤维呈粉红色。正常组大鼠心肌细胞形态正常，结构清晰，细胞核大小均一，胞质染色均匀，肌纤维排列整齐致密，细胞外间质较少，无炎症细胞浸润；模型组大鼠心肌细胞肥大、扭曲，排列紊乱，细胞间隙增大，细胞核大小不规则，胞质染色不均匀，肌纤维断裂、分离、局部溶解，间质和血管外基质增生，炎症细胞浸润；各中药组介于两者之间，部分区域细胞结构清晰，肌纤维排列较整齐，溶解情况较少，间质和血管外基质增生及炎症细胞减少，其中，A组、B组、Y组心肌组织病理损害较轻（图 3.22）。

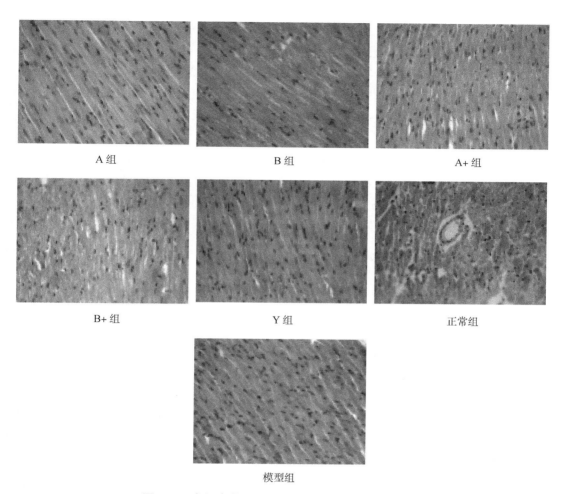

A 组 B 组 A+ 组

B+ 组 Y 组 正常组

模型组

图 3.22　各组大鼠心肌组织 HE 染色结果（×400）

4. 讨论　1972 年，Rubler 等在对 4 例糖尿病患者进行尸检后首次提出糖尿病心肌病的概念，此后 DCM 作为糖尿病的独立并发症一直备受关注。由于本病发病机制尚未完全阐明，临床确诊及相关组织学研究难度较大，因而寻找简便有效的建模方法复制人类糖尿病心肌病具有重要意义。为了更好地模拟人类糖尿病心肌病的动物模型，人们做了大量的研究工作。本研究参照了既往相关造模文献及课题组前期实验，采用雄性 SD 大鼠适应性喂养 1 周后再以高脂高糖饮食喂养 4 周，成功诱导了胰岛素抵抗和高血糖；然后确定了 50mg/kg STZ 的给药量，采用一次性腹腔注射破坏胰岛 β 细胞，造成血糖升高，在此后监测血糖仍保持稳定。大鼠在注射 STZ 1 周后出现"三多一少"症状，连续两次尾尖血糖均≥16.7mmol/L，说明成功建立了糖尿病大鼠模型。造模成功 4 周后模型组大鼠心脏重量指数明显增大，心肌组织病理切片观察可见心肌细胞肥大、变形，心肌纤维断裂、坏死，间质增生，炎细胞浸润等表现，与既往文献报道一致，提示糖尿病心肌病动物模型制备成功。给予益气活血中药干预后，大鼠的一般情况及血糖、体重及 HE 染色结果均有改善，证明益气活血法能改善 DCM 的科学性；其中 A 配方、B 配方和益气活血方干预后大鼠血糖、体重情况明显改善，心肌结构损伤明显减轻，说明基于组分的益气活血方最佳配方和复方汤剂对 DCM 心肌病大鼠心肌病理改善方面具有相似的效果，优于添加被删除的有效组分后的配方。

综上所述，本研究通过高脂高糖饮食加一次性腹腔注射 STZ 的方法建立糖尿病心肌病大鼠模型，证明益气活血法能改善大鼠一般情况及血糖、体重水平，减轻心肌病理损害，基于组分的最佳配方和复方汤剂对 DCM 心肌病大鼠心肌病理改善方面具有相似的效果，添加被删除的有效组分后疗效下降。

（二）益气活血法对糖尿病鼠心肌组织 Hyp 含量的影响

1. 实验材料

（1）实验动物同本小节实验（一）。

（2）实验试剂

大鼠羟脯氨酸定量检测试剂盒（ELISA）：瑞士 ROCHE 48T。

生理盐水、蒸馏水等。

2. 实验方法

采用酶联免疫吸附试验法（enzyme-linked immune sorbent assay，ELISA）法测定心肌组织 Hyp 含量，每个样本做 3 个平行。

（1）样品处理：用电子天平称取 100mg 心肌组织，加入 0.5mL 生理盐水，在冰浴条件下匀浆 10min，然后以 3000r/min 的速度 4℃离心 10min，取上清液转移至新的 EP 管，置于 –20℃冰箱中保存待测。

（2）准备：从冰箱取出 ELISA 试剂盒，室温复温平衡 30min；从铝箔袋中取出所需板条取足够数量的酶标板，剩余板条用自封袋密封放回 4℃冰箱；恒温箱开机预热，使温度上升至 37℃。

（3）加样：将酶标板固定于框架上，分别设置标准品孔、待测样本孔和空白对照孔，记录各孔位置，标准品孔中各加不同浓度（S0 ~ S5 依次为 0ng/mL、75ng/mL、150ng/mL、300ng/mL、600ng/mL、1200ng/mL）的标准品 50μL；待测样本孔中先加入待测样本 10μL，再加样本稀释液 40μL（即样本稀释 5 倍）；空白对照孔不加。除空白孔外，其余各孔中加入被检测抗体 100μL。加样时注意将样品加于酶标板孔底部，尽量不触及孔壁，轻轻晃动混匀。

（4）温育：用封板膜封住反应孔，置于 37℃恒温箱中温育 60min。

（5）配液：取 2mL 的 20 倍浓缩洗涤缓冲液，加入 38mL 的蒸馏水，稀释成原倍洗涤液备用。

（6）洗板：小心揭掉封板膜，弃去酶标板上的液体，吸水纸上拍干；每孔加满洗涤液，静置 1min，甩尽孔内液体，吸水纸上拍干，如此重复洗板 5 次。

（7）显色：每孔先加入底物 A 50μL，再加入底物 B 50μL，用手轻轻振荡混匀，用锡纸封板，于 37℃恒温箱中避光显色 15min。

（8）终止：取出酶标板，每孔加入终止液 50μL 终止反应，终止时蓝色立转黄色。

（9）测定：以空白孔调零，在终止后 15min 内，用酶标仪在 450nm 波长处测定各孔的吸光度（OD 值）。

（10）计算：在 Excel 工作表中绘制出标准品线性回归曲线，按曲线方程计算各样品浓度值。最终浓度为实际测定浓度乘以 5。然后换算出每毫克心肌组织 Hyp 的含量。

3. 统计学分析　所有数据均以 $\bar{x} \pm s$ 表示，采用统计学软件包 SPSS20.0 进行统计分析，各组数据进行方差齐性检验后，进行 one-way ANOVA，组间比较采用 LSD-t 检验，$P < 0.05$ 为有统计学差异，$P < 0.01$ 为差异非常显著。

4. 实验结果　与正常组比较，模型组及各中药组大鼠心肌组织 Hyp 含量明显增加（$P < 0.01$）；与模型组比较，除 B+ 组外，各中药组大鼠心肌 Hyp 含量均较模型组显著减少（$P < 0.01$）；A 组、B 组、Y 组大鼠心肌组织 Hyp 含量无显著性差异（$P > 0.05$）；A+ 组、B+ 组大鼠心肌组织 Hyp 含量较 A 组、B 组明显增多，差异有统计学意义（$P < 0.01$）。详见图 3.23 及表 3.63。

表 3.63　各组大鼠心肌组织 Hyp 含量（$\bar{x} \pm s$）

组别	n	Hyp 含量（ng/mg）
A	8	$4.83 \pm 0.19^{**\#\#}$
B	7	$5.05 \pm 0.29^{**\#\#}$
A+	7	$5.88 \pm 0.30^{**\#\#\triangle\triangle\square\square}$
B+	7	$6.06 \pm 0.29^{**\triangle\triangle\square\square}$
Y	7	$5.09 \pm 0.17^{**\#\#}$
正常组	6	$3.16 \pm 0.20^{\#\#}$
模型组	6	$6.34 \pm 0.15^{**}$

注：与正常组比较：$^*P < 0.05$，$^{**}P < 0.01$；与模型组比较：$^\#P < 0.05$，$^{\#\#}P < 0.01$；与 A 配方组比较：$^\triangle P < 0.05$，$^{\triangle\triangle}P < 0.01$；与 B 配方组比较：$^\square P < 0.05$，$^{\square\square}P < 0.01$。

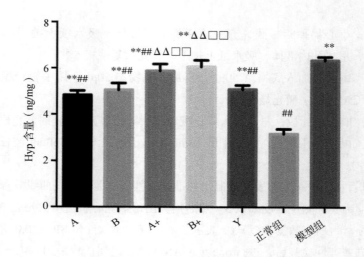

图 3.23　各组大鼠心肌组织 Hyp 含量（$\bar{x} \pm s$）

5. 讨论　心肌纤维化（MF）是 DCM 的重要发病机制和病理过程，也是心血管疾病患者预后的主要决定因素之一，心力衰竭、心律失常、心源性休克和猝死等不良事件的发生都与心肌纤维化密切相关。心肌胶原作为心肌间质的重要组成部分，其含量升高或成分改变可引起 CFs 增生和间质胶原沉积，造成心脏重构，其还可与葡萄糖作用形成糖基化终末产物，促进动脉和心肌细胞的僵硬、内皮功能障碍和动脉粥样硬化斑块形成，因此，常被用来评估心肌纤维化的程度。Hyp 是机体内构成胶原蛋白特有的一种非必需氨基酸，约占正常胶原蛋白含量的 13.4%，在弹力蛋白中含量极低，不存在于其他蛋白中，其排泄量与组织胶原合成和分解的强度密切相关，因此，Hyp 的含量可作为特异性指标，代替胶原被用来评估器官纤维化的程度。本实验采用 ELISA 法测定 DCM 大鼠心肌组织 Hyp 含量，发现在模型组 Hyp 含量明显增加，说明心肌纤维化的发生、变化与 Hyp 含量增加密切相关。给予益气活血中药干预后，大鼠心肌组织 Hyp 含量有不同程度降低，说明益气活血中药能通过减少心肌组织中 Hyp 的含量降低 DCM 大鼠心肌纤维化；其中，A 配方组、B 配方组与益气活血方组大鼠心肌组织 Hyp 含量明显降低，添加被删除有效组分后的配方组 A+ 组、B+ 组大鼠心肌组织 Hyp 含量反而升高，说明基于组分的最佳配方作用与传统复方汤剂抗 DCM 大鼠心肌纤维化的作用相当，添加被删除有效组分后疗效下降。

本实验结果表明，提示益气活血法可通过减少 Hyp 抑制心肌间质纤维化，前期实验筛选出的基于组方的最佳配方作用与益气活血方复方汤剂疗效相当，优于添加被删除有效组分的组分配方。

（三）益气活血法对糖尿病鼠心肌组织 TGF-β_1 mRNA 表达的影响

1. 实验材料

（1）实验动物：同本小节实验（一）。

（2）主要试剂

RT-PCR 试剂盒：大连宝生物工程有限公司（TaKaRa）。

引物如表 3.64 所示：北京三博远志生物技术有限公司。

表 3.64　实验所需引物的序列及产物大小

引物名称		序列（5′ –3′）	产物大小（bp）
β-actin	F	AGG CAT CCT GAC CCT GAA GTA C	396
	R	GAG GCA TAC AGG GAC AAC ACA G	
TGF-β_1	F	GCC TCC GCA TCC CAC CTT TG	249
	R	GCG GGT GAC TTC TTT GGC GT	

2. 实验方法　采用半定量反转录—聚合酶链反应（sqRT-PCR）法测定心肌组织 TGF-β_1 mRNA 表达水平（按照试剂盒说明书执行）。

（1）心肌组织总 RNA 的提取

①样品制备：用电子天平称取各组大鼠心肌组织 100mg，加入 1mL TRIZOL 试剂，转入离心管匀浆，每离心 10s 置冰上降温，充分匀浆 1 ~ 2min，再室温静置 5 ~ 10min。

② RNA 分离：加入 0.2mL 氯仿混匀，室温静置 3min 后于 4℃下 10 000r/min 离心 10min。离心后混合液体将分为 3 层：下层的红色酚氯仿相、中间层及无色水相上层。

③ RNA 沉淀：取水相上层转移至干净离心管，加入等体积异丙醇，混匀后于室温静置 10min，再于 4℃下 12 000r/min 离心 10min。离心前不可见的 RNA 沉淀将在离心管侧壁或底部形成胶状小球。

④洗脱：弃去上清液，加入 75% 乙醇 1mL，震荡离心管，悬浮、洗涤沉淀，后于 4℃下 8000r/min 离心 5min。

⑤干燥：弃去液体，室温静置 5 ~ 10min，使 RNA 沉淀恰好干燥。

⑥溶解：加入 20μL 无 RNase 灭菌水，于 55℃恒温箱中温育 10min，–80℃冰箱保存。

⑦质量检测：取 2μL 提取好的总 RNA，1.5% 琼脂糖凝胶行电泳，紫外灯下观察 28S 和 18S 条带清楚且前者宽度为后者 2 倍，说明 RNA 的完整性较好；用分光光度计测定 RNA 溶液浓度，计算 A260/A280 的比值在 1.6 ~ 1.8，说明 RNA 纯度较高。

（2）cDNA 第一链的合成

（3）PCR 扩增反应

（4）琼脂糖电泳半定量检测 PCR 产物

3. 实验结果　sqRT-PCR 电泳图结果显示，各组电泳条带亮度不同，提示各组大鼠心肌组织 TGF-β_1 mRNA 表达水平不同。经吸光度比值分析，与正常组比较，模型组及 A+ 组、B+ 组大鼠心肌组织 TGF-β_1 mRNA 的表达水平明显升高（$P < 0.01$），A 组、B 组、Y 组大鼠心肌组织 TGF-β_1 mRNA 表达水平无显著性差异（$P > 0.05$）；与模型组比较，A 组、B 组、Y 组大鼠心肌组织 TGF-β_1 mRNA 表达水平显著降低（$P < 0.01$），A+ 组、B+ 组大鼠心肌组织 TGF-β_1 mRNA 表达水平无显著性差异（$P > 0.05$）；A 组、B 组大鼠心肌组织 TGF-β_1 mRNA 表达水平较 A+ 组、B+ 组显著降低（$P < 0.01$）。详见表 3.65 和图 3.24。各组大鼠心肌组织 RT-PCR 产物琼脂糖凝胶电泳结果如图 3.25 所示。

表 3.65　各组大鼠心肌组织 TGF-β_1 mRNA 表达水平（$\bar{x} \pm s$）

组别	n	TGF-β_1 mRNA 表达水平
A	8	$1.07 \pm 0.23^{\#\#}$
B	7	$0.90 \pm 0.17^{\#\#}$
A+	7	$1.71 \pm 0.20^{**\triangle\triangle\square\square}$
B+	7	$1.77 \pm 0.03^{**\triangle\triangle\square\square}$
Y	7	$1.14 \pm 0.11^{\#\#}$
正常组	6	$0.83 \pm 0.17^{\#\#}$
模型组	6	$2.01 \pm 0.39^{**}$

注：与正常组比较，$^*P < 0.05$，$^{**}P < 0.01$；与模型组比较，$^{\#}P < 0.05$，$^{\#\#}P < 0.01$；与 A 配方组比较：$^{\triangle}P < 0.05$，$^{\triangle\triangle}P < 0.01$；与 B 配方组比较：$^{\square}P < 0.05$，$^{\square\square}P < 0.01$

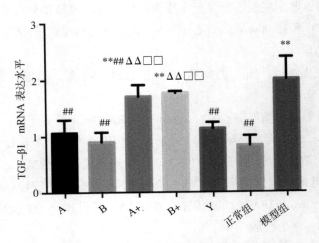

图 3.24　各组大鼠心肌组织 TGF-β_1 mRNA 表达水平（$\bar{x} \pm s$）

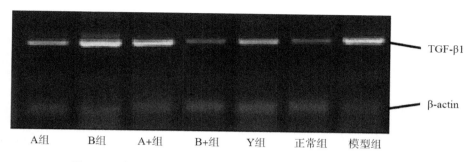

图 3.25　各组大鼠心肌组织 RT-PCR 产物琼脂糖凝胶电泳结果

4. 讨论　TGF-β_1 是 TGF 家族的一员，是一种能够调节细胞生长分化的蛋白多肽，也是目前公认的致纤维化最强的因子，在 DCM 的发生发展中发挥重要作用。其作用主要包括促进纤维化及抑制纤溶两个方面：一方面，TGF-β_1 能通过激活其下游的 Smad 蛋白促进心肌成纤维细胞的活化和增生，同时促进其生成和分泌胶原纤维，最终导致 ECM 在心脏间质沉积，促进心脏纤维化，导致血管基底膜增厚进而促使微血管病变、血管功能紊乱，加重心力衰竭；另一方面，TGF-β_1 还能减少细胞外基质的降解，其可通过抑制蛋白水解酶和间质金属蛋白酶 –2 的表达，从而减少纤溶酶原、胶原酶、基质酶酶原激活物的产生，另外，TGF-β_1 还能介导蛋白水解酶抑制物的合成。糖尿病状态下，糖脂代谢异常、胰岛素抵抗等多因素共同作用，可促进 TGF-β_1 的分泌，从而促进心肌纤维化。因此，减少 TGF-β_1 基因表因表达水平及其产量或抑制其活性，可能拮抗心肌纤维化进程。本实验采用半定量的 RT-PCR 法，应用凝胶电泳分析系统软件对 PCR 产物做定量分析，以 TGF-β_1 与 β-actin 比值反映 TGF-β_1 基因的 mRNA 表达水平，结果显示模型组大鼠心肌 TGF-β_1 mRNA 表达水平较正常组显著升高，进一步说明 TGF-β_1 在 DCM 发生发展中具有重要作用。给予益气活血中药干预后，大鼠心肌 TGF-β_1 mRNA 表达水平下降，说明益气活血方能通过抑制 TGF-β_1 mRNA 的表达发挥抗心肌纤维化的作用。其中 A 配方组、B 配方组与益气活血方组 TGF-β_1 mRNA 的表达于正常组无显著性差异，添加被删除有效组分后 TGF-β_1 mRNA 表达水平反而升高，说明益气活血方基于组分的有效配方与复方汤剂具有相似的疗效，增加被删除的有效组分后疗效下降，推测与活性组分药物之间协同作用和拮抗作用有关。

本实验说明模型组的大鼠心肌组织纤维化过程中的关键因子 TGF-β_1 在基因水平表达显著提高，益气活血法能通过减少 TGF-β_1 mRNA 表达水平发挥抗 DCM 心肌纤维化的作用，益气活血方基于组分的有效配方与复方汤剂具有相似的疗效，增加被删除的有效组分后疗效下降。

第三节 2型糖尿病合并冠心病证候规律及益气活血方
抗心肌间质纤维化的分子机制

一、基于结构化住院病历数据库的2型糖尿病合并冠心病中医证治规律

通过研究 1274 例 2 型糖尿病合并冠心病患者的临床数据，分析患者病程、年龄及并发症等对发病的影响，旨在发掘 2 型糖尿病合并冠心病的常见症状、证候分布等，为 2 型糖尿病合并冠心病的临床诊疗提供思路。

（一）研究对象

1. 临床一般资料

（1）病例来源：本课题所有病例均来自北京地区 7 家医院（中国中医科学院广安门医院、北京中医药大学东直门医院、中国中医科学院西苑医院、卫生部北京医院、北京大学第一医院、北京朝阳医院、北京中医药大学东方医院）糖尿病住院患者，按合并冠心病（CHD）入选标准筛选，共 1274 例。其中，男性患者 507 例，女性患者 767 例。

（2）患者性别、年龄、病程分布：总体病例数 1274 例。男性患者 507 例，女性患者767 例。

年龄分布：小于 40 岁的患者有 7 人；40 ～ 60 岁（含 40 岁和 60 岁）的患者有 305 人，大于 60 岁者有 962 人。各段年龄分布见表 3.66。

表 3.66 不同年龄段的人数及所占百分比

年龄段	人数 / 人	构成比
年龄＜ 40 岁	7	1%
40 岁≤年龄≤ 60 岁	305	24%
年龄＞ 60 岁	962	75%

由以上年龄段分布可见，2 型糖尿病合并冠心病患病率随着年龄的增长呈上升趋势。病程不足 5 年者 278 人；5 ～ 10 年（含 5 年）者 286 人；10 ～ 15 年（含 10 年和 15 年）者 411 人；病程超过 15 年者 299 人。不同病程患者分布情况如图 3.26 所示。

2型糖尿病合并冠心病病程分布情况

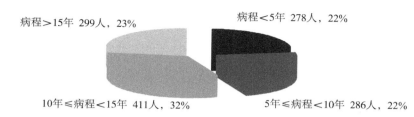

病程>15年 299人，23%　　　　病程<5年 278人，22%

10年≤病程<15年 411人，32%　　　　5年≤病程<10年 286人，22%

图 3.26　病程分布

2. 病例资料的质量控制方法

（1）数据采集的质量控制：适时、规范的临床数据采集；数据采集人员均为主治医师职称以上临床医生。

（2）数据录入的质量控制：依托于结构化、规范化的数据采集系统，以及经过专业培训的数据录入员。同时为各协作医院培训合格的数据核查员。

（3）库存数据的核查：制定统一的《数据核查记录表》，重点是查漏——信息丢失；查错——信息判别错误、信息归档错位、信息残缺；数据核查做到适时、有效，即查即改。

（二）研究方法

1. 诊断标准

（1）西医诊断标准：凡在冠心病发生前即有糖尿病，同时符合糖尿病及冠心病的诊断标准即为糖尿病合并冠心病。糖尿病按照 1999 年世界卫生组织（WHO）推荐的糖尿病诊断标准：①有糖尿病的症状，任何时间的静脉血浆葡萄糖浓度 ≥ 11.1mmol/L；② 空腹静脉血浆葡萄糖浓度 ≥ 7.0mmol/L；③ OGTT 服 75g 葡萄糖后 2h 静脉血浆葡萄糖浓度 ≥ 11.1mmol/L。符合其中 1 条即诊断。冠心病的诊断标准根据 1980 年第一届全国内科学术会议的建议，参考 WHO 制定的缺血性心脏的命名及诊断标准。

（2）中医诊断标准：符合《中医内科学第 6 版》教材"消渴病"的诊断定义。

2. 证候判断规则

参照如下标准：①为国家标准条目，即《中医临床诊疗术语 证候部分》部分章节内容；②参考《中国中西医结合糖尿病诊疗标准（草案）》，结合《中药新药临床研究指导原则》《中医诊断学》《中医内科学（第六版）》相关内容，拟定证候判断规则。

（1）气虚证规则

1）参考标准

①气短乏力，神疲懒言，自汗，舌淡，脉虚；②倦怠乏力，气短自汗，少气懒言，面色㿠白，头晕目眩，舌淡体胖，脉虚细无力。

2）判定规则

①乏力；②面色淡白、气短；③多汗、自汗；④肢软无力；⑤舌淡、苔薄；⑥脉虚、脉细。具备 2 项可诊断。

（2）阴虚证规则

1）参考标准

①潮热盗汗，午后颧红，五心烦热，口燥咽干，舌红少苔，脉细数；②咽干喜饮，五心烦热，潮热盗汗，头晕耳鸣，心悸失眠，舌红少苔或花剥苔，脉细数。

2）判定规则

①五心烦热；②盗汗；③口燥、咽干；④视物模糊、视物昏矇；⑤失眠；⑥舌红、苔少、苔花剥、无苔；⑦脉细数。具备 2 项可诊断。

（3）阳虚证规则

1）参考标准

①畏寒肢凉，神疲乏力，气短，口淡不渴，或喜热饮，尿清便溏，或尿少浮肿，面白，舌淡胖，脉沉迟无力；②形寒肢冷，神情萎靡，便溏泄泻，面色㿠白，倦怠乏力，阳痿遗精，舌暗淡苔白，脉沉细或沉迟无力。

2）判定规则

①畏寒、肢冷；②面色㿠白；③颜面水肿、肢体水肿；④大便稀、夜尿频、小便失禁；⑤舌淡、苔白、舌体胖大；⑥脉沉、脉沉迟。具备 3 项可诊断。

（4）血虚证规则

1）参考标准

面色淡白或萎黄，唇舌爪甲色淡，头晕眼花，心悸多梦，手足发麻，妇女月经量少、色淡、延期或经闭，脉细。

2）判定规则

①面色淡白、萎黄；②唇色淡、头晕、眼花；③心悸、多梦；④脉细。具备 2 项可诊断。

（5）热盛证规则

1）参考标准

①发热，口渴饮冷，胸腹灼热，面红目赤，大便干结，小便短黄，舌红苔黄而干，脉数或洪；②口渴引饮，易饥多食，心烦失眠，尿频便秘，急躁易怒，面红目赤，心悸怔忡，头晕目眩，舌红苔黄，脉弦数或弦滑数。

2）判定规则

①多食易饥；②口渴多饮；③心烦、失眠；④大便干结、小便黄；⑤舌红、苔黄；⑥脉数。具备 2 项可诊断。

（6）痰湿（浊）证规则

1）参考标准

①湿阻证：身体困重，关节、肌肉酸痛，屈伸不利，腹胀腹泻，食欲不振，苔滑，脉濡；②湿痰证：咳吐多量黏稠痰，痰滑易咳，肢体困重，胸脘痞闷，食少，口腻，苔白腻，脉濡缓或滑。

2）判定规则

①肢体困重；②脘腹胀、胸闷；③食欲不振、口黏腻；④苔白腻、苔厚；⑤脉濡、脉滑。具备2项可诊断。

（7）湿热证规则

1）参考标准

①身热不扬，口渴不欲多饮，大便泄泻，小便短黄，舌红苔黄腻，脉滑数；②脘腹胀满，纳呆恶心，渴不多饮，口有秽臭，肢体重着，头重如裹，舌红苔黄腻，脉滑数。

2）判定规则

①食欲不振；②脘腹胀；③肢体困重；④口渴、口苦、口黏腻；⑤大便不爽、大便干稀不调、小便黄；⑥舌红、苔黄腻；⑦脉滑数、脉数。具备2项可诊断。

（8）寒湿证规则

1）参考标准：头身困重，关节疼痛，屈伸不利，无汗，或面浮肢肿，大便稀溏，小便不利，舌苔白润，脉濡或滑。

2）判定规则

①畏寒；②头重、肢体困重；③关节疼痛，脘腹胀；④大便稀，舌淡、苔白；⑤脉滑、脉濡。具备2项可诊断。

（9）血瘀证规则

1）参考标准

①局部出现青紫肿块、疼痛拒按，或腹内症块、刺痛不移、拒按，或出血紫暗成块，舌紫或有斑点，脉弦涩；②肢体麻痛、胸痹心痛、唇舌紫暗、手足紫暗、中风偏瘫、舌下青筋显露或舌有瘀斑、苔薄，脉细涩不利。

2）判定规则

①肢体麻木；②肢体活动不灵；③肌肤甲错；④肢体疼痛、胸痛、腰痛、膝痛；⑤唇色紫、舌边瘀点、舌瘀斑、舌淡紫、舌紫暗、舌下脉络青紫；⑥脉涩、脉沉涩、脉细涩、脉弦涩。具备1项可诊断。

3. 病例排除标准　①1型糖尿病患者；②有糖尿病严重急性并发症，如酮症酸中毒昏迷等急性并发症患者；③继发性糖尿病患者；④妊娠糖尿病患者。

4. 纳入本研究病例标准　①符合诊断标准及排除标准；②数据采集完整且无噪声数据。

5. 数据预处理　鉴于数据来源于多中心，因此可能存在症状、病名等描述的同质异义表达或理化检查的新旧单位不一致等，故需对相关数据采用人机结合的方式进行预处理。图 3.27 是数据仓库的存储和管理页面。

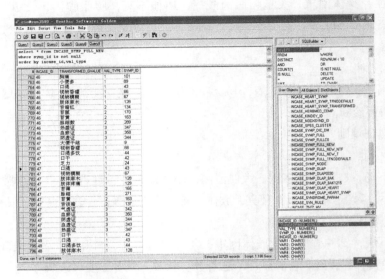

图 3.27　数据仓库的存储和管理页面

来自多中心的数据经过数据合库后进入数据仓库，数据仓库可以实现各种数据如文字、图像、表格等分类存储。同时可以运用管理页面的各种功能进行数据的分类管理。

图 3.28 是数据预处理页面：

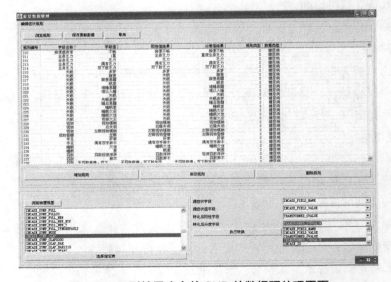

图 3.28　2 型糖尿病合并 CHD 的数据预处理页面

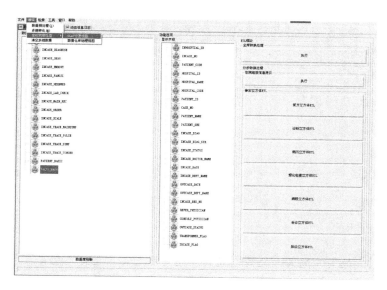

图 3.29　数据在线分析系统页面

数据在线分析系统（online analysis and processes，OLAP）可以完成对临床数据（如症状、理化检查、诊断、西药、处方）的自动分类保存，其多个功能模块可以按数据处理指令，对大量数据进行批量处理、转化和分析（图 3.29）。

6. 处理方法　基于 Business Objects（BO）数据库临床事实数据，对糖尿病合并冠心病患者的病程、常见症状、舌脉及证候等进行描述性统计。本软件主要功能是对数据仓库中的数据进行前台展示，实现不同需求的数据在线分析，并以直观性、可视化特点展现临床数据特征和趋势。

（三）结果

1. 1274 例糖尿病合并冠心病患者症状特点及分布　表 3.67 为所占比例在前 20 位的症状分布频数及构成比。从表 3.67 可以看出，糖尿病患者以口干、多饮、乏力、胸闷、多尿为主要症状，分别占 64.84%、55.73%、54.55%、42.86% 和 37.91%。其中口干出现率最高，有 826 例，占 64.84%，为糖尿病的常见症状，这提示了临床糖尿病合并冠心病患者多数存在阴虚、气虚、血瘀等基本病机。口渴、肢体麻木、失眠、头晕、心悸等所占的比例也较高，分别是 34.77%、33.36%、33.20%、30.30% 和 27.55%，提示患糖尿病合并冠心病同时还合并周围神经病变、高血压等。各种并发症同时存在，从其出现频数提示周围神经病变发生时间较早，这与临床当中常见症状、并发症及证候相吻合。

表 3.67　1274 例糖尿病合并冠心病患者症状分布频数及构成比

症状名称	频数	构成比
口干	826	64.84%
多饮	710	55.73%
乏力	695	54.55%
胸闷	546	42.86%
多尿	483	37.91%
口渴	443	34.77%
肢体麻木	425	33.36%
失眠	423	33.20%
头晕	386	30.30%
心悸	351	27.55%
视物模糊	338	26.53%
尿频	324	25.43%
憋气	238	18.68%
下肢浮肿	160	12.56%
气短	138	10.83%
胸痛	114	8.95%
头痛	108	8.48%
恶心	106	8.32%
皮肤瘙痒	99	7.77%
腰痛	89	6.99%

　　理论上，不同病程的糖尿病合并冠心病患者的症状存在差异，以下比较病程小于 5 年与病程在 10 ～ 15 年的患者的症状差别。

　　由表 3.68 可见：2 型糖尿病（T2DM）病程小于 5 年的合并冠心病患者，口干、乏力、多饮症状出现最多，分别是 150 例、124 例和 123 例，所占比例分别为 53.96%、44.60% 和 44.24%。

表 3.68　病程小于 5 年糖尿病合并冠心病患者症状分布频数及构成比

症状	频数	构成比
口干	150	53.96%
乏力	124	44.60%
多饮	123	44.24%
视物模糊	95	34.17%
胸闷	92	33.09%
多尿	85	30.58%
口渴	84	30.22%
尿频	65	23.38%
失眠	65	23.38%
心悸	65	23.38%

由表 3.69 可见：T2DM 病程在 10 ～ 15 年的合并冠心病患者，口干、视物模糊及多饮症状出现较多，分别是 196 例、177 例、171 例，所占比例分别为 70.76%、63.90% 和 61.73%。

表 3.69　10 ～ 15 年病程的糖尿病合并冠心病患者症状分布频数及构成比

症状	频数	构成比
口干	196	70.76%
视物模糊	177	63.90%
多饮	171	61.73%
乏力	163	58.84%
胸闷	128	46.21%
头晕	104	37.55%
多尿	103	37.18%
失眠	100	36.10%
口渴	97	35.02%
心悸	86	31.05%

由表 3.68 和表 3.69 比较可知：随着病程的增加，视物模糊及胸闷、失眠等症状相应呈增加趋势，由此反映气虚血瘀证候更加明显。

2. 舌象研究结果　表 3.70 和表 3.71 分别列出了 T2DM 合并冠心病患者的舌质及舌苔情况。

表 3.70　1274 例糖尿病合并冠心病患者舌质分布情况

舌质	例数	比例
舌暗红	392	30.77%
舌红	230	18.05%
舌淡暗	225	17.66%
舌淡	150	11.77%
舌淡红	148	11.62%

从舌质分布情况看，患者多见暗红、暗淡舌，说明瘀、热、虚较多见。

表 3.71　1274 例糖尿病合并冠心病患者舌苔分布情况

舌苔	例数	比例
苔薄	692	54.32%
苔白	596	46.78%
苔腻	470	36.89%
苔黄	457	35.87%
苔燥	60	4.71%
少苔	52	4.08%

从舌苔情况看，患者多见薄、白、腻、黄苔，可以看出患者证候常夹杂湿、热、痰。

从以上的舌质及舌苔情况可以看出，糖尿病合并冠心病患者瘀、热、痰多见。治疗当以活血化瘀、清热涤痰为主。

3. 脉象研究结果　1274 例 T2DM 合并冠心病患者出现的主要脉象如图 3.30 所示。

由图 3.30 所示，脉象细、弦、沉出现较多，分别占 54.79%、32.65% 和 27.32%，提示里证、虚证、痰证较多；其次为滑、数、涩，分别占 19.15%、15.23% 和 4.79%，提示湿证、热证、瘀证也较多见。

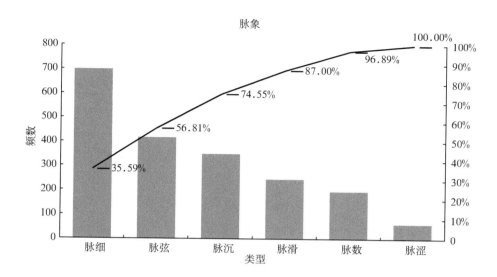

图 3.30　脉象分布情况

4. 辨证分型情况分析　1274 例患者的辨证分型如下（表 3.72）：首先，气阴两虚占到了 56.28%，是所有证型中最常见的，是 2 型糖尿病的本证。其次，夹瘀、夹湿也较常见。最后，血脉瘀阻与气虚血瘀、痰瘀互结跟随其后，也是临床较多出现的证候。由此可见，虚证是根本也是常见证型，然后是瘀证、湿证、痰证、热证。

表 3.72　1274 例 T2DM 合并冠心病患者辨证分型分布情况

证候名称	频数	比例
气阴两虚	717	56.28%
夹瘀	403	31.63%
夹湿	246	19.31%
血脉瘀阻	165	12.95%
气虚血瘀	67	5.26%
痰瘀互结	54	4.24%
湿热内蕴	41	3.22%
阴虚热盛	40	3.14%
脾肾亏虚	36	2.83%
肝肾阴虚	29	2.28%

5.T2DM 合并冠心病患者常用中药情况　1274 例患者应用处方 2899 种，用药 554 种，所用中药频次见表 3.73，其中，比例指占总处方数的比。

表 3.73　1274 例 T2DM 合并冠心病患者所用中药前 30 味

中药	频数	比例	中药	频数	比例
茯苓	873	30.11%	知母	464	16.01%
丹参	837	28.87%	苍术	445	15.35%
麦冬	740	25.53%	玄参	434	14.97%
生地	731	25.22%	砂仁	429	14.80%
川芎	691	23.84%	黄连	424	14.63%
陈皮	689	23.77%	丹皮	401	13.83%
赤芍	686	23.66%	生黄芪	394	13.59%
当归	674	23.25%	川牛膝	382	13.18%
白术	673	23.21%	黄芩	374	12.90%
太子参	649	22.39%	葛根	373	12.87%
白芍	554	19.11%	红花	370	12.76%
泽泻	514	17.73%	车前子	368	12.69%
半夏	498	17.18%	桃仁	368	12.69%
五味子	489	16.87%	牛膝	338	11.66%
枳实	474	16.35%	柴胡	332	11.45%

从表 3.73 可以看出，最常用的中药是茯苓，占总处方的 30.11%，其次是丹参，占总处方的 28.87%。用药前 15 味分别是：茯苓、丹参、麦冬、生地、川芎、陈皮、赤芍、当归、白术、太子参、白芍、泽泻、半夏、五味子和枳实。说明常用治法是益气养阴、活血化瘀。按照符合经方中 2/3 以上药物统计，常用经方有：六君子汤、生脉散、丹参饮、补中益气汤、四物汤、消渴方和瓜蒌薤白半夏汤等。

6. T2DM 合并冠心病组常用中药配伍关联情况　T2DM 合并冠心病组常用中药配伍关联情况，二项药物关联定义 SUP ＞ 20%、CON ＞ 50%、LI ＞ 1，三项药物关联定义 SUP ＞ 10%、CON ＞ 60%、LI ＞ 1。结果见表 3.74 和表 3.75。

从 T2DM 合并冠心病组二项药物关联表中看出，常用的前三项对药是白术→茯苓、生黄芪→茯苓、陈皮→茯苓，体现了健脾燥湿化痰治法，其后一项五味子→麦冬，体现了养阴治法。

表 3.74　T2DM 合并冠心病组二项药物关联

CON（%）	SUP（%）	LI	COU	对药
74.81	30.06	1.4364	101	白术→茯苓
57.78	23.21	1.1093	78	生黄芪→茯苓
84.62	22.93	1.6246	77	陈皮→茯苓
76.77	22.62	2.0315	76	五味子→麦冬
89.02	21.73	1.7093	73	泽泻→茯苓
63.481	21.77	1.6794	73	太子参→麦冬
54.07	21.73	1.3359	73	生黄芪→丹参
53.33	21.43	1.3274	72	生黄芪→白术
55.91	21.13	1.3812	71	麦冬→丹参
62.16	20.54	1.5471	69	生地→生黄芪

表 3.75　T2DM 合并冠心病组三项、四项药物关联

CON（%）	SUP（%）	LI	COU	三项、四项药物关联
92.19	17.56	2.4390	59	五味子 + 太子参→麦冬
77.78	16.67	1.4933	56	生黄芪 + 白术→茯苓
94.64	15.77	1.8171	53	陈皮 + 白术→茯苓
90.91	14.88	1.7455	50	泽泻 + 白术→茯苓
73.78	13.39	1.9517	45	太子参 + 丹参→麦冬
89.59	12.80	1.7200	43	泽泻 + 生黄芪→茯苓
67.75	12.50	1.3006	42	太子参 + 生黄芪→茯苓
80.77	12.50	2.0103	42	生地 + 丹参→生黄芪
93.19	12.20	2.4653	41	玄参 + 生地→麦冬
73.22	12.20	1.8088	41	五味子 + 生黄芪→丹参
23.53	9.52	2.4706	32	丹参→檀香 + 砂仁
94.87	11.01	2.5100	37	五味子 + 太子参 + 丹参→麦冬
97.22	10.47	1.8667	35	泽泻 + 生黄芪 + 白术→茯苓

从 T2DM 合并冠心病组三项、四项药物关联表看出，常出现的 3 味药组合是生脉散，四君子汤也常出现，4 味药中常出现的是生脉散加丹参，结合丹参→檀香 + 砂仁配伍应用 9.52%。综合单味药和药物关联表分析，发现本组用药规律：常以生脉散合丹参饮加减、六

君子汤加减、并常用黄芪、生地，以发挥益气养阴、活血行气、健脾燥湿化痰功效。

7. 使用处方情况分析 T2DM 合并冠心病患者的处方运用情况（表 3.76）：使用最多的是自拟方，占 22.45%，其次是六味地黄丸、生脉散，分别占 9.73% 和 9.03%。由方剂运用情况可以看出：临床当中患者病情变化多端，因此使用最多的是自拟方，糖尿病合并冠心病患者瘀热证较多见，使用六味地黄丸滋阴清热和生脉散活血化瘀。

表 3.76　1274 例 T2DM 合并冠心病患者中药处方使用情况

方剂	频数	百分比	方剂	频数	百分比
自拟方	286	22.45%	银翘散	51	4.00%
六味地黄丸	124	9.73%	桃红四物汤	47	3.69%
生脉散	115	9.03%	四君子汤	38	2.98%
补阳还五汤	76	5.97%	四物汤	38	2.98%
瓜蒌薤白半夏汤	71	5.57%	知柏地黄丸	36	2.83%
二陈汤	67	5.26%	半夏白术天麻汤	31	2.43%
温胆汤	63	4.95%	增液汤	29	2.28%
玉女煎	63	4.95%	二至丸	25	1.96%
天麻钩藤饮	61	4.79%	五苓散	25	1.96%
桑菊饮	58	4.55%	生脉散/丹参饮	22	1.73%

患者应用不同处方比例如图 3.31 所示。

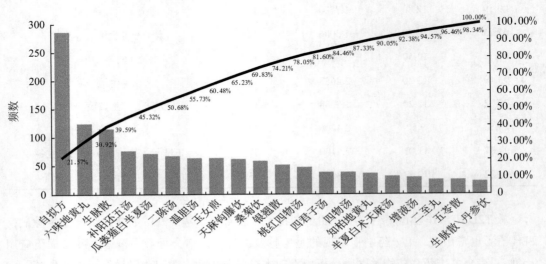

图 3.31　2 型糖尿病合并冠心病患者的处方分布

（四）讨论

1. 常见症状、舌脉、证候分析　本研究发现，口干、多饮、乏力、胸闷、多尿为糖尿病合并冠心病患者的主要症状，提示了临床中常见阴虚、气虚、血瘀等的基本病机。从其症状出现的不同频数可以发现，糖尿病周围血管及神经病变较其他并发症可能早出现，这有待于临床的进一步验证。

从糖尿病合并冠心病的舌质及舌苔分布看，多见暗红、暗淡舌，薄、白、腻、黄苔，考虑临床当中多见证型为虚、瘀、热、湿、痰。治疗当以益气养阴、活血化瘀、清热涤痰等为主。

脉象所示：细、弦、沉脉最多见，考虑里证、虚证、痰证；滑脉、数脉、涩脉次之，考虑湿证、热证、瘀证。

辨证研究结果为气阴两虚最多见，瘀血、痰湿等次之。可以看出，虚证是本病的根本，然后是瘀血、痰湿、热证等，为本病之标。

疑难问题讨论：目前住院患者中乏力者常见到，但口干、口渴者并没有病例中描述的那么多。由于一般共识，糖尿病患者主诉当中往往出现口干、口渴、多食等，因此临床数据的研究比较贴近病情本身，但有时也会与实际有所偏差，这是难免的。另外，在我们研究的病例当中，由于舌脉信息的缺失，辨证分型的凌乱，导致了研究结果的偏倚。虽然设定了本病的证候诊断规则，疑问之处进行了人机的预处理，但是由于接收的是临床病例来源的数据，而非实际的患者，因此对于某些信息的判别与确定主观性较强，无从确认。如果临床住院病例按照患者的实际情况在统一判定标准下完成，我们得到的研究结果将更有利用价值。这不仅需要临床医生的尽职尽责，更需要一个有关本病诊疗的规范性纲领。

2. T2DM 合并冠心病方药分析　本研究发现，糖尿病合并冠心病组常用的前 15 味药是：茯苓、丹参、麦冬、生地、川芎、陈皮、赤芍、当归、白术、太子参、白芍、泽泻、半夏、五味子和枳实。按符合经方中 2/3 以上药物则归为经方加减统计，常用经方有：六君子汤、生脉散、丹参饮、补中益气汤、四物汤、消渴方和瓜蒌薤白半夏汤等。

（1）常用中药的古文献应用依据

茯苓：味甘、淡，性平，归心、肺、脾、肾经，功效为健脾和中，宁心安神，利水渗湿。《名医别录》记述："止消渴，好睡，大腹淋沥，膈中痰水，水肿淋结。"《珍珠囊》："止渴，利小便，除湿益燥，和中益气，利腰脐间血。"

丹参：《吴普本草》记述："治心腹痛"。《日华子本草》记述："养神定志，通利关脉，破宿血，补新生血。"《本草纲目》记述："活血，通心包络，治疝痛。"

麦冬：《外台秘要》记述："以其与黄连、地黄汁、栝楼根汁、牛乳同用，治消渴热甚者。"《圣济总录·消渴门》记述："麦冬汤，以之与乌梅同用，治消渴喉干不可忍、饮水不止。"

生地：《本经逢原》记述："干地黄内凉血滋阴，外润皮肤荣泽，病人虚而有热者，宜加用之。"

白术：《主治秘要》记述："其用有九：温中一也；去脾胃中湿二也；除脾胃热三也；强脾胃，进饮食四也；和脾胃，生津液五也；主肌热六也；止渴八也；安胎九也。"《本草通玄》记述："白术，补脾胃之药，更无出其右者。"《本草求真》记述："白术味苦而甘，既能燥湿实脾，复能缓脾生津。为脾脏补气第一药也。"

太子参：《本草再新》记述："治气虚肺燥，补脾土，消水肿，化痰，止渴。"《饮片新参》记述："补脾肺元气，止汗，生津，虚惊"。

当归：《景岳全书·本草正》记述："当归，其味甘而重，故专能补血；其气轻而辛，故又能行血。补中有动，行中有补，诚血中之气药，亦血中之圣药也"。

白芍：《本草备要》记述："补血，泻肝，益脾，敛肝阴。"

泽泻：《名医别录》记述："补虚损五劳，除五脏痞满，起阴气，止泄精，消渴，淋沥，逐膀胱三焦停水。"

五味子：《神农本草经》记述："主益气，咳逆上气，劳伤羸瘦，补不足，强阴，益男子精。"《日华子本草》记述："止渴，除烦热，解酒毒，壮筋骨。"

知母：《神农本草经》记述"主消渴热中。"《珍珠囊》："凉心去热，治阳明火热，泻膀胱肾经火。"《日华子本草》记述："润心肺，补虚乏，安心止惊悸。"

黄芪：《本草备要》记述"生用固表，无汗能发，有汗能止，温分肉，实腠理，泻阴火，解肌热；炙用补中，益元气，温三焦，壮脾胃。"

牛膝：功能活血祛瘀，补肝肾，强筋骨，利尿通淋，引血下行。《神农本草经》记述："主寒湿痿痹，四肢拘挛，膝痛不可屈。"《名医别录》记述："疗伤中少气，男肾阴消，老人失溺，补中续绝，填骨髓。"《本草纲目》记述："牛膝所主之病，大抵得酒则能补肝肾，生用则能去恶血。"

（2）现代药理及实验研究依据：茯苓中含有茯苓聚糖、茯苓酸等，其中的茯苓酸有降糖作用。另外，茯苓还能调节血脂，并通过利水兼能降血压、补心气、宁心神、镇静降压，因此非常适用于防治 T2DM 及其慢性并发症。在本项研究中可以发现茯苓是治疗 T2DM 及其并发症冠心病的最常用中药，其机制值得继续深入探讨。

其他常用中药的药理作用也有一些相关报道，如黄芪、芍药、丹参等。李先荣发现黄芪多糖具有双向调节血糖的作用，可使葡萄糖负荷后小鼠的血糖水平显著降低，同时能提高机体免疫力。熊凡报道了黄芪具有减轻糖尿病大鼠体内脂质过氧化反应、降低血糖的作用。陆顺芳实验表明芍药苷能明显降低血浆中葡萄糖的水平。王浴生研究认为，丹参不但能改善血黏度，还有降糖、调脂作用。丹参可显著降低血清 CH、TG 及 LDL-C，保护内皮细胞，防止动脉粥样硬化的发生和发展。泽泻也能降低血清 CH、TG、LDL-C 含量，升高血清 HDL-C，具有抑制动脉粥样斑块形成的作用。周超凡等从体外试验发现丹参、黄芪、甘草等能抑制醛糖还原酶，其中一部分还能抑制蛋白非酶糖化。许惠琴等从常用治疗糖尿病的中药中筛出五味子、山茱萸等7味中药，在体外建立蛋白质非酶糖化系统，观察其对蛋白质糖化终产物（AGEs）的抑制作用，结果五味子、山茱萸等中药对AGEs的生成有较强的抑制作用，表明五味子、山茱萸等中药对由AGEs引起的糖尿病微血管病变有改善作用。有研究发现，当归、川芎、黄芪、人参等对超氧自由基有一定清除作用；生地、麦冬、山萸肉、山药等均有不同程度的清除自由基、降低体内过氧化脂质的作用。陈灏珠报道大黄、泽泻等中药也有一定的调脂作用。张家庆等发现能发挥醛糖还原酶抑制剂作用的中药有丹参、黄芩苷、小檗碱、甘草、黄芪、葛根素、水飞蓟宾和槲皮素等。上述常用药中，有许多药具有降压作用，药理研究证明经利尿降压的有茯苓、泽泻；经钙离子阻滞降压的有当归、川芎、红花、赤芍、丹参、五味子等；经α受体阻滞作用降压的有葛根；经减少血管紧张素Ⅱ形成而降压的有瓜蒌、半夏、红花、白芍、牛膝、泽泻；经扩张血管降压的有赤芍；经中枢性作用降压的有地龙。可见，这些药物对糖尿病的常见并发症心脑血管疾病及肾病等有较好的作用。

3. 小结　本研究旨在发现2型糖尿病合并冠心病的临床基本证治情况，从而加深对本病的认识。结果显示，本病气阴两虚者最常见，夹瘀、夹痰者较多。治疗多从虚、从瘀、从痰论治。

二、益气活血方抗心肌纤维化分子机制

（一）生脉散对2型糖尿病性心肌病大鼠心肌的保护作用

1. 材料和方法

（1）主要试剂与仪器：Trizol购自Invitrogen生物技术科技公司，RNA反转录试剂盒购自上海贝博生物技术公司，实时荧光定量PCR试剂盒购自Gene Copoeia生物技术公司，TSP-1、TGF-β_1、TRB-3和Chymase单克隆抗体购自美国Santa Cruze生物技术公司，A-TGF-β_1和L-TGF-β_1多克隆抗体购自武汉博士德生物技术公司，ABC检测试剂盒购自美国Vector生物技术公司，BCA蛋白定量试剂盒购自上海贝博生物试剂公司。链尿佐菌素购自Sigma生物技术公司。生脉散中药购自暨南大学附属第一医院中医科，人参9g，麦冬9g，五味子6g，以上药物麦冬和五味子以10倍量水煎煮1.5h后，人参10倍水另煎1.5h后滤出药液和其余药物药液混合，过滤，浓缩至0.32g/mL。

（2）实验动物与分组：雄性SD大鼠42只，体重（200±20）g，购自北京维通利华实验动物技术有限公司。随机分为3组：正常组（$n=12$）、对照组（$n=15$）和生脉散组（$n=15$）。正常组喂以标准大鼠饲料，对照组及生脉散组喂以高脂高热量饲料。4周后给予模型组及生脉散组大鼠一次性腹腔注射链脲佐菌素50mg/kg，正常组大鼠给予同等剂量柠檬酸钠缓冲液腹腔注射；各组以原饲料继续喂养1周后，测定血糖，模型组及生脉散组连续2次血

糖≥16.7mmol/L且有多饮、多食、多尿的大鼠的纳入实验，共有38只大鼠纳入实验（正常组12只，模型组和丹参饮组各13只）。各组大鼠继续以原饲料继续喂养9周，同时生脉散丹参饮合剂组每天予以丹参饮7.5mL/kg灌胃，模型组予以等量蒸馏水灌胃。分别在实验第8周、第11周、第14周禁食12h后杀死各组大鼠4只，心房取血，离心保留血清-20℃保存以备检测血脂、血糖、甘油三酯。采血完毕迅速处死大鼠，取出心脏，冰盐水冲洗，剪除包膜、血管，称重并计算心脏重量指数，垂直于心脏左室长轴对称中点上下切取部分心肌，分别放入10%中性甲醛及2.5%戊二醛中固定，其余部分放入-80℃冰箱中保存。共有35只大鼠完成实验（模型组死亡1只，死亡原因可能为糖尿病并发症或感染）。

（3）心电图观察心肌损伤程度：大鼠给予1%戊巴比妥钠2mL/kg腹腔注射后做心电图。

（4）检测血糖甘油三酯总胆固醇的变化：心房取血5mL，4℃、2500转离心保留血清，-20℃保存以备检测血脂、血糖、甘油三酯。

（5）HE染色：10%中性甲醛固定心肌组织标本，石蜡切片，行常规HE染色，光镜下观察心肌病理损害并拍照，再结合超微结构的改变来评价心肌的病变。

（6）透射电镜观察：在左心室中部留取小块组织，以2.5%戊二醛固定10min后细切（1.0mm×1.0mm），再固定12h，1%锇酸固定1h，乙醇、丙酮梯度脱水，环氧树脂包埋，超薄切片机制备超薄切片，电子染色，德国PHILIPSTECNAI-10型透射电子显微镜观察心肌超微结构并摄片。

（7）Masson染色：常规石蜡切片脱蜡后，行Masson染色，光镜下观察心肌细胞呈红色或黄色，胶原纤维呈蓝绿色，HMIAS彩色医学图文分析系统定量分析切片每个视野中CVF（CVF=同一图像中胶原面积/所测视野面积），排除富含胶原的血管和疤痕区域。每个切片选取5个视野，最后取其均数。

（8）Tunel细胞凋亡试剂盒检测细胞凋亡：常规石蜡切片脱蜡后，按试剂盒说明依次滴加试剂，荧光显微镜下观察，激发波长450～500nm，发射波长515～565nm。每张玻片选取荧光表达最强的3～5个视野观察并由计算机自带扫描分析软件测定荧光强度与面积。指标的荧光值=平均荧光强度×平均荧光面积。

（9）实时荧光定量PCR：RNA提取与cDNA的合成：采用Trizol按试剂盒说明提取RNA，经紫外分光光度计检测RNA纯度和浓度，经电泳法检测其完整性。按反转录试剂盒说明进行反转录。取2μL反转录产物进行Ream-time PCR检测。

引物序列：引物由上海生工生物工程技术服务有限公司合成（表3.77）。

（10）免疫组化染色：载玻片采用多聚赖氨酸行防脱片剂处理，常规石蜡切片脱蜡，0.3% H$_2$O$_2$封闭。置0.01mol/L pH 6.0柠檬酸盐缓冲液中行微波修复抗原（中档火8～10min，自然冷却到室温，反复3次）。山羊血清封闭，依次加入Ⅰ抗、生物素标记的山羊抗小鼠IgG和辣根过氧化物酶标记的卵蛋白-生物素，37℃孵育30min。以DAB显色，脱水、透明、封片。阴性对照用PBS代替Ⅰ抗。

表 3.77 引物序列

目的基因	引物序列（5'-3'）		产物长度
TRB-3	F：TGTCTTCAGCAACTGTGAGAGGACGAAG		147bp
	R：GTAGGATGGCCGGGAGCTGAGTATC		
Tsp-1	F：GGAAGAGC ATCACGCTGTTTG		73bp
	R：GCGCTCTCCATCTTGTCACA		
β-actin	F：GACATCCGTAAAGACCTCTATGCC		173bp
	R：ATAG AGCCACCAATCCACACAGAG		

反应体系：2×AllinOneTM Q-PCR MIX 10μL，ddH₂O 1μL，Forward Primer（4μmol）2μL，Reverse Primer（4μmol/L）2μL，Template cDNA 5μL，总共20μL。

反应条件：预变性为95℃，1min；变性为95℃，15s；退火为60℃，30s；延伸为72℃，30s。共40个循环。

（11）Western blotting 检测蛋白表达情况：于超净工作台上，剪取约 100mg 组织，加入细胞裂解液 400μL，于冰上研磨，转入 1.5mL 离心管中，于冰上裂解 30min 后，4℃、12 000 转离心 10min，取上清液到 1.5mL 离心管中，此即为蛋白样品，–80℃冰箱中保存。取上述蛋白样品 40μL，BCA 试剂盒蛋白定量，绘制标准曲线。以上蛋白样品（取 20μg）经 10% 聚丙烯凝胶电泳分离后进行转膜（湿转），恒流（GAPDH：240MA，50min；tsp-1：240MA，140min）将蛋白转移到 PVDF 膜（孔径 0.45μm）上。然后封闭缓冲液（5% 脱脂牛奶或 BSA）中封闭 1h，将膜放入封闭缓冲液稀释的 Ⅰ 抗（GAPDH：1∶100 稀释，TSP–1：1∶200 稀释；A-TGF-β₁：1∶100 稀释；L-TGF-β₁：1∶100 稀释）中进行免疫反应，室温下持续摇动孵育 2h，然后 4℃过夜。1×PBST 洗涤 4 次，每次 5min。将膜用 PBST 缓冲液稀释的辣根过氧化物酶（HRP）标记的 Ⅱ 抗（1∶6000 稀释），室温孵育 50min，1×PBST 洗涤 4 次，每次 5min。于暗室中滴加新鲜配制的 ECL 显色液 0.6mL（A、B 液等体积混匀），膜孵育 1min，封入保鲜膜中，压片，显影于感光胶片上。以上步骤独立重复 3 次。用 Bandleader 3.0 软件对条带进行灰度扫描，按下述公式分别计算 3 次实验中样品蛋白的相对含量：蛋白相对含量=（该蛋白条带的灰度值–背景的灰度值）/（内参条带的灰度值–背景的灰度值），以此比值计算均数与标准差。

（12）统计学处理：所有数据用 SPSS 13.0 统计软件包进行分析。计量资料以 $\bar{x} \pm s$ 表示，组间参数的比较采用完全随机设计的单因素方差分析的统计学方法进行统计。

2. 结果

（1）大鼠一般生存状况及生化指标变化：糖尿病模型组大鼠在注射 STZ 后一周内出现多饮、多尿、多食症状，随着病程的延长，上述症状逐渐加重并出现腹部胀大，严重消瘦，腹泻，毛发干燥，色泽暗淡，反应迟钝，活动减少，部分大鼠出现呼吸声粗。随着时间的延长,模型组和生脉散组大鼠血清甘油三酯和总胆固醇水平逐渐增加,各组不同时点纵向比较差异显著(模型组和生脉散组的甘油三酯的 F 值分别为 $F=25.429$ 和 $F=7.750$,$P < 0.05$;模型组和生脉散组的总胆固醇的 F 值分别为 $F=9.065$ 和 $F=3.54$,$P < 0.05$);模型组和生脉散组血糖在不同时间点逐渐降低,但是没有统计学意义($P > 0.05$);正常组不同时点纵向比较,大鼠血清甘油三酯和总胆固醇水平无显著差异($P > 0.05$)。与相同时间点的正常组比较,模型组和生脉散组大鼠血清甘油三酯和总胆固醇水平明显升高,与相同时间点模型组相比,生脉散组大鼠血清甘油三酯和总胆固醇较模型对照组明显减低,各组之间两两比较,差异显著($P < 0.01$);与相同时间点的正常组比较,模型组和生脉散组大鼠血糖明显升高,与相同时间点的模型组相比,生脉散组大鼠空腹水平明显降低,各组之间两两比较,差异显著($P < 0.05$)(图 3.32)。

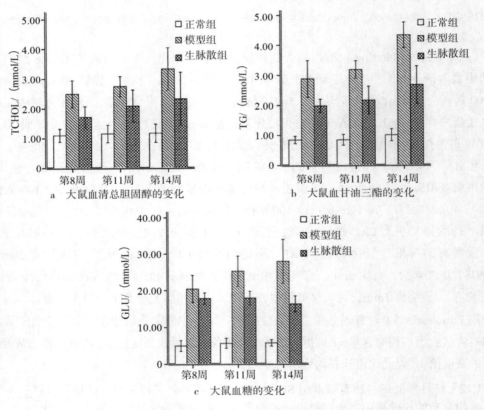

图 3.32　各组大鼠生化指标变化

(2)心电图观察心肌损伤情况:大鼠心电图显示 ST 段抬高明显,提示心肌已损伤。

(3)病理观察:HE 染色可见正常大鼠心肌细胞排列整齐,致密,结构清晰,细胞外间质较少,可见少量成纤维细胞(图 3.33a)。模型组大鼠心肌细胞排列紊乱,心肌细胞肥大，扭曲，细胞间隙增大，间质和血管周围细胞外基质增多，成纤维细胞增多，并有炎症细胞浸润（图 3.33b）。生脉散组介于两者之间，与模型对照组相比，细胞间隙减小，间质和血管周围细胞外基质减少（图 3.33c）。

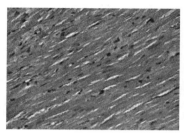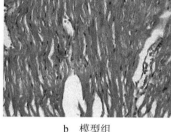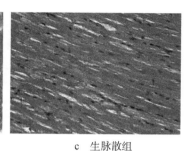

a 正常组 b 模型组 c 生脉散组

图 3.33 各组大鼠心肌组织 HE 染色观察（200×）

（4）电镜观察心肌亚细胞结构：正常大鼠心肌细胞排列整齐，结构清晰，细胞间质胶原含量很少，毛细血管内皮细胞及基底膜结构正常（图 3.34a）。模型大鼠心肌细胞肌丝纤维稀疏，扭曲，断裂，线粒体肿胀，数量减少，排列紊乱，空泡变性，部分嵴断裂，糖原减少，间质胶原增生，毛细血管内皮细胞肿胀，毛细血管基底膜增厚（图 3.34b）。生脉散组较模型组明显减轻，间质胶原沉积较少，毛细血管基底膜增厚减轻，介于正常组和对照组之间（图 3.34c）。

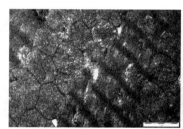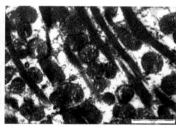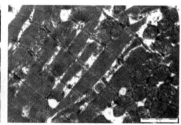

a 正常组 b 模型组 c 生脉散组

图 3.34 各组大鼠心肌组织电镜观察（15 000×）

（5）Masson 染色观察胶原表达情况：显微镜下观察，正常组胶原组织分布均匀，相邻细胞的胶原纤维网完好，胶原纤维含量少（图 3.35a）；对照组心肌内胶原组织明显增多，围绕心肌细胞的胶原纤维网断裂、排列紊乱（图 3.35b）；生脉散组心肌胶原组织排列比对照组稍显规整，纤维网结构尚好（图 3.35c）。

采用 Image Pro Plus 图像分析系统进行心肌组织胶原相对含量测定，实验结果表明，与正常组相比，糖尿病心肌病变大鼠心肌组织胶原相对含量明显增加（$P < 0.01$），提示该模型大鼠存在胶原纤维增生的病变；与模型组相比，生脉散组胶原含量显著减少（$P < 0.05$），

提示生脉散可以明显抑制胶原纤维增生（表 3.78）。

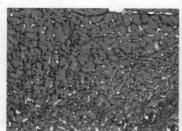 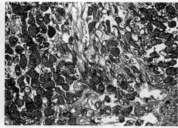 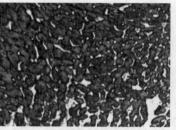

a　正常组　　　　　　　　　　b　模型组　　　　　　　　　　c　生脉散组

图 3.35　各组大鼠心肌组织 Masson 染色（×200）

表 3.78　各组大鼠左室组织 Masson 染色胶原纤维定量分析结果（$\bar{x} \pm s$）

组别	n	间质胶原纤维体积
正常组	12	10.38 ± 2.76
模型组	11	$18.42 \pm 3.55^{\triangle}$
生脉散组	12	$15.90 \pm 3.00^{\triangle}$

注：表示 $^{\triangle}P < 0.01$

（6）Tunel 细胞凋亡试剂盒检测细胞凋亡：正常组大鼠的心肌组织仅可见少数细胞凋亡（图 3.36a），与正常组相比，模型组凋亡细胞数目明显增多（图 3.36b），与模型组相比，生脉散组凋亡细胞显著减少（图 3.36c）。

a　正常组　　　　　　　　　　b　模型组　　　　　　　　　　c　生脉散组

图 3.36　各组大鼠心肌组织细胞凋亡水平（200×）

（7）实时荧光定量 PCR 检测结果：与正常组相比，模型组 TSP-1 和 TRB-3 的 mRNA 表达水平均明显升高（$P < 0.01$），与模型组相比，生脉散组 TSP-1 和 TRB-3 的 mRNA 表达水平显著降低（$P < 0.01$）（表 3.79）。

表 3.79　各组大鼠心肌 TSP-1 和 TRB-3mRNA 表达水平（$\bar{x} \pm s$）

组别	n	TSP-1	TRB-3
正常组	12	0.0091 ± 0.0019	0.0081 ± 0.0030
模型组	11	0.0144 ± 0.0034*	0.0136 ± 0.0039*
生脉散组	12	0.0122 ± 0.0034*	0.0102 ± 0.0023*

注：△表示 $P < 0.01$，*表示 $P < 0.05$。

（8）免疫组织化学染色：TSP-1 染色阳性信号为棕色颗粒，定位于心肌细胞胞质内。正常组心肌细胞胞质内可见分布均匀、稀疏的浅棕色颗粒（图 3.37a），模型组心肌细胞内可见浓密的深棕色颗粒（图 3.37b），生脉散组心肌细胞内棕褐色颗粒可见明显减少（图 3.37c）。与正常组相比，模型组心肌 TSP-1 蛋白表达量明显升高；与模型组相比，生脉散组 TSP-1 表达量明显降低，3 个组两两相比差异显著，差异有统计学意义（$P < 0.01$）（图 3.37d）。

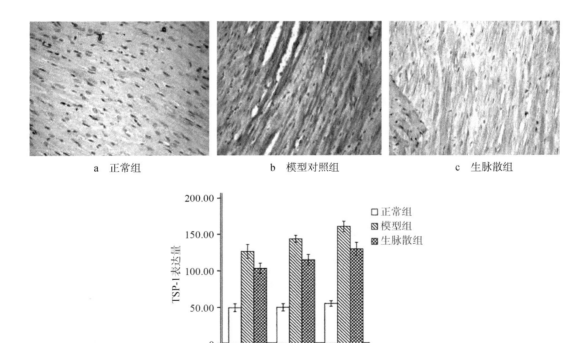

a　正常组　　　　　　b　模型对照组　　　　　　c　生脉散组

d　3组对比结果

图 3.37　各组大鼠心肌组织 TSP-1 免疫组织化学染色（200×）

TGF-β_1 染色阳性信号为棕色颗粒，定位于心肌细胞胞质内。正常组心肌细胞胞质内可见散在、稀疏的浅棕色颗粒（图 3.38a），模型组心肌细胞内可见浓密的深棕色颗粒（图 3.38b）。生脉散组心肌细胞内棕色颗粒可见明显减少（图 3.38c）。与正常组相比，模型组心肌 TGF-β_1 蛋白表达量明显升高；与模型组相比，生脉散组 TGF-β_1 表达量明显降低，3 个组两两相比差异显著，差异有统计学意义（$P < 0.01$）（图 3.38d）。

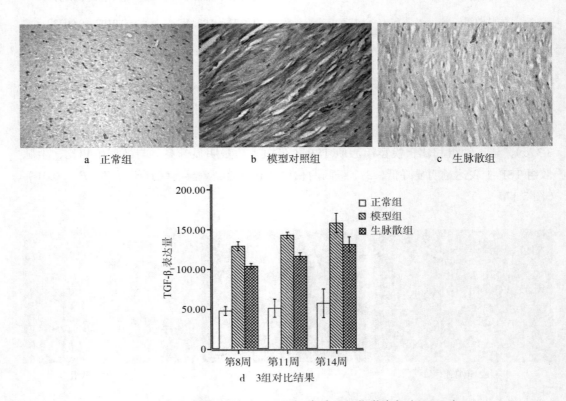

a 正常组   b 模型对照组   c 生脉散组

d 3组对比结果

图 3.38　各组大鼠心肌组织 TGF- β_1 免疫组织化学染色（200×）

TRB-3 染色阳性信号为棕色颗粒，定位于心肌细胞胞质内，正常组心肌细胞胞质内可见散在稀疏的浅棕色颗粒（图 3.39a），DCM 组心肌细胞内可见浓密的深棕色颗粒（图 3.39b）。生脉散组心肌细胞内棕色颗粒可见明显减少（图 3.39c）。与正常组相比，模型组心肌 TRB-3 蛋白表达量明显升高；与模型组相比，生脉散组 TRB-3 表达量明显降低，3 个组两两相比差异显著，差异有统计学意义（$P < 0.01$）（图 3.39d）。

Chymase 染色阳性信号为棕色颗粒，正常组心肌细胞间隙和肥大细胞内可见散在稀疏的浅棕色颗粒（图 3.40a），DCM 组心肌细胞间隙和肥大细胞内可见较多的深棕色颗粒（图 3.40b）。生脉散组心肌细胞间隙和肥大细胞内棕色颗粒可见减少（图 3.40c）。与正常组相比，模型组心肌 chymase 蛋白表达量明显升高；与模型组相比，生脉散组 chymase 表达量明显降低，3 个组两两相比差异显著，差异有统计学意义（$P < 0.01$）（图 3.40d）。

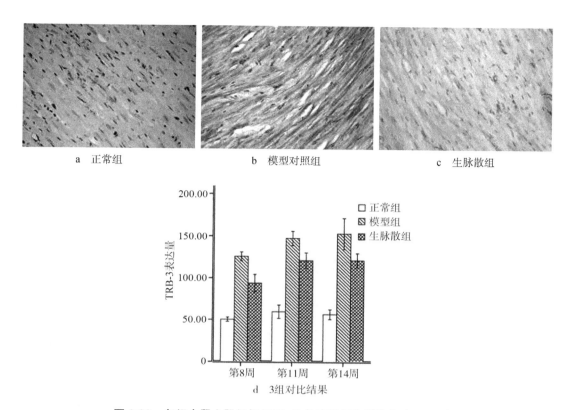

a　正常组　　　　　　　　b　模型对照组　　　　　　　c　生脉散组

d　3组对比结果

图 3.39　各组大鼠心肌组织 TRB-3 免疫组织化学染色（200×）

（9）Western blot 检测蛋白表达情况：心肌组织中 TGF-β_1 是以活性的 TGF-β_1（A-TGF-β_1）和非活性的 TGF-β_1（L-TGF-β_1）形式存在的，与正常组相比，心肌组织中 TSP-1、A-TGF-β_1、L-TGF-β_1 3 种蛋白的表达水平均显著升高（$P < 0.01$）。与模型组相比，生脉散组的 TSP-1、A-TGF-β_1、L-TGF-β_1 3 种蛋白的表达水平均显著降低（$P < 0.05$–0.01）（表 3.80）。

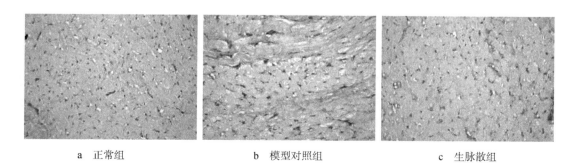

a　正常组　　　　　　　　b　模型对照组　　　　　　　c　生脉散组

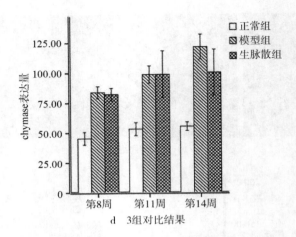

图 3.40　各组大鼠心肌组织 chymase 免疫组织化学染色（200×）

表 3.80　各组大鼠心肌 TSP-1、A-TGF-β_1 和 L-TGF-β_1 蛋白的表达水平（$\bar{x} \pm s$）

组别	n	TSP-1	A-TGF-β_1	L-TGF-β_1
正常组	12	93.225 ± 5.37	1106.429 ± 6.32	102.461 ± 6.124
模型组	11	129.772 ± 6.548 [△]	139.812 ± 7.26 [△]	144.633 ± 7.377 [△]
生脉散组	12	123.307 ± 6.717 [△]	129.743 ± 6.36 [△]	129.820 ± 7.555 [*]

注：[△] $P < 0.01$，[*] $P < 0.05$

3. 讨论　本研究以高糖高脂高热量饮食诱导出胰岛素抵抗，加小剂量链脲佐菌素（STZ）注射建立的动物模型，基本符合临床 2 型糖尿病的临床特点，HE 染色病理切片显示心肌细胞肥大，扭曲，细胞间隙增大，间质和血管周围细胞外基质增多，电镜观察显示心肌细胞排列稀疏、断裂并有大量胶原纤维分布，结合心电图显示心肌受损，提示本研究已成功地建立了 2 型糖尿病心肌病的动物模型。中医归属于心悸、怔忡、胸痹、厥心痛范畴。主要病机为肺脾肾阴虚燥热，不断耗气伤阴，进而涉及于心，致心脏气阴耗伤，心体受损，心脉痹阻，心神不安，形成消渴心病即糖尿病性心肌病。生脉散原出自金代医家张元素所著《医学启源》，方由人参、麦冬、五味子 3 味药物组成，是治疗气阴两虚证的常用方。近年来常用于急性心肌梗死，冠心病等气阴两虚者。最近的研究表明，生脉散还有较好提高脂肪代谢的能力。廖泽云等观察到生脉散组能显著降低高脂饮食动物 TC、TG 及 LDL-C 水平，而使 HDL-C 升高，说明生脉散能够调节血脂代谢，改善血液循环和微循环，提高机体缺氧耐力，对治疗高脂血症和心血管疾病有良好作用。

糖尿病性心肌病主要以心肌肥大，心肌细胞大量减少，心肌间质及血管周围纤维化，大量糖原、脂滴沉积及细胞水平的钙转运缺陷和心肌收缩蛋白的胶原形成等为特征。由于心肌微小血管病变，心脏代谢的异常，引起心肌缺血、缺氧，以致心肌出现弥漫性小灶性坏死，并且逐渐形成纤维灶，伴随着心肌僵硬度的增加，心脏功能逐渐恶化，最终导致糖尿病性心肌病的发生，所以心肌细胞肥大和细胞间质纤维化是糖尿病性心肌病的基本改变。以往认为糖尿病心肌病变是以心肌细胞的肥大增殖为主，但近年来已认识到在心脏细胞数量上占 2/3 的非心肌细胞（主要是成纤维细胞）和细胞外间质（主要成分是心肌间质胶原）在心室重构中起着不可忽视的作用。心脏间质、血管周围纤维化、局部微瘢痕形成可导致心脏肥厚、心功能下降，并最终导致心力衰竭。本实验发现，正常组大鼠心肌细胞排列整齐，致密，细胞间隙较少，Masson 染色显示心肌细胞间仅有少量胶原纤维，电镜观察心肌细胞排列整齐，线粒体完整，低倍镜下（1250×）成纤维细胞数目较少（≤2 个），而且成纤维细胞周围胶原纤维少。与正常组相比，模型组大鼠心肌成纤维细胞排列紊乱，细胞间隙较多，Masson 染色显示心肌细胞间充满大量胶原纤维，电镜观察心肌细胞肌丝断裂崩解、线粒体肿胀、破裂，低倍镜下（1250×）成纤维细胞数目较多（≥5 个），而且成纤维细胞周围聚集大量胶原纤维。生脉散组介于两者之间，与模型组相比，生脉散组大鼠心肌细胞排列较为整齐，细胞间隙胶原纤维较少，电镜低倍镜下（1250×）成纤维细胞数目为 2～4 个，成纤维细胞周围有中等量的胶原纤维，提示生脉散丹参饮合剂可以有效延缓糖尿病患者鼠心肌病发生。

本研究关注点是纤维化过程中的几个关键细胞因子，观察生脉散对糖尿病性心肌病的保护，为临床广泛应用提供证据。TSP-1 对多种间质细胞的分化、增生具有很强的调控作用，其异常表达在多种类型纤维化疾病进程中起关键作用。TGF-β_1 是一种多功能的细胞活性调节因子，在胚胎发生、免疫调节、创伤修复、纤维发生及细胞凋亡等方面发挥重要作用，其存在于所有组织中，TGF-β_1 及其受体在心脏心肌细胞和非心肌细胞均有表达，是心肌纤维化的关键介导者。心肌细胞中的 TGF-β_1 以两种形式存在，即 A-TGF-β_1 和 L-TGF-β_1。L-TGF-β_1 是由潜在联系多肽（Latency-associated peptide，LAP）和 TGF-β_1 以 1：1 的比率非共价结合而成的蛋白复合物，该蛋白复合物不能与 TGF-β_1 受体结合，因此不能发挥其生物学活性。TSP-1 能与潜在联系多肽的氨基末端结合，使得 LAP 与 TFG-β_1 裂解，从而活化 TFG-β_1。而高血糖以及糖基终末化产物作为 TSP-1 的上游激活因子，可以通过激活 TSP-1 从而引起 TGF-β_1 的激活，导致心肌纤维化的形成，左室舒张功能障碍，最终导致糖尿病性心肌病的发生。已有研究表明，糖 /TSP-1/TGF-β_1 信号传导途径在糖尿病性心肌病心肌间质纤维化发生发展过程中起着重要的作用。这些研究说明 TSP-1 不但是 TGF-β_1 重要的生理激活物之一，它也是 TGF-β_1 致心肌纤维化时的主要激活剂。因此，TSP-1 的持久表达，对 TGF-β_1 在心肌成纤维细胞中的生物活性起正反馈作用。TRB-3 参与糖尿病性心肌病心肌间质纤维化的机制尚不清楚，但是最近一项有关 TRB-3 信号转导通路的研究结果表明，TRB-3 对 MAPK 信号转导通路的连锁反应具有广泛和特异的调控作用，TRB-3 与 MAPKK 结合而调控 MAPK 通路信号蛋白的活性。而大量研究证实，MAPK 不仅是糖尿病慢性并发症如糖尿病肾病、糖尿病动脉粥样硬化等的发生发展过程的关键细胞因子，也是心肌纤维化过程中重要的信号转导通路。chymase 发现于 1953 年，是一种糜蛋白酶样丝氨酸蛋白酶，广泛存在于心脏、血管、肺和皮肤等器官。研究证实，chymase 提供了心脏中80% 以上的血管紧张素Ⅱ（Ang Ⅱ）来源，且 chymase 来源 Ang Ⅱ 的生物学活性约为 ACE 来源的 20 倍；而 Ang Ⅱ 在糖尿病心肌病变发生发展中的作用正在得到越来越多的关注。糖尿病状态下，心肌局部升高的 Ang Ⅱ，通过多条途径引起心肌氧化应激、细胞凋亡、心肌间质胶原沉积及心肌纤维化，在糖尿病心肌病变的发生中扮演着重要角色。chymase 除了通过生成 Ang Ⅱ 引起心肌病变，还可能直接激活 TGF-β1 从而诱导细胞增殖、促使心肌纤维化。本实验结果表明，与正常组相比，模型对照组 Masson 染色胶原纤维表达增多，电镜观察成纤维细胞周围胶原纤维表达增高。免疫组化结果表明，与正常组相比，模型组大鼠心肌细胞 TSP-1、TGF-β1、chymase、TRB-3 表达量均明显增高，差异具有统计学意义（$P < 0.01$）。与模型组相比，丹参饮组大鼠心肌细胞 TSP-1、TGF-β1、chymase、TRB-3 有不同程度的降低，差异有统计学意义，结合 Masson 染色及电镜结果，提示生脉散可以有效地缓解糖尿病性心肌病的心肌纤维化进程，减轻纤维化程度。Western blot 半定量结果显示，与正常组相比，模型对照组的 TSP-1、A-TGF-β1、L-TGF-β1 表达量均明显升高。荧光定量 PCR 结果显示，与正常组相比，模型对照组的 TSP-1、TRB-3mRNA 的表达量增高。说明糖尿病患鼠心肌组织纤维化过程中的关键因子在基因和蛋白水平均表达明显增高。L-TGF-β1 虽然不直接参与糖尿病性心肌病的纤维化过程，但是表达水平仍然升高，这与其他的研究结果一致，可能是由于 TGF-β1 基因表达增多，从而导致 L-TGF-β1 表达量也增高。与模型组相比，生脉散组的 TSP-1、A-TGF-β1、L-TGF-β1 表达量均明显降低，提示生脉散可以通过降低纤维化过程中的细胞因子 TSP-1、A-TGF-β1、L-TGF-β1，从而延缓心肌纤维的发生。

综上所述，本实验通过糖尿病性心肌病大鼠的动物模型，研究发现糖尿病心肌病过程中大鼠出现明显的心肌纤维化，而生脉散能够显著地降低大鼠血糖血脂，并能通过多条途径延缓糖尿病性心肌病的发病进程。

（二）丹参饮对 2 型糖尿病性心肌病大鼠心肌的保护作用

1. 材料和方法

（1）主要试剂与仪器　Trizol 购自 Invitrogen 生物技术科技公司，RNA 反转录试剂盒购自上海贝博生物技术公司，实时荧光定量 PCR 试剂盒购自 GeneCopoeia 生物技术公司，TSP-1、TGF-β1、tribble-3 和 chymase 单克隆抗体购自美国 Santa Cruze 生物技术公司，A-TGF-β1 和 L-TGF-β1 多克隆抗体购自武汉博士德生物技术公司，ABC 检测试剂盒购自美国 Vector 生物技术公司，BCA 蛋白定量试剂盒购自上海贝博生物试剂公司。链尿佐菌素购自 Sigma 生物技术公司。丹参饮中药购自暨南大学附属第一医院中医科，丹参 30g，檀香

6g，砂仁 6g，以上药物丹参和檀香以 10 倍量水，煎煮 1.5h 之后入砂仁 10min，滤出药液后以 6 倍量水煎煮 1h，合并两次药液，过滤，浓缩，最后浓缩至 0.6g/mL。

（2）实验动物与造模方法：雄性 SD 大鼠 42 只，体重（200±20）g，购自北京维通利华实验动物技术有限公司。随机分为 3 组：正常组（$n=12$）、对照组（$n=15$）和丹参饮组（$n=15$）。正常组喂以标准大鼠饲料，对照组及丹参饮组喂以高脂高热量饲料。4 周后给予对照组及丹参饮组大鼠一次性腹腔注射链脲佐菌素 50mg/kg，正常组大鼠给予同等剂量柠檬酸钠缓冲液腹腔注射；各组以原饲料继续喂养 1 周后，测定血糖，对照组及丹参饮组连续 2 次血糖≥ 16.7mmol/L 且有多饮、多食、多尿的大鼠的纳入实验，共有 38 只大鼠纳入实验（正常组 12 只，对照组和丹参饮组各 13 只）。各组大鼠继续以原饲料继续喂养 9 周，同时丹参饮组每天予以丹参饮 7.5mL/kg 灌胃，模型组予以等量蒸馏水灌胃。分别在实验第 8 周、第 11 周、第 14 周禁食 12h 后杀死各组大鼠 4 只，心房取血，离心保留血清 –20℃保存以备检测血脂、血糖、甘油三酯。采血完毕迅速处死大鼠，取出心脏，冰盐水冲洗，剪除包膜、血管，称重并计算心脏重量指数，垂直于心脏左室长轴对称中点上下切取部分心肌，分别放入 10% 中性甲醛及 2.5% 戊二醛中固定，其余部分组织放入 –80℃冰箱中保存。共有 34 只大鼠完成实验（模型组死亡 1 只，丹参饮组死亡 1 只，死亡原因可能为糖尿病并发症或感染）。

（3）心电图观察心肌损伤程度：大鼠给予 1% 戊巴比妥钠 2mL/kg 腹腔注射后做心电图。

（4）检测血糖甘油三酯总胆固醇的变化：心房取血 5mL，离心保留血清，–20℃保存以备检测血脂、血糖、甘油三酯。

（5）HE 染色： 10% 中性甲醛固定心肌组织标本，石蜡切片，行常规 HE 染色，光镜下观察心肌病理损害并拍照，再结合超微结构的改变来评价心肌的病变。

（6）透射电镜观察：在左心室中部留取小块组织，以 2.5% 戊二醛固定 10min 后细切（1.0mm×1.0mm），再固定 12h，1% 锇酸固定 1h，乙醇、丙酮梯度脱水，环氧树脂包埋，超薄切片机制备超薄切片，电子染色，荷兰 PHILIPSTECNAI–10 型透射电子显微镜观察心肌超微结构并摄片。

（7）Masson 染色：常规石蜡切片脱蜡后，行 Masson 染色，光镜下观察心肌细胞呈红色或黄色，胶原纤维呈蓝绿色，HMIAS 彩色医学图文分析系统定量分析切片每个视野中 CVF（CVF= 同一图像中胶原面积 / 所测视野面积），排除富含胶原的血管和疤痕区域。每个切片选取 5 个视野，最后取其均数。

（8）Tunel 细胞凋亡试剂盒检测细胞凋亡：常规石蜡切片脱蜡后，按试剂盒说明依次滴加试剂，荧光显微镜下观察，激发波长 450～500nm，发射波长 515～565nm。每张玻片选取荧光表达最强的 3～5 个视野观察并由计算机自带扫描分析软件测定荧光强度与面积。指标的荧光值 = 平均荧光强度 × 平均荧光面积。

（9）实时荧光定量 PCR

RNA 提取与 cDNA 的合成：采用 Trizol 按试剂盒说明提取 RNA，经紫外分光光度计检测 RNA 纯度和浓度，经电泳法检测其完整性。按反转录试剂盒说明进行反转录。取 2μL 反转录产物进行 Ream-time PCR 检测。

引物序列（5′-3′）：引物由上海生工生物工程技术服务有限公司合成（表 3.81）。

表 3.81　引物序列（5′-3′）

目的基因	引物序列（5′-3′）	产物长度
TRB-3	F：TGTCTTCAGCAACTGTGAGAGGACGAAG	147bp
	R：GTAGGATGGCCGGGAGCTGAGTATC	
Tsp-1	F：GGAAGAGC ATCACGCTGTTTG	73bp
	R：GCGCTCTCCATCTTGTCACA	
β-actin	F：GACATCCGTAAAGACCTCTATGCC	173bp
	R：ATAG AGCCACCAATCCACACAGAG	

反应体系：2×AliiooneTM Q-PCR MIX 10μL，ddH₂O 1μL，Forward Primer（4μmol/L）2μL，Reverse Primer（4μmol/L）2μL，Template cDNA 5μL，总共 20μL。

反应条件：预变性为 95℃，1min；变性为 95℃，15s；退火为 60℃，30s；延伸为 72℃，30s。共 40 个循环。

（10）免疫组化染色：载玻片采用多聚赖氨酸行防脱片剂处理，常规石蜡切片脱蜡，0.3% H₂O₂ 封闭。置 0.01mol/L pH 6.0 枸橼酸盐缓冲液中行微波修复抗原（中档火 8～10min，自然冷却到室温，反复 3 次）。山羊血清封闭，依次加入 Ⅰ 抗（1：100 小鼠抗 tsp-1，Santa Cruz）、生物素标记的山羊抗小鼠 IgG 和辣根过氧化物酶标记的卵蛋白 - 生物素，37℃孵育 30min。以 DAB 显色，脱水、透明、封片。阴性对照用 PBS 代替 Ⅰ 抗。用 Leica Qwin Plus 分析系统对染色后的图片进行灰度分析，对每张切片随机选取 5 个不重复的阳性反应视野照相，计算其平均灰度值。

（11）Western blot 检测蛋白表达情况：于超净工作台上，剪取约 100mg 组织，加入细胞裂解液 400μL，于冰上研磨，转入 1.5mL 离心管中，于冰上裂解 30min 后，4℃，12 000 转离心 10min，取上清液到 1.5mL 离心管中，此即为蛋白样品，-80℃冰箱中保存。取上述蛋白样品 40μL，BCA 试剂盒蛋白定量，绘制标准曲线。以上蛋白样品（取 20μg）经 10% 聚丙烯凝胶电泳分离后进行转膜（湿转），恒流（GAPDH：240MA，50min；tsp-1：240MA，140min）将蛋白转移到 PVDF 膜（孔径 0.45μm）上。然后封闭缓冲液（5% 脱脂牛奶或 BSA）中封闭 1h，将膜放入封闭缓冲液稀释的 Ⅰ 抗（GAPDH：1：100 稀释，tsp-1：1：200 稀释；A-TGF-β₁：1：100；L-TGF-β₁：1：100）中进行免疫反应，室温下持续摇动孵育 2 h，然后 4℃过夜。1×PBST 洗涤 4 次，每次 5min。将膜用 PBST 缓冲液稀释的辣根过氧化物酶（HRP）标记的Ⅱ抗（1∶6000 稀释），室温孵育 50min，1×PBST 洗涤 4 次，每次 5min。于暗室中滴加新鲜配制的 ECL 显色液 0.6mL（A、B 液等体积混匀），膜孵育 1min，封入保鲜膜中，压片，显影于感光胶片上。以上步骤独立重复 3 次。用 Bandleader 3.0 软件对条带进行灰度扫描，按下述公式分别计算 3 次实验中样品蛋白的相对含量：蛋白相对含量二（该蛋白条带的灰度值 – 背景的灰度值）/（内参条带的灰度值 – 背景的灰度值），以此比值计算均数与标准差。

（12）统计学处理：所有数据用 SPSS13.0 统计软件包进行分析。计量资料以 $\overline{x} \pm s$ 表示，组间参数的比较采用单因素的方差分析。

2. 结果

（1）大鼠一般生存状况及生化指标变化：糖尿病模型组大鼠在注射 STZ 后 1 周内出现多饮、多尿、多食症状，随病程的延长，上述症状逐渐加重并出现腹部胀大，严重消瘦，腹泻，毛发干燥，色泽暗淡，反应迟钝，活动减少，部分大鼠出现呼吸声粗。随着时间的延长，模型组和丹参饮组大鼠血清甘油三酯和总胆固醇水平逐渐增加，各组不同时点纵向比较差异显著（模型组和丹参饮组的甘油三酯 F 值分别为 $F=25.429$ 和 $F=7.198$，$P < 0.01$；模型组和丹参饮组的总胆固醇 F 值分别为 $F=9.065$ 和 $F=10.952$，$P < 0.01$）；模型组和丹参饮组空腹血糖在不同时间点逐渐降低，但是没有统计学意义（$P > 0.05$）；正常组不同时点纵向比较，大鼠血清甘油三酯和总胆固醇水平无显著差异（$P > 0.05$），与相同时间点的正常组大鼠比较，模型对照组和丹参饮组大鼠血清甘油三酯和总胆固醇水平明显升高，丹参饮组大鼠血清甘油三酯和总胆固醇较模型对照组明显减低，各组之间两两比较，差异显著（$P < 0.01$）；与相同时间点的正常组大鼠比较，模型组和丹参饮组大鼠空腹血糖明显升高，与相同时间点的模型组相比，丹参饮组大鼠空腹血糖水平明显降低，各组之间两两比较，差异显著（$P < 0.05$）（图 3.41）。

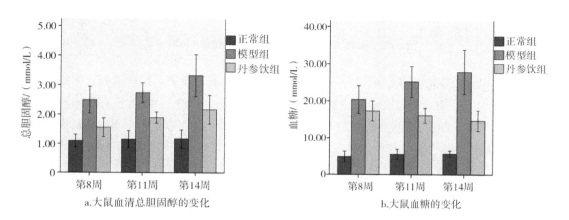

a.大鼠血清总胆固醇的变化　　　　　b.大鼠血糖的变化

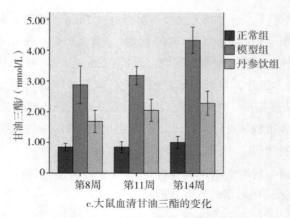

c.大鼠血清甘油三酯的变化

图 3.41　各组大鼠生化指标变化

（2）心电图观察心肌损伤情况：大鼠心电图显示 ST 段抬高明显，提示心肌已损伤。

（3）病理观察：HE 染色可见正常大鼠心肌细胞排列整齐，致密，结构清晰，细胞外间质较少，可见少量成纤维细胞（图 3.42a）。DM 大鼠心肌细胞排列紊乱，心肌细胞肥大，扭曲，细胞间隙增大，间质和血管周围细胞外基质增多，成纤维细胞增多，并有炎症细胞浸润（图 3.42b）。丹参饮组介于两者之间，与模型对照组相比，细胞间隙减小，间质和血管周围细胞外基质减少（图 3.42c）。

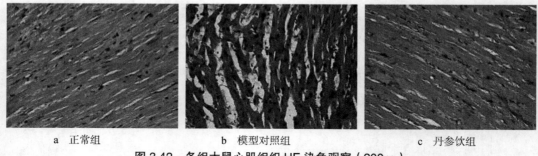

a　正常组　　　　　　　　　b　模型对照组　　　　　　　　　c　丹参饮组

图 3.42　各组大鼠心肌组织 HE 染色观察（200×）

（4）电镜观察心肌亚细胞结构：正常大鼠心肌细胞排列整齐，结构清晰，细胞间质胶原含量很少，毛细血管内皮细胞及基底膜结构正常（图 3.43a）。DM 大鼠心肌细胞肌丝纤维稀疏，扭曲，断裂，线粒体肿胀，数量减少，排列紊乱，空泡变性，部分嵴断裂，糖原减少，间质胶原增生，毛细血管内皮细胞肿胀，毛细血管基底膜增厚（图 3.43b）丹参饮组较 DM 组明显减轻，间质胶原沉积较少，毛细血管基底膜增厚减轻，介于正常组和对照组之间（图 3.43c）。

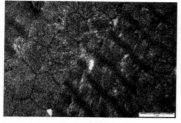
a 正常组

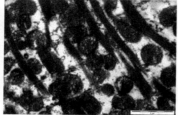
b 模型对照组

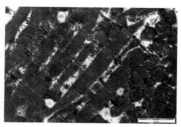
c 丹参饮组

图 3.43 各组大鼠心肌组织电镜观察（15 000×）

（5）Masson 染色观察胶原表达情况：采用 Image Pro Plus 图像分析系统进行心肌组织胶原相对含量测定，实验结果表明，与正常组相比，糖尿病心肌病变大鼠心肌组织胶原相对含量明显增加（$P < 0.01$），提示该模型大鼠存在胶原纤维增生的病变；与模型组相比，丹参饮组能够度减少心肌组织胶原相对含量（$P < 0.05$），提示丹参饮可以明显抑制胶原纤维增生（图 3.44、表 3.82）。

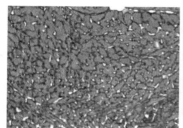
a 正常组

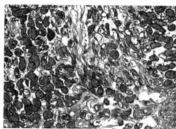
b 模型对照组

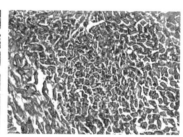
c 丹参饮组

图 3.44 各组大鼠心肌组织 Masson 染色（100×）

图 3.82 各组大鼠左室组织 Masson 染色胶原纤维定量分析结果（$\bar{x} \pm s$）

组别	n	间质胶原纤维体积
正常对照组	12	10.38 ± 2.76
模型对照组	11	$18.42 \pm 3.55^{\triangle}$
丹参饮组	12	$15.66 \pm 3.12^{*}$

注：与正常组相比，$^{\triangle}P < 0.01$，与模型对照组相比，$^{*}P < 0.05$。

（6）Tunel 细胞凋亡试剂盒检测细胞凋亡：正常组大鼠的心肌组织仅可见少数细胞凋亡（图 3.45a）；与正常组相比，模型组凋亡细胞数目明显增多（图 3.45b）；与模型组相比，丹参饮组凋亡细胞显著减少（图 3.45c）。

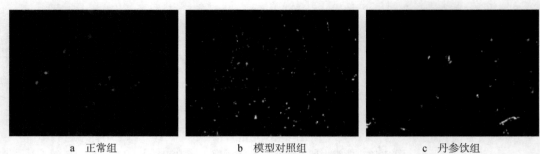

a 正常组　　　　　　b 模型对照组　　　　　　c 丹参饮组

图 3.45　各组大鼠心肌组织细胞凋亡水平（×200）

（7）实时荧光定量 PCR 检测结果：与正常组相比，模型组 TSP-1 和 TRB-3 的 mRNA 表达水平均明显升高（$P < 0.01$）；与模型组相比，丹参饮组 TSP-1 和 TRB-3 的 mRNA 表达水平显著降低（$P < 0.01$）（表 3.83）。

表 3.83　各组大鼠心肌 TSP-1 和 TRB-3 的 mRNA 表达水平（$\bar{x} \pm s$）

组别	n	TSP-1	TRB-3
正常对照组	12	0.0096 ± 0.0042	0.0073 ± 0.0025
模型对照组	11	$0.0152 \pm 0.0051^{*}$	$0.0137 \pm 0.0031^{\triangle}$
丹参饮组	12	$0.0126 \pm 0.0049^{*}$	$0.0096 \pm 0.0014^{\triangle}$

注：$^{\triangle}P < 0.01$，$^{*}P < 0.05$。

（8）免疫组织化学染色：TSP-1 染色阳性信号为棕色颗粒，定位于心肌细胞胞质内。正常组心肌细胞胞质内可见分布均匀、稀疏的浅棕色颗粒（图 3.46a），模型组心肌细胞内可见浓密的深棕色颗粒（图 3.46b），丹参饮组心肌细胞内棕褐色颗粒可见明显减少（图 3.46c）。与正常组相比，模型组心肌 TSP-1 蛋白表达量明显升高；与模型组相比，丹参饮组 TSP-1 表达量明显降低，3 个组两两相比差异显著，差异有统计学意义（$P < 0.01$）（图 3.46d）。

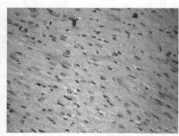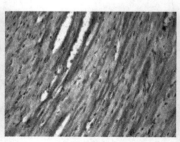

a 正常组　　　　　　b 模型组　　　　　　c 丹参饮组

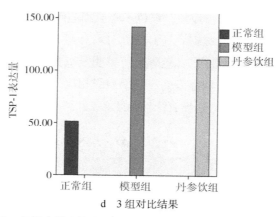

d　3 组对比结果

图 3.46　各组大鼠心肌组织 TSP-1 免疫组织化学染色（200×）

TGF-β_1 染色阳性信号为棕色颗粒，定位于心肌细胞胞质内。正常组心肌细胞胞质内可见散在、稀疏的浅棕色颗粒（图 3.47a），模型组心肌细胞内可见浓密的深棕色颗粒（图 3.47b）。丹参饮组心肌细胞内棕色颗粒可见明显减少（图 3.47c）。与正常组相比，模型组心肌 TGF-β_1 蛋白表达量明显升高；与模型组相比，丹参饮组 TGF-β_1 表达量明显降低，3 个组两两相比差异显著，差异有统计学意义（$P < 0.01$）（图 3.47d）。

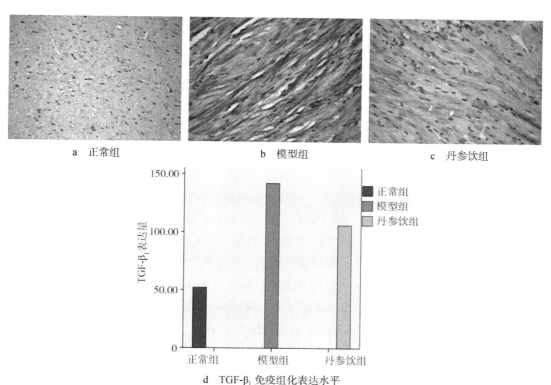

a　正常组　　　　b　模型组　　　　c　丹参饮组

d　TGF-β_1 免疫组化表达水平

图 3.47　各组大鼠心肌组织 TGF-β_1 免疫组织化学染色（200×）

chymase 染色阳性信号为棕色颗粒，定位于心肌细胞间隙及肥大细胞胞质，正常组心肌组织内可见散在稀疏的浅棕色颗粒（图 3.48a），DCM 组心肌组织内可见较多的深棕色颗粒（图 3.48b）。丹参饮组心肌组织内棕色颗粒可见明显减少（图 3.48c）。与正常组相比，模型组心肌 chymase 蛋白表达量明显升高；与模型组相比，丹参饮组 chymase 表达量明显降低，3 个组两两相比差异显著，差异有统计学意义（$P < 0.01$）（图 3.48d）。

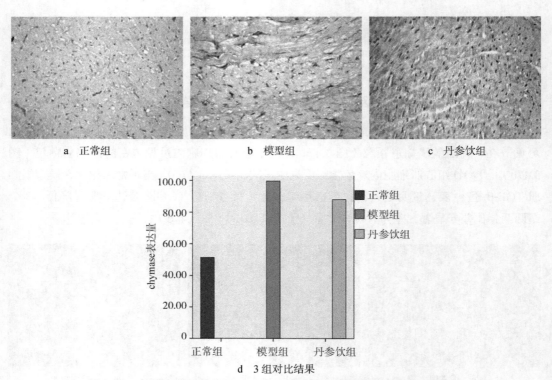

a 正常组　　　　　b 模型组　　　　　c 丹参饮组

d 3 组对比结果

图 3.48　各组大鼠心肌组织 chymase 蛋白免疫组织化学染色（200×）

TRB-3 染色阳性信号为棕色颗粒，定位于心肌细胞胞质内，正常对照组心肌细胞胞质内可见散在稀疏的浅棕色颗粒（图 3.49a），模型组心肌细胞内可见浓密的深棕色颗粒（图 3.49b）。丹参饮组心肌细胞内棕色颗粒可见明显减少（图 3.49c）。与正常组相比，模型组心肌 TRB-3 蛋白表达量明显升高；与模型组相比，丹参饮组 TRB-1 表达量明显降低，3 个组两两相比差异显著，差异有统计学意义（$P < 0.01$）（图 3.49d）。

（9）Western blot 检测蛋白表达情况（表 3.84）：心肌组织中 TGF-β_1 是以 A-TGF-β_1 和 L-TGF-β_1 形式存在的，与正常组相比，心肌组织中 TSP-1、A-TGF-β_1、L-TGF-β_1 3 种蛋白的表达水平均显著升高（$P < 0.01$）。与模型组相比，丹参饮组的 TSP-1、A-TGF-β_1、L-TGF-β_1 3 种蛋白的表达水平均显著降低（$P < 0.05$–0.01）。

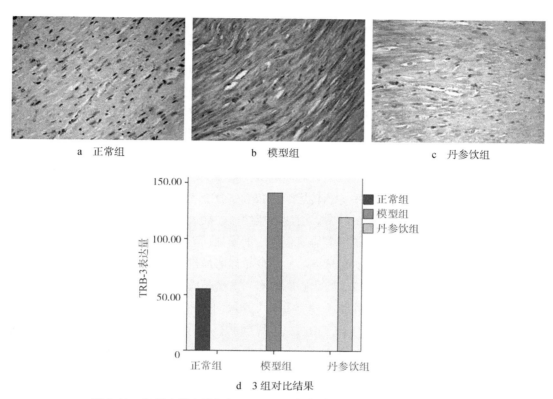

a　正常组　　　　　b　模型组　　　　　c　丹参饮组

d　3组对比结果

图 3.49　各组大鼠心肌组织 TRB–3 蛋白免疫组织化学染色（200×）

表 3.84　各组大鼠心肌 TSP–1、A-TGF-β_1 和 L-TGF-β_1 蛋白的表达水平（$\bar{x} \pm s$）

组别	n	TSP–1	A-TGF-β_1	L-TGF-β_1
正常对照组	12	93.225 ± 5.371	106.429 ± 6.32	102.461 ± 6.124
模型对照组	11	129.772 ± 6.548 △	139.812 ± 7.26 △	144.633 ± 7.377 △
丹参饮组	12	118.392 ± 6.226 △	124.385 ± 6.65 *	126.377 ± 6.924 *

注：△$P < 0.01$，*$P < 0.05$。

3. 讨论　本研究以高糖高脂高热量饮食诱导出胰岛素抵抗，加小剂量 STZ 注射建立的动物模型，基本符合临床 2 型糖尿病的临床特点，HE 染色病理切片显示心肌细胞肥大，扭曲，细胞间隙增大，间质和血管周围细胞外基质增多，电镜观察显示心肌细胞排列稀疏、断裂并有大量胶原纤维分布，结合心电图示心肌受损，提示本研究已成功地建立了 2 型糖尿病心肌病的动物模型。中医归属于心悸、怔忡、胸痹、厥心痛范畴。主要病机为肺脾肾阴虚燥热，不断耗气伤阴，进而涉及于心，致心脏气阴耗伤，心体受损，心脉痹阻，心神不安，形成消渴心病即糖尿病性心肌病。丹参饮出自《时方歌括》，由丹参、檀香、砂仁

3 味药物组成，方中重用丹参活血祛淤为君药；檀香、砂仁行气宽中而止痛为佐使，主要用于血瘀气滞、心胃诸痛症。在临床上主要应用于血瘀气滞型胸痹心痛。近年来的研究表明，丹参饮可以显著的提高心肌缺血的保护能力。李然等的研究表明，丹参饮能够显著有效地缓解缺血对心肌造成的损伤，使酶的外漏减少，从而起到保护心肌的作用。现代药理研究证实，丹参饮可使冠状动脉扩张，增加冠脉血流量；对周围血管也有扩张作用，而致血压降低。当心功能不全时，可改善心肌收缩力，促进侧支循环及体内血流的再分配，降低冠心病患者的血浆黏度，加速红细胞电泳率，改善红细胞比容，进而改善微循环。

　　糖尿病性心肌病主要以心肌肥大、心肌细胞大量减少、心肌间质及血管周围纤维化、大量糖原、脂滴沉积及细胞水平的钙转运缺陷和心肌收缩蛋白的胶原形成等为特征。由于心肌微小血管病变，心脏代谢的异常，引起心肌缺血、缺氧，以致心肌出现弥漫性小灶性坏死，并且逐渐形成纤维灶，伴随着心肌僵硬度的增加，心脏功能逐渐恶化，最终导致糖尿病性心肌病的发生。以往认为糖尿病心肌病变是以心肌细胞的肥大增殖为主，但近年来已认识到在心脏细胞数量上占 2/3 的非心肌细胞（主要是成纤维细胞）和细胞外间质（主要成分是心肌间质胶原）在心室重构中起着不可忽视的作用。所以，心肌细胞肥大和细胞间质纤维化是糖尿病性心肌病的基本改变。心脏间质、血管周围纤维化、局部微瘢痕形成可导致心脏肥厚、心功能下降，并最终导致心力衰竭。本实验发现，正常组大鼠心肌细胞排列整齐，致密，细胞间隙较少，Masson 染色显示心肌细胞间仅有少量胶原纤维，电镜观察心肌细胞排列整齐，线粒体完整，低倍镜下（1250×）成纤维细胞数目较少（≤2 个），而且成纤维细胞周围胶原纤维少。与正常组相比，模型组大鼠心肌细胞排列紊乱，细胞间隙较多，Masson 染色显示心肌细胞间充满大量胶原纤维，电镜观察心肌细胞肌丝断裂崩解，线粒体肿胀、破裂，低倍镜下（1250×）成纤维细胞数目较多（≥5 个），而且成纤维细胞周围聚集大量胶原纤维。丹参饮组介于两者之间，与模型组相比，丹参饮组大鼠心肌细胞排列较为整齐，细胞间隙胶原纤维较少，电镜低倍镜下（1250×）成纤维细胞数目为 2～4 个，成纤维细胞周围有中等量的胶原纤维，提示丹参饮可以有效延缓糖尿病患鼠心肌病发生。

　　本研究关注点是纤维化过程中的几个关键细胞因子，观察丹参饮对糖尿病心肌病的保护，为临床广泛应用提供证据。TSP-1 对多种间质细胞的分化、增生具有很强的调控作用，其异常表达在多种类型纤维化疾病进程中起关键作用。TGF-β_1 是一种多功能的细胞活性调节因子，在胚胎发生、免疫调节、创伤修复、纤维发生及细胞凋亡等方面发挥重要作用，其存在于所有组织中，TGF-β_1 及其受体在心脏心肌细胞和非心肌细胞均有表达，是心肌纤维化的关键介导者。心肌细胞中的 TGF-β_1 以两种形式存在，即 A-TGF-β_1 和 L-TGF-β_1。L-TGF-β_1 是由潜在联系多肽（Latency-associated peptide，LAP）和 TGF-β_1 以 1∶1 的比率非共价结合而成的蛋白复合物，该蛋白复合物不能与 TGF-β_1 受体结合，因此不能发挥其生物学活性。TSP-1 能与潜在联系多肽的氨基末端结合，使得 LAP 与 TFG-β_1 裂解，从而活化 TFG-β_1。而高血糖以及糖基终末化产物作为 TSP-1 的上游激活因子，可以通过激活 TSP-1 从而引起 TGF-β_1 的激活，导致心肌纤维化的形成，左室舒张功能障碍，最终导致糖尿病性心肌病的发生。已有研究表明，糖 /TSP-1/TGF-β_1 信号传导途径在糖尿病性心肌病心肌间质纤维化发生发展过程中起着重要的作用。这些研究说明 TSP-1 不但是 TGF-β_1 重要的生理激活物之一，它也是 TGF-β_1 致心肌纤维化时的主要激活剂。因此，TSP-1 的持久表达，对 TGF-β_1 在心肌成纤维细胞中的生物活性起正反馈作用。TRB3 参与糖尿病性心肌病心肌间质纤维化的机制尚不清楚，但是最近一项有关 TRB3 信号转导通路的研究结果表明，TRB3 对 MAPK 信号转导通路的连锁反应具有广泛和特异的调控作用，TRB3 与 MAPKK 结合而调控 MAPK 通路信号蛋白的活性。而大量研究证实，MAPK 不仅是糖尿病慢性并发症如糖尿病肾病、糖尿病动脉粥样硬化等的发生发展过程的关键细胞因子，也是心肌纤维化过程中重要的信号转导通路。chymase 发现于 1953 年，是一种糜蛋白酶样丝氨酸蛋白酶，广泛存在于心脏、血管、肺和皮肤等器官。研究证实，chymase 提供了心脏中 80% 以上的血管紧张素Ⅱ（Ang Ⅱ）来源，且 chymase 来源 Ang Ⅱ 的生物学活性约为 ACE 来源的 20 倍。而 Ang Ⅱ 在糖尿病心肌病变发生发展中的作用正在得到越来越多的关注。糖尿病状态下，心肌局部升高的 Ang Ⅱ，通过多条途径引起心肌氧化应激、细胞凋亡、心肌间质胶原沉积及心肌纤维化，在糖尿病心肌病变的发生中扮演着重要角色。chymase 除了通过生成 Ang Ⅱ 引起心肌病变，还可能直接激活 TGF-β 从而诱导细胞增殖、促使心肌纤维化。本实验结果表明，与正常组相比，模型对照组 Masson 染色胶原纤维表达增多，电镜观察成纤维细胞周围胶原纤维表达增高。免疫组化结果表明，与正常组相比，模型组大鼠心肌细胞 TSP-1、TGF-β_1、chymase、TRB-3 表达量均明显增高，差异具有统计学意义（$P < 0.01$）。与模型组相比，丹参饮组大鼠心肌细胞 TSP-1、TGF-β_1、chymase、TRB-3 有不同程度的降低，差异有统计学意义，结合 masson 染色及电镜结果，提示丹参饮可以有效地缓解糖尿病心肌病的心肌纤维化进程，减轻糖尿病心肌病的纤维化程度。Western bolt 半定量结果显示，与正常组相比，模型对照组的 TSP-1、A-TGF-β_1、L-TGF-β_1 表达量均明显升高。荧光定量 PCR 结果显示，与正常组相比，模型对照组的 TSP-1、TRB-3mRNA 的表达量增高。说明模型组的大鼠心肌组织纤维化过程中的关键因子在基因和蛋白水平均表达明显增高。L-TGF-β_1 虽然不直接参与糖尿病心肌病的纤维化过程，但是表达水平仍然升高，这与其他的研究结果一致，可能是由于 TGF-β_1 基因表达增多，从而导致 L-TGF-β_1 表达量也增高。与模型组相比，丹参饮组的 TSP-1、A-TGF-β_1、L-TGF-β_1 表达量均明显降低，提示丹参饮可以通过降低纤维化过程中的细胞因子 TSP-1、A-TGF-β_1、L-TGF-β_1，从而延缓心肌纤维的发生。

综上所述，本实验通过糖尿性心肌病大鼠的动物模型，研究发现糖尿病心肌病过程中大鼠出现明显的心肌纤维化，而丹参饮能够显著地降低大鼠血糖血脂，并能通过多条途径延缓糖尿病性心肌病的发病进程。

（三）生脉散丹参饮合剂对 2 型糖尿病性心肌病大鼠心肌的保护作用

1. 材料和方法

（1）主要试剂与仪器：Trizol 购自 Invitrogen 生物技术科技公司，RNA 反转录试剂盒购自上海贝博生物技术公司，实时荧光定量 PCR 试剂盒购自 GeneCopoeia 生物技术公司，TSP-1、TGF-β₁、TRB-3 和 chymase 单克隆抗体购自美国 Santa Cruze 生物技术公司，A-TGF-β₁ 和 L-TGF-β₁ 多克隆抗体购自武汉博士德生物技术公司，ABC 检测试剂盒购自美国 Vector 生物技术公司，BCA 蛋白定量试剂盒购自上海贝博生物试剂公司。链尿佐菌素购自 Sigma 生物技术公司。丹参饮生脉散中药购自暨南大学附属第一医院中医科，丹参 30g，檀香 6g，砂仁 6g，人参 9g，麦冬 9g，五味子 6g，以上药物除砂仁、人参外以 10 倍量水煎煮 1.5h 后，入砂仁 10min，滤出药液；人参 10 倍水另煎 1.5h 后滤出药液和其余药物药液混合，过滤，浓缩至 0.95g/mL。

（2）实验动物与分组：雄性 SD 大鼠 42 只，体重（200±20）g，购自北京维通利华实验动物技术有限公司。随机分为 3 组：正常组（n=12）、对照组（n=15）和生脉散丹参饮组（n=15）。正常组喂以标准大鼠饲料，模型组及合剂组喂以高脂高热量饲料。4 周后给予模型组及生脉散丹参饮合剂大鼠一次性腹腔注射链脲佐菌素 50mg/kg，正常组大鼠给予同等剂量柠檬酸钠缓冲液腹腔注射；各组以原饲料继续喂养 1 周后，测定血糖，模型组及生脉散丹参饮合剂组连续 2 次血糖≥ 16.7mmol/L 且有多饮、多食、多尿的大鼠纳入实验，共有 38 只大鼠纳入实验（正常组 12 只，模型组和生脉散丹参饮合剂组各 13 只）。各组大鼠继续以原饲料继续喂养 9 周，同时生脉散丹参饮合剂组每天予以丹参饮 7.5mL/kg 灌胃，模型组予以等量蒸馏水灌胃。分别在实验第 8 周、第 11 周、第 14 周禁食 12h 后杀死各组大鼠 4 只，心房取血，离心保留血清 -20℃保存以备检测血脂、血糖、甘油三酯。采血完毕迅速处死大鼠，取出心脏，冰盐水冲洗，剪除包膜、血管，称重并计算心脏重量指数，垂直于心脏左室长轴对称中点上下切取部分心肌，分别放入 10% 中性甲醛及 2.5% 戊二醛中固定，其余部分放入 -80℃冰箱中保存。共有 35 只大鼠完成实验（模型组死亡 1 只，死亡原因可能为糖尿病并发症或感染）。

（3）心电图观察心肌损伤程度：大鼠给予 1% 戊巴比妥钠 2mL/kg 腹腔注射后做心电图。

（4）检测血糖甘油三酯总胆固醇的变化：心房取血 5mL，4℃、2500 转离心保留血清，-20℃保存以备检测血脂、血糖、甘油三酯。

（5）HE 染色：10% 中性甲醛固定心肌组织标本，石蜡切片，行常规 HE 染色，光镜下观察心肌病理损害并拍照，再结合超微结构的改变来评价心肌的病变。

（6）透射电镜观察：在左心室中部取留小块组织，以 2.5% 戊二醛固定 10min 后细切（1.0mm×1.0mm），再固定 12h，1% 锇酸固定 1h，乙醇、丙酮梯度脱水，环氧树脂包埋，超薄切片机制备超薄切片，电子染色，德国 PHILIPSTECNAI-10 型透射电子显微镜观察心肌超微结构并摄片。

（7）Masson 染色：常规石蜡切片脱蜡后，行 Masson 染色，光镜下观察心肌细胞呈红色或黄色，胶原纤维呈蓝绿色，HMIAS 彩色医学图文分析系统定量分析切片每个视野中 CVF（CVF= 同一图像中胶原面积 / 所测视野面积），排除富含胶原的血管和疤痕区域。每个切片选取 5 个视野，最后取其均数。

（8）Tunel 细胞凋亡试剂盒检测细胞凋亡：常规石蜡切片脱蜡后，按试剂盒说明依次滴加试剂，荧光显微镜下观察，激发波长 450 ～ 500nm，发射波长 515 ～ 565nm。每张玻片选取荧光表达最强的 3 ～ 5 个视野观察并由计算机自带扫描分析软件测定荧光强度与面积。指标的荧光值 = 平均荧光强度 × 平均荧光面积。

（9）实时荧光定量 PCR

RNA 提取与 cDNA 的合成：采用 Trizol 按试剂盒说明提取 RNA，经紫外分光光度计检测 RNA 纯度和浓度，经电泳法检测其完整性。按反转录试剂盒说明进行反转录。取 2μL 反转录产物进行 Ream-time PCR 检测。

引物序列：引物由上海生工生物工程技术服务有限公司合成（表 3.85）。

表 3.85　引物序列（5′–3′）

目的基因		引物序列（5'-3'）	产物长度
TRB-3	F：TGTCTTCAGCAACTGTGAGAGGACGAAG		147bp
	R：GTAGGATGGCCGGGAGCTGAGTATC		
Tsp-1	F：GGAAGAGC ATCACGCTGTTTG		73bp
	R：GCGCTCTCCATCTTGTCACA		
β-actin	F：GACATCCGTAAAGACCTCTATGCC		173bp
	R：ATAG AGCCACCAATCCACACAGAG		

反应体系：2×AllinoneTM Q-PCR MIX 10μL，ddH₂O 1μL，Forward Primer（4μmol/L）2μL，Reverse Primer（4μmol/L）2μL，Template cDNA 5μL，总共 20μL。

反应条件：预变性为 95℃，1min；变性为 95℃，15s；退火为 60℃，30s；延伸为 72℃，30s。共 40 个循环。

（10）免疫组化染色：载玻片采用多聚赖氨酸行防脱片剂处理，常规石蜡切片脱蜡，0.3% H₂O₂ 封闭。置 0.01mol/L pH 6.0 柠檬酸盐缓冲液中行微波修复抗原（中档火 8 ～ 10min，自然冷却到室温，反复 3 次）。山羊血清封闭，依次加入Ⅰ抗、生物素标记的山羊抗小鼠 IgG 和辣根过氧化物酶标记的卵蛋白 - 生物素，37℃孵育 30min。以 DAB 显色，脱水、透明、封片。阴性对照用 PBS 代替Ⅰ抗。

（11）Western blotting 检测蛋白表达情况：于超净工作台上，剪取约 100mg 组织，加入细胞裂解液 400μL，于冰上研磨，转入 1.5mL 离心管中，于冰上裂解 30min 后，4℃、

497

12 000 转离心 10min，取上清液到 1.5mL 离心管中，此即为蛋白样品，-80℃冰箱中保存。取上述蛋白样品 40μL，BCA 试剂盒蛋白定量，绘制标准曲线。以上蛋白样品（取 20μg）经 10% 聚丙烯凝胶电泳分离后进行转膜（湿转），恒流（GAPDH：240MA，50min；TSP-1：240MA，140min）将蛋白转移到 PVDF 膜（孔径 0.45μm）上。然后封闭缓冲液（5% 脱脂牛奶或 BSA）中封闭 1 h，将膜放入封闭缓冲液稀释的 I 抗（GAPDH:1：100 稀释，TSP-1：1：200 稀释；A-TGF-β₁：1：100；L-TGF-β₁：1：100）中进行免疫反应，室温下持续摇动孵育 2 小时，然后 4℃过夜。1×PBST 洗涤 4 次，每次 5min。将膜用 PBST 缓冲液稀释的辣根过氧化物酶（HRP）标记的 II 抗（1：6000 稀释），室温孵育 50min，1×PBST 洗涤 4 次，每次 5min。于暗室中滴加新鲜配制的 ECL 显色液 0.6mL（A、B 液等体积混匀），膜孵育 1min，封入保鲜膜中，压片，显影于感光胶片上。以上步骤独立重复 3 次。用 Bandleader 3.0 软件对条带进行灰度扫描，按下述公式分别计算 3 次实验中样品蛋白的相对含量：蛋白相对含量 =（该蛋白条带的灰度值 – 背景的灰度值）/（内参条带的灰度值 – 背景的灰度值），以此比值计算均数与标准差。

（12）统计学处理：所有数据用 SPSS 13.0 统计软件包进行分析。计量资料以 $\bar{x} \pm s$ 表示，组间参数的比较采用完全随机设计的单因素方差分析的统计学方法进行统计。

2. 结果

（1）大鼠一般生存状况及生化指标变化（图 3.50）：糖尿病模型组大鼠在注射 STZ 后 1 周内出现多饮、多尿、多食症状，随病程的延长，上述症状逐渐加重并出现腹部胀大，严重消瘦，腹泻，毛发干燥，色泽暗淡，反应迟钝，活动减少，部分大鼠出现呼吸声粗。随着时间的延长，模型组和生脉散丹参饮合剂组大鼠血清甘油三酯和总胆固醇水平逐渐增加，各组不同时点纵向比较差异显著（模型组和生脉散丹参饮合剂组的甘油三酯 F 值分别为 F=25.429 和 F=0.825，P ＜ 0.05；模型组和生脉散丹参饮合剂组的总胆固醇 F 值分别为 F=9.065 和 F=0.098，P ＜ 0.05）；模型组和生脉散丹参饮合剂组血糖在不同时间点逐渐降低，但是没有统计学意义（P ＞ 0.05）；正常组不同时点纵向比较，大鼠血清甘油三酯和总胆固醇水平无显著差异（P ＞ 0.05），与相同时间点的正常组比较，模型组和生脉散丹参饮合剂组大鼠血清甘油三酯和总胆固醇水平明显升高，与相同时间点模型组相比，生脉散丹参饮合剂组大鼠血清甘油三酯和总胆固醇较模型对照组明显减低，各组之间两两比较，差异显著（P ＜ 0.01）；与相同时间点的正常组比较，模型组和生脉散丹参饮合剂组大鼠血糖明显升高，与相同时间点的模型组相比，生脉散丹参饮合剂组大鼠血糖水平明显降低，各组之间两两比较，差异显著（P ＜ 0.05）。

（2）心电图观察心肌损伤情况：大鼠心电图显示 ST 段抬高明显，提示心肌已损伤。

（3）病理观察：HE 染色可见正常大鼠心肌细胞排列整齐，致密，结构清晰，细胞外间质较少，可见少量成纤维细胞（图 3.51a）。模型组大鼠心肌细胞排列紊乱，心肌细胞肥大，扭曲，细胞间隙增大，间质和血管周围细胞外基质增多，成纤维细胞增多，并有炎症细胞浸润（图3.51b）。生脉散丹参饮合剂组介于两者之间，与模型对照组相比，细胞间隙减小，间质和血管周围细胞外基质减少（图3.51c）。

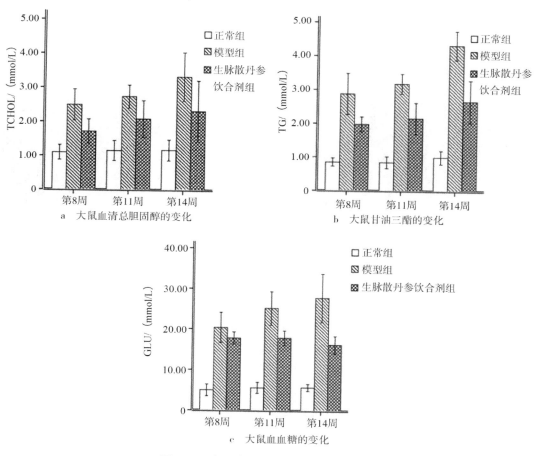

a　大鼠血清总胆固醇的变化　　　b　大鼠甘油三酯的变化

c　大鼠血血糖的变化

图 3.50　各组大鼠体重和生化指标变化

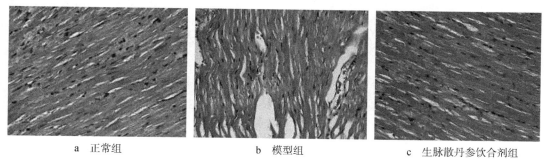

a　正常组　　　　　b　模型组　　　　　c　生脉散丹参饮合剂组

图 3.51　各组大鼠心肌组织 HE 染色观察（200×）

（4）电镜观察心肌亚细胞结构：正常大鼠心肌细胞排列整齐，结构清晰，细胞间质胶原含量很少，毛细血管内皮细胞及基底膜结构正常（图 3.52a）。模型组大鼠心肌细胞肌丝纤维稀疏，扭曲，断裂，线粒体肿胀，数量减少，排列紊乱，空泡变性，部分嵴断裂，糖原减少，间质胶原增生，毛细血管内皮细胞肿胀，毛细血管基底膜增厚（图 3.52b）。生脉散丹参饮合剂组较模型组明显减轻，间质胶原沉积较少，毛细血管基底膜增厚减轻，介于正常组和对照组之间（图 3.52c）。

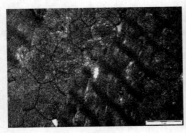 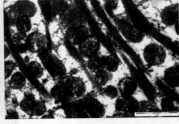 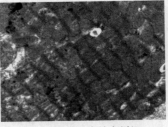

a　正常组　　　　　　　　　b　模型组　　　　　　　c　生脉散丹参饮合剂组

图 3.52　各组大鼠心肌组织电镜观察（15 000×）

（5）Masson 染色观察胶原表达情况：显微镜下观察，正常组胶原组织分布均匀，相邻细胞的胶原纤维网完好，胶原纤维含量少（图 3.53a）；对照组心肌内胶原组织明显增多，围绕心肌细胞的胶原纤维网断裂、排列紊乱（图 3.53b）；生脉散丹参饮合剂组胶原组织排列比对照组稍显规整，纤维网结构尚好（图 3.53c）。

采用 Image Pro Plus 图像分析系统进行心肌组织胶原相对含量测定，实验结果表明，与正常组相比，糖尿病心肌病变大鼠心肌组织胶原相对含量明显增加（$P < 0.01$），提示该模型大鼠存在胶原纤维增生的病变；与模型组相比，生脉散丹参饮合剂组胶原含量显著减少（$P < 0.05$），提示生脉散丹参饮合剂可以明显抑制胶原纤维增生（表 3.86）。

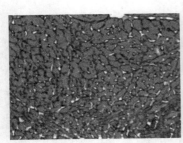 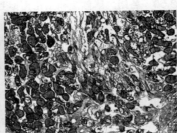 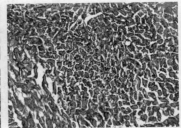

a　正常组　　　　　　　　b　模型组　　　　　　　c　生脉散丹参饮合剂组

图 3.53　各组大鼠心肌组织 Masson 染色（×200）

表 3.86　各组大鼠左室组织 Masson 染色胶原纤维定量分析结果（$\bar{x} \pm s$）

组别	n	间质胶原纤维体积
正常组	12	10.38 ± 2.76
模型组	11	$18.42 \pm 3.55^{\triangle}$
合剂组	12	$13.28 \pm 2.95^{\triangle}$

注：$\triangle$ 表示 $P < 0.01$。

（6）Tunel 细胞凋亡试剂盒检测细胞凋亡：正常组大鼠的心肌组织仅可见少数细胞凋亡（图 3.54a）；与正常组相比，模型组凋亡细胞数目明显增多（图 3.54b）；与模型组相比，生脉散丹参饮合剂组凋亡细胞显著减少（图 3.54c）。

a　正常组　　　　　　　　b　模型组　　　　　　　c　生脉散丹参饮合剂组

图 3.54　各组大鼠心肌组织细胞凋亡水平（200×）

（7）实时荧光定量 PCR 检测结果：与正常组相比，模型组 TSP-1 和 TRB-3 的 mRNA 表达水平均明显升高（$P < 0.01$）；与模型组相比，生脉散丹参饮合剂组 TSP-1 和 TRB-3 的 mRNA 表达水平显著降低（$P < 0.01$）（表 3.87）。

表 3.87　各组大鼠心肌 TSP-1 和 TRB-3mRNA 表达水平（$\bar{x} \pm s$）

组别	n	TSP-1	TRB-3
正常对照组	12	0.0096 ± 0.0031	0.008 ± 0.0026
模型对照组	11	$0.0157 \pm 0.0035^{\triangle}$	$0.0119 \pm 0.0028^{\triangle}$
合剂组	12	$0.0115 \pm 0.0039^{\triangle}$	$0.0094 \pm 0.0021^{\triangle}$

注：$\triangle$ 表示 $P < 0.01$，* 表示 $P < 0.05$。

（8）免疫组织化学染色：TSP-1 染色阳性信号为棕色颗粒，定位于心肌细胞胞质内。正常组心肌细胞胞质内可见分布均匀、稀疏的浅棕色颗粒（图 3.55a），模型组心肌细胞内可见浓密的深棕色颗粒（图 3.55b），生脉散丹参饮合剂组心肌细胞内棕褐色颗粒可见明显减少（图 3.55c）。与正常组相比，模型组心肌 TSP-1 蛋白表达量明显升高；与模型组相比，生脉散丹参饮合剂组 TSP-1 表达量明显降低，3 个组两两相比差异显著，差异有统计学意义（$P < 0.01$）。

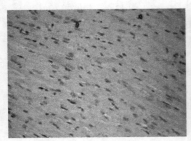 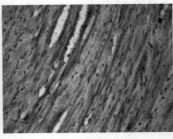 

a 正常组 　　　　　　　　　b 模型对照组 　　　　　　　　c 生脉散丹参饮合剂组

图 3.55　各组大鼠心肌组织 tsp-1 免疫组织化学染色（200×）

TGF-β_1 染色阳性信号为棕色颗粒，定位于心肌细胞胞质内。正常组心肌细胞胞质内可见散在、稀疏的浅棕色颗粒（图 3.56a），模型组心肌细胞内可见浓密的深棕色颗粒（图 3.56b）。生脉散丹参饮合剂组心肌细胞内棕色颗粒可见明显减少（图 3.56c）。与正常组相比，模型组心肌 TGF-β_1 蛋白表达量明显升高；与模型组相比，生脉散丹参饮合剂组 TGF-β_1 表达量明显降低，3 个组两两相比差异显著，差异有统计学意义（$P < 0.01$）。

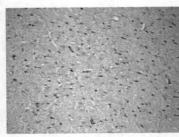 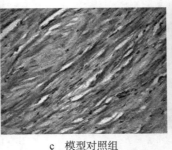 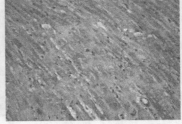

a 正常组 　　　　　　　　　c 模型对照组 　　　　　　　　c 生脉散丹参饮合剂组

图 3.56　各组大鼠心肌组织 TGF-β_1 免疫组织化学染色（200×）

TRB-3 染色阳性信号为棕色颗粒，定位于心肌细胞胞质内，正常组心肌细胞胞质内可见散在稀疏的浅棕色颗粒（图 3.57a），DCM 组心肌细胞内可见浓密的深棕色颗粒（图 3.57b）。生脉散丹参饮合剂组心肌细胞内棕色颗粒可见明显减少（图 3.57c）。与正常组相比，模型组心肌 TRB-3 蛋白表达量明显升高；与模型组相比，生脉散丹参饮合剂组 TRB-3 表达量明显降低，3 个组两两相比差异显著，差异有统计学意义（$P < 0.01$）。

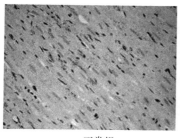 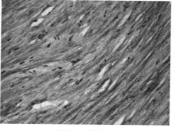 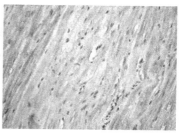

a　正常组　　　　　　　b　模型对照组　　　　　　c　生脉散丹参饮合剂组

图 3.57　各组大鼠心肌组织 TRB-3 免疫组织化学染色（200×）

chymase 染色阳性信号为棕色颗粒，正常组心肌细胞间隙和肥大细胞内可见散在稀疏的浅棕色颗粒（图 3.58a），DCM 组心肌细胞间隙和肥大细胞内可见较多的深棕色颗粒（图 3.58b）。生脉散丹参饮合剂组心肌细胞间隙和肥大细胞内棕色颗粒可见减少（图 3.58c）。模型组心肌 chymase 蛋白表达量明显升高；与模型组相比，生脉散丹参饮合剂组 chymase 表达量明显降低，3 个组两两相比差异显著，差异有统计学意义（$P < 0.01$）。

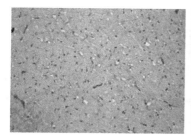 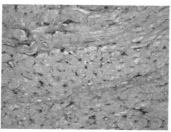 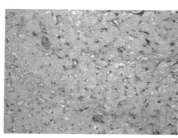

a　正常组　　　　　　　b　模型对照组　　　　　　c　生脉散丹参饮合剂组

图 3.58　各组大鼠心肌组织 chymase 免疫组织化学染色（200×）

（9）Western blot 检测蛋白表达情况：心肌组织中 TGF-β_1 是以 A-TGF-β_1 和 L-TGF-β_1 形式存在的，与正常组相比，心肌组织中 TSP-1、A-TGF-β_1、L-TGF-β_1 3 种蛋白的表达水平均显著升高（$P < 0.01$）。与模型组相比，生脉散丹参饮合剂的 TSP-1、A-TGF-β_1、L-TGF-β_1 3 种蛋白的表达水平均显著降低（$P < 0.05$–0.01）（表 3.88）。

表 3.88　各组大鼠心肌 TSP-1、A-TGF-β_1 和 L-TGF-β_1 蛋白的表达水平（$\bar{x} \pm s$）

组别	n	TSP-1	A-TGF-β_1	L-TGF-β_1
正常组	12	93.225 ± 5.37	1106.429 ± 6.32	102.461 ± 6.124
模型组	11	129.772 ± 6.548 △	139.812 ± 7.26 △	144.633 ± 7.377 △
合剂组	12	109.443 ± 5.785 △	117.273 ± 5.730 △	121.527 ± 7.113 *

注：△表示 $P < 0.01$，*表示 $P < 0.05$。

3. 讨论　中国心血管报告公布的数据显示，近20年来，中国糖尿病患病率成倍增长，目前中国有2000多万糖尿病患者，耐糖量低减者2000万，中国已经成为全球糖尿病患者人数第二大国，仅次于印度。世界卫生组织预计，到2025年，全球成人糖尿病患者人数将增至3亿。根据全国糖尿病协作组1994—1995年在全国25万人口中（＞25岁）调查，发现糖尿病和糖耐量异常者各占2.5%，较15年前增长了3倍多。糖尿病已经成为继肿瘤、心血管疾病之后第三大严重危害人类健康的非传染性疾病。

糖尿病性心肌病作为糖尿病常见的慢性并发症之一，是导致死亡的主要原因之一。发病早期可无任何症状，随着病情的发展，可出现心绞痛、心律失常和进行性的心功能不全，容易发生充血性心力衰竭。糖尿病性心肌病病因复杂，故临床研究和治疗具有一定困难，确切的病理机制尚未彻底阐明。细胞学病变和心肌细胞间质纤维沉积及纤维化可能是引起糖尿病性心肌病的一种重要因素。Eghbali等证实在培养兔心肌成纤维细胞中加入转化生长因子 β_1（TGF-β_1）能使 I 、Ⅲ型胶原、纤维黏连蛋白 mRNA 及蛋白表达水平增加。

转化生长因子 β 参与调节成纤维细胞的增殖、转化、迁移和细胞外基质的产生。TGF-β_1 是一种多功能的蛋白肽，能增加以胶原为主的间质蛋白质的合成，是心肌纤维化的共同中介之一。研究证明 TGF-β 是各种内源性和外源性刺激引起正常组织纤维化发生的主要细胞因子。心肌细胞中的 TGF-β_1 以两种形式存在，即活化的 TGF-β_1（A-TGF-β_1）和非活性的 TGF-β_1（L-TGF-β_1），非活性的 TGF-β_1 是由潜在联系多肽（Latency-associated peptide，LAP）和 TGF-β_1 以 1：1 的比率非共价结合而成的蛋白复合物，该蛋白复合物不能与 TGF-β_1 受体结合，因此不能发挥其生物学活性。TSP-1 属于 TSPs 的一个亚家族，为非结构基质蛋白，通过调节细胞 – 细胞、细胞 – 基质的相互作用，影响细胞功能，维持基质平衡。研究发现在糖尿病性心肌病发生过程中，TSP-1 能够调节生长因子和其他基质成分特异性的相互作用，参与细胞对生长因子和细胞损伤的反应；调节细胞的增生、迁移和凋亡，参与伤口愈合、血管新生和肿瘤形成等多种生理和病理进程。这些细胞包括成纤维细胞、血管内皮细胞和平滑肌细胞，它们都可以表达并分泌 TSP-1，在发育过程和损伤条件下 TSP-1 的表达上调。另有研究发现高糖条件下培养的肾小球系膜细胞，其 TSP-1 基因的表达也会上调，认为高糖可通过 PKC-TGF-β-TSP-1 的途径活化 TSP-1 基因以上调 TSP-1 的表达。同时，TSP-1 也是 TGF-β 的活化因素。这些说明 TSP-1 的表达与 TGF-β 相关，TSP-1 是 TGF-β 的激活剂，二者相互作用，加快了心肌纤维化的进程。TRB-3 参与糖尿病性心肌病心肌间质纤维化的机制尚不清楚，但是最近一项有关 TRB-3 信号转导通路的研究结果表明，TRB-3 对 MAPK 信号转导通路的连锁反应具有广泛和特异的调控作用，TRB-3 与 MAPKK 结合而调控 MAPK 通路信号蛋白的活性。而大量研究证实，MAPK 不仅是糖尿病慢性并发症如糖尿病肾病、糖尿病动脉粥样硬化等的发生发展过程的关键细胞因子，也是心肌纤维化过程中重要的信号转导通路。chymase 发现于1953年，是一种糜蛋白酶样丝氨酸蛋白酶，广泛存在于心脏、血管、肺和皮肤等器官。研究证实，chymase 提供了心脏中 80% 以上的血管紧张素Ⅱ（Ang Ⅱ）来源，且 chymase 来源 Ang Ⅱ 的生物学活性约为 ACE 来源的 20 倍；而 Ang Ⅱ 在糖尿病心肌病变发生发展中的作用，正在得到越来越多地关注。糖尿病状态下，心肌局部升高的 Ang Ⅱ，通过多条途径引起心肌氧化应激、细胞凋亡、心肌间质胶原沉积以及心肌纤维化，在糖尿病心肌病变的发生中扮演着重要角色。chymase 除了通过生成 Ang Ⅱ 引起心肌病变，还可能直接激活 $TGF-\beta_1$ 从而诱导细胞增殖、促使心肌纤维化。

生脉散由人参、麦冬、五味子组成，具有益气生津、敛阴止汗的功用，研究表明生脉散能够降低高脂血症大鼠血浆中 TC、TG 的水平，调节血脂代谢，防治心血管疾病。谢宗长等报道，人参具有降低 STZ 糖尿病大鼠血糖的作用。陈群力等发现，应用益气养阴活血方可保护胰岛 B 细胞，促进其分泌胰岛素，降低血糖、血脂，改善糖尿病三多一少症状，减轻糖尿病患者血管、神经病变，防止 DEG 及其他糖尿病并发症的发生、发展。现代药理研究，人参总皂甙有明显胰岛素样作用，可恢复胰岛 β 细胞功能。戴勇等研究发现由人参、当归、川芎、赤芍、丹参、葛根、黄芪、降香等组成的益气活血复方能够通过降低 RAAS 通路活性，降低血压，防治高血压引起的心肌间质纤维化。廖菁研究发现加味丹参饮可明显减轻实验大鼠心肌损伤的病理性变化，抑制造模后心电图 ST 段的上抬，这表明加味丹参饮对心肌缺血损伤所致的心肌纤维破坏有明显的保护作用。李文静等报道用丹参也能抑制人血清蛋白的非酶糖化。

本实验结果发现，与正常组相比，模型对照组 Masson 染色胶原纤维表达增多，电镜观察成纤维细胞周围胶原纤维表达增高，免疫组化结果表明，与正常组相比，模型组大鼠心肌细胞 TSP-1、$TGF-\beta_1$、chymase、TRB-3 表达量均明显增高，差异具有统计学意义（$P < 0.01$）。与模型组相比，丹参饮组大鼠心肌细胞 TSP-1、$TGF-\beta_1$、chymase、TRB-3 有不同程度的降低，差异有统计学意义，结合 Masson 染色及电镜结果，提示生脉散丹参饮合剂可以有效地缓解糖尿病性心肌病的心肌纤维化进程和降低纤维化程度。Western blot 半定量结果显示，与正常组相比，模型对照组的 TSP-1、$A-TGF-\beta_1$、$L-TGF-\beta_1$ 表达量均明显升高。荧光定量 PCR 结果显示，与正常组相比，模型对照组的 TSP-1、TRB-3mRNA 的表达量增高，说明模型组的大鼠心肌组织纤维化过程中的关键因子在基因和蛋白水平均表达明显增高。$L-TGF-\beta_1$ 虽然不直接参与糖尿病心肌病的纤维化过程，但是表达水平仍然升高，这与其他的研究结果一致，可能是由于 $TGF-\beta_1$ 基因表达增多，从而导致 $L-TGF-\beta_1$ 表达量也增高。与模型组相比，生脉散丹参饮合剂组的 TSP-1、$A-TGF-\beta_1$、$L-TGF-\beta_1$ 表达量均明显降低，提示生脉散丹参饮合剂可以通过降低纤维化过程中的细胞因子 TSP-1、$A-TGF-\beta_1$、$L-TGF-\beta_1$，从而延缓心肌纤维的发生。

综上所述，本实验通过糖尿病性心肌病大鼠的动物模型，研究发现糖尿病心肌病过程中大鼠出现明显的心肌纤维化，而生脉散丹参饮合剂能够显著地降低大鼠血糖、血脂，并能通过多条途径延缓糖尿病性心肌病的发病进程。

第四节 糖尿病心脏病相关研究进展

一、研究方法

（一）实验设计方法

1. 随机分组设计

（1）完全随机设计：完全随机设计（completely random design）仅涉及一个处理因素（但可为多水平），故又称单因素设计。它是将研究对象按随机化方法分配到各个处理组中，观察实验效应。各个处理组样本例数可以相等，也可以不等，但相等时效率较高。本设计的优点是简单易行，缺点是只能分析一个因素。可进行两组或多组设计。

1）设计要点先将研究对象按一定标志排列编号，然后用随机方法进行分配组别。

2）应用完全随机设计基本思想是事先对研究对象的个体特征不做任何考虑，直接应用随机技术将研究对象分配到不同组别，进行实验及结果分析。因此，实际工作中应用较多。主要用于下列几种情况。

①研究对象个体差异较小，如在小学生中进行某项试验。

②个体因素对实验效应无明显影响。

③事先对研究对象的条件进行严格控制，如动物实验，事先对动物的品系、月龄、体重等条件做了严格要求。

3）资料分析如果观察指标是计数的，用率差别的显著性检验；如果观察指标是计量的，两组比较用 t 检验，多组比较用单因素方差分析。

（2）配对设计：配对设计（paired design）是将研究对象按一定条件配成对子，再随机分配每对中的两个研究对象到不同处理组。配对的因素是影响实验效应的主要非处理因素。例如，在动物实验中，常将窝别、性别相同、体重相近的两个动物配成对子；在人群实验中，常将性别相同、年龄相近的两个人配成对子，这样可提高各处理组间的均衡性。

1）设计类型在医学科学研究中的配对设计主要有以下情况。

①真正意义上的配对设计：先将研究对象按一定条件配成对子，然后将配对的两个研究对象分别接受两种处理。

②同一样品用两种方法（或仪器等）检验。

③同一研究对象接受某种处理前后。

④同一研究对象两个部位的测量。

配对设计，要点是"配对"，因此，第一种类型是真正意义上的配对设计，但在实践中出于某种研究分析目的，亦采用后三种设计方案。其虽不是真正意义上的配对设计，但由于其资料形式等同于配对设计，为统计分析方便，故将其看作配对设计。

2）设计要点先将研究对象配对并编号，如第一对子中第 1 研究对象编号为 1.1，第 2 研究对象编号为 1.2，再随机指定随机排列表，并规定取甲、乙两组顺序，将研究对象分配到两组中。

3）应用配对设计亦只涉及一个处理因素，配对的目的是实现不同组间的条件齐同，控制偏倚。因此，配对设计主要用于下列情况。

①研究对象个体差异较大，如临床试验中研究对象年龄、病情严重程度差异较大时。

②个体因素对实验效应有明显影响。

③选择研究对象时，对研究对象的条件未做控制。

4）资料分析配对设计资料可用配对检验或随机区组设计的方差分析。

（3）随机区组设计：随机区组设计（randomized block design）亦称配伍组设计，它是配对设计的扩大，是将几个研究对象按一定条件划分成配伍组或区组，再将每一配伍组的各研究对象随机分配到各个处理组中去。每个配伍组的例数等于处理组个数。配伍组的条件设计同配对设计。

1）设计类型根据是否重复安排实验，分为两类。

①无重复随机区组设计：在处理因素的每一水平及每一区组只做一次实验（无重复）。

②实验。

2）设计要点先按研究对象条件，将相近者划为同一配伍组，编号，再随机指定随机排列表，并规定分组顺序，将研究对象分配到不同处理组中。

（4）交叉设计：交叉设计（crosstabulation design）是将 A、B 两种处理先后施于同一批研究对象，随机地使半数对象先接受 A，后接受 B；另一半对象先接受 B，后接受 A。两种处理在全部实验过程中"交叉"进行，故称为交叉实验。由于 A 和 B 处于先后两个实验阶段的机会是相等的，因此平衡了实验顺序的影响，而且能把处理方法之间的差别与时间先后之间的差别分开来分析。如一批某慢性病患者均先后接受两种疗法，比较其疗效，可用此法。

1）设计要点

①提出做比较的 A、B 两种处理。

②确定研究对象，其例数必为偶数，并编号。尽量使相邻的第 1、第 2 号条件近似，余类推。

③确定实验顺序，选择一组随机数，指定各单号随机确定接受两种处理的顺序，并规定各双号的顺序与其前一个单号的顺序相反。因此，按 A—B 顺序与按 B—A 顺序的例数必然相等，达到平衡。

2）资料分析观察指标多用计量方法收集，用交叉设计的方差分析。

（5）拉丁方设计：拉丁方设计（latin square design）是用 r 个拉丁字母排成 r 行 r 列的方阵，使每行、每列中每个字母都只出现 1 次，这样的方阵称为 r 阶拉丁方或 $r×r$ 拉丁方。

按拉丁方的字母、行和列安排处理及影响因素的实验称为拉丁方实验。如采用 5×5 拉丁方（$r=5$），就可安排 3 个因素，各 5 个水平的实验。

要求：①必须是 3 个因素的实验，且 3 个因素的水平数相等；②行间、列间、处理间均无交互作用；③各行、列、处理的方差齐。

1）设计要点

①根据处理因素水平数选定拉丁方。

②将拉丁方随机化：使用基本型拉丁方时要加以随机化，用列的重排和（或）行的重排来实现，但交换或移动时必须整列（或行）进行，不能将列或行拆散。

③规定行、列、字母所代表的因素和水平。

2）应用临床试验中，行表示不同研究对象，列表示不同的处理，观察每个研究对象在不同场合接受不同的治疗，即 3 个因素。在这类应用中，研究对象必须明确，在任何一种场合观察到的反应（效应）仅是被当前的处理影响，而与过去的处理（治疗）无关系。容易想到有先前使用药物的治疗作用的影响或接受处理的心理影响。拉丁方设计可平衡这方面的误差，并做出估计。

拉丁方设计中的随机是通过原拉丁方的随机化实现，可以 2 个处理，1 个控制，也可 3 个处理。拉丁方设计可以看作 1 种分析行列 2 个变异来源的设计，也可看作允许估计行、列、字母主效应的不完全三因素析因设计。

3）资料分析观察指标多用计量方法收集，用拉丁方实验设计的方差分析。

（6）系统分组实验设计

1）基本概念：系统分组实验（hierarchical classification）又称组内分组或巢式分组（nested class）实验，是将研究对象先按某一特征分为几大类，在该大类下再按另一特征进行分类，在每一大类、次类、小类下安排实验或做重复观察。

2）设计要点

①把重点关注的或影响作用大的因素设计为大类。如上例两种疗法对不同性别不同年龄高血压的治疗效果观察，疗法是重点，为第一层分类依据。

②各分类组别尽可能样本例数相等，计算分析较为方便。

③尽量使各分类方式下所含类别相同。

3）资料分析组内分组设计在收集资料时可以是计数的，也可以是计量的。计数资料用组内分组的卡方检验，计量资料用组内分组设计的方差分析。对于计量资料表头下是研究对象具体测量值，计数资料表头下则是某种分数，如患者人数与非患者人数、阳性数与阴性数等。

2. 多因素有交互作用设计

（1）析因设计：析因设计（factorial design）是一种多因素的交叉分组实验。它不仅可检验每个因素各水平的差异，而且可检验各因素间的交互作用。两个或多个因素间如存在交互作用，表示各因素不是各自独立的，而是一个因素的水平有改变时，另一个或几个因素的效应也相应有所改变；反之，如不存在交互作用，表示各因素具有独立性，一个因素的水平有所改变时不影响其他因素的效应。

1）2×2析因设计：2×2表示有2个因素，每个因素各有2个水平，共有4个组合。例如，A表示A因素1水平，A2表示A因素2水平；B表示B因素1水平，B2表示B因素2水平，各因素的水平之间逐个组合，即成2×2设计，然后用随机方法将受试者分配到4个处理组。

2×2析因分析时，首先应对4个组合的试验结果做方差齐性检验，如已满足齐性要求，即可进行方差分析。

2）2^3（或2×2×2）析因设计：2^3是指有3个因素，每一因素各有2个水平（水平1和水平2），按一定方式将3个因素的2个水平相互组合起来的实验设计。且为便利起见，称这3个因素为A、B、C，因素和水平数字结合表示各因素各水平的组合情况。

2^3析因设计将3个因素各水平之间逐个组合，就会有8种组合。将确定的受试对象随机分为8组，按这8种组合每一种组合因素及其水平的要求安排实验，即2^3析因实验。

析因设计较易理解，当涉及多因素、多水平时，注意因素与水平间的合理组合即可。

析因设计中可能会出现部分组合缺乏，称为部分重复设计，也有称为部分平衡不完全随机设计（partially balanced incomplete block），一般不提倡这种设计。

3）资料分析：观察指标多用计量方法收集，用析因设计的方差分析。

（2）正交实验设计：在医学科学研究中，经常要分析多个因素对某个指标的影响。如果观察的指标是计量的，i可能的影响因素具有几个水平，那就可以考虑用正交实验设计（orthogonal experimental design）及其方差分析。正交实验设计及其方差分析的优点有设计简单，计算简便，因节省实验单元而统计效率高。

1）基本概念

①因素（因子）和水平：因素即前面所述的处理因素，指人为施加的或专门进行观察的实验结果或观察指标的影响因素，简称因素，而各因素的不同状态就称为水平。

②主效应和交互作用：每个因素对观察指标的影响称为主效应，一项研究工作有几个影响因素就有几个主效应。在实际工作中，常遇到这样的情况：因素A处在不同水平时，因素B的作用明显不同。这就是说存在交互作用。在医学中，2种药物同时使用时出现的协同作用和拮抗作用就是交互作用。2种因素间的交互作用称为一级交互作用，3种因素间的交互作用称为二级交互作用。

③正交实验符号说明：在正交实验中常用符号来说明设计的类型，如$L_4(2^3)$、$L_8(2^7)$等。L代表正交表，L的下标代表实验次数，括号内的底数是因素的水平数，指数是因素个数（即列数或最多能安排的因素个数）。所以，$L_4(2^3)$是指最多可安排3个两水平的因素要做4次实验的正交表，$L_8(2^7)$是指最多可安排7个两水平的因素要做8次实验的正交表。

④正交表：是做正交实验设计的主要工具。它是利用一套规格化的表格使实验的每个因素及水平得以合理安排，通过对实验结果的分析，获得有用信息。

⑤交互作用表：对应于每一张正交表都有一张交互作用表。

2）正交实验的基本步骤

①拟定影响观察指标的因素及水平。根据分析目的及相关专业知识确定。

②选择恰当的正交表。结合分析的因素、水平及实验次数而定。选择时要先看水平数，根据实验要求决定实验次数，实验要求精度高时选实验次数多的正交表，分析交互作用的存在情况，考虑统计分析的需要。非重复的正交实验至少要空一列，以便估计误差。

③根据要求分析的主效应和交互作用项目做表头设计。所用正交表及交互作用表见附录 C。

④按设计要求进行实验，收集数据。

⑤做方差分析。

3）设计分类：正交实验设计分为两水平正交实验设计和多水平正交实验设计。两水平正交实验设计是指每个实验因素分 2 个剂量水平，而多水平正交实验设计是指实验因素剂量分组＞2。一次正交实验中，实验因素既有 2 个剂量水平者，又有多剂量水平者，称为混合型正交实验。

①无重复两水平正交实验：如上已述，"两水平"指每个实验因素分 2 个剂量水平，"无重复"则是指按已设计好的正交表上各因素剂量水平要求分别做一次实验。

②有重复两水平正交实验："有重复"指按已设计好的正交上各因素剂量水平要求分别做 2 次及 2 次以上实验。

4）在两水平正交表上安排四水平的因素：在四水平的正交表 $L_{16}(4^5)$ 等中只能安排四水平的因素，如果在研究工作中有些因素是两水平的，有些因素却是四水平，那就要在同一张正交表同时安排两水平和四水平的因素，一个简便易行的方法是把两水平正交表改为可安排四水平因素的新正交表。

5）正交实验中的应用问题：正交实验是一种简便易行的多因素实验方法，有一些统计学知识者就能很快掌握和应用。所用的分析方法仍是方差分析法。传统的拉丁方设计实际上可看作正交实验的一个特例。对于一般的拉丁方设计，只能安排 3 个因素，而正交实验却打破了这种限制，所以正交实验是一种值得推广的实验设计方法。

（二）临床试验的类型

实验设计的主要目的是控制偏倚，较准确地得到处理因素（如某种药物或疗法）的真正效应，即结果必须是药物或疗法所引起的效应。

临床试验设计的方法很多，如实验设计中的完全随机设计、配对或配伍组设计、序贯设计、拉丁方设计、析因设计等，而且实验设计和专题调查设计的某些方法可应用于临

·展 望 篇·

床试验。临床试验最常见的类型有随机对照试验、非随机同期对照研究、交叉试验和序贯试验。

1. 随机对照试验　随机对照试验（randomized controlled trial，RCT）是临床试验中应用最广的一种。将符合标准的研究对象随机分为试验组和对照组（或多个比较组），分别接受试验措施和对照措施，同时观察一定时期，比较研究组和对照组的结果。对照组是产生试验组对象的总体人群的一个随机样本，代表性较好；研究组和对照组随机分配，同时观察，可比性好。但是，在实际的工作中完全随机往往难以实现。

2. 非随机同期对照试验　非随机同期对照试验（non-randomized concurrent controlled trial）是对照组和试验组的对象同时进入研究，但是研究对象进入哪一组并非随机分配。这样的方法简便易行，易为研究对象和观察者所接受，有时是出于满足伦理学要求，但是这样的研究设计试验组和对照组可比性往往较差，易影响临床试验的结论。例如，研究某新药的疗效，将一个医院的患者作为试验组，另一个医院的患者作为对照组，工作简便，易于进行，但两组间的可比性难以保证。

3. 前后对照试验　临床前后对照试验分为同一病例自身的前后对照试验和不同病例的前后对照试验。

（1）自身前后对照试验：对同一批受试对象分两个阶段，分别接受两种处理措施，并进行效果比较，以说明两种治疗措施的效果。因为是同一批个体，故前后两个阶段不需再分层，但两个阶段的观察期必须相同。

自身前后对照试验主要应用于慢性多发性疾病的治疗效果评价。由于是自身两个阶段疗效比较，可排除个体差异，结果可信。但若观察时间过长，使两阶段开始前病情不一致，导致可比性差，亦可存在顺序效应，因此对"洗脱期"的长短应有适当估计。

（2）不同病例前后对照试验：以现在开始的前瞻性研究作为试验组，以既往的研究资料作为对照组，进行效果比较。因研究对象来自不同的总体，研究时期不同步，可比性难以保证，结果的说服力较差。

4. 交叉设计试验　交叉设计试验（cross-over design trial）即在试验过程中将研究对象随机分为两组，在第一阶段，一组人群为试验组，给予某一治疗措施，另一组则为对照组，给予另一治疗措施，经过一定时期后，两组对换治疗措施，进行第二阶段试验。研究期间内，两种治疗措施都交叉用于每个研究对象，可进行患者自身疗效的比较，或不同患者间的疗效比较。

交叉设计试验应用随机分组，避免了组间差异，且同一患难与共者，前后分别接受两种治疗措施，消除了个体间的差异，故效果观察较准确，但两阶段治疗可能存在顺序效应，亦不适用于急性病变的观察。此类设计仍需要在两阶段试验中设立一定时间长度的洗脱期（washout period），主要用于评价慢性易复发疾病，如哮喘、溃疡病等。

此外，还有在临床试验中常用的序贯试验设计、类试验设计等。

（三）社区干预试验

社区干预试验也称社区试验，指接受某种处理或预防措施的基本单位是整个社区，或某一人群的各个亚人群，如某城市的街道、学校的班级、工厂的车间等。由于社区试验主要应用于预防措施的效果评价，故在实际工作中将其等同于预防试验，也直接称为预防措施效果评价。

社区试验与临床试验均是应用实验性研究的基本原理与方法评价疾病的防治效果，解决医疗卫生工作中的实际问题，这是两者的相同之处。不同之处在于：①分组方式不同，临床试验以受试者个体为单位进行随机分配，而社区试验则是按社区或团体进行分配；②干预措施的目标不同，临床试验是针对疾病二级预防措施进行干预，而社区试验的干预目标是疾病的一级预防；③受试对象不同，临床试验受试对象是某病患者，而社区试验受试对象则是健康人群。

1. 社区干预试验基本方法　社区干预试验的步骤与方法基本上同临床试验，下面重点介绍其与临床试验方法上的不同之处。

1）研究内容：社区干预试验是针对一级预防进行干预，所以所评价的干预措施或研究内容通常是某一预防措施对某病预防效果的评价，如氟预防龋齿的试验。在具体研究中必须有明确具体的研究内容。通常一次试验最好只解决一个问题，以免分散力量，措施不集中，影响试验结果。

2）研究对象：概括来讲，社区干预试验的受试对象是某些社区或团体内的健康人群。因此，确定受试对象首先确定社区（即试验现场），然后再确定受试人群。

①确定试验现场的注意事项。确定试验现场时应注意如下几点。

a. 试验地区或单位人口相对稳定，流动性小，以保证试验能顺利进行。

b. 试验研究的疾病在该地区有较高而稳定的发病率。

c. 在评价疫苗效果时，应选择近期内未发生该病流行的地区。

d. 试验地区（单位）有较好的医疗卫生条件，卫生防疫机构健全，医疗诊断条件较好。

e. 当地领导支持，群众欢迎。

②确定研究对象的注意事项预防措施的评价研究对象为健康人。确定研究对象时应注意以下几点。

a. 选择研究疾病的高发人群，以便能产生预期效果。因为预防效果的评价是使用人群与未使用人群发病的比较，如果人群发病本身很低则难以反映两者间的差别。而且预防措施只有用在高发人群才能充分显示其效果。可选该病的高危人群或处在高危环境，接触危险因子的人群。

b. 要考虑随访观察或调查的方便。为随访观察或调查方便，可采取整体抽样，选取某一地区人群全部作为研究对象，并按社区进行分组。因为效果的评价是依据观察资料得出结论，如果获取资料不便，则使研究工作带来困难甚至失败。

c. 研究对象应该是未患研究疾病人群，实施社区试验研究时要排除患者。

d. 从可能对干预措施有效的人群中选择研究对象。例如，观察麻疹疫苗的预防效果，应选择未发生过麻疹的儿童作为研究对象。

③样本大小：社区试验主要是不同组间发病率的比较，因此样本大小主要取决于两个方面。一是该病在一般人群中的发病率；二是试验人群与对照人群发病率差别的大小。

④随机分配与对照设置：社区试验的随机分配是按社区或团体进行分配，以一个村庄、街道、学校等作为研究单位，观察某措施对某病的预防效果，这种分配称为整群分配（cluster allocation）。因此，社区试验的对照称为群组随机对照，或称社区随机对照。例如，进行健康教育，培养良好读书行为对预防小学生近视眼的效果研究，可以选取几所小学，将其随机分成几部分，一部分小学通过健康教育给予读书行为干预，另一部分小学不做干预（对照），这种分组并非对每个研究者进行随机分配，而是对研究者所在的群组进行随机分配。有些情况下，社区试验虽有对照，但不是随机分配的。又如，甲地饮水中加氟，乙地饮水中不加氟，然后比较两地龋齿发生率。有时这种比较可自然形成，例如，1854 年英国的 Snow 关于伦敦霍乱流行的调查，发现一个水厂的水源受到污染，另一个水厂没有污染，而饮用污染水的人发病率高。这实际上就是饮用洁净水可减少或不患霍乱的一个人群试验，可称为自然试验。因此，社区试验有时也称为类实验或半实验性研究（quasi-experiment study）。

⑤确定效果观察指标：社区试验效果观察常用指标是人群的发病情况，例如，在地方性甲状腺肿流行地区应用碘盐预防的效果研究，观察指标就是不同组间地方性甲状腺肿发病率的差别。需要注意的是不同组间要有统一、客观、合理的诊断标准。当然应尽可能选择客观的计量指标。

⑥措施的给予和追踪观察：预防措施的给予应采用统一的方法和标准，观察指标应有特异性，尽可能用客观方法衡量，由于社区试验涉及样本量大，为了使措施给予与随访观察标准化，应根据研究内容，选择合适的专业人员进行统一培训，按照统一的标准和方法进行干预与观察。

观察某疫苗对疾病的预防效果至少经过该病的一个流行季节，措施的给予应在流行季节前 1～2 个月开始；药物预防的观察时间常为 1～2 个月；对慢性病干预的预防效果的评价则需较长的时间。

⑦结果比较：预防效果的研究常用比较不同组间的发生率，并做显著性检验，在有差异的情况下可计算预防措施对疾病的保护率。

计算发病率时，由于试验人数多，观察时间长，中途退出或进入情况比较常见。因此，应以"人年"作为暴露人数，即以观察期间的新发病例数作为分子，以"观察人年"作为分母计算发病率。

（四）调查性研究

调查（survey）一词来源于拉丁语 Supervidere，意为"观察"，所以调查性研究也称观察性研究（observational study）。其是指调查观察研究对象在自然状态下是否具有某种因素及疾病与健康状况，并通过比较说明该因素是否与某疾病存在联系。

1. 现况研究　现况研究（prevalence survey）又称横断面研究（cross-sectional survey），是研究在特定时间与特定范围内人群中的有关特征（或因素）与疾病或健康状况的关系，其特点是在特定时间同时调查每个人是否患病和某些因素或特征的情况，如某病患者病情况与职业及某些生活习惯等。由于是在一个特定时间内进行调查，似时间上的一个断面，故称横断面研究。又因为在收集资料中不回顾过去的情况，也不追踪未来发病的情况，所以又称现况研究。

现况研究是描述性研究广为应用的方法。这种调查由于只能获得某一特定时间某病的患病率，所以也称患病率调查。

1）现况调查的目的

①描述疾病或健康状况的分布。通过描述疾病或健康状况在时间、地点、人群的分布情况，可发现高危人群或可疑的病因线索，为疾病防治提供依据。

②了解人群的某些特征与疾病或健康状态之间的联系，以逐步建立病因假设，例如，探索乙型肝炎病毒携带状态与肝硬化或肝癌的联系。

③考核防治措施的效果。在采取措施若干时期后，重复进行现况调查，根据患病率差别的比较，可以考核前段时期所开展措施的效果。

④了解人群的健康水平，找出某病的高危人群，指出当前卫生防疫和保健工作的主要问题及对象。

⑤为疾病监测或其他类型流行病学研究常用方法之一。

2）现况调查的特点

①根据研究目的来确定研究人群，其研究对象包括人群整体，不需要将人群分组或设立对照。

②在某一特定时间调查人群中各个个体暴露与疾病的状态，调查的内容不是回顾和随访追踪所得，包括所有新旧病例。

③重点关心的是在某一特定时点，某人群中暴露与疾病的联系。特定时点，可以是某个固定队列随访起始的时间，也可是随访结束的时间。对于人群中的每个不同个体，特定时点所指的具体时间也可能不同。

④许多情况下，现况调查不能区分暴露与疾病的时间关系，不能将暴露与因果联系和影响患者存活的因素或疾病所导致的后果区分开来。所以现况研究不能直接推断因果关系。

⑤现况调查也称患病率调查，其适用于病程长，且较为稳定的疾病，如高血压。对于

病程短的疾病，只能提供可能的病因假设。

⑥就致病因素特点而言，现况调查适用于对那些长期的、慢性累积作用的暴露因素的研究。

3）现况调查的种类：根据调查的特定范围，现况调查分为普查和抽样调查。

2. 普查　普查（census）指为了了解某病的患病率或某人群的健康状况，于一定时间内对一定范围的人群中每一成员做调查或检查。这里强调的是"一定范围的人群中每一成员"。他们可以是某居民点的全部居民，也可以是某个地区或某个单位的几个年龄组或从事某项职业的人群中每一个人。一定时间应该较短，甚至指某时点，可以是 1～2 天或 1～2 周，大规模的普查亦可在 2～3 个月完成。时间拖得太长，人群中的疾病或健康状况会有所变动，影响普查的质量。

普查还可以同时调查几种疾病，如普查肺结核与肺癌相结合、普查疟疾与丝虫病同时进行。合并调查需要很好的设计和检查。

（1）优缺点

1）优点：能发现人群中的全部病例，使其能及早得到治疗；通过普查可以普及医学知识；普查的材料虽然比较粗糙，但能制成相应的图、表，较全面地描述疾病的分布与特征，有时还可揭示明显的规律性，为病因分析提供线索。

2）缺点：普查的对象多，常难免漏查；工作量大不易细致，诊断亦不够准确；仪器往往不够用而影响检查的速度与精确度；普查方法不适用于患病率很低而无简单易行诊断手段的疾病。

（2）应用注意

①开展普查时注意所查的疾病应是患病率比较高的病，对此病有较简易而准确的检测手段和方法，而且对查出的病例有切实的治疗方法者。

②调查方法应该可行，易于被群众接受，须有足够的人力、物资和设备，以发现病例和及时普治。对患病率极低或诊断后无法治疗的疾病及在人力、物力不足的情况下，不宜开展普查。

③普查时首先划定明确的普查范围，掌握其确切的人口资料。

④统一普查时间，尽快完成。因为许多疾病的患病率受季节变动的影响，普查时间过长，可影响调查结果的准确性。

⑤普查中所用的诊断标准和检测方法必须统一、固定，普查前应统一培训调查人员，使其严格掌握统一的标准与方法，认真填写调查表，以便不同调查点所获得的资料具有可比性。

⑥普查时应尽量减少漏查率。一般要求漏查率不应超过 5%。

3. 抽样调查：抽样调查（sampling survey）指在研究人群中随机抽取一部分个体进行调查，即只调查某人群中有代表性的一部分，根据这种调查结果估计该人群某病的患病率或某些特征的情况。这是以小窥大、以少测多、以部分估计总体的调查方法。

（1）抽样方法：目前在流行病学调查中所使用的抽样方法有单纯随机抽样、系统抽样、分层抽样和整群抽样。在现况调查中，以后两种方法较常用。

开展抽样调查时特别要考虑用何种抽样方法、样本的大小、人群如何分组，还要定出需要的真实性（validity），即自样本得到特征的观察值与总体的真实值之间的差异。同时，还要考虑以样本估计总体的可靠性（reliability），即在相同条件下反复抽样所获得相同结果的稳定程度。

1）单纯随机抽样：这是最基本的抽样方法。抽样前需先有一份研究对象（人、户、班级等）的总名单。在该名单中对每个个人或单位均编号。根据样本大小利用随机数字抽取研究对象。在随机数字表中随机从任一数字开始，可以只看后面 3 位，因为你的总数是900。在查看时记下在 900 以下的数字，直到满 150 个为止。再根据这 150 个号码找出总名单中的这些个人或单位，他们便是抽出的样本。

如果没有随机数表，也可以把总单位数自 1 写起全部分别写在小纸片上，放在碗中混合，再从中抽出你所要抽的样本数，抽出的号码即为样本。当然如果单位数很多时，这样做就不方便了。

在研究对象个体差异甚大时，利用此法抽样，样本的数量要足够大，才能较好地代表研究人群。目前，在现况调查中，使用单纯随机抽样的机会不多，但它是理解和实施其他抽样方法的基础。

2）系统抽样：它是按一定比例和顺序，机械地每隔一定数量的单位抽取一个单位进入样本。进行系统抽样时先决定按什么样的比例抽样和从哪个单位开始抽起。例如，总体有25 000 个单位，决定抽取 100 个，则比例为每 250 个中抽样 1 个。可以从 1～250 号中随机抽出 1 个作为起点，以后每隔 250 号相对应的号码为样本。这种抽样方法在总体很大时较为方便。样本在整个人群内的分布比较均匀，代表性较好。但如果按人抽样，总体的名单则须按个人排列而不能以户排列，即单位要相同。如按户抽出 1 人，则家庭人数少的个体被抽到的机会就要超出家庭人口多的了。

3）分层抽样：它是指先将欲调查的总体按不同特征，如年龄、性别或疾病严重性等分成不同层次，在各层再进行随机抽样。分层抽样不但能减少由各层特征不同而引起的抽样误差，而且为了对各层情况有清晰的了解，在不同层里抽样的比例可以不同，如对单位数很少的层次抽样的比例可以大些。

4）整群抽样：它是指从要调查的总体抽出一些群体（如城市的某个街区、某些住宅或某种特殊人群）的抽样方法。

当从许多群体中抽出一些样本群体，而对样本中的全部对象进行调查时称为整群一级抽样。当从总群体抽出一定数量群体后，对每个样本群体再随机抽取其中的个体做调查时称为整群二级抽样。例如，从许多家庭中抽出一定数量家庭，再抽查这些家庭中的若干个体。

分级还可以是二级以上，称为多级整群抽样。例如，先从某城市抽出若干个街区，这些街区里各抽若干居屋，再从各居屋中抽查若干个对象等。

多级整群抽样往往较单纯随机抽样的抽样误差要大。因为一个小群体中的个体，差异往往较大总体人群中各个体差异小，如同一家人的饮食习惯往往相仿。因此，抽样时多抽几个小的整群比少抽一些大的整群结果会更接近总体。

在实际工作中，整群抽样和调查都比较方便且易为群众所接受，也可节约人力、物力，但最主要的缺点是抽样误差较大。当某病的发病率很低时，小样本不能供给所需的资料，而样本达到总体的 75% 时则不如直接普查。

在进行随机抽样调查时，须能保证所有个体或单位，如每人或每户，都有同等被抽到的机会。要做到这点，调查材料的分布均匀，样本必须够大，并且抽样一定要随机。

（2）样本大小：这是在设计任何一次抽样调查时必须考虑的问题。样本过大或过小都是不恰当的。样本过大不单是浪费人力、物力，而且工作量过大，容易因调查不够细致而造成偏性。样本过小时可能所抽出的样本的代表性不够。样本大小主要取决于两个因素：①预期患病率，预期患病率或阳性率高，则样本可以小些；②对调查结果精确性的要求越高，即容许误差越小，则样本要大些。

预期患病率越高，所需样本越小，而容许误差越小，则要求样本越大。但此公式只适用于呈二项分布性质的资料，并且患病率太大或太小时均不适用。

在调查肿瘤或其他发病率很低的疾病时，样本大小可参考泊松分布期望值可信限表。

（3）优缺点

1）优点：较普查人力、物力、时间要节省得多，且调查范围小，调查工作易做得细致等。

2）缺点：抽样调查的设计、实施与资料分析比较复杂；重复和遗漏不易发现，适用于变异过大的材料。当某病的发病率很低时，小样本不能供给所需的资料，而样本达到总体的 75% 时则不如直接普查。

（4）资料的收集方法：现况调查资料的收集可采用电话、信函、现场询问、体格检查或实验检查等方式。其中最关键的是要制订一份切实可行、易于操作的调查表，做到简单明了、措辞准确、表达明确具体、易被调查对象所理解。调查内容根据需要确定，但项目设置应严密、科学，同时还要考虑项目间的内在联系和逻辑关系。

4. 病例对照研究：病例对照研究（case-control study）亦称回顾性研究（retrospective study），是比较患某病者与未患该病的对照者暴露于某可能危险因素的百分比差异，分析这些因素是否与该病存在联系。这种研究方法是将一群"病例"与一群未患该病的对照相比较，所以称为病例对照研究。又因为该法强调比较病例与对照过去的暴露史，在时间上是"回顾性"的，所以又称回顾性研究。

病例对照研究的特点由上述概念可知，病例对照研究具有如下特点。

①从果到因：病例对照研究是根据研究对象中在研究开始时是否患某病，而分成病例组和对照组。通常在一个普通人群中，病例组的人数相对较少，而对照组人数非常大，故病例组可以是研究人群中全部病例，也可以是其中的一个随机样本；对照组则通常根据患者的特征从同一目标人群中随机选择一个样本。由于病例对照研究的这一特点，即研究者先获得观察的"结果"，然后再去弄清楚引起这种"结果"的"原因"，故而是一种"从果到因"的研究方法，但从时间序列上来看，其仍然是一种纵向性研究。

②由现在到过去：病例对照研究是选择患某病者与未患某病者，然后回顾以往的暴露情况，在时间上是由现在到过去，即由回顾调查获得暴露资料。

③所需时间短，节省人、财、物：虽然一个病例对照研究的纵向时间跨度可以很大，甚至可达数十年，但由于暴露资料可通过直接调查患者和对照，让他们回忆过去的暴露情况而获得，因此使得整个研究所需的人、财、物和时间大为节省，而研究效率颇高。

④一次可以研究许多因素：病例对照研究的调查表上可以设置众多的项目（因素），所以这种研究方法最适用于筛选疾病的危险因素。

⑤病例对照研究的本质符合队列研究设计原理：这也是病例对照研究的一个重要特征，病例对照研究开始时，研究者一般不知道暴露因素的分布情况，即不能像队列研究那样以暴露与否来划分暴露组与非暴露组。但如果把将要进行的研究设想成是在某一个固定队列的人群中进行，即研究开始后，研究者不断地收集由这一固定队列所产生的病例，并同时收集这些病例的暴露情况，经过一段时间后即可获得该队列人群的全部病例。然后通过随机抽样的方法，从该队列人群中抽取一个代表性的样本（即对照组），然后从对照中获得有关人群暴露于某因素的资料。此时，可用样本的统计量去估计这一固定队列的情况，从而可分别计算暴露与非暴露在这个固定队列中的比例，而确定暴露与非暴露组中该研究疾病的发病率，此即为队列研究。然而，由于对照组在主要暴露因素和混杂因素方面，代表了产生病例的人群，因此更简便的方法是将病例和对照的暴露情况进行比较，以此获得暴露优势化，并估计该人群暴露于危险因素与未暴露于这一因素的患病优势比，即暴露于该危险因素后，发生疾病的危险性增加了多少倍。由此可见，如果不考虑回忆等引起的偏倚，则病例对照研究更具研究效率。

病例对照研究的设计和实施如下。

（1）基本步骤

①提出假设。

②写出研究设计。

③执行设计计划。

④资料的整理与分析。

⑤写出研究报告。

（2）病例的选择

1）注意

①要有严格的诊断标准。

②所研究疾病的患者中，哪些患者可以成为合适的病例应有明确的规定。例如，研究乳腺癌的病因应区分绝经前的或绝经后的乳腺癌，因为病因大不一样。

③样本要能够代表本病患者的总体。

④尽可能选择新发病例。

2）病例来源

①某医院在一定时期内诊断的全部病例。

②某人群在一定时期内发现的全部病例（普查）。

③疾病报告的病例。

④某人群中观察到的新发生病例。

上述来源各有优缺点，根据具体情况而定。

（3）对照的选择：选择对照的先决条件是肯定不患所研究的疾病，也不处于该病的潜伏期、缓解期。具体要求与方法如下。

1）要求

①与病例组具有良好可比性。

②避免与所要研究疾病病因相同或有联系疾病的患者混入对照组。

③能代表目标人群中的未患病人群，即与病例来自同一人群总体。

④控制混杂因子与对照组保持一致。

2）方法：应与病例的选择结合进行，来源如下。

①从某地的全部人口中选对照。

②从医院的其他患者中选对照，注意与研究因素有关的病例不能作为对照，例如，吸烟与肺癌关系的研究不能选慢性支气管炎患者为对照。

③从患者的亲属、同事、邻居中选对照。

无论从何种途径选对照均要考虑与病例的可比性；患者和对照来自同一总体，以避免偏倚。在调查实施前要先检查两组人群的可比性，检查两组年龄、性别、住地等的构成是否大致相同。为了控制混杂因子，可采用配比病例对照研究，可 1:1 配比，亦可多组配比。

（4）样本大小的估计：即使是用某医院或社区的全部患者作为样本，虽不存在抽样问题，也要考虑是否能检出预期的危险度。确定样本大小总的原则是在说明暴露因素与某病有无关联的情况下选取最小的样本量。

病例对照研究样本的大小取决于统计学假设检验所允许犯假阳性错误的概率（U）、假阴性错误的概率 P；所研究因素在对照人群中的估计概率（P_1）和病例组中的估计概率（P_2）。具体估计方法略。

（5）暴露因素的调查：调查时除了调查一般项目如姓名、年龄、性别、住址等外，重要的是调查暴露因素。暴露因素应事先有明确规定，使内容清晰、具体，如吸烟的支数、类型、开始年龄等；应将调查内容制成统一表格，病例组与对照组项目相同。

调查项目应包括与发病有联系的因素和真正的病因，否则调查将失败，这就是研究假设是否提的正确。实践中可以多调查几个可能与研究疾病有关联的因素。

资料的收集尽量可靠完整，由于是回忆过去的暴露史，个人记忆不一定可靠，最好有客观记录或材料作为依据，尽量用客观指标。

调查表最好用编码表，便于整理和计算机的应用。

为了避免偏倚，可采用单盲法或双盲法。

一份完整的调查表，除一般项目、分析项目（暴露因素），还应包括核查项目。

5. 队列研究　队列研究（cohort study）又称定群研究，是按照某种暴露因素的有无或暴露程度将人群分为两组（或多组），随访观察一定的时间，比较两组（或多组）人群某种或多种疾病的结局（一般指发病率或死亡率），从而判断该因素与研究疾病是否有关联。队列研究的观察方向由"因"至"果"，是一种前瞻性研究。

队列指有共同经历或有共同状态的一群人。例如，接触放射线的一组人群，具有高盐饮食习惯的人群，都可以作为队列，上述人群叫作暴露组，不具有上述特征的其他人群可作为对照组（非暴露组）。

队列研究不是随机地分配暴露，也不是人为地使某组人群接受暴露。在所研究的疾病发生之前就已确定了研究人群是否暴露于某一危险因素，因而可直接估计暴露组的发病或死亡危险。

队列研究的类型。队列研究分为前瞻性队列研究、历史性队列研究和双向性队列研究。

①前瞻性队列研究：研究开始时按照人群的暴露情况分组，所研究的疾病尚未发生，需追踪观察一段时间才能得到发病或死亡的结局。该方法的优点是资料的偏倚少，但所需样本多，花费大，观察时间长。

②历史性队列研究：研究工作是从现在开始，研究对象的暴露情况和疾病的结局资料在过去已经收集到或在现有记录中可以查到。即研究的起点是过去的某个时间，研究对象按照这个时间被确定为暴露组和对照组，前瞻性地查找两组人群的发病情况。相当于从过去某个时间开始的前瞻性队列研究。这种研究方法节省时间，出结果快。

③双向性队列研究：历史性队列研究之后，继续进行前瞻性队列研究称为双向性研究，也称混合性研究。

（1）队列研究的应用

①验证病因假设：在病因研究中队列研究常用于验证某种暴露因素对一种或多种疾病的结局的影响。例如，研究吸烟与肺癌及吸烟与冠心病的关系。

②研究疾病的自然史：疾病的自然史指的是不给任何干预措施的情况下，疾病在人群

中发生、发展到结局的自然过程。

③研究某项措施的防治效果：如研究体育锻炼对防治高血脂的效果，可以在条件（如性别、年龄、生活条件等）相同的人群中，选择愿意坚持每天锻炼者作为暴露组，不锻炼者或很少锻炼者作为非暴露组，观察一段时间，比较降血脂效果。研究因素不是研究者随机分配或人为施加的，而是在群体中自然形成的。

（2）确定研究因素和结局：队列研究中首先要确定暴露因素，而且暴露因素只能是一个。

结局指的是观察的最终结果，如发病、死亡、某些化验或检查指标等。结局的判断要采用国际或国内的统一标准。

（3）确定研究人群

1）暴露组的选择：作为暴露组的人群在研究开始时已经处于所研究的暴露中，并且能够提供可靠的暴露资料，又便于观察、随访。

①特殊暴露人群：特殊暴露人群是指对某因素有较高暴露水平的人群，常选择某些职业接触者，例如，研究矽肺选择矽尘作业人员。还有因特殊原因高度暴露的人，例如，曾受过原子弹爆炸危害的，或接受过放射线治疗的人均可以作为放射这一因素的暴露人群。

②一般人群：选择某社区或行政区域内的全部人口或其中的一个随机样本作为暴露人群。

③有组织的人群团体：某些群众组织或社会团体、单位、参加人寿保险或医疗保险的人群。这样的人群便于随访。

2）对照人群的选择：选择对照组时要注意对照组与暴露组的可比性，即对照人群除了没有暴露因素外，其他的因素或特征应与暴露组尽可能相同。对照的形式有以下3种。

①内对照：在同一人群中按照暴露的有无或暴露水平的不同，把无暴露或暴露水平最低的人作为对照组，这种对照不仅方便可行，而且与暴露组的可比性高。

②外对照：在不具有暴露的其他人群中选择一组与暴露组有可比性的人群作对照。

③人群对照：将暴露组与一个地区整个人群的发病率或死亡率进行比较。常用于职业流行病学研究。使用这种对照要注意与暴露组人群在地理和时间上的一致性。

为了减少使用一种对照带来的偏倚，在队列研究中可以同时使用上述的多种对照形式。

（4）确定样本量：一般来说，对照组的人数不应少于暴露组的人数，实际调查的样本量通常在计算得出的样本量的基础上再增加10%。

（5）资料的收集

1）基础资料的收集：收集一般人口学资料（年龄、性别、婚姻状况、文化程度、经济收入等），查阅现有的记录，例如，查阅医疗单位的记录和工作档案，常可以提供暴露史及暴露水平的资料，这些资料较为客观；或者由调查员对研究对象进行直接询问调查、通信调查；通过医学检查或检验来收集资料，如血压、体重、血脂等；必要时需收集有关的环境资料，如居住环境、工作环境等。

2）随访要求：以相同的态度和方法随访暴露组与对照组，调查他们的结局情况。观察终点和终止时间：观察终点指研究对象出现了预期的结局，如发病、死亡或达到了观察指标的一定水平，不再对之继续进行观察。若在某项研究中规定的结局为肺癌，则某研究对象患了其他的疾病就不能视为达到了观察终点。终止时间是指整个研究工作可以得出结论的时间，应以暴露因素作用于人体至产生结局的一般潜伏期作为确定随访期限的依据。

（五）动物实验

动物实验（animal experimentation）是以动物作为研究对象，成为"人的替身"接受各种干预措施，从形态、功能和某些生物放大系统间接显示人类的生命现象，从而评价实验效应的实验研究。在医学实验研究中，动物实验和临床试验的研究对象不同，动物实验是临床试验的基础，而临床试验是动物实验的发展，一般仅局限于对受试者身心无害的干预措施的实验研究。

动物实验是生物医学科研和教学中常用的基本方法和手段之一，目的是进一步保证现代医学科研的可行性、可靠性、准确性和可重复性。

1. 动物实验的特点　动物实验可以运用少量的动物即能获得精确、可靠的实验结果，并具有良好的可重复性，与临床试验研究相比，具有以下优势。

1）便于控制实验条件：与人相比，动物作为受试对象的均匀性、可操作性更好。因此，在动物实验研究中，通过对动物的控制，研究者不仅容易获得大量同质性的研究对象；同时，通过严格的科研设计，如随机化分组、设立均衡对照等方法，可以控制和避免混杂因子对研究结果的干扰。

2）利于大胆探索：实验动物可以复制多种人类疾病模型，一些新的手术方案、新的药物或预防措施在不能肯定其真正的临床效果时，必须首先进行动物实验，通过动物的反应确定其可行性、临床效果、具体操作程序及不良反应等相关问题，再应用于临床试验研究。

3）偏倚少，依从好：在动物实验研究中，动物的选择可以根据研究的需要，培育基因明确的纯系或某种遗传缺陷的特殊品系，以致在资料收集过程中，可以避免临床试验中存在的信息偏倚和不依从问题，从而最大限度地获取研究所需的各种真实的信息。

4）伦理、条件限制小：动物实验的研究对象是动物，因此，在很大程度上可以减少以人为研究受体的有关伦理道德、实验手段、研究方法、实验条件等因素的限制。

总之，动物在医学科研中占据极其重要的地位，与临床观察相辅相成、互为促进。作为一名医学科研工作者，必须学习和掌握医学动物实验和实验动物的基础知识和相关技能。

实验动物是指经科学育种、饲养、繁殖，遗传背景明确，并对其所携带的生物体实行控制，用于科学研究的动物。实验动物是动物实验中接受处理因素的受试体，是处理因素效应的反应体，必须具有一定的生物学特性和明确的遗传背景，对刺激的敏感性和反应性一致的特点。当今生命科学及医药学研究的发展对实验动物提出了越来越高的要求。

由于动物体内所携带的生物体不仅影响动物本身的健康状态，同时，对整个实验研究结果的准确性和重复性也有很大的影响。因此，在动物实验中，必须对动物所携带的微生物和寄生虫进行控制。目前，我国根据对实验动物体内所带生物体的控制程度不同，将实验动物群体分为 5 个等级，即普通级动物、清洁级动物、无特定病原体动物、无菌级动物和悉生动物。

1）普通级动物（conventional animals，CV）：又称一级动物，要求必须不带有动物烈性传染病的病原体和主要人畜共患病的病原体及体外寄生虫，是生物体控制要求中最低级别的动物。这种动物对处理因素的反应性较差，但因其价格低廉，一般在医学教学实验或探索方法的预实验中经常使用。

2）清洁级动物（clear animals，CL）：又称二级动物，要求满足一级动物应排除的病原体外，还不应携带危害动物和干扰研究的病原体，而且在外观上健康无病，主要器官组织无病理性改变。清洁级动物是我国自行设立的一种等级动物，其敏感性和重复性较好，是目前国内动物实验主要要求的标准实验动物，适合于短期和大多数实验研究。

3）无特殊病原体动物（specific pathogen free animals，SPF）：又称三级动物，除满足一级、二级动物所具备的条件外，还应排除主要潜在感染或条件致病病原体及对研究干扰大的病原体。这类动物是最理想的健康动物，是目前国际公认的标准级别的实验动物，排除了疾病或病原的干扰，适合于所有科学实验，一般用于国际交流的课题。

4）无菌动物（germ free animals，GF）：指用现有的检测技术在动物体内外的任何部位均检测不出任何微生物和寄生虫，即一切生命体的动物。该动物是一种非常规的动物，仅用于特殊研究，如放射医学、免疫学、肿瘤学、微生物学等方面的研究。

5）悉生动物（gnotobiotic animals，GN）：又称已知菌动物或已知菌丛动物，是将一种或数种已知微生物植入无菌动物体内的动物。由于悉生动物可以排除动物体内各种不明微生物对研究结果的干扰，因此通常作为研究微生物与宿主、微生物与微生物之间相互作用的动物模型。

2. 实验动物的选择　不同的研究对实验动物有不同的要求，并且不同种类的实验动物又有其各自的生物学特点和解剖学特征。因此，实验动物的选择直接影响着实验研究的质量。在动物实验研究的设计中，首先在分析研究目的基础上，选择适当的实验动物。选择实验动物的方针是，动物对所研究的处理因素具有一定的敏感性，且能够充分反应实验效应，同时，该动物易于获得、经济。因此，选择实验动物时应考虑以下基本原则。

（1）相似性原则：利用动物与人类某些功能、代谢、结构和疾病特点等方面的相似性选择实验动物。因为所有哺乳动物的生命现象，尤其是最基本的生命过程，均有一定的共性，这也正是医学实验研究中进行动物实验的前提。一般而言，动物进化阶段越高，其功能、代谢、结构和对处理因素的反应等方面也越接近人类。例如，猕猴生殖系统与人类非常接近，雌性猕猴的月经周期性也是 28 天，故通常利用猕猴作为研究避孕的理想动物。

（2）特殊性原则：利用不同种系动物的特殊结构、功能、代谢或对实验的不同反应，选择符合实验目的和要求的动物。所有的动物均有其各自的解剖生理特点，通过适当的利用可以使研究事半功倍。在动物实验中，最常使用的动物品种有小鼠、大鼠、豚鼠、兔、犬、猫和非人灵长类中的猕猴。

①小鼠是用量最大、用途最广、品种最多的实验动物。小鼠性成熟早、繁殖周期短、产仔多、生长快，温顺易捉；而且对外来刺激、多种毒素和病原体均很敏感；并且具有操作方便、价格低廉等特点，因此被广泛地应用于需要大量动物的研究。常用于：a. 避孕药、营养方面的实验研究的首选动物；b. 流行性感冒、血吸虫病、狂犬病和部分细菌性疾病的治疗性研究；c. 实验性肿瘤、免疫学、遗传性疾病的研究；d. 血清、菌苗、疫苗等生物制品的生物鉴定。

②大鼠具有小鼠的优点，但性情不如小鼠温和，受惊时易咬人，雄性大鼠常因斗殴而相互咬伤。大鼠的解剖结构更接近人类，可以复制多种人类疾病模型，而且对药物的反应与人类一致，对使人类致病的微生物也敏感，同时其体积较大，易操作。因此，在生物医学研究中，大鼠用量仅次于小鼠，占第二位，现在欧美等国已培育出无菌大鼠。常用于：a. 避孕药、雌激素、畸胎学、胚胎学的研究；b. 代谢性疾病的研究；c. 肝外科实验研究；d. 传染病、肿瘤、多发性关节炎等疾病的研究；e. 药理学、免疫学、内分泌学和神经生理学的研究等。

③豚鼠又名海猪、荷兰猪、天竺鼠，一般在动物实验中称为豚鼠。豚鼠属于哺乳纲、啮齿目、豚鼠科，具有胆小、性情温顺、生长迅速、繁殖快、抵抗力强、易饲养等特点；分为短毛、长毛和硬毛 3 种，后两种对疾病过于敏感，不适于实验研究。多用于：a. 听力实验研究；b. 某些药物、毒物方法；c. 结核杆菌、沙门菌、霍乱弧菌等传染病的研究及病原体的分离、鉴别和诊断研究；d. 过敏反应和变态反应研究的首选动物。

④兔常用于：a. 观察减压对心脏作用；b. 发热、解热药和过热的实验研究；c. 肿瘤、免疫学、胚胎学和妊娠诊断；d. 遗传性、代谢失常等方面疾病的研究；e. 生物制品及各类抗血清制剂的研制等。

⑤犬是目前基础医学研究和教学中最常用的动物之一。主要用于：a. 外科手术学的研究；b. 行为学、药理学、毒理学实验研究。

⑥猴生殖生理非常接近人类，月经周期也是 28d，因此，广泛用于：a. 生殖生理、计划生育及避孕药的研究；b. 可复制疾病模型，用于人类疾病，尤其是传染病的研究及生理学、药理学、毒理学和遗传、代谢性疾病的研究；c. 研究人类器官移植的重要动物模型。

（3）可靠性原则：即使同一种系的动物对刺激的反应也存在着个体差异，选择相同规格的动物进行研究，可减少动物个体差异对实验效应的干扰作用，以保证实验研究的可靠性。因此，在选择实验动物时注意以下几点。

①年龄、体重：动物的解剖生理特征和反应性随着年龄的增长有明显的变化，幼年动物较成年动物敏感；老年动物的代谢活动及各种功能低下，反应迟钝。因此，在动物实验中，应根据实验目的和要求选用适龄动物。一般急性实验较多选用成年动物；慢性实验选用幼年动物；除了进行老年医学研究外，其他专业研究很少应用老年动物。例如，研究激素对性别分化的影响，应选用新生动物。

另外，在选择动物时，还应考虑实验动物与人类之间的年龄对应，从而更好地进行实验设计和结果分析。例如，犬的年龄与人类的年龄对应关系：1 年龄犬相当于 15 岁人，10 年龄犬相当于 56 岁人，15 年龄犬相当于 76 岁人。

同一研究所选动物的年龄和体重应大致相近，一般不应相差 10%。动物的年龄可以根据其体重进行估计。通常，成年动物中，小鼠为 18～28g，大鼠为 180～280g，豚鼠为 450～700g，家兔为 2～3kg，猫为 1.5～2.5kg，犬为 9～15kg。

②性别：不同性别的动物对同一刺激的感受性有差异。例如，过量注射等量的戊巴比妥钠时，雌鼠的死亡率是雄鼠的 2.5～3.8 倍。因此，如果实验研究对性别无特殊要求，通常兼用雌雄动物各半；如果已证明性别对研究结果无影响时，对雌雄动物数量无要求；若已明确性周期对研究结果有一定的干扰作用，则选用雄性动物。

③生理状态：在选择动物时，应考虑动物的特殊生理状态，因为此时动物对实验的反应有很大变化，例如，在妊娠期、哺乳期，动物的反应对实验结果的影响较大，不宜选用。

④健康状态：动物的健康状态影响着动物对刺激的反应。当动物处于疾病、衰弱、饥饿、严寒等状态时，对研究因素的反应很不稳定。因此，除了必须应用疾病模型的实验研究外，均选用健康状态良好的动物。当然，"健康"的标准随实验的要求和客观条件的不同而不同。通常从动物的一般状态、头部、皮毛、腹部、外生殖器等方面评价其健康状态。

⑤实验季节和昼夜过程：不同季节和不同昼夜，动物机体的反应性也有一定改变，在选择实验动物时也应予以注意。

（4）经济性原则：在保证实验质量的前提下，还应尽可能选择容易获得、价格便宜、饲养方便的动物。如猩猩、狒狒、猴子等非人灵长类动物，虽然与人类特征最近似，但在实际科研中，由于非人灵长类动物来源稀少，饲养较为特殊，因此，在选择动物时，还应考虑动物的经济价值。

二、糖尿病心脏病动物模型研究进展

（一）糖尿病动物模型研究进展

1. 自发性模型动物　自发性糖尿病模型动物是指由于先天性或遗传因素在自然条件下可发生糖尿病的动物，其发生、发展近似人类糖尿病病理改变过程。这些动物包括小鼠、大鼠、地鼠、非人灵长类动物、新西兰白兔、犬等，其中小鼠包括 KK-Ay、ob/ob、db/db

等单基因突变鼠、新西兰肥胖（New Zealand obese，NZO）小鼠、NSY（Nagoya-Shibata-Yasuda）小鼠等；大鼠包括 GK（Goto-Kakizaki）大鼠、Zucker（fa/fa）大鼠和 OLETF（Otsuka Long-Evans Tokushima Fatty）大鼠等；地鼠以中国地鼠（Chinese hamster）为主，非人灵长类动物有猕猴、食蟹猴和树鼩等。常用类似人类 1 型糖尿病模型动物包括非肥胖糖尿病（non-obese diabetic，NOD）小鼠、BB（bio breeding）大鼠、LETL（Long-Evans Tokushima Lean）大鼠、新西兰白兔（New Zealand white rabbit）、荷兰毛狮犬（keeshond dog）、中国仓鼠（Chinese hamster）等，其中以 NOD 小鼠、BB 大鼠最多。ob/ob、db/db、Zucker、GK、KK-Ay 等动物因具有高血糖、高胰岛素血症、高三酰甘油血症、胰岛素抵抗等类似人类 2 型糖尿病过程的主要特征，常被用于 2 型糖尿病模型动物。自发性的非人灵长类动物糖尿病病症非常类似人类 2 型糖尿病，但因其非常难得，很难广泛应用。这类动物因价格昂贵、饲养要求高、个体差异大，故在国内较少应用。

2. 转基因模型动物　转基因动物主要是指用实验方法敲除内源基因或转入外源基因，在染色体组内稳定整合并能遗传给后代的一类动物，这些敲除或者突变的基因会导致胰岛素受体的敏感性下降及胰岛素抵抗的发生。MKR 小鼠因骨骼肌特异性胰岛素样生长因子 –1 受体（IGF–1R）功能的缺失在出生 5 周后表现为明显胰岛素抵抗、胰岛 β 细胞功能紊乱及脂代谢紊乱等，且其存活率高，是一种研究 2 型糖尿病的极好模型动物；GK/IRS1 为双基因剔除小鼠，表现 2 型糖尿病症状，既有胰岛素抵抗又有糖耐量异常；青幼年发病的成年型糖尿病（maturity-onset diabetes of the young，MODY）是 2 型糖尿病的一个亚型，有 5 种蛋白质的基因缺失或突变；MC4R（melanocortin 4 receptor）通过敲除 MC4R 基因建立的动物模型，可以用来研究具有肥胖、高胰岛素、高瘦素、贪食等特征的 2 型糖尿病。这类动物因技术水平要求高、操作复杂、精密仪器配备齐全、价格昂贵，目前国内尚处于摸索阶段。

3. 诱发性模型动物　诱发方法包括手术诱导、化学药物诱导和饮食诱导。手术诱导是切除全部或部分胰腺，造成糖尿病模型，狗、猪、兔和大鼠切除 70% 或 90% 胰腺能够造成糖尿病模型。化学药物诱导是通过链脲佐菌素（streptozotocin，STZ）、四氧嘧啶（alloxan，ALX）等药物注射至模型动物，破坏动物的胰岛功能而产生高血糖、胰岛素抵抗等，这些动物包括 SD、Wistar 大鼠，C57BL/6J 小鼠、KM 小鼠、长爪沙鼠、新西兰兔、恒河猴、Beagle 犬、树鼩、云南省版纳微型猪等。对于这些种属区别的比较研究报道不多：35mg/kg STZ 一次性腹腔注射法显示 Wistar 大鼠造模结果优于 SD 大鼠；70mg/kg 一次性尾静脉注射法显示，ICR 小鼠在成模率及血糖值方面均优于 KM、NIH 小鼠；同等条件下，STZ 对 C57 比对 KM 小鼠作用要缓慢；C57BL/J6 小鼠造模成功率较 KM、ICR 和 BALB/c 小鼠高。特殊膳食诱导主要是给实验动物过量的食物或高蛋白、高脂、高糖饮食，使动物胰岛 β 细胞负荷过重发生萎缩而引发糖尿病，沙鼠、土古鼠和小非洲刺毛鼠是重要的膳食诱导的肥胖模型和 2 型糖尿病模型。这类动物因价格相对便宜、耗时短、易于操作，现为国内较普遍的模型动物选择。手术诱导因手术操作复杂、耗时长、切除后胰岛的再生难以控制等，现已很少应用，目前国内外最常用的诱发方法为化学药物联合饮食诱导。

4. **动物性别、体重的选择** 雄鼠对 STZ 更敏感，发现 8 周龄雄大鼠成模率最高，小鼠性别对 STZ 敏感性依次为雄小鼠＞去势雄小鼠＝去势雌小鼠＞雌小鼠。李莉等通过对 SD 大鼠腹腔注射 STZ 也得出雄鼠造模优于雌鼠的结论，分析认为这与性激素有关。叶华虎等研究认为雌性动物较雄性动物对 ALX 更敏感，在使用 ALX 复制糖尿病模型时，雄性动物较雌性动物所需剂量通常要高 20% 左右。王晓琳等则认为雄鼠对 STZ 的敏感性高于雌鼠，同时还得出不同性别大鼠可能建立不同类型糖尿病模型的结论，Wistar 大鼠通过高脂饲料加腹腔注射 25mg/kg STZ 造模，雌性大鼠可建立 2 型糖尿病模型，雄性大鼠则更类似 1 型糖尿病模型，明确提出低剂量 STZ 加膳食诱导方法要准确制备出 2 型糖尿病模型，必须选择雌性大鼠。奚清丽等通过优化组合认为体重 27 ～ 29g 的雄性。小鼠腹腔注射 ALX 后成模率较高、死亡率较低，是血糖持续较稳定的糖尿病小鼠模型。刘鸥飞等研究认为体重在 151 ～ 200g 的大鼠对 ALX 的敏感性最高，造模成功率最大，死亡率最低。

5. **实验动物的饮食** 多数文献报道高脂饮食更能模拟糖尿病模型特点，认为高脂食物调控 FOXA2 和 HNF1A 两个关键蛋白，扰乱胰岛素分泌 β 细胞和监控血糖浓度的能力，通过高脂饮食造成外周组织对胰岛素不敏感，还有高血脂，再加小剂量化学诱导剂导致胰岛的病理改变，造成胰岛损伤，最终导致高血糖症的发生。其配方是在普通饲料基础上加一定比例的猪油、蔗糖、胆固醇、蛋黄粉、胆酸盐、奶粉等。喂养时间一般是 4 ～ 12 周，因种属差别、饲料配方比例不同而有差异，最长有云南省版纳微型猪喂养达 12 个月之久。朱超等认为高脂高糖饲养时间长短与 STZ 剂量大小关系很大，考虑到动物的年龄及造模后续的实验时间，建议高脂高糖饲养时间 4 周左右为宜。王保伟等给予大鼠高脂饲料喂养 4 周后腹腔注射 STZ 30mg/kg，成模率高达 85%，喂养 8 周后腹腔注射相同体质量 STZ，死亡率达 65%，10 周后体重增长速度明显降低。蔡爽等则认为高脂高糖饮食饲养 6 周后小剂量 STZ 注射效果最好。孙丽华等研究强调单纯注射 STZ 或高脂高糖饮食不能复制理想的糖尿病模型，二者对血糖异常具有相互促进作用，同样认为高糖高脂膳食 6 周后血糖升高显著，血清胰岛素水平降低。

6. **诱导剂的选择及优化** 目前常用诱导剂有 STZ 和 ALX，亦有较少文献报道金硫葡萄糖（goldthioglucose，GTG）、D- 半乳糖、谷氨酸钠、地塞米松、氢化可的松等。STZ 致糖尿病的基本机制可能在于 β 细胞通过胞膜葡萄糖转运体 2（GLUT-2）摄取 STZ，STZ 可能通过氧化氨和（或）甲基化损伤 DNA，NO 可以诱导 β 细胞凋亡，DNA 损伤使得多聚 ADP- 核糖聚合酶（PARP）过度激活进而使 β 细胞因能量衰竭而死亡且伴发糖尿病神经、心肌并发症，STZ 更可能通过抑制氮乙酰葡萄糖胺糖苷酶（OGN）使得乙酰葡糖胺（O-GlcNAc）堆积，影响胰岛素的释放。联合烟酰胺或抑制醛糖还原酶效果更好，刘斌等应用 STZ 联合烟酰胺（腹腔注射烟酰胺 60 mg/kg，15 min 后腹腔注射 STZ 65 mg/kg）诱导糖尿病 Wistar 大鼠成功率比单独诱导组（腹腔注射与烟酰胺等量的生理盐水，15 min 后腹腔注射 65 mg/kg STZ）高，死亡率低，认为烟酰胺可以保护胰岛功能，使胰岛素功能部分保留，使动物最大限度地产生中等的、稳定的高血糖症。梁佳欣认为抑制醛糖还原酶对小剂量多次注射 STZ 诱导的 1 型糖尿病小鼠模型有显著保护作用。ALX 导致糖尿病机制认为是其游离氧基能氧化 β 细胞的 DNA 单链，使染色体发生异常，引起细胞畸变，并能抑制 β 细胞的多种代谢，增强其细胞膜的通透性而破坏 β 细胞。有研究认为以 STZ 联合 ALX（40 mg/kg×4 d+100 mg/kg×1 d）可提高造模成功率，单独使用 ALX（220 mg/kg）造模成功率较低，单独使用 STZ（40 mg/kg×4 d）造模成功率居中，而总胆固醇偏高。综合比较，STZ 造模优于 ALX，STZ 半衰期较长（15 min），具有造模稳定、快速、种属选择性不强（豚鼠只能用 STZ 造模）、组织毒性相对较小、致死率较低等优点，但其价格较 ALX 贵。

7. 诱导剂的干预方式及时间　诱导剂的干预方式有腹腔注射和静脉注射两种，其中静脉注射包括耳缘静脉（兔）、尾静脉（鼠）、下肢浅静脉（犬）。一般认为静脉给药效果优于腹腔给药，何学令等以 3% ALX 静脉给药较腹腔给药表现出明显的"三多一少"症状，ALX 的血浆半衰期仅 1～2 min，故注射越快成模率越高。注射 STZ 时，盐水导入（即尾静脉给药前先导入盐水再推 STZ 溶液）可以大幅降低 STZ 尾静脉注射造模时的死亡率（6.52%），提高成模率（73.9%）。干预时间，一般认为空腹给药效果好，空腹给药可以增加胰岛细胞对诱导剂的敏感性，用较低的药物剂量就可以破坏胰岛功能。一般禁食时间以 10～16h 为宜。

8. 诱导剂的给予频次　综合文献分析，不管是 ALX 还是 STZ，小剂量多次注射和大剂量单次注射均能获得糖尿病模型，但单次大剂量注射造成的生理变化和血糖波动比小剂量多次注射更为剧烈。韦立顺等用 1% STZ 溶液按照 150 mg/kg 一次性腹腔注射 35～40 g 雄性昆明种小鼠，造模成功率 83.3%，血糖在 1～8 周内均维持在较高水平，且胰腺和肾脏出现组织形态变化。70 mg/kg×5 d STZ 诱导的糖尿病模型成功率高，死亡率低，且很稳定，至少可以维持 12 周。孟建波等用 5% ALX 给新西兰兔连续 2 次小剂量（第 1 次按 80 mg/kg，24 h 后按 120 mg/kg）经耳缘静脉快速注射给药，其效果优于一次性（150 mg/kg）高剂量给药。此外，有报道采用大剂量一次性注射的给药方法，建立的大鼠模型与人类 1 型糖尿病相似，采用小剂量分次给药的方法，建立的大鼠模型与人类 2 型糖尿病相似。

9. 诱导剂的给予剂量　至于剂量则因种属差异、饮食搭配、实验设计、模型判定标准不同而不同。成雪等研究认为 50 mg/kg ALX 为制备 Beagle 犬糖尿病模型的一次性腹腔注射的最佳剂量。在高脂饲料喂养 4 周基础上，125 mg/kg STZ 一次性腹腔注射雌性 KM 小鼠造模效果最佳。45 mg/kg 是短期高糖高脂饮食联合 STZ 腹腔注射建立 2 型糖尿病 Wistar 大鼠模型的最佳注射剂量。50 mg/kg 的 STZ 注射雄性恒河猴，虽成模率不如 70 mg/kg，但可使该动物模型疾病病程延长，其维持高血糖状态达 1 年余。在高糖高脂饲料喂养 5 周后，25 mg/kg×2d STZ 腹腔注射 SD 大鼠，可建立大鼠 2 型糖尿病模型。樊志奇等研究认为

50 mg/kg×3d 尾静脉注射 1% ALX 是 18～22g 小鼠最佳制备小鼠糖尿病模型的方法。高脂高糖饲料喂养 4 周后，认为 70 mg/kg 的 STZ 为 KM 鼠和 C57 鼠最佳腹腔注射剂量。

10. 成模标准的判定　目前，国内外对糖尿病模型成功标准尚无统一规定，多数除了观察实验动物"三多一少"症状外，根据文献或设置空白对照组进行比较，有用空腹血糖 ≥ 6.1mmol/L，和（或）随机血糖或 OGTT 2h ≥ 11.1 mmol/L，以随机血糖 ≥ 16.7 mmol/L 居多，且持续 4～12 周，作为模型成功的标准，单纯研究模型还可测定血清胰岛素、血脂、尿糖或镜下观察模型动物胰腺组织形态学变化，与空白组对照来判定模型成功与否。具体则因实验动物的饮食、禁食时间、动物种属等的差异而有所不同。韦立顺等以小鼠禁食 12 h 尾尖取血测血糖 ≥ 16.7 mmol/L，并镜下观察胰腺及肾脏组织形态学变化为标准探索实验性糖尿病模型的建立方法。王嘉惠等在高脂饮食联合 STZ 诱导 SD 大鼠，以空腹血糖 ≥ 7.0 mmol/L 作为模型成功标准，并以 OGTT、胰岛素敏感指数等评价模型稳定性和有效性。

（二）冠心病动物模型研究进展

1. 单纯高脂饮食　动脉粥样硬化（AS）是冠心病（CHD）的主要发病原因和病理变化，脂质浸润学说认为 AS 的本质是脂质代谢异常导致血脂升高，逐渐侵入动脉壁。基础研究中通过长时间喂养实验动物含胆固醇的高脂饲料，诱导其出现高脂血症、动脉粥样硬化、硬化斑块的病变，造成血管壁狭窄，长期可导致心脏血氧供应不足。该方法制备的冠心病模型与临床病理生理过程较接近，可以较好地观察冠心病的病理变化和药物的综合疗效，但模型制备耗时较长，缺血程度难统一。常用的高脂饲料配制为 2% 胆固醇、10% 猪油、0.2% 丙硫氧嘧啶、0.5% 胆酸钠、87.3% 基础饲料。高脂饲料的配方可因动物、实际研究需要不同而异。焦宏等添加了 0.1% 钙片，杨棚远等添加了 5% 白糖。为促进 AS 病变，高脂饲料中还可添加甲基硫氧嘧啶、维生素 D、卡比马唑、烟碱等。饲料中添加胆酸钠，能显著增加大鼠小肠对胆固醇的吸收率；添加丙硫氧嘧啶抑制甲状腺功能，减少对胆固醇的代谢，确保血清胆固醇含量升高；腹腔注射维生素 D 后，血钙浓度出现显著升高，并能显著破坏动脉管壁内皮的完整性，促进 AS 的发生；高糖饮食也是 AS 的一个诱导因素。张二力等高脂饲料喂养大鼠 8 周，进行病理 HE 染色，显示心肌纤维排列明显紊乱，肌纤维肿胀，较多炎细胞浸润，心肌间质水肿，脂质沉着明显，部分区域见有明显局灶性坏死，细胞核萎缩，造模成功。姜萍在研究调心饮对冠心病免疫损伤的干预作用时，用高脂 + 高胱氨酸饲料喂养大白兔。一个月后血脂升高，两个月后解剖发现动脉血管形成大面积粥样斑块。

2. 高脂饮食联合药物　以高脂高胆固醇饲料长期饲喂，使动物血脂升高、脂质代谢紊乱，逐渐出现 AS。在此基础上注射垂体后叶素、麦角新碱、异丙肾上腺素等药物诱发心肌缺血（myocardial infarction，MI）。该方法将 AS 和 MI 两个冠心病最基本的病理改变同时体现在同一动物模型上，更能接近临床冠心病病理生理学改变，便于研究冠心病的病理变化、发病机制和药物对血脂、血管病变、心脏损伤的治疗作用。

垂体后叶素、麦角新碱可引起冠状动脉痉挛进而引发心肌缺血，适用于研究扩张冠脉血管抗心肌缺血药物；异丙肾上腺素主要通过加强心脏做功，增加其耗氧量诱导心肌缺血，可用于研究影响心肌氧代谢平衡或作用于 β 受体的抗心肌缺血药。

张文立等用喂饲高脂饲料喂养大鼠 6 周，腹腔注射垂体后叶素 30 U/kg，连续 3 天，1 次 / 天。最终模型组大鼠心电图 ST 段的变化值、血清 TC 和 TG 的含量较正常组明显升高。张明雪等研究了冠心病心阳虚证动物模型的制作，高脂饲料连续饲喂大鼠 6 周，每日冷藏于 –2℃～ –4℃冰柜中 2 h，第 35 天注射垂体后叶素（10 U/kg）。经心电图检测，彩色多普勒检测，血脂、胆碱酯酶等生化指标检测，模型近似于临床冠心病。江波等给予大鼠高脂饮食 11 天，在第 4 天及第 10 天皮下注射垂体后叶素（10U/（kg·d）），成功复制了冠心病模型。焦宏等采用高脂饲料连续饲喂大鼠 12 周，并于第 1、第 4、第 8 周初按 70 万 IU/kg 的总剂量肌肉注射给予维生素 D_3，最后腹腔注射垂体后叶素造成大鼠心肌缺血。

3. 高脂饮食联合冠脉结扎　在高脂喂养的基础上采用结扎冠脉造成心肌缺血损伤，能够形成局限性缺血，缺血范围大致固定，相比药物引发的弥散性缺血更接近临床发病情况。结扎冠状动脉对技术要求较高，需熟悉冠脉走行，控制好结扎高度，注意保持冠脉狭窄程度统一，建议采用超声心电图进行全程监测，保证实验动物模型制备的均一性。

分步结扎可避免大面积心肌缺血后突发心室颤动：第一步预结扎不完全阻断血流，起到缺血预适应的目的。第二次彻底结扎，形成典型的心肌缺血模型。还可在术中滴注硝酸甘油或在分离血管前推注利多卡因，手术过程中提前观察有无心律失常。

朱丽红等用高脂饲料喂养，并以脂肪乳液灌胃，连续 7 周，第 35 天进行冠状动脉完全结扎。观察造模前后心电图的改变，术后 2 周检测血脂、心肌酶、血液流变学指标，测心脏指数，成功复制了与人类痰瘀互结证冠心病特征相似的动物模型。模型动物存活率 80%，其中 91.7% 出现严重心肌缺血。另有研究以高脂饲养大鼠 12 周后，从左心耳下缘水平穿线缝扎左冠状动脉前降支（left anterior descending，LAD），术后 5 min 记录大鼠心电图，制备了高脂血症大鼠心肌缺血模型。

4.Ameroid 收缩环法　Ameroid 收缩环是一种内径 2.0 ～ 2.5 mm 的双层环，外层材料为金属、塑料或其他，内层为酪蛋白，吸水后会膨胀。由于外层不可变形，酪蛋白膨胀后只能向内挤压，逐渐缩窄血管最终闭塞，造成慢性心肌缺血。Ameroid 收缩环造成血管完全闭塞平均需要（26±4）天，同时由于血栓的形成，能使管腔狭窄达 95% 以上，4 ～ 6 周后可形成一个依靠侧支循环具有存活能力的缺血区。这一模型较为接近临床上最常见的冠心病患者的慢性心肌缺血。

郭淑贞等分离出小型猪左冠状动脉前降支，在第一对角支远端的前降支主干上放置 Ameroid 缩窄环，造成冠心病慢性心肌缺血模型。术后 4 周冠脉造影显示前降支缩窄 85% 上甚至完全闭塞，且心电图胸前多导联均有异常 Q 波及 ST 段改变，支持冠心病的诊断。

沈伟等在小型猪冠脉左回旋支近段安置 Ameroid 环，冠状动脉造影显示第 3 周左回旋支近段狭窄明显，第 5 周完全闭塞并生成侧支血管级。HE 染色可见心内膜下有凝固性坏死，周围有炎症反应带，缺血区有明显微血管增生等典型的慢性心肌缺血所致的病理改变。其他研究中采用相同的方法均造成了小型猪左冠状动脉回旋支闭塞，在回旋支近心端放置环缩环是比较可靠的方法。

5. 导管介入法　随着介入技术的发展成熟，出现了用心导管介入 LAD，植入可变形的栓塞物，或利用球囊等机械性挤压损伤血管内膜，建立冠心病模型的方法。该方法避免了开胸手术造成的创伤，死亡率下降，是临床研究冠脉微血管栓塞发病机制的理想模型。

张庆勇等选用 10 只小型猪，经导管选择性地于前降支内注入微栓塞球（直径 45 μm）致使冠状动脉微血管栓塞。术后 1 个月行血管造影及 CFR 测量等检验，发现该方法可导致微血管完整性破坏及左室功能障碍，组织切片 NBT 和 HE 染色均证实存在微血管栓塞，透射电镜下观察微梗死区心肌细胞水肿、纤维化明显。李欣志等先以高脂饲料喂养小型猪 2 周，之后介入球囊损伤左冠状动脉前降支（LAD），继续喂养 8 周，成功建立了痰瘀互结证冠心病模型。

6. 冠脉压迫法　在冠脉处植入水囊缩窄器或气囊梗阻器，通过球囊缩窄前后的变化来模拟稳定性心绞痛患者不完全狭窄及可逆性心肌缺血状态。该方法可以控制球囊对冠脉的压迫程度，所建立的模型也称作可控性心肌缺血模型。

吴涛等选小型猪 10 只，游离钝缘支近端约 10 mm，将水囊缩窄器加在血管上，夹闭钢环开口，固定在心脏表面。术后 2 周行缺血刺激每天 2 次，进行 8 周。造模成功的 8 只小型猪在水囊加压后均出现明显的缺血性心电图，同时钝缘支下游显影延迟、稀疏，钝缘支近乎完全闭塞，压力撤除后心电图迅速恢复正常，钝缘支远端灌注恢复到水囊加压前状态。

王骏等用气囊压迫法制作了兔可控性心肌缺血模型。开胸后，在左心耳下缘 5～10 mm 捆绑固定气囊梗阻器，气囊导管穿出皮下固定。术后 1 周进行缺血刺激。制模成功率 75%。顾劲扬等使用相同方法，对兔缺血刺激 4 周。观察缺血区心肌形态学改变，检测缺血区和非缺血区心肌 VEGF 的表达水平，显示气囊压迫法可以安全、有效、可控地诱发心肌缺血。

7. 冠脉结扎　冠脉结扎是制备急性心肌缺血的常用方法。冠脉夹闭法与此类似，用的是无创动脉夹阻断冠脉血流，造成局部心肌坏死。该方法中麻醉剂的选择和用量、呼吸机参数的设定、结扎的操作都会影响动物术后的存活状况，应特别注意。刘玥在研究中选用大鼠，于肺动脉圆锥与左心耳交界处下方 2 mm 结扎冠状动脉。通过心电图的 ST 段抬高来判断模型的可靠性。模型存活率 60%，结扎 3 h 后心肌损伤标志物血清 CK-MB、cTn-T 含量均显著增高，且存在血小板活化现象。李春等采用此法结扎大鼠冠状动脉左室支。模型组大鼠成活率 82%，其中模型成功率 95%。较高的成模率可能与结扎后即刻在心脏表面给予利多卡因注射液有关。周贺等研究了微创条件下小鼠心肌梗死模型建立，方法基本相同。

8.药物诱导 常用的药物有垂体后叶素（Pit）和异丙肾上腺素（ISO）等，通过腹腔注射、尾静脉或者舌下静脉注，引起短时的心肌缺血，操作方法非常简单，常用于大鼠的冠心病急性模型的制作。

刘振等对比研究了大鼠冠状动脉结扎法和药物注射法导致心肌梗死。药物组皮下注射异丙肾上腺素。病理考察显示药物组梗死范围较小、散在，梗死区域内偶尔可见有未坏死心肌，梗死灶主要分布在左心室壁和室间隔上，尤以靠近心尖部为重。

9.介入栓塞法 与慢性模型中的导管介入法相似，差别在于前者是慢性阻塞血管造成心肌缺血，而此处直接注入栓塞物质或用球囊阻塞冠脉引起急性缺血。刘建勋等在小型猪左冠状动脉前降支内置入导引导管，注入自体血栓。6天后造影观察，模型动物冠状动脉 LAD 基本栓塞，体表心电图显示心肌缺血程度、缺血范围、ST 段变化百分率均增加。N-BT 染色发现心肌出现大面积的梗死区。Kazuhisa 等选用小型猪，麻醉后经股动脉置入6F 导引导管，将球囊导管置于冠状动脉左前降支第一对角支远端，给球囊加压完全堵闭血流 45 min。经冠脉造影检测，成功建立小型猪急性心肌梗死模型。

（三）糖尿病心肌病动物模型

近年来，为了更好地模拟人类糖尿病心肌病的动物模型，人们做了大量的研究工作。糖尿病心肌病动物模型制备首先需要建立糖尿病模型，再通过心肌组织病理表现、超声心动图表现或心室重构指标等判断心肌病变的存在。研究表明，动物注射链脲佐菌素（streptozotocin，STZ）3 周后即可出现稳定的糖尿病心肌病变。糖尿病心肌病动物模型制备方法可参考糖尿病动物模型的造模方法，主要包括诱导性、自发性、转基因或基因敲除性、病证结合糖尿病心肌病动物模型。

1.诱导性 DCM 动物模型

（1）链脲佐菌素诱导法：STZ 是一种广谱抗生素，具有抗菌、抗肿瘤作用，还有引起糖尿病的不良反应，因其与葡萄糖分子高度相似，可特异性地作用于胰岛 β 细胞，被胰岛 β 细胞上低亲和力的葡萄糖转运蛋白（GLUT2）转运，引起 β 细胞结构破坏和胰岛素分泌功能障碍。影响 STZ 诱导法的造模结果的因素如下。

① STZ 剂量：STZ 剂量过低（≤ 20 mg/kg）不足以引起足够的胰岛 β 细胞损害，而剂量过大（≥ 60 mg/kg）则会引起胰岛 β 细胞过度损害，最终都会导致成模率下降。推荐 50 mg/kg 左右的 STZ 剂量复制糖尿病心肌病动物模型，此剂量下成模率高、病死率低、心肌病变明显。

② STZ 注射次数：STZ 单次或多次腹腔注射均可诱导实验性糖尿病动物模型。例如，1 型糖尿病动物模型可采用一次性大剂量和连续低剂量注射 STZ 制备，有人通过单次腹腔注射 STZ 制备 1 型糖尿病心肌病大鼠模型，3 周后对大鼠心肌组织 HE 染色见心肌细胞肥大、排列紊乱，胶原组织明显增多、分布不均等明显心肌病变。国内外学者均认为一次

性大剂量注射 STZ 可造成糖尿病动物模型死亡率明显增高。糖尿病并发症动物模型论坛（AMDCC）推荐连续 5 次注射 50 mg/kg STZ 制备 1 型糖尿病动物模型。

③实验动物的选择：啮齿类动物具有相对的抗动脉粥样硬化的作用，适合用作糖尿病心肌病造模；其中，小鼠 99% 的基因与人类相似，许多品系有完整的基因序列，不会产生变异，还具有便于饲养、繁殖周期短等优点。大鼠中 Wistar 大鼠、SD 大鼠是常用品种，因 SD 大鼠饲养成本相对较低，与其他实验大鼠相比适应性和抗病能力较强、易于存活，与小鼠相比对 STZ 的敏感性较强，且成模后血糖波动较小、不易自愈，故常作为优选。哺乳动物猪和人在解剖学、生理学及疾病发生机制方面极为相似，其胰岛素与人类的仅差几个氨基酸，研究发现，以药物诱导的小型猪心肌病变过程与人类基本一致。另外，STZ 诱导糖尿病大鼠模型有性别差异，雄性大鼠制备模型的成模率一般高于雌性大鼠，且雄性大鼠腹腔注射 STZ 14 天后血糖稳定，而雌鼠 4 周后血糖才稳定，推测与雌孕激素的影响有关。因此，常选择雄鼠造模以减少实验干扰。

（2）四氧嘧啶（alloxan，ALX）诱导法：ALX 为丙酮二酸的酰脲，是胰岛 β 细胞毒剂，其作用机制是通过抑制动物模型的葡萄糖激酶和诱导活性氧簇，从而破坏胰岛 β 细胞，中止胰岛素的分泌，诱发糖尿病。ALX 诱导法造模成功率不高，稳定性受实验动物品系、动物性别、给药剂量、溶媒、造模次数等诸多因素影响。如封闭群 KM 小鼠较近交系 BALB/c、C57BL/6J 小鼠成模率高、死亡率低，是较常用造模动物，但其个体间遗传背景不均一，对实验结果的重复性和一致性不如遗传背景纯合度高的近交系小鼠。在同等条件下，KM 小鼠的雌鼠比雄鼠死亡率高。对于最佳给药剂量的报道也差别较大，有 160 mg/kg、185 mg/kg、200 mg/kg 等。在糖尿病心肌病动物模型制备的实践中，ALX 诱导法的使用逐渐减少，多数学者推荐使用 STZ 诱导法取代之，因后者具有用药量小、药物毒性低、胰岛 β 细胞损害特异性高等优点。

（3）高脂高糖饮食诱导法：高脂高糖饮食是诱发 2 型糖尿病及胰岛素抵抗的重要因素，其机制是使动物体内糖脂代谢紊乱，通过糖脂肪酸循环、胰岛素信号传导等多个途径抑制糖储存，降低胰岛素敏感性。持续高糖高脂饮食可增加糖尿病心肌病的风险，因而有利于糖尿病心肌病动物模型的建立。国外学者的研究表明，单纯的高脂高糖可诱导动物血糖升高，但至少需要 6 个月到 1 年的喂养时间。本法耗时过长，成本较大，因此较少单独使用，通常选择联合其他诱导方法进行糖尿病心肌病模型的制备。

（4）联合诱导法：STZ 联合高脂高糖饮食是目前国内外最常用的糖尿病心肌病造模方法，具有丰富的实践经验。利用高脂高糖饲料喂养诱导胰岛素抵抗，再以 STZ 注射破坏胰岛 β 细胞，可以制备出与人类 2 型糖尿病特点更吻合的动物模型。李赛美等利用 Wistar 大鼠以高脂饮食加注射 STZ 诱导糖尿病，造模成功 8 周后通过电镜观察到心肌病变，超声心动图提示舒张功能减低，并出现心室重构。董世芬等研究证明大鼠高糖高脂膳食喂养负荷小剂量 STZ 一次性腹腔注射，可造成心脏舒张和收缩功能紊乱及心肌结构重塑，心脏功能与结构变化呈显著相关性，复制实验性糖尿病心肌病模型。杜娟等以高糖高脂饮食饲养 2 个月诱导胰岛素抵抗，后腹腔注射 30 mg/kg STZ 诱导 2 型糖尿病动物模型，成模率高，稳定性良好，可重复性强。汪心安等按 50 mg/kg 体重连续 5 天腹腔注射 STZ，实验第 13 周 HE 染色及天狼猩红染色显示模型组小鼠心肌纤维排列紊乱，分布不均，肌细胞间质明显增加，成功建立了 C57BL/6 小鼠 1 型糖尿病心肌病模型。王祥等胞间质明显增加，成功建立了 C57BL/6 小鼠 1 型糖尿病心肌病模型。王祥等研究发现，STZ 加高糖高脂饮食喂养制备的糖尿病大鼠心肌细胞超微结构的改变在 8～12 周，心功能改变发生在 6～14 周。刘群采用持续高糖高脂膳食结合小剂量 STZ 多次腹腔注射建立糖尿病心肌病大鼠模型。还有人报道，以巴马小猪为动物模型，通过 50 mg/kgSTZ 与 100 mg/kg 四氧嘧啶联合注射的方式可成功制备糖尿病心肌病模型。

2. 自发性 DCM 动物模型　自发性糖尿病动物的表现与人类糖尿病相似，动物通过遗传育种保留或在自然情况下发生糖尿病。FDA 糖尿病药物研发指南中，BB 大鼠和 NOD 小鼠是常用 1 型糖尿病动物模型，ob/ob 小鼠、db/db 小鼠和肥胖 Zucker 大鼠是 2 型糖尿病常用动物模型；前者由于自身免疫病因的参与和胰岛 β 细胞受损，可出现胰岛素减少、血糖升高，与人类 1 型糖尿病发病特点相似；后者一般有肥胖，可出现胰岛素抵抗和高胰岛素血症，类似人类 2 型糖尿病的发病过程。研究发现，ob/ob 小鼠经高热量饮食诱导血糖达标后 8 周可形成糖尿病心肌病。然而自发性糖尿病模型忽视了环境诱因，且价格昂贵，来源较少，饲养和繁殖条件较严苛，限制了其应用普及。

3. 转基因或基因敲除 DCM 动物模型　转基因是指将人工分离和修饰的基因导入生物体基因组中，引起生物性状的可遗传修饰；基因敲除是指用同源片段替代靶基因片段，使机体特定的基因失活或缺失。这些方法可诱导动物发生糖尿病，并能表现不同程度的高血糖、胰岛素抵抗、高胰岛素血症、糖耐受量损伤等表型特征，有利于从基因层面了解糖尿病的发病机制。转基因小鼠有 GIPR（dn）转基因小鼠、下丘脑脑源性神经营养因子转基因小鼠等；基因敲除动物包括与胰岛素和胰岛素受体及胰岛素下游信号元件相关基因基因敲除小鼠、PPAR-γ 组织特定基因敲除小鼠、葡萄糖激酶（GK）或 GLTU-2 基因敲除小鼠、肝脏特异性胰岛素受体基因敲除小鼠、β 细胞特定基因敲除小鼠、sqstml 基因敲除小鼠等。此法对实验者、实验环境及相关仪器设备要求严格，成本较高，不适于一般的研究。

4. 病证结合 DCM 动物模型　许多学者借助现代医学手段，对制备病证结合 DCM 动物模型做出了大胆尝试，多是在应用化学药物诱导出糖尿病物模型后，再根据糖尿病证型特点，结合中药四气五味等性能，加用药物干预、应激法等干预措施。如通过给大鼠腹腔注射 STZ 制备糖尿病模型，再利用甲状腺素复制阴虚症状，用于糖尿病阴虚证方面的研究；高脂饲料喂养加小剂量 STZ 腹腔注射制备糖尿病模型后，再予泼尼松龙和肾上腺素注射制备 2 型糖尿病心血瘀症大鼠模型。另外，在糖尿病动物模型建立后，灌胃中药可制备不同证型的动物模型，如灌服干姜、附子水提物，造成阴虚热盛证；灌服青皮、附子，可出现气阴两虚症状。此法具有广阔的应用前景，对中医药现代化具有推动作用，但由于没有科学的证候评价标准，目前并未得到推广。

糖尿病心肌病动物模型的制备对深入研究糖尿病心肌病的发病机制、诊断与治疗、预防及转归均有重要意义。动物模型的制备应以保证成模率、减少死亡率、简便可行、节约成本为原则。制备糖尿病心肌病动物模型有许多行之有效的方法，以 STZ 结合高脂高糖饮食诱导为最常用方法，自发性、转基因及基因敲除、病证结合等方法目前较难推广。

三、流行病学

美国调查资料表明，年龄 18 ～ 44 岁的 DM 患者中，冠心病的发生率为 4%；65 岁以上者占 20%，较非 DM 人群高 2 ～ 20 倍。WHO 报告，冠心病在 DM 患者中占 26% ～ 35%，老龄和女性患病率最高有研究对 54 例 1、2 型 DM 进行 5 年观察发现，DM 发生冠心病者为 10.5%，而非 DM 组仅为 4%，说明冠心病的发生与 DM 病程及长期高血糖症等因素有关。DM 男性和女性患者死于心血管并发症者，分别较非 DM 患者高 2 ～ 10 倍，尤其 44 岁以下的 DM 患者，心血管并发症死亡者比同龄非 DM 高 10 ～ 20 倍。DM 患者发生急性心肌梗死明显高于非 DM 者，其中男性约高 1.5 倍，女性约高 3.5 倍，病死率达 26% ～ 58%，有 42% DM 患者表现为无痛性心肌梗死。据美国糖尿病协会报道，糖尿病患者比非糖尿病患者心脏病发生率高 2 ～ 3 倍，欧美的糖尿病患者 75% 死于心血管病变，其 2/3 死于冠心病。国外的调查资料表明 60% ～ 80% 糖尿病患者死于心血管疾病，在我国也发现类似的结果。Zoneraich 等对 50 例 DM 患者进行了心脏病理学研究，结果发现有心肌微血管病变者占 72%。国内有人发现，DM 伴有心脏自主神经功能异常者占 82%。

流行病学的研究表明，不仅典型糖尿病患者心脏病的患病率与病死率明显高于非糖尿病者，无糖尿病迹象的糖耐量异常组患者中心脏病的患病率与病死率也明显高于非糖尿病者，尤以女性为多，约 4 倍于糖耐量正常者，男性约 2 倍，2 型糖尿病患者的发病率显著高于 1 型糖尿病患者。而慢性心力衰竭是引起糖尿病患者死亡的最为常见因素，在 2 型糖尿病中，有 12% 的患者具有心力衰竭表现，且每年有 3.3% 的 2 型糖尿病患者发展成为心力衰竭。在法国，约有 17.8% 的 2 型糖尿病患者患有心脏病，尽管诊疗技术的飞速发展，但糖尿病性心力衰竭在 5 年内的致死率仍然非常高：男性为 59%，女性为 45%。AlSaraj 等对 78 例糖尿病患者 [平均年龄 54.4 岁，平均病程 5.2 个月，没有任何心血管疾病（CVD）临床征象] 应用英国前瞻性糖尿病研究（UKPDS）risk engine 进行 CVD 危险评价，结果显示，病程 10 年的糖尿病患者冠心病平均危险性为 18%，男性高于女性（24.7vs.9.4%），$P < 0.001$），致死性冠心病危险性为 10.5%。由（UKPDS）risk engine 确定的 CVD 危险谱，为在 CVD 高危人群进行筛查并早期预防提供了重要依据。有学者等还对这部分人群进行各项 CVD 相关检查 [包括踏板试验、颈动脉内膜中层厚度（IMT）测定、踝臂指数]，发现

63% 有血管疾病的证据，97% IMT 增加。说明大部分新诊糖尿病患者存在亚临床 CVD，相关的检查能发现早期血管病变。

四、相关诊疗进展

（一）2 型糖尿病并冠状动脉粥样硬化性心脏病的风险标志物及预测因子

1. 巨噬细胞迁移抑制因子和内源性拮抗剂　巨噬细胞迁移抑制因子（macrophage migration inhibitory factor，MIF）是炎症应激反应的一个组成部分和促进免疫细胞促炎功能的宿主抗菌警报系统，参与炎性和自身免疫性疾病的病理机制，并且在动脉粥样硬化中起重要作用。慢性炎症和胆固醇积累导致单核细胞迁移和血小板活化，以及炎性介质如 C- 反应蛋白（C-reactive protein，CRP），促炎细胞因子，黏附分子和金属蛋白酶产生，以上因素共同致力于斑块进展和随后的动脉粥样硬化血栓形成。MIF 与趋化因子受体结合，调控单核细胞聚集致动脉粥样硬化病变，有动脉粥样斑块形成的患者显示出更高的 MIF 水平。因此，MIF 是预测动脉粥样硬化严重程度和斑块稳定性的潜在生物标志物。内源性拮抗剂（Gremlin-1）是 MIF 的内源性拮抗剂，其以高亲和力结合 MIF，并导致体外 MIF 诱导泡沫细胞形成的降低。由于 Gremlin-1 抑制 MIF 的动脉粥样硬化，外周血中 Gremlin-1 和 MIF 的相对较高的比例可能提示动脉粥样硬化进展较慢，研究结果表明 Gremlin-1/MIF 比值可能是 CAD 和动脉粥样硬化患者风险评估的新增标记物。

2. 三酰甘油葡萄糖指数　胰岛素抵抗被认为不仅是致病原因，也被认为是 2 型糖尿病中 CHD 的预测因子。三酰甘油葡萄糖指数（triglyceride glucose index，TyG 指数）是 Guerreoromero 首次引入作为胰岛素抵抗的替代标记，通过高胰岛素正常血糖钳夹或胰岛素介导的葡萄糖摄取评估它与胰岛素抗性具有直接相关性。在巴西人口中，TyG 指数显示出比胰岛素抵抗指数（homeostasis model assessment of insulin resistance，HOMA-IR）更好的评估胰岛素抵抗性能，这表明 TyG 指数可能在各种群体中用作胰岛素抵抗的生物标志物。此外，以往的研究表明，TyG 指数与糖尿病发病和动脉粥样硬化独立相关。这些发现支持三酰甘油在胰岛素抵抗的发病机制中的重要性及其作为胰岛素抵抗的替代标记物的可能性。TyG 可以作为胰岛素抵抗的一个替代标志，有助于确定无症状 2 型糖尿病患者 CAD 的高风险人群，但仍需要进一步的前瞻性研究来探讨 TyG 预测这些患者的心血管事件。

3. 人甲壳质酶蛋白 40　人甲壳质酶蛋白（YKL-40）是表达在血管外膜平滑肌细胞中的人软骨糖蛋白，在动脉粥样硬化斑块、巨噬细胞和血管平滑肌细胞的亚群与炎症和细胞外基质重塑有关。主要由炎症细胞分泌的血清 YKL-40 水平在怀疑 CAD 患者中明显增加。在动脉粥样硬化的过程中，活化的巨噬细胞吸收脂质，然后这些富含脂质的巨噬细胞分泌刺激血管平滑肌细胞（vascular smooth muscle cells，VSMC）迁移和增殖的炎症介质。研究发现，YKL-40 水平随冠状动脉血管造影评估的狭窄血管数量增加而升高，这一发现表明，血浆 YKL-40 水平可能是疾病发展的定量指标；由于它可以在早期亚临床疾病中检测到，因此，对 2 型糖尿病合并无症状冠心病及心血管事件的预后具有预测作用。关于 YKL-40 的未来研究应进一步集中于确定 YKL-40 是否可以评估心血管生物标志物在临床实践中的价值，需要进一步调查 YKL-40 与 CAD 和糖尿病的关系。总之，YKL-40 可能比超敏 C-反应蛋白（high sensitivity C-reactive protein，hsCRP）更敏感，用于预测 2 型糖尿病患者的疑似 CAD。

4. 骨粘连蛋白　骨粘连蛋白（secreted protein acidic and rich in cysteine，SPARC）是一种富含半胱氨酸的糖蛋白，主要来自分化的皮下脂肪组织，参与血管生成和损伤组织的修复。最近研究表明，SPARC 参与 T2DM 及并发症的病理生理过程，它不仅是心血管疾病的独立危险因素，而且与 T2DM 合并 CAD 的发病率存在一定的相关性。在 2 型糖尿病合并冠心病患者中，SPARC 水平与 Gensini 评分呈正相关，说明 SPARC 水平与冠状动脉狭窄程度有关，SPARC 增多从而损伤血管屏障并参与冠状动脉粥样硬化的形成，SPARC 诱发的 2 型糖尿病合并冠心病主要原因可能有以下几方面。① SPARC 引起脂肪纤维化，使脂质增多并异位于肝、胰腺和血管等非脂肪组织中，从而甘油三酯（triglyceride，TG）升高并引起胰岛素抵抗；此外，SPARC 可以通过增加腺苷酸活化蛋白激酶（adenosine monophosphate-activated protein kinase，AMPK）表达来促进葡萄糖转运蛋白 4（glucose transporter 4，GLUT4）摄取葡萄糖，导致肌肉中的葡萄糖和脂质代谢紊乱。② SPARC 通过影响纤连蛋白和层粘连蛋白的沉积而导致细胞外基质（extracellular matrix，ECM）的结构变化，调节细胞迁移，具有抗细胞黏附作用。③ SPARC 与炎症反应因子和脂肪因子密切相关，它促进纤溶酶原激活物抑制因子 1（plasminogen activator inhibitor 1，PAI-1）水平及基质金属蛋白酶 3（matrix metalloproteinase 3，MMP3）的活性和含量的增加，增加内皮细胞通透性，破坏屏障，从而促进细胞迁移并影响损伤修复。④ SPARC 可以抑制血管内皮生长因子（vascular endothelial growth factor，VEGF）、血小板衍生生长因子（platelet derived growth factor，PDGF）和成纤维细胞生长因子（fibroblast growth factor，FGF）刺激的成纤维细胞，平滑肌细胞和内皮细胞的增殖和分化，阻止血管修复过程，破坏血管屏障诱导动脉粥样硬化，促进平滑肌的沉积内膜细胞加速血管内皮动脉粥样硬化。因此，SPARC 水平可以作为冠状动脉硬化症的预测因子。

5. 载脂蛋白 B100/ 载脂蛋白 A1　血脂异常是糖尿病合并冠心病患者的独立危险因素。目前，总胆固醇（total cholesterol，TC）、甘油三酯（triglyceride，TG）、低密度脂蛋白胆固醇（low density lipoprotein cholesterol，LDL-C）的升高和 / 或高密度脂蛋白胆固醇（high density lipoprotein cholesterol，HDL-C）的降低 广泛用于评估 CHD 在临床实践中的风险。Lippi 等首先报道 TC/HDL-C 和 LDL-C/HDL-C 与 CHD 的严重程度有统计学意义，但这些研究结果没有评估载脂蛋白 B100（ApoB100）/ 载脂蛋白 A1（ApoA1）与 CHD 严重程度的关系。理论上，ApoB100/ApoA1 比值应该是比 HDL-C 相关比值更好地预测 CHD 的严重程度。致动脉粥样化脂蛋白 [低密度脂蛋白、极低密度脂蛋白及中间密度脂蛋白和脂蛋白（a）] 的每个颗粒携带一个 ApoB100 分子，因此血浆 ApoB100 的浓度可以反映致动脉粥样硬化颗粒的总数。另外，ApoA1 占高密度脂蛋白总载脂蛋白的 70% 左右，ApoA1 的血浆含量代表抗动脉粥样硬化颗粒的总和。因此，ApoB100/ApoA1 比值可能是 CHD 发展的优越标志，因为它可以全面反映致动脉粥样硬化颗粒与抗动脉粥样硬化颗粒之间的平衡。研究提出载脂蛋白 B100/ 载脂蛋白 A1 比 HDL-C 相关比率在预测 CHD 的发生更好。在前瞻性载脂蛋白相关死亡风险（apolipoprotein-related mortality risk，AMORIS）研究中，研究人员报告 ApoB100/ApoA1 比值与冠心病风险升高有密切关系，优于 HDL-C 相关比例，因此 ApoB100/ApoA1 比值可能是 CHD 严重程度的强大预测因子。

6. 心包脂肪组织　和心外膜脂肪组织肥胖是 T2DM 合并 CAD 的危险因素，内脏脂肪的沉积增加并伴葡萄糖代谢紊乱进一步加重心血管疾病（cardiovascular disease，CVD）的发生、发展。心脏周围的脂肪组织是 CVD 负担的关键指标，它与体内各种代谢紊乱相关。以外膜脂肪组织（epicardial adipose tissue，EAT）和心包脂肪组织（pericardial adipose tissue，PAT）都是与 T2DM 相关的内脏脂肪组织，它们是心脏周围发现的具有代谢活性的内脏脂肪沉积，与 CAD 发展相关 EAT 是在心脏周围、心包及心肌之间发现的代谢活性内脏脂肪沉积，PAT 定义为 EAT 加心包脂肪，而心包脂肪位于心外膜表面，它们的厚度和体积可以通过超声心动图评估、CT 或 MRI 测定。PAT 及 EAT 均与冠状动脉钙化（coronary artery calcification，CAC）独立相关，由于高度代谢的旁分泌和 EAT 的内分泌功能，通过促进代谢综合征患者颈动脉内膜中层厚度的增加，在 CVD 的发病机制中发挥作用。在 CAD 患者中，EAT 中的过氧化氢酶水平低于皮下脂肪，导致更高的氧化应激，进一步促进动脉粥样硬化。同时，EAT 和相关的炎症细胞因子，特别是低脂联素水平和一氧化氮（nitric oxide，NO）合成减少，可能对心肌造成直接影响，引起功能障碍。有研究证明 CAD 与 PAT 相关，PAT 正成为 CVD 发展的新型风险因素，是 CVD 死亡和残疾增加的预测因子，在糖尿病患者中，代谢紊乱与心脏肥胖明显相关，因此应考虑筛选 EAT 或 PAT 作为糖尿病患者的 CVD 危险因素。

（二）蛋白质二硫键异构酶在糖尿病缺血性心脏病中的作用机制研究进展

蛋白质二硫键异构酶（PDI）是内质网驻留丰富的一种分子伴侣和氧化还原酶，属于硫氧还原蛋白家族。PDI 于 50 年前被发现，分子大小为 57kDa，由 4 个结构域（a、a'、b'、b）和一个伸展域 C 组成，a、a' 两个活性位点具有催化二硫键的形成与异构化，可以促进新生蛋白质的正确折叠，同时也能促使错误折叠与未折叠的蛋白恢复。

PDI 功能及与内质网应激（ERS）的关系 :PDI 可以催化二硫键的形成与重排（异构化），参与了蛋白质折叠，也参与调解细胞存活率。研究发现，PDI 损失后可以导致内质网应激（ERS），加快细胞凋亡、斑块形成的进展，ERS 的出现也可以诱导 PDI 的表达。在内质网

（ER）中蛋白质合成是通过损害糖基化、降低氧介导的二硫键形成、ER 钙的消耗来扰乱的，最终导致致命的错误折叠蛋白质堆积。在内质网应激反应期间，一些转录因子促成了一个基因程序的诱导，即编码蛋白旨在恢复蛋白质折叠。但是，这个初步的恢复蛋白质折叠的尝试是不够的，持续的 ERS 能导致细胞凋亡。

PDI 与糖尿病缺血性心脏病的关系：糖尿病缺血性心脏病主要是糖尿病的一个并发症，有高血糖、缺血、缺氧、炎症反应等危险因素存在。这些因素可以激活 ERS 和未折叠蛋白反应，并长期存在，进而破坏新生分泌蛋白质折叠的调节而出现错误折叠、未折叠；而 PDI 在 ERS 期间是 UPR 的一个重要成员。此外，糖尿病患者及动物模型的研究中发现，PDI 上调可以降低心肌梗死面积，降低心肌细胞凋亡。PDI 具有指导新生分泌蛋白合成、成熟、折叠，还具有促进二硫键的形成作用。更有研究证明，改变 PDI 的氧化还原态可以使大量错误或未折叠的蛋白质聚集，而导致心肌损伤增加。

（三）间充质干细胞治疗糖尿病心脏病研究进展

间充质干细胞是近年来唯一进入临床试验的成体干细胞，可以定位在受损的组织中，通过增殖分化、替代损伤细胞、调节损伤微环境、激活损伤组织的内源性祖细胞、分泌多种细胞因子等多种机制来促进损伤组织的修复，在间充质干细胞移植治疗心脏相关疾病的临床前及临床研究中发现，间充质干细胞可以在一定程度上改善心室重塑，提高心脏的收缩和舒张功能，其机制涉及多个方面，但目前对间充质干细胞移植治疗 DCM 的机制及疗效研究尚不完善，需进一步的探索。

（四）自噬与糖尿病心脏病变

自噬是近年发现的在多种疾病发病中具有独特作用的细胞适应性机制，自噬紊乱在促进糖尿病心肌物质代谢紊乱、微血管病变、心肌细胞凋亡及心肌纤维化中起重要作用。

自噬是真核细胞中普遍存在的一种溶酶体依赖性的非特异性物质降解过程。起始于自噬相关基因（Atg），它们编码的蛋白如 Atgl、At99、class Ⅲ 磷脂酰肌醇 -3 激酶 / 液泡蛋白质分选因子（Vps34）复合物等参与自噬的诱导、自噬内容物的识别和分选、自噬囊泡的形成、自噬体和囊泡融合、承载物的分解及分解产物释放、自噬反应终止等各个阶段。自噬可包裹可溶性的大分子物质（如核酸、蛋白质、碳水化合物和脂质）及功能失调的细胞器（如线粒体、核糖体、过氧化物酶体和内质网）并分泌溶酶体水解酶降解内容物，所获得的能量及降解后的蛋白或细胞器结构重新参与细胞的生命活动，从而实现物质的再循环及细胞内稳态的维持。正常情况下，持续的心肌低水平自噬是一种细胞应激的保护机制。多种不良因素可诱导自噬，包括营养缺乏、胰岛素抵抗、能量缺失、低氧、损伤、病原体感染和内质网应激等。不良环境中，心肌细胞通过哺乳动物西罗莫司靶蛋白敏感型复合体途径、三磷酸肌醇受体途径、AMP 活化蛋白激酶途径、蛋白激酶 A 途径等调节自噬活性，从而减少有害物质对细胞及细胞器损伤，同时可加速分解游离脂肪酸（FFA）及晚期糖基化终末产物等，改善糖尿病心肌缺氧和代谢紊乱，减少氧化应激的发生，缓解胰岛素抵抗，进而延缓心脏微血管病变、心肌纤维化及自主神经病变，延缓糖尿病心脏病变进程。

1. 自噬与糖尿病心肌物质代谢

（1）自噬与糖尿病心肌糖代谢紊乱：慢性高血糖被认为是糖尿病心肌细胞物质代谢紊乱的核心环节。葡萄糖主要通过葡萄糖转运蛋白（GLUT）易化扩散进入心肌细胞氧化供能。在糖尿病患者中，慢性高血糖可上调心肌内 GLUT-1 mRNA 及其蛋白表达，使 GLUT-1、GLUT-4 及其受体数量减少，减少了葡萄糖向心肌细胞内的转运，阻碍了心肌细胞的供能。慢性高血糖亦可导致三羧酸循环中各种所需酶（如异柠檬酸酶、琥珀酸脱氢酶、葡萄糖磷酸异构酶等）活性降低，使心肌细胞经糖代谢产能减少。此外，高血糖可介导蛋白激酶 C 激活，导致下游基因表达的改变：刺激心肌细胞产生转化生长因子 -B、结缔组织生长因子和纤溶酶原激活物抑制剂 -1，使心肌纤维化，通过活化丝裂原活化蛋白激酶信号通路使心肌肥厚，活化核因子 -κB 途径产生肿瘤坏死因子 -α，诱导心肌炎性反应增强，通过激活 NADPH 氧化酶引起氧化应激，从而诱导心肌细胞凋亡。当心肌长期暴露于高血糖状态，使能量供应不充足时，心肌可通过自噬途径作为应答机制保障细胞能量代谢的正常进行。实验表明，敲除小鼠 At97，其出生后不到 12h 就由于营养不足而死亡。在心肌细胞糖代谢产能不足的情况下，抑制自噬可使心肌细胞凋亡进一步增加。正常的心肌中自噬水平极低，在高糖环境中，产能不足和获能障碍均可诱导心肌细胞自噬水平的增加，表明自噬在心肌能量供应不足时对心肌细胞具有代偿性供能作用。另外，高糖激活的多条细胞内信号转导通路使心肌细胞炎性反应和氧化应激水平增强，诱导线粒体损伤及细胞凋亡增多，此时自噬水平的上调可抑制心肌炎性反应及消除因氧化应激损伤的细胞器，抑制心肌细胞的凋亡。在动物模型中，高脂高糖饮食模式下观察到心肌组织自噬水平的降低及敲除自噬相关基因 p62 可致糖代谢紊乱。由此可得出，高糖也可以通过调节自噬水平影响心肌能量的代谢；而自噬在高糖环境下通过增加心肌细胞供能和清除细胞代谢的有害产物从而保护心肌细胞。

（2）自噬与糖尿病心肌脂代谢紊乱：正常情况下，心肌收缩所需能量的 65% 来自 FFA 的 β 氧化，然而糖尿病患者糖代谢紊乱，加之胰岛素抵抗作用，胰岛素促葡萄糖进入心肌细胞减少，心肌细胞直接能量来源不足，脂蛋白脂肪酶活性增强及过氧化物酶体增殖物活化受体 α 被激活，脂肪酸 β 氧化和心肌对脂肪酸的摄取水平升高。FFA 水平升高，一方面，通过脂代谢产生 ATP，加重心肌供氧负担，并促使有潜在毒性的中间代谢产物在心肌细胞内聚集，促进线粒体的解耦联影响心肌的钙调控，从而导致心肌的舒缩功能减退；另一方面，FFA 氧化活跃使细胞内乙酰 CoA 堆积，抑制丙酮酸脱氢酶活性，使糖酵解中间产物增多，糖代谢进一步减弱，促进细胞凋亡。体内和体外实验表明，抑制自噬可减少甘油三酯的分解，促使甘油三酯和载脂蛋白共处于自噬体隔间。此外，自噬标志性分子微管蛋白 1

轻链 -3- Ⅱ通过核糖核酸干扰参与细胞质脂滴的形成。自噬水平的上调还可促进脂肪组织中的 FFA 向肝脏转运，降低心肌中 FFA 的浓度，从根本上减轻脂毒性对心肌的损害。

2. 自噬与心脏微血管病变

微小血管病变是糖尿病的特征表现，在糖尿病心脏病变发病中起重要作用。糖尿病自然病程中，自噬水平降低，而自噬具有促进微血管生成、抗血管钙化及血管炎性反应的作用。研究显示，一些参与血管新生的内源性抑制剂可以诱导血管内皮细胞自噬，发挥抗凋亡作用：用内皮抑素孵育内皮细胞后可增加哺乳动物自噬标记蛋白 beclin-1 的表达；人纤维蛋白溶酶原 kringler-5 也能促进内皮细胞 beclin-1 的表达，利用 RNA 干扰 beclin-1 的表达后能降低 kringler-5 诱导的自噬。血管钙化是糖尿病血管病变普遍存在的病理表现，研究显示糖尿病病程中，低密度脂蛋白表达增加，其在促血管钙化、上调血管平滑肌细胞成骨分化转录因子如核心结合因子表达的同时，还能上调自噬调节基因 beclin-1 的表达，促使血管平滑肌细胞发生自噬性细胞死亡，最终导致血管钙化。目前研究表明，自噬可抑制血管炎性反应的发生，其机制可能如下。①抑制炎性小体活化。基础水平的自噬可以控制炎性小体活化，阻断自噬可以导致去极化线粒体堆积，线粒体 DNA 和活性氧簇等内源性炎性小体激动剂可诱发炎性反应的发生。②抑制钙蛋白酶依赖的白细胞介素（IL）-1α 活化。在自噬缺失的细胞中，去极化线粒体释放的活性氧簇可诱导钙蛋白酶裂解 IL-1α 前体释放 IL-1α，促进炎性反应的发生。这种促炎效应可能与自噬促进炎性细胞因子（IL-1β、IL-18 等）的释放有关，自噬相关蛋白及高尔基体重组 - 堆叠蛋白可能参与了这一过程。

3. 自噬与心肌纤维化

研究发现，在由果糖饲料饲养的糖尿病小鼠动物模型中，心肌细胞过氧化物引起的氧化应激反应可以激活自噬，从而抑制心肌细胞间质增生及纤维化。Takemura 等研究表明，在发生慢性心力衰竭的大鼠心肌细胞中存在着自噬性细胞死亡，并且发现利用粒细胞集落刺激因子可以减少大鼠心肌细胞自噬活动，进而减少间质纤维化，改善心脏结构重塑和心肌收缩功能提高大鼠生存率。然而心肌纤维化的发生与自噬之间的机制尚未完全阐明，自噬在心肌纤维化进程的作用还需进一步研究。

综上所述，糖尿病心脏病变是糖尿病最主要的心血管并发症，也是糖尿病患者死亡的最主要原因。基础水平自噬可通过吞噬异常细胞器及变形的大分子物质，维持细胞内稳态，从而保护细胞正常功能。糖尿病心肌中自噬减弱可促进心肌物质代谢紊乱、血管病变及加重心肌纤维化，加剧细胞损伤，加快糖尿病心脏病变进程。对糖尿病心脏病变发生、发展各阶段自噬水平及调节自噬水平延缓心肌细胞损伤的进一步研究，为阐述糖尿病心脏病变可能的发病机制提供了新的角度，进而为其预防及治疗提供新思路。

（五）中医药治疗进展

1. 鱼腥草素钠　经实验证实：①鱼腥草素钠对糖尿病心脏病有防治作用，有心脏保护效果；②可调控心肌能量代谢紊乱；③可降低糖尿病引起血脂升高，有一定的降低血糖作用。在制备用于防治糖尿病引起的心脏损伤、心肌能量代谢紊乱、糖脂代谢异常等的产品方面具有良好的临床应用前景。

2. 黄芪　诸多实验及临床疗效证明黄芪能改善糖尿病引发的代谢紊乱，减少多种慢性并发症的发生。金涛等在严格控制饮食基础上，静脉滴注黄芪注射液 40 mL/d，治疗糖尿病性心肌病患者 36 例，15 日为 1 个疗程，每一疗程间隔 45 天，共 6 个疗程（约 12 个月）。试验期满，治疗组总有效率为近 90%。

3. 葛根　潘振宇等使用葛根素腹腔注射治疗 DC 大鼠，治疗组每日一次，每次 100 mg/kg；对照组仅腹腔注射同量生理盐水（6 mL/kg）。4 周后剖杀取材。结果显示，治疗组大鼠比对照组大鼠的体重明显升高，血糖有明显的降低。由此得出结论：葛根素可以保护 DC 大鼠心肌细胞的高糖损伤并维持心肌细胞功能，推测此机制大概与葛根素抑制心肌细胞 TSP-1 的表达有关。

4. 川芎　糖尿病性心肌病是 Rubler 在 1972 年提出的，多年来许多学者都对糖尿病性心肌病变进行了深入细致的研究。杜晓梅等对临床 78 名糖尿病性心肌病患者进行对比治疗，随机将患者分为对照组与治疗组。所有患者均采用内科常规治疗，治疗组加用川芎嗪注射液静脉输注（每日 100～150 mg 加入 250 mL 生理盐水中，15 日为 1 个疗程）。结果显示川芎嗪注射液治疗组血糖、血脂、凝血项均低于对照组。

5. 益母草　许琪等运用益母草注射液（LHS）对链脲佐霉素（STZ）造模的糖尿病性心肌病（DCM）大鼠进行了治疗实验观察。实验结果显示：与 DCM 组相比，LHS 给药组大鼠肌原纤维未发生溶解，线粒体的结构完整，仅有少部分心肌肌节对位错位；益母草注射液能防治大鼠 DCM，可改善异常心肌超微结构，抑制心肌细胞凋亡。

6. 葡萄籽　葡萄子原花青素（GSPE）属多酚类混合物，是由葡萄籽中提取的。动物试验表明，GSPE 具有抗氧化、保护心血管及抗动脉粥样硬化等作用。程梅等用 GSPE 治疗 DC 大鼠，结果表明，GSPE 能够抑制 DC 大鼠非酶糖基化反应，对心脏超微结构有一定保护作用。大量动物实验证明 GSPE 高效、无毒、安全性极高。

7. 雷公藤　雷公藤总甙（tripterygium glycosides，TG）是卫矛科植物雷公藤提取物，可通过拮抗和抑制炎症介质的释放，起到抗炎症反应和免疫抑制的作用，现已广泛应用于临床。唐铭翔等利用雷公藤总甙治疗 STZ 造模的 DCM 大鼠，结果显示雷公藤总甙对 DCM 大鼠的心脏有保护作用。

8. 丹皮　从丹皮中提取、分离出的活性成分丹皮多糖 -2b（polysacharides-2b from mudan cortex，PSM-2b）具有很好的降血糖作用，其主要的作用机制是调节机体内脂质代谢紊乱，增加胰岛素受体数，降低胰岛素抵抗等。俞浩等用 PSM-2b 灌胃治疗大鼠的 DCM，结果显示：PSM-2b 可以升高血清 CK 含量，降低 PC Ⅲ 和 LDH 的水平，降低糖尿病大鼠心肌病变的发生率。该实验验证了 PSM-2b 具有保护糖尿病大鼠心肌细胞的作用。

9. 姜黄　姜黄的重要活性成分姜黄素（curcumin），有抗动脉粥样硬化、降血脂、抗氧化等作用。金科通过实验验证了姜黄素对 STZ 诱导 DM 大鼠心肌 MMP-2 表达的影响，实验结果表明姜黄素能通过下调 MMP-2 的表达来起到保护心肌的作用。

10. 人参　刘川鄂等在实验研究中复制了糖尿病大鼠的模型，基本确定大鼠出现心脏病变时候，再进一步研究大鼠心肌组织缺血后再灌注受到损伤后，人参皂苷 Rbl 对糖尿病大鼠的心肌细胞凋亡的相关作用机制。实验得出的结果显示人参皂苷 Rbl 能通过激活糖尿病大鼠心肌组织 PI3K 促进 p-Akt 的表达，从而抑制心肌细胞凋亡，减轻糖尿病大鼠的心脏所受损伤。此外，人参皂苷 Rbl 还具有清除氧自由基、阻断细胞钙超载的药理效应，也有可能是其间接抑制心肌细胞凋亡的机制之一。谷金宁在 20（S）- 人参皂苷 Rg3 对糖尿病大鼠心脏的保护作用研究中发现，20（S）- 人参皂苷 Rg3 能够改善大鼠代谢紊乱及心肌细胞结构损伤，降低血清和组织中氧化应激水平并保护心脏的作用。

11. 丹参　对于丹参的药理学方面的研究显示，丹参能使心脏冠状动脉的血流量增加，也能保护心肌组织缺血缺氧引起的急性损伤，它的作用机制比较复杂，有可能是通过改善缺血区域的毛细血管网，使得侧支循环快速形成，并修复损伤的心肌细胞。丹参还能改善血流变，抗血小板聚集并防止血栓形成，改善血管微循环等，通过改善微血管循环解除血管痉挛，使毛细血管的流量和速度都加大加快，从而能增加心脏的排血量，降低负荷，改善了心脏的功能。韩雁峰等研究了复方丹参注射液对糖尿病并发心脏病变的患者左侧心室功能的影响，实验结果中充分体现出了丹参对于恢复糖尿病心脏病患者的心功能有着较为良好的作用。李静等在丹参对链脲佐菌糖尿病模型大鼠抗氧化功能的影响的研究中发现，丹参对糖尿病大鼠的氧化应激有一定的减轻作用。

12. 当归　当归具有活血补血的功效，其主要成分是当归多糖，其药理学研究发现当归多糖对机体的多个系统有明显作用，如免疫、造血，而且还能抗肿瘤，抗放射性损伤。李成军等在当归多糖实验研究中发现，当归多糖能明显地降低糖尿病大鼠的血糖，改善动物的各种临床症状，可能是通过多种途径发挥其降糖作用。

13. 绞股蓝　绞股蓝提取物——绞股蓝总苷（gypenosides，GP）具有降血脂、抗细胞衰老的作用，同时还可改善细胞的过氧化状态等，对心肌缺血的再灌注损伤有一定的保护作用。葛敏等对 STZ 造模的 DC 大鼠用 GP 灌胃治疗。结果显示，DCM 组大鼠的左室收缩压降低、左心室舒张末期压降低、左室内压最大上升和下降速率改善、左室内压上升达最大速率所需时间缩短，一氧化氮合酶、Ca^{2+}-ATP 酶及 Na^+-K^+-ATP 酶活性均明显低。实验证明，GP 可缓解心肌超微结构损伤，改善 DCM 大鼠左心室功能。

14. 生地-山茱萸　生地-山茱萸具有保护血管的作用。刘斌等对高脂高糖喂养并腹腔注射 STZ 造模的大鼠予以灌服生地、山茱萸煎剂治疗。结果显示，生地 – 山茱萸可维持糖尿病模型大鼠的 TXB2、NO/ET 和 PGI2 的稳态平衡。以此证明生地 – 山茱萸可以保护血管内皮，抑制 DC 的发生和发展。

15. 参芪降糖颗粒　用于制备预防或治疗糖尿病心脏病药物的用途，属于医药领域。参芪降糖颗粒能够显著降低心肌梗死模型大鼠血浆 LDH、CK–MB 的活性。动物实验表明参芪降糖颗粒对于糖尿病心肌梗死具有显著的治疗作用。临床应用过程显示，对糖尿病心脏病具有显著的治疗作用，不良反应小，有广阔的医疗应用前景。

16. 补阳还五汤　补阳还五汤是清代著名医家王清任的代表方，载于其所著《医林改错》一书中，原方由黄芪、当归尾、地龙、川芎、赤芍、桃仁、红花组成，具有益气、通络、祛瘀活血之功，是治疗气虚血瘀所致卒中后遗症之肢体麻木，一侧身体运动障碍，下肢痿软甚则萎废不用等症状的常用方。糖尿病心脏病出现的心悸、胸闷、胸痛等症，主要是由气虚血瘀、心脉瘀阻、血运行不畅、气血不能养心、心脉失于濡养所致。所以在治疗上以益气活血通络并重，临床上用补阳还五汤加减治疗，取得了比较满意的疗效，体现了中医学理论中"异病同治"及"辨证论治"的治疗理念。董学芳等运用补阳还五汤和生脉散治疗糖尿病并发冠心病患者，有效率为 93.75%，并可使心电图指标恢复至正常或基本正常。在进行严格的饮食控制口服降糖药物的基础上，用补阳还五汤治疗糖尿病合并冠心病患者 64 例，治疗后各种症状明显好转或消失。补阳还五汤可以扩张血管、改善机体内微循环、降低血脂、抗动脉粥样硬化、使血小板凝聚力降低、抑制胶原纤维合成，抗组织增生。这些都与糖尿病并发心脏病有密切关系。

17. 丹参饮　丹参饮出自《时方歌括》是由清朝医家陈念祖所创。倪青等用丹参饮（丹参 30g，檀香 6g，砂仁 6g）对 2 型糖尿病性心肌病（DCM）大鼠进行实验研究，实验结果表明丹参饮对 2 型糖尿病大鼠伴发的心肌病具有显著提高心肌缺血的保护能力，可改善心肌缺血的损伤，减少酶的外漏，以此起到对心肌的保护作用。经现代药理研究证实，丹参饮可使增加冠脉血流量；对冠状动脉及周围血管有扩张作用，从而引起血压降低。在心功能不全的状态下，通过改善心肌细胞的收缩力，从而促进侧支循环，激发机体内部血流的再分配，降低糖尿病性心肌病患者血黏度。

18. 生脉散　生脉散出自《医学启源》，方由人参、麦冬、五味子三味药组成，是由金代张元素所著，治疗气阴两虚证的常用方。临床及实验研究表明，舒张性心力衰竭为糖尿病性心肌病的早期表现。倪青等用生脉散治疗 2 型糖尿病性心肌病大鼠，实验结果表明，生脉散能运用多种方式降低纤维化过程中的细胞因子数量，抑制 DCM 大鼠心肌纤维化发生的进程，有效缓解糖尿病心肌病的发生。

19. 血府逐瘀汤　近几年，许多学者紧紧抓住糖尿病心脏病变血液流变障碍及瘀血的特点，拟定以活血逐瘀为方法治疗，并进行了大量的临床及实验研究。于斌对血府逐瘀汤治疗糖尿病并发心肌病大鼠进行实验观察。实验结果表明，血府逐瘀汤能够降低糖尿病并发心脏病时胆固醇、血糖和甘油三酯水平，减轻心肌纤维化的病理改变程度，缓解糖尿病引发心肌病的危害。

（六）现代医学治疗研究进展

1.干细胞治疗　干细胞是人体内比较原始的祖细胞，这类细胞能够自我更新，还能在合适的环境下分化成其他多元性细胞，因此从理论上来说，应用干细胞治疗来控制糖尿病一种比较理想的方法。近年来，我国使用干细胞治疗糖尿病的并发症已经取得了较大的进展，2003 年中国医学科学院血液学研究所和北京大学第三医院首次分别用骨髓干细胞动员、采自体外周血干细胞和直接取用骨髓干细胞移植治疗下肢慢性缺血，经过对治疗过程和结果的考察，这种临床的治疗方法安全而有效。当然我国有些医院已经开始了干细胞治疗糖尿病及其并发症的研究，不过远期的治疗不明确，治疗价值无法肯定，所以这种治疗方法还需要进一步规范统一。

2.免疫治疗　近年来，不少专家对于一些疾病的慢性炎症应激理论关注得比较多，尤其在 2 型糖尿病及其他的一些代谢性疾病中谈论较多，他们认为 2 型糖尿病属于是一种自身免疫和低度炎性疾病，正常的细胞免疫对血糖的代谢起着重要的作用，而胰岛素能促进能量摄取及蛋白合成，对维持 T 淋巴细胞的正常功能也很重要，免疫抑制剂是现在用于移植治疗的主要手段之一，目前主要用于治疗 1 型糖尿病，使用免疫抑制剂治疗 2 型糖尿病的相关资料报道在国内外都比较少见。

3.新型药物治疗　2008 年 ADA 班丁奖得主 DeFronzo 教授所阐述的 2 型糖尿病的病理机制与多个器官和组织有关，肠道激素的分泌异常也是 2 型糖尿病的发病原因之一，近期通过调节肠道激素释放和抑制肾小管糖重吸收来治疗 2 型糖尿病的药物已进入临床。葡萄糖激酶（GK）是一种大量存在于胰腺和肝脏中的酶，葡萄糖激酶（GK）可通过改善胰岛素分泌功能及刺激葡萄糖在肝脏中的有效利用来发挥降糖作用。在研究后报道了一种新型的葡萄糖激酶激活剂 R04389620，这种激活剂能够使糖尿病患者的空腹和餐后两者的血糖水平都下降明显，而且持续的作用也比较长，几乎能达到 24 个小时，并且有着较好的安全性和耐受性。

4.临床检查进展

心电图

1）平板运动心电图：当心电图不能判断是否存在心肌缺血（ST-T 改变）时，可进行平板运动试验，应用强体力活动诱发心肌缺血，适用于拟诊心绞痛患者以便确诊；运动中出现典型心绞痛或血压下降 1.33 kPa（10 mmHg），同时伴有心电图 ST 段下降 0.1 mV 持续 1 min，或下降 0.08 mV 持续 2 min，本试验特异性为 70%，敏感性为 90%。或双倍二阶梯运动试验，运动后心肌缺血心电图表现为 ST 段压低＞0.1 mV，持续＞2 min；或 ST 段弓背向上抬高＞0.1 mV；或以 R 波为主的导联 T 波倒置。

2）24 小时动态心电图：糖尿病合并冠心病患者临床多无心绞痛症状，常规心电图心肌缺血的检出率低，但通过 24 小时动态心电图监测发现无症状性心肌缺血的发生率高，糖尿病冠心病患者无症状性心肌缺血发作的最多时段为 22：00—5：00。无症状性心肌缺血发作时的心率均值明显低于有症状性心肌缺血。

3）超声心动图：左心室收缩末期容积增大，射血分数减小，室间隔增厚，左室后壁增厚，心肌顺应性减低，左室舒张末期内径减小，等容舒张时间延长；左室舒张早期二尖瓣开放幅度和关闭速度降低，二尖瓣舒张期血流频谱 E 峰下降，A 峰上升，E/A 比值减小，E 峰加速与减速时间之比和充盈分数均降低，E 峰流速积分 EVI/TVI 明显降低，表明左室舒张功能减退；左室射血前期与射血时间比值明显延长，表明左室收缩功能减退。

参考文献

[1] RULLBER S, DULGUSH J, YUCEOGL Y Z，et al.New type of cardiomyopathy associated with diabetic glomerulosclerosis [J].The American journal of cardiology，1972，30（6）：595-602.

[2] HAMBY R I. Diabetic cardiomyopathy [J].JAMA，1974，229（13）：17492-17493.

[3] PAUL P, GARNEAU C, BOGATY P, et al.Diastolic dysfunction in normotensive men with wellcontrolled type 2 diabetes：importance of maneuvers in echocardiographic screening for preclinical diabetic cardiomyopathy[J].Diabetes care，2001，24（1）：5-10.

[4] SCHANNWELL C M.Left ventricular diastolic dysfunction as an early manifestation of diabetic cardiomypathy[J]. Cardiology，2002，98（1-2）：30-33.

[5] MIZUSHIGE K, YAO L, NOMA T, et al.Alteration in left ventricular diastolic filling and accumulation of myocardial collagen at insulin-resistant prediabetic stage of a type Ⅱ diabetic rat model[J].Circulation，2000，101（8）：899-907.

[6] ASBUN J, VILLARREAL F J.The pathogenesis of myocardial fibrosis in the setting of diabetic cardiomyopathy[J].Journal of the American college of cardiology，2006，47（4）：693-700.

[7] CAI L, WANG Y, ZHOU G, et al.Attenuation by metallothionein of early cardiac cell death via suppression of mitochondrial oxidative stress results in a prevention of diabetic cardiomyopathy[J].Journal of the American college of cardiology，2006，48（8）：1688-1697.

[8] MARTIN J, KELLY D J, MIFSUD S A, et al.Tranilast attenuates cardiac matrix deposition in experimental diabetes：role of transforming growth factor-beta[J].Cardiovascular research，2005，65（3）：694-701.

[9] SOWERS J R, EPSTEIN M, FROHLICH E D.Diabetes, hypertension, and cardiovascular disease：an update[J].Hypertension，2001，37（4）：1053-1059.

[10] 廖泽云，姜锦林，刘红.生脉散对实验性高脂血症大鼠血液流变学及抗氧化作用的实验研究 [J]. 辽宁中医杂志，2007，34（10）：1478-1479.

[11] MORISHIMA Y，NOMURA A，UCHIDA Y，et al.Triggering the induction of myofibroblast and fibrogenesis by airway epithelial shedding[J].American journal of respiratory cell and molecular biology，2001，24（1）：1-11.

[12] 钟鸣，张薇，苗雅，等.糖 / 血小板反应素 -1/ 转化生长因子 β1 信号传导途径在糖尿病心肌病发病中的作用 [J]. 中华心血管病杂志，2006，34（3）：217-220.

[13] KISS-TOTH E，BAGSTAFF S M，SUNG H Y，et al.Human tribbles，a protein family controlling mitogen-activated protein kinase cascades[J].The journal of biological chemistry，2004，79（41）：42703-42708.

[14] SUNG H Y，FRANCIS S E，CROSSMAN D C，et al.Regulation of expression and signaling modulator function of mammalian tribbles is cell-type specific[J].Immunllogy letters，2006，10（15）：171-177.

[15] STMISKOVA M，BARANEIK M，NEEKAR J，et al.Mitogen-activated protein kinases in the acute diabetic myocardium[J].Molecular and cellular biochemistry，2003，249（1-2）：59-65.

[16] PURVES T，MIDDLEMAS A，AGTHONG S，et al.A role for mitogen-activated protein kinases in the etiology of diabetic neuropathy[J]. The faseb journal，2001，15：2508-2514.

[17] LING LI，SAWAMURA T，RENIER G.Glucose enhances human macrophage LOX-1 expression：role for LOX-1 in glucoseinduced macrophage foam cell formation[J]. Circulation research，2004，94（7）：892-901.

[18] PARK J K，FISCHER R，DECHEND R，et al.P38 mitogen-activated protein kinase inhibition ameliorates angiotensin Ⅱ -induced target organ damage[J].Hypertension，2007，49（3）：481-489.

[19] MASAKO S，KOJI O，SAHOKO I，et al.Attenuation of ventricular hypertrophy and fibrosis in rats by pitavastatin：potential role of the RhoA-extracellular signal-regulated kinase-serum response factor signalling pathway[J]. Clinical and experimental pharmacology & physiology，2006，33（12）：1164-1171.

[20] 丛丽，俞茂华，李益明 .Chymase 与糖尿病心肌病变 [J]. 国外医学：内分泌学分册，2004，24（增刊）：33-35.

[21] 赵晓燕，赵连友，郑强苏，等 .糜酶对大鼠心脏成纤维细胞增殖和胶原合成的影响 [J]. 心脏杂志，2008，20（3）：268-272.

[22] 李然，刘立萍 .丹参饮对大鼠急性心肌缺血的保护作用 [J]. 辽宁中医杂志，2008，35（12）：1944-1945.

· 参考文献 ·

[23] Li L，SAWAMURA T，RENIER G. Glucose enhances human macrophage LOX-1 expression：role for LOX-1 in glucose-induced human macrophage foam cell formation[J]. Circulation research.2004，94（7）：892-890.

[24] ROSENKRANZ S.TGF-β1 and angiotensin networking in cardiac remodeling[J].Cardiovasc Res，2004，（63）：423-432.

[25] 赵晓燕，赵连友，郑强荪，等.糜酶介导心脏成纤维细胞增殖中转化生长因子β1的作用.中华高血压杂志，2008，16（5）：455-459.

[26] 彭绍杰，郑方媛，戴国玮.糖尿病心脏病中西医结合研究进展[J].中外医疗，2008（24）：134-136.

[27] 李长玉.并发心脏病的糖尿病患者如何选用降糖药[J].求医问药，2009（7）：11.

[28] SEVER P S，POULTER N R，DAHLOF B，et al. Reduction in cardiovascular events wit hatorvastatinin2,532 patients with type2 diabetes：anglo-scandinavian cardia coutcomes tria1-1ipid-1oweringarm（ASCOT-LLA）[J].Diabetes care，2005，28（5）：1151-1157.

[29] 武清敏，左英俊，刘和荣.他汀类药物降低2型糖尿病患者心脏病疗效观察[J].中华临床新医学，2005，5（8）：703.

[30] 金凤表，侯瑞田，郭丹杰.糖尿病合并冠心病的治疗进展[J].临床荟萃，2005，20（13）：773-775.

[31] 马长生.糖尿病心脏病变诊治研究进展[J].药品评价，2010，7（11）：15-18.

[32] 张倩，梁晓春.中西医治疗糖尿病心脏自主神经病变的研究进展[J].医学研究杂志，2010，39（6）：13-16.

[33] 田浩梅，谢梦洲.糖尿病心脏病中医研究进展[J].中医药导报，2005，11（10）80-81.

[34] 林兰.糖尿病中西医结合诊疗规范2010[M].北京：军事医学科学出版社，2010.

[35] 杨兵，梁翠微.老年糖尿病合并冠心病中医辨治探讨[J].光明中医，2005，20（4）：30-31.

[36] 苏诚炼，肖月星.中医辨证论治"糖心病"[J].糖尿病之友，2006（9）：48-49.

[37] 李静，易京红.糖尿病心脏病中医药治疗现状[J].中国中医急症，2008，17（5）：677-678.

[38] 许成群.活络宁心汤治疗糖尿病性冠心病40例临床观察[J].云南中医学院学报，2008，31（3）：50-52.

[39] 王天鹏，李正兰，翟艳清，等.康心方治疗糖尿病并发冠心病35例临床观察[J].中国中医急症，2008，17（8）：1046，1049.

[40] 张玉璞，徐丽，刘瑞云.滋阴活血法治疗糖尿病合并冠状动脉粥样硬化性心脏病临床研究[J].河北中医，2008，30（11）：1128-1130，1133.

[41] 李鸿泓，闫德春.通络生脉饮治疗早期糖尿病心脏病50例临床研究[J].浙江中医杂志，

2008, 43（11）: 621-623.

[42] 钱秋海, 乔培佐, 刘大文, 等. 糖心通对糖尿病心脏病的保护性机制临床研究 [J]. 中国医药导刊, 2009, 11（1）: 37-39.

[43] 郑开明, 张晶, 王旭. 清消三热饮治疗 2 型糖尿病伴心、脑血管病变 32 例疗效观察 [J]. 河北中医, 2009, 31（1）: 34-35.

[44] 张捷. 中西医结合治疗糖尿病心脏病 36 例 [J]. 浙江中医杂志, 2010, 45（3）: 184.

[45] 杨作典, 付同良. 通络止痛汤治疗糖尿病合并冠状动脉粥样硬化性心脏病心绞痛 60 例疗效观察 [J]. 河北中医, 2010, 32（8）: 1150-1151.

[46] 范世平, 饶振芳, 马晓霖, 等. 糖心宁胶囊治疗糖尿病性冠心病的临床研究 [J]. 新中医, 2001, 33（1）: 34-36.

[47] 苑凤未, 李大庆, 阮亚伟, 等. 糖心保胶囊治疗糖尿病心脏病 150 例临床观察 [J]. 中国乡村医药杂志, 2002, 9（3）: 6-7.

[48] 陈治淦, 陈小燕. 通心络胶囊为主治疗糖尿病合并冠心病 42 例 [J]. 安徽中医学院学报, 2004, 23（5）: 16-17.

[49] 孙新宇, 果德林. 糖冠康胶囊对糖尿病性冠心病大鼠缺血心肌保护作用的研究 [J]. 中医药信息, 2005, 22（2）: 57-59.

[50] 路晓钦. 糖心康胶囊对糖尿病合并冠心病的疗效观察 [J]. 中成药, 2005, 27（6）: 附 14- 附 16.

[51] 薛军, 陈镜合. 开心胶囊对糖尿病心脏病患者心肌缺血和血液流变学的影响 [J]. 江苏中医药, 2006, 27（2）: 25-27.

[52] 王津文, 张玉, 渠莉. 参芦颗粒对 2 型糖尿病合并冠心病患者血浆内皮素与一氧化氮水平的影响 [J]. 中国现代药物应用, 2008, 2（5）: 32-35.

[53] 李娟. 心可舒片治疗糖尿病性冠心病 40 例临床观察 [J]. 中国社区医师, 2008, 10（19）: 102.

[54] 赵胜, 杨传经. 步长稳心颗粒治疗 2 型糖尿病合并冠心病心绞痛 40 例疗效观察 [J]. 云南中医中药杂志, 2009, 30（7）: 36-37.

[55] 马志英, 益气通络胶囊治疗糖尿病合并冠状动脉粥样硬化性心脏病心绞痛 30 例 [J]. 河北中医, 2009, 31（7）: 974-976.

[56] 刘平, 廖艳林, 崔金涛. 五参口服液治疗糖尿病心脏病伴心律失常临床观察 [J]. 湖北中医杂志, 2010, 32（8）: 16-17.

[57] 张泽欣. 灯盏花素注射液治疗糖尿病缺血性心脏病的疗效观察 [J]. 实用中西医结合临床, 2005, 5（5）: 46.

[58] 时艳, 许惠琴. 山茱萸环烯醚萜总苷对实验性糖尿病心脏病变的保护作用 [J]. 南京中医药大学学报, 2006, 22（1）: 35-37.

[59] 孙国志，赵伟 . 沙棘总黄酮对糖尿病大鼠心肌细胞的影响 [J]. 黑龙江医药科学，
2010，33（3）：51-52.

[60] 王革，汤锋，张萍，等 . 丹参酮 Ⅱ A 对糖尿病维持性血透伴缺血性心脏病患者的疗效
观察 [J]. 西南国防医药，2011，21（3）：256-258.

[61] 林兰 . 现代中医糖尿病学 [M]. 北京：人民卫生出版社，2008.

[62] 朱立群 . 糖尿病心脏病的中西医治疗 [J]. 糖尿病新世界，2005（3）：18-19.

[63] 徐波，张瑛 . 丹参川芎嗪注射液治疗 2 型糖尿病合并冠心病心绞痛 30 例临床观察 [J].
云南中医中药杂志，2009，30（3）：24-25.

[64] 杨灵，李木姣 . 中药穴位敷贴辅助治疗心绞痛效果观察 [J]. 护理学杂志，2007，22
（13）：48-49.

[65] 卢正飞，尹燕琛，曹磊磊，等 . 中药系列贴剂治疗冠心病心绞痛 48 例 [J]. 辽宁中医学
院学报，2001，3（3）：195-196.

[66] 王贤娴，张磊 . 胸痹贴穴位贴敷治疗冠心病心绞痛 40 例疗效观察 [J]. 长春中医药大学
学报，2011，27（1）：88-89.

[67] 刘新，马鸿斌，李朝平，等 . 敦煌医方：硝石雄黄散贴敷至阳穴防治冠心病心绞痛 61
例临床研究 [J]. 中医杂志，2001，42（3）：153-155.

[68] 高云，高晓光 . 通心膏贴敷穴位治疗冠心病心绞痛 61 例疗效观察 [J]. 山西中医学院学
报，2007，8（4）：25-26.

[69] 沈绍功 . 心痛舒喷雾剂治疗冠心病心绞痛 717 例（1770 例次）临床与实验研究 [J]. 中
国中医急症，1999，8（5）：200-204.

[70] 张建文，汪大鹏，熊晓玲，等 . 复方丹参气雾剂治疗冠心病心绞痛临床疗效观察 [J].
实用中西医结合临床，2005，5（1）：6-7.

[71] 韩宏妮，陈立忠，李平，等 . 川苏救心喷雾剂治疗冠心病心绞痛的临床观察 [J]. 吉林
中医药，2001，21（1）：16.

[72] 王忠良，钱士明，张寒梅 . 心安宁滴鼻剂治疗冠心病不稳定型心绞痛的临床研究 [J].
湖北中医杂志，2005，27（12）：5-6.

[73] 王家仁，齐红雁 . 心绞痛滴鼻剂治疗胸痹心痛临床体会 [J]. 中国中医急症，2007，19
（6）：732-733.

[74] 张英，李秋风，刘杰，等 . 速效冠心滴鼻剂临床研究初探 [J]. 辽宁中医杂志，1999，
26（3）：112.

[75] 韩勇，王红 . 穴位注射治疗冠心病心绞痛 58 例 [J]. 陕西中医，2007，28（2）：204-
205.

[76] 张建平，王焕玲 . 穴位注射治疗冠心病心绞痛的临床观察 [J]. 湖北中医杂志，2002，
24（12）：42.

[77] 尚录增. 补阳还五汤加味配合穴位注射治疗老年冠心病心绞痛 43 例 [J]. 河南中医，2008，28（10）：77-78.

[78] 王春红，杨光福. 中药离子导入法治疗冠心病心绞痛 120 例观察 [J]. 中国现代药物应用，2010，4（15）：111-112.

[79] 唐金凤，傅忠琴，刘立淮，等. 正红花油涂擦心前区辅助药物缓解心绞痛临床初步观察 [J]. 黑龙江护理杂志，2000，6（4）：30.

[80] 李华东，毛树文，毛德刚. 推拿治疗冠心病稳定劳累性心绞痛的临床研究 [J]. 临床和实验医学杂志，2007，6（3）：138.

[81] International diabetes federation.Leading NGOs call for international action to combat epidemic of non-communicable diseases[EB/OL].（2009-05-18）[2013-11-10].http：//www.idf.org/leading-ngos-call-international-action-combat-epidemic of noncommunicable-diseases.

[82] XU Y，WANG L，HE J，et al.Prevalence and control of diabetes in Chinese adults[J].JAMA，2013，310（9）：948-959.

[83] BIERMAN EL，ALBRINK MJ，ARKY RA.Principles of nutrition and dietary recommendations for patients with diabetes mellitus：1971[J].Diabetes，1971，20（9）：633-634.

[84] American Diabetes Association Nutrition recommendations and principles for people with diabetes mellitus[J].Diabetes Care，1994，17（5）：519-522.

[85] American Diabetes Association.Standards of medical care for patients with diabetes mellitus（Position Statement）[J].Diabetes Care，2002，25（1）：S33-S49.

[86] TOKUNAGA K，FURUBAYASHI T.Dietary therapy for obesity[J].Nihon rinsho，2013，71（2）：315-319.

[87] 葛可佑. 中国营养科学全书 [M]. 北京：人民卫生出版社，2006.

[88] 迟家敏. 实用糖尿病学 [M]. 第 4 版. 北京：人民卫生出版社，2013.

[89] DYSON P A，TWENE FOUR C，BREEN C，et al. Diabetes UK evidence-based nutrition guidelines for the prevention and management of diabetes[J]. Diabetic medicine，2018，35（5）：541-547.

[90] The look ahead research group.Cardiovascular effects of intensive lifestyle intervention in type 2 diabetes[J].The new England journal of medicine，2014（12）：145-154.

[91] American diabetes association. Classification and diagnosis of diabetes[J]. Diabetes care，2017，40（1）：S11.

[92] AVIROOP B，PAUL I O，FAULKNER G E，et al.Sedentary time and its association with risk for disease incidence，mortality，and hospitalization in adults：a systematic

review and meta-analysis[J].Annals of internal medicine，2015，162（2）：123.

[93] Jindal R，Siddiqui MA，Wangnoo，SK Chapter–06 Classification and Diagnosis of Diabetes[M]. Fundamentals of Diabetes，2016.

[94] Ramachan dran A Snehalatha C，Nanditha Ramachandran Nanditha A. Classification and diagnosis of diabetes，Textbook of Diabetes [M].Fifth Edition.John Wiley & Sons，Ltd，2016.

[95] Association A D. Cardiovascular disease and risk management[J]. Diabetes Care，2015，38（2）：S49.

[96] SCHELLENBERG E S，DRYDEN D M，VANDERMEER B，et al.Lifestyle interventions for patients with and at risk for type 2 diabetes：a systematic review and meta-analysis[J].Annals of Internal Medicine，2013，159（8）：543-551.

[97] GARBER C E，BLISSMER B，DESCHENES M R，et al.American college of sports medicine position stand.Quantity and quality of exercise for developing and maintaining cardiorespiratory，musculoskeletal，and neuromotor fitness in apparently healthy adults：guidance for prescribing exercise.[J].Med Sci Sports Exerc，2011，43（7）：1334-1359.

[98] 王慧睿，李赛美，王保华，等.降糖三黄片对糖尿病心肌病大鼠心室重构的影响 [J].广州中医药大学学报，2011，28（1）：49-52.

[99] 安荣，孔维，丁延平.糖心乐对糖尿病心肌病大鼠血糖及心肌酶的影响 [J].新乡医学院学报，2012，29（9）：656-658.

[100] LIU W Q，DAI H Y，XING M Q，et al.Establishment of animal models of diabetic cardiomyopathy[J].Chinese journal of tissue engineering research，2015，19（27）：4265-4270.

[101] 王波，邓强，黄韵蓓，等.2 型糖尿病动物模型研究进展 [J].中兽医学杂志，2014(8)：3-4.

[102] CEDRIC J，CHARLES N，MARIE-HÉLÈNE G，et al.Comparison of glut1，glut2，glut4 and sglt1 mRNA expression in the salivary glands and six other organs of control，streptozotocin-induced and goto-Kakizaki diabetic rats[J].Cell Physiol Biochem，2013，31（7）：37-43.

[103] 熊煜欣，杨莹，陶文玉，等.STZ 小剂量多次与大剂量单次腹腔注射诱导糖尿病大鼠模型的研究 [J].昆明医科大学学报，2014，35（9）：9-12.

[104] 刘新萍，张凯，储全根，等.不同剂量链脲佐菌素腹腔注射制备大鼠糖尿病心肌病模型的病理学观察 [J].生物学杂志，2013，30（6）：14-17.

[105] 董佳生，徐华，王露萍，等.SD 大鼠 I 型糖尿病动物模型的建立 [J].山西医药杂志，2009，38（3）：218-220.

[106] WILKINSON-BERKA J L，KELLY D J，KOERNER S M，et al.ALT-946 and aminoguanidine，inhibitors of advanced glycation，improve seven nephropathy in the diabetic transgenic（mREN-2）27 rat[J].Diabetes，2002，51（11）：3283-3289.

[107] BUGGER H，ABEL E D.Rodent models of diabetic cardiomyopathy[J].Dis Model Mech，2009，2（9-10）：454-466.

[108] KIMY H，CHOI M Y，KIMY S，et al.Triamcinolone acetonide protects the rat retina from STZ-induced acute inflammation and early vascular leakage[J].Life Science，2007，81（14）：1167-1173.

[109] 俞韩，何泽民.链脲佐菌素联合高脂高糖饲料诱导糖尿病大鼠模型的建立 [J].江苏医药，2015，41（4）：469-470.

[110] SAJAD A，BILLAL S，RAJDEEP S，et al.Diabetic cardiomyopathy：mechanisms，diagnosis and treatment[J].Clin Sci，2004.107（12）：539-557.

[111] JOHANSEN T，HANSEN H S，RICHELSEN B，et al.The obese gottingen minipig as a model of the metabolic syndrome：dietary effects on obesity，insulin sensitivity，and growth hormone profile[J].Comp Med，2001，51（2）：150-155.

[112] MORIMOTO S，MENDOZA-RODRIGUEZ C A，HIRIART M，et al.Protective effect of testosterone on early apoptotic damage induced by streptozotocin in rat pancreas[J].J Endocrinol，2005，187（2）：217-224.

[113] 蒋升，谢自敬，张莉.链脲佐菌素诱导 1 型糖尿病大鼠模型稳定性观察 [J].中国比较医学杂志，2006，16（1）：16-18.

[114] 陈建国，梅松，付颖，等.四氧嘧啶致小鼠高血糖模型的研究 [J].卫生毒理学杂志，2004，18（2）：98-100.

[115] 肖小华，徐丽瑛，朱令元，等.四氧嘧啶致小鼠、大鼠糖尿病模型研究 [J].科技广场，2010（10）：112-114.

[116] 刘甦苏，吴曦，周舒雅，等.3 种小鼠品系的四氧嘧啶糖尿病模型建立及初步评价 [J].药物分析杂志，2015，35（11）：1958-1964.

[117] SIMPSON E M，LINDER C C，SARGENT E E，et al.Genetic variation among 129 substrains and its importance for targeted mutagenesis in mice[J].Nat Genet，1997，16（1）：19-27.

[118] 陈琳，乐凯，茹琴，等.四氧嘧啶诱导的实验性高血糖小鼠模型建立及其稳定性 [J].中国比较医学杂志，2014（10）：32-38.

[119] 黄桂红，邓航，李江，等.四氧嘧啶腹腔注射致小鼠糖尿病模型因素考察 [J].中国医药导报，2012，9（1）：15-17.

[120] 樊志奇，杨勇，容蓉，等.四氧嘧啶制备糖尿病小鼠模型的影响因素研究 [J].时珍国

医国药，2010，21（8）：1948-1949.

[121] KIM C H，YOUN J H，PARK J Y，et al.Effects of high-fat diet and exercise training on intracellular glucose metabolism in rats[J].Am J physiol endo metab，2000，278（6）：977-984.

[122] WINZELL M S，AHRÉN B. The high-fat diet-fed mouse：a model for studying mechanisms and treatment of impaired glucose tolerance and type 2 diabetes[J].Diabetes，2004，53（3）：S215-S219.

[123] CHALKLEY S M，HETTIARACHCHI M，CHISHOLM D J，et al.Long-term high-fat feeding leads to severe insulin resistance but not diabetes in wistar rats[J].Am J physiol endocrinol metab，2002，282（6）：1231-1238.

[124] 左凤云，董岭，杨英.大鼠 1 型与 2 型糖尿病模型的对比研究 [J]. 疾病监测与控制杂志，2015，9（6）：383-385.

[125] 董世芬，洪缨，孙建宁，等.实验性糖尿病心肌病大鼠模型建立及心脏功能和结构相关性分析 [J]. 中国实验动物学报，2010，18（6）：457-462.

[126] 杜娟，柯亭羽，彭嘉睿，等.大鼠 2 型糖尿病模型制备方法探讨 [J]. 昆明医科大学学报 2014，35（9）：13-16.

[127] 汪心安，艾文，朱丽华，等.链脲佐菌素诱导建立 C57BL/6 小鼠 1 型糖尿病心肌病模型的可行性研究 [J]. 实用医学杂志，2015，26（9）：1518-1520.

[128] 王祥，李长运，曾秋棠，等.大鼠 2 型糖尿病心肌病模型的建立方法 [J]. 中国病理生理学杂志，2006，22（9）：1868-1870.

[129] 刘群.实验性 2 型糖尿病心肌病大鼠模型建立的方法 [J]. 临床心血管病杂志，2014，30（3）：254-257.

[130] 王秋岩，田鹤，穆长征.TGF-β1 在猪糖尿病心肌组织的表达及通心络的干预作用 [J]. 中国体视学与图像分析，2014，19（2）：204-209.

[131] 成龙，申竹芳，孙桂波，等.糖尿病动物模型研究进展及在中药研究中的应用 [J]. 药学学报，2015（8）：951-958.

[132] 于彦伟，奚宁宁，刘丽珠，等.重组脂联素对 ob/o 小鼠糖尿病心肌微血管病变的影响 [J]. 哈尔滨医科大学学报，2010，44（2）：117-120.

[133] GAMA SOSA M A，D E G R，ELDER G A. Animal transgenesis：an overview[J].Brain structure & function，2009，214（2-3）：91-109.

[134] SRINIVASAN K，RAMARAO P.Animal models in type 2 diabetes research：an overview[J].Indian J med res，2012，125（3）：451-472.

[135] 冉红兵.实验性 2 型糖尿病动物模型及造模方法研究进展 [J]. 湖北民族学院学报：医学版，2013，30（2）：78-81.

[136] 冯雯，孙永宁.糖尿病阴虚证动物模型的复制[J].安徽中医学院学报，2009，28（2）：40-41.

[137] 何军锋，谢梦洲，田浩梅，等.2型糖尿病心血瘀证病证结合模型大鼠心血管指标病理改变的观察[J].中华中医药学刊，2007，25（7）：1365-1367.

[138] 董天宝，李敬林.阴虚热盛型2型糖尿病动物模型的初步研究[J].实用中医内科杂志，2009，26（3）：31-32.

[139] 张润云，倪青.糖尿病心脏病中医诊疗思路与方法[J].中国中医药信息杂志，2006，13（1）：90-91.

[140] 岳仁宋，龚光明，李一北.糖尿病中医证治思路探讨[J].中国中医药信息杂志，2008，15（10）：85-86.

[141] 岳仁宋，王帅，陈源，等.2型糖尿病早期从火热论治的思考[J].辽宁中医杂志，2010，37（9）：1691-1692.

[142] 李林，刘中勇，骆始华，等.真武汤抗心衰与TGF-β/JNK信号通路关系的相关性研究[J].时珍国医国药，2016，27（5）：1041-1044.

[143] 谷玉红，李景，解欣然，等.糖尿病心肌病中西医诊治进展[J].医学综述，2016，22（24）：4877-4881.

[144] 方焕松.糖尿病心脏病的中医药治疗近况[J].中国中医药现代远程教育，2010，8（1）：167-168.

[145] 卢飞舟.预防糖尿病心脏病的策略分析[J].实用糖尿病杂志，2015，11（1）：63-64.

[146] 马长生.糖尿病心脏病变及其临床对策[J].实用糖尿病杂志，2013，9（6）：3.

[147] 赵进喜，肖永华.吕仁和临床经验集[M].北京．人民军医出版社，2009：81-82.

[148] 赵珉，刘文江，梁君昭.张素清教授治疗冠心病经验[J].四川中医，2000，18（1）：4-5.

[149] GOYAL B R，MEHTA A A．Diabetic cardiomyopathy：pathophysiological mechanisms and cardiac dysfunction[J]．Hum Exp Toxicol，2013，32（6）：571-590.

[150] OTT C，JACOBS K，HAUCKE E，et a1．Role of advanced glycationend products in cellular signaling[J]．Redox biology，2014（2）：411-429.

[151] XIE Z．KLIONSKY D J．Autophagosome formation：core machinery and adaptations[J]．Nat Cell biology，2007，9（10）：1102-1109.

[152] KANKI T，WANG K，CAO Y，et a1．At932 is a mitochondfial protein that confers selectivity during mitophagy[J]．Developmental cell，2009，17（1）：98-109.

[153] YU L，MCPHEE C K，ZHENG L，et a1．Termination of autophagy and reformation of lysosomes regulated by mTOR[J] Nature，2010，465（7300）：942-946.

[154] NISHIDA K，TANEIKE M，OTSU K．The role of autophagic degradation in the

heart[J]. J Mol Cell Cardiol, 2015（78）: 73-79.

[155] LI Z, WANG J, YANG X. Functions of autophagy in pathological cardiac hypertrophy[J]. Int J Biol Sci, 2015, 11（6）: 672-678.

[156] NISHIDA K, OTSU K. Autophagy during cardiac remodeling[J]. J Mol Cell Cardiol, 2016,（95）11-18.

[157] He C, KLIONSKY D J. Regulation mechanisms and signaling pathways of autophagy[J]. Annu Rev Genet, 2009（43）: 67-93.

[158] YOULE R J, NARENDRA D P. Mechanisms of mitophagy[J]. Nat Rev Mol Cell Biol, 2011, 12（1）: 9-14.

[159] KOBAYASHI S, LIANG Q. Autophagy and mitophagy in diabetic cardiomyopathy[J]. Biochim biophys acta, 2015, 1852（2）: 252-261.

[160] MELLOR K M, REICHELT M E, DELBRIDGE L M. Autophagic predisposition in the insulin resistant diabetic heart[J]. Life Sci, 2013, 92（11）: 616-620.

[161] 李顺宝, 李田昌. 糖尿病性心肌病的病理生理机制[J]. 中国心血管杂志, 2011（2）: 149-151.

[162] GOYAL B R, MEHTA A A. Diabetic cardiomyopathy: pathophysiological mechanisms and cardiac dysfunction[J]. Human experimental Toxicology, 2013, 32（6）: 571-590.

[163] LIANG J L, XIAO D Z, LIU X Y, et a1. High glucose induces apoptosis in ACl6 human eardiomyocytes via maerophage migration in hibitory factor and c-Jun N-terminal kinase [J]. Clinical Expermental Pharmacology Physiology, 2010, 37（10）: 969-973.

[164] KOMATSU M, WAGURI S, UENO T, et a1. Impairment of starvation-induced and constitutive autophagy in At97-deficient mice[J]. J Cell Biol, 2005, 169（3）: 425-434.

[165] YANG L, LI P, FU S, et a1. Defective hepatic autophagy in obesity promotes ER stress and causes insulin resistance[J]. Cell Metab, 2010, 11（6）: 467-478.

[166] RODFIGUEZ A, DURÁN A, SELLOUM M, et a1. Mature onset obesity and insulin resistance in mice deficient in the signaling adapter p62[J]. Cell Metab, 2006, 3（3）: 211-222.

[167] 黄金贤, 罗佳妮, 刘培庆, 等. AMPK/PPAR/scAD 信号途径对心肌肥大的调控研究[J]. 中国病理生理杂志, 2014（5）: 769-778.

[168] LIU J W, LIU D, CUI K Z, et a1. Recent advances in understanding the biochemical and molecular mechanism of diabetic cardiomyopathy[J]. Biochem biophys res commun,

2012，427（3）：441-443.

[169] DIRKX E，SEHWENK R W，GlATZ J F，et a1．High fat diet induced diabetic cardiomyopathy[J]．Prostaglandins leukot essent fatty acids，2011，85（5）：219-225.

[170] SHIBATA M，YOSHIMURA K，TAMURA H，et a1．LC3，a microtubule associated protein 1A/B light chain3，is involved in cytoplasmic lipid droplet formation[J]．Biochem biophys res commun，2010，393（2）：274-279.

[171] CZAJA M J．Autophagy in health and disease 2 Regulation of lipid metabolism and storage by autophagy：pathophysiological implications[J]．Am J physiol cell physiol，2010，298（5）：C973-C978.

[172] NGUYEN T M，SUBRAMANIAN I V，KELEKAR A，et a1．Kringle 5 of human plasminogen，all angiogenesis inhibitor，induces both autophagy and apoptotic death in endothelial cells[J]．Blood，2007，109（11）：4793-4802.

[173] GU X，YAO Y，CHENG R，et a1．Plasminogen K5 activates mitochondrial apoptosis pathway in endothelial cells by regulating Bak and Bcl-x（L）subcellular distribution[j]．Apoptosis，2011，16（8）：846-855.

[174] 陆立鹤，颜建云，于汇民，等．自噬参与氧化性低密度脂蛋白诱导的血管平滑肌钙化[J]．中山大学学报（医学科学版），2010，31（6）：772-775.

[175] ZHOU R，YAZDI A S，MENU P，et a1．A role for mitochondria in NLRP3 inflammasome activation[J]．Nature，2011，469（7329）：221-225.

[176] MELLOR K M，BELL J R，YOUNG M J，et a1．Myocardial autophagy activation and suppressed survival signaling is associated with insulin resistance in fructose-fed mice[J].J Mol Cell Cardiol，2011，50（6）：1035-1043.

[177] TAKEMURA G，MIYATA S，KAWASE Y，et a1．Autophagic degeneration and death of cardiomyocytes in heart failure[J]．Autophagy，2006，2（3）：212-214，

[178] MIYATA S，TAKEMURA G，KAWASE Y，et a1．Autophagic cardiomyocyte death in cardiomyopathic hamsters and its prevention by granulocyte colony-stimulating factor[J]．Am J Pathol，2006，168（2）：386-397.

[179] TRANDABURU T，NURNBERGER F，ALI S S，et al.Distribution and ultrastructure of somatostatin immunoreactive cells in the pancreas of Rana esculenta[J].Anat Anz，1995（177）：213-2162.

[180] AHREN B，LARSSON H．Impaired glucose tolerance（IGT）isassociated with reduced insulin-induced suppression of glucagon concentrations[J].Diabetologia，2001（44）：1998-2003.

[181] AHREN B，LARSSON H.Impaired glucose tolerance is associated with reduced insulin-

induced suppression of glucagon concentrations[J].Diabetologia, 2001（44）: 1998-2003.

[182] LARSSON H, AHREN B. Glucose intolerance is predicted by low insulin secretion and high glucagon secretion: outcome of aprospective study in postmenopausal Caucasian women[J].Diabetologia, 2000（43）: 194-202.

[183] HENKEL E, MENSCHIKOWSKI M, KOEHLER C, et al.Impact of glueagon response on postprandial hyperglycemia in menwith impaired glucone tolerance and type 2 diabetes mellitus[J].Metabolisn, 2005, 54（9）: 1168-1173.

[184] DINO J, AAPHAR Z, CHAN C B, et al. Glu cose-regulated glucagon secretion requires insulin receptor expression in pancreatic alpha-cells[J].J Bial Cherm, 2005, 280（39）: 33487-33496.

[185] LEUNG Y M, AHMED I, SHEU L, et al.Insulin regulates islet alpha-cell function by reducing KATP channel sensitivity to ATP inhibition[J].Endocrinology, 2006（2）: 1130-1135.

[186] LEUNG Y M, AHMED I, SHEU L, et al.Electrophysiological characterization of pancreatic islet cells in the mouse insulin promoter-green fluorescent protein mouse[J]. Endocrinology, 2005, 146（11）: 4766-4775.

[187] KANEKO K, SHIROTANI T, ARAKI E, et al.Insulin inhibits glucagon secretion by the activation of PI3-kinase in In-RI G9 cells[J].Diabetes Res Clin Pract, 1999（44）: 83-92.

[188] GREENBAUM C J, PRIGEON R L, ALESSIO D A.Impairedbeta-cellfunction, incretin effect, and glucagon suppression in patients with type I diabetes who have normal fasting glucose[J].Diabetes, 2002（51）: 951-957.

[189] WANG Z L, BENNET W Z, WANG R M, et al.Evidence of a paracrine role of neuropeptide Y in the regulation of insulin release from pancreatic islets of normal and dexamthasone-treated rats[J].Endocrinology, 1994（135）: 200-206.

[190] Zoccali C. Neuropeptide Y as a far-reaching neuromedinator: from energy balance and cardiovascular regulation to central integration of weight and bone mass control mecanisms. Implications for human diseases[J].Curr Op in Nephrol Hypertens, 2005, 14（1）: 25-32.

[191] YUZURIHA H, INUI A, GOO K, et al.Intracerebroventricular administration of NPY stimulates resistin gene expressionin mice[J].Int J Mol Med, 2003, 11（5）: 675-676.

[192] SAINSBURY A, SCHWARZER C, Couzens, et al.Y2 receptor deletion attenuates the type 2 diabetic syndrome of ob/ob mice[J].Diabetes, 2002, 51（12）: 3420-3427.

[193] MOLLER N，BAGGER J P，SCHMITZ O，et al.Somatostatin enhances insulin-stimulated glucose uptake in the perfusedhuman forearm[J].J Clin Endocrinol Metab，1995（80）：178-182.

[194] ATIYA A W，MOLDOVAN S，ADRIAN T E，et al.Intraislet somatostatin inhibits insulin（via a subtype-2 somatostatin receptor）but not islet amyloid polypeptide secretion in the isolated perfused human pancreas[J].J Gastrointest Surg，1997（1）：251-256.

[195] 王燕萍，刘礼斌.CLP1 对胰岛 B 细胞保护作用的研究进展 [J]. 国际内分泌代谢杂志，2007，27（2）：98-100.

[196] LARHAMMAR D，BLOMQVIST A G，Soderberg C. Evolution of neuropeptide Y and its related peptides[J].Comp Biochem Physiol，1993（106）：743-752.

[197] MIGUEL J，LARHAMMAR D. Neuropeptide Y family of peptides：structrue，anatomical expression，function，and molecular evolution[J].Biochem cell biology，2000，78（3）：371-392.

[198] HOLST J J. Glucagon-like peptide-1：from extract to agent. The Claude Bernard Lecture，2005[J].Diabetologia，2006（49）：2553-2560.

[199] VILSBOLL T.The effects of glucagon-like peptide-I on the beta cell[J].Diab Obes Metabol，2009，11（13）：11.

[200] SHAO W,Yu Z, Fantus IG. Cyclic AMP signaling stimulates proteasome degradation of thioredoxin interacting protein（TxNIP）in pancreatic β-cells[J].Cellular Signalling，2010，22（8）：1240-1246.

[201] DRUCKER D J. Enhancing incretin action for the treatment of type 2 diabetes[J].Diabetes Care，2003（26）：2929-2940.

[202] WIERUP N，SVENSSON H，MULDER H，et al.The ghrelin cell：a novel developmentally regulated islet cell in the human pancreas[J].Regul Pept，2002（107）：63-69.

[203] 李琳，吴永华，洪天配，等 .Ghrelin 抑制胰岛 β 细胞胰岛素释放的机制探讨 [J]. 中国糖尿病杂志，2006，14（6）：452-454.

[204] WIERUP N，YANG S，MCEVILLY R J，et al.Ghrelin is expressed in a novel endocrine cell type in developing rat islets and inhibits insulin secretion from INS-1（832/13）cells[J].J Histochem Cytochem，2004，52（3）：301-310.

[205] DEZAKI K，HOSODA H，KAKEI M，et al.Endogenous ghrelin in pancreatic islets restricts insulin release by attenuating Ca^{2+}signaling in beta-cells：implication in the glycemic control in rodents[J].Diabetes，2004，（53）：3142-3151.

[206] QADER S S，LUNDQUIST I，EKELUND M，et al.Ghrelin activates neuronal

constitutive nitric oxide synthase in pancreatic islet cells while inhibiting insulin release and stimulating glucagon release[J].Regul Pept，2005（128）：51-56.

[207]　迟家敏.实用糖尿病学[M].北京，人民卫生出版社，1992.

[208]　陈家伦，陈名道.中国糖尿病调查[M]//邝安坤，陈家伦，侯积寿.糖尿病在中国.长沙：湖南科学技术出版社，1989.

[209]　项坤三，钱荣立.NIDDM分子遗传学研究进展[J].中国糖尿病杂志，1996，4（1）：41.

[210]　逄力男.老年糖尿病[M]//董砚虎糖尿病及其并发症当代治疗.济南：山东科学技术出版社，1994.

[211]　向红丁，吴纬，刘灿群.1996年全国糖尿病流行病学特点基线调查报告[J].中国糖尿病杂志，1998，6（3）：131.

[212]　朱禧星.糖尿病[M]//陈灏珠.实用内科学.北京：人民卫生出版社，1997：828.

[213]　颜纯.人组织相容抗原与胰岛素依赖型糖尿病遗传易感性研究的进展[J].中国糖尿病杂志，1994，2（1）：53.

[214]　CASSELL P G，NEVEROVA M，JANMOTLAMED S，et al.An uncoupling protein 2 gene variant is associated with a raised body mass index but not type Ⅱ diabetes[J].Diabetologia，1999，42（6）：688.

[215]　Garofano A，Czemichow P，Breant B.Effect of aging on beta-cell mass and function in rats malnourished during the perinatal period[J].Diabetologia，1999，42：711.

[216]　HALES C N，DESAI M，OZANNE S E.The thrifty phenotype hypothesis：how dose it look after 5 years？[J].Diabetic Medicine，1997，14（3）：189.

[217]　TISCH R，MCDEVITT H. Insulin-dependent diabetes mellitus[J].Cell，1996，85（3）：291.

[218]　TUOMILEHTO J，KARVONEN M，EARLIERMI P J，et al.Recordhigh incidence of type Ⅰ（insulin dependent）diabetes mellitus in Finnish children[J].Diabetologia，1999，42（6）：655.

[219]　Morley IE，Korenman SG.Glucose intolerance and aging[M].Endocrinology and metabolism in the elderly.Boston：Blackwell Scientific Publications，1992.

[220]　HOTAMISLIGIL G S.Tumor necrosis factora：a key component of the obesity-diabetes link[J].Diabetes，1994，43（11）：1271.

[221]　PELLEYMOUNTER M A，CULLEN M J，BAKER M B，et al.Effect of the obese gene product on body weight regulation on ob/ob mice[J].Science，1995，269（5223）：540.

[222]　CAMPFIELD L A，SMITH F J，GUISEZ Y，et al.Recombinant mouse OB protein：evidence for a peripheral signal linking adiposity and central neural networks[J].Science，

1995，269（5223）：546.

[223] CHOSH S.Genetice alysis of NIDDM.The study of quantitative traits[J].Diabetes，1996，45（1）：1-14.

[224] BACHED F，DING H，WANG T，et al.The gut microbiota as an environmental facor that regulates fat storage[J].Proceedings of the national academy of sciences of USA，2004（101）：15718-15723.

[225] PICARD F，KURTE M，CHUNG N，et al.Sirtl pomotes fat mbilization in white adpocytes by repressing PPAR-r[J].Nature，2004，429（6993）：771-776.

[226] GUARENTE L，PICARD F.Calorie restriction-the SIR2 connection[J].Cell，2005，120（4）：473-482.

[227] KOBAYASHI Y，FURUKAWA-HIBI Y，CHEN C，et al.SIRT1 is critical regulator of FOXO-mediated transcription in response to oxidative stress[J].Inter nationdl of J Molecular Medicine，2005，16（2）：237-243.

[228] RODGERS J T，LERIN C，PUIGSERVER P，et al.Nutrient control of glucose homeostasis through a complex of PGC-1α and SIRT1[J].Nature，2005（434）：113-118.

[229] BONEY C M，VERMA A，TUCKER R，VOHR B R. Metabolic syndrome in childhood：association with birth weight，maternal obesity，and gestational diabetes mellitus[J].Pediatrics，2005，115（3）：e290-e296.

[230] DECOCHEZ K，TRUYEN I，VAN DER A B，et al.Combined positivity for HLA DQ2/DQ8 and IA-2 antibodies defines population at high risk of developing type 1 diabetes[J].Diabetologia，2005，48（4）：687-694.

[231] MALCOLM J C，LAWSON M L，GABOURY I，et al.Glucose tolerance of offspring of mother with gestational diabetes mellitus in a low-risk population[J].Diabet Med，2006，23（5）：565-570.

[232] 薛京伦.表观遗传学 原理、技术与实践 [M].上海：上海科学技术出版社，2006.

[233] Diamond project group.Incidence and trends of childhood Type 1 diabetes worldwide 1990-1999[J].Diabetmed medicine，2006，23（8）：857-866.

[234] LUDVIGSSON J.Why diabetes incidence increasese-A unifying theory[J].Annals of the New York academy sciences，2006（1079）：374-382.

[235] NGUYEN M，QIN F X，TONG Q.SIRT2 deacetylates FOXO3a in response to oxidative stress and caloric restiction[J].Aging cell 2007，6（4）：505-514.

[236] SUN C，ZHANG F，ZHAI Q W，et al.SIRT1 improves insulin sensitivity under insulin-resistant conditions by repressing PTP1B[J].Cell Metabolism 2007，6（4）：307-319.

[237] BARTSCAES CS，GEASIMIDI V A.Genetics of type 1 daibetes mellitus[J].Pediatr

endocrinol Rev, 2007, 5（1）: 470.

[238] WANG J P, ZHOU Z G, LIN J, et al.Islet autoantibodies are associated with HLA-DQ genotypes in Han Chinese patients with type 1 diabetes and their relatives[J].Tissue antigens, 2007, 70（5）: 369-375.

[239] HALLER M J, OTTIEB P A, SCHATZ D A.Type 1 diabetes intervention trials 2007: where are we and where are we going ？ [J].Current opinion endocrinology, diabetes, obesity, 2007, 14（4）: 283-287.

[240] KABELITZ D, GEISSLER E K, SORIA B, et al.Toward cell-based therapy of type Ⅰ diabetes[J].Trends immunol, 2008, 29（2）: 68-74.

[241] TAPLIN C E, BARKER J M. Autoantibodies in type 1 diabetes[J].Autoimmunity, 2008, 41（1）: 11-18.

[242] NEISH A S.Microbes in gastrointestinal health and disease[J].Gastroenterology, 2009, （136）: 65-80.

[243] BACKHED F, MANCHESTER J K, SEMENKOVICH C F, et al.Mechanisms underlying the resistance to diet induced obesity in germ-free mice[J].Proceedings of the national academy Sciences of USA, 2007（104）: 979-984.

[244] TURNBAUGH P J, BACKHED F, FULTON L, et al. Diet-induced obesity is linked to marked but reversible alterations in the mouse distal gut microbiome[J].Cell Host & Microbe, 2008, 3: 213-223.

[245] TURMBAUGH P J, RIDAURA V K, FAITH J J, et al.The effect of diet on the human gut microbiom: a metagenomic analysis in humanized gnotobiotic mice[J].Sciences Transla Med, 2009（1）: 1-10.

[246] MARTIN F P, WANG Y, SPRENGER N, et al.Probiotic modulation of symbiotic gut microbial-host metabolic interactions in a humanized microbiome mouse model[J].Molecular Systems Biology, 2008（4）: 1-15.

[247] HILDEBRANDT M A, HOFFMANN C, SHERILL-MIX S A, et al.High-fat diet determines the composition of the murine gut microbiome independently of obesity[J].Gastroenterology, 2009（137）1716-1724.

[248] TUMBAUGH P J, LEY R E, MAHOWALD M A, et al.An obesity-associated gut microbiome with increased capacity for energy harvest[J].Nature, 2006 444: 1027-1031.

[249] Turmbaugh PJ, Hamady M, Yatsunenko T, et al.A core gut microbiome in obese and lean twins[J].Nature, 2009（457）: 480-484.

[250] NEYRINCK A M, CANI P D, DEWULF E M, et al.Critical role of kupffer cells in the management of diet-induced diabetes and obesity[J].Biochemical biophys res commun,

2009（385）: 351-356.

[251] HUANG W, METLAKUNTA A, DEDOUSIS N, et al.Depletion of liver kupffer cells prevents the development of diet-induced hepatic steatosis and insulin resistance[J]. Diabetes, 2010,（59）347-357.

[252] CANI P D, BIBILONI R, KNAUF C, et al.Changes in gut microbiota control metabolic endotoxemia induced inflammation in high-fat diet-induced obesity and diabetes in mice[J]. Diabetes, 2008, 57: 1470-1481.

[253] Ghanim H, Abuaysheh S, Sia CL, et al.Increase in plasma endotoxin concentrations and the expression of toll-like receptors and suppressor of cytokine signaling-3 in mononuclear cells after a high-fat, high carbohydrate meal: implications for insulin resistance[J]. Diabetes Care, 2009（32）2281-2287.

[254] DEOPURKAR R, GHANIM H, FRIEDMAN J, et al.Differential effects of cream, glucose and orange juice on inflammation, endotoxin, and the expression of toll-like receptor-4 and suppressor of cytokine signaling-3[J].Diabetes Care, 2010（33）: 991-997.

[255] CANI P D, LECOURT E, DEWULF E M, et al.Gut microbiota fermentation of prebiotics increases satietogenic and incretin gut peptide production with consequences for appetite sensation and glucose response after a meal[J].American journou of clinical nutrer, 2009（90）: 1236-1243.

[256] CANI P D, POSEMIES S, Vande Wiele T, et al.Changes in gut microbiota control inflammation in obese mice through a mechanism involving GLP-2-driven improvement of gut permeability[J].Gut, 2009（58）: 1091-1103.

[257] LUOTO R, KLLIOMAKI M, LITINEN K, et al.The impact of perinatal probiotic intervention on the development of overweight and obesity: follow-up study from birth to 10 years[J].International journal of pediatric obesity, 2010, 34（10）: 1531-1537.

[258] MUSSO G, GAMBINO R, CASSADER M.Obesity, diabetes, and gut microbiota: the hygiene hypothesis expanded? [J].Diabetes care, 2010, 33（10）: 2277-2284.

[259] KAU A L, AHERN P P, GRIFFIN N W, et al.Human nutrition, the gut microbiome and the immune system[J].Nature, 2011, 474（7351）: 327-336.

[260] DELZENNE N M, NEYRINCK A M, BACKHED F, et al. Targeting gut microbiota in obesituy: effects of prebiotics and probiotics[J].Natiews Revure Endocrinology, 2011, 7（11）: 639-646.

[261] TREMAROLI V, BACKHED F.Functional interactions between the gut microbiota and host metabolism[J].Nature, 2012, 489（7415）: 242-249.

・参考文献・

[262] LE ROY T, LOPIS M, LEPAGE P, et al.Intestinal microbioia determines development of non-alcoholic fatty liver disease in mice[J].Gut, 2012（29）.

[263] HINSWORTH H.Diabetes mellitus：its differentiation into insulin-sensitive and insulin-insensitive types[J].Lancet, 1936（1）: 127-130.

[264] BAGDADE L D, BIPNNAN E L, PORTE D. The significance of basal insulin levels in the evaluation of the insulin response to glucose in diabetic and nondiabetic subjects[J].The Journal Clincoulnvestigation, 1967（46）: 1549-1557.

[265] WOODS S C, STEIN W, MCKAY L D, el al.Chronic intracerebroventricular infusion of insulin reduces food intake and body weight of baboons[J].Nature, 1979, 282（5738）: 503- 505.

[266] MOLLER D E, FLIER G S.Insulin resistance-mechanisms, syndromes, and implications[J].The New england journal Medicine, 1991, 325（13）: 938-948.

[267] Frayn K N, Coppack S W.Insulin resistance, adipose tissue and coronary heart disease[J]. Clinical Science, 1992, 82（1）: 1-8.

[268] KNUTSON V P, DONNELLY P V, BALBA Y.et al.Insulin resistance is mediated by a proteolytic fragment of the insulin receptor[J].Biology Chemisty, 1995, 270（42）: 24927 -24981.

[269] SALTIEL A R, OLEFSKY J M.Thiazolidinediones in the treatment of insulin resistance and type Ⅱ diabetes[J].Diabetes, 1996, 45（12）: 1661-1669.

[270] GARG A.Insulin resistance in the pathogenesis of dyslipidemia[J].Diabetes Care, 1996, 19（4）: 387-389.

[271] 李光伟，潘孝仁，BENNETT P H. 血浆葡萄糖，胰岛素比值是可靠的胰岛素敏感性指数吗？ [J]. 中华心血管病杂志, 1996（2）: 42-57.

[272] STEINBERG H O, CHAKER H, LEARNING R, et al.Obesity/insulin resistance is associated with endothelial dysfunction.Implication for the syndrome of insulin resistance[J].Journal of clinical investigation, 1996, 97（11）: 2601-2610.

[273] PRORT D, SEELEY R J, WOODS D G.et al.Obesity, diabetes and the central nervous system[J].Diabetalogia, 1998（41）: 863-881.

[274] 贾伟平，项坤三，丁炜，等. 男性中国人体脂分布与激素模式 [J]. 中华代谢内分泌杂志, 1998, 142: 78-81.

[275] 李秀钧，钱荣立. 胰岛素抵抗及其临床意义 [J]. 中国糖尿病杂志, 1999, 72: 163-166.

[276] GRANBERRY M C, FONSECA V A.Insulin resistancesyndrome：options for treatment[J].Southern medical journal, 1999（92）: 2-14.

[277] HERMANS H M P, LEVY J C, MORRIS R J.et al.Comparison of insulin sensitivity tests across a range of glucose tolerance from normal to diabetes[J].Diabetalogia, 1999, 42（6）: 678-687.

[278] JANSSEN I, KATZMARZYK P T, ROSE R, et al.Fitness alters the associations of BMI and waist circumference with total and abdominal fat[J].Obesity a Research Jounal, 2004, 12（3）: 525-537.

[279] KARLSSON H K, ZIERATH J R.KANE S, et al.Insulin-stimulated phosphorylation of the Akt substrate AS160 is impaired in skeletal muscle of type 2diabetic subjects[J]. Diabetes, 2005, 54（6）: 1692-1697.

[280] KANN S E, HULL R L, UTZSCHNEIDER K M. Mechanisms linking obesity to insulin resistance and type 2 diabetes[J].Nature, 2006（444）: 840-846.

[281] HAMDY O, PORRAMATIKUL S, ALOZAIRI E. Metabolic obesity: the paradoxbetween visceral and subcutaneous fat[J].Current diabetes Reviews, 2006, 2（4）: 367-373.

缩略语表

英文缩写	英文全称	中文名称
8-OHdG	8-hydroxy-2 deoxyguanosine	8-羟基脱氧鸟苷
AACVPR	American association of cardiovascular and pulmonary rehabilitation	美国心肺康复协会
ACC	Acetyl-Coa carboxylase	乙酰辅酶 A 羧化酶
ACEI	angiotensin-converting enzyme inhibitor	血管紧张素转化酶抑制剂
ACS	acute coronary syndrome	急性冠脉综合征
ACSM	American college of sports medicine	美国运动医学会
AGEs	advanced glycation end products	葡萄糖及糖基化终末产物
AHA	American heart association	美国心脏协会
AMI	Acute myocardial infarction	急性心肌梗死
Ang Ⅱ	angiotensin Ⅱ	血管紧张素Ⅱ
ARB	angiotensin receptor blocker	血管紧张素受体拮抗剂
ASVD	atherosclerotic vascular disease	动脉粥样硬化性血管疾病
ATF 6	transcription factor 6	转录因子6
BNP	B-type natriuretic peptide	B 型脑钠肽
CAN	cardiac autonomic neuropathy	心血管自主神经病变
CCB	calcium channel blockers	钙通道阻滞剂

英文缩写	英文全称	中文名称
CD36	cluster of differentiation 36	分化群 36
CDC	centers for disease control	疾病预防控制中心
CHD	coronary heart disease	冠心病
CHOP	c/EBP homolgous protein	C/EBP 同源蛋白
CK-MB	creatine kinase MB	肌酸激酶同工酶
CMR	cardiac magnetic resonance imaging	心脏磁共振成像
COX-2	cyclooxygenase-2	环氧合酶 –2
CPT- I	carnitine palmitoyl transferase- I	肉碱棕榈酰转移酶 – I
CRP	C-reactive protein	C 反应蛋白
CTA	coronary CT angiography	冠状动脉 CT 扫描
CVD	cerebrovascular disease	脑血管疾病
CYP450	cytochrome P-450	细胞色素 P–450
DCAN	diabetic cardiovascular autonomic neuropathy	糖尿病性心血管自主神经病变
DCHD	diabetic coronary heart disease	糖尿病冠心病
DCM	diabetic cardiomyopathy	糖尿病心脏病
DN	diabetic neuropathies	糖尿病神经病变
eNOS	endothelial nitric oxide synthase	内皮型一氧化氮合酶
ET-1	endothelin-1	内皮素 –1
FDA	Food and drug administration	美国食品药品监督管理局
FFA	free fatty acid	游离脂肪酸
FFR	Fractional flow reserve	冠脉血流分数
GI	Glycemic index	血糖指数
GSH	glutathione	谷胱甘肽

英文缩写	英文全称	中文名称
GSH-Px	glutathione peroxidase	谷胱甘肽过氧化物酶
GSTT	gross saponins from tribulus terrestris	蒺藜皂苷
HDL-C	high density lipoprotein-cholesterol	高密度脂蛋白胆固醇
HI	hyperinsulinism	高胰岛素血症
HRV	heart rate variability	心率变异性
ICAM-1	intercellular cell adhesion molecule-1	细胞间黏附分子 –1
IGF-1	insulin-like growth factor-1	胰岛素样生长因子 –1
IGT	impaired glucose tolerance	糖耐量减低
IL-6	interleukin-6	白介素 –6
IR	insulin resistance	胰岛素抵抗
IRS	insulin receptor substrate	胰岛素受体底物
IRS-1	insulin receptor substrate antibody-1	酪氨酸磷酸化胰岛素受体底物 –1
IVUS	Intravascular unltrasound	血管内超声
Kir	Inward rectifying K^+ channel	内向整流钾通道
LCAT	lecithin cholesterol acyltransferase	卵磷脂胆固醇脂酰基转移酶
LDH	lactic dehydrogenase	乳酸脱氢酶
LDL-C	low density lipoprotein-cholesterol	低密度脂蛋白胆固醇
LPL	lipoprotein lipase	脂蛋白脂肪酶
LPT	lipotoxicity	脂毒性
LTFH	total flavones of hippophae rhamnoides	沙棘总黄酮
LVDP	left ventricular diastolic pressure	左心室舒张压
LVEDP	left ventricular end-diastolic pressure	左室舒张末压

英文缩写	英文全称	中文名称
LVET	Left ventricular ejection time	左心室射血时间
LVSP	left ventricular systolic pressure	左心室收缩压
MAPK	Mitogen-activated protein kinase	丝裂原活化蛋白激酶
MCD	Malonyl-CoA decarboxylase	丙二酰辅酶 A 脱羧酶
MCP-1	monocyte chemotactic protein-1	单核细胞趋化蛋白 –1
MDA	malondialdehyde	丙二醛
MKK1	mitogen-activated protein kinase-1	丝裂原激活蛋白激酶 –1
MLC	myosin light chain	肌球蛋白轻链
MPI	myocardial perfusion imaging	心肌灌注显像
MPO	myeloperoxidase	髓过氧化物酶
MPT	mitochondria permeability transition	线粒体渗透性转换
MR	metabolic remodeling	代谢重构
MRP	metabolic reprogramming	代谢重编程
MSR	macrophage scavenger receptor	清道夫受体
mTOR	mammalian target of rapamycin	雷帕霉素靶蛋白
NF-κB	nuclear factor-κB	细胞核因子 –κB
NO	nitric oxide	一氧化氮
NPY	nerve peptide Y	神经肽 Y
NSTEMI	non-st-segment elevation myocardial infarction	非 ST 段抬高性心肌梗死
NT-pro BNP	NT-pro-B-type natriuretic peptide	N– 末端脑钠肽
NTY	ni tro tyrosine	硝基酪氨酸
ox-LDL	oxidized-low density lipoprotein	氧化型的低密度脂蛋白
PAF	platelet-activating factor	血小板活化因子

英文缩写	英文全称	中文名称
PAI-1	plasminogen activator inhibitor-1	纤溶酶原激活物抑制剂 –1
PDK-1	phosphoinositide-dependent kinase-1	磷酸肌醇依赖性蛋白激酶 –1
PDK-4	pyruvate dehydrogenase kinase-4	丙酮酸脱氢酶激酶 -4
PE	phenylephrine	去氧肾上腺素
PERK	PKR-like ER kinase	PKR 样 ER 激酶
PFK	Phosphofructokinase	磷酸果糖激酶
PI3K	phosphatidylinositol3-kinase	磷脂酰肌醇 3– 激酶
PIP3	phosphatidylinositol（3，4，5）-trisphosphate	3，4，5– 三磷酸磷脂酰肌醇
PKC	protein kinase C	蛋白激酶 C
PLB	phospholamban	受磷蛋白
PPAR	peroxisom proliferator activated receptor	过氧化物酶体增殖物激活受体
PPI-1	protein phosphatase inhibitor-1	蛋白磷酸酶抑制剂 –1
PTEN	phosphatase and tensin homolog deleted on chromosome ten	人第 10 号染色体缺失的磷酸酶
RAS	renin-angiotensin system	肾素 – 血管紧张素 – 醛固酮系统
RNV	Radionuclide ventriculography	放射性核素心室造影
ROS	reactive oxygen species	活性氧
RyRs	ryanodine receptors	鱼尼丁受体
SHIP2	SH 2 containing phosphatidylinositol 3，4，5-trisphosphate 5-phosphatase	SH2 结构域的 II 型肌醇 5′ – 磷酸酶
SOD	super oxide dismutase	超氧化物歧化酶
SPECT	single photon emission computed tomography	单光子衍射心肌断层显像
STEMI	st-segment elevation myocardial infarction	ST 段抬高性心肌梗死

续表

英文缩写	英文全称	中文名称
STZ	streptozotocin	链脲佐菌素
SUR	sulfonylurea receptor	磺酰脲类受体
SY	safflor yellow	红花黄色素
T2DM	type 2 diabetes mellitus	2 型糖尿病
TFCL	total flavones of crataegus leaves	山楂叶总黄酮
TG	triglyceride	甘油三酯
TGF-β_1	transforming growth factor beta1	转化生长因子 $-\beta_1$
TNF-α	tumor necrosis factor-α	肿瘤坏死因子 $-\alpha$
TRAF-2	tumor necrosis factor receptor-associated factor 2	肿瘤坏死因子受体相关因子 -2
UCG	ultrasonic cardiogram	超声心动图
UPR	unfolded protein response	未折叠蛋白反应
VCAM-1	vascular cell adhesion molecule-1	血管细胞黏附分子 -1
VLDL	very low density lipoprotein	极低密度脂蛋白
VSMC	vascular smooth muscle cell	血管平滑肌细胞
vWF	von willebrand factor	血管假性血友病因子
α-SMA	αlpha-smoothmuscle actin	$\alpha-$ 平滑肌肌动蛋白

方剂索引

一画

一贯煎（《续名医类案》）北沙参　麦冬　当归　生地黄　枸杞子　川楝子

二画

二至丸（《医便》）女贞子　旱莲草

二陈汤（《太平惠民和剂局方》）半夏　橘红　白茯苓　甘草

二妙散（《丹溪心法》）黄柏　苍术

十全大补丸《太平惠民和剂局方》党参　白术　茯苓　炙甘草　当归　川芎　白芍　熟地黄　炙黄芪　肉桂

人参养荣丸《太平惠民和剂局方》人参　白术　茯苓　炙甘草　当归　熟地黄　白芍　炙黄芪　陈皮　远志肉桂　五味子

四画

天王补心丹《校注妇人良方》人参　茯苓　玄参　丹参　桔梗　远志　当归　五味子麦冬　天门冬　柏子仁　酸枣仁　生地黄

六味地黄汤（《小儿药证直诀》）熟地黄　山茱萸肉　山药　丹皮　泽泻　茯苓　丹参饮（《时方歌括》）丹参　檀香　砂仁

五画

甘麦大枣汤（《金匮要略》）甘草　小麦　大枣

甘草石膏汤（《兰室秘藏》）生地黄　细辛　熟地黄　黄连　甘草　石膏　柴胡　黄

柏　知母　当归身桃仁（炒，去皮尖）荆芥穗　防风　升麻　红花　杏仁　小椒

甘露膏（《兰室秘藏》）半夏　熟甘草　白豆蔻仁　人参　兰香　升麻　连翘　桔梗　生甘草　防风　酒知母　石膏

平胃散（《简要济众方》）苍术　厚朴　陈橘皮　甘草

归脾汤（《正体类要》）白术　人参　黄芪　当归　甘草　茯苓　远志　酸枣仁　木香　龙眼肉　生姜　大枣

四君子汤（《太平惠民和剂局方》）人参　白术　茯苓　甘草

四妙丸（《成方便读》）黄柏　苍术　牛膝　薏苡仁

四物汤（《仙授理伤续断秘方》）熟地　当归　白芍　川芎

四逆汤（《伤寒论》）附子　干姜　炙甘草

四逆散（《伤寒论》）柴胡　芍药　枳实　甘草

生脉散（《医学启源》）人参　麦冬　五味子

生津甘露汤（《兰室秘藏》）升麻　防风　生甘草　汉防己　生地黄　当归身　柴胡　羌活　炙甘草　黄芪　酒知母　酒黄芩　酒龙胆草　石膏　黄檗　红花　桃仁　杏仁

生津甘露饮子（《兰室秘藏》）藿香　柴胡　黄连　木香　白葵花　麦冬　当归身　兰香　荜澄茄　生甘草　山栀子　白豆蔻仁　白芷　连翘　姜黄　石膏　杏仁（去皮）酒黄柏　炙甘草　酒知母　升麻　人参　桔梗　全蝎

失笑散（《太平惠民和剂局方》）五灵脂　蒲黄

加减复脉汤（《温病条辨》）炙甘草　干地黄　生白芍　麦冬　阿胶　麻仁

六画

地黄饮子（《圣济总录》）熟干地黄　巴戟天　山茱萸　石斛　肉苁蓉　附子　五味子　官桂　白茯苓　麦冬　菖蒲　远志

百合地黄汤（《金匮要略》）百合　生地黄

当归四逆汤（《伤寒论》）当归　桂枝　芍药　细辛　炙甘草　通草　大枣

当归润燥汤（《兰室秘藏》）细辛　生甘草　炙甘草　熟地黄　柴胡　黄柏　知母　石膏　桃仁　当归身　麻子仁　防风　荆芥穗　升麻　红花　杏仁　小椒

回阳救急汤（《伤寒六书》）熟附子　干姜　人参　甘草炙　白术炒　肉桂　陈皮　五味子　茯苓　制半夏

血府逐瘀汤（《医林改错》）桃仁　红花　当归　生地黄　牛膝　川芎　桔梗　赤芍　枳壳　甘草　柴胡

· 方剂索引 ·

七画

麦味地黄丸（《疡科心得集》）麦冬　生地　茯苓　五味子　郁金　白芍　乌药　丹皮　泽泻　山萸肉　山药　当归身

赤石脂汤（《肘后方》）赤石脂　干姜　附子

坎炁潜龙汤（《重订通俗伤寒论》）坎炁（新生儿脐带）龙齿　白芍药　白薇　珍珠母　牡蛎　生地黄　磁朱丸

抗心梗合剂（《中华内科杂志》）黄耆　丹参　党参　黄精　郁金　赤芍

苏合香丸（《广济方》）白术　光明砂　麝香　诃梨勒皮　香附子　沉香　青木香　丁子香　安息香　白檀香　荜茇　犀角　薰陆香　苏合香　龙脑香

杞菊地黄丸（《医级宝鉴》）枸杞子　菊花　熟地黄　酒萸肉　牡丹皮　山药　茯苓　泽泻

辛润缓肌汤（《兰室秘藏》）生地黄　细辛　熟地黄　石膏　黄柏　黄连（酒制）生甘草　知母　柴胡　当归身　荆芥穗　桃仁　防风　升麻　红花　杏仁　川椒

沉香琥珀丸（《普济方》）　琥珀　赤茯苓　泽泻　紫苏　沉香　葶苈　郁李仁　橘皮　防己

补阳还五汤（《医林改错》）黄芪　当归尾　赤芍　地龙　川芎　红花　桃仁

八画

苓桂术甘汤（《金匮要略》）茯苓　桂枝　白术　甘草

知柏地黄丸（《景岳全书》）知母　熟地黄　黄柏　山茱萸（制）山药　牡丹皮　茯苓　泽泻

和血益气汤（《兰室秘藏》）柴胡　炙甘草　生甘草　麻黄根　酒当归　酒知母　酒汉防己　羌活　石膏　酒生地黄　酒黄连　酒黄柏　升麻　杏仁　桃仁　红花

金匮肾气丸（《金匮要略》）地黄　山药　山茱萸　茯苓　牡丹皮　泽泻　桂枝　附子　牛膝　车前子

参附汤（《圣济总录》）人参　附子　青黛

九画

春泽汤（《奇效良方》）泽泻　猪苓　茯苓　白术　桂心　人参　柴胡　麦冬

珍珠母丸（《普济本事方》）珍珠母　当归　熟地黄　人参　酸枣仁　柏子仁　犀角　茯神　沉香　龙齿

茵陈蒿汤（《伤寒论》）茵陈　栀子　大黄

枳实薤白桂枝汤（《金匮要略》）枳实　厚朴　薤白　桂枝　栝楼

保元汤（验方）人参　黄芪　桂枝　甘草　丹参　太子参　五味子　麦冬

十画

真武汤（《伤寒论》）茯苓　芍药　生姜　附子　白术

栝楼薤白半夏汤（《金匮要略》）栝楼　薤白　半夏　白酒

桃红四物汤（《医宗金鉴》）当归　熟地　川芎　白芍　桃仁　红花

桃核承气汤（《伤寒论》）桃仁　大黄　桂枝　甘草　芒硝

柴胡疏肝散（《医学统旨》）陈皮　柴胡　川芎　香附　枳壳　芍药　甘草

健脾补气调脉汤（《国家级名医秘验方》）白术　茯苓　太子参　生黄芪　防风　羌活　川芎　丹参

通脉四逆汤（《伤寒论》）附子　干姜　炙甘草

十一画

理气化湿调脉汤（《国家级名医秘验方》）白术　茯苓　陈皮　半夏　苏梗　川朴香附　乌药　羌活　川芎　丹参　太子参

黄连阿胶汤（《伤寒论》）黄连　黄芩　芍药　鸡子黄　阿胶

黄连调心汤（《国家级名医秘验方》）黄连　西洋参　陈皮　珍珠　当归　甘草

银翘散（《温病条辨》）连翘　银花　苦桔梗　薄荷　牛蒡子　竹叶　荆芥穗　生甘草淡豆豉

麻子仁丸（《伤寒论》）麻子仁　芍药　枳实　大黄　厚朴　杏仁

麻黄附子细辛汤（《伤寒论》）麻黄　附子　细辛

旋覆花汤（《金匮要略》）旋覆花　桑根白皮　紫苏　犀角　赤茯苓　陈橘皮

清凉化湿调脉汤（《国家级名医秘验方》）白术　茯苓　陈皮　半夏　苏梗　川朴香附　乌药　川芎　丹皮　赤芍　黄连　太子参　白芍

清凉补气调脉汤（《国家级名医秘验方》）生黄芪　太子参　人参　麦冬　五味子丹参　川芎　香附　香橼　佛手　丹皮　赤芍　黄连

清凉补利调脉汤（《国家级名医秘验方》）生黄芪　太子参　麦冬　五味子　丹参川芎　桑皮　草劳子　泽泻　车前子　丹皮　赤芍　黄连

清凉养阴调脉汤（《国家级名医秘验方》）麦冬　五味子　白芍　生地　太子参　丹参　川芎　丹皮　赤芍　黄连　香附　香橼　佛手

·方剂索引·

清凉滋补调脉汤（《国家级名医秘验方》）太子参　麦冬　五味子　丹参　川芎　丹皮　赤芍　黄连，香附　香橼　佛手　葛根　花粉

十二画

葶苈大枣泻肺汤（《金匮要略》）葶苈子　大枣

黑锡丹（《太平惠民和剂局方》）　黑锡　硫黄　川楝子　胡芦巴　木香　制附子　肉豆蔻　补骨脂　沉香　小茴香　阳起石　肉桂

温化散结调脉汤（《国家级名医秘验方》）干姜　肉桂　鹿角　白芥子　莱菔子　陈皮　半夏　白术　茯苓　生黄芪　太子参　川芎　三七粉

温阳散寒调脉汤（《国家级名医秘验方》）附片　肉桂　鹿角　干姜　桂枝　生黄芪　太子参　白术　茯苓　川芎　丹参

温胆汤（《三因极一病证方论》）半夏　竹茹　枳实　陈皮　甘草　茯苓

滋养温化调脉汤（《国家级名医秘验方》）白术　茯苓　陈皮　半夏　干姜　肉桂　生黄芪　太子参　当归　白芍　生地　阿胶　川芎　丹参

十五画

增液承气汤（《温病条辨》）玄参　麦冬　细生地　大黄　芒硝

镇肝熄风汤（《医学衷中参西录》）怀牛膝　生赭石　生龙骨　生牡蛎　生龟板　生杭芍　玄参　天冬　川楝子　生麦芽　茵陈　甘草

附录三

糖尿病、糖尿病前期与
心血管疾病指南

一、绪论

欧洲心脏病学会（ESC）和欧洲糖尿病研究学会（EASD）第二次联手编写了关于糖尿病（DM）糖尿病前期与心血管疾病（CVD）管理的指南，该指南用于协助临床医生和其他医务工作者做医疗处理决策。越来越多的人意识到糖尿病和心血管疾病间存在极其重要的生物学关系，这也促使这两大组织合作编写这两种疾病共同相关的指南，由于第一版指南首先在 2007 年被刊登，有人声称现在有太多指南出现，但是，在这个刚刚新鲜萌芽的领域，基础和临床科学方面经过 5 年的发展，且在这一时期有许多试验结果报道，因此有必要更新指南。

指南产生的过程。如先前所述，并详见以下网站 http://www.escardio.org/guidelinessurveys/esc-guidelines/about/Pages/ruleswriting.aspx。简而言之，EASD 和 ESC 任命代表各组织的负责人，该负责人指导小组活动。协会成员均选自与指南相关的不同特定领域的专家，他们在该领域的杰出地位体现出现代欧洲在该研究领域的多样性。

二、引言

全球糖尿病患病率的增加导致 2011 年约 3.6 亿人患有糖尿病，其中有 95% 以上的人患有 2 型糖尿病（T2DM）。估计到 2030 年患糖尿病的人数将增加至 5.52 亿人，而且约一半的人不知道自己患有糖尿病。此外，据估计另外有 300 万人具有患 2 型糖尿病的风险特征，包括空腹高血糖、糖耐量减低（IGT）、妊娠糖尿病和胰岛素抵抗（IR）。大部分 2 型糖尿病的新病例发生是由于生活方式西化、高脂肪饮食及运动减少，导致肥胖、IR、代偿性高胰岛素血症不断增多，最终致使 β 细胞衰竭和 T2DM 的发生。血管风险因素的聚集与胰岛素

·糖尿病、糖尿病前期与心血管疾病指南·

抵抗相关，通常被称为代谢综合征，导致心血管疾病风险出现更早，甚至早于2型糖尿病的发生；同时高血糖和微血管病变（视网膜病变、肾病、神经病变）之间也存在一定的关系，但这个风险直到有明显的高血糖时才显著。这些概念突出了2型糖尿病的发展进程与心血管疾病风险的相关性，这对不同阶段糖尿病患者构成特定的挑战。年龄的增加、并发症的影响及特定群体的问题都表示需要一个个体化的方式来管理风险，帮助患者采取不同的方法来管理病情。

由于世界人口数目和社会文化普遍发生改变——尤其是在欧洲，所以疾病的模式和它们的影响各不相同。中东、亚洲——环太平洋地区以及北美和南美部分地区在过去20年糖尿病的患病率已经大规模上升，同样的变化在同一时期的欧洲人群中也可以观察到。人们开始意识到某些疾病与性别和种族相关，特别是糖尿病在女性中的情况，包括表观遗传学及非传染性疾病在宫内的影响，这些都非常重要。在2011年约6000万成年欧洲人患有糖尿病，其中一半已确诊，长此以往，将会严重影响患者及其后代的心血管健康，给公共健康带来严峻的挑战，公共卫生机构应该试图解决这些全球性问题。

糖尿病、心血管疾病的发生与代谢异常共同反映和导致脉管系统的变化。糖尿病患者一半以上的死亡都与心血管疾病相关，而且糖尿病患者心血管疾病的发病率非常高，因此极其需要糖尿病和心血管领域的医师联手研究和管理这些疾病。与此同时，这也鼓励如ESC和EASD这样的组织共同努力编写指南，指南是强强合作的结晶。

制定指南重在为预防和处理与糖尿病相关的各种心血管问题提供全面的信息。我们希望通过描述疾病机制提供一种教学工具，并描述最新的处理方法，实现对患者个体化治疗的最佳状态。应当引起注意的是书写这些指南是为了处理心血管疾病（或CVD风险）和糖尿病，而不是分开处理其中任何一种疾病。哪些人在他们的日常实践中擅长处理糖尿病、CVD或普通医疗的患者，这是我们应该重点考虑到的。在目前的指南里，我们需要针对具体问题有一个更为复杂详细的分析讨论，更进一步的信息可以通过各专业组织的详细指南获得，如ESC、欧洲动脉粥样硬化协会和EASD有关急性冠脉护理、冠状动脉介入治疗、高脂血症或降血糖治疗的指南，仅提及少许。

制定这些指南给主席提供了与这个领域中最广为人知的专家们一起工作的机会，这让主席倍感荣幸。我们向为此付出时间和知识的全体专家小组成员致以深切的谢意，感谢为终稿做出巨大贡献的人们，感谢负责该项目的所有ESC和EASD委员会成员。最后，我们对在欧洲"心脏之家"的指南团队表示感谢，特别是Catherine Després、Veronica Dean和Nathalie Cameron，感谢他们的支持，使这个过程顺利进行。

三、血糖代谢异常和心血管疾病

1. 定义、分类和诊断 糖尿病是一种以血浆葡萄糖水平升高为特征的代谢性疾病。基于世界卫生组织（WHO）和美国糖尿病协会（ADA）的推荐对糖尿病进行分类。糖化血红蛋白（HbA1c）目前已推荐作为糖尿病（DM）的诊断性检查，但仍然顾虑它预测 DM 的灵敏度，HbA1c < 6.5% 并不能排除糖尿病，此时可检测血糖进一步诊断。根据病因糖尿病分为：1 型糖尿病（T1DM）、2 型糖尿病（T2DM）、妊娠期糖尿病和其他特殊类型糖尿病四大类。

①1 型糖尿病　是因胰腺 β 细胞破坏导致胰岛素不足，最终发展成胰岛素绝对缺乏引起的。通常来说，T1DM 多年轻起病、体型偏瘦，可表现出多尿、多饮、体重减轻等症状，伴有酮症倾向。然而，T1DM 仍然可发生于任何年龄，有时进展缓慢。后一种情况为成人隐匿性自身免疫糖尿病（LADA），几年后会发展为胰岛素依赖。胰腺 β 细胞蛋白（如谷氨酸脱羧酶、蛋白酪氨酸磷酸酶、胰岛素或锌转运蛋白）自身抗体阳性的患者无论是急性起病或缓慢进展都有可能发展为依赖胰岛素治疗。针对胰腺 β 细胞的自身抗体是 T1DM 的标志物，尽管它们并不能在所有患者中均被检测到，而且随着年龄增加抗体水平下降。与其他种族和地理区域相比，T1DM 在高加索人群中的发病率更高。

②2 型糖尿病　特征是胰岛素抵抗和 β 细胞功能衰竭，肥胖（典型的腹部肥胖）和久坐的生活方式是 T2DM 发生的主要危险因素。胰岛素抵抗和第一时相胰岛素分泌受损造成 2 型糖尿病早期阶段的餐后高血糖现象。随之第二时相胰岛素分泌日益恶化，空腹状态下出现持续高血糖。T2DM 发生的年龄一般在中年后，占成人糖尿病的 90% 以上。然而，随着年轻人和非欧洲人群肥胖率的增加，T2DM 的发病年龄呈下降趋势。

③妊娠期糖尿病　发生在怀孕期间，分娩后，大多数恢复正常的血糖状态，但她们未来发生 2 型糖尿病的风险明显增加。一项荟萃分析报道，患妊娠期糖尿病后进展为糖尿病的概率大幅增加。一个大型的加拿大研究发现，妊娠期糖尿病后发生糖尿病的可能性为分娩后 9 个月时 4%，9 年后为 19%。

④其他特殊类型糖尿病　包括单基因突变，糖尿病罕见的形式，如成人起病的青少年糖尿病；继发于其他病理状况或疾病（胰腺炎、外伤或胰腺手术）的糖尿病；药物或化学诱导的糖尿病。

糖代谢紊乱、空腹血糖受损（IFG）和糖耐量减低（IGT），通常被称为"糖尿病前期"，反映了从正常血糖进展为 2 型糖尿病的自然过程。人们在不同的血糖状态之间摆动是非常常见的现象，因为血糖是持续变化的。IGT 只能通过口服葡萄糖耐量试验（OGTT）的结果确认：糖负荷后 2h 血糖（2 hPG）≥ 7.8 mmol/L 且 < 11.1 mmol/L（或 2 hPG ≥ 140 mg/dL 且 < 200 mg/dL）。标准化 OGTT 是夜间禁食（8 ～ 14h）后于次日清晨进行。空腹以及摄糖后 120min 各采血 1 次，将 75g 无水葡萄糖溶于 250 ～ 300mL 水在 5min 内喝完（从患者开始饮糖水时开始计时）。

世界卫生组织（WHO）和美国糖尿病协会（ADA）发布的当前临床标准，其中，世界卫生组织（WHO）的标准是基于空腹血糖（FPG）和负荷后 2h 血糖（2hPG）的浓度，他们建议在没有显性高血糖症时进行 OGTT 试验。美国糖尿病协会（ADA）的标准鼓励按照糖化血红蛋白、空腹血糖和 OGTT 的次序进行检查。空腹血糖或糖化血红蛋白优先于 2hPG 主要基于可行性。使用葡萄糖检测和糖化血红蛋白检测的优点和缺点已在 2011 年的世界卫生组织报告中进行了总结，并且还在某些要点上进行了辩论。WHO 的诊断标准和 ADA 的诊断标准在诊断 IGT 时的血糖界限值是相同的，但是对于诊断 IFG 则不同。ADA 诊断 IFG 的下限阈值是 5.6 mmol/L（101 mg/dL），而 WHO 建议的 IFG 的下限阈值是 6.1 mmol/L（110 mg/dL）。

为了葡萄糖测定的标准化，建议使用静脉血浆。静脉全血测量血糖较血浆低 0.5mmol/L（9mg/dL）。由于毛细血管血经常用于日常护理中的检测，需要特别强调的是，相比于空腹状态，负荷后的毛细血管血糖值与静脉血浆值差别更大。因此，最近一项比较研究提示，使用静脉血和毛细血管血的检测结果来诊断 DM、IFG 和 IGT 的切点不同。

分类取决于是否仅测量 FPG，或是同时测量了 2hPG。如果行 OGTT，IFG 患者可能同时存在 IGT 甚至为 DM。正常的空腹血糖反映维持足够基础胰岛素分泌的能力，与肝脏胰岛素一起调控肝葡萄糖输出。正常范围内的餐后葡萄糖水平需要适当的胰岛素分泌反应和外周组织对胰岛素足够的敏感性。因此对于检测样本的分析方法很重要，这适用于血糖和糖化血红蛋白的测定。

2. 流行病学　国际糖尿病联盟（IDF）2011 年估计年龄在 20 ～ 79 岁的欧洲人群患 DM 人数达 5 200 万人，到 2030 年 DM 患者将增加至 6400 万人。2011 年有 6300 万欧洲人患 IGT。2011 年世界各地死亡的 2.81 亿男性和 3.17 亿女性患有糖尿病，大多数死于 CVD。2011 年欧洲医疗保健在糖尿病支出约 750 亿欧元，预计到 2030 年将提高至 900 亿欧元。

诊断 2 型糖尿病缺乏一个独特的生物标记——除了餐后血浆葡萄糖（PG），它可以区分 IFG、IGT、2 型糖尿病与正常糖代谢。T2DM 的发生经过很长一段时间的胰岛素抵抗时期，在此期间血糖仍正常，进一步发展为 β 细胞功能衰竭出现明显的 T2DM，使糖尿病血管并发症的风险增加。DM 的定义是基于葡萄糖水平，它可导致视网膜病变发生，但大血管并发症，如冠心病、脑血管和外周动脉疾病（PAD）出现更早；使用目前的血糖标准，它们经常在 2 型糖尿病诊断前就已存在。超过 60% 的 2 型糖尿病患者发生心血管疾病，该病症是一种比视网膜病变更严重和花费更昂贵的并发症。因此，当确定患有糖尿病时应给予心血管疾病风险更高的关注，重新评估心血管疾病的风险。

糖尿病流行病学，欧洲诊断标准协作分析（DECODE）研究报告了欧洲人群糖代谢异常状况的数据。在这些人群中，有限的 HbA1c 数据提示，相比于来自 OGTT 试验的结果，差异很大，但这一点并未在 T2DM 和 IGT 筛查与早期检测策略评估（DETECT-2）研究中得到证实。在欧洲，糖尿病的患病率在男性和女性均随着年龄增加而上升。因此，60 岁以下的人群糖尿病患病率为 10%，60 ～ 69 岁的患病率为 10% ～ 20%，70 岁以上的患病率为 15% ～ 20%，除此之外，筛查发现的无症状性糖尿病也存在类似比例。这意味着欧洲人群终生患糖尿病的风险为 30%～40%。同样，IGT 的患病率呈线性增加，中年欧洲人的患病率约 15%，老年欧洲人的患病率则增加至 35%～40%。甚至 HbA1c 在男性和女性也均随着年龄的增加而升高。

3. 筛查血糖代谢紊乱　2 型糖尿病患者可以多年不出现具体症状，这就解释了为什么在任何时候仍有大约一半的 2 型糖尿病患者未确诊。我们并不推荐通过检测普通人群的血糖来确定心血管风险，因为目前仍缺乏确定的证据表明，早期发现和治疗 2 型糖尿病可以改善 T2DM 相关心血管疾病的预后。通过筛选高血糖来预测心血管风险应针对高危人群。英国 - 丹麦 - 荷兰初级护理中筛查出糖尿病的患者进行强化治疗研究（ADDITION）提供了筛查出 2 型糖尿病的患者发生心血管事件的风险较低的证据。筛查可能有利于降低心血管风险，而及早发现可以使微血管病变进展受益，这些都表明筛查 2 型糖尿病是有益的。另外，在人群中筛查 IGT 也是非常重要的，因为大多数人会发展为 2 型糖尿病，而 IGT 可以通过生活方式干预延缓它的进程。DM 的诊断历来根据血糖水平，而血糖水平通常被认为与微血管病变风险相关，而非大血管病变。DETECT-2 研究分析了 5 个国家 9 个研究共 4.4 万人的结果。得出以下结论：HbA1c ＞ 6.5% 及 FPG ＞ 6.5 mmol/L（117 mg/dL）联合来帮助诊断更好，这已经被 ADA 和 WHO 所采用。对于普通人群，筛查发现 HbA1c ＞ 6.5% 可诊断糖尿病，但介于 6.0%～6.5% 时，需要同时测量 FPG 来诊断。这个临界值仍存在一些限制，Hare 等已经详细综述过，包括当存在妊娠、多囊卵巢综合征、血红蛋白疾病、急性疾病等问题时如何使用指南来诊断。此外，与 OGTT 相比，如果在亚洲人群仅测量 FPG 和 / 或 HbA1c 来诊断 DM，检验结果出现假阴性的概率很大。在西班牙高风险人群中进行的一项研究，即芬兰糖尿病风险评分（FINDRISC）＞ 12/26，发现通过 OGTT 有 8.6% 的人群未诊断 T2DM，仅有 1.4% 的人 HbA1c ＞ 6.5%，表明我们仍需要评估将 HbA1c 作为特定人群的主要诊断性检测的做法。对于使用 HbA1c 检测未诊断的糖尿病，并以此来建立管理冠心病和心血管疾病的方法仍然存在争议，尽管提倡者认为当 HbA1c 介于 6.0%～6.5% 时需要生活方式建议及个体化危险因素管理，而且进一步获得 2hPG 的资料并不能改变这样的管理。

早期发现 2 型糖尿病和其他糖代谢紊乱疾病的方法有：方法一，测量 PG 或 HbA1c 明确诊断 2 型糖尿病和糖调节受损；方法二，使用一般资料、临床特征及之前的实验室检查，以确定 2 型糖尿病的可能性；方法三，收集基于调查问卷的资料，从中获得 2 型糖尿病病因学危险因素的有关信息。后两种方法与目前的血糖状态关系较模糊，但在准确界定 2 型糖尿病及影响糖代谢的其他疾病是否存在时，这 3 种方法都必须检测血糖。然而，通过初步简单的一级筛查结果，我们可以显著减少需要进一步检测血糖及其他心血管疾病危险因素的数目。方法二特别适合那些预先存在的 CVD 及曾患妊娠糖尿病的女性，而方法三则更适合于一般人群及超重 / 肥胖人群。

目前已有一些糖尿病风险评分的方法。最近系统性综述了最常用的方法，当然无论使

·糖尿病、糖尿病前期与心血管疾病指南·

用哪一种都没关系。芬兰糖尿病风险评分是欧洲（www.diabetes.fi/english）最常用的糖尿病风险筛查方法。这个评分方法，几乎拥有所有的欧洲语言版本，预测 T2DM（包括无症状 DM 和 IGT）的 10 年风险，准确度达 85%。这已在大多数欧洲人群中被广泛证实了。有必要将人群分成 3 种不同的情况：普通人群；假设有异常的人群（如肥胖、高血压或糖尿病家族史）；心血管疾病患者。在普通人群和假设有异常的人群中，相应的筛选策略是首先从糖尿病风险评分开始，评分高的人行 OGTT 或联合检测 HbA1c 和 FPG。而心血管疾病患者则无须进行糖尿病风险评分，但如果检测 HbA1c 和 FPG 仍不能确诊，则有必要行 OGTT 试验，因为这类患者的糖尿病可能仅表现为餐后 2h 血糖升高。

4. 糖代谢疾病和心血管疾病　确诊的 T2DM 及其他糖代谢疾病都是心血管疾病的危险因素。这种关系最有说服力的证据是由合作性的 DECODE 研究所提供的，它分析了一些欧洲队列研究，以及 OGTT 试验基线数据。我们观察到通过 2hPG 确诊的 DM、IGT 患者死亡率增加，但 IFG 患者并未出现这种现象。校正其他主要心血管危险因素后，高水平 2hPG 是全因死亡和心血管疾病死亡的预测因素，而一旦 2hPG 被考虑在内，单纯的空腹血糖高并不能预测死亡。我们观察到因心血管疾病死亡的人群最多的是 IGT 患者，即便其空腹血糖正常。餐后 2h 血糖和死亡率之间呈线性关系，而且这种关系在 FPG 中没有观察到。

一些研究已经表明，HbA1c 升高可增加心血管疾病风险。比较血糖三种参数——FPG、2hPG 和 HbA1c 与死亡率和心血管疾病风险关系的研究显示，2hPG 与死亡率和心血管疾病风险密切相关，而且在校正 2hPG 后，FPG 和 HbA1c 与风险的相关性不再显著。

与男性相比，新诊断 T2DM 的女性因心血管疾病死亡的相对风险较高。因冠状动脉疾病（CAD）导致的死亡受性别影响，综述报道 DM 患者（女性比男性）总体相对危险度为 1.46（95% CI 1.21～1.95），未患 DM 的人群（女性比男性）总体相对危险度为 2.29（95% CI 2.05～2.55），这表明 CAD 的性别差异在 DM 患者人群中下降。一项包括 37 项前瞻性队列研究的荟萃分析（$n=447\ 064$ DM 患者）评估 CAD 致命风险与性别的相关性，报告称 DM 患者死亡率高于无 DM 者（5.4% vs. 1.6%）。糖尿病患者与无糖尿病人群的相对风险或风险比（HR），女性较男性大，分别为（HR 3.50，95% CI 2.70～4.53）和（HR 2.06，95% CI 1.81～2.34），因此普通人群心血管疾病风险的性别差异较糖尿病患者人群小得多，迄今为止原因仍然不清楚。最近英国的一项研究揭示：与男性相比，DM 本身对肥胖、稳态模型胰岛素抵抗指数（HOMA-IR）和舒张压、脂质、血管内皮功能障碍及系统性炎症的不利影响在女性更明显，这可能导致女性患冠心病风险相对较大。此外，与男性相比，女性需要增加更多的体重才能发生 DM，因此，女性的危险因素变化更大时才会导致疾病发生。

5. 延迟进展为 T2DM　不健康的饮食习惯和久坐的生活方式对发生 T2DM 具有重大意义。综述以欧洲证据为基础的指南预防 T2DM，随机临床试验（RCT）表明，基于适度减重和增加体力活动的生活方式干预，能预防或延缓高风险的 IGT 个体进展为糖尿病。因此，应给予 T2DM 高风险人群和确诊为 IGT 的人群相应的生活方式指导。最近开发了一个工具包，其中包括医护人员实践建议。印度和中国试验结果看似 IGT 风险较低，这是由于该人群 T2DM 发病率较高，所有试验的绝对风险降低都是惊人地相似：约（15～20）/100人－年。据估计，给 6.4 个高危个体提供生活方式干预 3 年可预防 1 例发生糖尿病，因此干预是高度有效的。Malmo 可行性研究中一个随访 12 年的 IGT 研究显示，接受早期生活干预的男性较接受常规治疗（routine care）的男性全因死亡率更低（与糖耐量正常男性相当），（6.5vs.14.0/1000 人－年，P=0.009）。中国大庆研究显示：与对照组相比，生活方式干预 6 年的 IGT 人群，20 年后 T2DM 的发病率持续下降，CVD 死亡非显著减少 17%。此外，校正后干预组严重视网膜病变的发病率比对照组低 47%，其原因可能为 T2DM 的发生率降低。在一项对芬兰 DPS 研究延长随访 7 年的研究中，生活方式干预的人群 T2DM 发病率明显且持续下降（平均为 4 年）。随访 10 年后，干预组与对照组的总死亡率和心血管疾病的发病率差异不显著，但与以芬兰人群为基础的 IGT 人群队列比较，在基线时曾患 IGT 的 DPS 参与者有较低的全因死亡率和心血管疾病发病率。在美国糖尿病预防计划终点研究（DPPOS）的 10 年随访时间内，生活方式干预组 T2DM 的发病率比对照组低。

四、糖尿病发生心血管疾病的分子基础

1. 糖尿病患者的心血管进程　T2DM 的特征是长期存在胰岛素抵抗的状态下，代偿性高胰岛素血症和不同程度的 PG 升高，与心血管风险因素的聚集相关，而且大血管病变发生在诊断前。早期糖代谢障碍的特征是胰岛素敏感性逐渐降低，血糖水平升高但低于诊断 T2DM 的阈值，即 IGT 状态。支持"血糖连续变化（glycaemic continuum）"这一概念的病理生理机制是跨越 IFG-IGT-DM3 个阶段，而 CVD 则属于最后一个阶段。IR 患者发生 CVD 是一个渐进的过程，其特征是早期内皮功能障碍和血管炎症导致单核细胞聚集、泡沫细胞形成及后续脂肪条纹的发生。多年后导致动脉粥样硬化斑块，在炎症增强的情况下斑块变得不稳定、破裂，促进闭塞性血栓的形成。与无糖尿病者相比，糖尿病患者的动脉粥样斑块含有更多的脂肪、炎性改变和血栓。这些变化发生在 20～30 年间，分子异常见于未经治疗的 IR 和 T2DM 患者。

2. T2DM 胰岛素抵抗的病理生理学　胰岛素抵抗在 T2DM 和心血管疾病的病理生理学中起重要作用，遗传和环境因素均促进它的发展。超过 90% 的 T2DM 患者体型肥胖，游离脂肪酸（FFAs）的释放和脂肪组织细胞因子直接损害胰岛素的敏感性。在骨骼肌和脂肪组织中，FFA 诱导的活性氧簇（ROS）产生降低了胰岛素受体底物 –1（IRS-1）的活性和 PI3K Akt 信号，导致胰岛素反应性葡萄糖转运蛋白 –4（GLUT–4）的下调。

3. 内皮功能障碍、氧化应激和血管炎症　FFA 诱导 PI3K 途径受损，降低 Akt 活性及内皮型一氧化氮合酶（eNOS）的丝氨酸磷酸化，导致一氧化氮（NO）产生减少，内皮功能

·糖尿病、糖尿病前期与心血管疾病指南·

障碍和血管重塑（内膜中层厚度增加），它是 CVD 的重要预测因子。反过来，ROS 的聚集激活转录因子 NF-κB，从而导致炎性黏附分子和细胞因子的表达增加。长期胰岛素抵抗刺激胰腺分泌胰岛素，导致一个复杂的表型产生，包括 β 细胞进行性功能障碍，胰岛素水平降低，PG 升高。证据表明高血糖进一步减少内皮源性 NO，并通过许多机制影响血管功能，主要是由于 ROS 的过量生成。线粒体电子传递链是高糖作用的第一靶标之一，直接增加超氧化物阴离子（O_2）形成。O_2 产生的进一步增加是由于 ROS 诱导蛋白激酶 C（PKC）活化这样一个恶性循环所导致。葡萄糖导致 PKC 活化上调 NADPH 氧化酶、线粒体适配器 p66和 COX-2 及血栓素的生成，同时还导致 NO 释放的减少。线粒体 ROS 进而激活信号级联参与心血管并发症的发病机制，包括多元醇通路、晚期糖基化终末产物（AGEs）及其受体（RAGEs）、PKC 和氨基己糖途径（HSP）。最近的证据表明，尽管葡萄糖水平控制在正常范围内，高血糖诱导的 ROS 生成仍参与持续性血管功能障碍。这种现象被称为"代谢记忆"，这就可以解释为什么强化控制 DM 患者血糖后，大血管和微血管并发症仍进展。ROS 导致表观遗传变化参与了此过程。

4. 巨噬细胞功能障碍　巨噬细胞在肥胖脂肪组织累积增加，这已成为代谢炎症和胰岛素抵抗的重要进程。除此之外，胰岛素抵抗的巨噬细胞增加氧化低密度脂蛋白（LDL）清道夫受体 B（SR-B）的表达，进而促进泡沫细胞和动脉粥样硬化的形成。活化过氧化物酶体增殖物激活受体 γ（PPARγ）可增强巨噬细胞的胰岛素信号，从而逆转这些结局。在这个意义上，巨噬细胞异常通过增强胰岛素抵抗及形成脂纹和血管损伤，似乎给 DM 和 CVD 之间提供了连接的桥梁。

5. 动脉硬化血脂异常　因脂肪分解，胰岛素抵抗导致释放到肝脏的 FFA 增加。因此，底物的增加导致肝脏极低密度脂蛋白（VLDL）的生成增多，减少载脂蛋白 B-100（ApoB）降解及增加脂肪生成。T2DM 和代谢综合征导致高甘油三酯（TGs），低高密度脂蛋白胆固醇（HDL-C），残脂蛋白、载脂蛋白 B（ApoB）的合成及小而密的 LDL 颗粒增多。这种 LDL 亚型因更易于氧化在动脉粥样硬化过程中起着重要的作用。另外，最近有证据表明，由于蛋白质的改变，HDL 在 T2DM 患者可能会失去其保护作用，从而导致促氧化及炎性表型。在 2 型糖尿病患者中，致动脉粥样硬化的血脂异常是心血管风险的一个独立预测因子，预测能力较单独的高甘油三酯或低 HDL-C 更强。

6. 凝血和血小板功能　在 2 型糖尿病患者中，IR 和高血糖参与血栓前状态的发病过程，增加纤维蛋白溶酶原激活物抑制剂 -1（PAI-1）、凝血因子Ⅶ和Ⅻ、纤维蛋白原及降低组织型纤溶酶原激活物（tPA）的水平。DM 导致冠脉事件风险增加的因素中，血小板高反应性与其有重要的相关性。许多机制导致血小板功能障碍，影响黏附、活化及聚集，最终血小板介导血栓形成。高血糖会改变血小板内 Ca^{2+} 稳态，导致细胞骨架异常和 pro-aggregant因子分泌增多。此外，高血糖引起糖蛋白（Ⅰb 和Ⅱb/Ⅲa）、P- 选择素的上调，以及 P2Y12 信号增强，这些都是导致 T1DM 和 T2DM 发生动脉粥样硬化相关风险的关键事件。

7. 糖尿病性心肌病　在 T2DM 患者，IS 减少容易诱导心肌结构和功能受损，并部分解释了这部分人群夸张的心脏衰竭患病率。在无冠状动脉粥样硬化和高血压的前提下，当出现左心室功能障碍时可诊断糖尿病性心肌病。伴有不明原因扩张型心肌病的患者发生糖尿病的可能性比年龄匹配对照组多 75%。胰岛素抵抗通过减少 L 型 Ca^{2+} 通道的 Ca^{2+} 内流，从而损害心肌收缩力，并逆转 Na^{2+}/Ca^{2+} 交换模式。长期高胰岛素血症导致磷脂酰肌醇 3 激酶（PI3K）/Akt 通路受损，它在 T2DM 患者发生心功能不全事件中起至关重要的作用。通过 ROS 积聚、AGE/RAGE 信号和氨基己糖通路，高血糖与 IR 一起导致心脏及其结构异常。ROS 通路的激活影响冠脉循环，导致心肌肥厚与心室僵硬纤维化及腔室功能障碍。

8. 代谢综合征　代谢综合征被定义为 CVD 和 T2DM 危险因素的聚集，包括血压升高、血脂异常（高甘油三酯、低高密度脂蛋白胆固醇）、PG 升高和向心性肥胖。目前一致认为代谢综合征必须引起重视，并针对其代谢综合征的定义和诊断标准进行了积极的辩论。但是，医学界一致认为"代谢综合征"这个名词代表多种危险因素的组合。虽然代谢综合征并不包括已知的危险因素（如年龄、性别、吸烟），但伴有代谢综合征的患者心血管疾病风险增加 2 倍，2 型糖尿病发生风险可增加 5 倍。

9. 内皮祖细胞和血管修复　来源于骨髓的循环细胞已成为修复内皮关键细胞。内皮祖细胞（EPCs），一个成体干细胞的亚群，参与维持内皮动态平衡，促进新血管的形成。虽然内皮祖细胞保护心血管系统的机制仍不清楚，但已有证据表明，内皮祖细胞功能受损和减少是 T1DM 和 T2DM 的特点。因此，这些细胞可能成为管理糖尿病血管并发症的一个潜在治疗靶点。

10. 结论　氧化应激在微血管和大血管并发症发生中起重要作用。自由基在 DM 患者脉管系统的累积活化有害的生化途径，导致血管炎和 ROS 的产生。由于强化血糖控制不能根除心血管疾病风险负担，因此我们亟须制订以机制为基础的治疗策略。具体来说，抑制高血糖引起血管损伤的关键酶，或活化改善胰岛素敏感性通路，这些方法均有前景。

五、血糖紊乱患者心血管风险评估

风险评估的目的是对人群进行低、中、高和极高心血管疾病风险分类，辨别哪些人需要强化预防措施。2012 年有关"心血管疾病预防"的欧洲学会联合（joint european society）指南推荐，糖尿病患者合并至少一个其他心血管危险因素或靶器官损害，应被认为具有极高风险，而所有其他 DM 患者被认为处于高风险。由于存在种族、文化差异、代谢和炎症标志物等相关混杂因素，因此创建一个普遍适用的风险评分比较困难，重要的是，冠心病与中风评分是不同的。这一切都强调应遵循基于有效证据和靶标驱动的方法，重视 DM 患者的管理，为患者量身定制个体化需求。

1. 无糖尿病人群的风险评估得分　Framingham 研究风险方程 以年龄、性别、血压、

·糖尿病、糖尿病前期与心血管疾病指南·

胆固醇（总胆固醇和 HDL-C）、吸烟、糖尿病状态为分类变量，且已在某些人群的前瞻性研究中验证。DM 患者的研究结果并不完全一致，低估了英国人群的心血管疾病风险，但高估了西班牙人群的心血管疾病风险。Framingham 心脏研究的最近研究结果表明，标准的危险因素，包括基线时患糖尿病，随访 30 年后，与心血管事件的发病率相关。欧洲系统性冠心病风险评估（SCORE）并没有在 DM 患者开发致死性冠心病和心血管疾病的应用程序。DECODE 研究组结合糖耐量状态和空腹血糖，针对心血管性死亡开发风险方程。该风险评分将心血管风险低估了 11%。明斯特前瞻性心血管研究（PROCAM）评估心脏不良事件，观察/预测事件的比值为 CVD 2.79 和 CAD 2.05。吉罗纳心肌梗死注册研究（REGICOR）适用于地中海（西班牙）人群，低估了心血管疾病风险。

2. 评估糖尿病前期人群心血管风险 DECODE 研究数据表明，校正其他主要的心血管危险因素后，高 2hPG，而非 FPG，可预测全因死亡率、心血管疾病和 CAD。

3. 糖尿病患者的风险评估 英国前瞻性糖尿病研究（UKPDS）对英国人群进行 CAD风险评分具有良好的灵敏度（90%），但会高估西班牙人群的风险，而对希腊人群具有中度特异性。此外，这种风险得分是在心血管疾病预防的现代策略出现之前开发的。瑞典国家糖尿病注册（NDR）适用于同种瑞典人群，且具有良好的校准。Framingham 研究，中风仅在 178 例西班牙患者中进行验证，且高估了风险。UKPDS 低估了美国人群的致死性中风风险。糖尿病与血管疾病行动研究（ADVANCE）来源于国际性的 ADVANCE 队列人群，是目前预测心血管风险的典范。这个模型结合诊断时的年龄、性别、脉压、糖尿病病程、治疗后高血压、房颤、视网膜病变、HbA1c、尿白蛋白/肌酸酐比值和非 HDL-C，在内部验证过程中表现出合理的鉴别力和良好的标准性。在 T2DM 独立队列患者检验该模型的外在适用性，也证明有类似的鉴别力。最近的一项荟萃分析回顾了 17 种风险评分，其中 15种来自以白人为主的群体（美国和欧洲）及 2 种来自中国的人群（香港）。很少有证据表明，使用特定的糖尿病风险评分可以提供更准确的心血管疾病风险评估。评估 DM 的风险评分在其自身来源人群有较好的结果，但是仍需要在其他人群验证。

4. 基于生物标志物和影像的风险评估 动脉粥样硬化风险的社区研究（ARIC）前瞻性评估了在一个基础风险模型中单独加入 C-反应蛋白或其他 18 种新危险因素，是否将改善中年男性和女性 CAD 事件的预测发生率。所有这些新标记不添加到风险评分。一个包含972 例 DM 患者的荷兰研究评估了基线 UKPDS 的风险评分及采用自体荧光评估晚期糖基化终末产物（AGEs）在皮肤的累积。在 UKPDS 风险引擎中增加皮肤 AGEs 导致 27% 的低 -高风险组的患者重新分类。UKPDS 得分 > 10% 的患者 10 年心血管事件发生率较高，此时皮肤 AGEs 中位数分别为（0.56% : 0.39%）。这项技术可能会成为糖尿病危险分层的有用工具，但进一步的信息仍需要验证。在 2 型糖尿病患者，即使校正了其他风险因素，蛋白尿仍是未来发生 CV 事件、充血性心力衰竭的危险因素。循环的 NT-pro BNP 增加也是心血管死亡有力的预测因子，独立于蛋白尿及其他传统危险因素。冠状动脉钙（CAC）成像检测亚临床动脉粥样硬化，发现其优于已知危险因素预测无症状性心肌缺血和短期结局。CAC 和心肌灌注显像结果协同预测短期心血管事件。踝肱指数（ABI）、颈动脉内膜中层厚度和通过脉搏波速度检测的颈动脉斑块、动脉僵硬度及通过标准反射测试检测的心脏自主神经病变（CAN），这些都可以被认为是有用的心血管标志物，增加普通风险评估的预测值。冠状动脉疾病（CAD）在糖尿病患者往往处于静息状态，超过 60% 的心肌梗死（MI）可无症状，仅由系统的心电图（ECG）筛选诊断。无症状性心肌缺血（SMI）可通过心电图负荷试验、心肌核素扫描或负荷超声心动图检测。SMI 的影响：20% ~ 35% 的 SMI 具有其他风险因素的 DM 患者，35% ~ 70% 的 SMI 患者血管造影示冠脉显著病变狭窄，然而，SMI 可能是由于冠状动脉内皮功能或冠脉微循环变化而导致。SMI 是一个重大的心脏风险因素，尤其是当血管造影显示冠状动脉狭窄，应将 SMI 和无症状冠状动脉狭窄的预测价值加入到日常风险评估。然而，在无症状的患者，常规筛查 CAD 是有争议的。ADA 并不推荐进行常规筛查，因为治疗心血管危险因素并不改善预后。然而，针对这一问题进行了激烈的辩论，我们需要更好的定义哪些人进行 CAD 筛查。伴有 DM 的高危患者筛查 SMI 需要进一步的证据。也许可以在极高危的患者中进行筛查，如伴有外周动脉疾病（PAD）或高 CAC 评分，或有蛋白尿及那些计划开始剧烈运动的人群。

即使控制了传统危险因素，心血管靶器官损害，包括低 ABI，颈动脉内膜中层厚度、动脉僵硬或 CAC 评分增加，CAN 和 SMI 可以解释一部分心血管残余风险。检测这些疾病有助于更准确的风险评估，并应强化控制可改变的风险因素，尤其包括严格控制低密度脂蛋白胆固醇（LDL-C）< 1.8mmol/L（≤ 70mg/dL）。以个人为基础，建议 SMI 患者进行内科治疗或冠状动脉血运重建。然而，这种策略的成本效益需要进行评估。

5. 知识空白　①需要学习如何预防或延缓 1 型糖尿病。②在无症状的患者早期发现冠心病的有效生物标记和诊断策略有待揭示。③糖尿病前期人群心血管风险的预测知之甚少。

六、在糖尿病患者中预防心脑血管疾病

1. 生活方式　ADA 和 EASD 联合科学共识倡导生活方式管理（包括健康饮食、体力活动和戒烟）作为预防和 / 或管理 T2DM 的首要措施，以降低体重和心血管风险为目标。其他组织也推荐了一些个体化管理 T2DM 的方法。最近的 Cochrane 综述推断饮食干预 T2DM 的疗效数据比较稀缺且质量相对较差。ADA 立场声明"糖尿病的营养建议和干预（nutrition recommendations and interventions for diabetes）"对这些问题做了进一步回顾。大多数欧洲 T2DM 患者体型肥胖，控制体重一直被认为是生活方式干预的一个重要组成部分。"Look AHEAD（糖尿病健康行动）"是一项大型临床试验，该试验的研究内容为长期体重下降对 T2DM 患者的血糖和预防心血管事件的作用。强化生活方式干预 1 年的结果表明，体重平均减轻 8.6%，HbA1c 显著降低，某些 CVD 危险因素减少，这种益处持续超过 4 年。然而，

该试验在 2012 年因其无价值而停止，因为在各组间没有观察到 CVD 事件的差异。减肥——至少在持续超重或中度肥胖的人——仍然是生活方式干预计划的一个重要组成部分，并且可以具有多效性。在极度肥胖者，减肥手术导致长期体重下降，以及减少 T2DM 发生率和死亡率。

（1）饮食：EASD 糖尿病与营养研究组的饮食干预推荐比许多更早的饮食推荐少了一些指令性。他们提供一些饮食模式可供选择，并强调总能量的合理摄入；且以水果、蔬菜、全麦谷物和低脂蛋白为主的饮食比其在总能量中所占的精确比例更重要。同时也认为应限制盐的摄入量。T2DM 高蛋白和高碳水化合物饮食并无益处。具体饮食建议包括限制饱和 / 反式脂肪酸和酒精的摄入，监测碳水化合物的消耗量，以及增加膳食纤维。并不推荐常规补充抗氧化剂，如维生素 E、维生素 C 和胡萝卜素，因为缺乏有效性且需关注其长期安全性。对于那些喜欢高脂饮食的人，地中海饮食是可以接受的，只要脂肪来源主要来自单不饱和脂肪酸，如地中海饮食预防心血管疾病（PREDIMED）研究使用初榨橄榄油。

宏量营养素的分配推荐：

①蛋白质：无肾病患者，总能量的 10% ～ 20%（若患肾病，较少蛋白质）。饱和及反式脂肪酸总量 < 每日总能量的 10%。如果 LDL-C 水平升高，摄入量应更低，< 8% 可能是有益的。富含单不饱和脂肪酸的油　有益的脂肪来源，并可以提供总能量的 10% ～ 20%，但前提是总脂肪的摄入量不超过总能量的 35%。多不饱和脂肪酸　达每日总能量的 10%。

②总脂肪摄入量：不应超过总能量的 35%。对于那些超重者，脂肪的摄入量小于总能量的 30% 可能有利于减轻体重。建议每周食用 2 ～ 3 份，最好是油性鱼类（每周）及植物来源的 n–3 脂肪酸（如油菜籽油、大豆油、坚果和一些绿叶蔬菜），确保摄入足够的 n–3 脂肪酸。胆固醇的摄入量应 < 300mg/ 天，如果 LDL-C 水平升高需进一步减少。反式脂肪酸的摄入量应尽可能小，最好是不要摄入工业来源的且天然来源的摄入量应限制在小于总能量的 1%。

碳水化合物　应占总能量的 45% ～ 60%。代谢特征表明 DM 患者碳水化合物最合适的摄入量在这个范围内。建议 DM 患者极低碳水化合物饮食是不正确的。碳水化合物的量、来源和分布应选择便于长期血糖控制接近正常。胰岛素或口服降糖药治疗的患者，用药时间和剂量应匹配碳水化合物的量和性质。当碳水化合物的摄入量是在推荐范围的上限时，强调食物含有丰富的膳食纤维是极其重要的，因为膳食纤维升糖指数较低。

③蔬菜、豆类、水果和全谷类食品：应是饮食的一部分膳食纤维，摄入量应该 > 40g/ 天（或 20g/1000 千卡 / 天），其中大约一半应该是可溶性纤维。纤维摄入量的最低要求：每周食用 ≥ 5 份富含纤维的蔬菜或水果及每周 ≥ 4 份豆类。谷物类食品应该是全谷且富含纤维。

④酒精摄入：与禁酒者和嗜酒者相比，饮酒适量者（男性不超过 2 杯或 20g/ 天，女性不超过 1 杯或 10g/ 天），引起心血管疾病的风险较低，无论伴或不伴糖尿病。过度饮酒与高甘油三酯血症和高血压有关。

⑤咖啡摄入：喝咖啡＞4 杯/天使 T2DM 患者发生心血管疾病的风险降低，但应注意的是，煮沸且未经过滤的咖啡可升高 LDL-C，我们应该尽量避免。

（2）体力活动：体育锻炼在预防 IGT 进展为 T2DM 及控制血糖和相关心血管疾病等并发症中非常重要。有氧运动和阻力训练改善胰岛素抵抗、PG、血脂、血压及其他心血管风险因素。定期锻炼是持续获益所必需的。体力活动的最佳方式仍尚未明了，然而，一些随机对照试验的数据表明需要增加医护人员的协助。系统综述发现结构化的有氧运动或阻力训练降低 T2DM 患者的 HbA1c 约 0.6%。由于 HbA1c 的降低与心血管事件的长期减少和微血管并发症的减少相关，因此长期锻炼导致血糖控制改善，进而可以延缓血管并发症的出现。与单独有氧运动或阻力训练相比，有氧运动和阻力训练两者结合对 HbA1c 的影响更有利。最近的一项包含 23 项研究的荟萃分析显示，与对照组相比，结构性运动训练可使 HbA1c 降低 0.7%。结构性锻炼＞ 150min/ 周，使 HbA1c 降低 0.9%，结构性锻炼＜ 150min/ 周使 HbA1c 降低 0.4%。总体来说，只有结合饮食控制，体力活动干预措施才能降低 HbA1c 水平。

（3）吸烟：吸烟会增加 T2DM、心血管疾病和过早死亡的风险，应该避免。戒烟可降低心血管疾病的风险。应向吸烟的糖尿病患者提供一个结构性的戒烟计划，包括药理学支持，若有必要，可选用安非他酮和伐尼克兰。戒烟详细说明应根据"五 A"原则，这已在 2012 年的欧洲联合预防指南中做了详细阐述了。

（4）知识空白

①影响 DM 患者心血管疾病风险的生活方式是不断变化的，需要持续随访。

②由于不健康的生活方式引起 T2DM 在年轻人中患病率增加，由此导致的心血管疾病风险仍是个未知数。

③减肥手术后 T2DM 缓解，是否会导致心血管疾病的风险降低仍不清楚。

2. 血糖控制　　随机对照实验证实严格的血糖控制能降低糖尿病微血管并发症风险，也能减少多年之后 CVD 发生风险，虽然这种效应较小。而且，严格的血糖控制，联合有效的降压和调脂治疗，能显著缩短改善心血管事件发生率所需要的时间。

（1）微血管疾病（视网膜病变、肾脏病变和神经病变）：强化血糖控制达到 HbA1c 6.0% ～ 7.0%（42 ～ 53mmol/mol）的目标，能持续减少微血管并发症的发生率和严重性。这个作用在 1 型糖尿糖和 2 型糖尿病中均存在，虽然对于已出现并发症的 T2DM 患者的结果不太明显，因为需要治疗的患者数（NNT）很高。DCCT 和 UKPDS 研究表明 HbA1c 的增加与微血管并发症存在连续关系，而且这种关系并没有明显的阈值。在 DCCT 研究中，HbA1c 下降 2%（21.9mmol/mol）就能显著降低视网膜病变和肾病的发生和进展风险，虽然在 HbA1c ＜ 7.5（58mmol/mol）时绝对减少量较低。UKPDS 在 2 型糖尿病患者中也报道了类似的关系。

（2）大血管疾病（脑动脉、冠状动脉和外周动脉疾病）：虽然血糖和微血管病变之间

·糖尿病、糖尿病前期与心血管疾病指南·

有很强的关联性，但对于大血管疾病的情况尚不太清楚。血糖在正常高值范围，HbA1c 轻微升高时，血糖已能剂量依赖性的增加心血管疾病风险。然而，血糖控制对心血管风险的影响仍然不明朗，近期的随机对照试验也没有提供明确的证据。其中的原因至少包括长病程 2 型糖尿病患者同时存在多种伴发病，胰岛素抵抗也可能产生复杂的心血管风险表型。

（3）血糖控制的中期效应：ACCORD 研究　该研究共纳入 10 251 名伴有心血管高风险的 T2DM 患者，随机分为强化控制组（HbA1c 目标为 6.4%，46mmol/mol）和常规治疗组（HbA1c 目标为 7.5%，58mmol/mol）。平均随访 3.5 年后，该研究因为强化组高死亡率而终止，两组死亡率分别为 14 人 /1000 患者年和 11 人 /1000 患者年。死亡率的增加与高心血管危险因素有关。意料之中的是，强化控制组和血糖控制欠佳的患者低血糖发生率明显增加，但低血糖对 CVD 结局的影响尚不明确。进一步分析认为，死亡率的增加与血糖波动有关，而强化治疗也不能使血糖控制在靶目标是另一个原因。但目前正在随访的 ACDORD 扩展研究并不支持严重低血糖增加死亡率的假说。

ADVANCE 研究　该研究针对 11 140 名伴有心血管高风险的 T2DM 患者，随机分为强化治疗组和常规治疗组。其中强化治疗组的目标是 HbA1c 6.5%（48mmol/mol），常规治疗组的目标是 HbA1c7.3%（56mmol/mol）。强化治疗组由于肾病的下降导致主要研究终点（包括主要微血管和大血管并发症）明显下降（HR 0.9，95% CI 0.82 ～ 0.98），但对大血管相关风险无影响（HR 0.94，95% CI 0.84 ～ 1.06）。与 ACCORD 研究相反，尽管 ADVANCE 研究 HbA1c 下降值类似，但并不影响患者死亡率（HR 0.93，95%CI 0.83–1.06）。ADVANCE 研究与 ACCORD 研究相比，严重低血糖发生率降低 2/3，HbA1c 达标过程更缓慢。另外，两项研究的对象基线 CVD 风险也不一样，ADVANCE 对照组心血管事件发生率较高。

VADT 研究　1791 名 T2DM 患者随机分为强化控制组或常规控制组，两组的 HbA1c 控制目标分别是 6.9%（52mmol/mol）和 8.4%（68mmol/mol）。结果显示：强化控制组心血管复合终点无明显改善（HR 0.88，95% CI 0.74 ～ 1.05）。

ORIGIN 研究　共纳入 12 537 名伴 CVD 高风险的 IFG、IGT 或 T2DM 患者，平均年龄 63.5 岁，随机分为甘精胰岛素治疗和标准治疗，其中，甘精胰岛素治疗组的目标是空腹血糖 5.3mmol/L（≤ 95mg/dL）。平均随访 6.2 年后，两组患者 CV 结局发生率无明显差异，严重低血糖的发生率分别为 1/100 人年和 0.31/100 人年。甘精胰岛素治疗组体重增加 1.6kg，而标准治疗组体重下降 0.5kg。该研究也没有提示甘精胰岛素与肿瘤发生的关联性。

小结：基于 VADT、ACCORD 和 ADVANCE 研究的 meta 分析显示 HbA1c 每减少约 1%，非致死性心肌梗死发生率有 15% 的相对危险减少（RRR），而在中风或全因死亡方面无获益。但是对于短病程 T2DM 患者而言，更低的 HbA1c 基线水平和无 CVD 既往史更能从强化血糖控制中获益。ORIGIN 研究支持该结论，该研究并未证实早期接受基于胰岛素的治疗在心血管终点上有获益或危害，哪怕甘精胰岛素可以增加低血糖发生率。这提示在个体化治疗时应该适当应用强化血糖控制策略，应该通盘考虑年龄、T2DM 病程和 CVD 既往史。

（4）血糖控制的长期效应：DCCT/EDIC 研究　DCCT 研究中的强化治疗组心血管事件发生率未见显著改变。研究结束后，96% 的研究对象继续随访 11 年，参与后续的 EDIC 研究，该研究对象的主要差异是 HbA1c。在前后共 17 年的随访中，强化治疗组心血管事件危险性下降 42%（9% ～ 63%，$P < 0.01$）。

UKPDS 研究　虽然该研究表明强化控制血糖可以减少微血管并发症，但心肌梗死发生率只能减少 16%（$P=0.052$）。UKPDS 后续研究表明，心肌梗死降低率也只是 15%，但由于样本量的增加，使得该数据具有统计学意义。此外，对糖尿病相关终点事件的益处持续存在；心肌梗死和任何原因导致的死亡率也降低 13%。必须注意的是，该研究未对血压和血脂进行有效的调控，这与当时缺乏有效的治疗药物有关。UKPDS 研究对其他危险因子的管理也是有限的。一个可能的推测是该研究比后面进行的研究更容易证明降血糖药物的益处。

小结：DCCT 和 UKPDS 研究显示，在 T1DM 和 T2DM 中：①血糖控制有助于减少长期微血管并发症；②很长期的随访才能证实有效性；③早期血糖控制的重要性（代谢记忆）。

（5）血糖目标：HbA1c 的目标是 < 7%（< 53mmol/mol），因为这可以减少微血管并发症的发生。但是 HbA1c 靶标与微血管并发症的相关性证据并不是强制性的，部分原因是糖尿病慢性进展性本质的复杂性和代谢记忆效应。共识表明，以 HbA1c ≤ 7% 为目标要有针对性，需要注意患者的个体化需求。在理论上，对于年轻患者和没有严重伴发症的患者应该尽早进行严格血糖控制。个体化的标准是空腹血糖 < 7.2mmol/L（120mg/dL），餐后血糖 < 9 ～ 10mmol/L（160 ～ 180mg/dL）。自我血糖监测是成功进行降糖治疗的辅助策略，特别是接受胰岛素治疗的患者。当以近似正常的血糖为目标时，餐后血糖和空腹血糖均需要同时考虑。虽然餐后高血糖可能增加 CVD 事件的发生率，但关于餐后血糖达标是否能额外地改善 CVD 结局仍是一个争论点。对于短病程、期望寿命较长和没有明显 CVD 的患者，应该给予更严格的靶标，如 HbA1c 在 6.0% ～ 6.5%（42 ～ 48mmol/mol），但不出现低血糖或其他不良反应。综上所述，从 T2DM 心血管临床研究的结果可知，并不是每个患者都能从严格血糖管理中获益。研究也表明对每个患者设定个体化治疗目标的重要性。

（6）降糖药物：药物的选择、联合用药及可能产生的不良反应均与药物的作用机制有关。药物的选择、适应证和在联合治疗中的作用，这些都不是本文所要讨论的问题，而且这些问题在 ADA/EASD 指南中已经进行了广泛的探讨。简单来说，降血糖药物从特征上可分为以下 3 种类型：①提供胰岛素，如胰岛素、磺脲类、格列奈类、GLP-1 受体激动剂、DPP-4 抑制剂等；②胰岛素增敏剂（二甲双胍、吡格列酮）；③抑制糖吸收，如 α 葡萄糖苷酶抑制剂、SGLT2 抑制剂等。磺脲类、格列奈类和肠促胰素（GLP-1 受体激动剂和 DPP-4 抑制剂）都是通过刺激胰腺 β 细胞增加内源性胰岛素分泌。GLP-1 受体激动剂和 DPP-4 抑制剂对胃肠道和脑组织有额外的作用，增加饱腹感而获得额外的益处（GLP-1 可以减轻体重，DPP-4 不增加体重），但在起始治疗后约 20% 的患者会出现短暂的恶心，并可以持续 4 ～ 6 周。吡格列酮是 PPARγ 激动剂，也具有部分 PPARα 效应，能通过改善胰

·糖尿病、糖尿病前期与心血管疾病指南·

岛素抵抗而降低血糖。二甲双胍属于双胍类药物，通过激活 AMPK 而改善胰岛素抵抗。这两类药物均能使接受胰岛素治疗的 T2DM 患者减少胰岛素用量，而且 PROactive 研究证实吡格列酮能持续减少胰岛素需求量。阿卡波糖减少胃肠道葡萄糖吸收，而 SGLT2 抑制剂主要抑制近端肾小管葡萄糖重吸收。给予口服降糖药或 GLP-1 受体激动剂皮下注射治疗后，HbA1c 一般可下降 0.5% ～ 1.0%。但该预期值在不同个体间并不一致，这与糖尿病病程和其他因素有关。三联疗法多在二甲双胍基础上，加用吡格列酮、磺脲类、肠促胰素类、格列奈类和糖吸收抑制剂中的任意两种药物。在疾病进展过程中通常需要这种联合治疗策略。

在 T1DM 中，强化治疗的"金标准"是基础加餐时胰岛素治疗，可以采用多次胰岛素注射方案或直接使用胰岛素泵治疗。二甲双胍是 T2DM 患者的一线治疗药物，特别是肥胖患者。二甲双胍使用过程中必须注意乳酸酸中毒的风险，特别是伴有肾功能受损和肝脏疾病的患者。一项系统评价显示乳酸酸中毒并不常见。尽管如此，对于 eGFR ＜ 50mL/min 的患者不推荐使用二甲双胍。但学者们总是在争论一个问题，那就是这个阈值是否太严格。NICE 指南更灵活，将使用阈值降到了 eGFR30mL/min，并建议在 45mL/min 时就开始减量。为了使血糖达标，糖尿病患者在诊断后常常很快就需要联合降糖治疗。早期强化治疗可能降低心血管并发症风险，但并没有来自前瞻性研究的证据。降糖药的心血管安全性最早是因为罗格列酮治疗后增加心血管的风险，随后学者开始关注降糖药的心血管风险，特别是联合用药的患者。UKPDS 后续 10 年的随访研究表明，磺脲类药物合用胰岛素治疗对心肌梗死的危险减少率（RR）为 0.85（95% CI 0.74 ～ 0.97，P=0.01），患者死亡的 RR 为 0.87（95%CI 0.79 ～ 0.96，P ＜ 0.007）。在超重的患者中使用二甲双胍治疗，心肌梗死的 RR 为 0.67（95% CI 0.59–0.89，P=0.002），患者死亡的 RR 为 0.73（95% CI 0.59 ～ 0.89，P=0.002）。UKPDS 研究提示二甲双胍可以改善 CVD 结局，并依此确立了二甲双胍在超重 T2DM 患者中的一线治疗地位。但是必须要强调的是，并没有明确的证据来支持二甲双胍的心血管获益，而且联合使用磺脲类药物可能与 CVD 发病率和死亡率有关。不管怎样，meta 分析结果显示在年轻糖尿病患者中长期治疗的益处。PROactive 研究中采用吡格列酮治疗伴大血管病高风险的 T2DM 患者，结果显示能减少全因死亡率、致死性心肌梗死和中风的二级复合终点（HR 0.84，95% CI 0.72 ～ 0.98，P=0.027）。但是，由于 PROactive 研究的一级终点并没有统计学意义，这可能解释了该结果引起的争议。吡格列酮与继发于肾脏效应的液体潴留有关，这与易感个体出现外周浮肿和心力衰竭的恶化有关。起始给予利尿剂治疗可以减轻这个不良反应。在 STOP-NIDDM 实验中，对 IGT 患者进行阿卡波糖治疗可以减少 CVD 事件，包括心血管引起的死亡。格列奈类并没有在 T2DM 中使用经验，但是在 IGT 患者中那格列奈并不能减少致死性和非致死性心血管事件。目前没有 RCT 的数据表明 GLP-1 受体激动剂、DPP-4 抑制剂或 SGLT-2 抑制剂的心血管安全性，但是关于上述药物的大型前瞻性实验正在进行中。

（7）特殊事项

①低血糖：对 T1DM 和 T2DM 进行强化治疗可使严重低血糖发生率增加 2～3 倍。随着糖尿病病程的增加，患者对低血糖的意识受损，增加低血糖风险，因此在降糖治疗过程中必须注意低血糖的风险。低血糖的短期风险是心律失常和心血管事件，长期危险是痴呆和认知障碍。降糖治疗所带来的结局使得大家开始讨论一个问题，即低血糖是否是糖尿病患者心肌梗死的重要危险因素。Frie 等已经广泛评论过相关问题，证实低血糖对心血管系统的不良后果，特别是心脏自主神经病变。胰岛素、格列奈类和磺脲类药物在治疗 T1DM 和 T2DM 中均可以出现低血糖。因此，应该在强调血糖达标时尽量避免出现低血糖。

②慢性肾脏疾病的降糖药物：T2DM 中大约25%的患者伴有慢性肾脏疾病（CKD）3～4 期（eGFR ＜ 50mL/min）。除了 CKD 与 CV 风险的相关性，对此类患者给予降糖药治疗时需进行有效的调整，因为某些药物不能在 CKD 中使用，有些药物需减量。二甲双胍、阿卡波糖和大部分磺脲类药物应该避免在 3～4 期 CKD 患者中使用，而胰岛素和吡格列酮应在需要时才应用于治疗。除了林格列汀（linagliptin）能很好地耐受外，其他 DPP–4 抑制剂在治疗进展性 CKD 时需调整剂量。但没有研究评估 SGLT–2 抑制剂在 CKD 中的使用。

③老年患者：老年患者伴有更高的动脉粥样硬化疾病的负担、肾功能下降和较高的共病发生率。患者期望寿命下降，特别是伴有长期并发症的患者。对于长病程老年患者或伴有较多并发症的患者，血糖控制目标不应该像年轻人和正常个体一样。如果经简单的治疗而不能达到较低的血糖目标，HbA1c ＜ 7.5%～8%（＜ 58～64mmol/mol）也是可以接受的靶标。随着年龄的增加，自我管理能力、认知、心理状况、经济条件和支持系统降低，血糖控制目标也可以适当放宽。

④个体化护理：对每个糖尿病患者，都应该评估患者生活质量的影响因素、药物的不良反应和强化降糖治疗的困难（详见本指南第 9 章节）。从公共健康角度出发，哪怕平均血糖下降幅度很小，也能带来很多获益。另外，强化降糖治疗可能强加给患者相当大的负担而对患者造成伤害。应该鼓励每个患者在血糖控制和心血管危险中找到最佳的折中方案。一旦决定启动强化治疗方案，患者有权力获知更多的信息，并理解治疗的益处和风险。

（8）知识空白

①强化血糖控制的长期 CVD 结局尚不明确。

②多药治疗对生活质量的影响，伴有其他疾病的糖尿病患者最合适的治疗选择，特别是老年患者，目前都不清楚。

③在 T2DM 中可以获得明显 CV 益处的血糖（FPG、2hPG、HbA1c）阈值尚不清楚，还没有开展以此为目标的研究。

3. 血压　1 型糖尿病患者高血压病的患病率（在 DCCT/EDIC 研究中高达 49%）高于一般人群，确诊为 2 型糖尿病的患者 60% 以上患有动脉性高血压。从当前已知的病理生理因素考虑，这与以下因素有关：①高胰岛素血症增加肾脏对钠的重吸收；②交感神经张力升高；③肾素－血管紧张素－醛固酮系统的活性增加。肥胖、高龄和肾脏疾病进一步增加高血压病的患病率。糖尿病和高血压病是心血管疾病的附加危险因素。2 型糖尿病使男性的心血管风险增加 1 倍，使女性的心血管风险增加 2 倍以上，而高血压病则使糖尿病患者的心血管风险增加 3 倍。虽然高血压病的治疗目标已经制定好，但应该认识到血压管理需要以个体化为基础。例如，多个共存疾病、年龄增长、药物相互作用及血管疾病的特征都可能影响治疗的方案和个体治疗的目标。

（1）治疗目标：在糖尿病中，推荐的血压控制水平一直存在争议。一般情况下，所有糖尿病患者均应采取措施降低升高的血压水平，因为血压水平升高的糖尿病患者其心血管风险也大大增加。2 型糖尿病的随机对照试验显示，收缩压至少低于 140mmHg，舒张压至少低于 85mmHg 的血压水平对心血管结局有正面的影响。高血压最佳治（hypertension optimal treatment，HOT）试验证明，舒张压低于 80mmHg 时心血管事件的风险降低。然而，在此组的舒张压平均值仍然高于 80mmHg 且收缩压为平均值为 144mmHg。UKPDs 研究显示，严格的血压控制标准（144/82mmHg）比相对宽松的标准（154/87mmHg）能使大血管事件减少 24%。在 UKPDS 试验的后续观察分析中，收缩压水平在 120mmHg 以上时，收缩压每下降 10mmHg，糖尿病相关的死亡率便下降 15%。在最近的 ACCORD 试验中，4700 多例患者接受强化的血压控制（收缩压小于 119mmHg）或标准的血压控制（收缩压小于 134mmHg），所有患者平均随访 4.7 年以上。复合终点事件（非致死性心肌梗死、非致死性卒中或心血管死亡）的发生率在强化血压控制组和标准血压控制组之间没有统计学差异。强化治疗组中使用的降压药种类平均为 3.5 种，而在标准组中为 2.1 种。出现严重不良反应（如低血压和肾功能下降）的患者比例在标准控制组中为 1.3%，而在强化治疗组中则上升至 3.3%。由于风险—收益比例向风险倾斜，因此，研究不支持降低收缩压至 130mmHg 以下。Bangalore 等报道了一项包括 13 个随机对照试验的荟萃分析，包含了 37 736 例患有糖尿病或糖尿病前期（空腹血糖受损或糖耐量降低）的患者，强化治疗组中收缩压≤ 135mmHg，标准组中血压≤ 140mmHg。强化治疗组中全因死亡率下降了 10%（95%*CI* 0.83 ～ 0.98），卒中发生率下降了 17%，但严重不良事件的发生率增加了 20%。收缩压≤ 130mmHg 能明显减少卒中发生率，但不能降低其他心血管事件的发生。

综上所述，目前的证据支持糖尿病患者合理的血压控制目标应为＜ 140/85mmHg。应该指出，进一步降低血压水平可能会使严重不良事件的风险增加，尤其是年龄偏大且病程较长的 2 型糖尿病患者。因此，强化血压控制带来的风险和收益需要以个体为基础慎重考虑。

（2）血压的管理：生活方式干预包括限盐和减肥，是治疗高血压的基础，但是，它通常是不足以有效控制血压的。

药物治疗，目前关于糖尿病患者的降压药物治疗研究，仅有少数的随机对照试验是研究糖尿病患者的心血管结局和降血压药物的关系，但是几个样本量较大的随机对照研究还是特别报道了糖尿病患者各亚组的结局。使用血管紧张素转换酶抑制剂（ACEI）或血管紧张素受体拮抗剂（ARB）阻断肾素 – 血管紧张素 – 醛固酮系统（RAAS）具有特殊的价值。特别是用于控制高心血管风险的糖尿病患者的高血压时，ACEI 及 ARB 的价值更高。研究结果同时表明，在预防和减缓糖尿病合并高血压患者微量白蛋白尿中，初始治疗时选择 ACEI 类降压药比钙通道阻滞剂效果更好。ONTARGET 试验（单用替米沙坦或替米沙坦联用雷米普利）表明 RAAS 系统的双重阻断并不能使患者获益更多，并且会使不良事件发生率增加。在以 2 型糖尿病患者为研究对象开展的阿利吉仑（aliskiren，肾素抑制药）试验中，用心血管 – 肾脏终点事件作为评估指标，结果表明，在心血管病和肾脏病高危的 2 型糖尿病患者中，额外使用阿利吉仑去阻断 RAAS 系统并不能降低心血管事件，反而会对患者产生不利影响。由于糖尿病患者往往在夜间出现血压升高，因此在睡前服用降压药是合理的选择，如果能结合 24h 动态血压监测结果，可做出更合理的治疗决策。

　　各种降压药的代谢过程是否会对长期的心血管结局产生影响，这个问题在过去几十年被反复讨论。在各类降压药中，与钙通道拮抗剂和 RAAS 系统阻断剂比较，噻嗪类降压药和 β 受体阻滞剂能增加患 2 型糖尿病的风险。但 β 受体阻滞剂、噻嗪类降压药是否对 2 型糖尿病患者有不良影响，目前尚无定论。UKPDS 研究表明，控制血压比控制血糖更能改善心血管的结局，表明在 2 型糖尿病患者的降压治疗中，负面代谢效应对患者的影响较小，至少从大血管并发症的角度来看确实如此。对代谢有负面影响的药物，尤其是利尿剂联合 β 受体阻滞剂，不宜作为伴有代谢综合征的高血压患者的一线治疗方案。但在已发生糖尿病的患者中，控制血压比轻度改善代谢状态显得更重要。最近一项荟萃分析强调了控制血压优先于药物种类的选择。如果不伴有心脏病，α 受体阻断剂不作为降压的首选药物。血压控制不理想时，往往需要采用 RAAS 抑制剂联合钙通道阻滞剂或利尿剂的联合治疗方案。ACCOMPLISH 试验表明，钙通道阻滞剂氨氯地平与 ACEI 的联合优于氢氯噻嗪与 ACEI 的组合。在 6946 例糖尿病患者中，所有患者在服用贝那普利的基础上同时加用氨氯地平或氢氯噻嗪，两组的降压效果相当，但加用氨氯地平组有 307 人出现初级事件（心血管事件），而加用氢氯噻嗪组出现初级事件的例数是 383 例，该差异有统计学意义。

　　（3）结论：糖尿病患者高血压的降压目标是＜ 140/85mmHg。为实现这一目标，在大多数患者中需要采用降血压药物的联合方案。高血压患者出现肾病且有显性蛋白尿时，如果患者可以耐受，其降压目标应定得更低（收缩压＜ 130mmHg）。所有可用的降血压药物均可以使用，但目前所有的研究表明，当出现蛋白尿时，降压药中一定需要包括 ACEI/ARB 类药物。应该牢记的是，目前很多糖尿病患者并没有达到推荐的血压控制标准。同样值得注意的是，血糖控制及他汀类药物降血脂被报道存在记忆效应，但高血压并无类似的遗留效应或记忆效应。因此，在高血压的治疗上推荐持续的控制和监测，同时根据检测结果不断调整用药。

　　这些关于糖尿病患者高血压控制的主要结论与 2009 年欧洲高血压指南修订版及 2013

年最新版的欧洲高血压指南意见一致。

（4）知识空白

①对在中老年人群中联合应用多种降压药的后果知之甚少。

②单独或联合应用降压药对微血管并发症的影响是利是弊，尚无足够的证据可以下定论。

③与传统的危险因素相比，人们对用动脉硬化预测糖尿病患者心血管风险的认识较弱。

④在血压控制中最佳目标血压是未知的。

⑤D受体阻滞剂或利尿剂的代谢不良反应是否与临床相关。

4.血脂异常

（1）病理生理学：血糖控制良好的1型糖尿病患者，其血脂异常的模式与2型糖尿病患者的相反。在1型糖尿病患者中，血清甘油三酯（TG）是正常的，高密度脂蛋白胆固醇（HDL-C）是在正常范围的上限或轻度升高。这与胰岛素的使用有关，胰岛素可以增加脂肪组织中脂蛋白脂酶的活性，并且增加极低密度脂蛋白（VLDL）颗粒的转换率。然而，发生质变的低密度脂蛋白（LDL）和高密度脂蛋白（HDL）的颗粒有潜在的致动脉粥样硬化作用。

2型糖尿病常常伴有脂质和载脂蛋白的异常，可影响所有脂蛋白类别。最重要的两类改变是空腹和非空腹TG中度升高和HDL-C降低。血脂异常的改变还包括富含TG的脂蛋白（TRLs）升高，TRLs包括乳糜微粒和VLDL残粒，小而密的LDL颗粒。

各种血脂异常并不是孤立的，它们在代谢上紧密相关。大颗粒VLDL的过度产生和TG及Apo B 100的过度分泌导致小而密的LDL颗粒产生和HDL-C的降低。由于每一分子VLDL和LDL颗粒或残粒携带一个Apo B 100的分子，血脂异常度升高。因此，常规的血脂检测并不能发现2型糖尿病患者的血脂异常，而且由于LDL-C往往在正常范围内，所以使用非HDL-C能更好地对其进行描述，大量证据表明，肝脏转入和转出脂类失衡容易导致脂肪在肝脏堆积（非酒精性脂肪性肝病）。游离脂肪酸（FFA）的流动增加来源于FFA池或胰岛素抵抗时的脂质新生。因此，肝脏内脂肪及肝脏胰岛素抵抗似乎是2型糖尿病患者产生过量大颗粒VLDL的驱动因素。

大颗粒VLDL清除障碍及Apo C含量升高可以导致显著的高甘油三酯血症。这个双重代谢缺陷导致2型糖尿病患者的高甘油三酯血症。

（2）流行病学：欧洲EUROASPIRE Ⅲ调查报告指出，由于2型糖尿病和肥胖的发病率上升，高TG和低HDL-C的总患病率比EUROASPIRE Ⅱ研究中的患病率增加了一倍。瑞典国家糖尿病注册的调查报告显示，以人群为基础的75 048例2型糖尿病中49%的患者未接受降脂药物。接受降脂药物治疗的患者中有55%的患者TG低于1.7mmol/L，大约2/3患者HDL-C在正常范围内。同样来自该研究的数据显示，服用降脂药物的患者中有2/3的LDL-C水平在2.5mmol/L以下。然而，在那些既往有心血管疾病史的患者中，超过70%的人LDL-C大于1.8mmol/L。值得注意的是，目前各种他汀类药物普遍使用中等剂量，有必要进行强化治疗和更好地管理现有的治疗空白人群。

（3）2型糖尿病的血脂异常及血管风险：一项包括理化因素、遗传因素的大规模观察性病例对照研究表明，富含甘油三酯的粒子及其残粒升高，以及 HDL-C 降低与心血管风险存在因果关系。他汀类药物试验的数据显示，低 HDL 是心血管疾病风险的一个独立标记，即使在 LDL-C 水平没有升高的患者中亦是如此。FIELD 研究和 ACCORD 试验表明，心血管事件在血脂异常的患者中显著高发，血脂异常包括 LDL-C ≥ 2.6mmol/L（100mg/dL）、TG ≥ 2.3mmol/L 和 HDL-C ≤ 0.88mmol/L。在 FIELD 研究的基线变量中，脂质比率（non-HDL/HDL-C 和总 /HDL-C）能最好地预测 5 年内心血管事件的发生。Apo B/Apo A 比值与心血管疾病结局有关，但这个比例并不优于传统的脂质比。在单一基线血脂和脂蛋白浓度中，HDL-C、Apo A、non-HDL-C 和 Apo B 能独立预测心血管疾病事件，但 Apo A 和 Apo B 的预测价值不如 HDL-C 和 non-HDL-C。当使用 HDL-C 进行校正时，血清 TG 对心血管事件的预测效能降低。这些结果出乎我们的意料，因为糖尿病患者的血脂异常是以 Apo B 和小而密的 LDL 颗粒升高为特点。但是这些数据与 ERFC 研究的结果完全一致，ERFC 研究包含了 68 个试验，共纳入了 302 430 例既往无心血管疾病病史的参与者。在这项分析中，无论糖尿病存在与否，non-HDL-C 和 Apo B 与冠状动脉心脏疾病有着非常相似的关联。ERFC 研究报告指出，HDL-C 每增加一个标准差（0.38mmol/L 或 15mg/dL）可以使冠状动脉心脏疾病的风险降低 22%。non-HDL 和 HDL-C 的风险比值与所观察到的 Apo B 和 Apo A 的风险比值相似，non-HDL-C 是捕捉临床实践中富含甘油三酯蛋白质升高所带来风险的最好检测指标。Apo B 和 Apo B/Apo A 也被推荐为 2 型糖尿病心血管风险的标志。

（4）血脂异常的管理

1）2型糖尿病　他汀类药物对 2 型糖尿病患者的心血管事件有很好的预防作用，这个观点一直得到广泛数据的一致支持。在大型随机对照试验的亚组分析中，他汀类药物治疗能有效降低 LDL-C 水平和降低心血管事件的发生率。在一项包括 14 个随机对照试验共纳入 18 686 例糖尿病患者的荟萃分析中，在平均随访时间为 4.3 年内共发生了 3247 例主要血管事件。该研究显示，他汀类药物能使全因死亡率降低 9%，并且 LDL-C 每下降 1mmol/L 可使主要血管结局发生率减少 21%（RR 0.79，99%CI 0.72 ～ 0.87，$P <$ 0.0001），与在非糖尿病患者中所观察到的结果相似。当患者初始的 LDL-C 水平低至 2.6mmol/L 时，获益的大小与 LDL-C 水平的绝对减少相关，LDL-C 水平和心血管疾病的风险之间存在正相关关系。

在他汀类药物治疗下评估心血管事件的第一个荟萃分析结果显示，强化的他汀类药物治疗与中等量的他汀类药物治疗相比，前者比后者能多降低 16% 的冠心病死亡或心肌梗死。一项包含了 10 个随机对照试验共纳入 41 778 名患者的荟萃分析表明，在 2.5 年的随访期限内，强化他汀类药物治疗能使冠状动脉心脏病复合终点事件降低 10%（95%CI 0.84 ～ 0.96，$P <$ 0.0001），但并没有降低心血管疾病的死亡率。在急性冠脉综合征患者亚组中，强化他汀治疗降低全因死亡率和心血管疾病的死亡率。使用他汀类药物强化降低

LDL-C，能为糖尿病患者和非糖尿病患者的动脉粥样硬化带来良好的预后。

在他汀类药物治疗的基础上添加依折麦布（胆固醇吸收抑制剂）也能达到强化降低LDL-C 的目标。然而，目前尚无来自随机对照试验的数据证实这一药物组合对心血管疾病的结局有显著影响。IMPROVE IT（ClinicalTrials. gov：NCT00202878）是试图回答这个问题而正在进行的试验。一项比较集中的安全数据分析比较了他汀类药物单药治疗与依折麦布 / 他汀类药物联合治疗在糖尿病和非糖尿病患者（N=21 794）中的疗效和安全性。结果显示，依折麦布 / 他汀类药物联合治疗对所有受检的主要血脂影响更大。心脏和肾脏保护研究（SHARP）试验报告显示，每天使用辛伐他汀联合依折麦布治疗慢性肾脏病与安慰剂组相比，能使主要动脉粥样硬化事件发生率降低 17%。鉴于此，应该强调的是，虽然糖尿病患者和非糖尿病患者均能获益，但是糖尿病患者由于其出现并发症的高风险，其在治疗上受益的程度大大高于非糖尿病患者。

2）1 型糖尿病　胆固醇治疗试验（CTT）纳入了 l466 例 1 型糖尿病患者，平均年龄为 55 岁，并且大部分既往发生过心血管事件。CTT 试验分析显示，1 型糖尿病患者中心血管事件的下降幅度（RR 0.79，95% CI 0.62 ～ 1.01）与 2 型糖尿病患者类似。但应当认识到，目前在年轻的 1 型糖尿病患者中尚无他汀类药物治疗疗效的临床数据分析。然而，在 1 型糖尿病中，他汀类药物治疗应考虑那些心血管事件高风险的人群，如伴有肾功能损害的 1 型糖尿病患者，而不仅仅是根据 LDL-C 的浓度。

3）主要预防措施：CARDS 研究评估了他汀类药物在 2 型糖尿病患者中的益处，这些患者均有以下风险因素中的至少一个：高血压、吸烟、视网膜病变或白蛋白尿。在 CARDS 研究中，2838 名 2 型糖尿病患者被随机分入阿托伐他汀 10mg/d 组或安慰剂组。由于阿托伐他汀组使主要终点（首次急性冠心病事件）下降了 37%，因此该研究被提前终止。心脏保护研究（HPS）招募了既往无心血管疾病的 2912 名患者（主要是 2 型糖尿病），辛伐他汀（40mg/d）降低了主要复合终点事件 33%。ASCOT 亚组分析显示，10mg 阿托伐他汀使既往无心血管疾病的糖尿病患者的主要心血管事件发生率降低了 23%（95% CI 0.61 ～ 0.98，P=0.04）。

4）他汀类药物治疗的安全性：大型随机对照研究证实他汀类药物安全且耐受性良好。除外肌肉症状，其他不良事件的发生非常少见。在大多数情况下，肌病或横纹肌溶解与药物不按标准剂量而过量使用有关，过量用药会导致他汀类药物与其他药物相互作用而导致不良事件。吉非贝齐与他汀类药物应避免联合使用，因两者的药代动力学相互作用，但非诺贝特和他汀类药物联用是安全的。

一项包括 91 140 名研究对象的荟萃分析报道，他汀类药物治疗增加新发 2 型糖尿病的风险，该风险还会随着年龄增长而增加。这个风险意味着每 255 例患者接受他汀类药物治疗长达 4 年时会发生 1 例糖尿病，但同时他汀类药物每使 LDL-C 降低 1mmol/L 可以防止 5.4 例心血管事件的发生。一项包含 5 个他汀类药物试验的荟萃分析报道，强化他汀类药物治疗（阿托伐他汀或辛伐他汀每日 80mg）（OR 1.12，95% *CI* 1.04～1.22）比中等量他汀类药物（辛伐他汀 20mg 或普伐他汀 40mg）更大程度上增加新发糖尿病的风险。在强化治疗组中，每年每 1000 个接受他汀类药物治疗的患者有 2 例新发糖尿病，但心血管事件减少 6.5例。最近，美国食品和药物监督管理局（FDA）批准了他汀类药物对其标签的更改，标签上标明他汀类药物能升高血糖和糖化血红蛋白（www.fda.gov/downloads/Drugs/DrugSafety/UCM293474. pdf）。FDA 仍然认为，与能减少心血管事件对比，他汀类药物低度地增加糖尿病风险的不良作用显得不再那么重要。另一项包含了 27 个随机试验的荟萃分析进一步支持了他汀类药物的安全性。在主要血管事件 5 年风险率低于 10% 的全部个体中，LDL-C 每降低 1mmol/L，就能使 5 年内的主要血管事件绝对减少约 11 次 /1000 人，并且不增加癌症发病率或因其他原因引起的死亡。这些获益大大超过了他汀类药物已知的风险，因此使用他汀类药物降低血脂对患者来说是利大于弊。

他汀类药物低度地增加糖尿病风险的不良作用显得不再那么重要。另一项包含了 27 个随机试验的荟萃分析进一步支持了他汀类药物的安全性。在主要血管事件 5 年风险率低于 10% 的全部个体中，LDL-C 每降低 1mmol/L，就能使 5 年内的主要血管事件绝对减少约 11 次 /1000 人，并且不增加癌症发病率或因其他原因引起的死亡。这些获益大大超过了他汀类药物已知的风险，因此，使用他汀类药物降低血脂对患者来说是利大于弊。

增加 HDL-C 的策略流行病学调查显示，HDL-C 水平与心血管疾病呈负相关关系，多项他汀类药物试验也证实 HDL-C 是心血管疾病的保护性因素。HDL-C 低水平与甘油三酯水平增加相关联，并且代谢综合征和 / 或糖尿病患者的 HDL-C 水平常常降低。然而，尚无充分的证据支持治疗 HDL-C 低水平能成为预防心血管疾病的手段。最近报道的两个随机对照试验显示，使用胆固醇酯转运蛋白（CETP）抑制剂 torcetrapib 和 dalcetrapib 尽管使 HDL-C 增加了 30%～40%，但并没有降低心血管事件的发生率。对该现象的其中一种解释是 HDL 颗粒的功能出现障碍。如果这是真实的，那么只是增加这些 HDL 颗粒的数量，而没有改善它们的功能，则不会改变心血管疾病的风险。

目前，提高糖尿病患者 HDL-C 的药理学手段仍然有限。非诺贝特提高 HDL-C 的效果非常弱，而烟酸（N-ER）具有潜在有效的特性，除了降低 TG（高达 35%）、LDL-C（约 20%）、Apo B 和脂蛋白 a（LP a）（约 30%），还能增加 HDL-C 水平 15%～30%，同时增加 Apo A～1。虽然研究表明，使用 N-ER 一年后血管造影显示出获益的改变，并且磁共振成像发现颈动脉壁面积减少，但最近的两个临床研究并未证实 N-ER 对心血管疾病有预防作用。在低高密度脂蛋白 / 高甘油三酯的代谢综合征人群动脉粥样硬化干预：全球健康结局影响（AIM-HIGH）的研究显示，N-ER 并不能为代谢综合征患者带来利益。一项治疗 HDL-C 以减少血管事件发生率（HPS–2 THRIVE）试验中，25 673 例已知血管疾病的患者在接受他汀或依泽替米贝治疗的背景上，再随机接受安慰剂或 N-ER/laropiprant 治疗。该试验中位随访时间为 3.9 年后提前终止。当时，对照组有 15.0% 的患者而 N-ER/laropiprant 组

·糖尿病、糖尿病前期与心血管疾病指南·

有 14.5% 的患者已达到主要终点事件（包括冠心病死亡、非致死性心肌梗死、中风或冠状动脉血运重建的复合终点）。此外，N-ER 治疗会为糖尿病并发症带来 3.7% 的绝对超额风险和为新发糖尿病带来 1.8% 的超额风险。同时，N-ER 治疗使感染风险增加 1.4%，出血风险增加 0.7%，包括出血性中风的风险增加。基于这些结果，EMA 已撤回 N-ER/laropiprant 的营销许可证。

到目前为止，生活方式干预包括戒烟、增加体力活动、减少体重和减少摄入能快速吸收的碳水化合物仍然是增加 HDL 水平的治疗基石。

对于高 TG（＞ 5.4mmol/L）的患者，生活方式改变（重点在减少体重和戒酒）和加强血糖管理是主要目标。与 TG 相关的风险包括急性胰腺炎和多发神经病。在随机试验数据的汇总分析中显示，在 TG 水平正常或轻度升高的患者中使用他汀类药物可以降低出现胰腺炎的风险。然而贝特类药物没有这种保护作用，甚至可能使风险增加。Ω–3 脂肪酸（2 ～ 4g/d）可用于 TG 水平较高的患者。然而，尚无证据表明，这样的补充剂能为糖尿病患者带来心血管方面的获益。

（5）知识空白

① HDL 在 D 细胞分泌胰岛素中的调节作用有待进一步的研究。

②增加或改善 HDL-C 颗粒的药物疗效和安全性尚不清楚。

③ HDL 的功能和血浆 HDL 浓度对心血管疾病发病机制的相对贡献应予以澄清。

5. 血小板功能　血小板活化在动脉粥样硬化血栓形成的发生和发展中起着关键作用。许多研究小组发现糖尿病患者体内出现血小板聚集异常，并且餐后高血糖和持久性高血糖症已被确定为 2 型糖尿病自然病程中早期和晚期血小板活化的两个决定性因素。

（1）阿司匹林：阿司匹林通过使环加氧酶 –1（COX–1）不可逆失活从而抑制血栓素（TX）A2 依赖性血小板活化和聚集。没有正式的研究专门探讨阿司匹林在 2 型糖尿病患者中抗血小板作用的剂量依赖性和时间依赖性。目前，阿司匹林在糖尿病患者中的推荐用法是 75 ～ 162mg，每日一次，用药的剂量和用药间隔与在非糖尿病患者中的用法没有不同。然而，阿司匹林每日一次低剂量的给药方式不能完全抑制 COX-1 的活性和血栓素 A2（TX-A2）依赖性血小板功能，或许是由于糖尿病患者体内的血小板更新率增加。另外有研究显示，长期坚持每日两次服用阿司匹林，能为糖尿病和心血管疾病患者带来好处。

二级预防：Antiplatelet Trialists' Collaboration 的第一次协作综述发现，不管是否合并糖尿病，抗血小板治疗（主要是使用阿司匹林）在预先存在心血管疾病症状的患者中疗效相当。他们分析了随机试验中大约 4500 例糖尿病患者"严重血管事件"（非致死性心肌梗死、非致死性卒中或血管性死亡）的数据，发现抗血小板药物治疗使患者的血小板含量比基线水平减少约 1/4。因此，没有充分的理由表明，对于糖尿病或心血管疾病患者，阿司匹林的给药方式要不同于未患糖尿病的患者。低剂量阿司匹林推荐用于治疗急性缺血综合征及其二级预防。

一级预防：北美有数个组织机构推荐低剂量阿司匹林应作为成人糖尿病患者预防心血管事件的一级预防措施。然而，在这些患者中长期小剂量使用阿司匹林尚缺乏直接的证据，其疗效和安全性不得而知，至少是对于该观点尚无统一的定论。因此，在最新荟萃分析中，包括 3 个在糖尿病患者中开展的试验和其他 6 个其研究对象是代表更广泛人群的试验，阿司匹林亚组使冠状动脉事件的风险降低 9%（RR 0.9l，95% *CI* 0.79 ~ 1.05），使卒中的风险降低 15%（RR 0.85，95% *CI* 0.66 ~ 1.11），但上述两个差异均无统计学意义。应当强调的是，参加这 9 项试验的糖尿病患者总数为 11 787 人，10 年内出现冠状动脉事件的概率最低为 2.5%，最高达 33.5%。这些结果被解释为，阿司匹林可能适度降低心血管事件的风险，但可用数据的有限性排除了对效应的精确估计。正是由于这种不确定性，欧洲心脏病协会和来源于心血管预防临床实践的结果，均不推荐在低心血管疾病风险的成人中使用阿司匹林进行抗血小板治疗。

阿司匹林风险效益比　一项包含 6 个关于一级预防的试验的荟萃分析指出，阿司匹林使颅外（主要是胃肠道）出血的风险增加 55%，该现象在合并糖尿病和不合并糖尿病患者中均可观察到，大部分为不合并糖尿病的患者。从阿司匹林在一级预防中潜在的利益和风险的角度来看，以上研究的结果可能呈现了最好情况下的结果，因为胃肠道出血高风险的人群已被排除，并且研究对象中老年人代表的份额不足。在同一个分析中，基线时已患糖尿病患者血管事件增加了 2 倍，随访时主要颅外出血的风险也增加了 50%。

内分泌学会临床实践指南和 ADA/AHA/ACCF 科学声明都倾向于对 10 年心血管事件风险大于 10% 的成年糖尿病患者使用阿司匹林。然而，以上指南和声明对于如何评估和分析不同患者的出血风险，并没有做出足够的指引。糖尿病患者的心血管事件风险每年变化约 10 倍，而普通人群基于年龄、消化性溃疡病史等因素，上消化道出血的风险，据估计每年变化可高达 100 倍。

（2）P2Y12 受体阻断剂：氯吡格雷属于腺苷二磷酸（ADP）受体 P2Y12 的不可逆阻断剂，为不能耐受阿司匹林或有症状的周围血管病患者提供了一个有效的替代品。氯吡格雷与阿司匹林相似，对长期的二级预防有广泛的适应证。此外，氯吡格雷（75mg，每日一次）与低剂量阿司匹林（75 ~ 160mg，每日一次）联用时，能为急性冠脉综合征（ACS）患者及接受过经皮冠状动脉介入治疗（PCI）的患者产生额外的心脏保护作用。然而，来自氯吡格雷用于高动脉粥样硬化血栓形成风险与缺血的稳定、管理和预防（CHARISMA）研究的证据表明，晚期肾病患者在阿司匹林治疗的基础上加用氯吡格雷，可能为患者带来有害作用。更有效的 P2Y12 受体阻断剂包括普拉格雷（prasugrel）和替卡格雷（ticagrelor），后者是一种可逆的 P2Y12 受体阻滞剂。在 TRITON-TIMI 38 试验中表明，在预防急性冠状动脉综合征后复发性缺血事件的效果上，普拉格雷（60mg 负荷剂量，随后每日 10mg）明显优于氯吡格雷（300 mg 负荷剂量，然后每日 75mg）；然而，在普通人群中，该益处伴随着心肌梗死溶栓疗法（TIMI）后严重出血的风险增加。在糖尿病亚组研究中，也发现普拉格雷能降低复发性缺血事件，但在糖尿病患者人群中并没有伴随着出血风险的增加。在发生急性冠脉综合征后的研究中，从减少12个月内的心血管原因死亡率和总死亡率角度来看，替卡格雷（180 mg 负荷剂量，然后是 90 mg 每日两次）也比氯吡格雷更有效（300～600 mg 负荷剂量，然后是每日75 mg），并且前者在降低糖尿病患者缺血事件时并不会引起出血增加。重要的是，在伴有肾功能损害的急性冠脉综合征患者中，替卡格雷比氯吡格雷更有效。但目前没有令人信服的证据表明，氯吡格雷或较新的药物在糖尿病患者与非糖尿病患者中的效应是相同的。

（3）知识空白：糖尿病患者心血管疾病一级预防的最佳抗血栓治疗方案尚未确立。

6.多因素方法

（1）多因素管理原则：血糖异常的患者都需要对共病和增加心血管疾病风险的因素进行早期评估，包括：①风险因素，如生活习惯（如吸烟）、高血压和血脂异常；②微血管和大血管病变及植物神经功能紊乱；③共病，如心脏衰竭和心律失常；④运动试验能诱发的心肌缺血，超声心动图或心肌显像能发现的心肌缺血；⑤通过多普勒超声和/或磁共振成像评估存活心肌和左室功能。在糖尿病患者心肌缺血的检测中，运动试验、负荷超声心动图或心肌显像的可靠性是一个值得特别关注的因素。混杂因素是植物神经功能紊乱所致的疼痛阈值升高、多支血管病变的冠心病、心电图异常、合并周围动脉疾病及同时使用多种药物。

在相当大程度上，心血管并发症的总风险与胰岛素抵抗、P 细胞功能障碍及随之而来的高血糖的协同作用相关，也与心血管危险因素的累积有关。因此，成功的风险防范取决于对可控风险进行全面的检测和管理，可以通过使用风险引擎将风险可视化（如UKPDS）。然而应当指出，这种风险引擎需要不断更新。

在英国、丹麦和荷兰开展的 ADDITION 试验研究了强化、多因素治疗在2型糖尿病患者中的可行性，强化治疗组首次心血管事件发生率为7.2%（每年每1000人中出现13.5例），常规治疗组首次心血管事件发生率为8.5%（每年每1000人中出现15.9例）（HR 0.83，95% CI 0.65～1.05），全因死亡率分别为6.2%（每年每1000人中出现11.6例）和6.7%（每年每1000人中出现12.5例）（HR 0.91，95% CI 0.69～1.21）。得出的结论是，对2型糖尿病患者进行早期强化管理不能显著减少心血管事件和死亡的发生率。ADDITION 试减少心血管事件和死亡的发生率。ADDITION 试验为我们带来了另一个结论是，对2型糖尿病进行强化治疗能更好地控制心血管疾病的重要危险因素（如糖化血红蛋白、胆固醇浓度和血压）。

来自 Euro Heart Survey on Diabetes and the Heart 的数据支持多因素的治疗方法，把多因素治疗方法作为患者管理的基石。其中，1425例已知患2型糖尿病和冠状动脉疾病的患者，44%接受有循证依据的药物治疗，即在没有禁忌证的前提下接受阿司匹林、D受体阻滞剂、RAAS 抑制剂和他汀类药物的联合治疗。为期1年的随访后发现，与那些没有接受以上药物全部联合治疗的患者相比，接受以上4种药物联合治疗的患者全因死亡率显著降低（3.5%

vs. 7.7%，*P*=0.001），并且复合心血管事件终点减少（11.6% vs 14.7%，*P*=0.05）。调整后的糖尿病和治疗之间相互作用 HR 显示在 2 型糖尿病中使用有循证依据的药物治疗具有独立的保护作用（死亡 HR：0.4）。单药治疗不能降低心血管疾病的发病率，该结论来源于一个将 37 例超重或肥胖并伴有胰岛素抵抗（尚未发展为糖尿病）的患者随机分组，各组分别接受非诺贝特、罗格列酮或限制饮食热量 3 种治疗中的一种。以上各种治疗方法单独使用时，并不能使全部的代谢紊乱或至少是主要的代谢紊乱恢复正常（如体重、胰岛素敏感性、胆固醇、甘油三酯、负荷后 PG）。上述指标的代谢紊乱大大增加患者患心血管疾病的风险。

（2）知识空白：降糖治疗对心血管疾病预后的多效性作用尚未完全清楚。

七、糖尿病患者稳定型和不稳定型冠状动脉疾病的管理

1. 合并慢性冠状动脉疾病的糖尿病患者的最佳药物治疗　糖尿病与急性和稳定型冠状动脉疾病（CAD）患者预后更差有关，这在新诊断糖尿病和糖耐量降低患者中尤其明显，虽然在缺少了心血管保护作用的糖尿病患者中，男性的绝对风险较高，但女性的风险增加比例更大。所有既往未发现血糖升高的冠心病患者，均应进行危险分层和合适的管理，以及对自己的血糖状态进行评估。糖化血红蛋白的水平和空腹血糖水平升高可以确立糖尿病的诊断，但这两项指标均正常并不排除血糖异常。因此，口服葡萄糖耐量试验（OGTT）是筛查糖尿病的合适方法。为了尽量减少假阳性结果，OGTT 试验不能在急性冠状动脉事件（如急性心肌梗死或不稳定型心绞痛）发生后的 4 ～ 5 天内进行。目前，心肌梗死的院内死亡率及长期死亡率有所下降，但糖尿病患者心肌梗死的预后仍然较差。这个情况的部分原因不明，但可能与糖尿病患者的并发症患病率较高，并且与目前缺乏糖尿病患者心肌梗死治疗方法的循证证据有关。

因为只有极少数的药理试验是专门以糖尿病患者为研究对象的，大多数关于糖尿病患者药物治疗效果的信息均是从已有研究的亚组分析中获得的。缺点是糖尿病患者亚组的风险被认为适合试验，但其中糖尿病表型没有得到很好的定义。此外，心血管疾病患者经常合并有代谢综合征或未被发现的糖尿病。由于这些限制，现有资料倾向于糖尿病和非糖尿病患者的心血管风险管理效果相似。考虑到更高的心血管事件发生风险，糖尿病患者的绝对收益明显更大，避免 1 例心血管事件需要治疗的人数（NNT）应该更少。

（1）肾素 - 血管紧张素 - 醛固酮系统阻滞剂：ACEI 或 ARB 的治疗应在急性冠脉综合征住院期间开始启动，并且糖尿病患者左心室射血分数（LVEF）＜ 40% 的患者、高血压患者、慢性肾病患者及所有 ST 段抬高心肌梗死（STEMI）患者应该在出院后继续接受 ACEI 或 ARB 治疗。糖尿病患者和稳定型冠心病也推荐使用一种 ACEI 制剂。心脏结局预防评估（HOPE）研究显示，已知患有血管疾病或糖尿病的患者随机分为安慰剂组或雷米普利组，雷米普利组患者的心肌梗死、卒中或心血管死亡减少 25%。这一发现与糖尿病患者亚组的

·糖尿病、糖尿病前期与心血管疾病指南·

分析结果一致。培哚普利减少稳定型冠心病患者心脏事件欧洲试验（EUROPA）的糖尿病亚组中，招募心血管疾病的危险较低的人群，同样观察到了 ACEI 能带来类似的获益趋势。ONTARGET 试验比较了 ACEI 类药物雷米普利和 ARB 类药物替米沙坦在与 HOPE 实验中类似的高危人群中的效果。头对头比较发现替米沙坦对主要结局（心血管死亡、心肌梗死、中风或住院治疗期间心衰等事件）的作用等同于雷米普利，而这两种药物联合使用，只会引起不良反应而没有任何获益增加。

（2）降脂药：他汀类药物在冠心病患者和糖尿病患者中的有益效果是明确的。

（3）硝酸盐类药物和钙通道阻滞剂：没有证据证实硝酸盐类药物对预后有影响，但它可能用于缓解症状。钙通道阻滞剂能有效缓解缺血症状，维拉帕米和地尔硫卓可预防心肌再梗死和死亡。这些药物可能适合无心力衰竭的患者长期使用，作为替代 β 受体阻断剂或用于当 β 受体阻断剂可能是一个缺乏吸引力的选择时，如患者存在气道阻塞疾病。考虑到可能会导致心动过缓、房室传导干扰或损害左室功能等可能性，应该避免这些药物和 β 受体阻滞剂的联合使用。另一个可替代的方法是使用一种二氢吡啶类钙通道阻滞剂，如氨氯地平、非洛地平或尼卡地平。

（4）伊伐布雷定：伊伐布雷定（ivabradine）是第一个窦房结 I_f 电流选择特异性抑制剂，它有单纯地减缓心率的作用，通过控制窦房结内的自发舒张去极化而调节心率。伊伐布雷定的适应证是对不能耐受或禁忌 β 受体阻滞剂的 CAD 患者的慢性稳定型心绞痛治疗，或者已使用 β 受体阻断剂但心率仍然 > 70bpm 的患者可以加用伊伐布雷定，尤其适合有左心室（LV）功能障碍的患者。伊伐布雷定也可用于 β 受体阻滞剂不耐受的情况，或者尽管已使用最大耐受量的 β 受体阻滞剂仍不能有效降低心率的非 ST 段抬高的急性冠脉综合征患者。心率过快会给糖尿病患者带来更坏的结果，而伊伐布雷定可以有效地防止心绞痛，并且不会给糖尿病患者带来任何安全问题或对糖代谢造成不良影响。

（5）抗血小板和抗血栓药物：在二级预防中，使用低剂量的阿司匹林（75 ~ 160mg）或氯吡格雷（单独使用或联合阿司匹林）进行抗血小板治疗，可以减少中风、心肌梗死或血管性死亡的风险，但这种治疗为糖尿病患者带来的好处是稍差的。非 ST 段抬高的急性冠脉综合征患者，糖蛋白 b/ a 受体抑制剂似乎对糖尿病患者特别有效，但这个结论并没有被最近的早期急性冠脉综合征试验所证实。

其他抗血小板药物如噻吩并吡啶类（噻氯匹定、氯吡格雷、普拉格雷和替卡格雷）与阿司匹林联合使用时，能降低心血管事件的危险性，也能使糖尿病患者的心血管死亡、心肌梗死或中风年发生率从 11.4% 下降至 9.3%（RR=0.80，95% CI 0.72 ~ 0.90）。缺血性事件高风险人群中氯吡格雷与阿司匹林比较（CAPRIE）研究，招募近期出现缺血性中风、心肌梗死或已有周围动脉疾病的患者，氯吡格雷比阿司匹林更能为糖尿病和血管疾病患者带来保护作用。随机分组后接受氯吡格雷治疗的糖尿病患者缺血性事件的年发生率为 15.6%，而接受阿司匹林治疗的糖尿病患者则为 17.7%，绝对风险降低了 2.1%（P=0.042），RRR

13%（RR 0.87，95% CI 0.77 ~ 0.88），出血并发症更少。由于糖尿病患者事件发生率升高，氯吡格雷的绝对收益在这个临床研究中被放大。在 TRITON 试验的亚组分析中发现，普拉格雷比氯吡格雷的效果更好，前者使糖尿病患者缺血性事件大大减少，而主要的出血事件并没有增加。需要明白的重要一点是，许多试验并不是对糖尿病患者独立开展的，对糖尿病患者的治疗建议均是从那些研究对象中包括糖尿病患者和非糖尿病的试验中得出的结论。

（6）急性冠脉综合征患者的血糖控制：糖尿病患者与非糖尿病患者相比，急性冠脉综合征期间血浆葡萄糖（PG）升高会带来更差的预后。高血糖可能与先前未被发现的血糖异常有关。也可能与应激诱导儿茶酚胺释放增加游离脂肪酸的浓度、降低胰岛素的产生、增加胰岛素抵抗和增加糖原分解有关，以上效应对心肌代谢和功能均产生负面影响，试图改善急性冠脉综合征患者预后的两个策略目前正在接受检测。

代谢调节　无论糖尿病或血浆葡萄糖升高，葡萄糖 - 胰岛素 - 钾（GIK）液的代谢调节，是基于增加细胞内的钾浓度可以稳定心肌细胞并促进葡萄糖转运到细胞中的假设。其他潜在的好处是葡萄糖 - 胰岛素 - 钾液体能降低游离脂肪酸的 β- 氧化，更好地利用葡萄糖产生能量，改善血管内皮功能和纤溶状态。由 Kloner 和 Nesto 所做的综述显示，随机对照研究未能证明葡萄糖 - 胰岛素 - 钾液体能降低死亡率和发病率。这可能是由于血浆葡萄糖增加或葡萄糖 - 胰岛素 - 钾液体灌注时使液体容量负荷增加的负面影响所致。Immediate Myocardial Metabolic Enhancement During Initial Assessment and Treatment in Emergency Care（IMMEDIATE）试验将发生疑似急性冠脉综合征中位时间为 90min 的患者随机分为葡萄糖 - 胰岛素 - 钾液体治疗组或安慰剂治疗组，葡萄糖 - 胰岛素 - 钾液体治疗组表现出心脏的复合终点事件及住院死亡率减少，但没有影响到预先指定的主要终点事件，如急性冠脉综合征在 24h 内进展为心肌梗死。

血糖控制　Diabetes and Insulin ! Glucose Infusion in Acute Myocardial Infarction（DIGAMI）试验 1 和试验 2，Hyperglycaemia:Intensive Insulin Infusion in Infarction（HI-5）试验等 RCT 研究均监测了血糖控制的状况。DIGAMI 1 试验将 620 名发生急性心肌梗死的糖尿病患者随机分为两组，在接受 24h 的胰岛素 - 葡萄糖输注后，一组接受多次胰岛素注射治疗，另一组接受常规降糖治疗。胰岛素治疗组 3 ~ 4 年后死亡率为 33%，而对照组的死亡率为 44%（P=0.011）。DIGAMI 试验 2 未能证明这对预后有好处。对于这种矛盾的最合理的理由是，DIGAMI 试验 1 中糖化血红蛋白从较高的基线（9.1%）下降了 1.5%，DIGAMI 试验 2 基线时的糖化血红蛋白为 8.3%，而到研究结束时只下降了 0.5%。此外，在 DIGAMI 试验 2 中 β 受体阻滞剂、他汀类药物和血运重建药物的使用比 DIGAMI 试验 1 更普遍。

HI-5 研究中胰岛素组和对照组之间的血浆葡萄糖水平差异很小，并且胰岛素组的死亡率并没有减少。这 3 个研究的汇总数据证实，在缺乏葡萄糖控制的急性心肌梗死患者和糖尿病患者中，胰岛素 - 葡萄糖输注并没有降低死亡率（RR=1.07，95% CI 0.85 ~ 1.36，

P=0.547）。因为无论 DIGAMI 试验 2 还是 HI-5 试验均没有在强化治疗组和对照组中实现血糖控制的差异，因此，降糖是否有利仍然是一个悬而未决的问题。

HEART2D 研究比较了餐后血糖控制（餐前使用胰岛素，每日 3 次，N=557）与基础血糖控制（长效胰岛素每天一次或两次，N=558）对 2 型糖尿病患者心血管事件的影响。餐后血糖和空腹血糖的控制目标分别是 7.5mmol/L（135mmol/dL）与 6.7mmol/L（121mg/dL）。基础组与餐时组比较，平均空腹血糖水平较低（7.0 对 8.1mmol/L，$P < 0.001$），但两组间的每日餐前血糖水平相差不大（7.7 对 7.3mmol/L，P=0.233），并且糖化血红蛋白水平也相似。这项研究由于观察不到疗效，平均随访 963 天后终止。

一些注册研究表明，血浆葡萄糖水平与预后之间有一个 J 形或 U 型的关系，并且低血糖如同高血糖一样，会给预后带来不良影响。低血糖时诱导产生的代偿机制，如儿茶酚胺释放增加，可能会加重心肌缺血和诱发心律失常。最近的数据表明，低血糖事件可识别存在其他问题发生风险的患者（如心力衰竭、肾功能障碍和营养不良），而且这些变量被纠正后，低血糖不再是独立的危险因素。

来自 DIGAMI 1 研究的一个合理的结论是，当血糖显著升高时 [大于 10mmol/L（180mg/dl）]，对血糖进行控制可以为糖尿病患者和急性心肌梗死患者带来好的预后。大部分患者应将血糖控制至近似正常，而那些有严重共病的患者血糖控制则不宜太严格，这是血糖控制的合理原则，但血糖控制的确切目标水平仍然尚未确定。胰岛素输注是实现快速血糖控制最有效的方式。

（7）知识空白

①血糖控制在急性冠脉综合征患者中的作用及最佳水平有待确立。

②出现提示心肌梗死的症状后，在极早期输注葡萄糖 – 胰岛素 – 钾液体是否有可能降低心肌最终梗死面积。

2. 血运重建 1/4 的心肌血运重建术是在糖尿病患者身上施行的。在糖尿病患者身上施行血运重建术是极具挑战性的，这些患者心外膜血管存在更广泛的动脉粥样硬化，并且经皮冠状动脉介入术（PCI）后容易出现再狭窄，或者用隐静脉施行冠状动脉搭桥手术（CABG）后容易出现隐静脉内闭塞。动脉粥样硬化不断进展将带来新的血管狭窄。不考虑血运重建的形式，比起非糖尿病患者，在糖尿病患者中血运重建将带来更高的风险。糖尿病患者心肌血管重建效果的证据已从经皮冠状动脉介入术、冠状动脉搭桥术和药物治疗的持续发展中获得，但很难进行充分的比较。

（1）稳定型心绞痛和不稳定型心绞痛的心肌血运重建：

稳定型冠状动脉疾病 Bypass Angioplasty Revascularization Investigation 2 Diabetes（BARI 2D）试验是一项随机试验，比较了血运重建术（经皮冠状动脉介入术或冠状动脉搭桥术）与最佳药物治疗（接受药物治疗的糖尿病患者也适合行经皮冠状动脉介入术或冠状动脉搭桥术）对 2 型糖尿病患者预后的影响。一旦经皮冠状动脉介入术或冠状动脉搭桥术确定为具有最充分潜力的血运重建方式，患者随即被随机分配到单独接受最佳药物治疗（OMT）组或血运重建术加 OMT 组。5 年后，在死亡、心肌梗死或卒中的复合终点发生率上，OMT组（12%）和血运重建组（12%）之间无显著差异。在手术组冠状动脉搭桥术亚组中，主要不良心脑血管事件（MACCE）风险显著高于单纯 OMT 组（78% 对 70%，$P=0.01$），但在生存率方面的差异无统计学意义（86% 对 84%，$P=0.33$）。经皮冠状动脉介入术亚组相比于冠状动脉搭桥手术亚组，是由心血管疾病不太严重的患者组成，在 MACCE 或生存率方面与单纯 OMT 组无显著差异。在后续的随访中，OMT 组 38% 的患者由于出现心绞痛症状而至少接受了一次血管重建术，而在血运重建组中这个比例是 20%。这表明最初选择 OMT的保守策略能在 5 年内减少约 80% 的手术治疗。

总体而言，除在特定情况下，如左冠状动脉动脉主干狭窄 50%、左冠状动脉动脉前降支近段狭窄或三支血管同时受累伴有左室功能受损的情况，对糖尿病患者施行心肌血运重建术相比于单纯使用药物治疗，并没有提高患者生存率。当把这些结果应用于实践中时，应当牢记的是，这部分结果来源于研究中所选定的那部分患者。另外一些患者会被排除在外，排除标准是需要立即进行血运重建的患者，或者病变血管为左冠状动脉前降支，或者伴有一些生化结果的异常如肌酐水平 > 2.0mg/dL（177μmol/L），Hb A1c > 13.0%，或者心衰一级，或者在既往 12 个月内接受过经皮冠状动脉介入术或冠状动脉搭桥术的患者。

急性冠脉综合征　急性冠脉综合征中非 ST 段抬高患者的试验并没有记录糖尿病患者接受心肌血运重建的效果（TACTICS-TIMI 18）。试验发现，早期介入治疗的策略能改善糖尿病患者的预后。关于 ST 段抬高的心肌梗死患者的研究，19 项随机对照试验共包括 6315名患者的汇总分析显示，糖尿病患者（$N=877$，14%）再灌注治疗后死亡率高于非糖尿病患者。糖尿病患者接受再灌注治疗的时间比非糖尿病患者显著推迟，因此，其心肌处于缺血状态时间更长。这可能是因为糖尿病患者心肌梗死后的症状不典型造成再灌注治疗延误。然而，经皮冠状动脉介入术后 30 天死亡率的降低在糖尿病患者组最显著。由于较高的绝对风险，糖尿病患者为保证生存 30 天所需要治疗的人数显著较低（NNT 17，95%CI11-28），而非糖尿病患者相对较高（NNT48，95% CI 37～60）。包括在 Occluded Artery Trial（OAT）研究中的糖尿病患者亚组分析证实，如同非糖尿病，心梗后 3～28 天与心梗相关的闭塞血管的血运重建并不能改善预后。

（2）干预方式：冠状动脉旁路移植术与经皮冠状动脉介入疗法。在糖尿病患者中，一系列旨在评价冠状动脉旁路移植术（CABG）与经皮冠状动脉介入疗法（PCI）治疗效果的随机临床试验都证实了经皮冠状动脉介入治疗术后显示出较高的重复血运重建率。一个基于 10 项随机对照试验（7812 例患者）的荟萃分析对这两种血运重建方式进行了比较，其数据分析表明，在糖尿病患者中冠状动脉旁路移植术存在明显的生存优势。在糖尿病患者中，采用经皮冠状动脉介入疗法的术后 5 年死亡率为 20%，而冠状动脉旁路移植术治疗后的 5 年死亡率为 12%（比值比 0.7，95% CI 0.6～0.9），然而在无糖尿病史的患者中则不存

·糖尿病、糖尿病前期与心血管疾病指南·

在任何差异。换言之,糖尿病的疾病状态与血运重建方式之间存在显著的交互作用。一项具体针对糖尿病患者应用经皮冠状动脉介入疗法与冠状动脉旁路移植术等疗效和安全性比较的试验已启动,即 Coronary Artery Revascularization in Diabetes(CARDia)研究。由于该临床试验的招募启动恰逢药物洗脱支架(DES)正式进入市场期间,导致研究中既存在金属裸支架(BMS,占31%)的使用,又存在药物洗脱支架(占69%)的使用。随访一年后,经皮冠状动脉介入疗法组在复合终点事件如死亡、心肌梗死及脑卒中的发生率更高(其中,以心肌梗死发生率升高为主),但无统计学意义。不仅如此,经皮冠状动脉介入疗法组还显示出显著升高的重复血运重建率(2% 对 12%,$P < 0.001$)。这项临床试验的结论主要受限于研究人群(n=510)的规模过小。

针对冠状动脉旁路移植术与经皮冠状动脉介入疗法两种治疗模式进行比较的现有文献资料让人迷茫困惑,主要因为研究注册时即存在的混杂偏倚、药物洗脱支架持续不断的发展改进及除了 FREEDOM 试验外缺少更多相关的前瞻性随机临床试验研究等多种因素造成。实际上,目前所掌握的有效信息绝大部分是从其他一些临床试验中的研究人群,在其所包含的糖尿病患者基础上对他们进行亚组人群分析,然而,这部分人群一般而言在整项试验中所占的比例相对较少或是选择出来的。在 SYNTAX 研究中,选择应用药物洗脱支架(使用紫杉醇洗脱支架)者显示出更高的重复血运重建率,不仅如此,经皮冠状动脉介入疗法组术后一年的主要不良心脑血管事件发生率高于冠状动脉旁路移植术组 2 倍。在预先指定的糖尿病亚组中,治疗后一年发生重复血运重建的相对危险度则更高(相对危险度 3.2,95% CI 1.8 ～ 5.7,$P < 0.001$)。在同时患有其他复杂病变的糖尿病患者中,换言之,也就是那些在 SYNTAX,即应用 Taxus 支架行经皮冠状动脉介入疗法和心脏外科手术间的协同作用研究)评价中具有高分数的患者,紫杉醇洗脱支架组的术后一年死亡率较高(14% 对 4%,P=0.04)。经过 5 年的随访,在患有糖尿病的患者中,经皮冠状动脉介入疗法组的主要不良心脑血管事件发生率显著高于冠状动脉旁路移植术组(46.5% 对 29.0%,$P < 0.001$),与此同时,经皮冠状动脉介入疗法组的重复血运重建率也明显高于冠状动脉旁路移植术组(35.3% 对 14.6%,$P < 0.001$)。在复合终点事件死亡、心肌梗死、脑卒中的发生率无统计学差异(23.9% 对 19.1%,P=0.26)。在无糖尿病史的患者中,也存在类似的结果,但是事件的发生率更低。基于以上研究结果得出如下结论:对于患有少数几种病变的患者而言,经皮冠状动脉介入疗法是他们进行治疗的潜在选择之一,可是对于那些存在多种复杂病变的患者,尤其是合并糖尿病时,通过冠状动脉旁路移植术进行血运重建可能是更佳的选择。

与之相反,对 AWESOME(angina with extremely serious operative mortality evaluation,合并心绞痛者的极严重手术死亡率评价)随机试验研究和注册中的糖尿病患者,也包括那些冠状动脉旁路移植术治疗的高危患者(如冠状动脉旁路移植术史、近期发生心肌梗死、左室射血分数 < 30% 或应用主动脉内球囊反搏治疗),进行分析后发现,在各种血运重建技术之间的术后 3 年死亡率不存在显著的统计学差异。新近注册的临床研究数据表

明，糖尿病患者选择应用冠状动脉旁路移植术，相较于药物洗脱支架行经皮冠状动脉介入治疗而言，可以达到更好的治疗效果，即使在死亡率方面也是如此，但是其所付出的代价是有更高的中风风险。在另一项研究中，对2004—2008年的86 244例65岁接受冠状动脉旁路移植术者，以及103 549例接受经皮冠状动脉介入治疗者进行研究与分析发现，冠状动脉旁路移植术组的术后4年生存率显著高于经皮冠状动脉介入治疗组，而且在应用胰岛素治疗的糖尿病患者中联合手术治疗在改善生存率方面取得了最显著的优势。MAIN COMPARE（the revascularization for unprotected left main coronary artery stenosis：comparison of percutaneous，比较应用经皮法对无保护冠状动脉左主干狭窄行血运重建的疗效）研究对1474例无保护左冠状动脉主干狭窄患者应用药物洗脱支架行经皮治疗或冠状动脉旁路移植术后的远期结局进行了观察。在这样一个特定的设置中，数据分析显示经皮冠状动脉介入疗法与冠状动脉旁路移植术在复合终点事件死亡、Q波心肌梗死、中风上的发生率相似，但是药物洗脱支架行经皮治疗却表现出更高的重复血运重建率。该研究还对有（N=507，占34%）或无糖尿病史的患者进行了一项亚组分析，在对协变量进行校正后发现治疗效果与有无糖尿病史之间不存在显著的交互作用。瑞典冠状动脉造影和血管成形术的注册研究对94 384例实施支架植入治疗的患者进行了观察，并发现应用新型药物洗脱支架进行经皮冠状动脉介入治疗，与应用传统的药物洗脱支架相比，可以降低38%再狭窄的发生率，并具有临床意义，不仅如此，还能够降低23%的死亡率。一项荟萃分析的研究结果同样也支持以上结论，它对49项随机对照试验进行了分析，包含有50 844例患者，主要比较不同药物洗脱支架或药物洗脱支架与金属裸支架。FREEDOM研究随机纳入了1900例患者，其中，主要都患有三支病变，即右冠状动脉。左冠状动脉前降支、左冠状动脉回旋支都发生比较严重的病变，治疗上或选择冠状动脉旁路移植术或经皮冠状动脉介入疗法，其中，经皮治疗或选择西罗莫司洗脱支架或紫杉醇洗脱支架。对于应用新一代的支架，只要美国食品药品监督管理局批准，便可以一直使用。研究中的所有患者都给予目前推荐的用来控制低密度脂蛋白胆固醇、收缩压和糖化血红蛋白的医疗处方。该研究的主要终点是由总死亡率、非致死性心肌梗死或脑卒中等复合事件组成。在中位时间3.8年后，该主要终点在经皮冠状动脉介入治疗组中的发生率更频繁（P=0.005），其5年发生率达到26.6%，而在冠状动脉旁路移植术组，该数值仅为18.7%。冠状动脉旁路移植术治疗的优势与经皮冠状动脉介入治疗相比，主要体现在其治疗后患者发生心肌梗死（$P < 0.001$）和死亡（P=0.049）的风险更低，差异均有统计学意义。

各项研究所得出的结论是，对于患有糖尿病和严重冠状动脉疾病的患者来说，冠状动脉旁路移植术的疗效优于经皮冠状动脉介入治疗。基于SYNTAX评分的研究发现，选择何种治疗方法与是否合并其他复杂病变的糖尿病患者之间并无显著的交互作用，因为根据SYNTAX评分进行低分、中分和高分等亚组分析发现，选择经皮冠状动脉介入治疗和冠状动脉旁路移植术的主要终点事件发生率实际上不存在统计学差异。另外还需要考虑到

FREEDOM 研究中所招募的患者存在着很大的变异性，但是该项试验其实也很好地反映了真实的现实情况。进一步的分析显示，冠状动脉旁路移植术相较于经皮冠状动脉介入治疗而言，是一种更具有成本效益的治疗策略。总而言之，在决定应用何种干预方法之前，医务工作者务必与患者进行谈话，并解释有关于冠状动脉旁路移植术在降低死亡率等风险上的优势，并进行术前个体化的风险评估等。

（3）在糖尿病患者中应用经皮介入或外科手术进行血管重建：根据 DIABETES 试验的研究结果表明，在糖尿病患者中选择应用西罗莫司药物洗脱支架（7%），相较于金属裸支架（31%）而言，会降低靶血管血运重建率达到 75%。这一发现进一步得到了另外一项荟萃分析的支持。该荟萃分析对 35 个临床试验研究中金属裸支架和药物洗脱支架的疗效和预后进行了比较，结果显示，如果在药物洗脱支架植入后进行大于 6 个月的双联抗血小板治疗，那么西罗莫司洗脱支架和紫杉醇洗脱支架的疗效相似（对西罗莫司洗脱支架，其比值比为 0.29，对紫杉醇洗脱支架，其比值比为 0.38）。然而，在另外 8 项临床试验研究中，当药物洗脱支架植入后只进行小于 6 个月的双联抗血小板治疗，则与西罗莫司洗脱支架相关的死亡风险是金属裸支架的 2 倍以上。与此截然相反的是，在其他 27 项临床试验中，介入疗法后维持应用大于 6 个月的双联抗血小板治疗，则使用药物洗脱支架治疗的相关风险并不会增加。一项来自美国国家心脏、肺和血液研究所的动态注册研究数据分析显示，药物洗脱支架相较于金属裸支架而言，其重复血运重建率更低，而且在应用胰岛素治疗或非胰岛素治疗的糖尿病患者中无明显差异。最后，根据另外一项研究结果，即随访一年后对第二代依维莫司洗脱支架和紫杉醇洗脱支架进行头对头比较研究显示，第二代依维莫司洗脱支架在改善靶病变治疗失败方面并未表现出显著的优势，而在糖尿病患者中佐他莫司洗脱支架疗效劣于西罗莫司洗脱支架。

糖尿病患者因稳定型心绞痛或急性冠脉综合征而接受冠状动脉血运重建，相关的抗栓治疗与无糖尿病病史者一样。最初的临床试验研究有报道糖蛋白 b/ a 受体拮抗剂与糖尿病有交互作用，然而随着氯吡格雷时代的到来，这在近期的 ISAR-REACT 2（intracoronary stenting and antithrombotic regimen:rapid early action for coronary treatment，冠状动脉内支架植入术和抗血栓治疗：冠状动脉治疗的早期快速行动）试验研究中并未得到进一步的证实。在减少心血管死亡、心肌梗死、卒中等复合终点事件方面，药物普拉格雷的疗效优于氯吡格雷，而且不会增加大出血的风险。与之类似的是，在 PLATO 研究（PLATelet inhibition and patient outcomes trial，抗血小板治疗与患者预后的临床试验）中药物替卡格雷相较于氯吡格雷，无论有或无糖尿病病史，无论其血糖控制的好与坏，均可减少急性冠脉综合征患者缺血性事件的发生率，而且不会增加严重出血的发生。

那些需要接受冠状动脉旁路移植术的糖尿病患者，往往都有严重的冠状动脉疾病，而且一般都需要多根动脉桥。目前，对于在糖尿病患者中使用一支或两支胸廓内动脉（ITA）进行冠状动脉旁路移植术，暂无随机化试验的循证医学证据。虽然经过临床观察已提示，选择使用双侧胸廓内动脉行冠状动脉搭桥术可改善患者的预后，而且不会影响胸骨的稳定性。由于在糖尿病患者中其术后伤口感染和纵隔炎的发生率较高，使得它的应用仍具争议。近期的一项荟萃分析显示，应用骨骼化血管分离技术（该技术分离了胸廓内动脉周围的分支静脉和筋膜）获取胸廓内动脉是相对安全的，因为可以减少胸骨伤口感染的风险，特别是对于那些接受进行双侧胸廓内动脉移植却同时患有糖尿病的患者，但同样也缺乏对这个问题的随机化研究。一项单中心非随机化研究对在糖尿病患者中应用双侧胸廓内动脉行冠状动脉旁路移植术和经皮冠状动脉介入治疗进行了比较，结果显示，手术组即双侧胸廓内动脉行冠状动脉旁路移植术中表现出更好的疗效和预后（主要从心绞痛解除、重复介入干预、复合主要不良心脏事件等方面进行评价），但是两者治疗后的 6 年生存率无显著的差异（冠状动脉旁路移植术为 86%，经皮冠状动脉介入治疗为 81%）。与此同时，那些在心脏外科手术后血糖控制中等至极差水平的患者中，有超过 50% 的患者在手术前评估中没有被诊断出患有糖尿病。这很可能会导致在围手术期间缺乏对血糖控制的充分干预，而这恰恰是预测住院死亡率和发病率的指标之一。

（4）心肌血运重建和降糖治疗：虽然降血糖治疗可能会影响冠状动脉造影的安全性，与此同时，还会影响经皮冠状动脉介入治疗或冠状动脉旁路移植术后的早期和晚期预后等，然而仅有少数临床试验对心肌血运重建和糖尿病疾病状态间的交互作用这一问题进行深入的研究与探讨。药物二甲双胍的血浆半衰期为 6.2h。目前临床上普遍会对服用二甲双胍药物的患者，在进行冠状动脉造影或经皮冠状动脉介入治疗前的 24 ～ 48h 前停用二甲双胍，这主要是因为存在乳酸性酸中毒的潜在风险，而且往往在造影或治疗后的 48 h 才会重新开始应用二甲双胍进行降糖治疗。然而这样普遍存在于临床的"注意事项"却没有足够的科学证据进行支持。最近针对此的临床建议已经不那么严格和苛刻了。现在不再是一味地对所有进行造影和经皮介入治疗的患者停用二甲双胍，而是选择一个更为合理的做法，即在手术后密切监测患者的肾功能情况，一旦发现肾功能出现减退或衰竭等临床表现，即停用二甲双胍 48h，直至患者的肾功能恢复至先前的水平。

临床观察数据已经报道，对于发生急性心肌梗死而接受直接经皮冠状动脉介入治疗的患者同时使用磺脲类降糖药物的情况已引起关注：虽然该结果并没有在 DIGAMI-2 研究中得到事后比较分析的进一步确认，而且在本项临床试验中接受直接经皮冠状动脉介入治疗的患者人数较少、心律失常和缺血性并发症的发生率在服用格列齐特 / 格列美脲的患者中较低、服用噻唑烷二酮者，其应用金属裸支架行经皮冠状动脉介入治疗后的再狭窄发生率较低，但是会增加肾脏源性水钠滞留所导致的心力衰竭风险。对于发生 ST 段抬高型心肌梗死的患者，在其发生心肌梗死后给予胰岛素或葡萄糖 – 胰岛素 – 钾极化液治疗，可改善经皮冠状动脉介入治疗的预后结局，但是目前暂无临床试验证实这一点。临床观察数据显示，接受冠状动脉旁路移植术的患者在使用持续静脉输注胰岛素以达到对血糖水平的适度严格控制（即血糖维持在 6.6 ～ 9.9 mmol/L 或 120 ～ 180 mmol/dL 之间），相较于更为严格的血糖控制水平（即血糖维持在＜ 6.6 mmol/L 或＜ 120 mg/dL 的范围）和更为宽松的血糖控制水平（即血糖维持在＞ 9.9 mmol/L 或＞ 180 mmol/dL 的范围），表现出较低的死亡率和主要并发症发生率，而且与之独立相关。在 BARI 2D 研究中，在接受胰岛素增敏剂或胰岛素治疗来控制血糖水平的患者中有类似的结果。在接受冠状动脉旁路移植术的患者中，给予胰岛素治疗的组相较于给予胰岛素增敏剂治疗组，发生心血管事件的次数更为频繁。

（5）知识空白

①对于接受经皮冠状动脉介入治疗的患者，应用二甲双胍进行治疗的最佳策略仍不清楚。

②进行心肌血运重建治疗期间和之后这一时间段中血糖控制水平的最佳范围和其对治疗预后结局的影响等仍需要进一步深入的研究。

八、心力衰竭与糖尿病

心力衰竭和 2 型糖尿病往往共同存在于同一患者，而且各自对另外一方的自然病程产生着不利的影响。心力衰竭的相关危险因素在糖尿病患者中一般都很常见，其中，以冠状动脉疾病和高血压最为重要。与此同时，紊乱的血糖水平本身就可以对心肌产生不利影响，这也使得人们认识并命名了临床上与糖尿病相关的一种病变，即糖尿病性心肌病，其中，以心脏舒张功能受损为早期的临床表现。DIG（digitalis investigation group，洋地黄药物研究组）配套研究纳入了 987 例发生心力衰竭且左心室射血分数正常的患者，基于此进行分析显示，2 型糖尿病患者组发生不良心力衰竭的风险显著增加。临床上对心肌病的发现与诊断技术包括应用超声心动图对左心室舒张功能不全进行评价，当患者进行体力运动时情况会恶化。胰岛素抵抗是心力衰竭综合征的特征之一，无论其是否与病因有关，胰岛素抵抗可能是心力衰竭患者合并糖尿病风险升高这一现象背后的一个重要因素。虽然心力衰竭和糖尿病两者相关存在着各种强烈的临床观察性证据，对于这两种并发症的最佳管理方案还暂时没有成熟的循证医学证据作支持，这主要是因为缺乏针对该类特定人群的临床试验研究。

1. 2 型糖尿病中心力衰竭患病率与发病率及心力衰竭中 2 型糖尿病患病率与发病率

糖尿病患者中心力衰竭的患病率与发病率　在一般人群中心力衰竭的患病率是 1% ～ 4%，而其中同时患有心力衰竭和 2 型糖尿病者占到了 0.3% ～ 0.5%。针对患有心力衰竭的人群进行研究则显示，其中，2 型糖尿病的患病率占到了 12% ～ 30%，且随着年龄的增长其患病率也增加。2 型糖尿病是心力衰竭发生发展的主要独立危险因素。在 Framingham 研究中，2 型糖尿病患者（年龄范围 45 ～ 74 岁）合并心力衰竭的相对危险度在男性中高出 2 倍，在女性中高出 6 倍。在 2 型糖尿病患者中心力衰竭的高发病率也得到了美国国家健康和营养研究调查的证实，结果显示 2 型糖尿病是心力衰竭的一个独立危险因素，与无糖尿病史者相比较，患有 2 型糖尿病的患者发生心力衰竭的风险比为 1.85（95% *CI* 1.51 ～ 2.28）。Boonman-de Winter 等人对荷兰一组人数为 581 例的 2 型糖尿病患者（年龄＞ 60 岁）进行了研究，结果表明，其中有 28%（95% *CI* 24% ～ 31%）的患者存在以前未被发现和诊断的心力衰竭；5% 的患者左心室射血分数值降低，另外 23% 的患者左心室射血分数值仍在正常范围内。与此同时，在 2 型糖尿病患者中心力衰竭的患病率随着年龄的增长而迅速增加，而且心力衰竭且左心室射血分数正常的现象在女性患者中较男性患者更为多见。26% 的患者被诊断为左心室功能不全（95% *CI* 22% ～ 29%），另外 25% 的患者（95% *CI* 22% ～ 29%）存在着舒张功能障碍。这实际上在提示临床医生，当面对 2 型糖尿病患者时，认真寻找心肌功能受损的相关临床症状和体征是极其重要的。

几项临床相关的指标是 2 型糖尿病患者发生发展心力衰竭的独立危险因素，它们包括升高的糖化血红蛋白值、增加的体重指数、年龄的增长、合并有冠状动脉疾病、视网膜病变、肾脏病变和应用胰岛素等。与此同时，在最近的研究中发现，包括终末期肾脏疾病、肾脏病变、蛋白尿和白蛋白尿、视网膜病和 2 型糖尿病病程在内的各项因素均与心力衰竭的发生和其疾病进展相关。

心力衰竭患者中糖尿病的患病率与发病率　在一般人群中，糖尿病的患病率是 6% ～ 8%。但根据 Mc Donald 等人所撰写的综述文章来看，糖尿病在患有症状性心力衰竭的人群中其患病率更高（达到 12% ～ 30%），而在心力衰竭住院患者中则高达 40%。然而，必须指出的是，患有心力衰竭的人群比一般人群的平均年龄要大。另外，值得注意的一点是，在心力衰竭临床试验研究中，糖尿病的患病率往往较低，这表明还存在着对年龄较轻和 / 或病情较稳定的糖尿病患者的一个选择偏倚。虽然关于心力衰竭人群中糖尿病发病率的资料少之又少，但是一项基于患有心力衰竭的意大利老年人群的研究显示，在 3 年的随访中，新发糖尿病的发病率为 29%，而与之对应的无心力衰竭的对照组的发病率仅为 18%。在 Reykjavik 研究中，造访两次或两次以上的人（*N*=7060）都被随访了长达 30 年之久。可是研究发现，实际上糖尿病和心力衰竭之间并不能独立地对对方进行预测，即便升高的空腹血糖水平和体重指数增加均是血糖紊乱和心力衰竭意义明确的危险因素。

糖尿病心肌病　长期的血糖升高可以影响心肌组织的功能，增加发生心脏功能不全的风险，即便不存在其他心血管危险因素，如冠状动脉疾病、瓣膜病变或高血压。糖尿病心肌病的早期变化即左心室顺应性降低，而且这种变化可能在糖尿病的早期阶段便能够被检测出来。由于高血压和糖尿病往往同时存在于同一患者，使得糖代谢状态对心脏出现舒张功能障碍的作用与影响难以独立进行研究。致病机制主要涉及晚期糖基化终产物的积累、胶原蛋白的形成及间质纤维化等，进而导致钙平衡调节机制受损和心肌组织胰岛素信号通路受影响。这些受损的调节功能与信号通路会导致心肌组织僵硬，并且降低心肌组织的顺应性。根据 ESC 的相关建议，左心室舒张功能不全可以通过对左心室舒张性能的定量评估来进行筛查和诊断，即使用跨瓣膜血液流入的常规多普勒参数及二尖瓣环的多普勒组织成像等技术。左心室舒张功能障碍的不断恶化与左心室充盈压的逐渐升高是密切相关的，而这反过来，又会对跨二尖瓣的血流动力学产生一定的影响。虽然一直如此宣称，但是暂时还没有在纵向研究中得到证实，即心肌功能障碍可能是在出现舒张功能不全后的一个时间依赖性的病变发展，进而导致心脏收缩功能障碍和心力衰竭的各项典型特征。如前所述，由于糖尿病、高血压病及冠状动脉疾病往往同时存在于同一个患者，故大家一直对心肌功能不全是否是由糖代谢紊乱本身所触发而不是由以上各项因素的协同作用所触发而争论不休。站在临床的角度来看待这个问题，即一般对糖尿病患者发生发展成为左心室收缩功能不全及随后会出现的心力衰竭，对其所给予的预防性措施目前多主要集中在通过药物治疗以减少二者的同时发病率。这也可以在一定程度上解释，为什么细致的降血压治疗似乎对糖尿病患者特别有效。

2. 糖尿病与心力衰竭：发病率和死亡率　根据 DIABHYCAR 研究（即 2 型糖尿病、高血压、微量蛋白尿或蛋白尿、心血管事件及雷米普利临床试验研究）显示，患有 2 型糖尿病的患者，其主要的住院原因之一便是心力衰竭，该研究主要是对已经出现有蛋白尿的 2 型糖尿病患者的住院情况进行调查。另外，BEST 研究（beta blocker stroke trial，β- 受体阻滞剂与脑卒中的临床试验研究）结果显示，在患有心力衰竭的患者中，当合并有 2 型糖尿病时会有更高的住院风险（相对危险度为 1.16，95% CI 1.02 ～ 1.32，P=0.027）。根据 MERIT-HF（in metoprolol CR/XL randomized intervention trial in congestive heart failure，充血性心力衰竭中应用美托洛尔 CR/XL 随机化干预试验）研究所显示的数据，同时患有心力衰竭和 2 型糖尿病的患者其一年住院率达 31%，而无糖尿病史的心力衰竭患者一年住院率为 24%。

在前述的 DIABHYCAR 研究结果显示，同时患有心力衰竭和 2 型糖尿病的患者，其年死亡率较单独只患有 2 型糖尿病而无心力衰竭者，前者是后者的 12 倍（36% 对 3%）。BEST 研究和 SOLVD 研究（studies of left ventricular dysfunction，左心室功能障碍研究）都发现，2 型糖尿病是死亡率的独立预测因子，主要是缺血性心力衰竭。与此同时，DIAMOND 研究（Danish investigations and arrhythmia on dofetilide，丹麦研究和药物多非利特治疗心律失常）和 CHARM 研究（坎地沙坦治疗心力衰竭后其降低死亡率和发病率的评估研究）的结果均显示，无论具体的发病机制如何，糖尿病都是死亡率的独立预测因子。

3. 2 型糖尿病患者合并心力衰竭的药物治疗　血管紧张素转换酶抑制剂（ACEI）或血管紧张素 Ⅱ 受体拮抗剂（ARB）、β- 受体阻滞剂及盐皮质激素受体拮抗剂（MRA），以上 3 种神经激素拮抗剂已经大致覆盖了对患有收缩性心力衰竭患者的重要药物治疗选择，同时包括那些合并糖尿病者。一般而言，以上药物通常还会结合应用利尿剂，以缓解水钠潴留的情况，并且也可以同时合用伊伐布雷定。

血管紧张素转换酶抑制剂和血管紧张素 Ⅱ 受体拮抗剂　对于 2 型糖尿病和心力衰竭患者，都建议应用血管紧张素转换酶抑制剂，因为它不仅能够改善症状，而且能够降低死亡率。在 SOLVD 研究中，对合并有心力衰竭的糖尿病患者给予依那普利治疗后，发现其死亡率显著降低。ATLAS 研究（assessment of treatment with lisinopril and survival，应用赖诺普利治疗的疗效与存活评估研究）中，药物赖诺普利设置了高剂量组与低剂量组，研究显示对两组的死亡率风险进行比较后发现，在糖尿病患者中，高剂量组相比低剂量组降低 14%，而在无糖尿病组中该差异仅为 6%。然而，在另外一项荟萃分析中，其研究结果显示，在 2 型糖尿病患者组和非糖尿病组，血管紧张素转换酶抑制剂组和安慰剂对照组的死亡风险无显著差异。

临床试验的亚组分析结果表明，应用血管紧张素 Ⅱ 受体拮抗剂类药物可以带来与血管紧张素转换酶抑制剂等同的疗效和效益。因此，对于无法耐受血管紧张素转换酶抑制剂的患者而言，可以将血管紧张素 Ⅱ 受体拮抗剂作为一种替代选择。对于那些左心室射血分数小于 40% 且已经出现心力衰竭临床症状的患者而言，不应该再联合给予血管紧张素转换酶抑制剂或是血管紧张素 Ⅱ 受体拮抗剂，使用一种血管紧张素转换酶抑制剂与一种 β– 受体阻滞剂是最佳的治疗组合。根据 2012 年 ESC 的心力衰竭治疗指南，此类患者在已经加用血管紧张素 Ⅱ 受体拮抗剂类药物的基础上应同时给予一种盐皮质激素受体拮抗剂药物，因为可以更大限度地降低死亡率和发病率。

由于常常存在肾脏病变，在糖尿病患者中应用血管紧张素转换酶抑制剂和血管紧张素 Ⅱ 受体拮抗剂类药物，必须对患者的肾功能及血钾进行监控。

β– 受体阻滞剂　在一种血管紧张素转换酶抑制剂（如果患者不耐受，则是一种血管紧张素 Ⅱ 受体拮抗剂）药物的基础上，应该对所有左心室射血分数 40% 的患者同时应用 β– 受体阻滞剂。举例说明，MERIT-HF 研究的亚组分析显示，β– 受体阻滞剂在降低死亡率和住院率及改善临床症状的程度上在 2 型糖尿病组和非糖尿病组之间无显著差异。另外，两项针对心力衰竭的荟萃分析的研究结果提示，患有糖尿病的患者在接受一种 β– 受体阻滞剂类药物治疗后，其死亡率的相对危险度得到了显著的改善（0.84 对 0.72）。与此同时，β– 受体阻滞剂还可以降低糖尿病或非糖尿病人群的心力衰竭住院率。除了以上这些，患有 2 型糖尿病且合并有心力衰竭的患者，相较于无糖尿病史的心力衰竭患者而言，应用一种 β– 受体阻滞剂类药物而顺利出院的概率更低（比值为 0.72，95% CI 0.55 ～ 0.94）。建议在心力衰竭和 2 型糖尿病患者中应用以下几种 β– 受体阻滞剂类药物：琥珀酸美托洛尔缓释片（基于 MERIT-HF 研究）、比索洛尔（基于 cardiac insufficiency bisoprolol study，CIBIS II，比索洛尔治疗心功能不全研究）及卡维地洛 [基于 carvedilol prospective randomized cumulative survival（COPERNICUS，关于卡维地洛的前瞻性累积生存率研究）和 carvedilol or metoprolol European trial，（欧洲卡维地洛与美托洛尔临床试验研究）]。

对糖尿病和心力衰竭患者 β– 受体阻滞剂的不良反应：

①低血糖已经有证据表明，在糖尿病患者中应用 β– 受体阻滞剂会影响机体对于低血糖的调节性反应，如减弱震颤和心悸，但会增加出汗、低血糖持续时间延长主要见于应用非

心脏选择性 β– 受体阻滞剂（如心得安，即普萘洛尔），而选择性 β₁– 受体阻滞剂或卡维地洛则不会发生。对于那些使用胰岛素治疗而无心力衰竭的老年糖尿病患者（N=13 559），应用非选择性 β– 受体阻滞剂可以造成患者发生严重低血糖的风险增加（相对危险度为 2.16，95% CI 1.15 ～ 4.02），而选择性 β₁– 受体阻滞剂则不会增加该风险（相对危险度为 0.86，95% CI 0.36 ～ 1.33 ）。

②对代谢的不利影响在无心力衰竭的高血压患者中，不同种类的 β– 受体阻滞剂类药物可以对血糖指数产生不同的影响，可以降低胰岛素敏感性，并且可以增加患者患 2 型糖尿病的风险。然而，β– 受体阻滞剂对糖尿病和心力衰竭患者所带来的显著疗效和临床益处大于它所同时带来的低血糖、血脂异常或胰岛素敏感性降低等风险。

盐皮质激素受体拮抗剂：为了降低患者住院和过早死亡的风险，所有存在持续临床症状及左心室射血分数 35% 的患者都会被给予低剂量的盐皮质激素受体拮抗剂（纽约心脏协会 NYHA 分级 Ⅱ – Ⅳ级]，即便已经对其应用了血管紧张素转换酶抑制剂（或若不能耐受则使用一种血管紧张素 Ⅱ 受体拮抗剂类药物）和 β– 受体阻滞剂在进行治疗。药物安体舒通（即螺内酯）和依普利酮对死亡率的改善程度，在患有或无 2 型糖尿病和心力衰竭的患者中不存在显著差异。临床应用该药物治疗期间，必须对患者的肾功能和血钾进行监测，这是因为考虑到糖尿病患者发生肾脏病变的风险增加。

利尿剂：利尿剂对于死亡率和发病率的具体影响暂时还没有被研究过，但是这些药物对于改善那些存在着液体超负荷的心力衰竭患者的临床症状十分有帮助，如呼吸困难和水肿等，而且无论其射血分数如何，袢利尿剂类药物较噻嗪类更被建议使用，但是它也已被证明能促进血糖升高。

伊伐布雷定：一项大型、随机、双盲、安慰剂对照的临床试验研究，对 6558 例（3241 例患者给予伊伐布雷定，其中，30% 的患者合并 2 型糖尿病）窦性心律 心率 70 次 / 分的心力衰竭患者进行研究后显示，伊伐布雷定能够显著减少心血管死亡的复合终点事件，并降低因心力衰竭恶化而住院的风险。伊伐布雷定在预先确定的患有或无糖尿病组的亚组分析中显示，它对两组所带来的效益无显著差异。

4. 在糖尿病患者中应用非药物疗法治疗心力衰竭　心脏再同步化治疗及埋藏式心脏转复除颤器　心脏再同步化治疗是心力衰竭治疗指南中所推荐的一项治疗方法。因为已经在临床中证明，该治疗方法可以降低 NYHA 心功能 Ⅲ – Ⅳ级，尽管已给予最佳的药物治疗，左心室射血分数仍 35%，以及窦性心律合并 QRS 间期延长（120 ～ 130ms）等患者的死亡率。虽然仍然缺乏对亚组的研究与分析，但是我们没有理由去随意揣测心脏再同步化治疗的治疗效果会在糖尿病患者或无糖尿病史的人群中存在着差异。此外，在同时患有 2 型糖尿病和心力衰竭的患者亚组中，研究表明，与无糖尿病史的其他患者进行比较，植入型心律转复除颤器并未对该亚组带来其他更多的好处。

心脏移植用来治疗终末期心力衰竭，已被广泛接受。糖尿病的存在并非是该治疗的绝对禁忌证，但是必须认识到需要制定严格的选择标准。在患有糖尿病的患者中，相较于无糖尿病史者，其出现脑血管疾病的可能性更高，而且肾脏功能下降及感染的风险都会不同程度地增加，而且更有可能具备心脏移植治疗的禁忌证。在对大规模人群（n=22 385）进行调查的一项临床注册研究显示，在1987—1999年接受心脏移植治疗的患者，糖尿病是其生存率减少10年的独立危险因素之一。

5. 心力衰竭患者的降糖治疗　Gitt 等学者针对各种不同种类降糖药物对合并有心力衰竭的2型糖尿病患者的具体影响，系统地撰写了一篇综述。他们指出，对于合并有心力衰竭的2型糖尿病患者，他们能够应用的降糖药物中，唯一经过了随机对照试验研究的药物是噻唑烷二酮类，而其他药物的相关循证医学证据大多是基于其他更大规模的收缩期心力衰竭干预研究的亚组分析，或者来源于其他的观察性研究或注册研究。

二甲双胍：选择应用二甲双胍本是对2型糖尿病患者所建议的一线降糖药物，但是近期它已经成为对合并有心力衰竭的糖尿病患者的禁忌药物，因为考虑到该药物可能引起乳酸性酸中毒。即便如此，根据相关研究显示，应用该药物进行治疗可以降低死亡率，减少全因住院率，并且较少发生其他的不良反应。与此同时，在 Masoudi 等学者所进行的研究中，它引起乳酸积累进而导致酸中毒发生率增加的报道并没有得到证实，他们的研究显示使用二甲双胍进行治疗的患者发生代谢性酸中毒的概率为2.3%，而那些使用其他药物进行治疗的患者其代谢性酸中毒的发生率为2.6%。在一项巢式病例对照研究中包括了新发初诊的心力衰竭患者和糖尿病患者，他们之中有的使用过降糖药物，有的则没有，研究结果显示应用二甲双胍者（校正后的比值比为0.65，0.48～0.87）或在使用二甲双胍药物的基础上联用或不联用其他降糖药物者（比值比为0.72，0.59～0.90）能够有较降低死亡率，而其他口服降血糖药物或是胰岛素在这方面就无明显作用。

磺脲类：对心力衰竭患者应用磺脲类药物的建议是基于一些临床观察所得到的数据。在 UKPDS 研究（英国糖尿病前瞻性研究）中，并未发现磺脲类药物与心力衰竭的死亡率之间存在任何关系，但在萨斯喀彻温省健康数据库的大量患者（n=12 272）中进行研究发现，在经过平均2.5年的随访后，给予磺脲类药物进行治疗的患者，其死亡率（52%对33%）和住院率（85%对77%）均高于使用二甲双胍者。与之有点差异的是，另外一项关于医疗选择受益的研究则显示，磺脲类药物的缺点仍未得到进一步证实，所得出的结论是磺脲类药物（风险比为0.99，95% CI 0.91～1.08）或胰岛素治疗（风险比为0.96，95% CI 0.88～1.05）与死亡率之间不存在任何关联。

噻唑烷二酮类：PPARγ 激动剂噻唑烷二酮类药物可以引起患者机体水钠潴留和血浆容量扩张等。由此所产生的液体潴留效应可以引起或加重心力衰竭，进而导致住院治疗的人数增加。由 Gitt 等学者所撰写的综述中提到，噻唑烷二酮类药物不应该在2型糖尿病合并心力衰竭的患者中应用，因为会增加各项不良事件的发生率，并且会大量增加心力衰竭的发生率。由此可知，这类降糖药物并不推荐用于治疗合并有心力衰竭的2型糖尿病患者。

胰高血糖素样肽 –1 类似物或二肽基肽酶 –4 抑制剂：目前仍然缺乏对胰高血糖素样肽 –1 类似物（GLP–1 类似物）或二肽基肽酶 –4 抑制剂（DPP–4 抑制剂）等药物对于合并有心力衰竭的 2 型糖尿病患者有何影响的信息和循证医学证据，尽管研究实验和早期临床观察均表明这两种药物可以改善心肌功能。

胰岛素：对于胰岛素的使用，在一项回顾性队列研究中，对 16 417 例患有糖尿病且另一个主要诊断为心力衰竭的患者进行研究，在将胰岛素与其他几个种类的降糖药物进行比较后，并未发现使用胰岛素和死亡率之间有任何关联（风险比为 0.96，95% CI 0.88 ～ 1.05）。在 ORIGIN 临床试验研究中，具有高心血管疾病风险的空腹血糖受损（IFG）、糖耐量减低（IGT）或 2 型糖尿病患者接受甘精胰岛素或标准化治疗后，后者主要包括二甲双胍和磺脲类药物治疗。在其长达 6.2 年的随访期后，研究发现两者在因心力衰竭住院方面不存在显著差异。

6. 知识空白　包括二甲双胍 GLP–1 类似物或 DPP–4 抑制剂在内的降糖药物对于预防心力衰竭的疗效和影响仍然有待进一步的研究和探索。

九、心律失常：心房纤颤与心源性猝死

1. 糖尿病与心房纤颤　存在心房纤颤的个体，其发生脑卒中的风险显著增加，并且其因心血管疾病而死亡的概率是窦性心律者的 2 倍。存在心房纤颤的患者也多患有糖尿病。社区研究已经表明，存在心房纤颤的患者中有 13% 的人同时患有糖尿病。糖尿病和心房纤颤，这两种疾病状态有着共同的祖先，如高血压、动脉粥样硬化、肥胖等，然而糖尿病作为心房纤颤的危险因素，其发挥的独立作用尚未被阐述清楚。

马尼托巴（Manitoba）随访研究，对 3983 名男性发生心房纤颤的特定年龄段发病率进行了估测与推断。在单因素分析中，糖尿病与心房纤颤的发生显著相关，其相对危险度达到 1.82。然而，在多变量研究模型中，心房纤颤与糖尿病的关联却不显著，这表明之前所显示出的风险增加可能与缺血性心脏病、高血压或心力衰竭有关。在 Framingham 心脏研究中，在男性与女性中，糖尿病均显示出与心房纤颤显著相关，甚至在校正了年龄和其他危险因素之后，其相关程度仍然十分明显（男性中该比值比为 1.4，女性中该比值比为 1.6），之后当为心房纤颤建立一个风险评分系统时，Framingham 心脏研究并没有将糖尿病设定为心房纤颤的显著预测因子之一。在另外一项近期的研究中显示，Nicholas 等学者提出，糖尿病只是在女性中是心房纤颤的独立预测因素。

近期的一项多中心临床试验研究，招募了 11 140 例糖尿病患者，并经研究后证实心房纤颤在 2 型糖尿病患者中的确比较常见，并发现当 2 型糖尿病和心房纤颤同时存在时，全因死亡率、心血管死亡率、脑卒中和心力衰竭的风险大幅增加。这些研究结果表明，心房纤颤的存在可以识别哪些糖尿病患者更有可能通过对所有心血管危险因素的积极临床管理

获得更大的效益。由于心房纤颤在相当一部分的患者中（约占到 30%）没有任何典型的临床症状或仅有轻微的症状，对于心房纤颤的筛查，推荐可以在选定的 2 型糖尿病患者中进行，如通过脉搏触诊发现有任何可疑的阵发性或永久性心房纤颤，或者通过常规 12 导联心电图或 24h 动态心电图（holter）发现有心房纤颤的客观证据。

糖尿病及心房纤颤发生脑卒中的风险：近期两篇系统性综述已经对心房纤颤患者发生脑卒中的相关危险因素的循证医学证据进行了阐述，并由此得出结论，既往脑卒中史 / 短暂性脑缺血发作史 / 血栓栓塞史、年龄、高血压、糖尿病和结构性心脏疾病都是其重要的危险因子。

对糖尿病及脑卒中进行风险分层管理：最简单的方案即 CHADS2 [心力衰竭、高血压、年龄、糖尿病、中风（风险加倍）] 风险指数 2010 年 ESC 对心房纤颤管理的指南，在 2012 年进行了更新，并提出了一种新的方案。之前所使用过的低等、中等和高等风险已经被再次强调和重申，即让人们认识到风险是连续变化的 新方案同样以一个缩写来进行表示，即 CHA2DS2-VASC [心力衰竭、高血压、年龄 75 岁（风险加倍）、糖尿病、脑卒中（风险加倍）- 血管疾病，年龄范围 65 ~ 74 岁及性别分类（女）] 这项评分系统是基于积分制的，其中，脑卒中或年龄 75 岁均是 2 分，其他变量均为 1 分。心力衰竭的定义包括临床心力衰竭或是左心室收缩功能不全（即左心室射血分数小于 40%），以及患有血管疾病如心肌梗死病史、复杂主动脉斑块或外周血管疾病等。

糖尿病患者的抗血栓形成治疗：一项基于 16 项随机对照试验研究的荟萃分析，对 9874 例患者进行了研究，该研究的主要目的是探讨抗凝药和抗血小板药物对于在心房纤颤患者中预防脑卒中发生的具体疗效如何。包括有 2900 例患者的几项研究均显示口服抗凝血药物对脑卒中的一级预防和二级预防有效。总体来看，可减少脑卒中发生的相对危险度，幅度达到了 62%（95% CI 48% ~ 72%）。对于一级预防而言，其绝对风险降低的幅度为每年 2.7%；对于二级预防而言，其绝对风险降低的幅度为每年 8.4%。由于应用抗凝药物，患者发生颅外大出血的风险增加，幅度为每年 0.3%。应用阿司匹林治疗，其降低脑卒中发生风险的幅度仅为 22%（95% CI 2% ~ 38%），对于一级预防而言，其绝对风险的降低幅度为每年 1.5%；对于二级预防而言，其绝对风险降低的幅度为每年 2.5%。在对 2837 例患者所进行的 5 项临床试验研究中，其主要比较了抗凝血药物联合应用抗血小板药物的疗效，结果显示华法林比阿司匹林更有效，其相对危险度减少达 36%（95% CI 14% ~ 52%）。这些研究同时在永久性心房纤颤和阵发性心房纤颤中进行了观察。

多项临床试验研究的结果及 2010 年和 2012 年更新的 ESC 对于心房纤颤的治疗指南均支持，建议心房纤颤患者口服抗凝治疗，使用维生素 K 拮抗剂（VKAs）或一种新型口服抗凝血药物（NOAC，若要了解更多详情，请参阅下文）抗血栓形成治疗的具体选择应该要基于发生脑卒中 / 血栓栓塞和出血的绝对风险，并且需要考虑该治疗方法给某位患者所能带来的净效益。在患有糖尿病和心房纤颤的患者中，并不推荐通过单独给予阿司匹林预防血栓栓塞性疾病的发生，但是当在某些情况下，如患者不能够或不愿意接受维生素 K 拮抗剂或新型口服抗凝血药物时，阿司匹林和氯吡格雷的搭配方式可以纳入考虑范围内。如果患者具备有一个或多个脑卒中的危险因素，只要患者不存在应用的禁忌证并加以对风险效益比的审慎评价等，同时患者个人能够接受并符合其经济能力等，都应该推荐应用维生素 K 拮抗剂或新型口服抗凝血药物。可以如此总结，除非患者存在使用的禁忌证，只要患者个人接受并同意，应该在所有心房纤颤且合并有糖尿病的患者中给予维生素 K 拮抗剂或应用一种新型口服抗凝血药物。当配合使用维生素 K 拮抗剂时，糖尿病患者预防脑卒中和全身性栓塞的发生，其最佳国际标准化比值（INR）范围为 2.0 ~ 3.0。虽然对于年纪更长的老年患者推荐更低的国际标准化比值目标（1.8 ~ 2.5），但是这并没有得到循证医学证据的支持。

在 ACTIVEW 研究中，药物华法林的疗效优于氯吡格雷联合阿司匹林的搭配模式（相对危险度减少达 40%，95% CI 18% ~ 56%），而且两者出血的发生率并无差异。针对阿司匹林的 ACTIVE A 研究发现，接受阿司匹林联合氯吡格雷的患者，相较于单独应用阿司匹林者，可减少主要血管事件的发生率（相对危险度为 0.89，95% CI 0.81 ~ 0.98，P=0.01）。因此，如果维生素 K 拮抗剂不适合用于治疗时，阿司匹林联合氯吡格雷的治疗模式可以作为患者的一项临时治疗措施，但不能作为存在潜在高出血风险患者的替代治疗。维生素 K 拮抗剂与抗血小板治疗的组合模式并不能对缺血性脑卒中或血管事件添加额外的有利影响，反而会导致更多的出血事件，故此种药物的组合模式应该尽量避免。

目前已经开发了两种新型的抗凝血药物：口服直接凝血酶抑制剂（如达比加群酯）及口服凝血 Xa 因子抑制剂（如利伐沙班、阿哌沙班、edoxiban、betrixiban 等）。在 RE-LY（randomized evaluation of long-term anticoagulant therapy，长期抗凝血治疗的随机化评估）中对药物达比加群酯的研究显示，服用达比加群酯 110mg，每天两次，在预防脑卒中和全身性栓塞疾病方面的疗效并不劣于维生素 K 拮抗剂，而且其大出血的发生率也更低。当服用 150mg 达比加群酯，且每日两次时，其与维生素 K 拮抗剂治疗相比，可以降低脑卒中和全身性栓塞疾病的发生，其大出血的发生率则与后者差不多。AVERROES 研究（the apixaban versus acetylsalicylic acid to prevent strOkES，在预防脑卒中发生时阿哌沙班对乙酰水杨酸的疗效研究）被提前终止，由于给予阿哌沙班 5 mg，每日两次，相较于阿司匹林 81 ~ 324mg，每日一次，存在着降低脑卒中和全身性栓塞疾病的明确证据。最近的一项研究显示，即 ARISTOTLE 研究（药物阿哌沙班降低心房纤颤患者发生脑卒中和其他血栓栓塞事件的疗效研究），对存在心房纤颤且 CHADS2 评分的中位分数为 2.1 的患者，进行阿哌沙班与华法林的疗效比较研究后发现，服用阿哌沙班 5mg，每天两次在预防脑卒中或全身性栓塞疾病的疗效优于华法林，且造成的出血发生率低，进而使得死亡率也小于华法林组。同时，研究还显示 24% 的患者患有糖尿病。ROCKET 研究（口服直接凝血 Xa 因子抑制利伐沙班每日 1 次与维生素 K 拮抗剂在预防心房纤颤患者发生脑卒中及栓塞的试验研究）

中，将利伐沙班与华法林进行比较后发现，利伐沙班在预防心房纤颤且 CHADS2 评分较高（中位分数为 3.5）的患者发生脑卒中。全身性栓塞疾病或是大出血等方面的疗效与华法林相当。这些新开发的药物，可以作为替代华法林的潜在选择之一，特别是对那些不耐受或不适合应用维生素 K 拮抗剂进行治疗的患者。对 ROCKET 试验研究中预先指定的亚组进行分析后发现，该药物对患有糖尿病的患者所起到的保护效应与整体研究人群的水平相似。

对于出血的风险评估应该在开始进行抗凝血治疗前便完成。欧洲心脏调查的一项针对 3978 例心房纤颤患者的队列研究显示，对于评估出血的一个新的简单的评分系统，被称为 高血压（hypertension）、肾 / 肝功能异常（abnormal renal/liver function，各点 1 分）、脑卒中（stroke）、出血病史或出血倾向（bleeding history or predisposition）、不稳定的国际标准化比值（labile INR）、老年（elderly，＞ 65 岁）、同时服用药物 / 酒精（drugs/alcohol concomitantly，各点 1 分），简称 HAS-BLED 评分系统。它包括高血压、肾 / 肝功能异常、脑卒中、出血病史或出血倾向、不稳定的国际标准化比值、老人（＞ 65 岁）、药物 / 酒精等内容，以上各项因素都是出血的危险因素。当分数大于等于 3 分时，就表示存在出血的高危风险，应该对患者在进行抗血栓形成治疗前给予更多的关注，并定期复查。

2. 心源性猝死　糖尿病人群中心源性猝死的临床研究　心源性猝死约占所有心血管死亡原因的 50%。其中，心源性猝死大多数是由快速性室性心律失常所引起，心律失常则往往由急性冠脉综合征所诱发，这样的情况可以在没有已知心脏疾病的个体中发生，也可以与结构性心脏病变相关联。针对一般人群样本的流行病学研究已经发表，其结果表明，患有糖尿病的患者发生心源性猝死的风险更高。在 Framingham 研究中，在所有年龄段，糖尿病患者发生心源性猝死的风险均增加（几乎达到 4 倍），并且该风险始终在女性中更显著。在护士健康研究（nurses'health study）中，纳入了 121 701 名女性，年龄范围 30 ～ 55 岁，并对她们进行了长达 22 年的随访，结果显示，以心源性猝死为患心脏病的第一征象者达到了所有病例的 69%。糖尿病是一个强有力的危险因素，其发生心源性猝死的风险增加至 3 倍左右；而高血压者发生心源性猝死的风险增加至 2.5 倍；肥胖者发生心源性猝死的风险增加至 1.6 倍。在不同种族中，糖尿病的存在，可增加发生心源性猝死的相对危险度。近期，一份来自 ARIC 调查研究的报告显示，糖尿病对心源性猝死及非心源性猝死的其他死亡的影响无显著差别，糖尿病在两者中使相对危险度增加的幅度相似。在这项研究中，糖尿病的存在减弱了性别对发生心源性猝死的绝对风险的差异。

对于心力衰竭患者及心肌梗死幸存者，糖尿病的存在可以增加其心血管病的死亡率。在 CHARM 研究的一项分析中，结果显示糖尿病是心力衰竭患者，无论其左心室射血分数如何，死亡率的一个独立的预测因子，其中，同时包括心源性猝死的死亡率。对于来自德国和芬兰的 3276 例心肌梗死后患者的一系列研究显示，其心源性猝死的发生率在 2 型糖尿病患者中明显增高，风险比值达到 3.8（95% CI 2.4 ～ 5.8，P ＜ 0.001）。心肌梗死后的糖尿病患者且左心室射血分数大于小于或等于 35%，其发生心源性猝死的发生率与非糖尿病患者且左心室射血分数小于或等于 35% 者的心源性猝死发生率相当。患有糖尿病且左心室射血分数小于 35% 者，其心源性猝死的发生率大幅增加，这实际上对所有有心力衰竭症状（NYHA Ⅱ - Ⅲ 级）且左心室射血分数小于 35% 的糖尿病患者进行预防性植入型心律转复除颤器的概念提供了循证医学证据的支持，除非是患者有其他禁忌证。存在有充血性心力衰竭或心肌梗死后的 2 型糖尿病患者，都应该对其进行左心室射血分数的测量，以确定是否需要接受预防性植入式心律转复除颤器的治疗。与此同时，对那些发生过心室颤动或持续性室性心动过速后进行过复苏的糖尿病患者，通过植入式心脏转复除颤器治疗进行二级预防也是这部分患者的适应证，这在治疗指南中已经被提出。对所有心肌梗死后的心力衰竭患者也应该给予 β- 受体阻滞剂类药物治疗，因为已经确定这类药物在减少心源性猝死方面的疗效。

　　糖尿病患者发生心源性猝死的病理生理学机制　糖尿病患者电传导过程易受影响的具体原因和机制仍未被彻底阐明，可能是多种伴随因素影响后的结果：①急性冠状动脉闭塞及冠状动脉疾病的存在和其病变严重程度；②心肌纤维化所造成的左心室充盈受损（舒张功能障碍）和收缩期心力衰竭；③微血管病变和糖尿病肾病；④糖尿病自主神经病变；⑤心肌电传导异常在心电图中反映成复极化和去极化过程异常；⑥阻塞性睡眠呼吸暂停。经实验诱导的低血糖也可能对心脏电生理特性产生影响。睡眠死亡综合征（dead in bed syndrome）是一个用来形容患有 1 型糖尿病的年轻个体在睡眠时意外死亡的情况，提示糖尿病患者发生低血糖可能会导致心源性猝死。

　　Jouven 等学者对不同程度血糖调控紊乱的患者进行了观察，对其发生心源性猝死的相对危险度开展了相关研究，结果发现，血糖值较高者发生心源性猝死的风险更高。之后，在校正了年龄、吸烟习惯、收缩压、心脏疾病和降糖治疗等因素后显示，即使患者暂不具备诊断为糖尿病的条件，即随机血糖值在 7.7 ～ 11.1mmol/L（140 ～ 200mmol/dL），其发生心源性猝死的风险同样增加了（比值比为 1.24，相较于血糖正常者）在所有组中，微血管病变，研究中将其定义为视网膜病变或蛋白尿，以及性别为女性等两个因素的存在使得风险增加。这项研究主要强调了葡萄糖不耐受应该是与心源性猝死风险直接相关的一个连续变量，而不是像之前认为的观点，即心源性猝死的风险与葡萄糖不耐受的某个特定的血糖阈值相关，这符合目前的新概念，即便未达到当前诊断为糖尿病的血糖阈值时，个体发生心血管疾病的风险就可以开始增加了，而且某些时候当血糖水平看起来仍属正常范围内时，就可能开始出现疾病风险的增加。

　　Framingham 的研究者经过研究发现，对大规模以社区为基础的人群进行调查，在调整协变量后，与心率变异范围降低的相关指标可以受血浆葡萄糖水平的影响，血糖升高，即便是轻微升高，都可以使得心率变异范围降低。在 ARIC 研究中也存在着类似的研究发现，即使处于糖尿病前期的患者也存在着心脏自主神经功能和心率变异范围的异常。这些研究进一步证实到，血糖水平应该被认为是影响心脏自主神经控制的一个连续变量。

然而，遗憾的是，这些研究在前期设计时，并没有将该问题，即糖尿病患者心率变异范围降低是否是预测其发生心源性猝死的独立预测因子，纳入研究考虑的范围内。最近的一项研究显示，某些测量自主神经的标志物，如通过 24h 动态心电图记录心率增加与降低能力的波动范围等，可以在近期发生心肌梗死的 2 型糖尿病患者中预测发生心脏死亡及心源性猝死的风险。

一项基于对 15 个研究进行的荟萃分析结果显示，在患有糖尿病的患者中，心血管自主神经病变与随后的死亡率显著相关。关于糖尿病神经病变的罗切斯特（Rochester）研究，对 462 例糖尿病患者进行了长达 15 年的随访，该研究主要是为了探讨心源性猝死的相关危险因素及糖尿病自主神经病变在其中所发挥的作用。这些研究数据表明，肾功能不全和动脉粥样硬化性心脏疾病等是发生心源性猝死风险最重要的决定因素，而自主神经病变或 QT 校正间期都不是独立的预测因素。这项研究并没有将心率变异范围或其他风险变量纳入多变量分析之中。然而，与此相反的是，在 MONICA/KORA 研究中，其结果显示校正的 QT 间期是心源性猝死的一个独立预测因子，其与患有糖尿病的患者中该风险增加至 3 倍及无糖尿病史者其风险增至 2 倍相关。对心率变异范围和 QT 校正间期的测量十分有价值，因为可以成为糖尿病患者发生心源性猝死的预测因子，但是若要将该建议扩展到临床上广泛实行，还缺乏相关的循证医学证据支撑。

在现有证据的基础上，各个程度的葡萄糖不耐受似乎均与各种功能异常的发生发展相关，进而会对个体的生存率产生不良影响，还可能使得个体易于发生心源性猝死等。虽然可以在糖尿病患者中识别并确定心源性猝死的独立危险因素，但是还没有进展到下一个阶段，即针对该危险因素制定一个用于预防的风险分层管理方案。

结论 在糖尿病患者中，心源性猝死是患者死亡的主要原因，由于发生心源性猝死的危险因素中有一些是与糖尿病具体相关的，如微血管病变和自主神经病变等，所以应该重点关注糖尿病、动脉粥样硬化和冠状动脉疾病的一级预防，并且加强对这些情况下所发生的心血管事件的二级预防。

3. 知识空白

①目前还缺乏血糖控制水平对 QT 校正间期的长期影响的相关研究与信息。

②低血糖和其他预测因子在预测心源性猝死中扮演什么角色？

十、外周血管和脑血管疾病

当前，ESC 治疗指南对于外周血管疾病的定义是，包括颅外颈动脉、椎动脉、上肢及下肢动脉、肠系膜动脉和肾动脉在内的动脉粥样硬化病变。在本文中沿用以上对于外周血管疾病的定义。虽然，腹主动脉瘤在糖尿病患者中十分常见，但是腹主动脉瘤并不包括在当前对于外周血管疾病的定义范围内。与此同时，临床上对于腹主动脉瘤的诊断和治疗管理等，实际上并未将个体糖尿病史的有无考虑进来。

1. 外周动脉疾病　糖尿病是任何部位的血管发生动脉粥样硬化病变的危险因素，但是尤好发于下肢动脉疾病（lower extremity artery disease，LEAD），糖尿病的存在可以将后者发生的风险增加 2 ～ 4 倍，其次好发的外周血管病变为颈动脉病变。在下肢动脉疾病中，吸烟、糖尿病和高血压均是十分重要的危险因素。虽然，糖尿病与下肢动脉疾病的相关关系在多变量分析中趋势不稳定，但是糖尿病的病程和严重程度等会尤其影响发生坏疽和溃疡的风险。在人群研究中，不考虑个体的年龄范围，颈内动脉狭窄的发生与糖尿病及其他的经典危险因素相关。患有多部位动脉粥样硬化病变的患者中，有相当比例的一部分人同时合并有糖尿病，这些患者相较于那些只有单一部位病变的个体，其预后更差。患有糖尿病者，应该接受对于不同血管部位的全面筛查，以判断是否存在有外周动脉疾病。详尽的病史询问和全面的体格检查是诊断性检查和试验的基石，并且其中还应该包括对于不同部位血管床的体格检查、回顾且详尽描述患者所具有的特殊症状等，即便许多患者无任何症状，根据 ESC 对于外周动脉疾病的治疗指南，还应该对个体实施进一步的诊断评估和治疗等。简而言之，在所有糖尿病患者中，对于外周动脉疾病的临床筛查应该每年进行一次，建议个体进行有益的生活方式转变等。与此同时，所有存在外周动脉疾病的患者，均应该保持最佳的血糖控制水平，同时接受适当的降脂、降血压和抗血小板等治疗。

2. 下肢动脉疾病　糖尿病患者发生血管阻塞的部位往往位于远端血管。对 6880 例年龄大于 65 岁的患者所进行的队列研究显示，有 1/5 的患者存在有下肢动脉疾病，然而其中只有 10% 的患者具有临床症状。在糖尿病人群中，下肢动脉疾病的发病率和患病率随着年龄和糖尿病病程的增加而升高。美国国家健康和营养研究调查显示，对患有糖尿病且年龄段位于 35 ～ 54 岁的成年患者进行动脉搏动幅度的检查，发现其中有 16% 的人足背动脉搏动减弱或消失，而在 55 ～ 74 岁年龄段的糖尿病患者中有 24% 的人出现了上述情况。在许多年长的患者中，在初诊为糖尿病时，已经存在有下肢动脉疾病。随着下肢动脉疾病的进展，患者可以出现足部溃疡、坏疽，甚至最终对受感染的部分患者实施截肢治疗。在美国，糖尿病大概占到所有非创伤性截肢治疗的 50%，而且二次截肢也十分常见。患有下肢动脉疾病的患者，其死亡率升高，且实施截肢治疗后 3 年生存率多小于 50%。在糖尿病患者中，对下肢动脉疾病进行早发现和早期诊断是预防下肢动脉疾病发生发展的重要措施之一，与此同时，还可以对整体心血管风险进行预测。

（1）诊断：跛行的提示性症状包括行走障碍，如疲劳、疼痛、痉挛，或者臀部、大腿、小腿、足部的局部性疼痛等，特别是当上述症状在休息后迅速得到缓解。与此同时，对于足部的脉搏初诊和视诊检查等也是必不可少的。下述症状和体征均是肢体缺血的表现、例如，当足部抬高后发生发红和苍白，当足部处于低位时发生延迟的充血，毛发不生长和足部趾甲营养不良等。对于下肢动脉疾病的一项客观测量指标是踝肱指数（ABI），其计算方法如下：踝肱指数 = 踝部动脉（腓动脉或足背动脉）收缩压 / 肱部动脉收缩压。踝肢指数小于 0.9，往往提示有下肢动脉疾病，尤其是同时存在有临床症状或体征，如血管杂音或动脉搏动消失等。无论有无临床症状，当踝肱指数小于 0.8 时，即可提示存在有下肢动脉疾病。在运动后，踝肱指数的测量灵敏度可以增加。运动后再对踝肱指数进行测量可以提高对于下肢动脉疾病的诊断，即便是该个体在静息状态下所测量的踝肱指数正常。即便当四肢严重缺血时，只要踝肱指数大于 1.40，则提示存在有动脉血管壁僵硬（管壁内钙质沉积），进而造成血管收缩能力变差，因此，往往无法正确估计动脉的血压值。

（2）一级预防与二级预防：在糖尿病患者对于下肢动脉疾病的一级预防和二级预防包括生活方式的转变（改善肥胖、戒烟、增加体力运动等方面）并且控制一系列的危险因素，如高血糖 – 高血脂和高血压等。

（3）治疗：一篇主要针对症状性跛行与体力运动的随机化对照试验研究的系统性综述写道，在该类患者中辅以监督性运动疗法，相较于标准治疗模式，可有效地增加个体的步行时间，包括药物和运动在内的联合治疗模式在临床上经常被采用。尽管一些药物，如西洛他唑、萘呋胺和己酮可可碱等，能够增加间歇性跛行患者的步行距离，但是它们具体的作用机制仍然不清楚。与此同时，有关他汀类药物治疗的研究发现，存在外周动脉疾病的患者在服用该药后可以增加其步行的距离。当然，如果进行保守治疗后失败，则可以考虑实施血运重建治疗。另外，当致残性跛行的主要病变位于主动脉 / 髂动脉时，在这种情况下血运重建应该是首选，同时对各项危险因素加以管理和治疗。

（4）严重肢体缺血：严重肢体缺血（CLI）的定义是：休息时所发生的缺血性疼痛，以及由于动脉闭塞性疾病所导致的慢性缺血性病变或溃疡，借此与急性肢体缺血相区别。

值得一提的是，对于同时患有下肢动脉疾病和糖尿病的患者而言，β– 受体阻滞剂并非是其禁忌药物。一项基于 11 个随机化临床试验研究的荟萃分析结果显示，β– 受体阻滞剂并不会对间歇性跛行的轻度至中度外周动脉疾病患者的步行能力或临床症状产生不良的影响。对 490 例存在有外周动脉疾病和既往心肌梗死病史的患者进行长达 32 个月的随访后发现，β– 受体阻滞剂可独立且显著地降低新发冠状动脉事件的发生率，降低幅度达到 53%。

综合的治疗管理需要多学科护理的参与，才能控制动脉粥样硬化的各项危险因素，在患者条件允许时实施正规的血运重建治疗、优化与改善伤口的护理、穿着舒服合适的鞋子、对感染进行治疗和康复训练等。其中，治疗管理中最重要的一点，即动脉血运重建和保肢治疗等，只要临床技术与患者自身条件允许，则必须对所有存在严重肢体缺血的患者及时实施治疗，避免延误病情。应该在保证不延误临床情况稳定的严重肢体缺血患者进行其他治疗管理的前提下，进行针对冠状动脉或脑血管疾病的筛查与评估。另外，基本药物治疗包括血小板抑制剂和他汀类药物等，应该根据本文所提到的具体原则，按时启动药物治疗。

具体选择何种血运重建策略，主要取决于动脉病变处的解剖结构。对于糖尿病患者而言，其髂动脉血管内修复的结局与预后相较于无糖尿病史者相似或更差，而且长期通畅率更低。然而，无论是否存在有糖尿病史，胫骨腓骨区域的血管内介入治疗的长期通畅率都很低，但是即便如此，对于促进足部溃疡短期内成功愈合已经足够。

（5）糖尿病足：糖尿病足，一个临床上的特定名称，涉及神经病变、外伤、动脉疾病、感染和炎症等，而且往往是上述几项同时存在。糖尿病足所造成的严重后果有溃疡、坏疽和截肢率升高。在通常情况下，在糖尿病患者中，下肢动脉疾病多是弥漫性的，而且在远端血管中尤为严重。当怀疑患者存在有动脉疾病时，应该对其进行脉搏触诊和踝肱指数的测量等临床检测，以评估是否存在缺血和缺血程度。然而，若存在有严重的动脉壁钙化，则踝肱指数的测量数据则不再可靠，可以通过脚趾压力，远端肢体进行多普勒血流波形分析，或者测量经皮氧分压等方式评估动脉的状态。当个体存在缺血时，应该对其进行成像技术以计划后续的血运重建治疗，该缺血的治疗原则与严重肢体缺血（CLI）的处理原则相同。促进溃疡愈合中有一点十分关键，即保证足部有直接供应血流及营养的血管存在。为了能够获得足够的灌注率，除了应该进行血运重建治疗外，充分的截肢治疗也是十分必要的，如此一来，才能彻底改善缺血、炎症和感染的疾病状态。

随访的内容应该包括患者教育、戒烟、穿着防护鞋子、定期的足部护理、必要时进行足部修复手术等。对于相关危险因素的治疗与管理内容则必须包括控制血糖水平及血运重建治疗后的监测与复查等。

3. 颈动脉疾病　脑血管疾病是欧洲发病和死亡的主要原因之一。糖尿病是缺血性脑卒中的独立危险因素，其存在可以使后者的发病率相较于无糖尿病史的患者增加 2.5 ～ 3.5 倍。在下文中，有关于预防脑卒中和短暂性脑缺血发作（TIA）的相关讨论内容，均局限于颈动脉疾病相关方面的领域。然而，值得注意的一点是，在缺血性脑卒中中只有 20% 的病例可以以因果关系归咎于颈动脉狭窄。虽然糖尿病的存在能够增加个体发生颈动脉疾病的可能性，但是前者的存在并不能改变临床上对于颈动脉疾病的一般诊断和治疗方法。

（1）诊断：存在有颈动脉狭窄的患者常常可以闻及颈动脉杂音，但是许多患者可以毫无症状，无论其病变严重程度如何。虽然颈动脉疾病的临床症状可表现为多种多样，但是只有那些在既往 6 个月内发生过脑卒中或短暂性脑缺血发作者，才被视为症状性颈动脉疾病。在这种患者中，脑卒中或短暂性脑缺血发作的复发概率很高，因此，必须对发生脑卒中或短暂性脑缺血发作的患者进行及时的大脑和升主动脉血管成像检测。多普勒超声成像技术、计算机断层扫描血管造影和磁共振成像技术等，都可以用来评估颈动脉狭窄的病变。

（2）治疗：对于颈动脉疾病的治疗与管理，需要取决于以下因素，包括临床症状、病变严重程度、治疗后 5 年生存率及血运重建治疗后的结局与预后等。与此同时，虽然颈动脉内膜切除技术相较于传统的保守治疗，似乎能够对症状性颈动脉疾病患者提供更为明确的疗效优势，但是血运重建治疗在无症状性颈动脉疾病患者中的具体疗效仍然有待进一步研究。这里需要强调的一点是，有关于无症状性颈动脉疾病患者的大多数数据，都是在他汀类药物和抗血小板药物治疗成为标准治疗之前所收集的。另外，无论是动脉内膜切除技术还是颈动脉支架置入技术，两者的治疗效果都随着时间的推移而有所改善，而且血运重建治疗在这项队列研究中的具体作用和疗效需要得到重新评估。

4. 知识空白　①相较于阿司匹林和氯吡格雷，新型抗血小板药物在患有糖尿病和外周动脉疾病的患者中，其具体的疗效仍然不清楚，有待进一步研究。②有必要在不同亚群中对血管内科及外科干预治疗进行比较，如在糖尿病合并有颈动脉或下肢动脉疾病的不同患者人群中进行比较。

十一、眼睛和肾脏等部位的微血管病变

在肾脏和心血管结局预后及肾功能损害中，糖尿病都是极其重要的危险因素，主要表现为尿白蛋白排泄增加和/或肾小球滤过率（GFR）降低，而且糖尿病本身就是心血管结局的独立预测因子。尿白蛋白排泄率和损失的肾小球滤过率，这两者在一定程度上都可以通过降糖治疗和降血压治疗等干预措施而有所改善。视网膜病变是糖尿病中最为常见的微血管并发症。虽然随着强化降血糖治疗方案的实施，视网膜病变的发病率已经呈现缓慢下降的势态，但是对于视力影响极大的增殖性视网膜病变仍可见于 50% 患有 1 型糖尿病者和 29% 患有 2 型糖尿病的患者中，并且可以发展成为损害视力的黄斑水肿。急进性视网膜病变的发生往往提示着心血管疾病风险增加，而且视网膜病变和肾脏病变的组合可以预测严重心血管疾病的发病率和死亡率。在 2 型糖尿病中，严重的视网膜病变可以使心血管疾病的风险增加 2 倍以上。

1. 微血管病变的病理生理学机制　肾脏神经性和眼部微血管并发症与大血管内皮病变相比较，一定程度上两者具有某些相同的病理生理发病机制基础。慢性血糖升高可以影响正常的生化反应，进而导致蛋白质糖基化和产生过剩的活性氧（ROS），引起血管损伤和反应性组织特异性生长/修复系统的活化。微血管损伤在糖尿病中的表现特征是，进行性血管闭塞和血管通透性增加。在视网膜上，进行性血管闭塞可以促进异常的反应性新生血管出现，最终导致增殖性视网膜病变这一视网膜微血管并发症在进行性血管闭塞的任何阶段，血管通透性增加都可以导致视网膜增厚，当影响到中央黄斑时，会出现典型的临床症状和体征。在肾脏中，血管内皮功能障碍和血管通透性增加在临床上具体表现为微量白蛋白尿，与此同时，血管闭塞在临床上往往对应于进行性肾功能减退，后者主要是通过测定肾小球滤过率来诊断。

2. 治疗及治疗目标

（1）生活方式干预：目前还没有任何临床试验研究证明，单独通过生活方式干预能够对预防肾脏病变、神经病变或视网膜病变起到作用。

（2）血糖控制：无论是在 1 型糖尿病还是 2 型糖尿病中，对血糖水平的严格控制均是干预治疗的主要措施，它可以对微血管和心血管并发症产生长期有利的影响，并且可以改善二者的结局与预后。在二级预防中，严格控制血糖水平对 1 型糖尿病患者和 2 型糖尿病患者而言，都可以防止肾功能损害的进展。

（3）视网膜病变：在 1 型糖尿病和 2 型糖尿病患者中，对于糖化血红蛋白的目标值都建议为小于 7%（小于 53mmol/mol）。一旦视网膜损伤超过一定程度，即便将血糖控制在正常范围内，也不能再改善视网膜病变的进展。对于 1 型糖尿病患者而言，这个"一定程度的视网膜损伤"存在着精确的定义（即中度非增殖性糖尿病视网膜病变）；而在 2 型糖尿病患者中，对于一定程度的视网膜损伤，还没有给出明确的定义。在 1 型糖尿病中，短暂性视网膜病变的恶化多是由于患者的血糖水平再次回归到正常范围内（即在长期血糖控制不良后进行强化胰岛素治疗），然而，良好的血糖控制所带来的长远效益可以抵消前者。与之相反的是，在 2 型糖尿病中，相类似的恶化过程并非一贯是由改善的血糖水平所引起的，进行性视网膜病变可以从多个方面的治疗干预得到改善。

（4）血压 – 肾脏病变：作为一级预防，应用肾素 – 血管紧张素 – 醛固酮系统（RAAS）阻滞剂类药物进行强化血压控制能够预防 2 型糖尿病患者发生微量白蛋白尿，但是其在 1 型糖尿病中却没有这样的效果。而作为二级预防，用血管紧张素转化酶抑制剂来阻断 RAAS 的活性，则能够延缓 1 型糖尿病患者的肾脏疾病进展，并减少终末期肾病的发生。然而在这些年轻患者中，上述干预治疗所伴随的心血管益处并未得到证实，不过考虑到 ACEI 的肾脏作用，该获益应该可以预期。在 2 型糖尿病患者中，大剂量的雷米普利可以预防肾脏和心血管事件。血管紧张素 II 受体拮抗剂类药物能够延缓从微量白蛋白尿到蛋白尿的进展过程及可预防的肾脏事件，但未见心血管死亡的减少。目前，所推荐的血压控制目标是小于 140/85mm Hg，但是对于伴有高血压和明显蛋白尿肾病的患者，只要患者本人能够耐受，可考虑将其收缩压的目标值控制得更低（小于 130mmHg）。

（5）血压 – 视网膜病变：控制血压可以对视网膜病变的进展产生有利的影响，临床上，所推荐的阈值是小于 140/85mmHg，当然如果合并有其他病变，如肾病等，则可能需要更严格的血压控制干预（收缩压小于 130mmHg）将血压降低到这一目标值不会对视网膜病变产生不利的影响。在 DIRECT 研究（糖尿病性视网膜病变与坎地沙坦临床试验研究）中，探讨了通过药物坎地沙坦控制血压对视网膜病变发生和发展的影响作用。在 1 型糖尿病组和 2 型糖尿病组中，坎地沙坦降压治疗后虽然存在可以延缓视网膜病变进展的趋势，但是该差异无统计学意义。

（6）降脂和抗血小板治疗 – 肾病：对于血脂和血小板聚集给予干预治疗措施，是否能够改善糖尿病肾病还缺乏足够的循证医学证据。贝特类和过氧化物酶体增殖物激活受体 α（PPARα）激动剂可能会降低肾功能。在 FIELD 研究中显示，尽管在初期会使 2 型糖尿病患者的血浆肌酐出现可逆性的增加，但是非诺贝特能够减少蛋白尿和延缓 5 年估算肾小球滤过率（eGFR）的降低。

最近的研究显示，他汀类药物联合依泽替米贝的组合方式能够对存在肾功能减退者，包括那些糖尿病患者，提供心血管保护作用。

（7）降脂和抗血小板治疗 – 视网膜病变：在预防或延缓视网膜病变发生发展方面，暂时还没有针对血脂（胆固醇、甘油三酯）控制的具体目标值。FIELD 研究指出，在 2 型糖尿病中，药物非诺贝特的使用可以减少患者进行激光治疗的必要，但是这种效应似乎与其影响血脂水平的作用无关。ACCORD 试验研究探讨了降脂治疗的结局与预后，即当给予他汀类药物联合非诺贝特的组合模式时，对视网膜病变进展的影响。根据糖尿病视网膜病变早期治疗研究中对于病变严重程度所制定的评估标准，可以将视网膜病变的进展程度分为 3 个阶段，其评估方式主要是将长达 4 年的研究终点情况或经过预先指定的治疗处理（光凝或玻璃体切割术）后状况与基线眼底照相的情况进行比较。经过降脂治疗后，个体发生发展成视网膜病变的比值比为 0.60（95% CI 0.42 ～ 0.86，P ＜ 0.0056）。研究显示，经过 4 年的强化血糖治疗，个体发生发展成视网膜病变的概率为 7.3%；而 4 年的标准治疗后，个体发生发展成视网膜病变的概率为 10.4%（校正后比值比为 0.67，95% CI 0.51 ～ 0.87，P=0.003）。

患有 2 型糖尿病的患者为对心血管疾病进行二级预防，需要服用抗血小板药物。对于阿司匹林或其他抗血小板药物的使用等，实际上并不存在有关于视网膜病变的禁忌证，因为它们均不会增加发生玻璃体积血的风险。为了进行心血管疾病二级预防的阿司匹林剂量不太可能改善视网膜病变的结局与预后。对于患有糖尿病肾病的患者，在进行促红细胞生成素治疗后需要对视网膜病变的进展和心血管疾病风险予以严密的监测。

（8）损害视力的视网膜病变：当存在有重度非增殖性视网膜病变或增殖性视网膜病变，或者任何程度与糖尿病相关的黄斑水肿时，都应该立即交由有经验的眼科医生进行后续处理与治疗。对视力极具威胁性的增殖性视网膜病变和黄斑水肿都需要给予激光凝固术治疗。在处理某些严重非增殖性糖尿病视网膜病变时，也同样可以实施激光光凝。对于某些存在黄斑中心凹下水肿和视力障碍的特定黄斑水肿病例，20/40 的患者可能会从玻璃体内兰尼单抗（ranibizumab，一种血管内皮生长因子 VEGF 的拮抗剂）给药中获益。兰尼单抗在糖尿病性黄斑水肿中的疗效与安全性研究（RESOLVE）、糖尿病性黄斑水肿应用兰尼单抗单药治疗或联合激光治疗与激光单独治疗的比较研究（RESTORE）、兰尼单抗注射液治疗典型继发于糖尿病的中心凹受累性黄斑水肿的疗效研究（RIDE 和 RISE），在以上 4 项随机化对照试验研究中发现，一年至两年的兰尼单抗治疗，相较于假注射组或局灶 / 激光格栅样光凝治疗，能够更有效地改善因糖尿病性黄斑水肿而出现视力障碍的患者的最佳矫正视力，并且降低其中央视网膜厚度。

3. 知识空白 强化血糖控制治疗后，其所带来的微血管并发症改善效应与不良心血管事件结局之间的平衡如何维持，还未被阐述清楚，有待进一步的研究。

十二、以患者为中心的医疗护理

1. 一般概况　针对多项因素的风险评估和包括饮食和运动在内的生活方式管理，在糖尿病和心血管疾病的预防和治疗方面的重要性已经在前面章节中重点强调过。然而在个体化的层面上支持患者自身达到和维持生活方式的转变，如给予个体化的治疗目标和治疗策略，则仍然是一个十分重大的挑战。虽然在临床试验中可以针对糖尿病和心血管疾病的预防和治疗，成功使患者接受强化治疗的干预措施，但是却很难在实践情况中加以复制。因为一旦强化干预措施停止，则也很有可能意味着患者在生活方式和危险因素方面的积极转变的终止，虽然在间隔期内对患者进行持续的思想动员谈话能够维持一定的效果。

那些能够支持患者在生活方式上向积极方面转变及促进患者加强自我管理的有效措施应该被大力推荐。以患者为中心的医疗护理，能够促进患者和医务工作者在干预控制与医疗决策方面的信息共享。它强调的是，将重点放在患者整体及他们因社会背景不同而多样的疾病经历等，而不是单单从一个单一的疾病或器官系统去看待，它建立了一种患者和医疗工作者相结合的治疗联盟团队。以患者为中心的医疗护理能够有利于一种多层面考虑与解决问题的方法，以患者所看重的事情和目标转化成工作的具体内容，并允许在个体文化信仰和行为范畴内，对生活方式和治疗模式进行转变、实施和调整。医疗工作者应该考虑到糖尿病和心血管疾病患者的年龄、种族和性别的差异等，包括生活方式、疾病流行情况、疾病发生情况、对治疗的反应、治疗后的结局与预后等。

在了解了患者考虑问题的角度和所关心的重点后，才可以使医疗工作者和患者共同制定切合实际且具有可行性的行为转变和自我管理目标及干预方案。针对 11 项临床试验（N=1532）所撰写的一篇名为 "Cochrane Collaboration" 的系统性综述总结道，以组为基础（参与者 6 人）的研究显示，进行 12 ～ 14 个月以患者为中心的教育劝导后，在临床上对于血糖控制、糖尿病教育知识、甘油三酯浓度、血压、减少用药量和自我管理等方面都表现出显著的改善。上述措施带来了 2 ～ 4 年的效益，尤其是以年为基础对各组进行分类后效果更显著，包括糖尿病性视网膜病变发病率降低。对认知行为等所采取的策略，如培养患者解决问题的能力、设定目标、自我监测、以个体或小组为基础的持续性支持和反馈 / 正面强化等，能够有效地促进行为方式的改变，尤其是当采取多个干预策略时。然而，针对增加体力活动研究的系统性综述发现，这些干预策略所带来的正面影响往往是短期内的（6个月），在此之后就会逐渐下降，这也从侧面提示可能需要在 6 个月以后开始进行多次思想动员的谈话和监督。与此相类似的以患者为中心的认知教育策略，联合给药方案的简化和方便患者的措施等，对于患者服药和治疗的依从性都会产生良好的影响。然而，还需要针对最有效的干预策略组合方式、持续时间、强度和后续动员启动的时间点等问题进行更进一步的研究。

对于那些在做出行为方式转变时表现出更多的不情愿或者违抗的患者而言，动机性访谈（motivational interviewing）应该以患者为中心来进行，以改善矛盾为目标，并促进以患者为主导的转变，安排动机性访谈在有效地帮助患者降低体重指数和收缩压，增加体力活动和摄取水果蔬菜等方面取得了相当的成效 动机性访谈的策略常常在预防研究行动中被采用。

通过多学科的团队合作，最能有效实施多方面的干预策略。国际糖尿病联盟（IDF），糖尿病圆桌会议（diabetes round table）和有效促进糖尿病管理的全球合作（global partnership for effective diabetes management）均提倡在糖尿病的医疗护理中实施多学科小组合作，而且在成功管理心血管疾病方面，这样的多学科团队合作也是不可或缺的。以护士为主导的多学科项目中，其中包括护士对患者的管理，在有效改善多种心血管危险因素和坚持患者进行心血管疾病和糖尿病的一级、二级护理方面都取得了相当的成效。

以患者为中心的医疗护理所强调的是个体、患者的经验和经历、患者心中的优先事项和对各种危险因素管理的不同目标、医务工作者和患者之间的合作关系等。当一个多学科合作小组采用这个方法对认知行为技能采取干预策略时，在支持患者实现生活方式转变和有效进行自我管理等方面取得成功的可能性更高。同样重要的是，必须要认识到，单个或有限的针对行为转变而采取的干预措施或思想动员谈话等，都不足以对生活方式的良好改变进行长期维持，若要长期保持还需要不断提供全面支持和思想动员谈话等干预。

2. 知识空白　以患者为中心的干预策略对于包括微血管和大血管并发症在内的结局和预后的影响，还缺乏相关研究。

（欧洲心脏病学会与糖尿病研究研究学会 2011 年发布）

糖尿病合并心脏病中医诊疗标准

一、范围

本部分规定了糖尿病合并心脏病的中医诊断标准及处理原则。

本部分适用于各级医疗和科研机构中从事中医糖尿病诊疗及科研工作的执业医师使用。

二、引用标准

下列标准所包含的条文，通过在本标准中引用而构成为本标准的条文。本标准出版时，所示版本均为有效。所有标准都会被修订，使用本标准的各方应探讨使用下列标准最新版本的可能性。GB/T 16751.1—1997《中医临床诊疗术语》"疾病部分：5.6 胸痹心痛，5.7 真心痛"；GB/T 16751.2—1997《中医临床诊疗术语》"证候部分"；GB/T 16751.3—1997《中医临床诊疗术语》"治法部分"；ZY/T 001.1—94《中医内科病证诊断疗效标准》"胸痹心痛"；ZYYXH/T 3.8—2007《糖尿病中医防治指南》"糖尿病合并心脏病"；ZYYXH/T 17—2008《中医内科常见病诊疗指南》"中医病证部分：胸痹心痛"；中华医学会糖尿病学分会《中国糖尿病防治指南》（2004 版）"糖尿病与冠心病"。

三、术语、定义和缩略语

下列术语和定义适用于本部分。

1. 术语、定义

（1）糖尿病合并心脏病（diabetes mellitus with heart disease）：糖尿病合并心脏病是指糖尿病并发或伴发的心脏血管系统的病变，涉及心脏的大、中、小、微血管损害。包括非特异性冠状动脉粥样硬化性心脏病（冠心病），微血管病变性心肌病和心脏自主神经功能失调所致的心律失常和心功能不全。属于中医"心悸""胸痹心痛""真心痛"等范畴。[参照 ZYYXH/T 3.8—2007《糖尿病中医防治指南》"糖尿病合并心脏病"]

（2）胸痹心痛（thoracicob struction with cardiodynia）：因胸阳不振，阴寒、痰浊留踞胸廓，或心气不足，鼓动乏力。使气血瘀阻，心失血养所致。以胸闷及发作性心胸疼痛为主要表现的内脏痹病类疾病。[参照 GB/T 16751.1—1997《中医临床诊疗术语》"疾病部分：5.6 胸痹心痛"；ZYYXH/T 17—2008《中医内科常见病诊疗指南》"中医病证部分：胸痹心痛"]

（3）真心痛（real cardiodynia）：真心痛乃胸痹的进一步发展，症见胸痛剧烈，甚则疼痛持续不解，休息或服用药物后不能缓解，常伴有汗出肢冷、面白唇紫、手足青至节、脉微欲绝或结代等危急证候。[参照 GB/T 16751.1—1997《中医临床诊疗术语》"疾病部分：5.7 真心痛"]

2. 符号和缩略词　AMI——急性心肌梗死，cTnI——肌钙蛋白 I，cTnT——肌钙蛋白 T，CK——肌酸激酶，CK-MB——肌酸激酶同工酶，AST——天冬氨酸氨基转移酶，ALT——丙氨酸氨基转移酶。

四、诊断 [参照 ZYYXH/T 3.8—2007《糖尿病中医防治指南》"糖尿病合并心脏病"]

在排除了其他器质性心脏病的前提下，消渴患者伴发心悸、胸闷、胸痛、气短、乏力等症即可诊断，如有以下证据可进一步明确诊断：曾出现心绞痛、心肌梗死或心力衰竭，心电图有缺血表现，具有严重的心律失常，X 线、心电图、超声心动图和心向量提示心脏扩大，CT 检查心脏形态、心功能、心肌组织检查和心肌灌注的定量分析确定有冠心病，MRI 提示大血管病变和清楚的心肌梗死部位，放射性核素可明确心梗部位并早期诊断冠心病。

1. 病史　病程较长的糖尿病病史。

2. 临床表现

（1）症状：心悸、胸闷、胸痛、气短、乏力。心绞痛，胸部有绞痛、紧缩、压迫或沉重感，由胸骨后放射到颈、上腹或左肩，持续时间 3 ～ 5min，休息或含服硝酸甘油 2 ～ 3min 缓解，但糖尿病患者心绞痛常不典型；无痛性心肌梗死，心肌梗死面积大，透壁心梗多，因心脏自主神经病变，痛觉传入神经功能减弱，24% ～ 42% 胸痛不明显，表现为无痛性心肌梗死或仅有恶心呕吐、疲乏、呼吸困难、不能平卧等不同程度的左心功能不全。有的起病突然，迅速发展至严重的心律失常、心源性休克或昏迷状态而发生猝死；糖尿病心肌病，早期无明显症状，劳累后可有胸闷憋气、乏力气短；中期疲劳乏力、胸闷气短、心悸等症状较明显。75% 的患者有不同程度的左室功能不全；后期患者症状加剧，左心衰进一步加剧，表现呼吸困难，或有端坐呼吸，有 30% 的患者伴有心衰。常因充血性心力衰竭、心源性休克、严重心律失常等引起致死，约有 1/3 患者死于心衰。

（2）体征：心电图特异性改变，早期心尖区可闻及第四心音，第一心音低钝，P2 亢进，二尖瓣关闭不全，闻及收缩期杂音，双肺底湿性啰音。心脏扩大，左心室收缩、舒张功能障碍；中期 75% 的患者有不同程度的左室功能不全；后期 30% 的患者伴有右心衰和体循环

· 糖尿病合并心脏病中医诊疗标准 ·

瘀血征。

（3）理化检查：①空腹和餐后 2h 血糖、血脂。②心肌梗死可检测到心肌标记物（肌钙蛋白 T 或 I 血清酶改变）（见附录 A）。③心电图：左心室各导联的波形呈 ST 段压低，T 波低平或倒置或双相。急性心肌梗死 ST 段抬高，病理性 Q 波或无 Q 波，心动过速，心房纤颤，多源性室性期前收缩，房室传导阻滞等心律失常改变。④冠状动脉造影：多支冠状动脉狭窄病变是糖尿病合并冠心病的特点，管腔狭窄，直径缩小 70% ～ 75% 以上会严重影响供血，直径缩小 50% ～ 70% 也有一定的临床意义。⑤超声心动图检查：评价左心室舒张功能。心脏普遍扩大，以左室为主，并有舒张末期和收缩末期内径增大，室壁运动呈阶段性减弱、消失或僵硬，对心肌病变具有诊断价值。⑥必要时，心内膜心肌活检，发现微血管病变及 PAS 染色阳性者可确诊心肌病变（见附录 B）。⑦心功能检查：收缩前期（PEP）延长，左室射血时间（LVET）及 PEP/LVET 比值增加。

五、鉴别诊断

1. 惊悸和怔忡鉴别　心悸包括惊悸和怔忡，是指患者自觉心中悸动、惊惕不安，甚则不能自主的一种病症，临床一般多呈阵发性，每因情志或劳累过度而发作，且常与失眠、健忘、眩晕、耳鸣等症同时并见。惊悸和怔忡的病因不同，病理程度上又有轻重之别。怔忡每由内因引起，并无外惊，自觉心中惕惕，稍劳即发，病来虽渐，但全身情况较差，病情较为深重；惊悸则相反，常由外因而成，偶受外来刺激，或因惊恐，或因恼怒，均可发病，发则心悸，时作时止，病来虽速，但全身情况较好，病势浅而短暂。另外，惊悸日久可以发展为怔忡；怔忡患者又易受外惊所扰，而使动悸加重。

2. 胸痹与胃脘痛鉴别　胸痹之不典型者，其疼痛可在胃脘部，而易与胃脘痛混淆，但胃脘痛多伴有嗳气、呃逆、呕吐酸水或清涎等脾胃证候，可予鉴别。

3. 胸痹与真心痛鉴别　胸痹是指胸部闷痛，甚则胸痛彻背，短气、喘息不得卧为主症的一种疾病，轻者仅感胸闷如窒，呼吸欠畅，重者则有胸痛，严重者心痛彻背，背痛彻心。真心痛是胸痹的进一步发展，症见心痛剧烈，甚则持续不解，伴有汗出、肢冷、面白、唇紫、手足青至节、脉微细或结代等危重证候。

六、处理原则（见附录 B）

1. 基础干预

（1）控制饮食（见附录 C）：宜清淡低盐，勿食过饱，保持大便通畅，饮食宜以适量米、麦、杂粮，配以蔬菜、豆类、瘦肉、鸡蛋等，定时定量进餐。避免吸烟、饮酒、饮浓茶及刺激食品。可配合中药药膳进行饮食治疗。

（2）合理运动（见附录 D）：发作期患者应立即卧床休息；缓解期患者要注意适当休息，

保证充足睡眠，坚持力所能及的活动，做到动中有静。

（3）心理调摄（见附录 E）：重视精神调摄，避免过于激动，不宜大怒、大喜、大悲，保持心情平静愉快。

2. 辨证论治　首先要辨别虚实，分清标本。本病以气血阴阳两虚为本，气滞、痰浊、血瘀、寒凝为标。

本病应在饮食控制（控制总热量、低脂、低盐），戒烟戒酒，改变不良生活方式，严格控制血糖、血压、血脂的基础上，针对本病的病机表现为本虚标实，虚实夹杂，发作期以标实为主，缓解期以本虚为主的特点，其治则应补其不足，泻其有余。虚证当以益气养阴为主，根据兼瘀、痰、寒、水的不同，分别采用活血通络、健脾祛痰、宣痹通阳、祛寒通络、温阳利水等标本同治的原则。病到后期，虚中有实，病情复杂，则宜标本兼顾，攻补兼施；一旦发生脱证之先兆，如疼痛剧烈、四肢厥冷或脉微欲绝等，必须尽早投用益气固脱之品，并予积极抢救。

（1）气阴两虚证

症状：胸闷隐痛，时作时止，心悸气短，神疲乏力，自汗，盗汗，口干欲饮，舌偏红或舌淡暗，少苔，脉细数或细弱无力或结代。治法：益气养阴、活血通络。方药：生脉散（《内外伤辨惑论》）加减，太子参、麦冬、五味子、三七、丹参。加减：口干甚，虚烦不得眠加天冬、酸枣仁；气短加黄芪、炙甘草。

（2）痰浊阻滞证

症状：胸闷痛如窒，痛引肩背，心下痞满，倦怠乏力，肢体重着，形体肥胖，痰多，舌体胖大或边有齿痕，舌质淡或暗淡，苔厚腻或黄腻，脉滑。治法：化痰宽胸、宣痹止痛。方药：瓜蒌薤白半夏汤（《金匮要略》）加减，瓜蒌、薤白、半夏、白酒、干姜。加减：痰热口苦加黄连。

（3）心脉瘀阻证

症状：心痛如刺，痛引肩背、内臂，胸闷心悸，舌质紫暗，脉细涩或结代。治法：活血化瘀、通络止痛。方药：血府逐瘀汤（《医林改错》）加减，桃仁、当归、红花、赤芍、牛膝、川芎、柴胡、桔梗、枳壳、生地、甘草。加减：心痛甚加三七、延胡索、丹参；脉结代可加炙甘草、人参、桂枝。

（4）阴阳两虚证

症状：头晕目眩，心悸气短，大汗出，畏寒肢冷，甚则晕厥，舌淡，苔薄白或如常，脉弱或结代。治法：滋阴补阳。方药：炙甘草汤（《伤寒论》）加减，炙甘草、生地、人参、桂枝、生姜、阿胶、麦冬、火麻仁、当归。加减：五心烦热加女贞子、墨旱莲；畏寒肢冷甚加仙茅、仙灵脾。

（5）心肾阳虚证

症状：猝然心痛，宛若刀绞，胸痛彻背，胸闷气短，畏寒肢冷，心悸怔忡，自汗出，四肢厥逆，面色㿠白，舌质淡或紫暗，苔白，脉沉细或沉迟。治法：益气温阳、通络止痛。方药：参附汤（《校注妇人良方》）合真武汤（《伤寒论》）加减，人参、制附子、白术、茯苓、白芍。加减：面色苍白、四肢厥逆重用人参、制附子；大汗淋漓加黄芪、煅龙骨、煅牡蛎。

（6）水气凌心证

症状：气喘，咳嗽吐稀白痰，夜睡憋醒，或夜睡不能平卧，心悸，动辄加剧，畏寒，肢冷，腰酸，尿少，面色苍白或见青紫，全身水肿，舌淡胖，苔白滑，脉沉细或结代。治法：温阳利水。方药：葶苈大枣泻肺汤（《金匮要略》）合真武汤（《伤寒论》）加减，葶苈子、制附子、茯苓、白术、人参、白芍、桂枝、五加皮。加减：胸腹水加桑白皮、大腹皮。

3. 其他疗法

（1）中成药（见附录F）：中成药的选用必须适合该品种的中医证型，切忌盲目使用。建议选用无糖颗粒型、胶囊剂、浓缩丸或片剂。复方丹参滴丸，用于胸痹气滞血瘀证；冠心病心绞痛见上述证候。一次10丸，每日3次。通心络胶囊，用于冠心病心绞痛证属心气虚乏、血瘀络阻证。一次2～4粒，每日3次。地奥心血康胶囊，用于预防和治疗冠心病，心绞痛及瘀血内阻证。一次1～2粒，每日3次。速效救心丸，用于气滞血瘀型冠心病，心绞痛。一次4～6粒，每日3次，急性发作时，一次10～15粒。参松养心胶囊，用于治疗气阴两虚，心络瘀阻引起的冠心病室性早搏。一次4粒，每日3次。芪苈强心胶囊，用于冠心病、高血压病所致轻度、中度充血性心力衰竭证属阳气虚乏，络瘀水停。一次4粒，每日3次。参麦注射液，用于治疗气阴两虚型之休克、冠心病、病毒性心肌炎、慢性肺心病、粒细胞减少症。参附注射液，用于阳气暴脱的厥脱症（感染性、失血性、失液性休克等）；也可用于阳虚（气虚）所致的惊悸、怔忡、喘咳、胃疼、泄泻、痹症等。

（2）针灸：针刺疗法依"盛则泻之，虚则补之，热则疾之，寒则留之，陷下则灸之"的基本理论为原则，采取体针分型施治。①心律失常。主穴：心俞、巨阙、内关、神门。功用：宁心安神，定悸。手法：平补平泻法，阳虚和血瘀者用温法。每日1次，10～15d为1个疗程。②冠心病心绞痛。主穴：巨阙、檀中、心俞、厥阴俞、膈俞、内关。功用：益气活血，通阳化浊。手法：捻转手法，久留。每日1次，10～15d为1个疗程。③慢性心力衰竭。主穴：心俞、厥阴俞、膏肓俞、檀中、大椎、内关。功用：补心气，温心阳。手法：先泻后补或配灸法。每日1次，10～15d为1个疗程。

4. 西医治疗原则（见附录G）

（1）控制危险因素：包括糖代谢紊乱、高血压、高血脂和吸烟等。

（2）糖尿病冠心病的治疗：抗血小板和抗凝药物、β–受体阻滞剂、硝酸酯类药物、冠状动脉重建术等。

（3）糖尿病急性心肌梗死的处理（见附录H）：急性心肌梗死患者均应进入CCU病房，

吸氧，心电图和血压监测，检查心肌酶谱，进行评价，解除焦虑，解除疼痛；心肌再灌注治疗，包括静脉溶栓和急行经皮冠状动脉介入；并发症处理：严重心律失常、心力衰竭或心源性休克时应及时处理；可能的临床转归（见附录 I）。

（4）糖尿病心肌病的治疗。非药物治疗：心衰限制体力活动，低盐饮食；钙通道阻滞剂的运用；心力衰竭的治疗：出现心力衰竭症状选用利尿剂和（或）硝酸甘油，窦性心动过速加用地尔硫卓，快速房颤可使用洋地黄，避免用血管扩张剂。晚期左心衰竭可以选用 ACE 抑制剂、利尿剂（改善充血症状和消除水肿）、洋地黄、其他正性肌力药物、扩张血管药物、其他辅酶 Q10、多种维生素等。

（中华中医药学会发布）

附录 A
（资料性附录）
AMI 诊断时常规采用的血清心肌标志物及其检测时间

中华医学会心血管病学分会，中华心血管病杂志编辑委员会，中国循环杂志编辑委员会. 急性心肌梗死诊断和治疗指南 [J]. 中华心血管病杂志，2001（29）：705-720.

附表 A.1　AMI 诊断时常规采用的血清心肌标志物及其检测时间

项目	肌红蛋白	cTnI	cTnT	CK	CK-MB	AST[a]
出现时间（h）	1～2	2～4	2～4	6	3～4	6～12
100% 过敏时间（h）	4～8	8～12	8～12	—	8～12	—
峰值时间（h）	4～8	10～24	10～24	24	10～24	24～48
持续时间（h）	0.5～1	5～10	5～14	3～4	2～4	3～5

[a] 应同时确定 ALT，只有 AST ＞ ALT 方有意义。

· 糖尿病合并心脏病中医诊疗标准 ·

附录 B
（规范性附录）
糖尿病合并心脏病的中医治疗模式

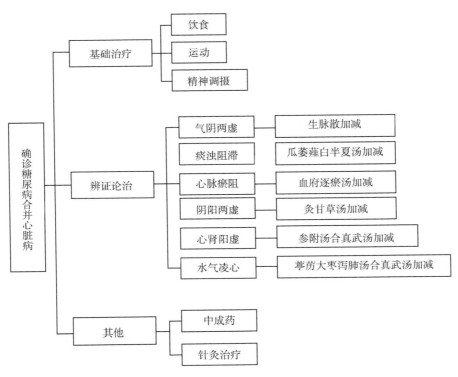

附图 B.1　糖尿病合并心脏病的中医治疗模式

附录 C
（资料性附录）
糖尿病合并心脏病的食疗药膳方

C.1　山楂槐花葛根煎

山楂 20g，槐花 10g，葛根 12g。水煎代茶饮。适用于糖尿病合并心脏病伴有高血压、高血脂者。

C.2　淡菜荠菜汤

淡菜 10g，荠菜 30g，煎汤服。适用于糖尿病合并心脏病伴有高血脂者。

C.3　桃仁山药粥

桃仁 10g，鲜山药 100g，粳米 50g。煮粥作早餐服食。功效：益气养阴，活血化瘀。

适用于糖尿病合并心脏病症见身体局部疼痛，麻木，舌质暗或有瘀斑、瘀点等血瘀征象者。

C.4　桃仁山楂代茶饮

桃仁 6g，山楂 12g，陈皮 3g。开水沏或煎汤，代茶饮。适用于糖尿病合并冠心病瘀血证较明显者。

C.5　薤白山楂粥

薤白 9g，山楂 12g（鲜者均加倍），洗净，与粳米 100g 同煮为粥，日服 1 ~ 2 次。适用于糖尿病合并冠心病胸闷、心前区疼痛明显者。

C.6　其他食疗方

何首乌粥、木耳粥、荷叶粥、菊花粥、葛根粉粥、薤白粥、海带汤、生煸金花菜等，对于糖尿病合并心脏病患者均可选用。

附录 D
（资料性附录）
糖尿病合并心脏病的气功疗法

D.1　松静功

松静功又名放松功，是古代用于修身养性的一种静坐功法，对老年糖尿病合并心脏病者尤为适宜。

D.2　八段锦

八段锦的体势有坐势和站势两种。坐势练法恬静，运动量小，适于起床前或睡觉前穿内衣锻炼。站势运动量大，适于各种年龄、各种身体状况的人锻炼。

D.3　注意事项

糖尿病合并心脏病患者一般以静功为主，适当配合一些动功。动功选择八段锦，静功选择松静功（放松功）。但初学练功时需注意以下几点：①松静自然。做到心情稳定、体位舒适、全身放松后再调整呼吸。②意气相合。指练功时用意念活动去影响呼吸，逐渐使意念的活动与气息的运行相互配合，使呼吸随着意念活动缓慢进行。在松静自然的前提下，逐步地把呼吸锻炼得柔细匀长，如"春蚕吐丝"，绵绵不断。③动静结合。气功偏静，还应配合其他体育疗法，如太极拳、健身操等。只有动静相结合，才能相得益彰，从而真正达到平衡阴阳、调和气血、疏通经络的作用。④循序渐进。练功要靠自己努力，只有坚持不懈、持之以恒，才能逐渐达到纯熟的地步。开始练功时间可短些，以后逐渐加长，一般可加到 30 ~ 40min，每日 1 ~ 2 次。

附录 E

（资料性附录）

糖尿病合并心脏病的心理调摄

糖尿病合并心脏病属于心身疾病范畴，心理因素在其发病机制中起着重要作用，不良情绪会引发或加重糖尿病合并心脏病。《内经》云："喜伤心、怒伤肝、忧伤肺、思伤脾、恐伤肾。"表述了心理和健康的关系。良好的心理治疗可以使患者保持心情舒畅，避免情志为病，防止忧思气结诱发和加重糖尿病合并心脏病。建立安静舒适的环境并保持干净整洁，避免刺激可以抵御消极心理和稳定病情。

同时，患者家属应积极配合，整合大环境，达到最佳疗效。在态度上，医患应平等，加强沟通与理解。同时，适当在药物中加入疏肝理气、健脾滋阴之品，尽快使之烦躁、焦虑等情绪消除，增强其战胜疾病的信心。总之，糖尿病合并心脏病的患者，要学会自我调节，自我改善心理状态，消除焦虑、烦躁、情绪激动等，使心情平和、七情调达。

附录 F

（资料性附录）

中成药的使用说明

参照[《中华人民共和国药典》(2005 版）"临床用药须知""中药卷"及《国家基本药物——中成药》]

F.1 复方丹参滴丸

药物组成：丹参、三七、冰片。功能主治：活血化瘀、理气止痛。用于气滞血瘀所致的胸痹，症见胸闷、心前区刺痛；冠心病心绞痛见上述证候者。用法用量：吞服或舌下含服，1 次 10 丸，每日 3 次，28d 为 1 个疗程；或者遵医嘱。注意事项：①寒凝血瘀胸痹心痛者不宜。②脾胃虚寒患者慎用，尽可能饭后服用。③本品含有活血化瘀之药，孕妇禁用。④饮食宜清淡、低盐、低脂。食勿过饱。忌食生冷、辛辣、油腻之品，忌烟酒、浓茶。⑤个别人服药后胃脘不适，宜饭后服用。⑥治疗期间，心绞痛持续发作，宜加用硝酸酯类药。如果出现剧烈心绞痛、心肌梗死等，应及时救治。

F.2 通心络胶囊

药物组成：人参、水蛭、全蝎、檀香、土鳖虫、蜈蚣、蝉蜕、降香、赤芍、酸枣仁、冰片、乳香。功能主治：益气活血、通络止痛。用于冠心病心绞痛证属心气虚乏、血瘀络阻，症见胸部憋闷，刺痛、绞痛，固定不移，气短乏力，心悸自汗，舌质紫暗或有瘀斑，脉细涩或结代。用法用量：口服，一次 4 粒，每日 3 次，4 周为 1 个疗程；对轻度、中度心绞痛患者可一次 2 粒，每日 3 次；对较重度、重度患者以一次 4 粒，每日 3 次为优，心绞痛等症状明显减轻或消失，心电图改善后，可改为一次 2 粒，每日 3 次。注意事项：①出血性疾患，孕妇、妇女经期及阴虚火旺型中风禁用。②服药后胃部不适者宜改为饭后服。

F.3　地奥心血康胶囊

药物组成：薯蓣科植物黄山药或穿龙薯蓣的根茎提取物，甾体总皂苷。功能主治：活血化瘀、行气止痛、扩张冠脉血管和改善心肌缺血。用于预防和治疗冠心病、心绞痛及瘀血内阻之胸痹、眩晕、气短、心悸、胸闷或痛等病症。用法用量：口服，一次 1～2 粒，每日 3 次。注意事项：①本品活血化瘀，孕妇慎用，月经期妇女及出现倾向者禁用。②过敏体质者慎服。③在治疗期间，心绞痛持续发作，宜加用硝酸酯类药。若出现剧烈心绞痛、心肌梗死，应及时急诊救治。不良反应：全身麻疹样密集红色米粒大的斑丘疹、针刺样瘙痒，四肢为重；包皮及龟头红。

F.4　速效救心丸

药物组成：川芎、冰片。功能主治：行气活血、祛瘀止痛、增加冠脉血流量和缓解心绞痛。用于气滞血瘀型冠心病、心绞痛。用法用量：含服，一次 4～6 粒，每日 3 次，急性发作时，一次 10～15 粒。注意事项：①寒凝血瘀、阴虚血瘀胸痹心痛不宜单用。②有过敏史者慎用。③本品含有活血化瘀之药，孕妇禁用。④饮食宜清淡、低盐、低脂。食勿过饱。忌食生冷、辛辣、油腻之品，忌烟酒、浓茶。⑤伴有中重度心力衰竭的心肌缺血者慎用。⑥在治疗期间，心绞痛持续发作，宜加用硝酸酯类药。如果出现剧烈心绞痛、心肌梗死等，应及时救治。不良反应：临床偶有引发口腔溃疡、口唇肿胀、急性荨麻疹、全身性皮疹者。

F.5　参松养心胶囊

药物组成：人参、麦冬、山萸肉、丹参、炒酸枣仁、桑寄生、赤芍、土鳖虫、甘松、黄连、南五味子、龙骨。功能主治：益气养阴、活血通络、清心安神。用于治疗气阴两虚、心络瘀阻引起的冠心病室性早搏，症见心悸不安、气短乏力，动则加剧，胸部闷痛，失眠多梦，盗汗，神倦懒言等。用法用量：口服，一次 4 粒，每日 3 次，4 周为 1 个疗程。注意事项：应注意配合原发性疾病的治疗。不良反应：个别患者服药期间可出现胃胀。

F.6　芪苈强心胶囊

药物组成：黄芪、人参、附子、丹参、葶苈子、泽泻、玉竹、桂枝、红花、香加皮、陈皮。功能主治：益气温阳、活血通络、利水消肿。用于冠心病、高血压病所致轻度、中度充血性心力衰竭证属阳气虚乏，络瘀水停，症见心慌气短，动则加剧，夜间不能平卧，下肢浮肿，倦怠乏力，小便短少，口唇青紫，畏寒肢冷，咳吐稀白痰等。用法用量：口服，一次 4 粒，每日 3 次。注意事项：临床应用时，如果正在服用其他治疗心衰的药物，不宜突然停用。

F.7　参麦注射液

药物组成：红参、麦冬。辅料为聚山梨酯 80、亚硫酸氢钠。功能主治：益气固脱、养阴生津、生脉。用于治疗气阴两虚型之休克、冠心病、病毒性心肌炎、慢性肺心病、粒细胞减少症。能提高肿瘤患者的免疫机能，与化疗药物合用时，有一定的增效作用，并能减少化疗药物所引起的毒副作用。用法用量：肌内注射，一次 2 ～ 4mL，每日 1 次；静脉滴注，一次 10 ～ 60mL（用 5% 葡萄糖注射液 250 ～ 500mL 稀释后应用）或遵医嘱。15 天为 1 个疗程。注意事项：①本品含有皂苷，不要与其他药物同时滴注。②抢救危急重症每日用量不低于 200mL，剂量太小可能影响疗效。③使用前应对光检查，发现药液出现浑浊、沉淀、变色、漏气等现象不能使用。不良反应：以过敏反应、输液反应为主，严重过敏性反应主要有过敏性休克、呼吸困难；偶有患者丙氨酸氨基转移酶升高。

F.8　参附注射液

药物组成：红参、附片。功能主治：回阳救逆，益气固脱。主要用于阳气暴脱的厥脱症（感染性、失血性、失液性休克等）；也可用于阳虚（气虚）所致的惊悸、怔忡、喘咳、胃疼、泄泻、痹症。用法用量：肌内注射，一次 2 ～ 4mL，每日 1 ～ 2 次；静脉滴注，一次 20 ～ 100mL（用 5% ～ 10% 葡萄糖注射液或氯化钠注射液 250 ～ 500mL 稀释后使用）；静脉推注，一次 5 ～ 20mL（用 5% ～ 10% 葡萄糖注射液 20mL 稀释后使用）或遵医嘱。注意事项：①神昏闭证者不宜使用。②本品一般不宜与其他药物同时滴注，以免发生不良反应。③本品含辛热药物，孕妇慎用。④过敏体质者慎用。⑤本品含附子，有小毒，过量易致心血管毒性作用，不宜长期使用。⑥治疗期间，心绞痛持续发作，宜加服硝酸酯类药物。如果出现剧烈心绞痛、心肌梗死等，应急诊救治。不良反应：临床偶有药物性急性胃肠炎、过敏性休克者。

附录 G
（资料性附录）
糖尿病合并心脏病的西医治疗模式

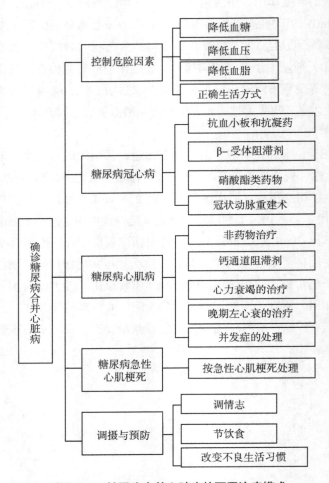

附图 G.1　糖尿病合并心脏病的西医治疗模式

·糖尿病合并心脏病中医诊疗标准·

附录 H
（资料性附录）
缺血性胸痛和疑诊 AMI 患者的筛查和处理程序

中华医学会心血管病学分会，中华心血管病杂志编辑委员会，中国循环杂志编辑委员会.急性心肌梗死诊断和治疗指南 [J]. 中华心血管病杂志，2001（29）：705-720.

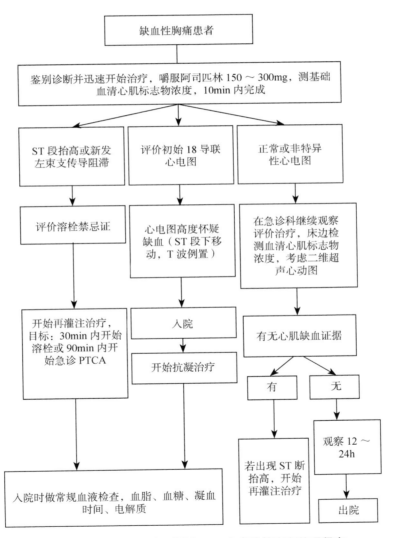

附图 H.1　缺血性脉痛和疑诊 AMI 患者的筛查和处理程序

附录 I
（资料性附录）
缺血性胸痛患者可能的临床转归

中华医学会心血管病学分会，中华心血管病杂志编辑委员会，中国循环杂志编辑委员会.急性心肌梗死诊断和治疗指南 [J]. 中华心血管病杂志，2001（29）：705-720.

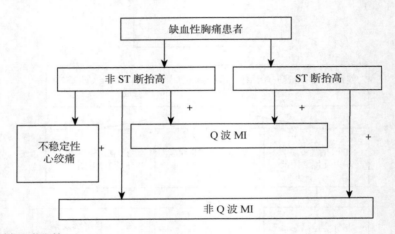

+ 表示血清标记物阳性

附图 I.1　缺血性胸痛患者可能的临床转归